U0289636

国家出版基金项目
NATIONAL PUBLICATION FOUNDATION

"十三五"国家重点出版物出版规划项目

本草纲目研究集成

本草纲目研究札记

总主编 张志斌 郑金生

张志斌 郑金生 主编

科学出版社
龙门书局
北京

内 容 简 介

本书是"本草纲目研究集成"丛书之一。全书共五卷。第一卷"思路方法",体现各子书编纂的设计思路、编纂方法及体例。第二卷"人书考订",涉及《本草纲目》版本及书中所引人物与书籍的考证。第三卷"字词释证",探讨《本草纲目》中的文字正误、名词释义等问题。第四卷"药物及炮制辨析",为《本草纲目》部分药物的基原考证、药用历史、炮制方法等研究。第五卷"足迹花絮",反映本丛书编委在《本草纲目》译释交流、田园调研、文化探讨等方面的心得与感悟。以上各卷所收诸文多为"本草纲目研究集成"编委所撰。书末附孙启明遗著《苏图研究》,系苏颂《本草图经》药物基原专论。

本书适合广大中医药研究人员与传统文化爱好者参考阅读。

图书在版编目(CIP)数据

本草纲目研究札记 / 张志斌,郑金生主编. —北京:龙门书局,2019.5
(本草纲目研究集成)
国家出版基金项目   "十三五"国家重点出版物出版规划项目
 ISBN 978-7-5088-5570-7

Ⅰ.①本… Ⅱ.①张… ②郑… Ⅲ.①《本草纲目》–研究 Ⅳ.①R281.3
中国版本图书馆CIP数据核字(2019)第090522号

责任编辑:鲍 燕 曹丽英 / 责任校对:王晓茜
责任印制:肖 兴 / 封面设计:黄华斌

科学出版社
龙门书局 出版
北京东黄城根北街 16 号
邮政编码:100717
http://www.sciencep.com
北京汇瑞嘉合文化发展有限公司 印刷
科学出版社发行 各地新华书店经销

*

2019年5月第 一 版   开本:787×1092 1/16
2019年5月第一次印刷   印张:45 1/2
字数:891 000
定价:268.00元
(如有印装质量问题,我社负责调换)

本草纲目研究集成

学术指导委员会

主　　任　　王永炎

委　　员　　曹洪欣　　黄璐琦　　吕爱平

　　　　　　谢雁鸣　　王燕平

本草纲目研究札记

编辑委员会

主　　编　张志斌　郑金生

撰　　稿（按姓氏笔画排序）

于大猛　王咪咪　王家葵

华林甫　邬家林　李钟文

汪惟刚　张志斌　郑文杰

郑金生　赵中振　郝近大

侯酉娟　梅全喜　曹　晖

进入21世纪，面向高概念时代，科学、人文互补互动，整体论、还原论朝向融通共进。中医学人更应重视传承，并在传承基础上创新。对享誉全球的重大古医籍做认真系统的梳理、完善、发掘、升华，而正本清源，以提高学术影响力。晚近，虽有运用多基因网络开展证候、方剂组学研究，其成果用现代科技语言表述，对医疗保健具有一定意义。然而积学以启真，述学以为道，系统化、规范化，多方位、高层次的文献研究，当是一切中医药研究项目的本底，确是基础的基础，必须有清醒的认识，至关重要。

中医千年古籍，贵为今用。然古籍之所以能为今用，端赖世代传承，多方诠释，始能沟通古今，励行继承创新。深思中医学的发展史，实乃历代医家与时俱进，结合实践，对前辈贤哲大家之医籍、理论、概念、学说进行诠释的历史。而诠释的任务在于传达、翻译、解释、阐明与创新。诠释就是要在客体（即被诠释的文本）框架上，赋予时代的精神，增添时代的价值。无疑，诠释也是创新。

明代李时珍好学敏思，勤于实践，治学沉潜敦厚。博求百家而不倦，确系闻名古今之伟大医药科学家，备受中外各界人士景仰。明代著名学者王世贞称其为"真北斗以南一人"，莫斯科大学将其敬列为世界史上最伟大的六十名科学家之一（其中仅有两位中国科学家）。其巨著《本草纲目》博而不繁，详而知要，求性理之精微，乃格物之通典。英国著名生物学家达尔文称之为"中国古代百科全书"。2011年《本草纲目》被联合国教科文组织列入"世界记忆名录"（同时被列入仅两部中医药古籍），实为中国传统文化之优秀代表。欲使这样一部不朽的宝典惠泽医林，流传后世，广播世界，更当努力诠释，整理发扬。此乃"本草纲目研究集成"丛书之所由作也。

中国中医科学院成立60年以来，前辈学者名医于坎坷中筚路蓝缕，负重前行，启迪后学，笃志薪火传承。志斌张教授、金生郑教授，出自前辈经纬李教授、继兴马教授之门下，致力医史文献研究数十年，勤勉精进，研究成果累累。2008年岁末，志斌、金生二位学长，联袂应邀赴德国洪堡大学，参与《本草纲目》研究国际合作课题。历时三年余，所获甚丰。2012年两位教授归国后，向我提出开展《本草纲目》系列研究的建议，令我敬佩。这是具有现实意义的大事，旋即与二位共议筹谋，欲编纂成就一部大型丛书，命其名曰"本草纲目研究集成"。课题开始之初，得到中医临床基础医学研究所领导的支持，立项开展前期准备工作。2015年《本草纲目研究集成》项目获得国家出版基金资助，是为课题顺利开展的良好机遇与条件。

中医药学是将科学技术与人文精神融合得最好的学科，而《本草纲目》则是最能体现科学百科精神的古代本草学著作，除了丰富的医药学知识之外，也饱含语言文字学、古代哲学、儒释道学、地理学、历史学等社会科学内容与生物学、矿物学、博物学等自然科学内容，真可谓是"博大精深"。要做好、做深、做精《本草纲目》的诠释研究，实非易事。在志斌、金生二位教授具体组织下，联合国内中医、中药、植物、历史地理、语言文字、出版规范等方面专家，组成研究团队。该团队成员曾完成《中华大典》下属之《药学分典》《卫生学分典》《医学分典·妇科总部》，以及《海外中医珍善本古籍丛刊》《温病大成》《中医养生大成》等多项大型课题与巨著编纂。如此多学科整合之团队，不惟多领域知识兼备，且组织及编纂经验丰富，已然积累众多海内外珍稀古医籍资料，是为"本草纲目研究集成"编纂之坚实基础。

李时珍生于明正德十三年（1518）。他穷毕生之智慧财力，殚精竭虑，呕心沥血，经三次大修，终于明万历六年（1578）编成《本草纲目》。至公元2018年，乃时珍诞辰500周年，亦恰逢《本草纲目》成书440周年。志斌、金生两位教授及其团队各位学者能团结一心，与科学出版社精诚合作，潜心数年，将我国古代名著《本草纲目》研究推向一个高峰！此志当勉，此诚可嘉，此举堪赞！我国中医事业有这样一批不受浮躁世风之影响，矢志不渝于"自由之思想，独立之精神"的学者，令我备受鼓舞。冀望书成之时培育一辈新知，壮大团队。感慨之余，聊撰数语，乐观厥成。

中央文史研究馆馆员
中国工程院院士 王永炎
丙申年元月初六

本草纲目研究札记

　　"本草纲目研究集成"是本着重视传承，并在传承基础上创新之目的，围绕明代李时珍《本草纲目》(此下简称《纲目》)进行系统化、规范化，多方位、高层次整理研究而撰著的一套学术丛书。

　　《纲目》不仅是中华民族传统文化的宝典，也是进入"世界记忆名录"、符合世界意义的文献遗产。欲使这样一部宝典惠泽当代，流芳后世，广播世界，更当努力诠注阐释，整理发扬。本丛书针对《纲目》之形制与内涵，以"存真、便用、完善、提高、发扬"为宗旨，多方位进行系统深入研究，撰成多种专著，总称为《本草纲目研究集成》。

　　我国伟大的医药学家李时珍，深明天地品物生灭无穷，古今用药隐显有异；亦熟谙本草不可轻言，名不核则误取，性不核则误施，动关人命。故其奋编摩之志，穷毕生精力，编成《纲目》巨著。至公元2018年，乃李时珍诞辰500周年，亦恰逢《纲目》成书440周年。当此之际，我们选择《纲目》系列研究作为一项重点研究课题，希望能通过这样一项纯学术性的研究，来纪念伟大的医药学家李时珍。

　　为集思广益，本课题成员曾反复讨论应从何处着手进行具有创新意义的研究。《纲目》问世400余年间，以其为资料渊薮，经节编、类纂、增删、续补、阐释之后续本草多至数百。中、外基于《纲目》而形成的研究专著、简体标点、注释语译、外文译注等书，亦不下数百。至于相关研究文章则数以千计。尽管如此，至今《纲目》研究仍存在巨大的空间。诸如《纲目》文本之失真，严格意义现代标点本之缺如，系统追溯《纲目》所引原始文献之空白，《纲目》药物及药图全面研究之未备，书中涉及各种术语源流含义研究之贫乏，乃至《纲目》未收及后出本草资料尚未得到拾遗汇编等，都有待完善与弥补。

　　在明确了《纲目》研究尚存在的差距与空间之后，我们决定以"存真、便用、完善、提高、发扬"为宗旨，编撰下列各种学术研究著作。

　　1.《本草纲目导读》: 此为整个丛书之"序曲"。该书重点任务是引导读者进入《纲目》这座宏伟的"金谷园"。

2.《本草纲目影校对照》：将珍贵的《纲目》金陵本原刻影印，并结合校点文字及校记脚注，采用单双页对照形式，以繁体字竖排的版式配以现代标点，并首次标注书名线、专名线。这样的影印与校点相结合方式，在《纲目》研究中尚属首创。此举旨在最大程度地保存《本草纲目》原刻及文本之真，且又便于现代读者阅读。

3.《本草纲目详注》：全面注释书中疑难词汇术语，尤注重药、病、书、人、地等名称。此书名为"详注"，力求选词全面，切忌避难就易。注释简明有据，体现中外现代相关研究成果与中医特色，以求便于现代运用，兼补《纲目》语焉不详之憾。

4.《本草纲目引文溯源》：《纲目》"引文溯源"方式亦为该丛书首创。《纲目》引文宏富，且经李时珍删繁汰芜，萃取精华，故文多精简，更切实用。然明人好改前人书，李时珍亦未能免俗，其删改之引文利弊兼存。此外，《纲目》虽能标注引文出处，却多有引而不确、注而不明之弊。本书追溯时珍引文之原文，旨在既显现李时珍锤炼引文之功力，又保存《纲目》引文之真、落实文献出处，提高该书的可信度，以便读者更为准确地理解《纲目》文义。

5.《本草纲目图考》：此书研究角度乃前所未有。该书将金陵本、钱（蔚起）本、张（绍棠）本三大系统药图（各千余幅）逐一进行比较，考释《纲目》药图异同之原委，及其与前后本草药图之承继关系，有助于考证药物品种之本真，弥补《纲目》原药图简陋之不足。

6.《本草纲目药物古今图鉴》：以《纲目》所载药物为单元，汇聚古代传统本草遗存之两万余幅药图（含刻本墨线图及手绘彩图），配以现代药物基原精良摄影，并结合现代研究成果，逐一考察诸图所示药物基原。该书药物虽基于《纲目》，然所鉴之图涉及古今，其便用、提高之益，又非局促于《纲目》一书。

7.《本草纲目辞典》：此书之名虽非首创，然编纂三原则却系独有：不避难藏拙、不抄袭敷衍、立足时珍本意。坚持此三原则，旨在体现专书辞典特色，以别于此前之同名书。所收词目涉及药、病、书、人、地、方剂、炮制等术语，以及冷僻字词典故。每一词条将遵循史源学原则，追溯词源，展示词证，保证释义之原创性。此书不惟有益于阅读《纲目》，亦可有裨于阅读其他中医古籍。

8.《本草纲目续编》：该书虽非诠释《纲目》，却属继承时珍遗志，发扬《纲目》传统之新书。该书从时珍未见之本草古籍及时珍身后涌现之古代传统医药书（截止于1911年）中遴选资料，撷粹删重，释疑辨误，仿《纲目》体例，编纂成书。该书是继《纲目》之后，对传统本草知识又一次汇编总结。

9.《本草纲目研究札记》：这是一部体裁灵活、文风多样、内容广泛的著作。目的在于展示上述诸书在校勘、注释、溯源、考释图文等研究中之思路与依据。《纲目》被誉为"中国古代的百科全书"，凡属上述诸书尚未能穷尽之《纲目》相关研究，例如《纲目》相关的文化思考与文字研究等，都可以"研究札记"形式进入本书。因此，该书既可为本丛书上述子书研究之总"后台"，亦可为《纲目》其他研究之新"舞台"，庶几可免遗珠之憾。

10.《全标原版本草纲目》：属《本草纲目》校点本，此分册是应读者需求、经编委会讨论增加的，目的是为适应读者购阅需求。将《本草纲目影校对照》的影印页予以删除，再次重订全部校勘内容，保留"全标"（即全式标点，在现代标点符号之外，标注书名线、专名线）、"原版"（以多种金陵本原刻为校勘底本、繁体竖排）的特色，而成此书。故在《本草纲目》书名前冠以"全标原版"以明此本特点。

最后需要说明的是，由于项目设计的高度、难度及广度，需要更多的研究时间。而且，在研究过程中，我们为了适应广大读者的强烈要求，在原计划8种书的基础上又增加了2种。为了保证按时结项，我们对研究计划进行再次调整，决定还是按完成8种书来结项，而将《本草纲目辞典》《本草纲目详注》两书移到稍后期再行完成。

本丛书学术指导委员会主任王永炎院士对诠释学有一个引人入胜的理解，他认为，诠释学的任务在于传达、解释、阐明和创新，需要独立之精神，自由之思想。本书的设计，正是基于这样的一种精神。我们希望通过这样可以单独存在的各种子书，相互紧密关联形成一个有机的整体，以期更好地存《纲目》真，使诠释更为合理，阐明更为清晰，寓创新于其中。通过这样的研究，使《纲目》这一不朽之作在我们这一代的手中，注入时代的血肉，体现学术的灵魂，插上创新的翅膀。

当然，我们也深知，《纲目》研究的诸多空白与短板，并非本丛书能一次全部解决。在《纲目》整理研究方面，我们不敢说能做到完美，但希望我们的努力，能使《纲目》研究朝着更为完美的方向迈进一大步。

张志斌　郑金生
2019年2月12日

　　《本草纲目研究札记》(此后简称《札记》)是"本草纲目研究集成"丛书之一种。当初设计《札记》一书的目的,是方便展示在《本草纲目》(此后简称《纲目》)的校勘、注释、溯源、图文考释等研究中之思路与依据,并收录在其他各子书未能详细展示的相关研究,使《札记》既可以体现整个丛书研究的"总后台",也可以成为其他研究之"新舞台"。正是本着这样的目标,我们设计并完成了《札记》的编纂。

　　本丛书编委们踊跃为本书投稿。这些稿件正如预期的那样,体裁灵活,文风多样,内容广泛,反映学者最新的研究心得。经过整理,兹将诸稿分为五卷。

　　第一卷"思路方法",包括12篇文章,绝大多数出自各子书主编之手。除了本卷第一篇文章为郑金生对《纲目》研究的早期思考之外,其他均为本丛书编纂中的思考与心得,庶几可以反映丛书的研究后台,体现各子书研究的设计思路与方法特点,以及研究中各种问题的处理措施。例如王家葵教授的"《本草纲目》图例校勘与考证"与郑金生、张志斌研究员的"《本草纲目药物古今图鉴》药与图之互鉴思考"从不同的侧面,反映了丛书中两种关于药图的子书——《本草纲目图考》与《本草纲目药物古今图鉴》的不同特点。前者讨论《纲目》药图相关的图例校勘考证,后者则利用古今药图考订《纲目》药物的基原,"以图鉴药"兼及"以实鉴图"。其中最后一篇文章,是从事信息统计工作的博士研究生所著,与老师们相比,她利用了新的研究手法,能让人耳目一新。

　　第二卷"人书考订",包括25篇文章,讨论两个问题,一是《纲目》的版本考证,二是《纲目》所涉及人物与书籍考证。关于版本考察,我们首先为《纲目》的各种版本做了一个承继表,说它是一篇文章,也许过于单薄。但能使读者一目了然地了解复杂的《纲目》版本流传概况。此后,做得最多的自然是最广泛受到重视,亦被我们用为底本的金陵版,本卷有6篇文章与此相关。在近几年的考察中,于河南新发现了2个金陵本。赵中振教授还对邻国日本的金陵本进行了实地考察,给出图文并茂的报道,与读者分享。对于稍晚于金陵本的官刻江西本,也做了进一步的版本调查研究，本卷有3篇文章与此相关，对江西本在《纲目》版本中的地位与贡献及该系统版本的传承有新的考察。同时，还收入邬家林教授的"《本草纲目》图版研究记事"及曹晖教授的"法国新发现2部《本草纲目》彩绘图谱考察"，均是关于考订《纲目》图版问题的新研究。关于《纲目》相关的人物与书籍考察，共有11篇文章。主要讨论《纲目》中文献引用的相关问题及李时珍所引过的文献考证。包括概要的理论讨论与具体的书籍考证等不同内容。

第三卷"字词释证"，包括7篇文章，探讨《纲目》的相关文字正误、名词释义问题。中国人民大学历史地理教研室主任华林甫教授的"《本草纲目》释地八说"及"《本草纲目》若干地名的考订"，显示了专业学者对于《纲目》历史地名考订的思路、方法与不同时代同名地区的变迁。张志斌研究员的"《本草纲目》释病十策"与"《本草纲目》若干病名的考订"讨论了《纲目》历史病证名称考释的同样问题。

第四卷"药物及炮制辨析"，共15篇文章，本卷包括两部分内容。一是考订分析《纲目》部分相关药物的基原、药性、作用、毒副作用及用药历史等；二是探讨剖析《纲目》相关炮制方法的理论渊源及实际操作方法。前者包括邬家林教授的3篇新作，对葵类药物等药物基原考辨的难题进行讨论指迷。郝近大研究员的"对烟草传入及药用历史的考证"虽是旧作，至今读来依然历久弥新。王家葵教授的"本草药物丛考"达5万多字，对58组药物进行简明的考订。李时珍家乡湖北蕲春县的梅全喜教授，提供了"《本草纲目》部分药物性味及毒性讨论"新作。后者相关的有4篇文章，其中3篇都是金世元老先生的亲炙弟子于大猛博士所著。他热爱药物炮制且动手能力极强，3篇文章均通过亲自动手制药观察，进行炮制理论的探讨。最后1篇是硕士研究生郑文杰的学习论文，是关于《本草纲目》中矿物药炮制的文献出处情况探讨。

总之，第二、三、四卷基本可以体现本丛书在校勘、注释、溯源、考释图文等研究中的依据。

第五卷"足迹花絮"，包括6篇文章，其中有3篇是几万言的长文。反映了学者们关于《纲目》其他各方面的研究，中外交流、西语翻译、田园调研、文化探讨，以及相关学习心得与感悟。这也许是全书中最具趣味性一卷。"疑义相与析"记录了德国柏林洪堡大学Charitè医科大学教授，著名的汉学家、医史学家、翻译家Prof. Paul U. Unschuld（中文名"文树德"）先生与郑金生研究员之间探讨《纲目》的自由问答。文树德先生一生以向西方传播中医药传统文献为己任，已将多种中医药经典古籍翻译成西文。近两年（2017年7月至今仍在继续），他致力于《纲目》英译，并将翻译中所遇到的问题向郑金生研究员提出来，郑先生则及时给予回复。两位学者日常进行学术讨论。这些讨论完全是自由的，丝毫没有发表之准备，只是私人间的交流。然而，正是因此，更能真切地反映出二位教授严谨的学风与深厚的功底。由于这些内容均与《纲目》相关，而且特别能够反映出西方学者在翻译《纲目》时语言方面的难点与关注重点。由张志斌研究员整理编辑成文，以飨读者。赵中振教授的"《本草纲目》研读启示录——从田野到书案，从书案到田野"（长达5万言）与"正仓院'厚朴'"，将《纲目》学习从书斋扩展到田野，从国内扩展到国外，既有实地考察，又有理论探讨，既趣味盎然，又发人深思。张志斌研究员的"Discovery剧组关于《本草纲目》与李时珍采访前的备忘文稿"一文，乃根据美国Discovery剧组为拍摄《大道本草》之需要，在采访张志斌研究员前两天预发了采访提纲，为顺利进行采访所做的备忘文稿。也许可以反映出西方民众对李时珍与《纲目》的关注热点与学者个人的观点。其他还有王家葵、王咪咪、李钟文三位编委学习《纲目》的体会与感悟。

特别要提出来的是，本书的最后，收录了已故的孙启明老先生遗稿《苏图研究》。孙先生故于2004年，其侄根据孙先生遗愿，将其此份遗稿托付给郑金生研究员，以求刊行。郑金生将此稿封存多年，因无合适的出版机会，一直未敢拆封。直至编辑本丛书之时，为编撰《本草纲目药物古今图鉴》所需，宋·苏颂《本草图经》的研究已不可回避。孙先生的《苏图研究》也到了应该发挥作用的时候了。孙老先生的原稿是个半成品，只有不足4万字，尚未能插入相应的《图经》药图。郑金生将稿件开封之后，由张志斌研究员代为插入诸图，整理全文。除做了全稿形式规范处理及更改其中少数错字之外，其余均保持原稿旧貌，不做任何删改，以示对孙老先生的尊重。

本书设计之初与约稿之时，强调此书仅需与《纲目》研究相关，此外内容不限、文风不限、体裁不限、长短不限。因此，与本丛书其他子书相比，一个明显的特点是全由学者们自由发挥，主编只做一些整理编排工作。另外，本书的文章根据功能不同，可能会有繁简字的不同，不能加以统一，对原作者所选择的字体，均予以保留。比如，《金陵本缺笔讹字统计表》一文，统计的是金陵本的讹字，原本为繁体，只能使用繁体。提请读者谅解，这并非编排中的疏忽。

全书即将结稿，项目也临近结项。作为主编，感慨万千。随着研究的不断深入，我们更加由衷地敬佩李时珍的博学睿智、高瞻远瞩，由衷地为我们能在当今国运日盛的新时代从事李时珍《纲目》研究而倍感幸运欣慰。在本项目启动之初，我们曾说过："在《纲目》整理研究方面，我们不敢说能做到完美，但希望我们的努力，能使《纲目》研究朝着更为完美的方向迈进一大步。"现在，我们交出自己的答卷，敬请读者诸君予以评判指正。

张志斌　郑金生

2019年3月21日

第一卷　思路方法

第二卷 人书考订

第三卷　字词释证

第四卷　药物及炮制辨析

第五卷　足迹花絮

附　苏图研究

本草纲目研究札记

第一卷

思路方法

试论《本草纲目》编纂中的几个问题

郑金生

《本草纲目》(以下简称《纲目》)是举世闻名的一部伟大的药物学著作。此书"虽命医书，实该物理"，内容广博，包含了极为丰富的动、植、矿物知识。因此，中外学者誉之为"东方博物学巨著"、"古代中国的百科全书"。它作为我国最优秀的文化遗产之一[1]，受到中外各方人士的注意。

对于这样一部鸿篇巨制，中外学者从不同侧面加以研究，已经取得了不少进展。笔者平素对此巨著反复摩挲研习，内心总是充满了"高山仰止，景行行止"之感，景仰之下，也常揣摩李时珍编纂此书的指导思想，探讨《纲目》编写体例的历史渊源及进步意义，考求此书依据的蓝本（包括版本）及其他资料来源。同时，也想从李时珍考辨药物的方法中汲取有益的经验。值此纪念伟大的医药学家李时珍逝世三百九十周年之际，谨将学习《纲目》的一些粗浅的体会写出，以就正于同志。

一、编纂思想

李时珍"刻意纂修"本草，是因为他认识到"本草一书，关系颇重"。当时摆在他面前的本草实际状况是："注解群氏，谬误亦多"。此时"若不类分品列，何以印定群疑？"正是为着完成这一本草发展史上的重任，满足社会医疗的需求，李时珍才"考古证今，奋发编摩；苦志辨疑订误，留心纂述诸书"，"行年三十，力肆校雠；历岁七旬，功始成就。"

但是，令人深思的是，李时珍为什么要把《纲目》的规模搞得如此庞大呢？假如只是为了"印定群疑"，即便他仅论药一千种，也足可称得上千古功臣，也完全可以适应当时医药的需要。要了解李时珍制定编书规模方面的指导思想，我们可以从《纲目》中去找答案。

在《本草纲目·历代诸家本草》中，李时珍曾广为考求历代本草编纂方面的得失。透过李时珍对这些本草的评价，我们可以摸清他的某些思想脉络。历代本草学家对李时珍影响最大的，莫过于唐代的陈藏器。李时珍对陈氏的崇敬，已然溢于言表（以下所引《纲目》，凡取自人民卫生出版社1977年校点者，仅注明卷、页，不注版本。）"藏器，四明人。其所著述，博极群书，精核物类，订绳谬误，搜罗幽隐，自本草以来，

---

1 蔡尚思.哪些书最能代表中国文化 [J]. 书林，1982: (5)．

一人而已"。（卷1，5页）可见陈藏器已被李时珍奉为历史上头号本草学家。倘若我们用李时珍称颂《本草拾遗》的词句来评价《纲目》，其实也是非常熨帖的。不难想见，"博极群书，精核物类，订绳谬误，搜罗幽隐"，也正是李时珍具体编写本草的着眼点。当然，《纲目》所取得的成就，却远非《本草拾遗》所能及。

《本草拾遗》（10卷）成书于《新修本草》之后约八十年。该书除序例一卷外，用了三卷的篇幅对《新修本草》内容加以"订绳谬误"，又用六卷的篇幅容纳"搜罗幽隐"之所得。陈藏器不仅从本草书中撷取遗佚，还大量从非本草乃至非医学文献中汲取素材。仅宋代唐慎微收入"陈藏器馀"的药物就有488条之多。这些拾遗之品虽不乏常用药，但也有不少罕见稀用甚至怪诞不经之物。该书内容成为北宋几次修本草的重要资料来源。然而由于此书收药的芜杂偏僻，颇为后世所非议。对此，独李时珍不以为然："肤谫之士，不察其该详，惟诮其僻怪。宋人亦多删削。岂知天地品物无穷，古今隐显亦异，用舍有时，名称或变，岂可以一隅之见，而遽讥多闻哉。如辟虺雷、海马、胡豆之类，皆隐于昔而用于今；仰天皮、灯花、败扇之类，皆万〔方〕家所用者。若非此书收载，何从稽考。此本草之书，所以不厌详悉也。"（卷1，5页）

这一段对批评陈藏器者的反批评，明确地反映了李时珍正是以"不厌详悉"作为制定《纲目》规模、确定收药范围的指导思想。总其精神，莫非因为自然界物质众多，不同时期它们的名称用途会有"隐显"变化，故而不能以一隅（一时一地一人）之见，作为衡量取舍药品的标准。明智的做法是着眼于未来，否则那些"隐于昔"的药物就可能失传，以致无法"用于今"；而那些隐于今的药品若任意舍弃，后世也就无从稽考。这一思想表明，李时珍站在历史发展的高度，用动态的眼光决定编写本草的宗旨。可见，李时珍不仅着力于纠前人之误，而且留意于启后人之思。他的这一思想，在书中多处表述。如"凡例"（34页）中交代说："诸物有相类而无功用宜参考者，或有功用而人卒未识者，俱附录之。无可附者，附于各部之末。盖有隐于古而显于今者，如莎根即香附子，陶氏不识而今则盛行，辟虺雷昔人罕言而今充方物之类，虽冷僻不可遗也。"这里提到的莎（草）根（即香附），虽然早在《别录》即已记载，但到南北朝时，已然"方药不复用，古人为诗多用之，而无识者。"（卷14，888页）。《别录》所载莎根的功效与后世用作"气病之总司，女科之主帅"的作用相差甚大。此药至唐、宋才广为运用。李时珍从这一个例子得出的教训是："此乃近时日用要药，而陶氏不识，诸注亦略，乃知古今药物兴废不同。如此则本草诸药，亦不可以今之不识，便废弃不收，安知异时不为要药如香附者乎？"（卷14，888页）将这段话与前引为陈藏器辩护之语相印证，可知"不厌详悉"这一思想在李时珍头脑里是相当牢固的。他十分注意阐释古今药物兴废的事例（兹不赘引）。《纲目》能以190余万字，1892种药（新增347种）的面貌问世，与这一思想指导有着直接的关系。李时珍根据药物有兴有废这一发展规律，已预料到《纲目》的某些药将来可能会成为要药。事实正是这样，我们现在广为使用的"三七"就是一例。此药明末才出现，当时只不过在广西少数民族和"南人军中"使用。李时珍说："彼人言其叶左三右四，故名三七，盖恐不然。"（卷12，767页）《纲目》中无该药形态描述，图形亦误，看来他亦未必识得三七原植物。但他根据所获悉的三七疗效，首次在本草中著录该药，并将《濒湖集简方》收集的八个新方附入《纲目》，为推广传播三七一药发挥了巨大作用。

"不厌详悉"，是李时珍从陈藏器编述本草得出的一条重要经验。此外，陈藏器对药物的深入考辨也给李时珍以很深的印象。他说："历代本草惟陈藏器辨物最精审，尤当信之。"（卷12，720页）。一个"惟"字，一个"最"字，一个"尤"字，传神地表明了李时珍对陈藏器辨药的倾倒。陈藏器曾记载"石胡荽"一药有"去目翳，按塞鼻中，翳膜自落"的功效，李时珍附和之，并称此药"除翳之功，尤显神妙"。为此，他还发了一通议论："人谓陈藏器本草惟务广博，鄙俚之言也。若此药之类，表出殊功，可谓务博已乎？"（卷20，1392页）

此外，李时珍还从樗皮"多服微利人"的实践中，体会到"陈藏器言樗皮有小毒，盖有所试也"。（卷35，1989页）综上引述，可知《纲目》取材广博、辨物精审两个特点都曾受到陈藏器的影响。可是，谁如果以为李时珍对陈藏器的崇信会导致偏袒迷信，那就大错而特错了。对陈藏器的一些失误，李时珍并不姑息。如陈氏认为"蕨"这味药"多食消阳气，故令人睡，弱人脚。四皓食芝而寿，夷齐食蕨而夭，固非良物。"李时珍批驳说："蕨之无益，为其性冷而滑，能利水道，泄阳气，降而不升，耗人真元也。四皓采芝而心逸，夷齐采蕨而心忧，其寿其夭，于蕨何与焉？陈公之言，可谓迂哉。然饥人濒死，赖蕨延活，又不无济世之功。"（卷27，1669页）

从陈藏器《本草拾遗》中，李时珍汲取了他成功的经验，同时还总结出了一条编写本草应予注意的重要教训。因为《本草拾遗》收"人肉"入药，故每多遭受后世讥刺。张杲《医说》认为，就是由于《本草拾遗》"载人肉疗羸瘵，自此闾阎有病此者，多相效割股"。李时珍认为这种指责是不公平的，但他又指出陈藏器也有不可推卸的责任："按陈氏之先，已有割股割肝者矣；而归咎陈氏，所以罪其笔之于书，而不立言以破惑也，本草可轻言哉？"（卷52，2968页）

编写本草必须善于"立言破惑"，而不是有文必录，漫然獭祭，这就是李时珍从"人肉"一药的历史影响得出的一个重要教训。也许是基于这一思想，《本草纲目》立"正误、辨疑"一项，作了大量的"立言破惑"工作。他大胆地抨击了各种神仙方士之谬说，愚昧迷信之习俗，不使它们流毒后世，贻误学者。由此可见，我们也可以体会到李时珍所谓"不厌详悉"，并非是像某些类书似的剪裁拼凑，而是以"辨物精审"和"立言破惑"作为他的两大支柱。这也是《纲目》能以其资料广博、见解超群而雄踞于中国本草之巅的原因之一。

对李时珍编书主旨体味较切的是张鼎思。他说："良医之用药也简，而其储药也备……何也？储与用异也。此书之作，固储道也。"（见"重刊本草纲目序"，21页）。这就点明了《纲目》原意不在节要实用，而是旨在集其大成（"储道"），成为药学知识的宝库。这一主旨在"进本草纲目疏"中亦有反映。疏中对此书规模的自我评价是"虽非集成，实亦粗备"。"虽非"二字是作者的谦辞，实际上《纲目》确实是达到了集大成的目的，这一点素为后世所公认。《明史》称："本草之学，始称集大成。"《四库全书总目提要》认为"盖集本草之大成者，无过于此矣。"当然，李时珍在服器部、人部等处所收的一些新增药，是否完全符合该详、精审、破惑的初衷，还是有值得商榷之处的。

以上所述，涉及《纲目》编纂中处理取材、规模等方面的一些问题。下面转而探讨一下李时珍对阐发药理的某些贡献。

我国的本草研究，始终以总结药效作为基本课题。此外，自梁·陶弘景以降而至赵宋，围绕药物基原鉴别做了大量的工作，成为这一段时间本草研究的重心。逮及金、元，掀起了药理探讨的热潮。明代对药理的研究仍然方兴未艾。北宋以前的药物基原（以下简称"药原"）研究成果，已由唐慎微加以汇总，而金元药理探讨所取得的进展却一直无人给予全面深入的总结。以药效、药原、药理三大基本课题构成的中国本草内容，在明代以前还没有完全融汇于一书。李时珍注意到了这一点，在药理方面进行了深入的阐释和补充。我们从他对张洁古、李东垣等人的评价中，可以了解到李时珍对医药结合在理论上予以提高的某些思想。金、元诸医家在阐扬医理、指导临床方面的精到之处，每使李时珍钦佩不已。他说："《素问》云：阴精所奉其人寿，阳精所降其人夭。千古之下，窥其奥典阐其微者，张洁古、李东垣二人而已。"（卷13，797页）尤其是张洁古，备受李时珍崇敬。对洁古的褒语，也与陈藏器相近似："深阐轩、岐秘奥，参悟天人幽微。言古方新病不相能，自成家法。辨药性之气味、阴、阳、厚、薄、升、降、浮、沉、补、泻，六气、十二经，及随证用药之法，立为主治、秘诀、心法、要旨，谓之珍珠囊，大扬医理，灵素之下，一人而已。"（序例卷1，9页）从而充分肯定了张洁古在辨析药性方面的历史功绩。但他随之又指出：《洁古珍珠囊》的不足之处："惜乎止论百品，未及遍评。"洁古弟子李东垣、王好古对药性虽也有阐发。却仍未能尽符人意。因此，尽可能地遍评药品，就成为《纲目》编纂中的重点内容之一。李时珍对药性理论的认识和阐释方法，除了直接受金元诸家的影响以外，也与宋明理学的影响有关。他在凡例中声称："虽曰医家药品，其考释性理，实吾儒格物之学，可裨尔雅、诗疏之缺。"（凡例，34页）是知他把考释药物性理，作为格物致知的一个体现。基于这一认识，他颇为注意宋明诸儒格物穷理的一些文献和实例。例如，在"兰草"正误项下，他引证了朱熹《离骚辨证》及吴澄《草庐集》等有关论述，且认为兰草"其种盛于闽，朱子乃闽人，岂不识其土产而反辨析如此？世俗至今犹以非兰为兰，何其惑之难解也？呜呼！观诸儒之明晰如此，则寇（宗奭）、朱（震亨）二氏之误可知，而医家用兰草者当不复疑矣"。（卷14，905页）

《纲目》中对药性理论的总结和阐发主要见于序例、百病主治药及具体药物"发明"项下。序例中除《证类》原收诸家论说以外，还裒辑了金元医家张洁古、刘完素、李东垣、张子和、王好古等人的药理学说精粹，分门别类加以归纳。药物的辨证配伍运用，主要集中在"百病主治药"两卷中。这两部分（共4卷）内容"于阴阳标本、君臣佐使之论，最为详析"（《四库全书总目提要》），对我国本草药理进行了一次空前的大总结。

李时珍在药理方面提出了不少新的见解，补充了大量的论述，而且善于发掘中医药理的核心和精粹。《纲目》"五脏五味补泻"一节中，在列举张元素的部分论述后特别指出："此特洁古张氏因《素问》饮食补泻之义，举数药以为例耳，学者宜因意而充之。"（卷1，78页）说明李时珍能溯本求源，掌握金元药理说的来源和依据，因而可以举一反三，"因意而充"。在各药条下，他每多酣畅淋漓地剖析药性及其辨证使用，为中医药基本理论做出了巨大贡献。李时珍在讨论"芎䓖"久服则脏气偏胜偏绝的机理后，再次明确地提出"医者贵在格物"（卷14，839页），是为他重视药物理论的又一思想反映。

《纲目》评议药性的方法，本节不可能逐一细论，仅简介李时珍在这方面的若干创见卓识。李时珍尽管肯定了张洁古"言古方新病不相能，自成家法"，但他对"古方"与"新病"之间的关系却有着更深一步的认识。他运用《千金方》中的神曲丸（慈朱丸）与东垣羌活胜风汤相配合，治一士子病目获效，并从中引出结论："孰谓古方不可治今病耶？"古方与今病并非一定是对立面，因古方往往"未发出药微义"，故使用药者每为之迷惑。李时珍认为解决这对矛盾的办法"惟在用者能得病情而中的尔"，强调了人在运用古方治今病中的能动作用。他还认为，药性升降可因物性所致（"根升梢降"），也可因炮制而变（"生升熟降"），故"是升降在物亦在人也"，揭示了决定药性的极为重要的人为因素。

李时珍探讨药性的可贵之处，是在大多数药物中，坚持从临床实践出发，结合人体生理病理过程来加以推演论证。他虽然继承了金元诸家一些阐释药理的方法，但对其中一些机械唯心成分的论述也是不满意的。书中直截了当地批评朱丹溪"以诸药分配五行，失之牵强"。李时珍说理时注意简捷实用，一般不妄夸虚誉。如张元素在评议"玄参"时，用了一系列赞词："枢机之剂，管领诸气上下，清肃而不浊"、"治胸中氤氲之气，无根之火，当以玄参为圣剂"。而李时珍对玄参的评述，则显得朴实、确切多了。"肾水受伤，真阴失守，孤阳无根，发为火病，法宜壮水以制火，故玄参与地黄同功"。（卷12）李时珍辨析药性主治，注重以实践经验作为判断是非的标准。如"鹅"，《别录》云"利五脏"，《日华子》言"性凉"。李时珍因"目击其害"，故为之辨正："鹅气味俱厚，发风发疮，莫此为甚，火熏者尤毒"，并非"利五脏"。至于"性凉"，李时珍说："若夫止渴，凡发胃气者皆能生津，岂独止渴者便曰性凉乎？参苓白术散乃治渴要药，何尝寒凉耶？"（卷47）。这就提出了一个重要的问题：判断药性不能以消除某一症状作为唯一的标准，还应该分析该药消除症状的内在原因。口渴不全是热症，也可由于津液不能随真气蒸腾造成，因而能止渴的药物，其性未必尽凉。这种推断药性的方法较之前人又高一筹。

《纲目》对医药理论的贡献不只是限于药理解释，在中医生理病理、方剂配伍等方面也有不少发明。麻黄条下，李时珍针对张仲景治伤寒无汗用麻黄（汤），有汗用桂枝（汤），表明了自己的观点："历代明医解释，皆随文附会，未有究其精微者。时珍常绎思之，似有一得，与昔人所解不同……麻黄汤虽太阳发汗重剂，实为发散肺经火郁之药也……桂枝虽太阳解肌轻剂，实为理脾救肺之药也。"（卷15）他的这一见解，建立在脏腑病机辨证基础之上，是在深入分析风寒外邪与肺卫关系之后形成的。较之单纯六经和寒伤营、风伤卫、风寒两伤营卫的所谓"三纲说"又更深一层。无怪乎李时珍也因此而颇为自得："此千古未发之密旨，愚因表而出之。"全书阐发医理、药理、物理之例很多，值得大家对此给予足够的重视，勿以《纲目》为寻常药物书。明代王世贞早就体会到了这一点，他说："兹岂禁（仅）以医书觏哉，实性理之精微，格物之通典。"（《纲目》序，17页）。称赞《纲目》的作用已大大超过了一般的医学书。

要之，李时珍在编纂这部伟大的著作之前，广泛地接受了前代本草的经验教训。确立了该书在取材方面"不厌详悉"的总原则，把"辨物精审"、"立言破惑"作为处理素材的重要手段。同时，以总结发扬明代以前药理说为己任，强调医者贵在格物穷理，汇药效、药原、药理三大内容于一书，完成了我国明代本草集大成的历史任务。

二、编写体例

李时珍采用"目随纲举"的办法来类分品列众多的材料，制定了该书详备的体例。他为什么会选择"纲目"这一形式呢？清代张绍棠认为："（纲目）是朱子所以记今古、法春秋者也，书昉（仿）其意。"《纲目》味古斋本序。以后也有人同意这种说法，说李时珍是仿照宋代朱熹《通鉴纲目》的编写方法；还有人认为李时珍兼采《通鉴纲目》和楼英《医学纲目》之长而编写《纲目》。笔者在《纲目》中未找到任何能表明李时珍受朱、楼两家编书法启示的文字依据，不敢仅凭书名均有"纲目"二字遽断是非。但是，从具体编写体例来看，《纲目》与朱、楼二书（一属编年体史书，一属综合性医书）实无共同之处。只要对《纲目》体例溯源求本，就不难发现：此书体例并不是仅以某一本书作为楷模，而是在汲取众多前人本草经验教训的基础上发展形成的，也可以说是本草发展的历史必然。

李时珍为确定较为完备的编纂体例，同样下过一番考察功夫，尤其注目于全书、汇编一类的综合性本草。在《纲目》之前，《证类本草》"人皆指为全书，医则目为奥典。"此书核心是《神农本草经》，经历代层层增补加注，扩充而成。从陶弘景《本草经集注》肇始，按药物自然性质分部归类法，一直在历代本草分类中占主流。至北宋虽然分部渐细，但却没有完全消除《神农本草经》三部分类的痕迹（如玉石部、草部、木部等，又按上、中、下三品类聚诸药）。这种品类混杂的现象，必然会出现一些弊病。正如李时珍所说："虽有朱、墨之别，三品之名，而实已紊矣。或一药而分数条，或二物而同一处；或木居草部，或虫入木部；水土共居，虫鱼杂处；淄渑罔辨，玉砆不分；名已难寻，实何由觅。"（卷1，44页）可知"寻名"之难已妨"觅实"之真。改革旧例，势在必行。《证类本草》之后，起而改例的本草有多种。李时珍见到的如汪机《本草会编》，就已经"削去本草上、中、下三品，以类相从"。但是，此书改革并不完善："菜谷通为草部，果品通为木部，并诸家序例共二十卷。其书撮约似乎简便，而混同反难检阅，冠之以荠，识陋可知，掩去诸家，更觉零碎……"（卷一，11页）。从这些剖析评议之中，我们不难理解《纲目》为什么选定"不分三品，惟逐各部。物以类从，目随纲举"（卷1）的编写体例了。

（1）框架结构的确立及其意义：在详细分析《纲目》体例细则之前，我们先来确定"纲目"二字的内涵。"目随纲举"这一总的要求处处体现在《纲目》之中：

就全书而言，"一十六部为纲，六十类为目，各以类从。"（凡例）。这十六部排列大致按"从微至巨"、"从贱至贵"为序，体现了可贵的进化发展思想。

各单味药，"每药标一总名，正大纲也。大书气味、主治，正小纲也。分注释名、集解、发明，详其目也"（卷1）。此即所谓"标名为纲，列事为目"（卷1）。

对于药名，"但标正名为纲，余皆附于释名之下"（凡例，33页）。凡前代重出、混注之药，悉加归并。

处理同基原异部位之药，"但标其纲，而附列其目。如标龙为纲，而齿、角、骨、脑、胎、涎皆列为目；标粱为纲，而赤、黄粱米皆列为目之类。"（凡例）。

凡"诸物有相类而无功用宜参考者，或有功用而人卒未识者，俱附录之"（凡例）。列在与其有某种联系的药物之后。"无可附者"，集中在各部之末。

经过以上处理，形成了《纲目》独特而又完备的框架结构。清代孙星衍曾以"割裂旧文"相责难（本草经序），实为抱残守缺之论。如果说《证类本草》体例是"贴补式"的，那么《纲目》就是"剪裁式"。前者宜于了解原材料旧貌，后者便于掌握整个本草体系的门径。在不同历史时期，这两种形式都是可取的，不能以此律彼。

李时珍对这种编纂法曾加以评述："虽旧章似乎剖析，而支脉更觉分明。非敢僭越，实便讨寻尔。"（卷1）。此后的本草发展也证明，这种便于讨寻的编排方法深受医药人员的欢迎。

《纲目》框架已如上述，以下继续探讨该书各卷篇、各药品的体例渊源。

（2）总论篇目的形成及其发展：自《本经》以下，大多数本草都可分总论（序例）与各论（各卷药条）两大部分。以序例而论，《证类本草》囊括的主要本草仍然是采用缀补的办法，逐层加注补遗，其弊端依旧是不利寻讨。至南宋《宝庆本草折衷》，始以本草学专题定名目，荟萃诸家序例有关论说。李时珍虽未见到过《宝庆本草折衷》，但自金元而至朱明，采用《证类本草》旧序例编法的本草已很少见，大多是以论题萃取相关材料（如《汤液本草》等）。《纲目》的总论在继承《证类本草》序例的某些作法之外，也采用了按专题内容归并素材的办法。这虽不能说是创新，但却补充完善了序例的内容。

如《纲目》"序例"卷一，较完整地保留了"《神农本草经》名例"及陶弘景"合药分剂法则"，同时又以"采药分六气岁物、七方、十剂、五味宜忌、五味偏胜、标本阴阳、升降浮沉、四时用药例、五运六淫用药式"等为题，补充了大量理论性内容。卷二分"药名同异、相须相使相畏相恶诸药、相反诸药、服药食忌、妊娠禁忌、饮食禁忌"等专题，将散见于前代医方本草的有关用药法，则集中分类排列。这两卷所增标题，多数不见于《证类本草》序例设置，而是后世医家总结临床体会形成的。经《纲目》充实阐发，更臻于完备。以"药名同异"为例，这是处方、识药常遇到的一个问题。早在《隋书·经籍志》中，就著录了沙门行距《诸药异名》八卷。唐代《侯宁极药谱》，实际上是药物名录，注出了一些异名廋词。宋代对此进行了系统整理。北宋初虞世《养生必用方》卷首列有辨名实之例。南宋郑樵《本草成书》将异名同状、同名异状现象一一纂附，以详其名。《纂类本草》（约1165~1173年）专立"名义条例"一节。陈衍《宝庆本草折衷》又在此基础上加以损益，撰成"名异实同、名同实异"两小节，收例条185则。这一传统，在明代本草中也有体现。李时珍正是在前人经验启示下，立"药名同异"一篇，收例条308则，可谓药物名实异同集大成之作。它如反畏、禁忌诸篇，内容之丰富也是前无古人的。由此也可见李时珍所要完成的钩玄类纂的工作量是多么浩大。

继序例之后，有两卷"百病主治药"。显然，这一篇目的设立是沿袭宋以前本草中的"诸病通用药"旧例，也参考了明代王纶《本草集要》，该书下部"药性分类"以主治为纲分十二门。但李时珍并非照抄旧文，而是经过了一番改组和增补。他说："古本百病主治药，略而不切。王氏集要，祝（原作陆）氏证治亦约而不纯。今分病原列之，以便施用，虽繁不紊也。"（凡例）以病原为纲罗列主治药，较之旧本以病名主治为名目又深化了一步。李时珍力避"约、略"，在"切、纯"二字上下功夫。

各药不像旧本那样只载药名性味，而是简介主要功效及用法。若某病主治药过多，又设"草"、"谷"、"菜"等部类为小纲，以便查阅。其内容之丰富，使《证类本草》"诸病通用药"不可与之比拟。这部分内容约有十八万字，且编排有序，自成体系。假如把它抽出作为单行本，那将是名副其实的临症用药手册了。

（3）各论体例的渊源及其作用：各论体例特点有二：一是分部归类详明，二是分项说药简洁得体。全书药物总分十六部，较《证类本草》新设的只有水、火、服器部，细分者有虫、鳞、介部（原统作"虫鱼部"）。调整名称者有金石部（原作"玉石部"）、谷部（原作"米谷"）。新设各部名称在《纲目》之前的类书或本草中或可见到（如《太平御览》有火部、器服部；《食物本草》设水部等）。《纲目》分类的特色及其科学性，主要在于六十类目和各类药物的排列。至于其大纲（十六部），似仍在旧本草传统分类的轨道之上。清代的《本草纲目拾遗》《植物名实图考》等，都没有脱离《纲目》分类的窠臼。近代学者经常从《纲目》分类法来探索动植矿物分类思想的发展演进。鉴于这方面已有专论，本文从略。

各药"列事为目"，共分八大项：释名、集解、辨疑、正误、修治、气味、主治、发明、附方。这种分项集要论药的形式至少可上溯到南宋。陈言在《三因方》中主张以"名、体、性、用"四字"节本草"。[2]在这一思想指导下，《纂类本草》"各（药）条以'名体性用'四字而类之"。[3]这是最初的分项法。元代胡仕可说："医不读本草，何以知名、德、性、用。"[4]也是受这一分项法的影响。明初《本草品汇精要》则分成24项类解药物。因此，《纲目》分项集解各药，也是有历史渊源的。这八个项目的设立，繁简较为适度。其内容和作用可见凡例："诸品首以释名，正名也。次以集解，解其出产、形状、采取也。次以辨疑、正误，辨其可疑，正其谬误也。次以修治，谨炮炙也。次以气味，明性也。次以主治，录功也。次以发明，疏义也。次以附方，著用也。"（凡例）

对于"附方"一项，李时珍特别声明："或欲去方，是有体无用矣"。本草附方，至少在唐初甄权《药性论》中已可见到。但在《纲目》之前，附方最多的当推《证类本草》。李时珍对这种以方证药、体用结合的形式比较赞赏。通过摘采附方，往往可籍以保存大量的医药资料。李时珍评价《证类本草》时说："又采古今单方，并经、史、百家之书有关药物者，亦附之……使诸家本草及各药单方，垂之千古，不致沦没者，皆其功也。"（卷1）但李时珍并没有照搬《证类本草》附方的形式。《证类本草》是以单方出处为标题，而《纲目》则一律采用"方以病附"（以病名症状为标题，下列方药）的形式，使之更切实用。

2　宋·陈言.三因极一病证方论 [M].北京：人民卫生出版社，1957，卷 2: 15.

3　宋·陈衍.宝庆本草折衷 [M].卷 20, 元刻本.

4　转引自《医籍考》，173 页胡仕可《本草歌括》自序。

《纲目》一书共有药方11096首（新增8161首——据凡例），大多数疗效确切，药味简单。被收入的方剂，事先经过一番筛选。除药味众多的大方极少收录外，事涉淫秽的"红铅方"，也在摒弃之列。李时珍在"人血"条下申明："诸方用血，惟不悖于理者，收附于下。"书中也有一些疗效不确或属于服食之类的方剂，但李时珍往往先"立言以破惑"，然后说明收这些方剂的目的是供后人参考警戒。如《证类本草》硇砂之下收有单服之方，李时珍认为此方易导致"助阳以纵欲"、"损阴以发祸"。为了"以备考者知警"才予以收录。又如"杏仁"条，李时珍说："杏仁性热降气，亦非久服之药……古有服杏丹法，云是左慈之方。唐慎微收入本草，云久服寿至千万。其说荒诞可鄙，今删其纰缪之辞，存之于下，使读者毋信其诳也。"（卷29）

《纲目》的附方一项，保存了许多佚书之方，因此，使这些单方"不致沦没，垂之千古"，也是李时珍一大功绩。

此外，该书体例还继承了我国主要本草的优良传统，即重视注明资料来源和药物出典。据李时珍所述，这种做法有以下用处。

（1）纪原：释名之下"仍注各本草名目，纪原也"。

（2）便览："直书诸家本草名目于药名、主治之下，便览也"。"三品书名，俱注各药之下，一览可知，免寻索也。"

（3）求实："各以人名，书于诸款之下，不没其实，且是非有归也。"

（4）存古："神农旧目及宋本总目，附于例后，存古也。"

由此可以说明李时珍科学的治学态度和良好的科学道德。受时代风气及编书条件（李时珍子孙门生亦参与编写誊抄工作）等因素的影响，《纲目》引用文献时，不是特别严谨，但注明出处毕竟为后人进一步研究核查提供了线索（本文后两节还将涉及该书处理资料的一些问题，暂略）。

《纲目》采用文字标注出处，免去了《证类本草》用黑白字、大小字、墨盖子等繁复标记法。尽管《纲目》还保留了大小字的方式，但这与出处毫无关系，主要是使重点内容（如气味、主治）或文字标记（如附方之前的病症）更为显目而已。

最后应该提一下的是药图问题。李时珍对《图经本草》曾有过评价，认为该书"图与说异，两不相应。或有图无说，或有物失图，或说是图非"（卷1）。这说明他是主张图说相应的。可是在《纲目》的解说中，竟无一例提示须与药图相对照（苏颂《图经本草》则否），这就表明在纂述文字内容时，他并没有预先制定绘图计划，因而也就没有把绘图与文字纂述同时并举。药图的绘制是由李时珍子孙具体完成的这一事实，表明这一工作至少是在《纲目》初稿完成（1578）之后（李时珍完成初稿时年已六十，以二十年一代计，其孙辈在1578年不过二十余岁，刚刚有可能参与这一工作）。在李时珍的熏陶下，其子孙也都具有一定的医药知识。《纲目》附图中可能就包含李时珍子孙的研究成果。以"辟虺雷"一药为例，李时珍原说："今川中峨眉、鹤鸣诸山皆有之。根状如苍术，大者若拳。彼人以充方物，苗状当俟访问。"（卷13）这说明李时珍当时还不识此药苗状。可是附图中的辟虺雷却可见块根粗大，茎苗蔓状，叶长卵形。邬家林曾指出：辟虺雷即峨眉山著名止痛药朱砂莲（*Aristolochia cinnabaria* C.Y.Cheng et J.L.W Mss）。至今当地还有"辟水（虺之音讹）雷"之称。[5] 联想到《纲目》绘图编辑李建元，其时官四川蓬溪县知县，所以这一药图恐即据其在川中所见绘成。

金陵本《纲目》附图的价值是比较高的，多数药图都能较准确地反映基原特点。然而毋庸讳言的是，这些药图的精美程度远逊于《本草图经》《救荒本草》等书，并不像某些学者所说的"刻意求工"[6]、"最精美"[7]。不知当责之绘者抑或刻者。作为《本草纲目》这样一部集大成的巨著，在预定体例时未能事先虑及药图，似乎不能不说是一个缺憾。

综观《纲目》编写方法和各体例细则，我们几乎处处可以看到他与历代本草之间的渊源关系。汲取前人编纂本草的经验，并有所发展，是李时珍取得成功的重要原因之一。《纲目》以其"博而不繁，详而有要"的编写方式，彻底结束了延续千年的逐层贴补式的本草编写旧例。由于注重学术内容方面的内在有机联系，又部分保留了古本草重视资料出处的优良传统，从而建立了在当时堪称完备的本草学体系，使《纲目》具有一定的文献价值和相当高的实用价值，并使该书对后世本草的编纂方式和体例有着深远的影响。

三、参引资料

李时珍为了撰写《纲目》，"渔猎群书，搜罗百氏。凡子史经传，声韵农圃，医卜星相，乐府诸家，稍有得处，辄著数言""书考八百余家"。当时的名儒王世贞一见之下，赞不绝口："（纲目一书）上自坟、典，下及传奇，凡有相关，靡不备采。如入金谷之园，种色夺目；如登龙君之宫，宝藏悉陈；如对冰壶玉鉴，毛发可指数也。"（"本草纲目序"17页）

这些丰富的资料，是《纲目》的重要组成部分。探析这些文献的来源，评述它们在该书中所占的位置，将有助于了解《纲目》的构成，加深对此书各部分内容的认识，使我们能客观地历史地评价《纲目》。

《纲目》参引文献的主体（或如同一般所说的"蓝本"）是《证类本草》，即该书提到的"古有本草一书"（或直呼为"旧本"、"古本"）。如："自陶弘景以下，唐宋本草引用医书，凡八十四家，而唐慎微居多。时珍今所引，除旧本外，凡

5　邬家林等.《本草纲目》图版的讨论 [J]. 中药通报，1981（4）：10.

6　丁济民. 跋明金陵刊本本草纲目 [J]. 医史杂志，1948（3、4）：39.

7　朱颜. 介绍本草纲目 [J]. 中级医刊，1954（10）：17.

二百七十七家。"（卷1）"自陶弘景、唐、宋以下所引用者，凡一百五十一家。时珍所引用者，除旧本外，凡四百四十家。"（卷1）显然，李时珍是以"旧本"作为统计资料的对照书。各药附方亦准此，凡《证类本草》原有者称"旧方"，李时珍增引的称"新方"。《纲目》无论在体例还是资料方面，借鉴《证类本草》处甚多。但是《证类本草》版本众多，先后经过大观、政和、绍兴三次校定（通常分别简称为《大观本草》《政和本草》和《绍兴本草》）。那么李时珍直接参考的是其中哪一个系统的版本呢？

且看"历代诸家本草·本草别说"条下李时珍的注说："高宗绍兴末，命医官王继先等校正本草，亦有所附。皆浅俚无高论"（卷1）。乍看起来好像李时珍亲见过王继先所校的《绍兴本草》，其实不然。《绍兴本草》在明代只有个别藏书家收有节略本。《永乐大典》虽引有该书佚文[8]，可惜李时珍无从得见。再说属于《绍兴本草》新添的药物，《纲目》全部误注出处。如"豌豆"，李时珍谓："今为日用之物，而唐、宋本草见遗，可谓缺典矣。"（卷24）又"银杏"，李时珍曰："银杏宋初始著名，而修本草者不收。"（卷30）此二药均为绍兴新添药。它如罂粟壳，《绍兴本草》云："其壳炒而断泄利，诸方颇用之，盖有收涩之性多矣。"[9]而李时珍却说："（罂粟）其壳入药甚多，而本草不载，乃知古人不用之也。"（卷23）凡此种种，均可证明李时珍未见过《绍兴本草》。李时珍所说"皆浅俚无高论"，乃复述陈振孙《直斋书录解题》之语，而且不恰当地用了一个"皆"字，把原来"其言皆可稽据不妄"的陈承之说一并搭进去加以贬斥。

看来李时珍所用蓝本只可能是《大观本草》或《政和本草》（或此两本合刊的所谓《大全本草》等）。卷首"历代诸家本草"中，李时珍竟认为《证类本草》是"宋徽宗大观二年"由唐慎微撰成，并"上之朝廷，改名大观本草"。看来李时珍是未细读只有《大观本草》（或《大全本草》）才有的艾晟原序，否则不会有此误。李时珍究竟见没见过《大观本草》呢？不妨先回顾一下《大观本草》和《政和本草》各自流传的简况。

《大观本草》是地方官刊本，《政和本草》是中央政府校本。后一书修成雕版后，就被金兵抢走，流行于金地，不为南宋所知。《绍兴本草》乃据《大观本草》校定（见王继先序及《玉篇》），《履巉岩本草》序云："至大观证类、绍兴校定，始详而备矣"。独不知有《政和本草》，可为佐证。《政和本草》流行于北方，元、明一统以后，流传于社会的主要是《政和证类本草》。尤其是明代，《政和本草》比《大观本草》的版行次数多得多。现知明刻《大观本草》只有两种（分别在嘉靖和万历年间刊行），而《政和本草》仅在明成化四年（1468）至万历六年（1578）之间，即至少翻刻了

---

8 明·解缙等.《永乐大典》卷 2346，17 页，中华书局影印残本，1959（其他卷内有无引用尚须进一步辑查）。

9 宋·王继先等.《绍兴校定经史证类备急本草》，北京大学图书馆藏神谷氏抄本。

九次。嘉靖刊本就有三种，今国内约存15部。因此，李时珍当以使用他编书期间广为刊行的《政和本草》的可能性最大。

深入到内容中去考察，这一问题就更明朗了。后世所用《政和本草》祖本，皆出自1249年平阳张惠卿（字魏卿，堂号晦明轩）。张氏在书前附列"证类本草所出经史方书"，又将《本草衍义》逐条散入《政和本草》。对此，李时珍是了解的："平阳张魏卿以其（寇宗奭）说分附各药之下，合为一书。"（卷1）。可见他所参考的《政和本草》也是这一祖本所传。《纲目》引据书目即直接受此本的影响。最有说服力的是：《大观本草》脱漏的"石蛇、黑羊石、白羊石、天仙藤、金灯"五药，《纲目》照引无误；而《政和本草》脱漏的"人口中涎及唾"，李时珍却以"人津唾"为名作为《纲目》的新增药。因此，李时珍参考的不是《大观本草》，而是《政和本草》，似乎是可以成立的。可证明《纲目》所参为《政和本草》的例证还有许多，如"魁蛤"、"蛏"两药下的《食疗》佚文，《政和本草》原脱，《纲目》竟也未收。又"秫"条附方，《纲目》作："诜曰：用秫米一石，麴三斗……"，此与《政和本草》同，而《大观本草》"三斗"作"三升"，似更合情理。此条非李时珍不知，恐属未见。又传世《大观本草》基本上都是从南宋重刻本衍生，当时为避宋孝宗赵昚名讳，凡"慎风"之类词句，均改"慎"为"忌"或"谨"。《政和本草》无此讳，而《纲目》同《政和本草》。其他校勘例证，不再罗列。至此，笔者认为《纲目》用作资料来源主体的应该是《政和本草》，而非《大观本草》。

节外生枝的是，《纲目》"蟏蛸"条一单方下却直接注出《大观本草》，这就使人不得不慎重对待。经查，该药"赤白口疮"附方，仅见于《政和本草》，《大观本草》原脱。故而"大观"二字不过是误笔。考虑到李时珍误认唐慎微在大观二年作《证类本草》，这里出现此笔误实不奇怪。这一条文恰恰为李时珍参用《政和本草》提供了又一依据。

目前人民卫生出版社校点《纲目》，采用的《政和本草》是晦明轩本。从《纲目》实际参用《政和本草》的版本来看，单取此本作校勘是不够的。因为李时珍并没有使用元代晦明轩本，他用的是明代通行的晦明轩以下的翻刻本。不了解这一点，就很难弄清《纲目》某些引文致误的原因，给校勘和使用《纲目》带来一些困难。

我曾采用《政和本草》商务印书馆四部丛刊影印本[10]作校本，发现《纲目》有些文字与此本错误相同，而不同于晦明轩本。例如"胡椒"条附方：《纲目》作："心腹冷痛胡椒三七枚，清酒吞之……孟诜食疗"。商务影印本作："食疗云：治五脏风冷冷气，心腹痛，用清水酒服之佳。"晦明轩本作："食疗云：治五脏风冷冷气，心腹痛，吐清水，酒服之佳。"

10　据日本冈西为人考证，此本底本为成化四年本，见《本草概说》138~139页。

很明显，商务影本误"吐"为"用"，语义为之一变。《纲目》承其误，直书"清酒吞之"，漏去"吐清水"这一重要症状。

又"雉"条，《大观本草》、晦明轩本《政和本草》引孟诜云："又九月至十二月食之稍有补。"商务影本《政和本草》"十二月"作"十一月"，《纲目》亦同。

又"水萍"条："药录云……楚王渡江所得，乃斯实也。"人民卫生出版社校点本校记为："乃：大观、政和本草卷九水萍条俱作'非'，义正相反。似是濒湖有意改写。"然而李时珍要把意义正相反的字改过来，一般还是比较慎重的，甚至会因此发一通议论。为什么这里会径改呢？经查商务影本才恍然大悟，此本"非"字已先误作"有"，意义已变，李时珍又改"有"为"乃"，可见并非有意反其道而行之。

再如"钩吻"，其性味之下《纲目》转载时作"大有毒"。李时珍还特意加注："其性大热。本草毒药止云有大毒，此独变文曰大有毒，可见其毒之异常也。"人民卫生出版社校点本校记云："大有：按大观、政和本草卷十及于金翼卷三钩吻条均作'有大'。"据此，亦显而易见李时珍并未参用上述他校本。他所见一定是原书有"大有毒"字样的本子，这才会使他以为是"变文"，并作其毒异常的依据。而商务影本（261页）恰好误作"大有毒"，可见李时珍的议论亦是有所本的。那么，能断定李时珍参用的《证类本草》就是成化四年的《政和本草》吗？恐怕还不能。因自成化至万历年间，用此本翻刻多次，成化本的错误也会被沿袭下去。只有将所有李时珍可能见到的版本全面校勘，始能定出具体版本。但这样做工程之大，与得出结论所能说明问题的意义相比，实在是得不偿失，故本文未再加深究。

以上花了够多的篇幅，想说明的中心问题是：《纲目》用作资料主体的《证类本草》，既非《大观本草》（孙星衍云"仅取《大观本草》"，失考），也非晦明轩本，而是以成化四年本为底本的翻刻本。明确这一点，在读《纲目》遇到疑点时，不妨从这些翻刻本中寻其原委，庶几可不诬李时珍。

下面进一步分析《纲目》其他资料来源。《纲目》参引文献可分两大部分。其一，医药书籍，即"引据古今医家书目"所列；其二，非医药文献，可见"引据古今经史百家书目"。这两部分又各分旧本所引和李时珍所引，我们主要讨论李时珍所引。鉴于《纲目》实际引书很难得出一个准确数字，故暂以书目为准。

1. 医药书籍

书目所列为276家[11]，另"历代诸家本草"载元、明本草14家，总计290家。

本草书约有31部，数量不多，但却为《纲目》提供了大量的药理和部分药物基原考订方面的材料。缀补《证类本草》未载药41种[12]，成为构成《纲目》内容主体的重要依据之一，其地位仅次于《证类本草》。金元诸家本草的药理论述，集中在《纲目》

11　人卫校点本改为277家，实际上只有276家，《龚氏经验方》重出，不当计入。

12　江西本原载计39种，据人卫校勘点时计有41种，从李珣至陈嘉谟，卷1,43页。

中得到反映。宁献王《庚辛玉册》，是《纲目》土部、金石部常用参考书。汪颖《食物本草》首列水类、味类，对李时珍设水部和果部味类恐怕有直接的影响。

　　一般说来，《纲目》引用的宋以前本草都是从他书转引，李时珍并不一定见到原书。尚有疑问的是《孟氏诜方》（非《必效方》，当指《食疗》）。《纲目》"乌贼鱼"正误项下所记"时珍曰"："按本经云：主癥瘕无子。别录云：令人有子。孟诜亦云久服益精。而张鼎此说（'久服绝嗣无子'——笔者注）独相背戾，亦误矣。……恐人承误，故辨正之。"（卷44）。日·中尾万三据此推测"李时珍曾见到过张鼎之书"。[13]其实，就是这一孤证也还站不住脚。《证类本草》引此文为："食疗云……久食之，主绝嗣无子，益精。"李时珍凭臆见将上文割裂成孟诜云"久服益精"、张鼎云"久服绝嗣无子"，无视原文的"主（治）"字，人为地造成对立。在导师马继兴指导下，笔者参与辑校《食疗本草》，并与《纲目》互参，结果证实此书中的"孟诜、张鼎云"均从《证类本草》转引，或糅他人论述。李时珍将《孟氏诜方》列入"时珍引据"书目是不适当的。类似这样的例子还有《小儿宫气集》（即《小儿宫气方》）、《玄明粉方》（即《玄明粉传》）、孙用和《传家秘宝方》、初虞世《养生必用方》、杨炎《南行方》、《神医普救方》等。

　　还有一些书，李时珍虽然无法见到原书，但他善于从类书或大型医方书中加以搜寻，补入前人忽略了的药物资料。如《魏武四时食制》《神农食忌》《彭祖服食经》《神仙服食经》等，多从《太平御览》《千金方》等书中引录。《千金月令》亦可见于《说郛》。宋代《太平御览》引有古本草佚文约434条[14]，成为李时珍进行校勘、纠谬的依据。因此，李时珍虽无法直接见到宋以前的本草，但他凭借类书等却能指出一些旧本的错误。如"斑蝥"一药，李时珍认为《太平御览》所引《神农本草经》佚文中已有解说，"其说甚明，而唐宋校正者反失所取，更致纷纭"。

　　《纲目》新增附方的主要来源，取自医方书及各科医书。290家医书中，除本草及约15种医学理论著作、脉学、针灸等医书外，医方书（包括含医方较多的各科医书），约有240余种。其中以明代医方书占比例最大，宋代次之，元代又次之。明代医方书中，有相当一部分已经散佚，《纲目》所保存的这部分方书，就文献价值来说，比其他部分显然更高一些。宋代方书在数量上仅次于明代同类书，其中又以南宋方书为多。大型专科医方书（如《幼幼新书》《妇人良方》等），均成为摘取单方常用文献。当然，李时珍也并非亲见每一本宋代医方书，他也间或从明代大型方书中加以转引。如《海上名方》为宋代钱竽作，李时珍引用时注曰："蝇古方未见用者，近时普济方载此法，云出海上名方也。"（卷40）是知该书乃从《普济方》转录。由此我们也可得知，李时珍引用的某些佚散文献内容，实际上是转引来的二手资料。

　　13　日本中尾万三.食疗本草之考察[J].上海自然科学研究所汇报,1（3）:139.

　　14　日本冈西为人.中国医书本草考[M].大阪:南大阪印刷中心,334~348.

2. 非医药书籍

今根据"引据古今经史百家书目",制出各书的分类、朝代表(表1)。限于个人水平,尚有一部分书弄不清它们的年代甚至类别。因而表中数字应该说只是一个大概,误差肯定是存在的。但从这些粗略的统计,也可以看出一些问题。

首先,子部书(医书已除外)占所有经史百家书的一半以上。其中杂家、小说又约占子部书的一半。宋代的杂家、小说几乎等于其他朝代同类书的总和。这是因为笔记小说在宋代迅速发展,当时的文人学士游历各地时,留下了大量的私人档案。医药是其中常见的内容。这些材料对考求药物名实有较大的作用,李时珍经常从中拾掇药物资料。麻醉药"押不芦"可见于周密《志雅堂杂抄》,秋石制法取自叶梦得《水云录》。沈括《梦溪笔谈》、方勺《泊宅编》等使用更是频繁。

表1 李时珍引据经史百家书目分类、朝代

朝代数量分类	经		史			子						集	分类不明	小计
	易·诗礼·书谶纬	小学	史传	时令	地理	儒家·诸子·兵书	农家谱录	天文术数	杂家小说	类书典故	佛道			
汉魏以前	14	9	5	1	7	8	3	3	8	1	2	4		65
两晋六朝		3	7		16		1	1	13	1	5	4	1	52
隋唐五代		3	2	1	14	1	1		11	2	8	13		56
宋辽金	1	5	8		6	2	28		47	14		24		140
元	1	4	2	1	2		3		5		2	4	1	25
明		3	4		4	1	4		21	1	1	11		51
(朝代不明)			3	1	8		1	3	4	3	15	1	12	51
小计	16	27	31	4	57	12	41	9	109	24	34	61	15	
总计	43		92			229						61	15	440

宋代的农家、谱录类的文献也占较大的比重。范成大《桂海虞衡志》所收当地药品,被《纲目》取为新增者就有龙荔、五敛子、甘剑子、木竹子、橹罟子、罗晃子、铜鼓草等。宋代韩彦直《橘谱》、傅肱《蟹谱》、蔡襄《荔枝谱》、欧阳修《牡丹谱》、刘贡父《芍药谱》、赞宁《竹谱》、范成大《梅谱》《菊谱》(另引刘蒙、史正志两家《菊谱》)、陈翥《桐谱》、陈仁玉《菌谱》、叶庭珪《香谱》、洪驹父《香谱》、苏易简《文房四谱》(李时珍分作四本书)、杜季阳《石谱》等,成为李时珍深入研究各物品的重要参考书,为《纲目》增色不少。这类文献在考察药物形性出产等发挥了相当大的作用。

从朝代来看,以宋代诸书占明显的多数。北宋《证类本草》未载及南宋诸有关书籍,在《纲目》中得到一次大规模的汇集。李时珍在参引这众多资料时,充分利用丛书、类书。如《百川学海》《说郛》《太平御览》《册府元龟》《事物纪原》《锦绣万花谷》《古今事类合璧》《事文类聚》等。作为治学方法,这是可取的。但将某些类书以及从这些类书转引的资料同时列入引据书目，不免给我们统计李时珍实际引书数目带来了一定的困难。

除子部书而外，经、史、集三部共有约两百种，它们在《纲目》中发挥的作用自然要小得多。值得一提的是史部地理类的文献，它们在供考求药物产地、形态等方面起到了一定的作用。应该注意的是，《纲目》所引地志、游记、异物志等，涉及的区域范围比较大，而且一大半取自唐以前（从类书转引居多），元、明两代方志取用极少。和后世《植物名实图考长编》等书相比（该书引用当时的县志、府志较多），由于《纲目》与这些地理书产生时代间隔太远，因此，这类书无法很好地反映明代的药物实际情况。李时珍收集当时的地方志较少，与他受所处的地位限制有关。本文之所以对此加以说明，是想客观地评价地理文献在《纲目》中所起的作用及其不足。

经部书中以小学类文献发挥作用最大。李时珍正是利用这批资料，从音韵、训诂等方面考求药物的名实。各药"释名"一项，取材于此类书处甚多。具体例证，本文第四部分将详细列举。

至于集部，虽然数目不小，但被引用的频率不高。除了少数诗文对药物考证有一定的作用之外，实际上多数只起到点缀作用，似无须给予过高的评价。其他各类（如佛道、史传等）数量不多，引用条文也少，不拟一一评述。

李时珍所引医药及非医药书籍总数（据书目）约730余种。单从引书数目并不能找出对后世有益的东西，也无法看到《纲目》的特色与薄弱环节，故不揣浅陋，对该书资料来源作以上粗略的分析。在此，拟对李时珍引用文献时存在着的一些问题，附带作一简析。

1. 引文有更改、杂糅现象

古代的类书以及一些资料性较强的书籍，在引录前人资料时，往往根据需要割裂原文、截取缩写有关内容。因此，引文与原文有一些出入，是常见的。如果拿现存的《本草经集注》《新修本草》《食疗本草》残卷来校《证类本草》（该书文献价值之高是公认的），也可以发现同类问题。但是，《纲目》引文却常见更改、杂糅诸家原文的现象。胡道静曾说："钞本书不能无误，但是这种错误还有迹可寻，不似经过窜改的，反致混乱、迷惑的作用。"[15]摘引古书也同此理。前面提到李时珍曾臆改《食疗本草》之文，就令人疑为他曾见过张鼎增补之书。笔者在考证龟甲应用历史时，就发现《纲目》曾窜改《图经本草》原文：《图经本草》："入药须用神龟。神龟，底壳当心前有一处四方透明如琥珀色者是矣。"（见《政和本草》卷20）《纲目》："苏颂曰……入药须用神龟。神龟版当心前一处，四方透明，如琥珀色者最佳。"（卷

15　胡道静. 中国古代的类书 [M]. 北京: 中华书局, 1982: 71.

45）于是文义由"神龟"辨识标志一变而为"神龟版"的质量讨论了。

《纲目》中类似的臆改原文处甚多，无法一一列举。由于未能及时注意到此书这一缺陷，中国、日本本草学者曾付出了很大的代价。如日本学者冈西为人、国人尚志钧在各自独立辑佚《新修本草》时，都曾先以该书作辑佚底本。待与《证类本草》等书相校，方知《纲目》在二次转引时有不少改动，并不能倚为辑佚依据（李时珍经考订后校改者除外）。我们现在看到的张骥所辑《雷公炮制论》、姜国伊辑《神农本草经》等，系取材于《纲目》。连一些中药辞典所引宋以前古本草条文时，也借重《纲目》，恐怕未必妥当。

刘衡如在校点《纲目》说明中指出："著者引用它书时，大都不是抄录原文，而是经过一番化裁的，有时甚至综合二三家之说为一，和原文有很大的出入，这是当时一般的习惯。"至于李时珍在多大程度上受"明人好删前人书"这一风气影响，是否还有其他因素在起作用，我们就暂不去管他了。要紧的是从思想上注意对《纲目》一分为二，知其长，识其短。在研究中注意勿再蹈覆辙，以讹传讹。

2. 列举书目、注出书名的混乱

《纲目》实际引书与卷首列举书目并不一致。有漏略或重出者，也有将丛书、类书与其中所载书名并列者。至于书名、人名的错误，也有存在（如将"邓德明"误作"邓显明"、"山堂考索"误作"山堂考察"等）。由于李时珍引用的一些宋以前佚书大多是从类书或其他有关书籍转引，因此，我们在评价这部分引文的文献价值时就应该慎重客观一些。据初步统计，《纲目》引据经史百家书目中有84家可见于《太平御览》，这80余家宋以前的古籍在明代大多已散失。李时珍所引这部分文献，实系转录《太平御览》而来，我们不能把保存这些佚文的功劳堆在李时珍身上。又如王安石《字说》，早佚。除《宋史艺文志》外，元、明均未见著录。《四库全书总目提要》说：《埤雅》二十卷，宋代陆佃撰。陆佃"少从学于王安石……中多引王安石《字说》"。今《纲目》在引据书目中并举《埤雅》《字说》，又焉知《字说》内容（18条）不是转录于《埤雅》？

相似的书名在《纲目》引注时颇为混乱。如《海上名方》《海上方》《海上仙方》《温隐居海上方》等，引文之时或误注。前二书原书已佚，系转录自《普济方》，后两书尚存，胡文焕本《海上仙方》的前集为《温隐居海上方》，后集即所谓《孙真人海上方》。《纲目》"猫屎"条附方就把《孙真人海上方》内容注成《温居士方》。错注药物出典的例子也很多，本文无法悉数条陈。这些问题有待重校《纲目》时汇合集体力量加以清理，以免读者承误袭谬。

《纲目》引文存在的这些问题，确实部分降低了该书的文献价值。但决不可一笔抹杀它综合大量资料的历史功绩。必须申明的是，其大多数引文并未与原文相悖。能汇集古今近千种（包括转引）书籍中的药物资料于一书，且注明出处，为后世分析比较、溯源求本，提供了很大的方便，这是《纲目》具有很高的学术价值的重要方面。

最后，我们附带谈谈李时珍未能见到的古本草。这似乎是题外之言，但对引用李时珍所参文献恐不无裨益。由于受时代条件和个人条件限制，李时珍不可能尽览前代本草。现存的李时珍未见过的本草就有《绍兴本草》《履巉岩本草》《宝庆本草折衷》《本草元命苞》《本草品汇精要》《滇南本草》《药性粗评》等多种。因而，《纲目》中不曾反映这些书中的成就，其责任当然不在李时珍。但是，如果不指出《纲目》某些成就（如新增药品等）在前代早已有之，那么就无法反映本草发展的实际状况。

前面列举的李时珍未见本草中，《绍兴本草》的情况已经在本节一开始时谈及。南宋王介《履巉岩本草》因系彩图，极少流传，其文字内容曾由明代胡濙《卫生易简方》部分引载。李时珍所引《卫生易简方》的条文，有一些即原出此本草。拙文"《履巉岩本草》初考"曾指出：《纲目》附录于"有名未用"（卷21）中的天仙莲，即出自《履巉岩本草》。据其图可考为八角莲 Dysosma pleiantha（Hance）Woods[16]。又《纲目》"曼陀罗"取自《卫生易简方》的一个附方，也是出自此书。该书的曼陀罗图，比《纲目》所绘要准确得多。

南宋陈衍《宝庆本草折衷》20卷（今存14卷），据戴良《九灵山房集》称："近代陈衍作《本草折衷》，王好古作《汤液本草》，亦删繁之遗留也"。是知元代此书尚流传。入明则除《永乐大典》摘抄外，未见医书引录。"秋石"一药，首次在此书立条，《纲目》云出《本草蒙筌》，后世谓始见《本草品汇精要》，均误。明代《本草品汇精要》在弘治年间修成之后，束之高阁。李时珍虽在太医院短期供职，却不知有此书。其余本草，本文暂不逐一介绍，也不可能在本文作全面比勘。今先将《纲目》出典有误的药品（以新增品为主）列成简表（表2），以供同行参考。

表2 《本草纲目》所注药物出处勘误

药名	《纲目》所注药物出处	实际出处	备注
乌爹泥	纲目	本草权度	
锡蔺脂	纲目	绍兴本草	
炉甘石	纲目	绍兴本草	
土当归	纲目	履巉岩本草	《本草纲目》自《卫生易简方》转录
鹿蹄草	纲目	履巉岩本草	
紫花地丁	纲目	履巉岩本草	《履巉岩本草》有三种Viola属植物（据图）
曼陀罗	纲目	履巉岩本草	
醉鱼草	纲目	履巉岩本草	
虎耳草	纲目	履巉岩本草	

16　郑金生.《履巉岩本草》初考 [J].浙江中医杂志,1980（8）：338~341.

药名	《纲目》所注药物出处	实际出处	备注
水银草	纲目	履巉岩本草	《本草纲目》自《卫生易简方》转录，列入有名未用
天仙莲	纲目	履巉岩本草	《本草纲目》自《卫生易简方》转录，列入有名未用
双头莲	纲目	履巉岩本草	《本草纲目》自《卫生易简方》转录，列入有名未用
黄杨木	纲目	履巉岩本草	
龙芽草	图经	履巉岩本草	《图经本草》有名称相似者，惟图形不符
烧酒	纲目	饮膳正要	未专立条
蘑菰蕈	纲目	饮膳正要	《食物本草》附彩图
必思答	纲目	饮膳正要	《品汇精要》误作新增
鸨	纲目	饮膳正要	《品汇精要》误作新增
黄羊	纲目	饮膳正要	
豇豆	纲目	食物本草	见《本草纲目》药条中注"汪颖"
丝瓜	纲目	食物本草	《食物本草》附彩图
蕹菜	纲目	食物本草	《食物本草》附彩图
章鱼	纲目	食物本草	《食物本草》附彩图（名"章举鱼"）
胡萝卜	纲目	绍兴本草	《食物本草》附彩图，系于"萝葍"下
豌豆	拾遗	绍兴本草	《本草拾遗》无此名，《绍兴》始以此名立条
山茶	纲目	救荒本草	《食物本草》附彩图
木芙蓉	纲目	图经本草	《本草纲目》既并入《图经》地芙蓉，不当作新增
豪猪	纲目	食疗本草	《图经本草》《品汇精要》《食物本草》均附述
银杏	日用	绍兴本草	《品汇精要》亦作新增
糟	纲目	宝庆本草	新分条，名"甜糟"，《食物本草》以糟立条
神曲	药性论	本草拾遗	《嘉祐本草》原附"麯"下，《宝庆本草》始分条
秋石	蒙筌	宝庆本草	新分条
紫梢花	拾遗	宝庆本草	《本草拾遗》无此名，北宋本草均未单立条，《宝庆本草》始分条
山奈	纲目	品汇精要	名"山赖"
马槟榔	会编	品汇精要	
罂粟壳	（罂子粟附）	宝庆本草	新分条，李时珍误认宋本草不载
草果	（并入草蔻）	宝庆本草	《品汇精要》亦作新增

以上仅择数书，尚未将《滇南本草》等对照。关于药品出典，是个很复杂的问题。何谓"新增"，何谓"首出"，本草界似未作统一规定。如玉蜀黍，公认为《纲目》首出，但笔者在《本草品汇精要》中检得"薏苡"两彩图之一，即是玉蜀黍。究竟首出从名，抑或从实？当予统一。关于本草出典，日本森村谦一做了不少工作[17]。但据我国现有资料，似应该过细重新加以考订。以上所述虽有蛇足之嫌，但借此切盼诸同道更加重视李时珍未见的明代以前本草。在现有资料基础上，对《纲目》中的一些记载应该有新的认识。将来校正《纲目》时，亦应扩大校勘范围，补注新的发现，

17　日本森村谦一.中国科学与科学者：历代综合本草中植物新出品目之考察[J].京都大学人文科学研究所研究报，1979.

以期更符合本草发展原貌。

四、考辨方法

李时珍曾把编写《纲目》所做的具体工作归纳为四条："剪繁去复，绳谬补遗，析族区类，振纲分目。"如果我们再加归纳，那么"剪繁去复"、"振纲分目"属于文献整理和编排（亦即"留心纂述诸书"），"绳谬补遗，析族区类"则为对本草内容的考订、辨析和补充（所谓"苦志辨疑订误"）。

《纲目》在这两方面都取得了巨大的成功，尤其是后者，更使全书熠熠生辉。夏良心评曰："《本草纲目》大抵与苏颂《图经》、唐慎微《证类》相表里，而采撝名实，引据征验，不啻倍之。"（重刻《本草纲目》序）此非过誉。苏颂虽然汇集全国进献的资料，但他无法一一亲验，断其是非；而唐慎微则基本上做的是资料汇辑工作，其本人并无考订意见。李时珍立志绳谬订误，对药物的种类、功用等，进行了大量的考辨工作，解决了前代本草"当析而混者"、"当并而析者"等许多疑误。李时珍是从哪些方面进行药物考辨的呢？直言之，不外乎实际考察和文献考据两途，其中有不少经验值得借鉴。

1. 实际考察

我们还是从李时珍对历代本草的评述入手，看看他是怎样重视编书应该有所发明的。李时珍评《本草集要》时说："取本草常用药品，及洁古、东垣、丹溪所论序例，略节为八卷，别无增益，斤斤泥古者也。"（卷1）又论《食鉴本草》云："取可食之物，略载数语，无所发明。"对《本草蒙筌》评价较高："间附己意于后，颇有发明。便于初学，名曰蒙筌，堪称其实。"《本草纲目》中专列"辨疑、正误"及"发明"两项，表明李时珍不泥古人，力求有所发明。

李时珍的辨疑、正误和发明，是以实践经验为基础的，并非玄学空论。他对仅据目见耳闻，就妄自臆断的做法，甚为鄙薄。受批评较多的是汪机的《本草会编》，被斥为"臆度疑似，殊无实见，仅有数条可取尔。"对汪机所说："（同蒿）本草不著形状，后人莫识"，李时珍大为慨叹："（同蒿）今人常食者。而汪机乃不能识，辄敢擅自修纂，诚可笑嘅。"（卷26）这表明，李时珍之所以敢于修纂本草，很重要的一个原因是他有着丰富的实践经验。

在《纲目》中，我们可以了解到，李时珍对其乡里出产的药品方物是何等的熟悉。如"蕲艾"："艾叶本草不著土产，但云生田野。宋时以汤阴复道者为佳，四明者图形。近代惟汤阴者谓之北艾，四明者谓之海艾。自成化以来，则以蕲州者为胜，用充方物，天下重之，谓之蕲艾……"（卷15）可见他对艾叶的历史了如指掌。当然，对蕲艾的熟识恐与李时珍受家学传授有关（李言闻著《蕲艾传》），但他个人的经验也不容忽视。他根据临床治疗经验，断然纠正了前人对艾的药性记载之谬误，其言多中肯綮："苏恭（敬）言其生寒，苏颂言其有毒。……夫药以治病，中病则止。若素有虚寒痼冷，妇人湿郁带漏之人，以艾和归、附诸药治其病，夫何不可？而乃妄意求嗣，服艾不辍，助以辛热，药性久偏，致使火躁，是谁之咎欤？于艾何尤？"（卷15）

又如蕲蛇，李时珍不惟熟知其形状，对商品药材及其炮制加工，所知亦详："花蛇，湖蜀皆有，今惟以蕲蛇擅名。然蕲地亦不多得，市肆所贷、官司所取者，皆自江南兴国州诸山中来……及以竹支定，屈曲盘起，扎缚炕干……"（卷43）这些记载是十分翔实的，至今蕲蛇产地及加工方法基本上仍如上说。

"访采四方"，是李时珍研究药物的一个重要方法。如《纲目》论茵陈："茵陈昔人多莳为蔬，故入药用山茵陈，所以别家茵陈也……今淮扬人二月二日犹采野茵陈，和粉面作茵陈饼食之。后人各据方士所传，遂致淆乱。"（卷15）所云淮扬人食茵陈饼这一习俗，恐怕就是实地采访得来。李时珍受条件限制，不可能像有些文章所说的"遍访名山大川"，周游各地。但他善于访问四方知药之人，从中汲取营养。如"钩吻"，历代本草颇有异议，李时珍"访之南人云：钩吻即胡蔓草，今人谓之断肠草是也。"据"南人"提供的花色形态，李时珍对当时常见的钩吻品种做出了比较正确的判断。

《纲目》"旋花"发明项下，有一段至今已为人熟知的记载："时珍自京师还，见北土车夫每载之。云暮归煎汤饮，可补损伤。则益气续筋之说，尤可征矣。"（卷18）该药"主治"项下所增"补劳损、益精气"之功效，就是采自车夫的经验介绍。他从京师归楚，并不以失去在太医院供职的机会而沮丧，而是深入民间，不耻下问，投身于他所热衷的医药事业。依靠广泛的调查，李时珍解决了很多前代存疑的问题。如胡颓子一药，古代本草早著其名，陈藏器虽述形态，但不够详尽，因此知之者甚少。经李时珍"考访之，即雷敩炮炙论所谓雀儿酥也，雀儿喜食之。越人呼为蒲颓子。南人呼为卢都子。吴人呼为半含春，言早熟也。襄汉入呼为黄婆奶，象乳头也。刘绩《霏雪录》言：安南有小果，红色，名卢都子，则卢都乃蛮语也"（卷36）。再看他描述该药的形态："其叶微似棠梨，长狭而尖，面青背白，俱有细点如金星，老则星起如麸……"（同上），倘非多方求访，并实地长期观察，便无法做出这些细致而精确的描述。

古代药物基原的混乱是比较严重的，为了取得第一手材料，李时珍经常自采、自种并亲自进行某些试验。如蓬蘽与其同科属近缘植物形态多相似，李时珍曰："此类凡五种。予尝亲采，以《尔雅》所列者校之，始得其的。诸家所说，皆未可信也。"（卷18）"蘋"也是名实混淆相当严重的一味药，古代诸家"皆无一定之言"。李时珍认为此"盖未深加体审，惟据纸上猜度而已。时珍一一采视，颇得其真云"。（卷

19）经他寥寥数语点破，则莼、菩、萍蓬草、蘋（田字草）判然而明。

在采视药物时，他很注意运用比较的方法寻求各药形态上的区别。如豨莶、地菘、火杴、猪膏莓等药名，"数说各异"，莫辨其原。"时珍尝聚诸草订视，"同时参考其他有关文献，得出一个比较明晰的结论——豨莶即猪膏莓。据此，他又进一步考订其效。尽管前人所记豨莶、猪膏莓"并无治风之说"，但他据"而今服猪膏莓之豨莶者，复往往有效"（卷15）。于是补上豨莶"治肝肾风气，四肢麻痹，骨膝弱，风湿诸疮"等重要主治。后世据此用药所取得的效果无不证实李时珍审药之精。在《纲目》一书中，经李时珍实地、实物考察而纠误之处不胜枚举。要之皆因他反对"纸上猜度"，主张"深加体审"，故能取得大量超越前人的成果。

李时珍用实验的方法辨析诸药，亦素为后人称道。脍炙人口的例子甚多。如剖穿山甲胃，得蚁升许，以知其食性。尝试饮曼陀罗花所酿酒，了解服药反应等。进行药物试验，不光需要严肃认真的科学态度，有时还要具备自我牺牲的勇气。观其云："花蕊石旧无气味，今尝试之，其气平，其味涩而酸。"（卷10）是知李时珍也曾亲自以身试药。

在《纲目》中，经常可见一些简单的化学试验。如"石胆"："但以火烧之成汁者，必伪也。涂于铁及铜上烧之红者，真也。又以铜器盛水，投少许入中，及不青碧，数日不异者，真也。"（卷10）类似这样的试验在金石部屡见不鲜。李时珍在考辨药物基原方面所取得的成果是前无古人的。他也经常为自己能解决一些悬案而自慰。在辨析凝水石一类药物之后，他不无喜悦地说："非时珍深察，恐终于绝响矣。"

"实践出真知"，李时珍编写本草所取得的巨大成功再一次有力地证明了这一点。注重实践，运用调查、比较、实验等多种方法取得可靠的知识，是李时珍赖以成功的重要原因之一。关于这一点，已有不少文章反复阐扬，给予了很高的评价，本文不复评述。

2. 文献考据

值得提出的是，李时珍通过文献考据所取得的许多成果却很少有人给予应有的重视。其实，这也是李时珍取得成功的重要原因之一。《纲目》中相当多的药物就是通过辨析药名的字形、训诂、音韵及方言，分析比较各种文献的有关记载，校勘文字等途径进行药物考证的。如勒草（《别录》），原退入有名未用。《唐本草》失考，又另出葎草一药。李时珍曰："此草茎有细刺，善勒人肤，故名勒草（今南方某些地区至今犹有呼'刺'为'勒'者——笔者注）。讹为葎草，（《蜀本草》又名'葛勒蔓'——笔者注），又讹为来莓，皆方音也。"（卷18）据此李时珍将勒草并入葎草。《履巉岩本草》有"辣母藤"一图，即典型的葎草图。此"辣母藤"亦即"来莓"的方音转译，信乎李时珍所考不诬也。

果部（卷30）山楂，并入了《唐本草》赤爪木，宋《图经》棠梂子，元《本草衍义补遗》山查。试观李时珍对这些药名的考释："山楂味似楂子，故亦名楂。世俗皆作查字，误矣。查音槎，乃水中浮木，与楂何关？郭璞注《尔雅》云：朹音求，树如梅，其子大如指头，赤色似小柰，可食。此即山楂也。世俗作梂字，亦误矣。梂乃栎实，于朹何关？楂、朹之名，见于《尔雅》。自晋宋以来，不知其原，但用查、梂耳。……《唐本草》赤爪木当作赤枣。盖枣、爪音讹也。楂状似赤枣故尔。"（人民卫生出版社影印张绍棠本，1957年。卷30）经此一番训诂考辨，原先分列重出的三味药，终于合而为一，山楂这样一味常见之物的药用历史也就勾勒清楚了。类似这样的例子还很多，如地榆与酸赭，白及与白给等。

李时珍引用的经部小学类的书达27种。这些文献为辨析药物名实发挥了颇为重要的作用。此外，李时珍对外来药名也有不少引述考证。这一内容，蔡景峰在《〈本草纲目〉中的医学交流》一文已予详论，不赘。当然，在李时珍所处的环境中，他能接触到并能加以考释的外来药名毕竟不可能像现代这样广泛深入。如由回回国传入的"押不芦"，李时珍就无法了解其名实，只能转载前人传闻。"押不芦"即阿拉伯yabrūh译音，属曼陀茄属（*Mandragora*）植物，西方医学很早就用此作麻醉药。在现代条件下，我们应该汲取李时珍从文献入手考辨药物的经验，对本草学中出现的大量外来药应继续进行语源、名实的考察，这对了解中外药物交流，发掘这一部分医药遗产是很有意义的。

古代医药文献众多，有时往往记载各异，这就需要我们认真对待。李时珍主张"读书不可执一"，这是他在评判"泽泻"功效（诸家所记互相矛盾）的一个体会。《别录》言泽泻"强阴气，久服令人无子"。《日华子》言泽泻"催生，补女人血海，令人有子"。表面看来，"似有不同"。李时珍认为："既云强阴，何以令人无子？既能催生，何以令人有子？盖泽泻同补药，能逐下焦湿热邪垢，邪气既去，阴强海净，谓之有子可也；若久服肾气大泄，血海反寒，谓之无子可也。"（卷19）至于《别录》《日华子》原意是否如此，当然还费推敲，但李时珍不拘一家之说，而是辩证地从药物配伍和服用时间等方面做出符合实际的阐发，这样来处理互相抵牾的文献记载，确有其可取之处。

历代文献的记载有时只是他们个人或局部经验的体现。仅凭具有局限性质的经验就做出理论上的解说，有时不免有所偏颇，这是在研究古代医药文献中常可遇到的问题。李时珍的经验是既要重视前人的经验，又不能被文字记载所束缚，必须花一番精力推求其是否合乎道理。他在辨析黄芩功效的诸家异说时，充分注意到了这一点。他并不为诸家结论所囿，而是广泛地考求他们得出某一结论所依据的各种条件，并妥善地将各家观点组成一个有机的统一体。最后他总结说："故善观书者，先求之理，毋徒泥之文。"这真是一种良好的读书方法。李时珍正是依据常理，一再贬斥那些方士的不经之说。诸如"（此）皆方士幻诞之言，不足信也"；"方技诳说，未足深信"之类措辞激烈的语言屡在《纲目》中出现。哪怕是顶着"黄帝"、"神农"招牌的记载，只要不合道理，他都毫不迁就。

例如，《千金方》引有"黄帝书"，谓"丙午日勿食鸡、雉肉，丈夫烧死目盲，女人血死妄见。野鸡肉同家鸡子食，成遁尸，尸鬼缠身"（据《纲目》所引，卷48）。对此，李时珍一分为二，既肯定在春夏食雉肉可能会有某些损害，但对"丙午日勿食"之说，则深不以为然。他说："有鄙人者，假黄帝为书，谓丙午日不可食，乃成遁尸之说，乃不经谬谈；而陶（弘景）氏和之，孙（思邈）氏取之，皆误矣。今正其误。"（卷48）尤其是古书中掺杂的一些糟粕，李时珍更是不屑一顾。他直截了当地指出"神农本草言朴消炼饵服之，轻身神仙，盖方士窜入之言"。这和某些崇经复古之辈每牵强附会、曲意敷衍的做法大相径庭。李时珍对待古文献采取历史唯物主义的态度，是很值得我们学习的。

本文曾提到，《纲目》中存在着一些处理文献资料方面的缺陷，但是，这并不是说李时珍对文献资料的真实性不加考求，任意更改。检视《纲目》可知，李时珍十分注重考求古文献的正确性和可靠性。如蛤粉，汪机曾说："丹溪有言，蛤粉即是海石，寇氏以海石注蛤粉，则二物可通用矣。"李时珍经查证原文后指出："海石乃海中浮石也，详见石部。汪氏诬引朱、寇之说为证，陈嘉谟本草又引为据。今考二公之书，并无前说，今正其误。"（卷46）由此也可给后人以启发：不查原文，惟务抄引，容易因袭前人之误，以致以讹传讹，贻误后学。

通过文献校勘发现问题，是李时珍考辨药物内容的又一种方法。陈藏器在"予脂"一条下，引《广州记》云："予，蛇头鳖身……膏主蛭刺。"这段话颇为费解。李时珍在校勘原文后记曰："今考《广州记》及《太平御览》止云：吊，蛇头鼍身，膏至轻利等语，并无所谓蛇头鳖身，予膏主蛭刺之说。盖吊字似予，鼍字似鳖，至轻利三字似主蛭刺，传写讹误，陈氏遂承其误耳。吊既龙种，岂有鳖身？病中亦无主蛭刺之证，其误可知，今改正之。"（卷43）究竟是陈藏器原本有误，还是后世转抄翻刻之误，今已不可得知。但李时珍通过文献校勘（《广州记》文见《太平御览》卷932），并证诸常理所作出的这一校改，却是十分令人信服的。

即使是《纲目》改动前人文辞处，也不能一概加以非难。如"金疮小草"用于止血，《证类本草》引文作："又预知石灰杵为丸，日干，临时刮傅"。李时珍则将"预知"径改为"预和"。人卫校点本校记中指出："濒湖改知为和，以预和为丸与临时刮傅为对文，于义为长。"此评诚是。类似这样的改动，显然是经过思考后，以字形和义理作为改字的依据。所惜未能注明校改原委，徒遭后世"妄加增驳"之讥。又如《证类本草》载猕猴头骨"作汤治小儿惊痫"，李时珍改"治"为"浴"，但未解释理由。人卫校点本校记指出："大观、政和本草卷十八猕猴条俱作'作汤治'，究为内服或外用？义不明确。按普济方卷三七四治小儿暴惊鬼魅寒热方云：用野猕猴头煎汤浴之。濒湖改治为浴，极是。""浴"与"治"字形也易致误，后世又有"作汤浴之"为旁证，可见李时珍做出的某些更改还是很有道理的。

现在我们所了解的实际情况是：《纲目》引录某些材料时虽或有更改杂糅，但他在考据前人记载时却又颇为精细。看来，只有一分为二，区别对待，这才是正确的态度。既不需要为长者讳，忽视该书的某些缺陷；也不能以偏概全，否定李时珍在文献考证方面的成绩。清人孙星衍，日本人多纪元坚等对《纲目》文献方面之缺点的批评过于冷峻，直云可"迷惑后学"、"学者眩惑"等，但李时珍在考证文献方面的表现不正是告诉我们应该怎样正确对待《纲目》吗？如果后学中有人满足于怀抱《纲目》转引节录，自以为找到了做学问的捷径，那么这是学者自误，怎么能肆意怪罪李濒湖呢？只有像李时珍那样，寻查原文，核之事理，才是正确的治学方法。

李时珍从实践和文献两途"考古证今"，做出了不朽的业绩。他考辨药物的一些具体方法，至今还能给人以启示。

由于受时代条件的限制，李时珍个人经历毕竟有限。传闻之言，亦难免有误。他所掌握的文献尽管十分丰富，但总归还有不少欠缺。因此，在这样一部卷帙浩大的本草中，对药物认识出现一些失误，这几乎是不可避免的。清代赵学敏《本草纲目拾遗》中，就曾揭示《纲目》的一些遗误。然而这些遗误与整个《纲目》的伟大成就相比，仍旧是瑕不掩瑜，并不能遮盖《纲目》在我国本草史上放射出的光芒。李时珍在编纂《纲目》时的思想方法、工作方法等，将不断地启迪我们更深入进行本草的研究。

（原载：中国药学会药学史学会《李时珍研究论文集》）

《本草纲目研究集成》的总体设计随想

张志斌　郑金生

《本草纲目研究集成》是本着重视传承，并在传承基础上创新之目的，围绕明代李时珍《本草纲目》（此下简称《纲目》）进行系统化、规范化，多方位、高层次整理研究而编撰的一套学术丛书。

一、项目的缘起与背景

2018年，是伟大的医药学家李时珍诞辰500周年，适逢《纲目》出版440周年，为了纪念这位伟人与这部名著，很多中医药的研究团队在策划进行相关的研究与活动。

我们选择《纲目》作为重点研究对象，主要有两个原因。

第一，缘于《纲目》本身不朽的学术魅力。我国伟大的医药学家李时珍，深明天地品物生灭无穷，古今用药隐显有异；亦熟谙本草不可轻言，名不核则误取，性不核则误施，动关人命。故其奋编摩之志，穷毕生精力，编成《纲目》巨著。这是中国医药宝库中的一份珍贵遗产，是对16世纪以前中医药学的系统总结，被英国生物学家达尔文誉为"中国古代的百科全书"，是受世界瞩目的伟大著作。李约瑟博士评价道："毫无疑问，明代最伟大的科学成就，是李时珍那部在本草书中登峰造极

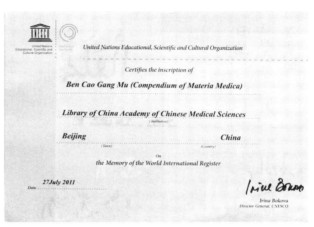

图1　《本草纲目》入选"世界记忆名录"证书

的著作《本草纲目》"；"中国博物学家中'无冕之王'李时珍写的《本草纲目》，至今这部伟大著作仍然是研究中国文化史的化学史和其他各门科学史的一个取之不尽的知识源泉"。作为中医药学乃至中国传统文化的优秀代表，经文树德教授作为国外专家推荐，该书于2011年成功入选联合国教科文组织"世界记忆名录"（图1）。同时被列入"世界记忆名录"的中医药学著作，只有两种，《黄帝内经素问》与《本草纲目》。

第二，因为我们有很好的大型文献整理及传统本草学研究基础。此前，张志斌研究员系国家科技进步奖著作类三等奖《中医大辞典》第2版主编之一；"三个一百"原创出版工程、第三届中华优秀出版物图书提名奖、中华中医药学会科技进步奖一等奖的《温病大成》（6部7册）执行总主编；第一届中国出版政府奖图书奖提名奖《中医学思想史》第二主编；并担任另外两个国家出版基金项目《中华大典·医药卫生典·卫生学分典》与《中医养生大成》的主编，均已顺利出版或完稿。郑金生研究员担任学术委员会主任的《中国本草全书》获全国古籍整理优秀图书一等奖；主编的《海外回归中医善本丛书》获全国古籍整理优秀图书二等奖、中华中医药学会科技著作奖一等奖；并担任另外两个国家出版基金项目《中华大典·医药卫生典·药学分典》与《海外回归中医珍善本古籍丛刊》主编，也均已顺利出版，后者获2017年国家古籍整理一等奖。

我们真正与《纲目》结缘，当始于2007年。一直想把《纲目》译成英文的德国汉学家文树德先生，在经费不够充足的情况，准备先走第一步，做一套英文的《本

草纲目词典》，分成四卷，包括四个部分：病名、地名、人名书名、药名。我们有幸被文先生选中，郑金生承担其中人名书名部分、张志斌承担其中病名部分的中文稿研究。我们在出国之前，先做了一些准备工作，至2008年始赴德国柏林合作四年。在德研究工作过程中，我们一边不断地被文先生以一个德国学者的严谨作风所"质问"，一边则是越做越为《纲目》这一伟大的科技经典著作而着迷。至工作完成，出于一位中国中医药学人的责任感与医史文献工作者的学术追求，心里的一个梦想——做一套高学术水平的《纲目》研究著作，这已经滋生出排他的力量，再也放不下。

2013年回国之后，在中国中医科学院名誉院长、中国中医科学院中医临床基础医学研究所长王永炎院士及其他院所领导的支持下，我们于2013年、2014年分别在珠海与北京，两次邀请全国相关专家，召开咨询讨论会，最终确立了《本草纲目研究集成》作为研究课题。大家一致认为，《纲目》不仅是中华民族传统文化的宝典，也是符合世界意义的文献遗产。欲使这样一部宝典惠泽当代，流芳后世，广播世界，更当努力诠注阐释，整理发扬。因此，做一套高学术水平的《纲目》研究著作不是一个所，一个院的事情，而是中医药界一个长期的梦想，值得努力去实现。

二、相关的研究思考与思路

要做好此项研究，首先必须弄清关于《纲目》还有哪些研究空白及提升空间。为集思广益，我们曾反复讨论应从何处着手进行具有创新意义的研究。《纲目》问世四百余年间，以其为资料渊薮，经节编、类纂、增删、续补、阐释之后续本草多至数百。中、外基于《纲目》而形成的研究专著、简体标点、注释语译、外文译注等书，亦不下数百。至于相关研究文章则数以千计。尽管如此，至今《纲目》研究仍存在巨大的空间。在德期间，文树德先生的"质问"主要就是针对国内关于《纲目》研究的某些不足。例如：①国内目前有较多的《纲目》点校类著作，其中不乏值得敬重与参考的名家之作。但尚无一种以繁体字出版，也没有一种校点本按规范要求标注书名号；②真正意义上的《纲目》全注本，目前尚未见问世；③前些年虽然出版过《本草纲目大辞典》，无论收录词条的覆盖面还是释文的准确性，以及词证出处，都还达不到一本专书辞典的标准与要求；④此前有诸多学者批评过《纲目》的引文准确性不够，但对其原因及来源等，从未有过相关的考证著作；⑤《纲目》金陵本药图粗糙，而较晚刊本精细药图又来自于其他书籍，药图的来源与传承，以及它们与药物基原之间存在何种关系，也缺乏详细的考证；⑥对于《纲目》这样190万字的巨著，如何引导普通读者顺利地进行阅读，也是研究者应该关注的问题；⑦从《神农本草经》（公元元年前后）为起点，大约每隔四五百年，本草学就会有一次集大成式的总结。陶弘景《本草经集注》（公元500年前后）——→唐慎微《证类本草》（约公元1098~1108年）——→李时珍《纲目》（公元1578年）。从《纲目》成书至今，又过了440年。时珍未见、《纲目》未收的早期本草学著作及后出本草著作尚未得到拾遗汇编等，都有待完善与弥补。

国外《纲目》相关研究，最值得关注的主要有两项。

其一，日本《(头注国译)本草纲目》。该书虽以注解《纲目》为名，但其深度与广度距离"读懂"《纲目》还有相当大的距离，且其解释也不符合中医学的要求。

其二，德国文树德教授带领国际合作小组对《纲目》中的名词进行力求精准的研究。但其课题旨在编纂英文版《本草纲目辞典》，辞目限于病名、人名、书名、地名、药名五大类，编辑出版也还有待时日，较难为中国普通读者所用。

为什么这么重要一本书，经过如此多年的研究，仍然会存在如此大的研究空间？究其原因，乃因《纲目》内容博大精深，涉及的学科知识非常广泛，对此书的深入研究需要多学科的相关知识，实属不易。针对这样的问题，必须是多学科专家共同合作，而不是研究者个人的独立行为。

目前国内外学界对此书的研究不足，影响到《纲目》的应用与传播。因此，首先需要组织一支志同道合且多学科、多专业合作的团队，包括中医学、中药学、中药鉴定学、药用植物学、医史文献学、历史地理学等等《纲目》研究所需各相关学科的专家，整个团队要有着合理的知识配备及良好的合作经历，且在此前对《纲目》已经做了相当时期的专门研究，做过大量的前期工作。

我们成立了一个符合上述要求的多学科团队，决心完成一项《纲目》的综合研究项目。项目重在传承，并在传承的基础上有所创新。我们对自己提出了以下要求：①根据学术专长与研究基础，保持独立之思想，自由之精神，选择自主选题。②体现学术含量，不做拼盘，不做杂烩，不炒陈饭，一定要有原创性。③研究方法与研究形式单纯从学术需要出发，没有功利目标，不考虑经济效益。

研究方向确定之后，于2015年与科学出版社合作，申报国家出版基金。于2015年3月，作为当年的重点资助项目，得以批准立项。

三、项目的总体设计框架

在明确了《纲目》研究尚存在的差距与空间之后，我们决定以"存真、便用、完善、提高、发扬"为宗旨，以"本草纲目研究集成"为总称，编撰下列十种学术研究著作。

（1）《本草纲目导读》：此为整个丛书之"序曲"，重点任务是引导读者进入《纲目》这座宏伟的"金谷园"。全书将以"导读篇"，介绍了李时珍生平、《纲目》的编写体例与特色、科学成就及其对国内外的深远影响；下篇为以"选读篇"，分十个专题，摘取《纲目》相关精论，展示了《纲目》中的分类组成、本草文献及中药理论论说，以及临床用药、辨药、医疗技术、科学成就举例等内容。并附有《纲目》全目、《纲目》重要参考书籍，以帮助读者进一步学习或研究《纲目》。

（2）《本草纲目影校对照》：在珍贵的《纲目》金陵本原刻本中选择最佳本子进行影印，结合精准的校点文字及校记脚注，采用单双页对照形式，使相应的影印与校点文字展现在同一视野中。以繁体字竖排的版式配以现代全式标点，首次标注书名线、专名线。同时注意到在校点版页上保留金陵原版所显示的李时珍版式用意。影印与校点相结合的方式，在《纲目》研究中尚属首创。采用同版多底本、多种后世最佳传本（如江西本、钱蔚起本、张绍棠本）及最有影响的现代校点作为校本，配合李时珍引文的原始文献进行核校。此举旨在最大限度地保存《纲目》原刻及文本之真，且又便于现代读者阅读。

（3）《全标原版本草纲目》：在《本草纲目影校对照》的基础上，去除影印图页，进一步精练脚注校记，旨在使普通读者易购易藏易读。

（4）《本草纲目详注》：全面注释书中疑难词汇术语，尤注重药、病、书、人、地等名称，以及难解字词。此书名为"详注"，力求选词全面，切忌避难就易。注释简明有据，体现中外现代相关研究成果与中医特色，以求便于现代运用，兼补《纲目》语焉不详之憾。

（5）《本草纲目引文溯源》:《纲目》的"引文溯源"方式亦为该丛书首创。《纲目》引文宏富，且经李时珍删繁汰芜，萃取精华，故文多精简，更切实用，然其删改之引文利弊兼存。此外,《纲目》虽能标注引文出处，却多有引而不确、注而不明之弊。本书追溯时珍引文之原文，旨在既显现李时珍锤炼引文之功力，又保存《纲目》引文之真、落实文献出处,提高该书的可信度，以便读者更为准确地理解《纲目》文义，并可直接对《纲目》引文进行再次引用。

（6）《本草纲目图考》：书名"图考"，乃"考图"之意。该书将《纲目》"一祖三系"之金陵本、江西本、钱（蔚起）本、张（绍棠）本这四大版本药图逐一进行比较，考其异同及与其前后诸药图之继承关系，尽可能分析其异同之原委，以利考证药物品种之本真，弥补《纲目》初始药图简陋之不足。

（7）《本草纲目药物古今图鉴》：以《纲目》所载药物为单元，汇聚古代传统本草遗存之二万余幅药图（含刻本墨线图及手绘彩图），配以现代药物基原精良摄影，并结合现代研究成果，逐一考察诸图所示药物基原，分析古代本草图之优劣及是否原创。该书药物虽基于《纲目》，然所鉴之图涉及古今，大多为李时珍未见之图，其便用、提高之益，又非局促于《纲目》一书。

（8）《本草纲目辞典》：此书之名虽非首创，然编纂三原则却系独有：不避难藏拙、不抄袭敷衍、立足时珍本意。坚持此三原则，旨在体现专书辞典特色，以别于此前之同名书。所收词目涉及药、病、书、人、地、方剂、炮制术语等，以及冷僻字词典故。每一词条将遵循史源学原则，追溯词源，展示词证，保证释义之原创性。此书不惟有益于阅读《纲目》，亦可有裨于阅读其他中医古籍。

（9）《本草纲目续编》：该书虽非诠释《纲目》，却属继承时珍遗志，发扬《纲目》传统之新书。该书从时珍未见之本草古籍及时珍身后涌现之传统医药书（截止于1911年）中遴选资料，撷粹删重，释疑辨误，仿《纲目》体例，编纂成书。该书是继《纲目》之后，对传统本草知识又一次汇编总结。

（10）《本草纲目研究札记》：这是一部体裁灵活，文风多样，内容广泛的著作。目的在于展示上述诸书在校勘、注释、溯源、考释图文等研究中之思路与依据。《纲目》被誉为"中国古代的百科全书"，凡属上述诸书尚未能穷尽之《纲目》相关研究，例如《纲目》相关的人物、书籍、药物考辨及文字研究等，都可以"研究札记"形式进入本书。因此，该书既可为本丛书上述子书研究之"总后台"，亦可为《纲目》其他研究之"新舞台"，庶几可免遗珠之憾。

我们希望通过这样可以单独存在的各种子书，相互紧密关联形成一个有机的整体。通过这样的研究，使《纲目》这一不朽之作在我们这一代的手中，注入时代的血肉，体现学术的灵魂，插上创新的翅膀。当然，我们也深知，《纲目》研究的诸多空白与短板，并非本丛书能一次全部解决。在《纲目》整理研究方面，我们不敢说能做到完美，但希望我们的努力，能使《纲目》研究朝着更为完美的方向迈进一大步。

《本草纲目导读》散谈

郑金生　　张志斌

《本草纲目导读》（此后简称《导读》）作为"本草纲目研究集成"整套丛书之"序曲"，重点任务是引导读者进入《纲目》这座宏伟的"金谷园"。

一、李时珍其人与《本草纲目》其书

中国古代众多的科技经典，像横亘长空的银河一样，群星灿烂，数不胜数。但在这璀璨的银河里，有颗尤为明亮的巨星，那就是明代李时珍撰写的医药巨著《本草纲目》（此后简称《纲目》）。这部伟大的科技经典著作从它诞生之日起，就显示了无穷的魅力，引得古今中外的能人智者为之顶礼折腰，好评如潮。2011年，"世界记忆名录"收录了两部中医书，一部是《黄帝内经素问》，另一本就是《纲目》。这充分说明《纲目》在现有中医药古籍中的价值与地位，也说明该书已经成为世界古代文化的重要遗产。

明万历八年（1580），《纲目》完稿后的两年，李时珍亲自背着《纲目》稿本，到江苏太仓州（今太仓市）弇山园请当时著名文学家王世贞为其书写序。王世贞是当时的名士，与李时珍素昧平生，李时珍仅是湖北蕲春县一名小有名气的医生。李时珍凭什么去打动王世贞呢？王世贞后来在他撰写的《纲目》序里，描写了他被感动的整个过程：

站在他面前的李时珍，是一个瘦削的老人，"晬然貌也，癯然身也"，可以说是人不出众，貌不惊人。但李时珍气质高雅，言谈议论，津津有味。他没有带任何进见之礼，"解其装，无长物，有《纲目》数十卷"。也就是说卸下行装，没有多余的东西，只有《纲目》几十卷。等李时珍讲完来意之后，王世贞"开卷细玩"《纲目》稿本，顿时肃然起敬——他彻底被震撼了！于是他把李时珍留在家里，痛饮了几天的酒，并写下了一篇热情洋溢的序言。

王世贞的序言里，用了一系列美好的辞藻来称赞《纲目》：

如入金谷之园，种色夺目；如登龙君之宫，宝藏悉陈；如对冰壶玉鉴，毛发可指数也。博而不繁，详而有要，综核究竟，直窥渊海。兹岂禁以医书观哉。实性理之精微，格物之通典，帝王之秘录，臣民之重宝也。

王世贞认为，走进《纲目》，就如同进入了"金谷园"。"金谷园"是西晋大富豪石崇在洛阳城东建造的私家别墅，极为奢华秀丽，奇珍异宝毕集。《纲目》也是中国医药科技的"金谷园"，光彩夺目。"龙君之宫"就是龙宫，那是"宝藏悉陈"的地方。所以《西游记》里的孙悟空才会到龙宫去索取兵器。古代医书《海上方》一名，就是托称其方来自海上龙宫，寓意其方的宝贵。然而王世贞却认为《纲目》相当于整个一座"龙君之宫"，足见其宝无数。这么多的宝藏毕集，是否会让人如入迷宫、不知寻宝途径呢？王世贞用了一个比喻，来说明《纲目》体例清晰，有条不紊：面对着《纲目》，就如同面对冰雕的宝壶、玉琢的明镜一样，清晰得连

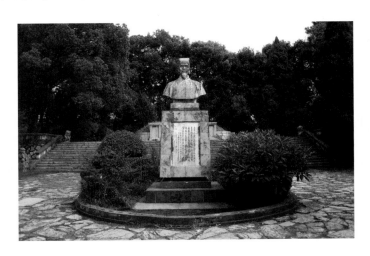

图1　李时珍墓前的雕塑之一

本草纲目研究札记

毛发都看得清。《纲目》渊博而又不烦琐，周详而又重点突出。书中对事理的探讨，宛如直接进入深渊邃海。王世贞认为这样的一部书，怎么能当成普通医书来看待？它就是探究事物精微的完美典籍。这样好的书籍，堪为帝王的珍秘，也是臣民的重宝。

王世贞是《纲目》成书后的第一个作序人与评价者。400多年来，《纲目》已然誉满天下。自《纲目》首次印刷以来（1593），至今已经翻印了100多版次。该书不仅推动了此后的中国本草学深入发展，而且漂洋过海，东学西渐，影响到整个世界的科技发展。远在大洋彼岸的英国伟大的生物学家达尔文，称赞《纲目》是"中国古代百科全书"。[18]这是因为《纲目》内容极为丰富，具有很高的科学研究价值，使得达尔文能从中汲取他进化论赖以建立的历史依据，所以他才发出这样由衷的称赞。当代英国著名的中国科技史专家李约瑟（J.Needham）的《中国科学技术史》（*Science and Civilisation in China*），有很多材料来源于《纲目》。李约瑟用英国式的赞语称李时珍是"药物学界中之王子"。我国的学者郭沫若则称李时珍为"医中之圣"。

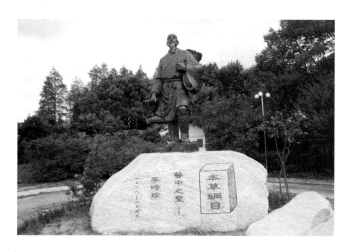

图 2　李时珍墓前的雕塑之二

进入《纲目》，确实宛如进入中医药科学的圣殿，美不胜收。历史学家蔡尚思先生为国人开列的一生必读的20部中国文化名著中，《纲目》是其中之一。当人们要求再进一步精练这些书目时，他又开出其中的10部，《纲目》仍然名列其中。[19]可见《纲目》对于了解中国文化的人来说，具有非常重要的意义。

　　18　转引自潘吉星．李时珍《本草纲目》之东被与西渐．见：中国药学会药学史分会．李时珍研究论文集．武汉：湖北科学技术出版社．1985: 225-273.

　　19　蔡尚思．哪些书最能代表中国文化 [J]．书林，1982: (5).

二、《导读》的结构设计

《导读》所要介绍的就是《纲目》这一部不朽的中医药科技经典。《纲目》洋洋大观，有52卷，190万字。由于该书完成于400多年前，对于当代学人来说，不仅文字有些古奥，就是药物分类编纂方法，也不同于当今的著作。更何况真正要读懂、读好《纲目》，还必须切实理解该书的编纂思想与历史位置、取材特点，以及它标志性的"纲目"结构与体例，对医药学以及其他自然科学的学术贡献等等。这些内容，就不是几句高度凝练的赞誉之辞所能表述得了的。为此，该书将分上、下两篇，与读者一起，从不同的角度来认识《纲目》。

该书上篇为"导读篇"，下篇为"选读篇"。

1. 导读篇

在"导读篇"里，首先将简介李时珍生平，让读者了解伟人产生的环境和时代背景，并介绍李时珍立志纂写《纲目》起因与艰辛历程。为了让现代读者理解《纲目》的学术与历史地位，本篇还将回溯一下李时珍以前的中国药物学发展历史，借以突出该书最重要的几个学术贡献。

《纲目》卷帙浩大，李时珍为什么要选择这样的编纂方法？这也是"导读篇"需要解答的问题，同时也希望读者能因此而明白《纲目》的定位和性质——集本草学之大成。《纲目》之所以命名为"纲目"，是因为它采用了"纲举目张"的编写体例，来归纳、统领浩如烟海的医药资料。详细了解该书的"纲目"体例，就能理解该书的编纂特色和在分类学上的贡献，同时也就掌握了进入该书的门径和钥匙。

《纲目》之所以被人称为"中国古代的百科全书"，在于它记录的药物相关资料中，蕴藏着涉及矿物学、植物学、动物学、天文、物候、农学、化学等许多学科的知识与科学成就。因此"导读篇"也将简单地列举一些《纲目》的科学成就。这方面的详细内容，本书将会在下篇"选读篇"里择要予以介绍。

《纲目》是一部实用的科技文献，它曾经对中国古代本草学，乃至对世界其他国家的相关科学都产生了深远的影响，因此导读篇里也将扼要地介绍《纲目》对中国古代本草学的影响，以及该书东被西渐，传播世界的过程，以帮助大家理解《纲目》的价值所在。中国许多古代科技成就在进入近现代以后，逐渐完成了历史使命，被现代科技所取代或掩盖。但《纲目》至今还在发挥它的作用。近百年来，近现代学者研究《纲目》已经取得了很多成果，但研究仍在持续深入地开展。因此"导读篇"也将介绍现代研究《纲目》的状况、前景与趋势。

金无足赤，人无完人。李时珍是人不是神，《纲目》自然也不是完书。产生于400多年前的个人著作，必然也会因为时代局限，存在某些在现代看来已经陈旧的内容。对此，本书也不为名人讳，将在"导读篇"客观如实地作一些介绍，以便使读者对《纲目》有一个完整的了解。

笔者希望在"导读篇"里，能引导读者进入并喜欢上这座古代中医药的"金谷园"。但"导读篇"的介绍，毕竟是笔者个人的学习心得。读者如果需要直观地了解、切实地浏览部分《纲目》的原文，可以阅读本书的下篇。

2. 选读篇

下篇"选读篇"，笔者力求在有限的篇幅里，给读者展示《纲目》的精华，同时也希望读者通过阅读原著，切实了解《纲目》的组成、体例和阐述方式。

《纲目》约190万字，1892种药物，《导读》却只有其约十分之一的篇幅，如何能展现它的风貌？这是本书编写的一个难题。笔者以为，《纲目》既然是一座宝库而不是一座城池，那么就无须复制一个按比例缩小的模型，而应该展示宝库最值得一看的珍宝。为此，本书将按笔者的理解，设置若干主题，再选择《纲目》的原文，尽量作一些点评和讲解。如需了解《纲目》全书的概貌，则可利用本书附录里的"《纲目》全目"，以此为引导，寻找读者需要查找的资料。

下篇选读的《纲目》原文，将打乱原书的顺序排列，而依不同的主题，遴选相关的条文并予以解说。下篇的主题有：

"自然物质的序列分类"：《纲目》的大纲是将所有药物分成16部。这实际上是对世间万物进行了一次按序列的分类。每一部之前，李时珍有一段对各部物质的总解说（或曰导论），借此可以看看李时珍眼里的古代物质世界。这些导论文采飞扬，但用典比较多，为帮助读者理解，"选读篇"仅对这部分内容予以翻译并解说。其他各节的解说则只有"解说"，而不逐句翻译成白话。

"主要本草文献与基本理论"：《纲目》在讨论各部药物之前，设有4卷序例（相当于总论），其中第一、二卷首先介绍了历代诸家本草，并分类归纳了中药的若干理论。本节选取历代诸家本草中的重要典籍，以及常用重要的中药理论篇原文，以窥豹一斑。

"中医临床用药的指——南百病主治药举隅"：《纲目》书前序例的第三、四卷是"百病主治药"。这两卷以疾病为纲，以辨证立法为目，罗列了所用的方药。熟悉这部分内容，有利于发挥其临证用药的便利。本节选取3个小病症，以展示"百病主治药"的体例。

"药物命名与'释名'的意义"：《纲目》每一药分成8项予以解说。其中第一项就是"释名"，就是对药物的命名进行解释。解释药名需要名物训诂知识，对药名的理解也是解决药物考订的途径。因此设立这一主题，分别选取不同类型的原文进行解说。

"药品来源混乱的考辨"：古代药品众多，由于形态、名称的相似，有些药物的基原非常混乱。李时珍的突出贡献就是澄清了古代许多混乱药品，他的许多见解都集中在各药的"集解"项下，因此本节选取这方面4例原文予以点评。

"医药理论与技术的新见解"：《纲目》诸药之下，常有"发明"一项，探讨药物产生效用的机理以及其他的医学理论及新技术。其中以李时珍的见解为多，也包括前人阐发的医药义理。本节选取4方面的例子，以见一斑。

"药物、药效的发现与实验"：古代发现新药、新效的途径很多，本节将选若干《纲目》原文来展现这一有趣的话题。为了验证药物的性能，古人也常做一些简单的实验研究。这些研究虽然粗糙低级，但毕竟是实践出真知的一种尝试。

"对古代错误用药的批评"：中医药在数千年的发展过程中，也走过一些弯路，有过许多错误用药的教训。李时珍《纲目》并没有避开这些弯路和教训，但对错误用药直率地提出了批评，其言值得一读。

"李时珍父子妙手回春案"：《纲目》中有许多前人和李时珍本人的精彩治疗案例。这些医案既能加深对某些药物性能的理解，同时也展示古代医家辨证论治的技巧。本节只选择了李时珍父子的4例治疗案例，供读者领略李氏父子高超的医疗技艺。

"《本草纲目》中的科学成就举例"：本书"导读篇"已经介绍了李时珍《纲目》在许多学科方面的科学知识与成就。这里再选取4例，作为展示该书科学成就的补充。

以上"导读篇"、"选读篇"是本书的主体。为了帮助读者进一步学习或研究《纲目》，本书将一些学术性比较强的内容作为附录。其中包括《纲目》全目、《纲目》重要参考书籍。《纲目》博大精深，本书只是希望为读者了解该书提供一些介绍。但由于本书篇幅有限，加之笔者囿于个人的学识和眼力，不免会挂一漏万，希望读者们在阅读的过程中提出宝贵意见。

《本草纲目》整理研究的再思考

张志斌　郑金生

《本草纲目》（此后简称《纲目》）是中国医药宝库中的一份珍贵遗产，是对16世纪以前中医药学的系统总结，2018年是李时珍诞辰500周年，也是《纲目》撰成440周年。当此之际，我们中医药学者有责任对《纲目》的整理研究进行更为深入的思考。

古籍整理研究范围很广，本文集中在"存真"研究。所谓"存真"，即存古籍原貌之真、显作者原意之真。前者如高质量的影印与修补，后者包括文字的校勘与标点，某些非文字方式体现的作者原意予以彰显（如保存或还原原书的版式、特殊标记符号等）。

现代《纲目》"存真"研究在上述两方面都取得了若干进展。《纲目》金陵本已多次影印，也出版了不少《纲目》校点本。校点本中影响最大的是刘衡如先生的人民卫生出版社首次校点本[20]、其子刘山永先生的华夏出版社校订本[21]。此外，前辈学者尚志钧、钱超尘校点的金陵本《纲目》[22、23]，也都具有很高的学术水平。

2015年，我们在中国中医科学院自主选题文字研究的基础上，接受国家中医药管理局的委托项目——《本草纲目整理研究》。为此，我们经反复探索与专家咨询，认为《纲目》"存真"研究，在以下五个方面尚有提升深度与广度的巨大空间。

一、影校对照

中外单一的《纲目》影印已有多次，但迄今为止尚未见《纲目》影校对照的存真方式。在影印本中，近几十年来都集中在《纲目》金陵本。这是因为古籍整理注重底本选择已经越来越受到学界关注。钱超尘等先生的《金陵本本草纲目新校正》"内容提要"中说："本书是在绝对忠实于金陵本《纲目》的基础之上……尽力再现《纲目》原貌，以避免多种不同刻本之间以讹传讹，损失《纲目》原义之弊端，确保我国中医药学术的精华内容不因某些原因而丧失或消亡。"[24]可见《纲目》金陵本被视为存《纲目》之真的关键。

但指望单一文字校点来保全《纲目》之真又谈何容易！古人云："校书如扫尘，旋扫旋生。"因此，我们想到采用影印与校点相对照的方式（姑且称之为"影校对照"），即在单页面上给出彩色金陵本书影，在双页面上给出相应的校点文字及脚注（图1）。通过影印、校点在同视野中互相对照，可以相得益彰。既可使珍贵的《纲目》初刻金陵本易得、易读，又可弥补校点文字可能出现的失误。影校对照整理古籍现在已经受到学界的关注重视，但在《纲目》整理中尚未被采用。这是我们对于《纲目》"存真"整理的首次尝试。

20　明·李时珍著，刘衡如校点.《本草纲目》校点本 [M].北京：人民卫生出版社，1982（1）.

21　刘衡如，刘山永，钱超尘等.本草纲目研究 [M].北京：华夏出版社，2009（1）.

22　明·李时珍撰，尚志钧，任何校注.金陵初刻本校注《本草纲目》[M].合肥：安徽科学技术出版社，2001（1）.

23　明·李时珍著，钱超尘，温长路，赵怀舟等校.金陵本《本草纲目》新校正 [M].上海：上海科学技术出版社，2008（1）.

24　明·李时珍著，钱超尘，温长路，赵怀舟等校.金陵本《本草纲目》新校正 [M].上海：上海科学技术出版社，2008：文前 2.

本草綱目水部目錄第五卷

李時珍曰：水者，坎之象也。其文横則為☰，縱則為☷。其體純陰，其用純陽。上則為雨露霜雪，下則為海河泉井。流止寒溫，氣之所鍾既異，甘淡鹹苦，味之所入不同。蓋水為萬化之源，土為萬物之母。飲資於水，食資於土。飲食者，人之命脈也，而營衛賴之。故曰：水去則營竭，穀去則衛亡。然則水之性味，尤慎疾衛生者之所當潛心也。今集水之關于藥食者，凡四十三種[一]，分為二類，曰天，曰地。

舊本水類共三十二種，散見玉石部。

名醫別錄 一種梁陶弘景註

本草拾遺 二十六種唐陳藏器

嘉祐本草 四種宋掌禹錫

本草綱目 二十一種明李時珍

【附註】：

〔一〕底本描寫為「三」，其綠金腰諸本作「三」。

〔二〕數：原作「收」，今據郡齋讀書志、傳志及本書卷「歷代諸家本草」改，下同逕改。

齊徐之才 藥對

唐蘇恭 本草

孫思邈 千金

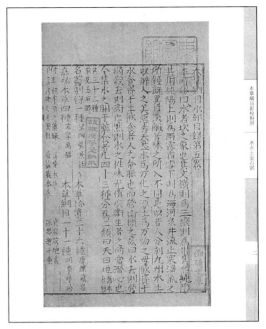

图1 《纲目》影校对照成品书页模拟图

当今《纲目》初刻金陵本全世界仅存八部全帙，分布在三个国家的图书馆，我国存有两部。为了应对现存《纲目》若干金陵本被收藏者描补修改过的问题，我们收集了现存8个全帙本中的5个。即：上海图书馆藏本、中国中医科学院图书馆藏本、日本内阁文库藏本、日本国会图书馆藏本、美国国会图书馆藏本，以争取在校点工作中，尽可能地展现其原貌。

二、繁体字竖排

到目前为止，国内已出版的《纲目》校点本无一例外都是简体字本，绝大多数是横排本。那么，此书"存真"的第二个提升空间，就在于采用繁体字竖排。

提到繁体字，一般最易想到的好处就是便于海外交流，因为这种方式更符合港澳台同胞、海外侨胞及部分外国读者的阅读习惯。但这不是我们采用该方式的主要原因。

繁体竖排关键在于能避免在繁简字转换中丢失原始信息。例如："鬱金"与"郁李"、"乾薑"与"射干"、"生薑"与"薑公魚"等中药名，转换成简体之后，则成了"郁金"与"郁李"、"干姜"与"射干"、"生姜"与"姜公鱼"等。其中，原本不同的"鬱"与"郁"、"乾"与"干"、"薑"与"姜"，就成了相同的郁、干、姜。若再次进行转换，就回不到其各自原来的文字状态。久而久之，就会永久丢失某些重要信息。

现代简体字着眼点在于一般民众的阅读方便与理解，很少顾及某些专业术语的特殊性。例如，"南面"与"南麺"，前者是指朝南的方位，后者则指长江以南的面食。如果采用简体字表达，就成了完全一样"南面"。原本非常鲜明的文字区别被抹去，使两个风马牛不相及的不同概念，混为一谈。这在古籍整理中，不能不说是一个问题。因此，在重要中医古籍整理中，采用繁体字可以提升存真的程度，避免原始信息的丢失。有了繁体字本的基础上，再进行简体字的整理工作，这就比直接用书影底本转换为简体字能够更多地保留原始的信息。

采用繁体字整理的难度明显要比简体字增加很多。原本很简单的简体文字处理，由于繁体异体字的取舍，就变得非常复杂。2013年版的《通用规范汉字表》适用于现代简体字规范，却不尽适用于专业古籍的繁体字整理。因此，必须事先进行深入的相关文字研究，拟定取舍的原则。既要最大限度地达到存真的效果，又要不违背文字规范的基本原则，这有很高的难度。至于采用竖排方式的必要，将在下文第4点中予以体现。

三、全式标点

所谓全式标点，就是指在标点中，除了使用新式标点诸种符号外，还特别使用了书名线（波纹线）与专名线（直线）。在全式标点中，用书名线代替书名号，用于对书名及篇名的标注。当然，书名线与专名线应该标注在竖排文字中，本文为了叙述方便，权以横排文字代替。

1.关于书名线

现有的《纲目》校点本无一例外地还有另一个共同特点，即正文全都没有按照现代标点的规范要求标注书名号。这是因为李时珍对于书名的引用很不规范，有各种不同的表达方式，书名的认定非常困难。如《食疗本草》，或简称《食疗》，或称为《食疗方》《孟诜本草》，又或以作者名"孟诜"、"孟氏"、"诜"及"张鼎"、"鼎"来代替。又如《本草拾遗》，或简称《拾遗》，或称为《陈藏器本草》《陈氏本草》《陈氏拾遗》《拾遗本草》，又或以作者名"陈氏"、"陈公"、"藏器"、"器"来代替。更有甚者，像《纲目·猕猴》提到的其别名"王孙"来自于"柳文"，"柳文"是什么？书名？人名？文章名？或合称？一般人难以分辨。因此，从刘衡如先生开始，就略去了书名号。有此先例，后续校点者心照不宣地避开了这一难题。

但是，这种状态不应该长期存在。把这样一个连研究者都觉得困难的问题，原封不动地交给读者，那就只能加深读者的困惑。而这个问题如果不解决，会严重影响到对《纲目》的阅读理解。比如，关于"本经"，一般认为就是指《神农本草经》，实际上远不是这么简单。在《纲目·玄石》中："〔弘景曰〕本经慈石，一名玄石。"

这确实是指《神农本草经》。但是《纲目·大黄》："〔震亨曰〕大黄苦寒善泄，仲景用之泻心汤者，正因少阴经不足，本经之阳亢甚无辅……"指的是少阴经脉。而《纲目·芍药》："〔别录曰〕芍药生中岳川谷及丘陵……〔承曰〕本经芍药生丘陵。今世多用人家种植者，乃欲其花叶肥大，必加粪壤。"指的则《别录》。在其他更多的地方，"本经"还可以指作者所据的其他前人著作。此类例子数不胜数。通过书名号标注，就可将《神农本草经》简称的《本经》与其他著作区分开来。由此会增加很多工作量（必须逐条核对《神农本草经》），但却可以存本草学术之真。

因此，作为《纲目》整理者，应该迎难而上，花大功夫去研究其中的书名问题，争取能最大限度地替读者解决这个问题，在对书名做出基本准确的认定之后，才有可能按照标点规范要求，对书名进行标注。

2. 关于专名线

现代中年以下的读者可能对专名线已经印象不深，甚至不知道专名线的用途。专名线是专门标注专有名词的，包括地名、人名、朝代名、年号名等等。那么专名线的标注有什么意义呢？笔者试举例说明。

首先是关于地名。《纲目·紫石英》："乌程县北垄山所出。"一般人可能是认为这是一句谁都能读懂的话。但是，乌程县的这座山，到底是"北垄山"，还是"垄山"？在未标注专名线的情况下，大概很少有人能够回答这一关系到地道药材的问题。在标注了地名线之后，呈现的"乌程县北垄山"，就非常清楚表达这座山叫"垄山"，位于乌程县的北边。类似这样的问题，只有专门的历史地理学者才能明了。所以，要完成《纲目》专名线标注，必须要有不同科学的专家参与才能完成。

人名、朝代、年号也常出现疑似易混的问题。简单一点的如"梁贞白先生"，并非姓梁名贞白，而是梁代的贞白先生（即陶弘景）。标注专名线，在"梁"与"贞白"之间做一个断线处理，呈现："梁 贞白先生"，就明确表达了"梁代贞白先生"之意。又如"唐永徽故事"，不是关于唐永徽此人的故事，而是唐代永徽年间的旧事。有的名词更冷僻，需要深入考察。

如"宋齐丘化书"，据《四库全书总目提要》考证，该书乃南唐谭峭所撰《化书》，被宋齐丘剽窃更名。李时珍或直引其名"宋齐丘"。既然"梁贞白先生"是梁代的贞白先生，那么"宋齐丘"是否是宋代的齐丘呢？非也！此人是五代南唐人，姓宋名嵩，号齐丘子，人称宋齐丘。所以，应该是宋齐丘化书。只有清楚了此人的原姓名及朝代，才不至于标错专名线。

当地名与人名放在一起的时候，也会出现某种程度的困惑。如《纲目》中提到"葡川王美人"，没有标注专名线之时，可能存在两种不同的理解，一指葡川此地的一位王姓美人？抑或指葡川王的妻妾？经考证后，再加标注专名线，当为"葡川王美人"，清晰表达了"葡川王妻妾"之义。

专名线标注的难度可能更有甚于书名线，因为书名古今变化不大，又有书志或现存书籍可考。但地名与人名的查找更困难，这些名词混杂起来就更是难上加难。所以，我们选择全式标点，实际上是对自己学术水平的一次巨大挑战。

四、保留李时珍的版式用意

《纲目》金陵版是竖排版式，但在一定的程度上，李时珍横行的排列也有用意。从金陵本《引据古今经史百家书目》书影中可以看到，李时珍将同一类或书名末字相同的书籍排在同一横列（图2）。第一、第三横列大多是"谱"，第二横列则大多是"志"。但是，李时珍的版式排列中的这种用意，从仅仅十年之隔的江西本开始就被忽略了，将原本的三行改为两行，原先的版式用意就看不出了（图3）。而在已经出版的现代横排点校本，李时珍的版式用意则更是消失殆尽（图4）。

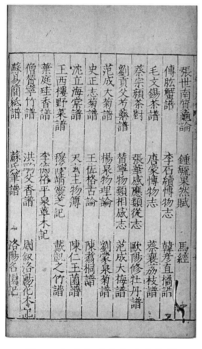

图2　金陵本百家书目叶书影

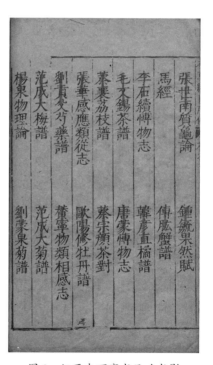

图3　江西本百家书目叶书影

因此，保持繁体字竖排，就有可能保留金陵本原来的版式用意，达到更大的存真效果（图5）。

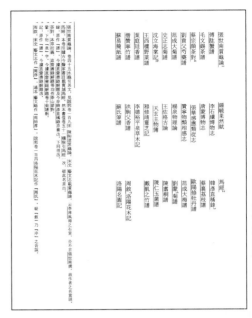

图 4 现代校点本百家书目页书影　图 5 《本草纲目影校对照》百家书目叶书影

　　李时珍的版式用意，是多种多样的。有时是将同一作者的书排在同一横行，例如"张仲景金匮玉函方"、"张仲景伤寒论"在同一横排中并列，还有"孙真人千金备急方""孙真人千金翼"、"孙真人千金髓方"等，都是横向排在一起。若变更版式，就不能一目了然看到其中的联系。另外，李时珍每一卷卷前的附注书目，每一竖行三种书，如果是同一朝代的著作，只在第一种标注朝代名。第二、三种则直接出作者名与书名。如果排乱了，就失去了此书的成书朝代。

五、关于同版多底本的使用

　　一般校书都会注意到找一个最为可靠的底本，此前《纲目》各种现代的点校者这一点都做得很好，几位知名学者选用的都是金陵本。但是，由于金陵本存在的时间过于久远，各个收藏者的收藏目的可能各不相同。由于《纲目》是一本实用性很强的著作，不排除其中有较大一部分收藏者收藏的目的是为了使用。因此，对于书中的一些阙、损、讹、脱等问题，就会进行一些修改。而为了保持书籍的美观，这种修改可能采用很为精细的描改方式，使之不易被区别。对此现象，钱超尘先生早在2003年就已在《北京中医药大学学报》上撰文予以批评。在这样的情况下，如只选其中某一个底本，就难免出现问题。当然，金陵本存世甚少，同时掌握多部金陵本更是困难，因此即便学风严谨的学者，也很难做到同时采用多种金陵本为底本。下面举两个因单一底本致误之例。

其一，卷十七"蒟蒻"条"根"之"气味"："【普曰】神农：辛。岐伯：酸、咸，有毒。李当之：大寒。【之才曰】甘草为之使，恶麦门冬。"其中"有毒"与"恶麦"四个字，由于此叶原书版刻缺损左下角而缺损。核对日本国会本、日本内阁本、美国国会本、中研院图本均如此(图6~图9)，惟上图本经描补(图10)。其描补之前三字，可谓是天衣无缝，惟有最后一图"麦"低于正常行格，可被看出。因此，此前的校点本可能用的都是上图本作为底本，均只校出了一个"麦"字。因此校语反映的并非金陵本原貌。

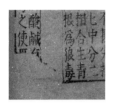

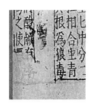
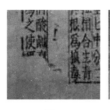
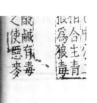

图 6   图 7   图 8   图 9   图 10
美国国会本蒟蒻 日本内阁本蒟蒻 中研院图本蒟蒻 日本国会本蒟蒻 上图本蒟蒻

其二，卷十八旋花条"释名"："【炳曰】旋葍当作葍旋，音福旋，用根入药。别有旋覆，音璇伏，用花入药。今云旋葍，误矣。【颂曰】《别录》言其根主续筋，故南人呼为续筋根。一名狗肠草，象形也。【宗奭曰】世俗谓之鼓子花，言其花形肖也。【时珍曰】其花不作瓣状，如军中所吹鼓子，故有旋花、鼓子之名。"这一叶中，第1~4行的第12字"用、呼、言、有"(凡4字)，均缺损。还是一样的问题，上图本与中研院图本经相对精细的描补(图11、12)，不易分辨。其他，除日本内阁本尚保留原貌外(图13)，日本国会本与美国国会本也经过某些描补，但描补的方式比较粗略，甚至用的是红笔(图14、15)。但是通过五本对照，描补的问题则昭然显示。同理，单一使用上图本作为底本的学者，可能就注意不到此处金陵本的原貌。

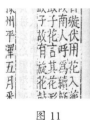
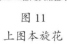
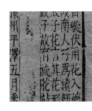
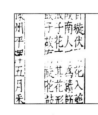
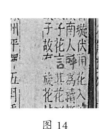
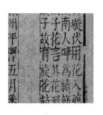

图 11   图 12   图 13   图 14   图 15
上图本旋花 中研院图本旋花 日本内阁本旋花 日本国会本旋花 美国国会本旋花

针对《纲目》这样一部前人已经做多次校点的伟大著作，如果想要在前人的基础上有所超越，再次整理必须采取同版多底本进行校点。我们课题在前期工作中，收集到全世界仅存八个金陵本中的五个。许多上述类似问题，通过同版多底本核对，就可能得到解决，以求得《纲目》金陵本最真实的原本面貌。

六、结语

王永炎院士对诠释学有一个发人深省的理解，他认为，诠释学的任务在于传达、解释、阐明和创新，需要独立之精神，自由之思想。以上的再思考，正是基于这样的一种精神。我们课题组希望在影校对照、繁体字竖排、加注书名线与专名线、保留李时珍的版式用意，以及同版多底本核校这五个前辈整理者从未注意过的方面加以努力，进行一次的具有创新意义的整理研究，以期传达更为存真，解释更为合理，阐明更为清晰。我们清醒地看到研究工作将会遇到的困难，不敢说我们一定可以做得很完美，但会尽可能地朝着完美的方向努力。

（原载：《中医杂志》2016年第22期）

《本草纲目》金陵本的常见讹误及订误心得

张志斌　　郑金生

在完成《本草纲目影校对照》（此后简称《影校对照》）一书的过程中，我们发现《本草纲目》（此后简称《纲目》）文本中有几方面的讹误。现将我们的处理方法按《纲目》文本常见讹误的类别，与同仁商讨如下。

一、金陵本之误

《纲目》问世以来，世间所用该书的主流版本经历了一个"轮回"。金陵本［明·李时珍《本草纲目》明万历二十一年（1593）金陵胡承龙刻本］是《纲目》的初刻本。10年之后，地方官刊的江西本继出。该本刻工精美，很受欢迎。例如明末制锦堂本虽然主体是金陵本原版木，但扉页上却标榜"江西原板"。明末钱蔚起改换药图，刻工亦佳，流传甚广。该版在张绍棠本问世（1885）之前的230年间成为主要流行版本。然而再改药图、重加校勘的张绍棠本甫一行世，即风靡全国，迅速取代了钱本，成为清末民初的主要版本。直到20世纪50年代，影印《纲目》依然以张本为底本，而不知道该本有改换药图之弊。随着李时珍《纲目》研究的深入进行，学术界发现钱本、张本药图严重失真，虽然刻工很好，但学术质量较差。故自20世纪70年代后期以来，金陵原版日益受到推崇。刘衡如先生校点《纲目》之初，底本尚为江西本。但此后的校点、影印本则大多采用金陵本。金陵本又宛如重回初刊之时，翘首杏林。

然而金陵本毕竟是万历间一家很不起眼的书坊所刻。当代《中国古籍版刻辞典》虽然记了该坊主胡承龙一笔[25]，却列不出该坊除《纲目》而外还刻过什么书。金陵本是李时珍在世时开刊的唯一版本，在保存李时珍原著本意方面，其珍贵自不待言。就其刻工技术整体而言，金陵本在万历间虽非上乘，但也不算低劣。说该本质量不属上乘的理由之一，是其刻写存在许多粗疏之处。

金陵本最常见的错误是缺笔字（缺首笔、字头或左偏旁）。例如缺首笔、字头者有（括号中为正字）：万（方）、十（千）、白（百）、曰（白）、埋（理）、人（大）、夫（失）、志（志）、奥（奠）、弱（蒻）、止（芷）、容（蓉）……

缺偏旁者更多：占（帖、贴）、分（粉）、卜（朴）、京（凉）、页（顷）、令（冷）、争（净）、咸（减）、周（凋）、皮（波）、先（洗）、弗（沸）、炎（淡）、易（汤）、疑（凝）、西（酒）、相（湘）、青（清）、登（澄）、斩（渐）、欶（漱）、辟（澼）、啬（濇）、虑（滤）、齐（济）、带（滞）、宰（滓）、扁（漏）、农（浓）、难（摊）、未（味）、因（咽）、区（呕）、契（吃）、端（喘）、爵（嚼）、或（域）、也（地）、山（仙）、中（仲）、以（似）、为（伪）、需（儒）、星（醒）、察（擦）、夜（掖）、聂（摄）、般（搬）、艮（限）、艮（银）、族（镞）、畏（煨）、某（煤）、式（试）、先（诜）、周（调）、畏（煨）、鬼（魏）、必（秘）、重（种）、卸（御）、工（红）……

金陵本以上粗疏，可能是因为该书卷帙甚多，刻工水平不一的缘故。江西本中已改掉了许多据文义可轻易猜出的缺笔字。此后钱本、张本等后世刊本又相继修正了一些此类缺笔字。本书处理缺笔字，一般依据所引原著改错加注。除非原属"时珍曰"或无法溯源之文，才依从江西本等后世刊本改错加注。但还有少数此类误字必须考察之后才能正误。例如"十家姓"（见卷一"历代诸家本草"）一书名肯定有误。但原书究竟是百家姓还是千家姓？据考《千家姓》乃明代洪武间吴沉所编，又兼金陵本刻字好缺首笔，则可判定此"十"字乃"千"字之误。又如"白沸汤"（卷30"橘"）一名，考此方仅见于《纲目》，金陵本又常见缺首笔之弊，故"白沸汤"恐为"百沸汤"之误。

当这种缺笔字再遇上简化俗字，其误更不易为人所知。金陵本卷1《历代诸家本草》有一句话："仰天皮、灯花、败扇之类，皆万家所用者。若非此书收载，何从稽考？"[26]其中"万"字为简体，江西本径改为"萬"。此句粗看可通，然细思其文，又未必然。灯花、败扇乃废弃之物，"万家"取作何用？仰天皮乃阴湿地之地衣草（见卷21），岂能为"万家"所用？只有了解金陵本刻字好缺笔之弊，才能意识到此"万"

25　瞿冕良. 中国古籍版刻辞典 [M]. 济南：齐鲁书店，1999: 413.

26　张志斌，郑金生，于大猛等. 关于《本草纲目》异体字取舍的研究 [J]. 中国中医基础理论杂志. 2016（22）：7，873-875.

字或为"方"字之误。"方家"此处指医者，其用仰天皮、灯花、败扇为药则顺理成章。

金陵本中有的缺笔字需要深入考查才能纠错。如卷三十九"竹蜂"条引"六占云"，查古籍无此书。追索其引文之源，方知出《白孔六帖》卷十六"蜜"条。"占"字乃"帖"字缺"巾"也。他如"也锦"药名（卷二"二物同名"），经考原方，始知是"地锦"之误。又卷八"银"条云："其生银，俗称银笋、银牙者也，亦曰出山艮。"江西本将"艮"径改作"银"。然"艮"字也可能是"良"字缺首笔之误。考《溪蛮丛笑》（宋·朱辅）有"出山银"："西溪接靖州，境出铅，以中有银，银体差黑，未经坯销，名出山银。"有此旁证，才可确定"出山银"一名无误。

除多见的缺笔字外，金陵本还有少数添笔字。例如将"万"误作"方"，卷三十"橘"条之"方年草"，经追溯其源，乃"万年草"之误。又如"风见草"（卷三十目录）的"风"，实为"虱"添笔而误，原药名为"虱见草"。很多俗字、简化字，甚至特殊代字符号亦可见于金陵本。例如"胆"字，多处被刻成"眇"，"槟榔"被刻成"兵郎"，"矾"被刻作"凡"之类。另有"𢆶"、"𢆶"字，乃中医处方用来代表剂量"钱"的符号，也多处用以代"钱"字。有时一页之内，数处同错。例如卷37"鬼齿"条所在书页，三处"鲠"字全错成"硬"字。又如卷三十九"原蚕蛾"条下，所有"晚蚕蛾"全部刻作"脱蚕蛾"。金陵本小字双行重新植入新补字时，多处将双行并列的二字互相错位。至于现存金陵本断版、残缺。漫漶的现象也不少见。其中有些问题若无江西本存世，几乎无从校补。

上述金陵本因刻工粗疏、版木质量及印刷失误等原因造成的低级错误，在江西本等后世版本中较少出现。我们最新出版的《本草纲目影校对照》以金陵本为底本，影校对照，此类错误无可回避，成为本次校勘订误的重点之一。此外，《纲目》文字还有作者所用底本的失误，亦当考究其原。

关于《纲目》金陵本的用字讹误，我们根据不同情况，采取2种处理方式。其一，一般讹字，采用改错加注。其二，古籍常见的刻板讹字，如"己、巳、已"之类改不胜改者，编成《常见形误径改字表》，按表径改不注。至于金陵本中用字不规范情况的处理，笔者已发表另文，不再赘述。

二、《证类本草》底本之误

《纲目》经常提到"旧本"。诸药"附方"亦分"旧方"、"新方"。此"旧本"、"旧方"主要指《证类本草》（以下简称《证类》）或其中方剂。《证类》是李时珍编纂《纲目》的基础或曰"蓝本"。但《证类》有《大观本草》《政和本草》之分，这两者又各自有诸多宋、元、明版本。时珍所用底本为其中哪一种？

有考证认为《纲目》用作资料主体的是明成化四年（1468）以后的《政和本草》

系统的版本，并没有参考过宋、元时刊刻的《政和本草》[27]。成化四年至李时珍编纂《纲目》期间（1552~1578），至少有6个《政和证类》的明·嘉靖、隆庆刻本[28]。刘氏父子（新校注本）《本草纲目》中还用上了万历间坊刻本（约1571年）及富春堂本（1581）。此二本有近二百处用字与《纲目》相同。《纲目》撰写始于嘉靖壬子（1552），终于万历戊寅（1578）。因此，时珍是否参用过这么晚的《证类》刊本，目前尚未见专文考证。《纲目》用的是《证类》成化后的哪一个或哪几个版本，迄今亦无定论。但毫无疑问的是，《纲目》所用的《证类》底本均非善本，存在着很多翻刻错误。

现有的各种《纲目》校点本已列举了不少此类《证类》底本的错误。例如卷十七"钩吻"条，其"气味"为"大有毒"。时珍为此特意加注："其性大热。本草毒药止云有大毒，此独变文曰大有毒，可见其毒之异常也。"其实在宋、元《政和证类》刻本中，钩吻的气味就是"有大毒"，并未变文。时珍沿袭明·成化四年以后翻刻本之误而不觉，反以为另有深意。

由于时珍所用是《政和证类》，因此该书所脱之药，影响到《纲目》对其出典的标注。例如《大观证类》有"人口中涎及唾"一药，《政和证类》脱漏。李时珍见前人无此药，就单设"人津唾"条，并标记为《纲目》新增。这样的标记错误，并非李时珍的粗疏或贪功。反观《大观证类》所无而《政和证类》尚存的五味药（石蛇、黑羊石、白羊石、天仙藤、金灯），《纲目》均予收录，并准确标以出处。类似这样因所见底本限制而导致的《纲目》新增药标示之误还有数十味。对此，本书一般采用"指误加注"法，不轻易改动《纲目》原标注。

至于因时珍所见底本限制，导致引文错误的例子比上述药名标注错误更多。例如《纲目》卷二十三"秫"条引："诜曰：用秫米一石，曲三斗……"，核之于《政和证类》，无误。但其中的"曲三斗"在《大观证类》作"曲三升"。显然此处用"升"比"斗"义长。除底本《证类》存在版本导致的文字错误外，其他书也存在这样的问题。《纲目》"书考八百余家"，但其中有一部分是转引的二手资料。要订正此类错误，非刨根问底不可。

时珍所见底本有的今已散失，但今人所见医药文献也有时珍未能得见者。如《证类》的宋、元刻本，相对来说错误较少。且近代发掘或浮现的《本草经集注》残卷、《新修本草》残卷、《食疗本草》残卷、《履巉岩本草》，以及众多宋、元刊本的医药书，都为纠正《纲目》所用《证类》版本拙劣之误提供了条件。

27　郑金生．试论《本草纲目》编纂中的几个问题，见：李时珍研究论文集 [M]．武汉：湖北科学技术出版社，1985: 90-92.

28　薛清录．中国中医古籍总目 [M]．上海：上海辞书出版社，1991: 199.

三、时珍之误

前述刻工之误、底本之误，若全归咎于作者李时珍，则有失公平。但《纲目》中确实存在一些属于作者的学术见解、编纂方法等方面的偏差与失误。

1. 本草历史文献考据

李时珍熟谙本草历史文献，但对个别书籍却存在某些偏见。例如卷1《历代诸家本草》中，时珍曰："梁·陶弘景复增汉魏以下名医所用药三百六十五种，谓之名医别录，凡七卷。"此误将陶弘景作为《名医别录》作者。事实是，至今未发现古代有《名医别录》一书存在。据陶弘景自序，汉代及其以前流传的是《神农本经》4卷。魏晋以来吴普等名医在《神农本经》基础上"更复损益"。陶弘景把这些名医增益的药物与内容称之为"名医副品"或"名医别录"。到南北朝时，经名医损益过的《神农本经》传本甚多，无本得同。这些传本经陶弘景一番整理，形成了《本草经集注》（约公元500年）7卷。所以"名医别录"只是魏晋名医添补内容的总称，这些内容"附经为说"，非有专书。陶弘景整理过的书名为《本草经集注》，首见于梁·阮孝绪《七录》著录，后为《隋书·经籍志》转录[29]，至今仍有卷子本残卷存世。以上历史，宋以前诸多本草序中都曾述及，并无歧义。但时珍独信个别书志的不确记载，将《本草经集注》误作"名医别录"。整部《纲目》没有《本草经集注》之名，某些陶氏注说被冠以《别录》书名，从本草学术源流角度来看，时珍此误确实是《纲目》的一个不小的瑕疵。

又如《纲目》记载"徐之才"（或"之才"）一名甚多，尤多用于标记药物七情文字的出处。这些药物七情在《证类》中多处于《本经》"别录"大字本文之后、"陶隐居云"之前，属于"上古《雷公药对》"（约为汉代著作）之文。时珍云："陶氏前已有此书，《吴氏本草》所引雷公是也。盖黄帝时雷公所著，之才增饰之尔。"时珍明知"上古《雷公药对》"与徐之才（505~572）增饰之《雷公药对》是两部书，但他还是将属于古本《雷公药对》的七情文字标作"徐之才"。

关于徐之才的错误标记，还见于《纲目》卷一"十剂"。所谓"十剂"，原见于《证类》卷1《合药分剂料理法则》之后，属《嘉祐本草》收录的三位医家之文。其先后次序是徐之才《药对》、孙思邈《千金方》、陈藏器《本草拾遗·序例》。据考证[30]，"十剂"文字乃陈藏器《本草拾遗》所有。李时珍未加细察，以徐之才为"十剂"作者。

上述时珍在本草文献考据方面的失误，本书校勘时仅指误加注，不改原文，以存时珍观点之真。

29　唐·魏征等.隋书经籍志 [M].北京：中华书局，1973：1041.

30　明·李时珍著，刘衡如校点.本草纲目（校点本）[M].北京：人民卫生出版社，1982：1.

2. 引文标记

引证宏富，标明出处，以期"不没其实，且是非有归"，这是《纲目》非常值得称道的编纂法。但在标记出处方面，该书也存在若干瑕疵。1975年刘衡如先生在《纲目·校点说明》中就指出，《纲目》将宋代的初虞世作为唐代《古今录验方》（甄立言撰）的作者。书中引文也常见把《古今录验方》的内容标为初虞世。刘先生揣测："这可能是在著者的记忆中，有初虞世撰《古今录验养生必用方》一书，遂将《古今录验》改为初虞世。"

《纲目》卷一在《历代诸家本草》《引据古今医家书目》《引据古今经史百家书目》3篇之中，罗列了所引用的全部书名。其中有若干作者与书名不符的问题。例如原题朱端章《集验方》，实际上是将朱端章《卫生家宝方》与朱佐《类编朱氏集验方》二书混为一谈。至于作者误名，引用最多的是《救荒本草》《普济方》的作者"周宪王"。清代《四库全书总目提要》就已经在"普济方"条下指出了这一错误："李时珍《本草纲目》所附方，采于是书者至多。然时珍称为周宪王，则以为橚子有炖所作，未免舛误。"据《明史·周定王传》及《明史·艺文志》记载，《救荒本草》的作者为周定王朱橚，周宪王乃朱橚之子朱有炖。但因明陆柬《救荒本草·序》误周定王为周宪王，时珍失察，故全书均误作"宪王"。又如元代《三元参赞延寿书》的作者李鹏飞，《元史》有传，其书尚存，然《纲目》还是误作为"李廷飞"。

此外，诸如作者姓名不全，书名张冠李戴，同书重出或被分解为数书著录，同书误列多名作者、异书同名、书名著录不规范、误注出处等问题，较多见于《纲目》。例如王贶的《全生指迷方》被误作《是斋指迷方》。"是斋"乃王璆之号，其书名《是斋百一选方》。又如《梁四公记》，"四公"是指南梁四位深明古今殊方异物之士。此"四公"常被误载为"四公子"。《纲目》在转引该书时，未加深考，因此使用了《梁四公子记》《梁四公子传》《梁杰公传》等多个书名。还有明·孙天仁《三丰张真人神速万应方》，本是一书，被分割为张三丰《仙传方》、孙天仁《集效方》。此二书名又各有几个简称或代称（如作者姓名字号等），颇为混乱。

误注出处多见于附方，唯每方皆溯其源方知其误，兹不赘举。卷二十四"大豆"条载相国张文蔚庄内有智慧鼠狼事，但却被注出《抱朴子内篇》。张文蔚乃是唐代人，何能载入晋代书？考此故事原出五代末宋初孙光宪《北梦琐言》卷十二"鼠狼智"，乃时珍误注也。

引文标记关系到核查《纲目》数据源。然而《纲目》涉及人名、书名数以千计，一万一千余首医方绝大多数都标了出处，难免会有漏标、误标、标记不规范等问题。因此，要想在《影校对照》中将这些复杂的文献标记问题逐一撰写校注，则已经超出了《影校对照·凡例》提出的校勘范围。因此，本书仅对《纲目》引文出处的常见重要失误予以"指误加注"，只有明显属于笔误疏漏者才"改误加注"。

3. 删改订补

李时珍《纲目》"翦繁去复，绳谬补遗"，功莫大焉。然此项工作不免要凭借个人的理解与好恶，稍有不慎，删改过度，订补失误，引文就会有失原意，或义晦难明。如何判断是时珍有意之删改还是无意之脱讹，有时很难把握。故慎重处理李时珍删改后的文字，是本书校勘的重点和难点。

时珍删改原文，不光为了精炼，也或出于个人识见。例如：宋·张杲《医说》记载："开元间，明州人陈藏器撰《本草拾遗》，云人肉治羸疾。自此闾阎相效割股。"时珍引作："唐·开元中明人陈藏器著《本草拾遗》，载人肉疗羸瘵。闾阎有病此者多割股。"引文较原文漏了一个"州"字，还少了"自此"、"相效"四字，文意则随之小异。前一漏字当补，后四字是无意脱漏还是有意删除？不妨先看时珍紧随其后的评论："案陈氏之先，已有割股、割肝者矣，而归咎陈氏，所以罪其笔之于书，而不立言以破惑也。"可见时珍删除"自此"、"相效"，是基于不承认闾阎割股肇始于陈藏器的这一看法，并非无意之脱文。对此加注指异则可，若补入被删之字则大失时珍用意之真。

又如卷四十四"鲤鱼"条，时珍引"宗奭曰"，将原文的"王叔和言热则生风"，改为"脉诀言热则生风"。原文为人名，引文为书名，可改否？我们以为不可！因为这牵涉到时珍的见解。寇宗奭是北宋末人，其时医人都认为脉诀是王叔和之作。至南宋·陈言《三因方》才首次提出"六朝有高阳生者，剽窃作歌诀"。李时珍《濒湖脉学·脉诀考证》中有"脉诀非叔和书"一节，所以他改"王叔和"为《脉诀》是为了纠正学术源流之误。不可视为妄改。

然而《纲目》引文中确实存在一些失误，必须深入考察才能正确处理。在药方之中，某些主治、药物、剂量、制法、服法等若有脱文，则义理不通，比较容易发现。对于这类错误，证据确凿者，我们一般采取"改误加注"法。但涉及人名、地名、书名等，则往往需要深考。例如卷三十四"降真香"条，时珍曰："按《名医录》云：周崇被海寇刀伤……"考《名医录》原文为"周崇班缘捕海寇，被寇以提刀斫伤……"《医说》转引"名医录"此文时，除"崇"作"崟"（二字音义皆同）之外，其余皆同。可见李时珍是从《医说》转引此文，但删去了"崟"字后的"班缘"二字。那么，是否是"周崇"字"班缘"？考宋代曾巩《隆平集》卷十八载："杨允恭擒捕海贼殆尽，诏奖之，自殿直特迁供奉官，改崇班缘。"故"崇班缘"乃宋代水军官职名。据此，"周崟"之下，时珍删去"班缘"，则造成一个误名。

《纲目》在引故事时，有数处将人物身份或关系记错。例如：刘禹锡《传信方》载唐大臣张延赏曾招医为门下判官张荐治蜘蛛咬事[31]。此故事经《纲目》卷十六"蓝"

31　宋·唐慎微.重修政和经史证类备用本草 [M].北京：人民卫生出版社，1957：173.

条、卷四十"蜘蛛"条转引，误作"判官张延赏，为斑蜘蛛咬颈上"。又如《北梦琐言》载崔魏公亲见梁新救治危证事（五代·孙光宪，《北梦琐言·新赵意医》，见：《丛书集成初编本》）。这一故事被讹传为"唐崔魏公铉夜暴亡"。《纲目·竹鸡》卷四十八未加深考，亦言"崔魏公暴亡，太医梁新诊之"。对此类错误，本书均予"指误加注"，但不改原文。

总之，"订误"是古籍校勘中需要特别注重审慎处理的问题。如何有针对性地采取不同的应对措施来订正这些讹误，或改或不改，或注或不注，均应遵循两个原则，即既能较好地反映时珍编纂初心与其真实的学术观点，又能弥补《纲目》之误。这不仅关系到《纲目》的准确校勘，应该也可以为其他中医古籍的整理提供参考。

（原载：《北京中医药大学学报》2017年40卷第12期）

《本草纲目》图例校勘与考证

王家葵

今存本草图，以《证类本草》（以下简称《证类》）中保存的《本草图经》（以下简称《图经》）图例为最早，这套图例被《绍兴本草》《图经衍义本草》《本草品汇精要》（以下简称《品汇》）等大型本草沿用，虽然有所增损，乃至彩色图绘，但多数图例的基本结构没有改变。《本草纲目》（以下简称《纲目》）书前有图例千余幅，旧图改造与新图重绘参半，其绘图依据尚待深入研究。不仅如此，由于翻刻改绘的原因，《纲目》各版本插图差异甚大，也需要认真考察。

一、关于图例校勘

文献校勘是专门之学，网罗诸本，勘比异同，务求祛讹存真，竭力恢复符合于著作者本意的版本原初状态。

文字是书籍的主体部分，关于文字校勘，陈垣总结对校、本校、他校、理校四法，已囊括一切，学者称便。相对于文字，书籍中的插图则不太被校勘家重视。装饰性插图或者可有可无[32]，而说明性插图，则是插图者著作意图的图像表达，客观上构成书籍不可割裂的一部分。说明性插图与文字内容一起，共同传递文本信息。说明性插图在版本传递过程中，也同样存在残缺、讹变、错乱、改易等情况，因为图像复制的难度远大于文字复制，所以，版本间的图例差异往往大于文字差异。目力所及，

32　对装饰性插图，书籍史、艺术史研究者多有留意，但校勘意义确实不大。

校勘学论著，极少将图像校勘纳入讨论；古籍整理成果，也极少比对不同版本中的图例异同。造成这种现象的原因大约有三端：带有说明性插图的古籍数量相对稀少，题材归类以子部杂书为主，属于"非主流"，因此受重视程度较低；说明性插图的古籍版本复杂，图例之补配、抽换等一时难于详明，访求已属不易，而按照今天古籍整理校勘体例，完全没有为图例校勘保留空间[33]，故校勘者也乐于避难寻易；说明性插图的比勘涉及专业知识，往往非仅有文献学背景的学者所能承担。

说明性插图主要见于"技术类"图书，以医籍尤其是本草为大宗，其中如《证类》药图系列、《品汇》药图系列、《纲目》药图系列，版本谱系繁琐，图例变化复杂，皆有必要进行精密校勘。

校勘首先涉及版本。《纲目》的版本大致可分为"一祖三系"：即原刻祖本之金陵本；万历三十一年（1603）夏良心、张鼎思江西南昌重刻本，及以此为底本的若干覆刻本，习称"江西本系统"；崇祯十三年（1640）钱蔚起杭州六有堂重刻本，及以此为底本的若干覆刻本，习称"钱本系统"或"武林钱衙本"；光绪十一年（1885）张绍棠南京味古斋重刻本，及以此为底本的若干覆刻本、石印本，习称"张本系统"[34]。如果按照图例的情况来描述《纲目》的版本情况，则只有江西本系统才算得上祖本的嫡系；钱本约20%多的图例据祖本增饰改绘，70%多的图例则是与祖本无关的重绘，就图例而言，钱本其实是祖本的"修订本"；张本略多于50%的图例承袭钱本，其余40%为与钱本不同的重绘，所以张本应该算钱本的"修订本"。

图书在传抄、传刻等复制过程，都可能出现文字或图像信息丢失或扭曲，就图像的变异而言，又分两种情况。一是无心之失，与文字之鲁鱼亥豕一样，子孙版本的图像也存在增衍与缺损。如《纲目》之江西本的图例完全遵从金陵本，仍有少数细节错谬。卷四十四鳟鱼，江西本漏绘臀鳍（图1）；卷四十九莺，江西本鸟翅和尾羽未涂黑（图2）。尤其是莺图的谬误，甚至影响原动物的判断。此条集解项李时珍按语专门提到，这种莺"体毛黄色，羽及尾有黑色相间，黑眉尖觜，青脚"，金陵本的图例虽然不准确，但与文字描述结合，由此可以确定此为莺科黑枕黄鹂（*Oriolus chinensis*）或金黄鹂（*Oriolus oriolus*）之类，而江西本图例则失去重要鉴别特征，可能指向其他鸟类。

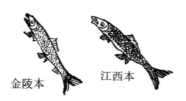

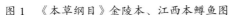

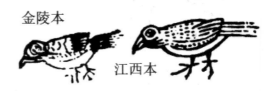

图1　《本草纲目》金陵本、江西本鳟鱼图　　　图2　《本草纲目》金陵本、江西本莺图

33　比如图例校勘记的书写规范，异本图例在将出版的新校本中如何表现，皆没有规矩可循。

34　马继兴，胡乃长.《本草纲目》版刻简录 [J]. 中医杂志，1984（8）：57.

二是有意为之。仍然以卷四十九的莺为例，张本的莺图（图3），改变祖本僵硬标本的画法，以柳树为背景，莺增为两只，一只栖息柳枝作鸣叫状，一只翩翩于飞与之呼应，描绘的是"两个黄鹂鸣翠柳"的诗意，亦符合《纲目》说莺"雌雄双飞"的特征。

同卷百舌，《纲目》集解项李时珍说："百舌处处有之，居树孔、窟穴中。状如鸲鹆而小，身略长，灰黑色，微有斑点，喙亦尖黑，行则头俯，好食蚯蚓。"金陵本所绘，突出百舌"行则头俯，好食蚯蚓"的特征，百舌为黑色，啄觅状，头前两枚小虫表示蚯蚓；钱本重绘，鸟造型无明显改变，增加带有虫蚀痕迹的瓜叶一枚，百舌啄食蜿蜒其上的尺蠖（图4）。钱本图绘虽然美观，但改蚯蚓为尺蠖，则失原书本意。

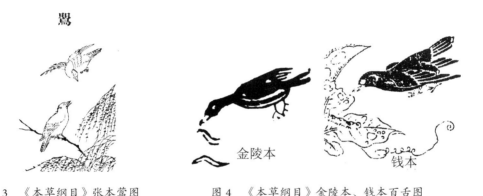

图3　《本草纲目》张本莺图　　　　图4　《本草纲目》金陵本、钱本百舌图

《纲目》是明代重要的综合性大型本草，对后世影响极大，不仅文字内容被他书引用，其图例也被本草及相关文献借鉴。举例如下：

《本草蒙筌》成书在《纲目》之前，嘉靖四十四年（1565）初刻本并无图例，崇祯元年（1628）万卷楼刻本易名为《重刻增补图像本草蒙筌》，则有图例558幅，多数从《证类》摹出，少数则出自《纲目》金陵本（江西本）[35]。《本草备要》康熙二十二年（1683）初刻本、三十三年（1694）增订本皆无插图，直到乾隆年间题"吴谦审定"之《增订本草备要》，乃增补药图一卷，图例绝大多数出自《纲目》钱本。《食物本草会纂》刊于康熙三十年（1691），图例几乎全部出自《纲目》钱本。如胡椒，《证类》无图，金陵本图例为图绘者创作，钱本有所修饰，通过图片（图5）对比，《本草蒙筌》《本草备要》《食物本草会纂》与《纲目》各本的关系一目了然。

35　金陵本与江西本多数图例差别甚小，不太容易区别。

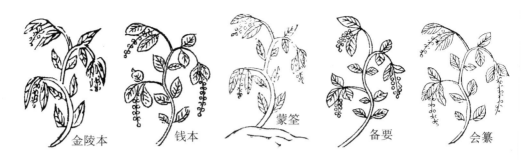

图 5 《本草纲目》金陵本、钱本,《本草蒙筌》《本草备要》《食物本草会纂》胡椒图

《古今图书集成》之草木、禽兽两典也收录许多药物图例,其中《草木典》有部分药图根据《纲目》金陵本（江西本）改造,一般是重新描绘,并增加地面背景,如胡椒图（图6）即是如此。

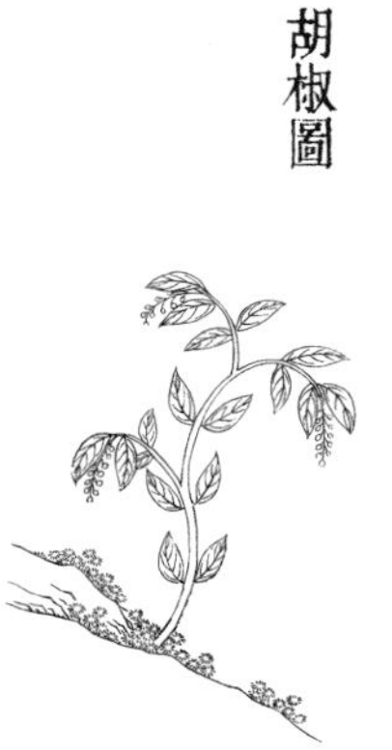

胡椒圖

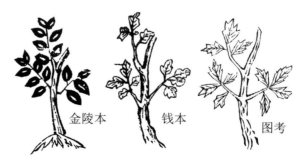

图 6 《古今图书集成·草木典》胡椒图

《植物名实图考》（以下简称《图考》）之多数图例为实物写真,但仍有部分从《图经》《救荒本草》《纲目》《古今图书集成》中转摹[36]。与《纲目》图例相关者,多数属于仅有《纲目》有图,遂为作者借鉴,其所利用的是钱本。如《图考》卷35大空,《新修》记载甚为简略,《图考》文字皆因袭前人："大空,《唐本草》始著录。生襄州,所在山谷亦有之。小树,大叶似桐而不尖。主杀虫虱。"《图经》没有涉及大空,故《证类》无图;金陵本以意为之;钱本重绘,枝干结构参考金陵本（江西本）,叶则按照《纲目》说"似桐叶而不尖",由狭卵形修饰为阔卵形,2-3浅裂;《图考》所绘之大空乃据钱本修饰而成,亦不能作为订种依据（图7）。

图 7 《本草纲目》金陵本、钱本,《植物名实图考》大空图

---

36 《植物名实图考》在吴其濬生前并未定稿,吴去世以后乃由陆应谷整理刊印。书中从《图经》《救荒》《纲目》《古今图书集成》转摹的图文,其文字部分皆简略,多数仅仅照抄前代本草,这类图例或许只是作者的草稿,有待寻访实物者。

《图考》与《纲目》图例之间，有时候还有更为复杂的情况。从《本草经》以来，菌桂、牡桂、桂3个条目纠结不清，所指代的应该都是樟科植物，至宋代又有木犀科桂花混入，问题更加复杂化，相关本草图例也就千奇百怪。《图考》卷33桂条，意见非常简略，有云："菌桂，《本经》上品。牡桂，《本经》上品。《别录》又出桂一条，牡桂即肉桂，菌桂即筒桂，因字形而误。今以交趾产为上。湖南猺峒亦多，不堪服食。桂子如莲实，生青老黑。"所配的桂图，其实是参考《草木典》的桂图绘制。而《草木典》的这幅桂图，很像是利用钱本的桂图作镜像处理后，繁化而成（图8）。但仔细观察钱本的桂图，树干曲折，叶片羽状叶脉，完全不类樟科樟属（Cinnamomum）植物之树干挺直、三出叶脉，其所描绘的，很可能是木犀科木犀属（Osmanthus）的桂花；《草木典》对钱本的这幅图作了"技术处理"，修饰为近似樟科植物三出叶脉的样子，但树干曲折的状态依然不是樟科樟属植物所应有。

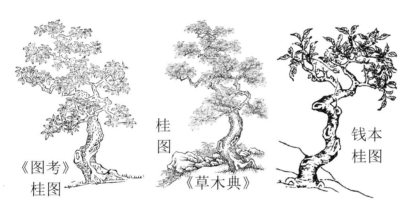

图8　《植物名实图考》《古今图书集成·草木典》《本草纲目》钱本桂图

《图考》在桂条以后，另立有蒙自桂树一条，作者专门说到，这种桂树与木樨之不同："桂之产曰安边、曰清化，皆交趾境，其产中华者独蒙自桂耳。亦产逢春里土司地。余求得一本，高六七尺，枝干与木樨全不相类。皮肌润泽，对发枝条，绿叶光劲，仅三直勒道，面凹背凸，无细纹，尖方如圭。始知古人桂以圭名之说，的实有据，而后来辨别者，皆就论其皮肉之腊，而并未目睹桂为何树也。"所附图例（图9），大致可以确定为今之樟科肉桂（Cinnamomum cassia）之类。

更加有意思的是，《纲目》张本的菌桂、牡桂、桂图，分别参考《图考》蒙自桂树、《图考》桂、钱本桂图绘制（图10）。

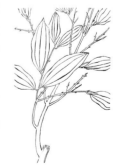

图9　《植物名实图考》蒙自桂树图

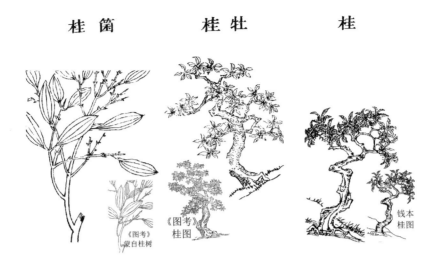

图 10 《本草纲目》张本箇桂、牡桂、桂图

校勘中还有"他校"一法，所谓"本书内容采自前人者，以前人之书校之；有为后人所引用者，以后人之书校之"。图例研究也可以采用类似手法。

前一种情况，《纲目》金陵本，以及钱本、张本新绘图例，很多都参考《证类》；张本图例除参考《证类》、钱本外，还参考《图考》；通过图例比勘，可以了解这几种版本的图绘者对所描绘对象的基本认识。如《纲目》卷三十五之无患子，果实古人常用作浣洗，即《纲目》集解项所说"作澡药去垢同于肥皂"，其原植物为无患子科植物无患子（*Sapindus mukorossi*）。金陵本所绘无患子，已基本反映原植物的特征，只是无患子为羽状复叶，图绘者将果实（分果爿）绘在叶的顶端，为不正确；钱本重绘，改为乔木状，小叶卵圆形；张本采用钱本造型，但根据《图考》将小叶改为长披针形，较符合原植物情况，枝叶间增绘果实（图11）。从张本无患子图例可以看出，这位图绘者对无患子的原植物状态有基本了解，所以将《图考》无患子的枝叶、果实"移植"到钱本的树干上。

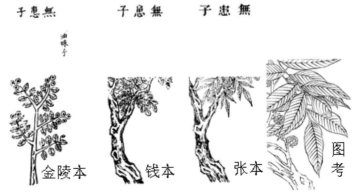

图 11 《本草纲目》金陵本、钱本、张本，《植物名实图考》无患子图副本

本草纲目研究札记

另一种情况，利用晚出书籍对《纲目》图例的引用，了解《纲目》图例的原貌。前面提到《纲目》卷四十九莺图，研究用的钱本此图坏烂，《食物本草会纂》的图例袭用钱本，通过后者图例，可以了解钱本完整图例的样子（图12）。

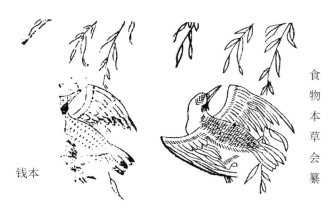

图12　《本草纲目》钱本、《食物本草会纂》莺图

二、关于图像考证

本草插图可以概分为新绘与沿用两大类型。新绘又分真实物种写生图，以意为之的臆想图。

金陵本新绘插图不多，主要是为《纲目》新增药物配图。如卷36木绵条，按集解项李时珍的意见，木绵有草、木二种，先描述木本者："交广木绵，树大如抱。其枝似桐。其叶大，如胡桃叶。入秋开花，红如山茶花，黄蕊，花片极厚，为房甚繁，短侧相比。结实大如拳，实中有白绵，绵中有子。今人谓之斑枝花，讹为攀枝花。"此即木棉科木棉（*Bombax malabaricum*），为高大乔木。又说草本者："江南、淮北所种木绵，四月下种，茎弱如蔓。高者四五尺，叶有三尖如枫叶，入秋开花黄色，如葵花而小。亦有红紫者，结实大如桃，中有白绵，绵中有子，大如梧子。亦有紫绵者，八月采栬，谓之绵花。"这是锦葵科的棉花，如草棉（*Gossypium herbaceum*）、陆地棉（*Gossypium hirsutum*）等。金陵本所绘木棉（图13）即是锦葵科棉属植物的写生，阔卵形的叶片、叶腋的棉铃，写状真实。

同卷黄杨木也是《纲目》新增，集解项云：

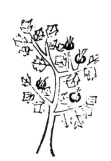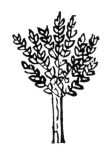

图13　《本草纲目》
金陵本木棉图　　图14　《本草纲目》
金陵本黄杨木图

"黄杨生诸山野中,人家多栽种之。枝叶攒簇上耸,叶似初生槐芽而青厚,不花不实,四时不凋。其性难长,俗说岁长一寸,遇闰则退。今试之,但闰年不长耳。其木坚腻,作梳剜印最良。"此为黄杨科植物黄杨(*Buxus sinica*)[37]。黄杨卵圆形叶对生,茎圆柱形、有纵棱,《纲目》集解项并没有提到这些特征,而在金陵本图例上(图14)都有所表现。与木棉图例一样,这幅黄杨木图也应该是图绘者亲眼所见。

写生也有绝对与相对,图15是《品汇》及《纲目》金陵本、钱本、张本的狮子图,前者显然是真实物种写生,后者所依凭的乃是各类"狮形物",如金陵本、钱本取材于石狮,而张本造型接近舞狮。按,狮子为《纲目》新增,李时珍说:"狮子出西域诸国,状如虎而小,黄色,亦如金色猱狗,而头大尾长。亦有青色者,铜头铁额,钩爪锯牙,弭耳昂鼻,目光如电,声吼如雷。有耏髯,牡者尾上茸毛大如斗,日走五百里,为毛虫之长。怒则威在齿,喜则威在尾。每一吼则百兽辟易,马皆溺血。"狮子原产非洲,明清通过进贡偶有一二,但非外间所易睹见,《纲目》的描述即杂有传闻夸张的成分。宫廷画师有条件观察狮子的真容,故能惟妙惟肖;《纲目》的几位图绘者没有见过真实物种,只能通过已经夸张变形的狮子器物间接"写生"。

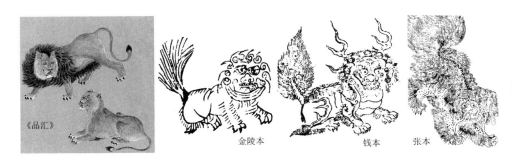

图 15 《本草品汇精要》《本草纲目》金陵本、钱本、张本狮子图

新绘图例中,还有很大一部分是图绘者凿空臆想出来的"示意图"。

《纲目》卷四十八寒号虫条,其粪便即是《证类》之五灵脂。现代已经知道,排出"五灵脂"的,其实是鼯鼠科动物复齿鼯鼠(*Trogopterus xanthipes*)。复齿鼯鼠是一种哺乳动物,前后肢间生有宽大多毛的飞膜,可以作近距离滑行,此即《嘉祐本草》所说"四足,有肉翅,不能远飞"。古人对其形态和生活习性了解不多,遂有各种传说。

杨慎《丹铅录》谓寒号虫即文献提到的"鹖鴠",李时珍以此为然,节引郭璞注《方言》云:"鹖鴠,夜鸣求旦之鸟。夏月毛盛,冬月裸体,昼夜鸣叫,故曰寒号,曰鹖旦。"至于寒号虫的形状,《南村辍耕录》卷十五寒号虫条云:"五台山有鸟,

---

37 黄杨穗状花序腋生,蒴果近球形,《纲目》谓"不花不实"为误说。

名寒号虫。四足，有肉翅，不能飞，其粪即五灵脂。当盛暑时，文采绚烂，乃自鸣曰：凤凰不如我。比至深冬严寒之际，毛羽脱落，索然如鷇雏。遂自鸣曰：得过且过。"《纲目》采信其说，集解项李时珍说："曷旦乃候时之鸟也，五台诸山甚多。其状如小鸡，四足有肉翅，夏月毛采五色。"

《纲目》之前，如《证类》《品汇》皆只绘出五灵脂，而不画寒号虫，当属明智。金陵本率先描摹寒号虫的样子，作鸡雏形，几乎无毛羽，四足，双翅开展，奔跑状，下方堆状物表示粪便，即五灵脂，画法与《证类》"潞州五灵脂"相同。其后钱本、张本依样描绘，又各有修订（图16）。

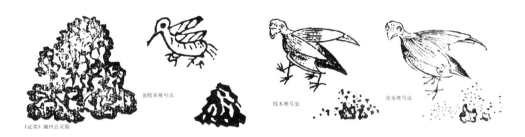

图16　《证类本草》五灵脂图，《本草纲目》金陵本、钱本、张本寒号虫图

金陵本图例显然是由图绘者根据文字材料虚构出来的，钱本、张本对细节的修饰，更透露出两位图绘者对这种寒号虫生物学特性的理解。钱本将金陵本的"肉翅"修改为类似昆虫革质化的翅膀，以符合"寒号虫"的称呼；张本则将钱本的翅膀稍修饰，接近鸟羽状，并删去两只后足，彻底将寒号虫描绘成禽鸟样，与《纲目》将寒号虫从兽部调整的鸟部的思路相合。

另一类是沿用旧图。保存于《证类》中的《图经》药图最为后世本草重视，三种版本《纲目》皆从《证类》取材。

《证类》图例对金陵本、钱本、张本的影响都十分巨大，所以，凡有《证类》图例的药物，本书尽量引用在各自相关条目下。这样可以直观地了解这几位图绘者对该幅《证类》图的取舍、剪裁。

金陵本、钱本有部分图例直接袭用《证类》原图，只是描摹精粗不同。一般说来，金陵本粗糙，钱本精细准确。更可注意的是，《证类》在同一药物条目下有时同时包括几幅图例，《纲目》往往只择其中之一，取舍之间，应该存在图绘者的"主观故意"[38]。

以人参为例，《证类》绘有4幅人参图例，其中"潞州人参"所刻画的为五加科

38　通观金陵本的全部相关图例，这种选择上的"主观故意"，大致与图绘者对涉及物种的认知有关，若物种信息不明，则可能根据美学因素进行选择。

人参（*Panax ginseng*）；"兖州人参""滁州人参"，则是桔梗科沙参属（*Adenophora*）植物；至于"威胜军人参"，其实是紫参条"晋州紫参"图例的地上部分，所反映的是一种蓼科植物。金陵本比照《证类》"潞州人参"绘图，可见图绘者在一定程度上了解真实物种。所绘较原图结构简化，但突出"芦头"部分，这应该是观察药材获得的信息（图17）。

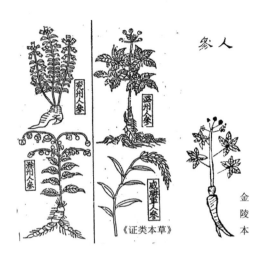

图 17 《证类本草》《本草纲目》金陵本人参图

又如《纲目》卷十二知母，金陵本所绘，造型参考《证类》"解州知母"图例，但将伞形花序改为总状花序，此为百合科知母的真实状态，表明图绘者了解真实物种；而钱本则根据《证类》"卫州知母"绘制，并将"解州知母"的花序移植其上，显然是错误的（图18）。

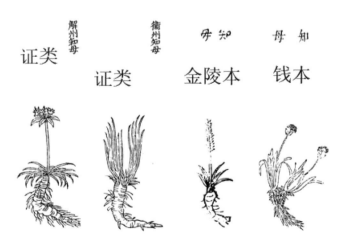

图 18 《证类本草》"解州知母"、"卫州知母"，《本草纲目》金陵本、钱本知母图

另外，图绘者放弃《证类》图例，本身就是一种态度。比如《纲目》卷三十四枫香条，《证类》有图，叶卵圆形簇生，与《图经》说"叶圆而作歧，有三角而香"，并不吻合；金陵本未用此图，而似参考《太乙仙制本草药性大全》枫香肌的构图，叶形也作阔卵形掌状3裂，并增加带有宿存花柱及针刺状萼齿的蒴果数枚，此即《纲目》所说"其实成球，有柔刺"者（图19）。此图所指代的显然是金缕梅科植物枫香树（*Liquidambar formosana*），而通过金陵本图例可以了解，这位图绘者对《纲目》枫香条目所指称的"枫香"有基本认识。

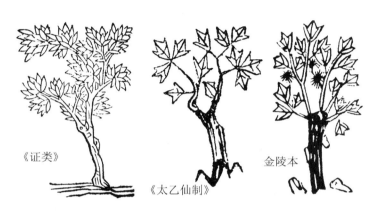

图 19　《太乙仙制本草药性大全》《本草纲目》金陵本枫香图

三、关于名实研究

图像是甄别名实的重要依据，所以讨论图像也离不开名实。

精准的图例有助于说明物种，《证类》之部分图例，《救荒本草》之多数图例，尤其是《图考》之绝大多数图例，可以鉴定到科属，乃至具体的种。《纲目》不同版本情况各异，金陵本作为"祖本"，其图例一定程度上体现了原作者李时珍的思想，但金陵本图绘者的图绘技术实在低劣，多数图例无法准确传递物种信息；江西本图例基本根据钱本覆刻，于品种研究帮助不大；钱本图例整体上较为美观，但真实物种写生图仅占极小一部分，其他或根据金陵本（江西本）的图例作美术学的处理加工，或根据《证类》图例重新绘制，或参考其他书籍中的图例绘制，因为图绘者心中似乎并没有"真实物种"的概念，所以于名实研究，也只有参考，不太适合作为考订物种的直接证据；张本的图例一部分来自钱本，另一部分则取自《图考》，尽管学界对张本抽换钱本颇多诟病，但仔细研究张本使用《图考》的情况，这位图绘者对名实其实有一定程度地考虑。

金陵本图例质量不高，但一些特征明显的物种，有时也能"一目了然"。

如卷二十八蘑菰蕈条，集解项李时珍说："蘑菰出山东、淮北诸处。埋桑、楮

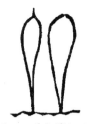

图20 《本草纲目》
金陵本蘑菰蕈图

诸木于土中，浇以米泔，待菰生采之。长二三寸，本小末大，白色柔软，其中空虚，状如未开玉簪花。俗名鸡腿蘑菰，谓其味如鸡也。一种状如羊肚，有蜂窠眼者，名羊肚菜。"按其描述，此当为蘑菇科真菌毛头鬼伞（*Copyinds comatus*），俗称鸡腿蘑、鸡腿菇，金陵本所绘（图20），线条虽然简略，所指向的应该也是本种。

又如同卷竹蓐，《纲目》将《本草拾遗》竹肉并入本条，别名有竹菰、竹蕈等。集解项李时珍说："此即竹菰也。生朽竹根节上。状如木耳，红色。"结合金陵本所绘，所指代的应该是鬼笔科真菌竹荪（*Dictyophora indusiata*），及同属近缘物种。而据《本草拾遗》对竹肉的描述："生苦竹枝上，如鸡子、似肉脔。"与竹荪生长在枯竹根部显然不同，所指代者应该是肉座菌科竹黄菌（*Shiraia bambusicola*），生长在箭竹属、刚竹属将枯败的竹枝上。钱本即按照《本草拾遗》的描述绘制，所表现的是竹黄菌（*Shiraia bambusicola*）（图21）。

卷三十棠梨，据《尔雅·释木》云："杜，甘棠。"郭璞注："今之杜梨。"《诗经》"蔽芾甘棠"即此。《救荒本草》棠梨树条云："生荒野中，叶似苍

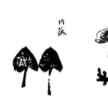

图21 《本草纲目》金陵本、
钱本竹蓐图

术叶，亦有团叶者，有三叉叶者，叶边皆有锯齿，又似女儿茶叶，其叶色颇黪白，开白花，结棠梨如小楝子大，味甘、酸。花叶味微苦。"结合所绘图例，此即蔷薇科植物杜梨（*Pyrus betulifolia*），或同属豆梨（*Pyrus calleryana*）之类。《纲目》也是类似的意见，集解项李时珍说："棠梨，野梨也。处处山林有之。树似梨而小。叶似苍术叶，亦有团者，三叉者，叶边皆有锯齿，色颇黪白。二月开白花，结实如小楝子大，霜后可食。其树接梨甚嘉。有甘、酢，赤、白二种。按陆玑《诗疏》云：白棠，甘棠也，子多酸美而滑。赤棠子涩而酢，木理亦赤，可作弓材。"金陵本所绘为棠梨折枝，叶片、果序皆接近真实物种，但具体品种难以判断；钱本重绘，特别强调叶缘细锯齿，叶柄、果梗的绒毛，所指向的应该是杜梨（*Pyrus betulaefolia*）；张本据《图考》棠梨图例绘制，叶接近全缘，所表现的较接近于豆梨（*Pyrus calleryana*）（图22）。

本草纲目研究札记

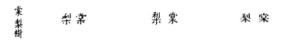

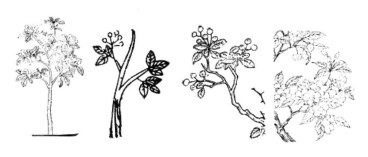

图22 《救荒本草》棠梨树，《本草纲目》金陵本、钱本、张本棠梨图

图例的精粗，与图绘者的绘画水平有关，但一些细节能反映图绘者对名实的了解程度。

如银杏，《纲目》释名项李时珍说："原生江南，叶似鸭掌，因名鸭脚。宋初始入贡，改呼银杏，因其形似小杏而核色白也。今名白果。梅尧臣诗：鸭脚类绿李，其名因叶高。欧阳修诗：绛囊初入贡，银杏贵中州。是矣。"集解项又说："银杏生江南，以宣城者为胜。树高二三丈。叶薄纵理，俨如鸭掌形，有刻缺，面绿背淡。二月开花成簇，青白色，二更开花，随即卸落，人罕见之。一枝结子百十，状如楝子，经霜乃熟烂，去肉取核为果。其核两头尖，三棱为雄，二棱为雌。其仁嫩时绿色，久则黄。须雌雄同种，其树相望，乃结实；或雌树临水亦可；或凿一孔，内雄木一块泥之亦结。阴阳相感之妙如此。其树耐久，肌理白腻。术家取刻符印，云能召使也。《文选·吴都赋》注：平仲果，其实如银。未知即此果否？"此即银杏科植物银杏（*Ginkgo biloba*），毫无问题。

银杏叶簇生，有细长的叶柄，呈扇形，有多数叉状并列细脉，在宽阔的顶缘多少具缺刻或2裂。银杏叶因为形态特殊，非常容易刻画，如《饮膳正要》《品汇》所绘之银杏，扇形叶，比较写实。观察金陵本所绘，叶形刻画失真，果实也是随意绘制，由此看来，金陵本的图绘者可能没有认真观察过此物种，而仅仅是根据"叶似鸭掌"臆想绘制。与金陵本的草率不同，钱本所绘，则是银杏（*Ginkgo biloba*）真实物种的写生（图23）。

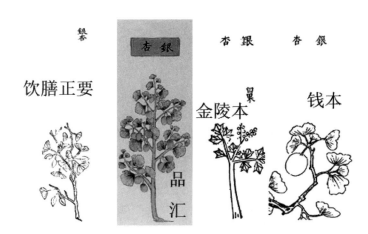

图 23　《饮膳正要》《本草品汇精要》，《本草纲目》金陵本、钱本银杏图

金陵本图例虽然粗率，但近缘植物往往有近似的表现手法，体现在种属上的关联性。如栗、橡实、槠子、钩栗、槲实，皆是壳斗科的果实，构图大同小异（图24）。此外如芸香科柑橘属果实类，也有比较一致的构图。

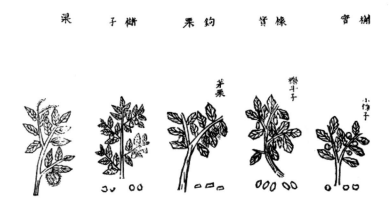

图 24　《本草纲目》金陵本栗、槠子、钩栗、橡实、槲实图

四、关于图例校勘考证工作

对文本进行学术解读之前，应该对文本的文献学信息有充分了解，若该文本存在较大的版本差异，需待澄清后才能进行下一步的研究工作。完整意义的文本包含图像信息在内，如前所述，局限于客观条件，图像校勘远远落后于文字校勘，我们进行的《纲目》图例校勘与考证，算是一种初步尝试。此处讨论在《纲目》图例校勘中涉及的一些共同性问题。

1. 写实图像中的文化因素

写实图像客观真实地描摹物象的外在形态，图绘者的图绘水平决定图绘的逼真程度，有时文化风俗也影响图绘。略举数例。

《纲目》卷二十九载天师栗，集解项李时珍说："按宋祁《益州方物记》云：天师栗，惟西蜀青城山中有之，他处无有也。云张天师学道于此所遗，故名。似栗而味美，惟独房若橡为异耳。今武当山所卖娑罗子，恐即此物也。"根据《本草纲目拾遗》，此物一名娑罗子，引《宸垣识略》云："娑罗花苞大如拳，叶如枇杷，凡二十余叶相沓捧，苞类桐花，一簇三十余朵，经月方谢。"此即七叶树科植物七叶树（*Aesculus chinensis*）。七叶树为掌状复叶，5~7小叶。金陵本的图绘者显然没有见过真实物种，所绘乃是以意为之者，果实按照描述绘作橡实样；钱本重绘，依金陵本（江西本）提供的枝叶果实情况，敷衍成大树，而以道教人物张天师为主图（图25）。

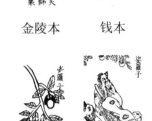

图25　《本草纲目》金陵本、钱本天师栗图

同样的情况也见于棚梅条，集解项李时珍说："棚梅出均州太和山。相传真武折梅枝插于棚树，誓曰：吾道若成，花开果结。后果如其言。今树尚在五龙宫北，棚木梅实、杏形、桃核。道士每岁采而蜜煎，以充贡献焉。棚乃榆树也。"按其描述，似指蔷薇科植物榆叶梅（*Amygdalus triloba*）。金陵本所绘，乃是以意为之者，果枝下垂，叶与梅图的略呈三角形不同，为狭卵形，示意榆叶；钱本重绘，改为树状，果实累累，背景为宫殿隐没云雾中，匾额题"五龙宫"字样，并以此作为图案的中心（图26）。

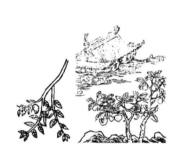

图26　《本草纲目》金陵本、钱本棚梅图

狐狸是常见物种，《本草经集注》云："江东无狐，皆出北方及益州间。形似狸而黄，亦善能为魅。"《新修本草》批评说："鼻尖似小狗，惟大尾，全不似狸。"《证类》引"唐本余"云："狐鼻尖似狗而黄长，惟尾大，善为魅。"《纲目》集解项论说较详："狐，南北皆有之，北方最多。有黄、黑、白三种，白色者尤稀。尾有白钱文者亦佳。日伏于穴，夜出窃食。声如婴儿，气极臊烈。毛皮可为裘，其毛纯白，谓之狐白。"根据诸书描述狐的形态，结合其分布情况，所指称的应该就是犬科动物赤狐（*Vulpes vulpes*）之类，与今天所言"狐狸"的概念基本一致。但观察《证类》所绘狐图，尾部却有9条环纹，真实狐狸的尾巴显然没有环纹，故《绍兴本草》改绘，突出"大尾"的特征，而删去尾部的环节，《品汇》图例非常逼真，乃至尾尖毛色的不同都仔细表现出来。推究起来，《证类》所绘9条

环纹并不依据真实物种，而是文化观念的折射。

九尾狐的传说古已有之，《山海经·南山经》说："（青丘之山）有兽焉，其状如狐而九尾，其音如婴儿，能食人，食者不蛊。"《山海经·大荒东经》云："青丘之国，有狐九尾。"《山海经·海外东经》云："青丘国在其北，其狐四足九尾。"这种九尾狐在汉代石刻图案中颇为常见，只是一般都表现为9条尾巴（图27）[39]；或许是为了缩短与真实物种的差距，《证类》图例将其改造为9节尾巴。

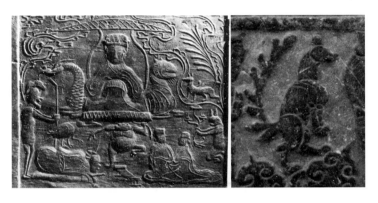

图27　四川省博物院藏东汉西王母画像砖、滕州汉画像石馆藏东汉画像石

如果进一步追寻，可以看到，《纲目》各本及《三才图会》的狐狸图例，都继承了《证类》的表现方法，但图绘者皆不了解原图的寓意，而有各种奇怪的修改（图28）。

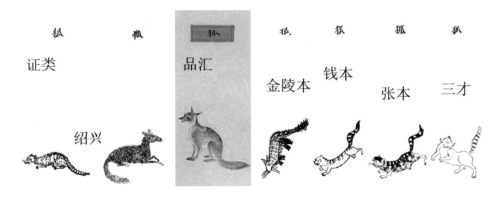

图28　《证类本草》《绍兴本草》《本草品汇精要》《本草纲目》各本、
《三才图会》狐图

39　左图为四川省博物院藏汉代西王母画像砖，九尾狐位于图案的右上方，尾部一条大尾巴，约8条枝丫样分支，共同表示"九尾"的特征；右图为滕州汉画像石馆藏东汉画像石中九尾狐的造型，也有类似表现。

龙骨载《神农本草经》,《说文》云:"龙,鳞虫之长,能幽能明,能细能巨,能短能长,春分而登天,秋分而潜渊。"龙是传说中的神奇动物,而所谓"龙骨"则是客观药物。今天当然知道,龙骨主要是犀、象、鹿、羚羊等大型古生物骨骼、牙齿等的化石;而按照古代人的想法,龙骨是龙的遗蜕,故《别录》说龙骨"生太山岩水岸土穴中死龙处"。其说毕竟与神龙不死的观念有些抵牾,故陶弘景委婉解释说:"云皆是龙蜕,非实死也。"《本草衍义》则主张存而不论:"龙骨,诸家之说,纷然不一,既不能指定,终是臆度。西京颖阳县民家,忽崖坏,得龙骨一副,支体头角悉具,不知其蜕也?其毙也?若谓蜕毙,则是有形之物,而又生不可得见,死方可见;谓其化也,则其形独不能化。然《西域记》中所说甚详,但未敢据凭。万物所禀各异,造化不可尽知,莫可得而详矣。"

《证类》并没有绘出龙的图案,只是画出"龙骨"的样子,从图形来看,大约是按照龙骨药材写生,所以金陵本的龙骨图也据此绘制,只是将图中龙骨的数目由10枚减少为5枚;钱本重绘,或许是让"龙"的特征更加显明,特别增加了龙的头骨和爪骨。

龙不仅是神奇生物,汉代以后,渐渐成为皇权的象征,尤其是元明以来,龙作为帝王的象征,神圣不可侵犯,而将龙的骨骼作为药物,颇有些僭越不敬。官方显然没有意识到这一问题的严重性,所以未能将入药的"龙"与作为天子象征的"神龙"完全剥离。《品汇》作为官修本草,率先出现龙的图案,其后《纲目》《本草原始》也在龙骨条绘出完整的龙。

传说中龙的造型,也是集诸种动物的特征于一体,《纲目》集解项李时珍说:"按罗愿《尔雅翼》云:龙者鳞虫之长。王符言其形有九似:头似驼,角似鹿,眼似兔,耳似牛,项似蛇,腹似蜃,鳞似鲤,爪似鹰,掌似虎,是也。其背有八十一鳞,具九九阳数,其声如戛铜盘。口旁有须髯,颔下有明珠,喉下有逆鳞。头上有博山,又名尺木,龙无尺木不能升天。"金陵本所绘,头、角、鳞、爪皆符合上述传说;钱本重绘,图案较为繁琐,以云为背景,龙体隐现期间,即"云从龙"的意思,这也是国画"云龙图"常见的构图方式。

可注意的是,《纲目》图例中的龙都是四爪,而《品汇》所图则是五爪,这并不是笔误,而有其原因。汉代以来,神龙成为帝王的象征,元以降,龙更成为皇家专属。据《元史》本纪第三十九,元顺帝至元二年(1336)下令:"禁服麒麟、鸾凤、白兔、灵芝、双角五爪龙、八龙、九龙、万寿、福寿字、赭黄等服。"这种禁令在明代依然有效,一般绘龙都减去一爪,以避免僭越。当然,这种规定似乎也不十分严格,如《本草原始》的龙图仍然是五爪;另外,钱本在龙骨图中增加龙的"骷髅头",也显示对龙的神圣性没有特别的敬畏(图29)。

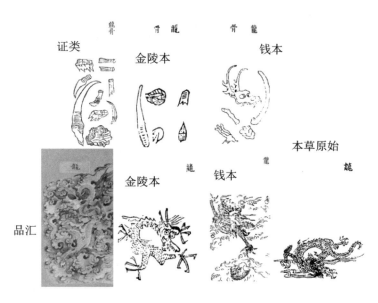

图29 《证类本草》《本草品汇精要》《本草纲目》金陵本、钱本、《本草原始》龙骨、龙图

2. 图绘者对真实物种的认知与表现

本草图例包括动植矿三类，一般而言，植物图最为真实，动物图相对粗糙，而矿物图最糟糕；就植物图例而言，草本的精细情况又远远超过木本。选择《证类》和《救荒本草》之经典图例集中在一起，这种情况一目了然（图30）。

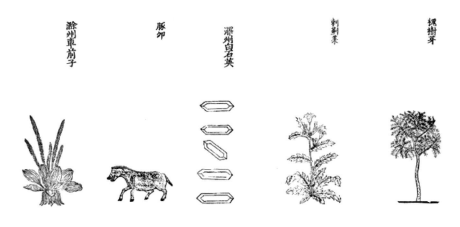

图30 《证类本草》滁州车前子、豚卵、泽洲白石英，《救荒本草》刺蓟菜、槐树芽图

《证类》的图例源自《图经》，尽管多次翻刻，"滁州车前子"依然看得出车前科车前属（Plantago）植物的特征；豚卵表现的是家猪，造型失真；石英（quartz）的主要成分是二氧化硅，属三方晶系，晶体通常呈六方柱体，造型特征非常明显，

而图例所见，以示意图的方式，用短线连接的内外套叠六边形表示六方柱体。《救荒本草》的图例几乎都是真实物种写生，木本植物槐树芽的图例显然不及草本刺蓟菜图例精细。

同一本书出现这种情况，与图绘者的绘画水平关系不大，更多的受绘画技术的局限。中国画擅长于线条，而弱于块面，植物图恰好适合于线条勾勒，所以易于表现；动物图除了线条，肌肉骨骼则需要块面支持，水墨画尚可以通过晕染来弥补，而版刻仅有线条，必然显得单薄；至于矿物，主要是几何体，缺少透视观念，自然难于表现立体空间。

至于木本、草本间的差异，一方面与图绘者的洞察力有关，另一方面也与包括《纲目》金陵本、钱本、张本在内的绘图习惯有关。《证类》以来，木本植物习惯于绘出完整植株，这样一来，树木越高大，枝叶占比相对渺小，图绘者简单点缀示意即可。直到《图考》，多采用局部折枝的办法，在不破坏整体比例的前提下，较为准确清晰地描述高大乔木的枝叶花果特征。这里特别要提到张本，此本很多植物图例都根据《图考》改绘，但《中华大典·医药卫生典·药学分典·药物图录总部·墨线图卷》之乔木部分为依据，张本乔木图例43幅，除了桦柳条使用《图考》桦图外，皆沿用钱本的整体图，如梧桐、楝、合欢、无患子、棕榈，以张本与《图考》对观，差别不啻天壤（图31）。这一定程度上反映了张本的图绘者对《图考》这种源于西洋的画法不信任[40]。

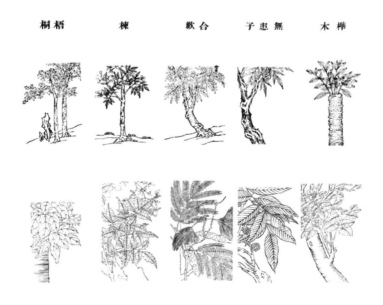

图31　《本草纲目》张本、《植物名实图考》梧桐、楝、合欢、无患子、桦木图

40　关于画法的讨论，咨询画家蒙中先生的意见，特此说明。

需要说明的是,《纲目》木本图例中,卷36钱本的紫荆图例（图32），算是一次

荆 紫

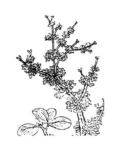

图32 《本草纲目》
钱本紫荆图

难得的例外。紫荆载《开宝本草》,为豆科紫荆属植物紫荆（*Cercis chinensis*）之类,因千屈菜科植物紫薇（*Lagerstroemia indica*）也名紫荆,有所混淆。从《纲目》集解项李时珍的意见来看："高树柔条,其花甚繁,岁二三次。其皮入药,以川中厚而紫色味苦如胆者为胜。"李时珍所了解的紫荆,应该是豆科紫荆（*Cercis chinensis*）,但观察金陵本所绘,其枝干造型似乎参考《证类》的紫荆图例,3出复叶,圆锥花序顶生,所表现的却是与蔓荆、牡荆、黄荆一类的马鞭草科植物。钱本重绘,刻画豆科紫荆花朵成束簇生枝干的情况,所表现的显然是紫荆（*Cercis chinensis*）真实物种。有意思的是,钱本在图例的左下方绘有叶的特写,用来暗示花叶不同时。这也是描绘植物图例比较合理的手法,张本据钱本重绘。

面对真实物种,图绘者的洞察力也是决定图案准确性的关键因素。蜈蚣为常见物种,一般来说图绘者大都见过,其观察是否仔细,图绘是否写实,可以通过细节来检验。蜈蚣是唇足类多足动物,其步足多寡不一,但《别录》所称道的"赤头足"的少棘蜈蚣（*Scolopendra multilans*）有21对步足,1对颚足,最末的步足最长,伸向后方,呈尾状;多棘蜈蚣（*Scolopendra multidens*）基本也是如此。观察《证类》所绘蜈蚣图,可见其图绘写实,比照《证类》图绘的《品汇》也基本无误。金陵本未利用此造型,步足仅18~19对,这未必是另一物种,更可能是图绘者观察不仔细所致。钱本似参考《证类》造型重绘,步足近30对。这种情况亦见于《本草蒙筌》,其蜈蚣图模仿《证类》,但步足多得无法数清（图33）。

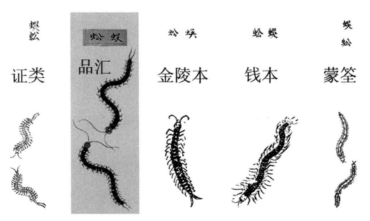

图33 《证类本草》《本草品汇精要》《本草纲目》金陵本、钱本、《本草蒙筌》蜈蚣图

真实物种图例的精粗,取决于图绘者的技术和洞察力,除了这两项以外,前面提到的"文化因素",以及源于文本的信息,也会干扰图绘者,使图像偏离真实。

可以伏翼为例。伏翼别名蝙蝠，是翼手目动物的通称，一般以蝙蝠科伏翼（*Pipistrellus abramus*）、东方蝙蝠（*Vespertilio superans*）较为常见。蝙蝠为常见动物，造型简单，容易刻画，如《证类》所绘并无大谬；而《本草原始》的图例，则受吉祥图案的影响；《本草汇言》更在《本草原始》图案基础上添绘一枚阳刻的蝙蝠，与之呼应，形成"阴阳和合"的状态；金陵本所绘，基本满足《本草纲目》"足尾与薄肉翅连合如一"的特点，或许是过于强调"似鼠"，较《证类》等增加鼠须，反而变成蛇足；钱本重绘，添绘蚊蚋一枚，图中伏翼飞膜展开，滑翔捕食状，鼠须更加明显（图34）。

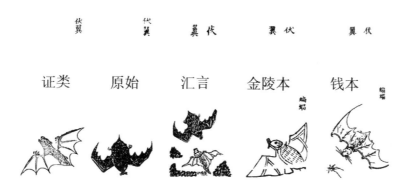

图34　《证类本草》《本草原始》《本草汇言》《本草纲目》金陵本、钱本伏翼图

3. 图绘者对未知物种的描绘

因为本草编撰的继承性，本草书中许多药物的真实物种，连著作者本人也没有明确概念，图绘者更加无所适从，于是图绘者往往发挥想象力，多数时候根据名称来推衍图像。如《三才图绘》之海马（图35），即是这种情况之标准例证。

以《纲目》卷四十七新增药物鹮鹤为例，这是一种水鸟。集解项李时珍说："案刘欣期《交州志》云：鹮鹤即越王鸟，水鸟也。出九真、交趾。大如孔雀。喙长尺余，黄白黑色，光莹如漆，南人以为饮器。《罗山疏》云：越王鸟状如乌鸢，而足长口勾，末如冠，可受二升许，以为酒器，极坚致。不践地，不饮江湖，不唼百草，不食鱼，惟唼木叶。粪似熏陆香，山人得之以为香，可入药用。杨慎《丹铅录》云：鹮鹤，即今鹤顶也。"

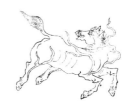

图35　《三才图会》海马图

从描述来看，这种主要产于云南广西的鹮鹤，应该是犀鸟科嘴基部的骨质盔突较为明显的冠斑犀鸟（*A. albirostris*）、双角犀鸟（*Buceros bicornis*）之类。金陵本的图绘者显然没有见过真正的犀鸟，仅根据所引《交州志》等提供的不完整信息，想当然地绘制（图36）。因为《丹铅录》提到"鹤顶"，所以绘作鹤形，而不管另两本书说"大

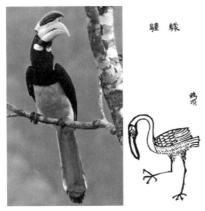

如孔雀"或"状如乌鸢";《交州志》与《罗山疏》分别提到"喙长尺余","口勾，末如冠"，图例除了表现带钩的长喙外，可以用来做饮酒器的"冠"究竟是一种什么样的状态，竟无从下手[41]。

图36　《本草纲目》金陵本鳖鹕图，
与冠斑犀鸟对比

枳椇子载《新修本草》，集解项李时珍说："枳椇木高三四丈，叶圆大如桑柘，夏月开花。枝头结实，如鸡爪形，长寸许，纽曲，开作二三歧，俨若鸡之足距。嫩时青色，经霜乃黄。嚼之味甘如蜜。每开歧尽处，结一二小子，状如蔓荆子，内有扁核赤色，如酸枣仁形。"此即鼠李科植物枳椇（*Hovenia acerba*），北枳椇（*Hovenia dulcis*），浆果状核果近球形，成熟时黄褐色或棕褐色，果序轴明显膨大，食用者为膨大的果序轴。从《纲目》的描述来看，李时珍显然认识这种植物，金陵本图例中，扭曲的果序轴十分夸张，但所描绘的，毫无疑问即是本种；钱本的图绘者不了解这一植物，根据金陵本（江西本）的图例进行美化，果序轴被描绘成一种奇怪的样子。钱本尚有金陵本（江西本）可以依凭，已错谬如此，《品汇》仅仅根据《新修本草》等的描述凿空绘图，就更加失真（图37）。

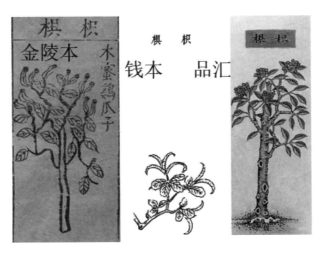

图37　《本草纲目》金陵本、钱本、《本草品汇精要》枳椇图

当图绘者没有正确概念的时候，也可能会与所认识物种发生错误联系。如及己载《别录》，据《新修本草》说："此草一茎，茎头四叶，叶隙著白花。好生山谷阴

41　至于《纲目》引《罗山疏》说越王鸟"足长口勾"，犀鸟显然不符此特征。参考后文《瀛涯胜览》说鹤顶"长颈嘴尖"，猜测"长颈"或许在后来被讹传为"长胫"，遂被描述为"足长"。

虚软地。根似细辛而黑，有毒。入口使人吐血。今以当杜蘅，非也。"《纲目》记别名獐耳细辛，释名项说："及己名义未详。二月生苗，先开白花，后方生叶三片，状如獐耳，根如细辛，故名獐耳细辛。"金陵本的及己图例虽然简略，但结合文字描述，可以确定，其原植物为金粟兰科及己（*Chloranthus serratus*）。有意思的是，《品汇》的图绘者不了解此物，乃根据《新修本草》说"茎头四叶，叶隙著白花"以意为之，画出的植物，其实是蘋科田字草（*Marsilea quadrifolia*）（图38）。

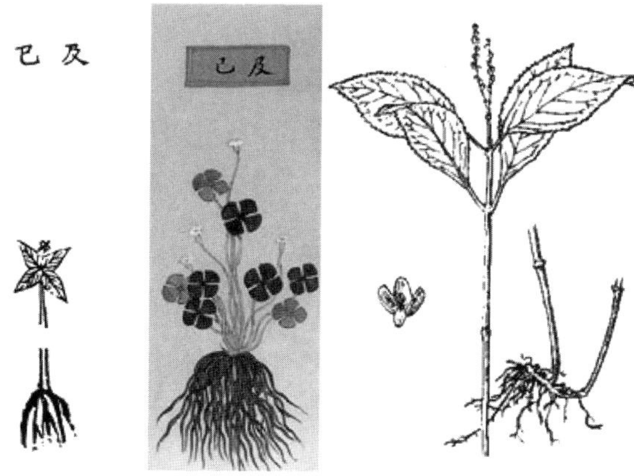

图38　《本草纲目》《本草品汇精要》
及己图及及己的植物图

4. 图像中的细节

如果出于识别物种的目的审视本草图例，着眼点与观察现代标本图不同。尤其需要注意的是，图绘者通常具有画家身份，在其学习训练过程中，已经获得一套程式化的表现方式，面对真实物种，不免将套路手法掺入，从而淡化物种的个性特征。一般而言，只有当描摹对象的某项特征超过程式化模式，无可掩盖的时候，才被表现出来。图像还原度极高的《图考》，这种情况较为少见；而同样是真实物种写生的《救荒本草》，可能是画手技法过于熟练的缘故，或多或少地存在；《证类》在版本多次翻刻后，某些图例的特征逐渐"钝化"，可能也与此有关[42]。

植物的物种鉴别，花的性状、结构通常最为重要；本草图例对花的描绘多偏于简略，花的结构刻画往往采取程式化的模式，复杂类型的花序，观察不仔细，图绘含混，不太容易达到鉴别目的。相对而言，叶通常保留有较多的鉴别特征，但也有详略精粗的不同，以此为例，略为解说。

本草图例对叶着生状态的刻画，一般而言，托叶之有无、叶柄之长短不太明显，无柄与较短的叶柄很难在图例上区分，但抱茎叶一般是真实状态的描绘。

对叶序而言，对生、互生通常比较含混，但若绘作轮生、簇生状态，往往是该物种的真实状况。在对生、互生中，若绘作"二列状对生"，又有可能是真实状态。

单叶、复叶一般可以区分，羽状复叶与掌状复叶也可以区分，但羽状复叶的奇数、偶数状态，在图例中的表现，通常不足为据。多回羽状复叶，有时候会绘成生

42　由于著者美术知识缺陷，这一问题暂未能深入研究，请俟他日。以下讨论本草图绘者对叶的描绘，相对肤浅，且缺乏论证，只是因为未见同类研究，勉强作为"引玉之砖"。

有单叶的小枝样；掌状复叶有时与掌状分裂混淆；三出羽状复叶与三出掌状复叶完全分不清。单身复叶一般是真实状况的写生。

叶形通常作披针形，其他形状往往反映真实；叶基的情况也与真实状态有关。叶片特征中，叶脉、叶裂、锯齿最为重要。图例中网状叶脉为常态，若绘作平行脉，一般表示真实状况；全缘为常态，叶裂和锯齿为真实形态。

以《救荒本草》为例，仙灵脾即淫羊藿，描述说："今密县山野中亦有。苗高二尺许，茎似小豆茎，极细紧，叶似杏叶颇长，近蒂皆有一缺，又似绿豆叶，亦长而光，稍间开花，白色，亦有紫色花，作碎小独头子，根紫色有须，形类黄连状。"所谓"近蒂皆有一缺"，结合所绘图例，应该是指小叶基部不对称。箭叶淫羊藿（*Epimedium sagittatum*）这一特征最明显，但箭叶淫羊藿为3出复叶，与图例所见2回3出复叶不吻合，淫羊藿（*Epimedium brevicornu*）符合2回3出复叶的特征，其侧生小叶基部裂片略偏斜，应该就是《救荒本草》所描述的品种了（图39）。

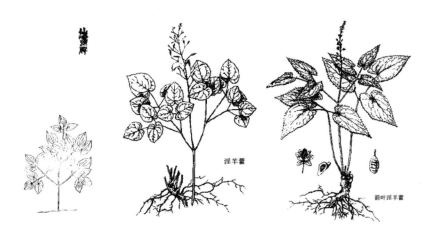

图 39 《救荒本草》仙灵脾、淫羊藿、箭叶淫羊藿图

又如泽泻，古代记载的基本都是泽泻科泽泻属（*Alisma*）植物，《证类》绘有3幅泽泻图例，从图形看，"邢州泽泻"基本可以确定其为泽泻（*Alisma orientalis*），但叶脉却绘作网状叶脉。有鉴于此，《救荒本草》专门说："今水边处处有之。丛生苗叶，其叶似牛舌草叶，纹脉竖直，叶丛中间撺葶，对分茎叉，茎有线楞，稍间开三瓣小白花，结实小青细。"所谓"纹脉竖直"，其实是针对"邢州泽泻"误画的网状叶脉而言，《救荒本草》所绘的叶脉，也是泽泻真实物种的平行叶脉（图40）。

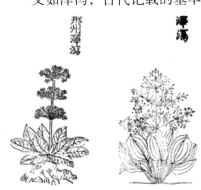

图 40 《证类本草》邢州泽泻、《救荒本草》泽泻图

但也有一些情况需要特别加以注意。如卖子木，载《新修本草》，仅言"其叶似柿"，《图经》云："卖子木，本经不载所出州土，注云出剑南、邛州，今惟渠州有之。每岁土贡，谓之买子木。株高五七尺，木径寸许。春生嫩枝条，叶尖，长一二寸，俱青绿色，枝梢淡紫色。四五月开碎花，百十枝围簇作大朵，焦红色。随花便生子如椒目，在花瓣中黑而光洁，每株花栽三五大朵耳。五月采其枝、叶用。"《证类》绘有"渠州卖子木"图例，一般据此图文确定原植物为茜草科龙船花（*Ixora chinensis*），应该没有问题。但也有不同意见，研究者据《图考》所绘卖子木具三出叶脉，遂订其为忍冬科川西荚蒾（*Viburnum davidii*）。[43]考证者没有注意，《图考》之卖子木其实是据《草木典》之卖子木图例仿绘，亦作基部3出叶脉；仔细对比，《草木典》的卖子木图，仍然是由金陵本（江西本）图例变化而来。《纲目》集解项李时珍说："《宋史》渠州贡买子木并子，则子亦当与枝叶同功，而《本草》缺载，无从考访。"显然，李时珍并不认识卖子木，金陵本的图绘者按理也不会认识，与《证类》"渠州卖子木"对比可见，金陵本此图，乃是根据《证类》图例简化而来，只是误将原图网状叶脉修饰成三出叶脉状，并没有品种寓意（图41）。

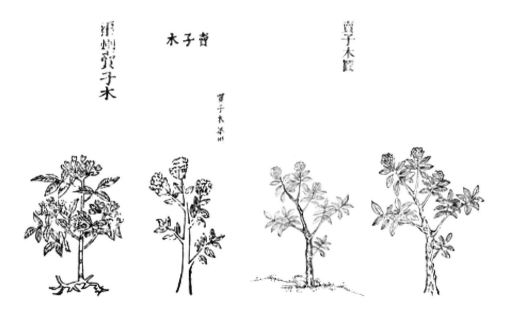

图41　《证类本草》渠州卖子木、《本草纲目》金陵本、《古今图书集成·草木典》、《植物名实图考》卖子木图

43　祁振声，秦淑英.卖子木或买子木的本草考证 [J]. 中药材，2002（4）：288.

五、余论

本草图例研究，大致有三个方面：一者与绘图学有关，一者与版本学有关，一者与名物学有关。就目前的情况来看，名物研究（即通常所说的"本草考证"）深入而全面，另两方面则非常薄弱。我们以《本草纲目》为例，从绘图和版本两方面作了初步尝试，局限于条件——版本搜集难度、研究者的知识背景——有待深入的论题甚多。兹将研究中有所考虑而未能深入进行的问题胪列如下，以俟将来完善。

（1）本草图例中，如《证类》《救荒本草》《图考》等，皆属于说明性插图，其各自的"绘图规范"需要总结。作为说明性插图，多数是文字描述的补充，图文互动的情况究竟如何。

（2）如《绍兴本草》《品汇》的图例，虽主要因循旧本，但作为官修本草，这样的图例也不应等闲视之，其取舍增删之处，若存在目的性，应予揭示。

（3）图例的版本变化，大约有两种情况，一是如《纲目》金陵本、钱本、张本这样，版本间差异极大，易于揭示不同；另一种则如金陵本与江西本之间，乃至钱本谱系内的各个刻本间，变化极微。后一种情况较为常见，一般以意义不大而忽略，但如《救荒本草》，存在若干版本系列，图例被《农政全书》《图考》转载，又被《野菜博录》盗用，则需要深入比勘。

（4）版本在复制过程中，图像信息与文字信息一样，都存在丢失或扭曲现象，文字尚存在一定程度的"自我纠错"能力，而图像如果没有利用祖本进行纠错，随着翻刻复制，晚出版本与祖本的距离会越来越远。按照这一思路考察现存《证类》版本，应该可以对版本优劣重新排序，并部分解决大观、政和、大全等系统的版本传递问题。

《本草纲目引文溯源》研究发微

郑金生　　张志斌　　侯酉娟　　汪惟刚

《本草纲目》（以下简称《纲目》）校勘研究中会遇到一个难题，就是《纲目》中存在着许多引文与其原文差异较大的问题，文献出处亦有引而不确，注而不详之处。倘若一一校改，不仅改不胜改，且使《纲目》原文变动失真；倘若不注不改，则引文差异的问题得不到解决，不仅难以参用，而且还会影响到读者对《纲目》的准确理解。校勘者每因此大为困惑。对此，我们提出以下意见。

一、《本草纲目》引文差异问题是如何形成的

我们对《纲目》引文差异问题的认识有一个过程。在我们《本草纲目影校对照》[44]（下文简称《影校对照》）工作没有开始之前，我们曾经简单地认为"明人著书有一个弊病，即好改古人书。李时珍也未能免俗"。但是在工作过程中，我们的认识有所改变，主要是对《纲目》的性质有了新的认识。

李时珍仿效唐代陈藏器编《本草拾遗》，"博极群书，精核物类"，使得《纲目》在资料宏富与药物考辨两方面取得了巨大的成功。有鉴于此，《纲目》应当是一部论著，而非单纯汇集罗列资料的类书。不像宋代唐慎微的《证类本草》，只引录补遗而不加评述。《纲目》引文虽极为广博，但却是一部引证、评说俱备的论著。李时珍在广泛引用前代文献的同时，非常重视阐述本人的观点，包括对药物的应用与对前代文献的评价。李时珍在处理引用文献时，"重复者删去，疑误者辨正，采其精粹"，这一工作又被归纳为"翦繁去复，绳谬补遗"。纵览《纲目》全书，这八个字贯穿于引文取舍始终。尤其是诸药"附方"，其删改压缩、糅合润补之处甚多，关于药性药用的发挥论述也或加糅合、参以己见。李时珍是一名医生，他依据自己的临床经验和理解，经常改动前人方中的用药剂量，萃取主治病证，简化炮制、制剂过程。作为一部民间医生的论著，《纲目》这样处理引文并不为过。对这样的引文，如何去判定删改后的引文哪些属于"讹脱"？哪些是作者有意而为？若逢异必正，以还引文之原，岂非有悖李时珍编纂《纲目》之初衷？由此给校勘《纲目》提出了一个必须正视的问题：是比勘所引原著，力求展示、甚至恢复所引原文之真？还是校讹之时，尽量保留李时珍精简改补之真？

当然，《纲目》只是一部个人著作，其中的确也存在某些认识或引用失误的问题。与儒士注经、官修医书相比，其引文确实有欠严谨。加上此书部头巨大，刊刻过程中也会出现谬误。关于《纲目》古代文本讹误的问题，笔者已另撰文讨论[45]，此不赘述。需要讨论的是如何妥当处理。

二、存真与订误之间如何取舍

《纲目》乃个人论著，所引用资料旨在为医家实用，非为辑录遗佚珍稀文献而设。因此若仿儒士校经，逢异必注、逢错必改，则可能有悖李时珍"翦繁去复"之苦心，容易丢失《纲目》之本真。

44　张志斌，郑金生校点.本草纲目影校对照 [M].北京：科学出版社，2017.

45　张志斌，郑金生.《本草纲目》金陵本的常见讹误及订误方法研究 [J].北京中医药大学学报，2017,40（12）：999-1003.

李时珍"蒭繁去复"之处甚多，除药物、医方、议病辨治言论的大段取舍外，在选定内容锤炼方面也下了很大功夫。从类书引文角度来看，严重删削原文会被斥为妄改前人书、割裂原文，但从展示医药实用内容角度来说，唯有撷精拔萃，才能做到"博而不繁，详而有要"。例如《圣惠方》有一灭瘢痕方，取鸡子熟煮取黄，"于铛中炒如黑脂成膏，以布先揩破疮瘢，然后涂膏"[46]，李时珍将此法精炼为"炒黑，拭涂"四字。仔细体味，要讲实用，四字足矣！又如《普济本事方·治诸痔疾》载"熏洗痔方：枳壳不拘多少，右为末，每服二钱，水一大碗，砂瓶内煎百沸，先去瓶上坐熏，后却泻出，通手热洗妙"[47]，李时珍将其精简为"用枳殼末入瓶中，水煎百沸，先熏后洗"。文字简洁明了，不失原意。当今校勘《纲目》，若再把时珍删改之处逐一加注还原，是逆李时珍之意而行之，将本来"不繁""有要"的《纲目》重又变得累赘臃肿。

《纲目》的确也有大段遗漏现象，但若无确证与必要，也只宜指出其误，不宜强行为之辑补。例如卷五十二"天灵盖"附方载："青盲不见。方见龙脑香下"，但在卷三十四"龙脑香"条既未见"青盲不见"之主治，亦无用龙脑香与天灵盖配合治疗之方。此校勘结果说明李时珍在"龙脑香"条漏载此方。李时珍未留下此方出处，因此即便能在其他书中找到以龙脑香、天灵盖治青盲不见的方剂，也无法肯定就是李时珍所漏之方，更不可能模仿李时珍精简此方。因此，若越俎代庖替《纲目》补入漏方，则《纲目》已非原著旧貌了。

校勘要解决原著中文字"讹、脱、衍、倒"，以保证原著文字准确。但由于上述原因，《纲目》有其特殊之处，影响到校勘的施行。正是为了存李时珍《纲目》之真，《影校对照》的凡例规定："《纲目》引文或有化裁、增减，只要不悖原意、文理通顺者，一般不改不注"。但仅有为存《纲目》之真的校勘，也会留下遗憾。读者若想深究或转引《纲目》所引的书籍与文字，就无法依靠这样的校勘。那么，有无两全之策呢？

现有的《纲目》校点本中确实有过某些局部的尝试。例如对某方的症状、剂量、制法、服法等，不厌其烦在校语中指示引文与原文的差异之处，甚至予以校改。这样的校勘已超出了校勘"讹、脱、衍、倒"的职责范围，又无益于读者深究、引用原方之需求。更重要的是，《纲目》所引罕见古籍、出处欠明的引文非常之多，若避而不言，忽而不校，则难免有避难藏拙之嫌。也有其他校勘者尝试过对《纲目》金陵本原刻文字完全只注不改。但是，对于刊刻过程中的明显讹误也予以保留的话，也不一定符合校勘的基本任务。

面对这样的两难局面，的确不是一部校点著作可以妥善解决。基于我们的国家出版基金项目《本草纲目研究集成》是一套互相关联又独立成书的丛书，所以，我们决定将校勘与溯源剥离开来，另外编纂《本草纲目引文溯源》（此后简称《溯源》）

46　王怀隐.太平圣惠方 [M].北京：人民卫生出版社，2016：841.

47　见许叔微之类证普济本事方后集（南宋建安余唐卿宅刻本）。

一书来解决《纲目》引文差异、出处不确的问题。

三、"引文溯源"的目的与做法

"引文溯源"是为《纲目》引文量身而设的研究新法，其目的是既映衬体察李时珍"博极群书""蠲繁去复"之伟绩，又弥补《纲目》某些引而不确、注而不明的弊端。追溯引文之源是缕清相关学术源流的基本条件。

《纲目》问世已400余年，李时珍当年所见的古籍已部分流散海外或深藏民间，难以得见；又有若干李时珍当年未能得见的珍善医书版本或罕见书种也在近现代出土或浮现。因此，收集遗佚，追本溯源，就是《溯源》的全部工作。具体做法是在《影校对照》的基础上，全面追溯引文所在的原书，并展示相关的未经删改的原文。将李时珍的引文与原书的原文进行比较，以让读者深切了解李时珍引证之广博，爬梳抉剔之深入，才能真实展示李时珍"蠲繁去复"的深厚功力与不足之处。同时，还能让读者了解《纲目》引文的确切来源与原文全貌。需要注意的是，所谓"引文的确切来源"指明确其所在原书（含转引之书）的书名及其位置（卷篇等），书后还逐一注明诸书所用的版本。

四、完成引文溯源的关键问题

毋庸讳言，世易时移，后人实际上已不可能将《纲目》引文全部还原。但设立《溯源》却能促使我们尽力追根穷源，或者即便未能追溯到源头，也将如实注明，以待来者。熟知《纲目》的研究者也许会认为，《纲目》"书考八百余种"，卷一又列举了引据的各类书目，据此溯源，又有何难？不错，《纲目》卷一的引据书目确实是我们溯源的起点，但沿此书目逐一考察，就发现了种种问题。

1. 关于书目的问题

《纲目》"引据古今医家书目""引据古今经史百家书目"两节中，均区分"旧本"与"时珍所引"两部分。所谓"旧本"，指唐宋诸家本草。"旧本"所载医书84家，引用经史百家书151家，共235家。在《纲目》之前，《政和证类本草》书前的《证类本草所引经史方书》对此有初步总结。这份书目是元代刻书家晦明轩主人张存惠所为，不过是将《证类本草》引文标题摘录汇编而已，其中遗漏甚多，且部分名目并非书名。例如"崔魏公传"，见《证类本草·生姜》附方，内容是"唐崔魏公"夜暴亡的故事，而为醒目起见，《证类本草》将"唐崔魏公"四字用大字作标题，实则并无此书名。查找此故事的来源，实出五代末孙光宪的《北梦琐言》。此类问题在旧本书目中多达数十处，可见这份书目很不严谨，无法单凭它来找书溯源。

李时珍所引医书276家，经史百家书440家，共计716家。论质量，李时珍所出书目较《证类本草所引经史方书》为佳，没有将引文标题当作书名之类的错误，且多数著录书目是比较完整准确的。但囿于时代条件等限制，其新增书目里仍存在较多的不规范问题。所谓不规范，是指其所引"书目"无一定之规。例如无一手、二手资料之分，书名、篇名、方名、诗名等混杂而列，诸书著录项目（作者、书名）或有不全等。

在李时珍新引用的700多家书中，明显可考属转引的二手医书最少有36种，经史百家书则至少有84种。某些唐宋及其以前的佚散医书大多属于转引，如《三十六黄方》《神医普救方》《海上名方》《梁氏总要》《究原方》等。经史书中的宋代及其以前的纬书如《春秋题辞》《春秋元命包》《春秋考异邮》《礼斗威仪》《周易通卦验》等，地志如《蜀地志》《荆南志》《齐地记》《邺中记》《临川记》等也大多属于转引。这些早已佚散的书目或篇目，只有通过李时珍曾引用过的类书如《初学记》《艺文类聚》《太平御览》等，或文献价值较高的某些著作如《水经注》《齐民要术》《外台秘要》《证类本草》《妇人良方》《幼幼新书》《普济方》等，才有可能搜索到其佚文。

书目著录不规范，甚或错误，会严重影响引文的溯源。其中同名异书、异名同书，在《纲目》引据书目多次出现。例如所引的"某氏方"，多数都不是来自《某氏方》为名的书，而是转引他书中记载的某某人所传方，如胡氏方、叶氏方等，最后溯源结果是来自不同的几种书。而那些名为《经验方》《经验良方》的书，同样皆非特指。著名的《御药院方》，实际上包括不同时代的两种书。对这样的问题，必须逐条引文去搜索其不同来源。

书名中的漏字、错字、随意简称、以篇名作书名等问题，也给溯源带来很大的困难。例如《纲目》所出的《宣政录》一书，若查史志书目，可知是明代张锦所撰，但如果追溯《纲目》所引《宣政录》的文字，则发现其源头是南宋江万里的《宣政杂录》。又如《纲目》引据书目有《洽闻说》，不载作者名，而遍查古代书志无此书。《纲目》正文未再引此书名，但却转引了《本草图经》中的《洽闻记》。《洽闻记》是唐代郑遂（一作郑常）撰，未入李时珍的引据书目。"洽""治"形似，故书目的《治闻说》实为《洽闻记》之笔误。

李时珍在书中标记引文时，或用书名，或用人名。例如金元医家多标其名（杲、元素、好古、丹溪等），不言出何书。要查找这些医家的言论所出，则必须搜寻他们的所有著作。由此可见，《纲目》虽然列出了引据书目，但这仅仅是最初级的线索，真正要追溯每条引文之源，必须依据《纲目》所引之文，逐一核实它们的出处。

2. 关于所引原书的问题

《纲目》所引的古籍多数还留存至今，这是我们敢于溯源的基础。但也有少数古籍散佚在外，或深藏未露，是为溯源的难点之一。庆幸的是，我国的前辈学者对散佚在国外的古汉籍一贯十分关注。清末民初的有识之士已经从日本回归了大批散佚古医籍。近二十年来，我们又开展了抢救回归海外散佚古医籍的课题，东渡日本，西赴欧美，复制回归了400多种珍善本中医古籍，编纂出版了《海外中医珍善本古籍丛刊》（2016年由中华书局出版）。其中有《纲目》引用过的《日用本草》《儒医精要》《医宗三法》《黎居士简易方论》《方氏编类家藏集要方》《选奇方后集》等数十种医药书，为本书溯源发挥了巨大的作用，解决了很多疑难问题。例如元代吴瑞的《日用本草》，今国内所藏同名古籍实际上是一部伪书。《纲目》所引的该书今国内早已佚散，残本存于日本龙谷大学图书馆。又如《纲目》引用的"禹讲师经验方"，遍查古今书目均无所得，后在复制回归的明代胡文焕校《华佗内照图》之末，找到了题为"新添长葛禹讲师益之"等人的医方，最终确定了此书的源头。可见海外所藏珍稀中医古籍在本次溯源中发挥了巨大的作用。

此外，我们还通过各种途径，关注网络或民间新浮现的有关古籍。例如《纲目》著录的《太和山志》，史志著录了两种同名的《大岳太和山志》，一是明代洪熙、宣德间道士任自垣撰，一为嘉靖间太监王佐始创，万历癸未（1583）宦官田玉增广。后者成书太晚，前者未见《中国地方志联合目录》等书记载，存佚不明。借助网络，我们寻得该书的明宣德六年（1431）序刊本（存《道藏补》），并购得其PDF档，又为溯源增添一种原书。

《纲目》中引文所注出处，找到原书并不等于成功，还必须在原书中找到所引的文字。因为《纲目》的引文出处也有很多笔误或张冠李戴等错误，必须逐条加以核实。因此，从《纲目》引书来看，似乎不到千种，但需要落实的引文却以数万计。尤其是转引的条文，要根据其引文的时代、性质，锁定最可能被引用的古籍，再耐心地一书一书反复搜查、核定。例如《纲目》卷二十三"蜀黍"附方，有治小便不通的"红秫散"一方，注出"张文叔方"。此名没有进入引据书目，线索全无。鉴于刘衡如、刘山永父子校勘时已经提供了此方见《普济方》引用的信息，且云《普济方》提示该方"出朱氏集验方"[48]。《朱氏集验方》即宋代朱佐的《类编朱氏集验医方》，此书尚存。我们反复搜索该书而不得此方。是《普济方》误载？抑或今存朱氏书遗漏？对此必须进一步查实。又经搜索方名有关工具书、文献价值较高的其他医书，终于在元代罗天益《卫生宝鉴》发现"红秫散"[49]，该方下亦注明"张文叔传。大妙"，但此张文叔是否是元代人，必须有佐证。经查《卫生宝鉴》引张文叔方5次，且在"续命丹"之下载有"张文叔传此二方。戊辰春，中书左丞张仲谦患半身不遂麻木，太医刘子益与服之，汗大出，一服而愈。故录之"[50]。查张仲谦确实为元大臣，《元史》有名。又《卫生宝鉴》卷二十三记载罗天益曾治张仲谦风证。有了这些旁证，方可确定张文叔确是元初人，其名不可能见于宋代的《朱氏集验方》，《普济方》误载也。

48　朱橚.普济方[M].北京：人民卫生出版社，1959：3285.

49　罗天益.卫生宝鉴[M].见：罗天益医学全书，北京：中国中医药出版社，2006：149.

50　罗天益.卫生宝鉴[M].见：罗天益医学全书，北京：中国中医药出版社，2006：73.

至此，此方才算找到了真实的源头。《纲目》中类似这样注而欠明、引而不确的问题较多，后世诸家往往不加核定即再次转引，于是以讹传讹、积重难返，不可避免地影响到学术源流的考镜。

然而必须坦承的是，《纲目》出版至今已400多年，要全部还原《纲目》的引文原貌是不可能的，总会有些难以溯源的引文。这类引文主要有李时珍及其父亲的未刊著作，还有几十种来源不明或原著已佚、唯《纲目》存其佚文者。李时珍未刊著作主要有《濒湖集简方》《濒湖医案》，其父李言闻未刊医书有《人参传》《艾叶传》（一名《蕲艾传》）《痘疹证治》，这些书虽然见于《纲目》引用，但难窥全豹。李时珍引用、但今已佚散的书籍约有60余种，其中包括明代汪机《本草会编》、邓笔峰《卫生杂兴》、董炳《集验方》《戴古渝经验方》、王英《杏林摘要》、谈野翁《试验方》、张氏《瀼江切要》、李知先《活人书括》、陆氏《积德堂经验方》、叶梦得《水云录》《奚囊备急方》《孙一松试效方》《唐瑶经验方》《试效录验方》《蔺氏经验方》《阮氏经验方》等。这类书籍目前还无法寻得其原著，难以溯源。对此，我们只能在《纲目》所引出处后加注予以说明。《素问》有云："有者求之，无者求之。"本书溯源亦本此原则，凡能溯源者展示之，无法溯源者注明之，以便读者了解引文所涉诸书的存佚状况，且便于日后不断寻觅，日臻完善。

五、相关的统计数字及从中得出的体会

此文结稿之时，项目组关于引文溯源的数字统计也出来了。本项目共追溯《纲目》引文30205条，其中溯得其源28614条，未能溯得其源条1591条，注释按语5157条，完成《纲目》94.7%以上引文的溯源。这些引文中，《纲目》中引用本草占比50%，医学文献占比36%，文史类占比10%左右，还有百分之几未能溯得其源。其中引用本草著作的情况如下图（图1）。

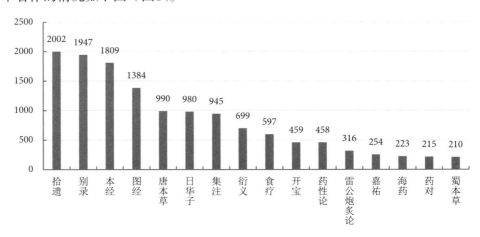

图1　《本草纲目》转引"旧本"本草著作频次分布

此图按照李时珍引用的频次横列排序，共选择引用频次最高的前15种古代传统本草著作，大体可以看出中国本草史上比较有影响力的本草著作是哪些，也印证了李时珍对唐代陈藏器《本草拾遗》这部著作的推崇。

同时，说明项目刚开始时，我们根据"明人好改古人书"的传闻来质疑李时珍的引文，那种想法是错误的，起码是存在很大的误会。《纲目》的引文还是相当可靠的，至少95%以上，都是查有出处。剩下的那小部分，还必须考虑到《纲目》成书至今已有440多年，期间经历了多次战火的猎劫，有些李时珍过眼的文献已经散佚不见了。

此外，从引文溯源中还可以看到，《纲目》所引之书都是当时质量比较高，内容比较好的著作，使之成为一部比较专精的临证本草类著作。其中85%以上都是医药学相关内容，故而其内容并不庞杂。所剩那10%左右的文史类著作内容，正好体现此书的博物学特点。

总之，将《纲目》一书的引文全面系统溯源的过程，宛如再走一次李时珍走过的编书之路，加深了我们对李时珍所历艰辛的认识。如何将溯源结果与《纲目》引文对照，我们也曾设计过多种方案，最终确立在《影校对照》正文的基础上，对每一出处加注，展示溯源结果。此举既不伤《纲目》之真，又展示引文原貌。但筚路蓝缕，经验不足，难免会有一些不足之处。欢迎来自各方的批评指正，以助改进。

关于《本草纲目辞典》方剂辞条撰写备忘

张志斌

《本草纲目辞典》（此后简称《纲目辞典》）相关方剂辞条的编纂工作已经过半，现将编写过程中的感想体会加以总结，以利于下一步的工作。

一、《本草纲目》方剂概况

《本草纲目》（以下简称《纲目》）是一部本草著作，而不是医方书。但是，李时珍为了以方证药，展示药物实际运用方法，精选了很多方剂。按照李时珍自己的统计，"旧本附方二千九百三十五，今增八千一百六十一"[51]。所谓"旧本"，指宋代的《证类本草》（此后简称《证类》）。李时珍新增的方剂几乎是《证类》的3倍，加在一起，全部方剂总数达到11096方。如此数量巨大的药方，实际上已经超出了一般药方书的内容。

51　张志斌，郑金生校点．本草纲目影校对照一药图与序例 [M]．北京：科学出版社，2018: 273.

从历史上来看，自《神农本草经》以降，到唐代的《新修本草》，内容都是专门讨论药物的辨认与功效，没有记载相关的方剂。直到唐代《天宝单方药图》（742~755）与《药性论》（大约是唐末五代之书），才开始在药书中附录相关的药方。从宋代《嘉祐本草》第一次引录《药性论》和《日华子本草》这两部带有药方的书以后，后世重要本草书多袭用药书附方的方式。《证类》中所附方剂尤其丰富。由于本草著作附录方剂，既可扩大药书应用的范围，又可借方来印证药物的功效。李时珍非常熟悉本草书发展的脉络。他的《纲目》是在《证类》基础上的新发展，自然要汲取前人的有益经验。他保留了本草著作附录方剂的做法，并以药物为体，药方为用的角度，阐明了本草附方的含义。

更重要的是，本草附方，着眼点还是药。只有单方或小方，才能证实相应的药物是药方产生效果的主力。因此，《纲目》所收的方剂，多为单方或小方，具有药味简单精练、实用有效的特点。偶有大方，则均为历代成药名方。这些方剂从前人或明代诸多医药学家的书籍中筛选出来，也包括李时珍父子临床所用的方子，如李时珍自己撰写的《濒湖集简方》。为利用这部分实用有效的宝贵资料，后人不断用各种方法去发掘整理，使之更好地发挥临床治疗作用。

我们在《纲目辞典》收入方剂内容，也正是基于"使之更好地发挥作用"这一目的。《纲目》中的11096方中，多数是无名方，只有不到五分之一的有名方。作为辞典，我们只收入有名方。

二、对《纲目》中有名方的解析及相应的处理方法

《纲目》的内容大致包括"序例"、"百药主治药"与药味各论三个部分。而每味药的写作体例包括释名、集解、正误、修治、气味、主治、发明、附方等8项内容。方名大多出现在"序例"及药物各论的"发明"与"附方"项中。

1. 同名异方或异名同方

所谓同名异方，指方名相同，而方剂的药物组成、功效主治及原始出处并不相同的方剂。例如，方名为"如圣散"的方子，实际上有8个不同的方子。其一出《家宝产科》卷五，为单味黄蜀花组成，治胎脏干涩，难产痛剧。其二为《普济方》卷六十引"《十便良方》"，以南星与白僵蚕二味（煨熟）组成，治缠喉风及急喉闭。其三为《证类·草薢》引出"孙尚药"，由草薢、贯众组成，治肠风痔漏。其四为《证类·露蜂房》引《经验方》，由蜂房、甘草组成，治药毒上攻。其五出《博济方》卷三，由蚄末、腻粉、麝香组成，治水入耳内，脓出疼痛。其六出《杨氏家藏方》卷十三，由野狸、大枣、枳壳、甘草、猪牙皂角组成，治肠风下血，诸般痔漏。其七为《证类·假苏》引《经验方》，由单味荆芥穗组成，治产后中风，四肢搐搦。

其八，为如圣散子的别名。

在《纲目辞典》中，这些同名异方必须并入同一辞条，分作不同义项而已，而不是不同的辞条。

所谓异名同方，指同一方剂有两个及两个以上名称。只要名称不同，就作为不同的辞条。但只能选择其中之一作为正名条，其他均为参见条。

2. 非完整方

所谓非完整方，指组成方剂的内容要素，如方名、出处、功效主治、药物组成（包括剂量、制法、服法等）信息不完整的方剂。一般来说，出自各药"附方"中的方剂一般内容会相对完整，出自"发明"及其他行文中者则往往不够完整。有时仅仅只有方名，而无方剂的实际内容。非完整方又有不同的不完整情况。

（1）方名及内容相对完整而出处不明或有误。

指有完整的方剂名称，其下主治方组等内容也相对完整，但是李时珍没有给出方剂的来源或者给出的出处可能不对。如《纲目·水银粉》"附方"中所载之"五宝霜"、《纲目·胡桃》"发明"中所载之"人参胡桃汤"，都是有方名、有主治、有药物组成，但没有明确出处。此类方剂，我们会尽量去追溯出处，争取给读者一个圆满的交代。如"人参胡桃汤"并非出于医药著作，而是出于南宋洪迈《夷坚志》。而"五宝霜"见《医部全录》卷三百六十六云"出《普济方》"，但是今本《普济方》则无此方。因此，我们将"五宝霜"的出处表述为"出《普济方》（见《医部全录》卷366引）"。

又如《纲目·栝楼》"附方"有"玉壶丸"一方，李时珍未给出处，华夏本《本草纲目研究》有注文称"玉壶丸：检圣惠方未见此方。普济方卷一七九载此方，治痟渴饮水无度。"[52] 此类情况，我们必须进行考查，根据考查结果编入辞条。核《纲目》原文，名"玉壶丸"者凡三处，分别载于：《纲目·人参》："消渴引饮。……《集验》用人参、栝楼根等分，生研为末，炼蜜丸梧子大。每服百丸，食前麦门冬汤下。日二服，以愈为度，名玉壶丸。忌酒面炙煿。"[53]《纲目·虎掌天南星》："风痰头运，目眩，吐逆，烦懑，饮食不下。玉壶丸：用生南星、生半夏各一两，天麻半两，白面三两，为末，水丸梧子大。每服三十丸，以水先煎沸，入药煮五七沸，漉出放温，以姜汤吞之。《惠民和剂局方》。"[54]《纲目·栝楼》："消渴饮水。……又玉壶丸：用栝楼根、人参等分，为末，蜜丸梧子大。每服三十丸，麦门冬汤下。"[55] 核实以上原文，三处"玉壶丸"实为两个不同的方子。其一为人参与瓜蒌根等分组成，其二为南星、半夏、天麻组成。后者出处准确，而前者的出处需要考证。李时珍云出《集验》，而实际上书名有"集

52 刘衡如，刘山永，钱超尘等编著 . 本草纲目研究 [M]. 北京：华夏出版社，2009: 868.

53 张志斌，郑金生校点 . 本草纲目影校对照四草部 [M]. 北京：科学出版社，2018: 2239.

54 张志斌，郑金生校点 . 本草纲目影校对照四草部 [M]. 北京：科学出版社，2018: 3505.

55 张志斌，郑金生校点 . 本草纲目影校对照四草部 [M]. 北京：科学出版社，2018: 3709.

验"二字的书很多，除《朱氏集验方》外，均无此方。《朱氏集验方》中虽有"玉壶丸"，但并非此"玉壶丸"。此"玉壶丸"实出《仁斋直指方》卷十七。

（2）方名完整，内容不完整

此类情况在《纲目》中并不少见。如《纲目·金牙石》发明中云："【弘景曰】金牙惟酒、散及五疰丸用之，余方少用。"其中提到的"五疰丸"，并没有给出相关主治、方药组成及出处等信息。经追溯核查，可知这段话为李时珍转引自《证类本草·金牙》："陶隐居云：……金牙惟合酒、散及五疰丸，余方不甚须此。"比陶弘景年代更早的著作中，未能检到此方，因此，"五疰丸"的释义为："五疰丸，方名。见《集注》。陶弘景云：'金牙惟合酒、散及五疰丸'，可知此方曾用到'金牙'一药。余不明。"

又如《纲目·檀香》李时珍在"发明"中云："杜宝《大业录》云：隋有寿禅师妙医术，作五香饮济人。沈香饮、檀香饮、丁香饮、泽兰饮、甘松饮，皆以香为主，更加别药，有味而止渴，兼补益人也。"[56] 在《纲目·甘松香》条"发明"中重出了这段话，但出处改为"杜宝《拾遗录》"[57]。这段话提到五个方子，均没有给出具体的方药组成与制法服法。此类辞条，我们则根据原始出处考证，尽可能多地给出有用信息。经查证，杜宝为隋唐时人，隋炀帝时为学士，唐太宗时任著作郎，参与修撰《隋书》。因见其中记述炀帝事有缺漏，遂著《大业拾遗录》以弥补之。原书佚，佚文可见《太平御览》《说郛》等书中。查《太平御览》，在卷九百八十二"旃檀"载："杜宝《大业拾遗录》曰：寿禅师甚妙医术。作五香，第一沉香饮，次丁香饮，次檀香饮，次泽兰饮，次甘松饮。皆别有法。以香为法，以香为主，更加别药，有味而止渴，兼于补益。"[58]此当是李时珍所引之原文献。从中可知五香饮均出于《大业拾遗录》（佚文存《太平御览》卷九百八十二），李时珍引用时分别摘取了原书名中不同的部分作为省略书名。五香饮均为以方名药物为主的复方，均有止渴补益之功效。其余不明。

其中还有一个值得注意的问题，即"五香饮"，原作"五香"，李时珍引用加了"饮"字。五香饮并不是一个具体的方剂，而是一类具有共性的方子的总称。我们将这样的名辞，也作为方剂辞目收入。

（3）方名不完整

方名不完整，常常或是省略，或是简称。如上面提到的《纲目·金牙石》发明中云："【弘景曰】金牙惟酒、散及五疰丸用之，余方少用。"这短短的15个字中，有三个方名，除了"五疰丸"外，还有"金牙酒"与"金牙散"，只是"酒""散"两方需根据前后文义把方名补充完整。然后根据补充完整的方名去追溯其原始出处及主治方组等

56　张志斌，郑金生校点．本草纲目影校对照七木与服器部 [M].北京：科学出版社，2018: 5419.

57　张志斌，郑金生校点．本草纲目影校对照四草部 [M].北京：科学出版社，2018: 2639.

58　〔宋〕李昉等撰．太平御览·旃檀 [M].北京：中华书局（缩印宋本），1960: 982.

内容。当然，像此类方子出处追溯比较困难。如果追溯未果，我们将如实表达。

比如金牙酒，可以追溯到此方比较完整方剂信息。方出《肘后方》卷三，治风毒脚弱，痹满上气。由蜀椒、茵芋、金牙、细辛、莽草、干地黄、防风、附子、地肤、蒴藋、升麻、人参、羌活、牛膝，14味渍酒饮。还能治口不能言，脚屈。但是，金牙散则仅能追溯到不完整的信息，方出《肘后方》卷八，据所出篇名可推测其治百病备急，但原书只云此为成药，未出方组。

另有一类不完整方剂名是简称。如《纲目·序例》"七方"一节"奇方"下："桂枝、麻黄，偶之小方也。""葛根、青龙，偶之大方也。"[59]这里的麻黄、桂枝、葛根虽然看似药名，在这里则是方名，代表的是麻黄汤、桂枝汤、葛根汤，这些方剂是人人皆知的伤寒经方，在《纲目》其他章节中有各方的引用。因此，此类简称将视为同方完整方名的别名，作为参见条处理。

如果某些简称之正名在《纲目》原文中并未出现，我们的处理是，添加该方正名作为正名辞条，以《纲目》中的简称作为参见条。如《纲目·虎掌天南星》中有"玉壶丸"，出《太平惠民和剂局方》卷4，原书此方名为"化痰玉壶丸"。我们的处理是：增添"化痰玉壶丸"为正名条，以"玉壶丸"作为参见条。同理，如果李时珍在原方名的基础上增字，也以同样的方式处理。如《纲目·假苏》有"华佗愈风散"，出自《本事方》卷十，原书作"愈风散"，则以"愈风散"为正名条，以"华佗愈风散"为参见条。

三、方剂辞条的体例要求

《纲目辞典》以不同辞类为单元分类编写，根据不同辞类的特点，在共同的编写体例要求基础上，各辞类又分别有特殊的要求。在此，仅针对方剂辞条的体例进行说明。

诚如上述，方剂辞条有同名异方、同方异名等，还有具体方剂、类方总称等情况，因而分成以下几种不同的辞条类别：正名条、参见条、单义项条、多义项条、类方总称条等。每一类辞条的写作，有不同的项目要求。

1. 正名条之单义项者

这可以说是方剂名词的基础条，要包括以下项目内容。

（1）方名：方名本无须解释。但如果李时珍所引用的方名不完整的话，要用完整的方剂名称做正名条的方名。不完整的方名作参见条。

（2）频次：指此方名在《纲目》中出现的次数。每一个辞目都必须经过《纲目》原文的全稿查询，逐个逐次考证，以排除其他意思的文字巧合。比如，大半夏汤，

59　张志斌，郑金生校点．本草纲目影校对照—药图与序例 [M]．北京：科学出版社，2018：427．

如果用计算机检索，在《纲目》中会出现2次。但其中有一次是"大半夏汤浸焙制"，与方剂"大半夏汤"没有关系，只能计入1次。频次一般用方括号"[n]"紧跟在方名之后，如为多义项条，则分别标示在各义项之后。

（3）定性：指为该名辞定性，除"类方总称"之外，一般标识为"方名"。

（4）出处：指本方实际的出处，要求可以追溯到的最早出处，一般医药书表述为《某书》卷某（不分卷者除外），或《某书·某篇》，本草书表述为《某书·某药》。实际上，出处的问题，是方剂辞条编写中最大的难点。因为方剂众多，又从来没有如药物一样的从上到下系统整理过，因此不穷极方书，难以言最早出处。目前我们的处理方法，如果出处文献已佚就是告诉读者最早的引用文献。

作为专书辞典，我们的方剂出处为二级出处法。一级出处，是我们目前能肯定此方的最早出处，就直接注明出处。例如，麻黄汤，出《伤寒论·辨太阳病脉证并治中》。如原始出处之原书已散佚或者并不能完全肯定，则注明目前所知某书或某书所引的最早出处。例如，如圣散子，出《证类·白僵蚕》引《博济方》。二级出处，是该方在《纲目》中的位置，以及李时珍对该药出处的意见。例如，如圣散，出《证类·假苏》引《经验方》，且云《集验方》同，《纲目·假苏》云出姚僧坦《集验方》。当然，如果方剂出处明确，这二级就更简单，一级表示最早出处，二级表示《纲目》所在位置。例如，麻黄汤，出《伤寒论·辨太阳病脉证并治中》，《纲目·麻黄》引。

（5）别名：用于处理同方异名的情况，在方剂正名条下，需要给出所有的别名。如愈风散，《本事方》卷十云出《经验》《产宝》。《纲目·假苏》引作"华佗愈风散"。又名举卿古拜散、如圣散。

（6）方剂释义：包括主治、方组、剂量、制法、用法等项内容。选取内容是编写方剂词条的第二个难点。这些内容既不能抄袭原书，也不能抄袭《纲目》引文，需要在原始出处的内容基础上进行精炼概括，以最简洁的文字把以上内容反映出来。前面已经介绍过，《纲目》中的方剂往往是李时珍为了以方证药，所引用者以小方单方为主，如有引用大方，也常是名方而已。因此，对于大方子，我们特别注意精简，一般会将繁复的剂量制法省略。

2. 正名条之多义项者

（1）每个义项均需区别是正名项，还是参见项。正名项在前，参见项在后。

（2）每个义项用阴文数字（❶❷❸❹……）引出。

（3）每个义项的写法要求同正名之单义项者。

（4）频次写在每一义项出处之后。如果《纲目》引用名与原始方名不一致时，写在"《纲目·某药》引"之后。

3. 参见条

（1）出处为《纲目》者包括以下内容：方名、频次[n]、定性（方名）、→正名条。

（2）出处为更早文献者则包括以下内容：方名、频次[n]、定性（方名）、出处、《纲目·某药》引、→正名条。

4. 类方总称条

一类方子的总称在《纲目》不多见。这类辞条内容一般单义项正名条的前四项，即：名称、频次[n]、定性（一类方剂之总称）、出处、《纲目·某药》引。

最后，以列表的方式出示若干个方剂名辞的示例条。为了清晰体例，特附出辞条写作所依据的原始资料。

序号	辞条	原始材料
1	一品丸[1] 方名。出《奇效良方》卷2，《纲目·莎草香附子》引。治风热上攻，头目昏眩及偏正头痛。大香附子焙干为末，蜜丸弹子大，每服一丸，水煎服。妇人醋汤煎服。	《纲目·莎草香附子》：一品丸。治气热上攻，头目昏眩，及治偏正头痛。大香附子去皮，水煮一时，捣晒焙研，为末，炼蜜为弹子大。每服一丸，水一盏，煎八分服。女人醋汤煎之《奇效良方》。 《奇效良方》卷之二：一品丸，治风热上攻，头目昏眩，及疗偏正头疼。上用大香附子，去毛皮，用水煮一时久，细切焙干为细末，炼蜜为丸，如弹子大，每服一丸，水一盏，煎至八分，通口服，妇人用醋汤煎服。
2	荆芥散[1] 方名。出《曾公谈录》（佚文存《悦生随抄》）。《纲目·假苏》引作此名，又称再生丹。治中风口噤。荆芥穗为末，酒服二三钱。	《纲目·假苏》中风口噤。荆芥穗为末，酒服二钱，立愈，名荆芥散。贾似道云：此方出《曾公谈录》，前后用之甚验。其子名顺者，病此已革，服之立定，真再生丹也。 说郛，卷二十下（贾似道《悦生随抄》）：荆芥穗为末，以酒调下二三钱，凡中风者服之立愈。前后甚验。是日顺儿疾已革，以酒滴水中调一服服之立定真再生也。
3	*再生丹[1] 方名。→荆芥散。	同上
4	独行散[1] 方名。出《证治要诀》卷12。《纲目·假苏》引。治产后发热迷闷，荆芥炒，不拘多少，为末，温水或童便、酒调下一钱。	《纲目·假苏》：产后迷闷。因怒气发热迷闷者。独行散：用荆芥穗，以新瓦半炒半生为末，童子小便服一二钱。若剉散，童尿煎服极妙。盖荆芥乃产后要药，而角弓反张乃妇人急候，得此证者，十存一二而已。戴原礼《要诀》。 《证治要诀·妇人门》卷之十二：产后发热迷闷。俗谓之发热血。新瓦上炒荆芥。不拘多少。半炒半生为末。温热水调下一钱。名独行散。或疑豆淋酒太热。用童便调尤宜。若剉散便煎亦得。荆芥乃产后要药。角弓反张。豆酒调极妙。盛怒失喜。迷闷不发热者。便调无不效。
5	愈风散[1] 方名。《本事方》卷10云出《经验》《产宝》。《纲目·假苏》引作"华佗愈风散"。又名举卿古拜散、如圣散。治产后中风口噤。荆芥穗子，轻焙为细末，每服二钱，温酒下。	《纲目·假苏》：产后中风。华佗愈风散：治妇人产后中风口噤，手足瘈疭如角弓，或产后血运，不省人事，四肢强直，或筑心眼倒，吐泻欲死。用荆芥穗子，微焙为末。每服三钱，豆淋酒调服，或童子小便服之。口噤则挑齿灌之，断噤则灌入鼻中，其效如神。大抵产后太暖，则汗出而腠理疏，则易于中风也。○【时珍曰】此方诸书盛称其妙。姚僧坦《集验方》以酒服，名如圣散，云药下可立待应效。陈氏方名举卿古拜散。萧存敬方用古老钱煎汤服，名一捻金。王贶《指迷方》加当归等分，水煎服。许叔微《本事方》云：此药委有奇效神圣之功。一妇人产后睡久，及醒则昏昏如醉，不省人事。医用此药及交加散，云服后当睡，必以左手搔头，用之果然。昝殷《产宝方》云：此病多因怒气伤肝，或忧气内郁，或坐草受风而成，急宜服此药也。戴原礼《证治要诀》名独行散。贾似道《悦生随抄》呼为再生丹。

序号	辞条	原始材料
5	愈风散[1] 方名。《本事方》卷10云出《经验》《产宝》。《纲目·假苏》引作"华佗愈风散"。又名举卿古拜散、如圣散。治产后中风口噤。荆芥穗子，轻焙为细末，每服二钱，温酒下。	《本事方》卷第十妇人诸疾：治产后中风口噤，牙关紧急，手足瘛疭。愈风散。荆芥穗轻焙过，一两，细末，每服二钱，温酒调下。《经验》《产宝》皆有此方。陈选方中用举卿、古拜二味，盖切脚隐语以秘之也。此药委有奇效神圣之功。
6	*华佗愈风散[1] 方名。→愈风散。	《纲目·假苏》：产后中风。华佗愈风散：治妇人产后中风口噤，手足瘛疭如角弓，或产后血运，不省人事，四肢强直，或筑心眼倒，吐泻欲死。用荆芥穗子，微焙为末。每服三钱，豆淋酒调服，或童子小便服之。口噤则挑齿灌之，斳噤则灌入鼻中，其效如神。大抵产后太暖，则汗出而腠理疏，则易于中风也。
7	*举卿古拜散[2] 方名。即愈风散。《本事方》卷10 "陈选方中用举卿古拜"，借反切以秘"荆芥"之名。《纲目·假苏》遂引作"举卿古拜散"，且误"陈选"为"陈无择"。→愈风散。	《本事方》卷第十妇人诸疾：治产后中风口噤，牙关紧急，手足瘛疭。愈风散。荆芥穗轻焙过，一两，细末，每服二钱，温酒调下。《经验》《产宝》皆有此方。陈选方中用举卿、古拜二味，盖切脚隐语以秘之也。此药委有奇效神圣之功。
8	一捻金[2] 方名。出《妇人良方》卷19。即愈风散用古老钱煎汤调服。《纲目·假苏》引作"萧存敬用古老钱煎汤服，名一捻金"，不明其言"萧存敬"之依据。	《妇人良方·中风口噤》卷之十九：愈风散。疗产后中风口噤，牙关紧急，手足瘛疭如角弓状，愈风散。亦治血晕，四肢强直，不省人事；或筑心眼倒，吐泻欲死。荆芥（略焙为末）。上每服三钱，豆淋酒调下，用童子小便亦可，其效如神。口噤者灌，齿龈噤者吹鼻中皆效。一方用古老钱煎汤调服，名一捻金散。
9	如圣散 方名。❶出《家宝产科》卷5[1]，《纲目·黄蜀葵》误作《产宝鉴》。治胎脏干涩，难产痛剧。黄蜀花焙干为末，每服二钱，热汤调下。❷出《普济方》卷60引《十便良方》[1]，《纲目·虎掌天南星》云出《博济方》，此实为如圣散子出处。治缠喉风及急喉闭。南星一个（去皮挖心），白僵蚕七个，（入南星内），湿纸裹煨熟，为末。每一字，以生姜汁调下。❸《证类·萆薢》引出孙尚药[1]，《纲目·萆薢》同引。治肠风痔漏。萆薢细剉，贯众去土，等分捣罗为末。每服二钱，温酒下，食前服。❹出《证类·露蜂房》引《经验方》[1]，《纲目·露蜂房》同引。治解药毒上攻。蜂房、甘草等分，麸炒令黄，去麸为末。水煎，临卧顿服。	❶《纲目·黄蜀葵》：难产催生。如圣散：治胎脏干涩难产，剧者并进三服，良久腹中气宽，胎滑即下也。用黄葵花焙研末，熟汤调服二钱。无花，用子半合研末，酒淘去滓，服之。《产宝鉴》。 《卫生家宝产科备要·产科杂方》卷5：催生如圣散：黄蜀葵花（不拘多少）。上一味焙干，为细末，每服二钱，热汤放温调下，神妙。或有漏血，胎脏干涩，难产痛剧者，并进三服，良久腹中气宽，胎滑实时产下。如无花，只用黄蜀葵子，烂研小半合，以酒调，滤去滓，温饮尤佳。 《妇人良方·产难门》卷17：黄蜀葵花，不以多少，焙干为细末，熟汤调下二钱，神妙。或有漏血、胎脏干涩难产，痛剧者，并进三服。良久腹中气宽胎滑，实时产下。如无花时，只用葵子，烂研小半合，以酒调，滤去滓，温过顿服，尤妙。 ❷《纲目·虎掌天南星》：喉风喉痹。天南星一个，剜心，入白僵蚕七枚，纸包煨熟，研末。姜汁调服一钱，甚者灌之，吐涎愈。名如圣散。《博济方》。 《普济方·咽喉门》卷60：立应丸（一名如圣散，出《十便良方》）治缠喉风及急喉闭。南星一个刮去皮（一方炮地埋出火毒一夜），白僵蚕七个。上控南星心空作孔子，入蚕于内，湿纸裹，文武火煨熟取出。等分为末。粥饮丸如梧桐子大。如不丸。只用绵裹药末吞之亦便。如开口不得，揩齿上亦妙。又为末。每一字。以生姜汁调下。如开喉不得。以小竹管擘口灌之。涎自出。 ❸《纲目·萆薢》：肠风痔漏。如圣散：用萆薢、贯众去土，等分为末。每服二钱，温酒空心服之。孙尚药《传家秘宝方》。 《证类·萆薢》：孙尚药：治肠风痔漏。如圣散：萆薢细剉，贯众逐叶擘下了，去土，等分捣罗为末。每服二钱，温酒调下，空心食前服。

序号	辞条	原始材料
9	❺出《博济方》卷3[1]，《纲目·竹蠹虫》引。治水入耳内，脓出疼痛。箭竿内蛀末二钱、腻粉一钱、麝香一钱。研细末。先以绵杖揾净脓液，再用剜耳子深送药末入耳。以绵塞定。恶物欲出，去绵侧耳令出。甚者三度愈。❻出《杨氏家藏方》卷13[1]，《纲目·狸》引。治肠风下血，诸般痔漏。腊月野狸一枚，大枣半升，枳壳半升，甘草四两（寸截），猪牙皂角二两，都入在罐子内，上用瓦子盖定，盐泥固济，煅令干。悬罐，下以炭烧至黑烟尽，去火取出，湿土罨一宿。研令极细。每服二钱，盐汤调下。一方：取狸肉作美食，其骨烧灰研细，每服一钱，温酒调下。❼出《证类·假苏》引《经验方》，云《集验方》同[1]，《纲目·假苏》云是姚僧坦《集验方》。治产后中风，四肢搐搦。方用荆芥穗子为末，酒服二钱。❽→如圣散子。	❹《纲目·露蜂房》：药毒上攻。如圣散：用蜂房、甘草等分，麸炒黄色，去麸为末。水二碗，煎八分，临卧顿服。明日取下恶物。《经验方》。 《证类·露蜂房》：《经验方》：解药毒上攻。如圣散：蜂房、甘草等分，用麸炒令黄色，去麸为末。水二碗，煎至八分，一碗令温，临卧顿服。明目取下恶物。 ❺《纲目·竹蠹虫》：耳脓作痛，因水入耳内者。如圣散：用箭竿内蛀末一钱，腻粉一钱，麝香半钱，为末。以绵杖缴尽，送药入耳，以绵塞定。有恶物，放令流出。甚者，三度必愈。《普济》。 《博济方》卷3"耳病" 如圣散：治水入耳内，脓出疼痛，日夜不止。箭竿内蛀末（如有虫子，一处同研令细，用三钱）、麝香（一钱）、腻粉（一钱）。右三味，一处同研细，每用先以绵杖子揾净，然后可三剜耳子深送，以绵塞定。如觉放札，即是恶物也，要出，去绵，侧耳令汁流出，依前。肿痛甚者，三附差。 《普济方·耳门》卷55：如圣散（出王氏博济方）：治水入耳内，脓出，疼痛不止。箭竿内蛀末（二钱，如有虫子一处研）、腻粉（一钱）、麝香（一钱）。上研细末。先以绵杖捻净。然后用剜耳子深送。以绵塞定。如觉放扎，即是恶物要出。去绵及耳塞令流出。甚者三度必愈。又以薄荷汁点之立效。 ❻《纲目·狸》：肠风痔瘘，下血年深日近者。如圣散：用腊月野狸一枚蟠在罐内，炒大枣半升，枳壳半斤，甘草四两，猪牙皂荚二两，同入罐内盖定。瓦上穿一孔，盐泥固济，煅令干。作一地坑，用十字瓦支住罐子，用炭五秤，煅至黑烟尽、青烟出取起，湿土罨一宿，为末。每服二钱，盐汤下。一方：以狸作羹，其骨烧灰酒服。《杨氏家藏方》。 《杨氏家藏方》卷13：治年深日近肠风下血，或诸般痔漏。腊月野狸一枚，盘在瓦罐子内，大枣半升，枳壳半升，甘草四两（寸截），猪牙皂角二两，都在罐子内，上用瓦子盖定，瓦片子上穿小窍子，都用盐泥固济，煅令干。作一地坑，用十字瓦支定，令罐子不着地，用炭五秤簇烧至黑烟尽，若有青烟出，便去火取出，用湿土罨一宿。上件研令极细。每服二钱，盐汤调下。一方取野狸净肉制造作美食，次将骨烧灰研细，每服一钱，温酒调下。并空心、食前。 ❼《纲目·假苏》：产后中风。华佗愈风散：治妇人产后中风口噤，手足瘛疭如角弓，或产后血运，不省人事，四肢强直，或筑心眼倒，吐泻欲死。用荆芥穗子，微焙为末。每服三钱，豆淋酒调服，或童子小便服之。口噤则挑齿灌之，断噤则灌入鼻中，其效如神。大抵产后太暖，则汗出而腠理疏，则易于中风也。○【时珍曰】此方诸书盛称其妙。姚僧坦《集验方》以酒服，名如圣散，云药下可立待应效。 《证类·假苏》：《经验方》：产后中风，眼反折，四肢搐搦，下药可立待应效。如圣散：荆芥穗子为末，酒服二钱，必效。《集验方》同。 《普济方·产后诸疾门》卷350：愈风散 治产后中风口噤。牙关紧急。手足瘛疭。如角弓状。亦治血晕。四肢强直。不省人事。或筑心眼倒。吐泻欲死。及治产后中风。鼻衄。名曰蓐风。用荆芥略焙为末。每服三钱。豆淋调下。用童子小便亦可。其效如神。若口噤者灌之。齿断噤者。吹鼻中皆效。一方荆芥煎汤一盆坐之。先薰后淋沃。若眼反折。四肢搐搦。以荆芥穗子为末。酒服。名如圣散。一方用古钱煎汤调服。名一捻金散。危氏以举卿古拜为二味。盖切脚隐语。以秘之也。或用当归同煎顿服良。

序号	辞条	原始材料
10	如圣散子 方名。出《证类·白僵蚕》引《博济方》。《纲目·蚕》引作"如圣散"[1]。治喉闭。白僵蚕、天南星刮皮等分，生为末。每服一字，生姜汁下，涎出后，用大姜一块略炙，含之。	《纲目·蚕》：急喉风痹。王氏《博济》如圣散：用白僵蚕、天南星等分，生研为末。每服一字，姜汁调灌，涎出即愈。后以生姜炙过，含之。 《证类·白僵蚕》：《博济方》：治喉闭。如圣散子：白僵蚕、天南星刮皮等分，并生为末。每服一字，以生姜汁下，如咽喉大段开不得，即以小竹筒子擘口灌之，涎出后，用大姜一块，略炙过，含之。小可，只傅唇上，立差。
11	紫雪[7] 出《和剂局方》卷6。《纲目·朴消》引。治瘟疫温疟，邪热发黄，烦热不解，狂易腹痛，蛊毒鬼魅，惊痫百病。用石膏、黄金、寒水石、磁石、滑石、犀角屑*、羚羊角屑、青木香、沉香、玄参、升麻、朴硝、硝石、麝香当门子、朱砂。上15味共治，药成霜雪，紫色。每服一二钱，冷水下，食后服。	《纲目·朴消》：紫雪。疗伤寒温疟，一切积热烦热，狂易叫走，瘴疫毒疠，卒死脚气，五尸五疰，心腹诸疾，疬刺切痛，解诸热毒，邪热发黄，蛊毒鬼魅，野道热毒，小儿惊痫百病。黄金一百两，石膏、寒水石、滑石、慈石各三斤，捣碎，水一斛，煮四斗，去滓。入犀角屑、羚羊角、青木香、沉香各五两，玄参洗焙、升麻各一斤，甘草炒八两，丁香一两，入前汁中煮取一斗五升，去滓。入炼朴消十斤，消石三十二两，于药汁中，微火煎之，柳木不住搅，至水气欲尽，倾木盆中，待欲（疑）〔凝〕，入麝香一两二钱半，朱砂末三两，搅匀，收之。每服一二钱，凉水服，临时加减，甚者一两。《和剂局方》。 《和剂局方》卷之六：紫雪。疗湿气，毒遍内外，烦热不解，口中生疮，狂易叫走，瘴疫毒疠，卒死温疟，五心腹诸疾，疬刺切痛，及解诸热药毒发，邪热卒黄等，并解蛊毒鬼魅，野道热毒，惊痫百病。石膏、黄金（一百两）、寒水石、磁石、滑石，以上四味各三斤，捣碎，水一斛，煮至四斗，去滓。入下项：犀角屑、羚羊角屑、青木香（捣碎）、沉香（捣碎，各五两）、玄参（洗，焙，捣碎）、升麻，以上八味入前药汁中再煮，取一斗五升，去滓。入下项：朴消（精者，十斤）、硝石（四升，如缺，芒消亦得，每升重七两七钱半），以上二味入前药汁中，微火上煎，柳木箆搅不住手，候有七升，投在木盆中，半日欲凝。入下项：麝香当门子（一两二钱半，研）、朱砂（飞研，三两），以上二味入前药中，搅调令匀，寒之二日。上件药成霜雪紫色。每服一钱或二钱，用冷水调下，大人、小儿临时以意加减，食后服。

《本草纲目续编》编纂散谈

张志斌　郑金生

　　《本草纲目续编》（以下简称《续编》）是《本草纲目研究集成》所含子书之一种。该书基本按《本草纲目》（以下简称《纲目》）原体例，收载李时珍所未能得见的，以及1911年以前中国传统药物学相关内容。

　　古本草有两书含《拾遗》二字。其中唐·陈藏器《本草拾遗》拾掇唐·苏敬《新修本草》之遗，清·赵学敏《本草纲目拾遗》拾掇明·李时珍《纲目》之遗。本书

---

*犀角屑：现以水牛角屑代替。

亦拾掇《纲目》之遗，但因增收后世续出新资料，且采用《纲目》原体例予以编次，故名之为《本草纲目续编》。

《续编》的编纂，得益于中国传统本草文献编纂优良传统的启迪。这一优良传统表现在：①不间断地总结药学发展所得，形成本草主流著作。②汲取儒家经学"注不破经，疏不破注"的学术传承法，在后人阐释己见时注重完整保留前人之说。这一传统沿袭2000余年，绵延不绝，使本草学术源流朗若列眉。这一过程宛如以《神农本草经》为珍珠内核，后世注说则如不断分泌的珍珠质，层层包裹于内核之外，最终形成层次分明的中国本草学硕大宝珠。

宝珠形成之初，采用朱墨分书、大小字分书的方式，后来增用文字、符号（如"【】"）标示法，区分出自不同本草书的内容。这一方式由宋·唐慎微《证类本草》推向了高峰。书籍按时序层层包裹的体例，其利在前后有序，弊在实用时查找不便。于是李时珍起而变革，在按时序分辨诸书的基础上，采用"振纲分目"的"纲目"体例，"析族区类"，且分项（区分不同类别的学术内容）按时序列举前人论说，从而更深入广泛地发挥了保存清晰学术源流这一优良传统的优势。

从《神农本草经》（约公元元年前后）为起点，大约每隔四五百年，本草学就会有一次集大成式的总结。例如：

陶弘景《本草经集注》→唐慎微《证类本草》→李时珍《本草纲目》

（约公元500年前后）　（约公元1098-1108）　（公元1578年）

从《纲目》成书至今，又过了440年。再次对传统本草文献进行集大成式的整理，势在必行。编写《续编》就是尝试对此目标发动的一次冲击。

40余年来，我国的药学事业有了长足的发展。《中药大辞典》《全国中草药汇编》《中华本草》等多种大型药学著作在总结发扬古代药学成就方面功勋卓著。这些书籍运用现代科学技术知识，在辨析药物基原、药理药化、临床验证等方面取得了前所未有的成就，已非任何个人的能力与经验所能企及。可以说，在整理发扬《纲目》考辨药物成就等方面，现代多学科专家已经走在了前面。

但在古代传统药学资料荟萃方面，还留有待补的空间。这方面现代大型专书已有《中国本草全书》（丛书）、《中华大典·药学分典》（类书）。前者重在本草单本书集刊，后者重在本草单味药类编。但《纲目》在类编药学资料方面已经深入到单味药的内部（即分项说药），也就是说不仅有药物"正名为纲"，还深入到"分项为目"，更深了一个层次。因此，若再仿《纲目》"分项说药"体例，将截止到1911年的本草资料予以荟萃类编，就有可能双璧相合，将2000多年来古代传统药学的文字资料接续连贯，畅通药学源流，为发掘古代药学宝库做好基础工作。这就是我们为什么选择从文献学角度编纂《续编》的思路。

要达到这一目的，必须解决两个问题。一是尽可能广泛地收集李时珍未能得见的古代药学资料，二是处理好资料分类编纂，尽量与《纲目》无缝对接。

关于资料收集，又有李时珍生前未见及李时珍身后所出两大类。

李时珍编纂《纲目》取材广博，但他毕竟是一名地方医家，难免有见不到的书。加之近代以来，陆续有许多新的医药文献浮现或出土。例如新浮现的南宋·王介《履巉岩本草》（地方彩色药谱），李时珍仅从《卫生易简方》转引了其中少量文字材料，根本不知道这些材料原出何书，因此错把早就存在于《履巉岩本草》的药物作为《纲目》新出药。又如南宋王继先《绍兴本草》、陈衍《宝庆本草折衷》，对了解南宋本草发展具有非常重要的意义，李时珍也无从得见。即便是明代唯一的官修《本草品汇精要》，李时珍曾上京进入了太医院，但从未有文字资料证实他见过该书。他如一些罕见流传的医药书籍与早期版本，也非李时珍所能得见，例如南宋本《大观本草》、元刻《政和本草》、宋·刘明之《图经本草药性总论》、元·尚从善《本草元命苞》、明·兰茂《滇南本草》、王文杰《太乙仙制本草药性大全》、皇甫嵩《本草发明》等数十种明以前的医药书，李时珍都无从得见。更遑论还有近现代出土或散落异域的早期医药资料（如《新修本草》的敦煌残卷与日藏卷子本残卷，《食疗本草》敦煌残卷……），李时珍如何能见到？这些《纲目》遗漏的明以前药学资料若不加搜求荟萃，岂不是极大的憾事！

李时珍《纲目》出版以后，激励了后世一大批本草学者"奋编摩之志"，涌现出230多种的本草学著作。这些本草学著作，除了有对《纲目》改编发挥之书外，也有很多拾遗、阐发的新著。例如，明·李中立《本草原始》、缪希雍《本草经疏》、倪朱谟《本草汇言》、贾所学《药品化义》、清·赵学敏《本草纲目拾遗》、吴其濬《植物名实图考》等，也都迫切需要我们汇集与遴选其中新出的资料。

要收集整理上述李时珍未曾得见的本草资料，诚然艰难异常。好在《续编》的编纂班底，已花费20余年，编成了《中华大典·药学分典》，基本完成了资料收集的前期工作。但《药学分典》囿于《中华大典》特有的"经纬目"体例与类书性质，并不能替代《纲目》的"纲目"体系。

"纲目"体系分为三级：分类——以部为纲，以类为目；定种——基原为纲，附品为目；叙药——标名为纲，列事为目。按此体系，则大能析族分类、物以类从，小能列事为目，分项说药。各药之下分释名、集解、正误、修治、气味、主治、发明、附方。按时序类列药学资料。从而能深入单味药内部，条理其学术发展源流。这一"纲目"体系，实践证明比明代《本草品汇精要》药分24项更为简洁实用。《纲目》不是类书，是一部本草学术著作，更贴近辨药与用药实际。在这一点上，其"纲目"体系有纯属类书的《中华大典·药学分典》所无法替代的优势。例如，《中华大典》要求"经目"分类体现时代特征，而用现代分类法整理古代药学资料，不免会留下某些死角，出现需要削足适履的窘境。为此，我们经过反复讨论，集思广益，决定

《续编》应该继承《纲目》三级纲目的编纂体例。这一体例业已施用了400余年，可以解决编纂中许多棘手的问题。例如：木部灌木类金雀花。

金雀花《滇南本草》

【释名】大蛇叶《校补滇南本草》、黄雀花、飞来凤《本草纲目拾遗》。

【集解】**《本草纲目拾遗》卷七**：金雀花一名黄雀花，似六月雪而本高。正二月开花，色黄，根有刺，根入药。《花镜》：金雀花枝柯似迎春，叶如槐而有小刺，仲春开黄花，其形尖，旁开两瓣，势如飞雀可爱，其花盐汤焯过，控干入茶供。《百草镜》：金雀花生山土中，雨水时开花，色黄而香，形酷似雀，白花者名银雀，最难得，其茎有白点，花后发叶碎小，叶下有软刺，取根入药，去外黑皮及内骨用；别有霞雀花，更不可得。《嘉兴府志》：金雀一名飞来凤，盐浸可以点茶。《成化四明志》：金雀儿花产奉化。

花

【气味】味甜，性温。《滇南本草》卷中。性平。《本草纲目拾遗》卷七。

【主治】主补气补血，劳伤气血，畏凉发热，咳嗽。妇人白带日久，气虚下陷者良效。头晕耳鸣，腰膝酸疼，一切虚劳伤损，服之效。《滇南本草》卷中。和血祛风，入肝、脾二经，亦入乳痈用。《本草纲目拾遗》卷七。

【发明】**《本草纲目拾遗》卷七**：丁未，余馆奉化刘明府署，时明府幼孙患痘不起发，医用金雀花，询其故，云：此药大能透发痘疮，以其得先春之气，故能解毒攻邪，用花。

【附方】**《本草纲目拾遗》卷七**：跌扑伤损。以金雀花干者研一钱，酒下。《百草镜》。

根

【主治】治跌打损伤，又治咳嗽，暖筋骨，疗痛风，性能追风活血，兼通血脉，消结毒。《本草纲目拾遗》卷七。

【附方】**《本草纲目拾遗》卷七**：治跌打损伤。金雀根捣汁，和酒服，渣罨伤处。《济世良方》。

　　仿照《纲目》体例看似省心，但绝不意味着省事。首先，我们要解决《纲目》引文与标注出处存在的引而不确、注而不明的缺陷，严格规范出处标注。关于出处标注，李时珍曾说过："各以人名书于诸款之下，不没其实，且是非有归也。"也就是说标示出处，不埋没各家之说，且可明白诸家的是非得失。阅读出处详明的本草著作，宛如阅读脉络清晰的本草学史书，参观种色夺目的本草博物馆。反之则会令人晕头转向，降低古代资料的可信度。由于《续编》已经定位在荟萃类编李时珍未能得见的古代药物资料，因此，确保引文准确，可节略而不篡改，也是《续编》必须做到的事。

　　然后《续编》毕竟是现代著作，也不能泥古不化。为此，《续编》在仿效《纲目》

体例的同时，根据《纲目》之后的本草发展及当今时代特点，作了若干修正。例如药物分类，《续编》计分火、水、土、金石、草、谷豆、菜、果、木、虫、鱼、介、禽、兽，共计14部，删除了《纲目》原有的"服器部"与"人部"。《纲目》原本虽然有附图，但其图乃仓促绘成，不尽如人意。为此我们又增补遴选了古代本草1万余幅插图，使之有裨发挥以图鉴药的作用。

《续编》虽然在体例等方面参照了许多《纲目》的旧例，类目与许多药名亦与《纲目》相同，但其中内容并不与《纲目》重复。即便同一药名之下，其内容也都是李时珍所未见之药学资料。换言之，从药名来看，《续编》有"旧药"与"新增药"之分，但无论新、旧药，其实际内容皆属《纲目》所未引。从编纂的角度来看，补入新增药相对要轻松一些，但处理《纲目》原有"旧药"名下的后世本草书，则需要耗费大量的精力，甄别删汰因袭重复之文，萃取具有新意之言。从这个角度来看，《续编》"续"的是《纲目》旧体例，"编"的却是《纲目》所无的新内容。

此外，虽然《续编》多引前人药物资料，但并非如宋代唐慎微编《证类》那样全无自家之见。《续编》的"历代诸家本草续补"一节，所收诸书目皆为《纲目》所无，且解说全为自撰。这一节的写法很类似《嘉祐本草·补注所引书传》，与《纲目·历代诸家本草》常大段引用前人原文小有不同。

又，本书对药物出典及分条等问题的意见，用"【校正】"或者"编者按"的方式来表达。例如"乌头"与"草乌头"二药，《神农本草经》已有"乌头"条，后世分化出"草乌头"，其名晚至宋代才出现。《纲目》将"乌头"作为"附子"条的子药，内容则为"川乌"。《纲目》的"乌头"却专门定义为"乌头之野生于他处者，俗谓之草乌头。"这就改变了《本经》"乌头"条本义，造成混乱，也与古代用药实际不符。南宋《宝庆本草折衷》最早将"附子""川乌头""草乌头"3药分立，这是符合用药实际的。后世《本草备要》等亦多将"草乌头"单立，现代《药典》《中华本草》均将附子、川乌、草乌分别立条。有鉴于此，《续编》将"乌头"仍从《本经》，独立成条，加【校正】注明即"川乌头"。又依据《宝庆本草折衷》，将"草乌头"单立条，并在【校正】中加注说明。

历代本草书计算所收药数，各有明确的标准，《续编》亦然。本书药物计数有自己的特点。书中各部总论之后，新加了"编者按"，说明本部药物计数及与《纲目》药数的比较，同时，也交代了对于《纲目》同部药物取舍与迁移情况。如草部：

编者按：草部凡12卷，仍《本草纲目》之旧，分山草、芳草、隰草、毒草、蔓草、水草、石草、苔草8类，载药1132种。收入《纲目》原有药物440种，包括原草部436种，原菜部1种（翻白草），谷部3种（罂粟、阿芙蓉）。新增692种，其中27种为原《纲目》附录药分出独立成条，665种来自宋、元、明、清各本草著作。《纲目·草部》原载611种（包括附录诸藤19种，杂草9种及有名未用153种），现收入本部凡436种。移出药物17种（燕脂、线香移谷豆部；甘蓝、荙、莼移菜部；甘蔗、萍蓬草移果部；水松、瑞香、藤黄、山豆根、水杨梅、巴戟天、云实、大青移木部；越王余箅、石帆移虫部）。陆英、蒴藋并为一条。由于"杂草类"9种与"有名未用"148种（除外荔枝草、透骨草、墓头回、吉祥草、羊屎柴等5种），后世少有引用发挥，故本部未予收录。

凡《纲目》已载之药物正名，为体现传承，作为旧条，尽量保留，计入《纲目》原有药物。但《纲目》"有名未用""杂录"之类，时珍虽列入药物计数，其实际应用价值很小。故此类药物均加删汰，不计入《续编》药数。凡《纲目》未收或仅作为单味药"附录"的药，《续编》中将其单独立条者，按历代本草旧例，均计作新增药物。依上述计数之法，《续编》共收药2583种。此数乍看起来比《纲目》原载1892种仅多数百种，但因取用《纲目》的药物仅1547种，故《续编》新增药已达1306种。其中67种属"新分条"（即《纲目》原附录药升格为独立药），1239种来自于唐、宋、元、明、清各代本草著作，均为《纲目》所无。

《续编》杀青之后，我们从文献角度将其与《纲目》比较，发现其中所收《纲目》之前、未被时珍见到过的本草著作每多精彩之论，亦多精美之图。但《纲目》之后的本草著作，以新增临床用药及药理发明之类的内容居多，关于释名、集解、性味、主治、附方等内容较少。清代能超出《纲目》辨药之论者，多集中在《本草纲目拾遗》《植物名实图考》《增订伪药条辨》等数种著作中。后世本草新增之药亦有精彩之处，但其论述均相对简单。由此可见，《纲目》在药物的基原辨析等方面，确实达到了古本草的巅峰。

《续编》字数已达500万，附图万余，从体量上已超过《纲目》一倍多。但该书只是一部从文献荟萃角度辅翼《纲目》之作。在考辨药物、广采博收百科资料等方面则远不如《纲目》之精深。即便是药学文献荟萃类编，也仍有许多不足之处。《本草纲目研究集成》丛书是国家出版基金项目，对项目内诸书的容量与完成时间都有硬性要求。因此对资料的取舍与遴选，我们还未能在有限的时间内做到尽善尽美。舍弃割爱的许多资料中也许还有遗珠璞玉，对此心怀忐忑，难以自安，衷心希望得到读者的谅解与批评指正。

《本草纲目药物古今图鉴》药与图之互鉴思考

郑金生　张志斌

　　《本草纲目药物古今图鉴》（以下简称《图鉴》）是《本草纲目研究集成》所含子书之一。本书以《本草纲目》（以下简称《纲目》）的药物（有古代药图者）为单元，图文结合，以鉴定药物基原为主，且从实用角度品鉴历代药图为辅，配以现代药物基原照片，使之展示相关药物的来源及历代运用。简言之，本书名为"图鉴"，旨在"以图鉴药"，兼及"以实鉴图"。如何来进行这种药与图的互考，是我们在本书编纂开始之时，需要认真思考的问题。

一、药图互鉴之渊溯及得失

　　"以图鉴药"兴起于魏晋隋唐，留存至今的宋元明清药图尚有2万余幅。唐《新修本草》分《本草》正文、《图经》《药图》三部分。也就是孔志约序所云："铅翰昭章，定群言之得失；丹青绮焕，备庶物之形容。"宋·苏颂对这种"图以载其形色，经以释其同异"的编纂方法十分赞赏。唐《天宝单方药图》进一步合药物图、文于一书。受此启发，苏颂编纂了《本草图经》（第一部墨线版刻图谱）。该书遂成为后世本草药图的实际源头。

　　绘制或仿绘药图，需要经过专门的绘画训练。要绘出高质量的药图，更必须具备药物鉴别知识。然而精通药物兼能绘画的人才毕竟不多。因此，即便是官修的《本草图经》，其药图来源不一，故质量参差不齐。质量高的写生图，可以借以判断植物科属，质量低的药图，不过示意而已，无法作为鉴定药物来源的依据。有鉴于此，自古对药图价值就有不同的意见。

　　南宋·陈衍《宝庆本草折衷》有"撤图像例"，声明删撤药图。理由主要是医家"悉用见成之药"，且药材多经加工炮制，难见药物原形，"虽具诸图，何以比验"？还有一类示意图，"若食盐画其人以运水土，若阿胶画其亭以盖井泉；若䗪虫乃画其木，或斑猫乃画其豆，此等之画，尤泛滥焉"。所以陈衍认为有精切的文字记载就够了，不必用药图。明代李时珍撰《纲目》，类例谨严，但独不言利用药图。他在评价《本草图经》时，称赞该书"考证详明，颇有发挥"，但却批评此书"图与说异，两不相应。或有图无说，或有物失图，或说是图非"。这大概是李时珍编撰《纲目》不言药图的主要原因。

二、古代药图对药物鉴定的作用及质量分析

从古本草药图对鉴定药物来源的实际作用来看，其作用是毋庸置疑的。《本草图经》中从药物产区进献上来的某些写生药图，出色地解决了许多药物基原问题。例如该书的4幅人参图中，独有"潞州人参"的根、叶形态与历代所用的五加科植物人参*Panax ginseng* C. A. Meyd相符，是为当时上党产人参的铁证。南宋画家王介，将其住地附近的植物药编绘而成《履巉岩本草》，初衷是"或恐园丁野妇，皮肤小疾，无昏暮叩门入市之劳，随手可用，此置图之本意也"。该书绘制的虎耳草、凌霄花、小金星凤尾草等图均栩栩如生，确实有助于就地采药。至于医家难见药物原形的问题，明代药家李中立《本草原始》别开生面，绘制了数百幅药材写生图，部分解决了医家辨药的问题。因此，历史事实证明药图有益于辨药识药，不能因为部分药图或图谱存在某些问题而斥为无用。

药图质量的高低，固然与画技有密切关系，但更重要的是取决于绘图者对药物基原特点的深入观察与把握。热衷草药的画家王介，擅长写生绘图的药家李中立，是本草绘图的佼佼者。明代宫廷或民间画家参与的本草绘图，只要是依据实物写生的药用动植物，无不精美绝伦。如《本草品汇精要》中的麋鹿、鲨、薏苡草（实为玉米）等图，最能反映药物基原的特征。明代藩王朱橚，留意于搜求救荒食品，"于是购田夫野老，得甲坼勾萌者四百余种，植于一圃，躬自阅视，候其滋长成熟，乃召画工绘之为图，仍疏其花实根干皮叶之可食者，汇次为书一帙，名曰《救荒本草》。"这又是另一种编撰本草图谱的方式。由于有画家参与写生绘图，故其药图具有很高的学术价值。清代大臣、嘉庆间状元吴其濬，具有很高的文化修养，酷好钻研植物。他宦游各地，广采博览，亲自观察并绘图。他手绘的药图非常接近当今的科学绘图，故而他编纂的《植物名实图考》成为连接古本草学与现代植物学的桥梁。此外，某些地方本草的插图，虽然绘图者的画技拙劣，但他们却是熟知草药的专家，因此极为简练的笔画往往表现的是最突出的植物鉴别特征。这类药图的价值也不可小觑。

毋庸讳言的是，现存古本草配有药图者，并非皆如上述诸书的质量那么高。最为多见的是书商采用"绣像"的形式以促销药书。这些书商配制的插图多仿前人所绘，但常随意删改。仿绘者画技一般不太高，其图往往愈仿愈劣。明代宫廷画师绘制的几种彩色本草药图，在将前人墨线图改为彩绘的过程中，为求美观，局部变更药图，或将药材（如根部、果实等）写生图与前人药图"嫁接"在一起，或根据文字描述想象绘图（如《食物本草》的"落花生""枳椇"图等）。至于因追求药图的美观，随意更换药图的现象也经常发生，例如明末钱蔚起、清末张绍棠都曾大量改换《纲目》的药图。此类药图数量很大，流传最广，且常在普及性医药书中出现，因此影

响甚大。以上现象的存在，使现存的本草药图鱼龙混杂，确实给本草绘图带来了一定的负面影响。

近现代以来，中药与动植物学者在考证古本草药物时，都非常注意利用古药图。但因古本草收藏过于分散，建国初期对本草的调研与发掘还不够，因此在改革开放以前，古本草药图并没有得到充分的利用。随着近几十年本草研究的快速发展，诸如《履巉岩本草》《本草品汇精要》《食物本草》《补遗雷公炮制便览》《草木便方》等本草图谱陆续得到发掘整理，为本草考证增添了不少新的史料。经过20多年的努力，由我们团队编纂的《中华大典·药学分典》于2013年全部出版。该书除10册古本草文字类编之外（计2170万字），还有《图录总部》5册（墨线图3册，彩图2册）。该总部收录现存34种本草中的墨线图16 634幅，彩色药图4 425幅，共计21 059幅药图。《图录总部》的出版，基本结束了本草考证药图难搜寻、难复制的局面。这批药图就是我们敢于设计《〈本草纲目〉药物古今图鉴》的资料基础。

三、关于《图鉴》编纂体例的思考

在《本草纲目研究集成》课题设计中，《纲目》药物考证是重中之重。考证《纲目》药物，自然必须充分发挥历代本草的文字记载与药图的作用。因此，我们决定以《纲目》药物有古本草药图者为对象，这样一来，则每一药的考证都能体现图文结合，同时又能借此机会，系统梳理评鉴一下古本草药图。所谓"有古本草药图者"，其中"古本草"指1911年以前成书的传统本草书。所选"药图"，以该图的"名"（图名）或"实"（表现的实物）与《纲目》某药的名或实相同为标准。在古本草中没有相应绘图的《纲目》药物，大多属于"有名未用"及"附录"药，或难以绘成图形者。此类药物数量甚少，暂不考虑收入《图鉴》。确定此原则后，初步统计有古本草药图的《纲目》药物共1467种。

这些有图的《纲目》药，各自有图数量不一。多则一药数十幅，少则一两幅。面对数以万计的药图，如何完成"以图鉴药"与"以实鉴图"两大任务？为此我们两位主编与主审邬家林先生反复磋商，确定基本的路线是：品图—文录—鉴药—小结（配现代药物基原照片）。

【品图】为各论诸药论述的第一步，旨在遴选原创图。其内容有二：先将某药相关古本草药图大致按时代为序排列，标以序号。然后逐图比较，缕清该药各图之间的承继关系，从中遴选出具有原创意义的药图，作为鉴定药物基原之用。这一过程将指出哪些药图属于仿绘承袭图。有些仿绘图会采用删改、截图、美化、拼图等方式，使其图看似与众不同，但实际上没有改变原创图的主要特点，无法提供任何新的鉴药依据。所以鉴药之前先品图，让具有原创意义的药图进入到下一步鉴药。在"品图"一项中，将介绍与该药相关的药图总数、缕出有承继关系的药图系列，指出各系列药图的总特点，如写生图、想象绘图、示意图（高度抽象、添加背景等）。

【文录】是第二步，即选取历代本草中涉及药物产地生境、形态习性、气味质地、别名种类等具有鉴别药物来源意义的文字，标注原始出处。这些文字同样必须具有原创性。设置这一环节，是试图提供读者更多、更全面的原始信息，供读者检验下一步"鉴药"环节所引文献是否得当。有了"文选"，"鉴药"时就无须再大段引录原文，而将论述集中于药物的主要鉴别特征。在"鉴药"过程中，凡引用"文录"中的文字，不再注明详细出处。只有涉及"文录"所无的其他资料中的研究，才用脚注形式注明参考文献。

【鉴药】是最后一步，也是最重要的一步。该项行文一般先文后图。"先文"即综合分析古本草有关药物形态、产地等记载，寻找药物的鉴别特征。然后将历史文献考证和现实品种使用情况结合起来进行考察，推断最有可能的药物基原。"后图"即罗列"品图"项下遴选出来的全部原创图，逐一分析其图形所示的特点。与前文字记载互相印证。有的药图无任何文字记载可与之印证，则仔细分析药图的特征，推测其最有可能的基原。

在完成了以上三项工作之后，出示最后结论（标记为【小结】）。结论展示图文考证得出的药物基原与历史作用。基原明确者均列出现代分类的学名。此后对鉴药最有参考价值的原创药图予以简要评述。"小结"之后，配以能反映药物基原特征的现代摄影彩照。彩照的摄制与品种确定的责任人即主审邬家林教授。

整理考证千余种药物基原，利用20000幅左右图片，需要本书采用简洁明了、近乎程式化的统一论述体例。以上就是我们为本书设计的编纂路线与行文体例。

四、关于药物基原考订的思考

"鉴药"是本书的重心，故本书主体是单味药考原的集合。现代药物本草考证的文章很多，有时一味药就需要花费很多笔墨。本书论述各药则力求简明，紧密结合古本草论述与插图，抓住原创的、具有鉴定意义的图文，运用现代分类知识，突出基原鉴定的要点。与此同时，充分汲取现代最新研究成果，在有限的篇幅内完成基原考订和药图评鉴。

古本草药物基原的考证，涉及药物命名（音、形、义，方言、译音等）、外部形态（根茎叶花果等特征）、内部性质（气味质地、断面纹理等）、习性（动植物生长过程显现的某些特异性）、产地（地域分布与道地）、生境（适合生长的环境）、出现与传入时代、传世品种的现状，以及该药的特殊性质与功效等。

以上基原考订的各种角度，最常用的是药物基原的名称、外形、产地等，尤其是动植物学专家，对原动植物的外形鉴定更是轻车熟路、游刃有余。现代本草学家谢宗万先生更注重将历史文献考证和传世现实使用品种相结合。这是因为民间传承力量非常强大，许多古老的地区传统用药习惯与经验可以沿袭至今。谢宗万《本草品种论述》在调查各地用药品种方面做了大量的工作，为古代药物基原考证提供了有力的依据，开拓了本草考证颇有特色的新途径。谢老用此方法解决了许多古代悬而未决的药物来源问题（如白前与白薇等）。其弟子邬家林也汲取这种方法考证了猪牙皂、辟虺雷等药物的基原。

另一个值得注意的药物基原考证方法，就是尊重中医用药的疗效与经验。这一方法古代本草学家早就已经采用。例如"白头翁"一药。汉末张仲景《伤寒论》以其治热痢。其名因有白茸毛、似老人头而得。但此白毛生在哪里？梁·陶弘景说"近根处有白茸，状似人白头"。《唐本草》说："……实大者如鸡子，白毛寸余，皆披下以纛头，正似白头老翁，故名焉"。这"根头白茸"与"果实披毛"两种说法，自古争议不休。但是《唐本草》还出示了一条最硬的证据："其白头翁根，甚疗毒痢。"谢宗万考察[60]当今多用的毛茛科植物白头翁（*Pulsatilla chinensis* (Bunge) Regel），其瘦果宿存长花柱上有长柔毛，聚合果集成头状，密生长柔毛，正符合"实大者如鸡子，白毛寸余，皆披下以纛头"。同时本品根头顶端绒毛特多成丛，也符合"近根处有白茸，状似人白头"。更有力的证据是，此种白头翁无论现代试验及临床研究，都被证实具有治疗痢疾的功效。因此可以一锤定音：古代白头翁的基原就是毛茛科植物白头翁（*P. chinensis*）。

李时珍在《纲目》中，经常运用药物实效来辅助判断药物来源。例如李时珍认为防葵无毒，凭此可以与有毒的狼毒相区别。又如李时珍说："古方吐药往往用杜衡者，非杜衡也，乃及己也。及己似细辛而有毒，吐人……杜衡则无毒，不吐人，功虽不及细辛，而亦能散风寒，下气消痰，行水破血也。"从中药的功效来判别混淆药物的例子，在古代并不罕见。例如人参，自古以来就是补益良药，需求量很大，因此很早就出现了不同种类的伪品。梁·陶弘景介绍的人参，实际上是真伪并存。一种伪品"形长而黄，状如防风，多润实而甘。俗用不入服，乃重百济者"。同时他又引了高丽人作的《人参赞》，曰："三桠五叶，背阳向阴。"《唐本草》讥讽陶氏："陶说人参苗乃是荠苨、桔梗，不悟《高丽赞》也。"只有具备"三丫五叶"特征的人参才是正品。宋代《本草图经》介绍的"新罗人参"，就完全符合上述特征。但在民间，还是有很多以根形如人的植物来伪充人参的现象。为此，苏颂记载了一种验证人参的方法："相传欲试上党人参者，当使二人同走，一与人参含之，一不与，度走三五里许，其不含人参者必大喘，含者气息自如者，其人参乃真也。"此法即以人参补气效果来确定真伪。此故事未必是真，其试验结果也未必可靠。但可以肯定的是，宋代所用正品人参皆属野山参，只要临床运用，就能知道其补气功效非任

60 谢宗万.中药材品种论述（中册）[M].上海：上海科学技术出版社，1994：513.

何伪品所能及。明代李时珍提到："近又有薄夫以人参完浸取汁自啜，乃晒干复售，谓之汤参，全不任用，不可不察。"可见临床是否"任用"、产生人参所应有的强大补气效果，是验证人参的终极手段。

现代科技手段要验证"汤参"这类伪品并不困难。但在古代殊为不易。但这不等于说古人就不重视药物内部成分的鉴别。古人特别重视依靠口尝鼻嗅，来辨别由药物所含不同成分所产生的特异性的气息与味道。古代的甘草尽管有很多不同种的甘草属植物，但其共同的特点是具有甘草特有的甜味。又如徐长卿，其根细瘦，陶弘景说"其根正如细辛，小短扁扁尔，气亦相似"。说"气亦相似"，证明陶弘景并不知道细辛气味与徐长卿气味的不同。《唐本草》不仅正确地描述了徐长卿的形态，且特别指出其根"黄色而有臊气"。这种"臊气"就是它所含丹皮酚发出的特殊气味，是为重要的鉴别依据。它如鱼腥草、败酱草、白鲜皮等，皆以特殊气味命名，也是最明显的鉴别特征。

本书鉴药，在注意选择具有原创意义的图合文的同时，充分注意汲取历代传统鉴药经验与现代学者的考证成果，特别注意参考传世的现实使用着的中药种类，然后运用现代分类方法，尽可能确定其分类位置。

在使用古代药图方面，也有很多值得注意的环节。古本草中的插图并非现代意义的科学绘图，若拘泥于用现代科学绘图的标准去衡量古代药图，则势必格格不入。本书"总论"侧重从版本学的角度，介绍历代含有药图的本草书籍的形成、绘图者及其图形的特点。"各论"重在"鉴药"，即利用历代古本草插图，考求《纲目》药物的基原。在以图鉴药的同时，兼及品评相关药图之是非。最后是否能够达成我们的目的，有待读者批评指正。

关于核准《本草纲目》引用医药书目的意义与方法讨论

张志斌　郑金生　李　强　于大猛　范逸品　郑文杰

明代李时珍《本草纲目》（以下简称《纲目》）是一部重要的中医古籍。中医界理应在《纲目》研究方面更有作为，而考察核准《纲目》引用书目是各项研究的基础。所以，在《本草纲目研究集成》项目开始之前，我们预先做了《纲目》引用医药书目的核准研究。

一、核准《纲目》引用书目的意义及存在问题

核准《纲目》引用书目的意义主要在两点：其一，便于李时珍所引文献的追溯。其二，通过《纲目》引书各种不规范表达方式的核准与规范书名的落实，可以作为核准古代医家引用文献的一个范例。由于《纲目》引用文献很多，表达方式较随意，作为一个范例，将有很好的代表性。

《纲目》"书考八百余种"，当代从不同角度去研究《纲目》，都不能不追溯其中所引文献。但受时代风气及李时珍编书特点的影响，《纲目》引书并不很严谨，所引书目存在种种问题。因此，核准《纲目》引用书目，就显得格外重要与紧迫。然而迄今为止，《纲目》各种现代校点本，尚未见到一种能给《纲目》引书标上书名号，更遑论核准《纲目》所引每一种古籍的来源、作者、存佚、真伪、内容及传承。《纲目》问世至今不过420多年，不算久远，但核准该书所引文献的难度却非常之大，其难度主要表现在如下两方面。

1.《纲目》引文数量庞大，计数缺乏准则

李时珍称《纲目》"书考八百余种"，这仅是一个约数。《纲目》中明确记载的引书数量是："历代诸家本草"41种（转引27种，自引14种），"引据古今医家书目"360种（转引《证类本草》等"旧本"84种，时珍自引276种）。共计引用医药书目401种（转引111种，自引者290种）。"引据古今经史百家书目"591种（从"旧本"转引151种，时珍自引440种）。共计引用各类文献992种（转引272种，自引720种）。鉴于课题完成的时间与人力，我们选择"《本草纲目》引用医药书名核定及方法研究"作为研究课题。因此，本文以下的讨论及举例主要围绕医药文献展开。

以上见于《纲目》的引书数字实际上并不准确。除外若干重出、误载书目之外，更重要的是，《纲目》统计所引书目缺乏统一的准则，存在两个问题：直引一手文献与转引二手文献不分，实际引用文献与存目文献不分。

从《纲目》引用书目中标明"旧本"转引与"时珍今所引"来看，似乎李时珍很注意区分转引与自引问题。但如果仔细考察所出书目，则可知"时珍今所引"之书内也有很多转引的书。例如李时珍从《普济方》《幼幼新书》《妇人良方大全》等书中转引了数十种明代失传，或李时珍无法得见的古医籍。所以《纲目》转引之书的数量远不止272种。

再者，李时珍所出的"今所引"书目中，还有若干种不见于《纲目》正文引用。例如《纲目》"引据古今医家书目"中著录了"陆氏《证治本草》"，凡例中也提到"祝（"祝"乃"陆"之讹）氏《证治》亦约而不纯"[61]，但《纲目》正文却未见引用该书。

61　明·李时珍《本草纲目·凡例》，明·万历二十一年癸巳 (1593) 金陵胡承龙刻本，卷前。

像这样虽出其书名而未引其文的例子并非个别，例如《神农食忌》《金匮名方》《秦承祖方》《篋中秘宝方》《此事难知》《医家大法》《婴孩宝鉴》《痘疹渊源》、孙氏《集验方》《万全方》《食治通说》等。这些未为《纲目》增添新资料的书目进入"引据书目"，就把"引据书目"混同于经眼书目录了。如果刳去转引的二手书及《纲目》并未引用的书目，那么《纲目》真正使用的医药书种将少于401种。

有鉴于此，要核准《纲目》引书数量，首先要解决确立"引据"书目的标准问题。按现代引用文献的通例，"引据"书目应该属于确实被引用资料的第一手文献（以书为基原）。转引的二手书目不是不可以统计，但必须注明转引自何书，另类处理。核准《纲目》引用书目并非简单地求证所引书种的数字，更重要的是追溯其所引原始文献的来源及其被《纲目》采用的内容。要做到这一点，则必须克服《纲目》中因多种原因给标注引用书目造成的困难。

2. 核准《纲目》引用书籍的主要困难

与同时代的医药书籍相比，《纲目》能注重标注引文出处，已属难能可贵。但受时代风气的影响，当时作为一个医生个人所能看书范围的局限，《纲目》中仍然存在许多引文与标注出处不严谨之处。刘衡如在校完《纲目》后指出：李时珍引文"大都不是抄录原文，而是经过一番化裁的，有时甚至综合二三家之说为一，和原文有很大的出入，这是当时一般的习惯"。[62]这样的习惯势必引起学术渊源混乱，也给考察核准《纲目》引用书目带来莫大的困难。概而言之，容易导致《纲目》引书标注错误的情况有如下两大类。

（1）"同书异称"与"同名异书"。

"同书异称"，是指引一书而给予多种不同称谓的引法，此现象多见于《纲目》。例如唐·孟诜、张鼎的《食疗本草》，《纲目》有8种称引法：《食疗》《食疗方》、孟诜、诜、孟诜本草、孟氏、张鼎、鼎。《新修本草》的称引更为繁杂，有《唐新本草》《唐本》《唐本草》、唐注、苏恭、苏氏、苏、英公《唐本草》《英公本草》等9种。随意采用作者名（或单取姓、名、字、号、官职等）代指书名，或书籍简称多样化，或割裂独立书分别著录等，都可造成"同书异称"。

例如《本草纲目·引据古今医家书目》列出了"张三丰《仙传方》"与"孙天仁《集效方》"两个书目。正文引用时还分别称引了张三丰仙方、张三丰方、张三丰真人；孙氏《集效方》、孙天人《集效方》、孙真人《集效方》、孙探玄《集效方》《集效》《集效良方》等多种名称。其实以上众名下的引文均出同一书（考见下文），却都没有使用原书的正名。

《纲目》也引用了众多同名书，其中不同作者的《经验方》至少有19家之多，

62　明·李时珍著，刘衡如. 本草纲目（校点本）[M].北京：人民卫生出版社，1982：3.

含有《海上方》字样的书也比较多见。这类书名只要漏注作者或不注出转引书名，就会使得其来源、时代、作者、存佚等核准工作宛如海底捞针。

给《纲目》引书标上书名号，是核准其引书的内容之一。但对某些名词来说，标书名号并非易事。例如《纲目》中经常出现的"本经"一词，就有三种迥然不同的含义。或为《神农本草经》简称，或为"所本之经"的代称，或指某经络。其中前两种含义在本草书中最容易混淆，必须逐一核对《神农本草经》原文才能确定是否能给"本经"打上书名号。

书籍名称引法繁杂说明《纲目》编纂体例尚有欠严谨之处，还有一些标注引文出处的错误，则要归咎于李时珍千虑一失。

（2）《纲目》标注引文出处之误。

李时珍因误解或失考导致了部分引书标注的错误。例如《纲目》中大量引用了明周定王（朱橚）《普济方》与《救荒本草》的资料，但却称其作者为周宪王。这一错误源于此前陆柬为《救荒本草》所作的序，李时珍未加深考，故清代《四库全书提要·普济方》云："李时珍《纲目》所附方采于是书者至多，然时珍称为周宪王，则以为橚子有燉所作，未免舛误。"[63]

李时珍虽谙熟本草历史文献，但也难免千虑一失。其最大的失误，是把陶弘景作为《名医别录》的辑注者。《唐书·于志宁传》明确指出："别录者，魏晋以来吴普、李当之所记……附经为说，故弘景合而录之。"[64]也就是说，《别录》的作者是魏晋时吴普、李当之等名医，因其文"附经（《本经》）为说"，所以称之为"别录"。此外《嘉祐本草》所引"梁·陶隐居序"也有十分明确的解说。但李时珍却误解了《名医别录》的成书："梁·陶弘景复增汉、魏以下名医所用药三百六十五种，谓之《名医别录》，凡七卷。首叙药性之源，论病名之诊，次分玉石一品，草一品，木一品，果菜一品，米食一品，有名未用三品。以朱书《神农》，墨书《别录》。"这就把陶弘景《本草经集注》与《名医别录》混为一谈。由此误解，导致《纲目》不载《本草经集注》之名，而将《名医别录》视为陶弘景增注的本草书。所以《纲目》常在《别录》《名医别录》前冠以"陶弘景"或"陶氏"之名，间或称此书为"陶隐居本草"、"陶氏本草"。

类似的错误也多出现在《纲目》标注的"徐之才"。李时珍把出现于陶弘景（456~536）《本草经集注》之前的古《雷公药对》的内容（使、反、畏、忌等）均作为徐之才（？~572）所撰。又把本属唐·陈藏器《本草拾遗·序例》中"十剂"内容标为徐之才所言。这样的标注错误，不免要部分混淆本草学术的渊源。

以上所举之例，是当今已经研究清楚的问题。其实《纲目》所引书目中，还有

63　清·纪昀等：《钦定四库全书总目》卷104"普济方"，见文渊阁本《四库全书》。

64　宋·欧阳修，宋祁.《新唐书》卷104，于志宁列传 [M].北京：中华书局，1975: 4006.

不少疑案、悬案。例如在我们的研究中，发现《纲目》注出杨士瀛《仁斋直指方》的引文凡14条，但与今本《仁斋直指方》对照，惟一处相似，其余13条均不见于今本。那么，从哪里追溯得到《纲目》所引的《仁斋直指方》？"同书异称"、"多书同名"等问题，也许可通过编制"引用文献"索引来解决问题，但因作者错误学术见解导致的引文标注错误，则必须在校勘《纲目》原著时加以明确的校记才能予以纠正。

完善《纲目》引用书目的标注，是提升该书学术价值、便于开展各项研究的基础。虽然近现代以来各种相关工具书《纲目》校点本及散在的研究文著都已涉足核准《纲目》引书问题，但采用何种方法才最有利于开展这一专项研究，仍然是很值得探讨的问题。

二、核准《纲目》引书的方法探讨

本节标题所称"方法"，包括工作方式（即围绕专项研究特点制定的工作程序）和研究方法（即所采用的某些学科知识）。

1. 据引解目

这是核准《纲目》引书专项研究能否突出特点的基石。

所谓"据引"，是以《纲目》实际引用内容为依托，既包括"选目"，也包括"解目"。"选目"宜全，竭泽而渔，不加挑拣。"解目"则须根据《纲目》实际引用内容，探讨其所引文献的来源与内容。如果仅将《纲目》作为"金字招牌"，从中挑取易解之词，再游离于《纲目》实际引用内容之外，东拼西凑现有资料加以解说，那就完全脱离了《纲目》引书研究。

为了解释"据引解目"具体做法，今选《本草纲目大辞典》中的《御药院方》词条为例，比较不同工作法所得出的不同结果。

> "御药院方：《本草纲目》序例第1卷引据古今医家书目（38）。方书名。元太医徐国祯等撰集。撰于1338年，共11卷。御药院是宋金元宫廷中药局机构。书中收载方药1061首，分风药、伤寒、一切气、痰饮等14门。本书是元代御药院的成方配本之一。所载的若干成药方，多不见于其他方书，保存了珍贵的文献资料。"[65]

该词条先从《纲目》摘出《御药院方》一目，并出示引用频次。再依据现代工具书或原书做出解说。释文认定此书为元·徐国祯（"徐"乃"许"之误）等撰集，并罗列该书简要内容。此条目若出一般词典，还可将就。但作为《纲目》专书词典条目，其硬伤非常明显。《纲目》"引据古今医家书目"将《御药院方》列入"旧本所引"，这表明《纲目》是从北宋《证类本草》中转引该书。北宋本草怎么能引用元代之书呢？

65 李志庸，张国骏主编. 本草纲目大辞典 [M]. 济南：山东科学技术出版社，2007：1270.

按"据引解目"工作法，既然李时珍将《御药院方》列入"旧本所引"，那么，就必须先考察《证类本草》是否引用《御药院方》。今考《证类本草》确实引用该书7条药方。日本·丹波元胤注意到《证类本草》引了《御药院方》，并将其条文与元代同名书核对，结果是"无一所见。《宋志》及晁、陈二氏俱不载其目，盖宋旧有《御药院方》矣"。[66]根据唐慎微所引《御药院方》条文提到"真宗赐高公相国"生犀丸，则此《御药院方》应当是宋真宗（998~1022在位）之后到《证类》成书（1098~1108）之间的一部著作，作者及卷数不明。经查证，该北宋《御药院方》的7条佚文，均被《本草纲目》引用。

那么，研究是否可到此为止呢？否！还必须考查《纲目》所引《御药院方》是否有《证类》之外的条文。查考结果是，《纲目》引《御药院方》38处，除1处为书目，7处转引《证类》之文外，还有30处不见于《证类》。这多出来的30条引文，是李时珍取自北宋《御药院方》原本？还是引录了元代许国祯的《御药院方》？经核对原文，证实《纲目》增引的条文源于元代《御药院方》。考察元《御药院方》原书及相关书目，可知该书乃荣禄大夫、提点太医院事许国祯率诸医官增订补遗，其书蓝本出自金代御药院方，与北宋《御药院方》没有任何关系。该书按各类病证分17门，收方1072首（或计点为1059首）。此书刊行以后，宋·李师圣原撰，元·冀致君增补的《产育宝庆方》、元·孙允贤《医方大成》、明·朱橚《普济方》等书均引用了《御药院方》。明代中期以后，该书传本渐稀，除《文渊阁书目》外，很少有藏书目录记载该书。

接下来的问题是：《纲目》是直接引用元代《御药院方》？还是转引他书所载？如果直引原书，按《纲目》惯例，会在书目前冠以作者姓氏。但《纲目》未出许国祯之名，还把《御药院方》列入"旧本所引"，说明李时珍并未亲见原书，因而发现不了"旧本所引"之外还有元代《御药院方》。那么《纲目》又是从何处转引该书？经考察元《御药院方》的流传史[67]，可知元·冀致君曾为《产育宝庆方》增补了许多从《御药院方》收录的妇科方，元·孙允贤原撰、熊彦明增补的《医方大成》、明初朱橚《普及方》也从《御药院方》引录了大量《御药院方》药方，其中《普济方》引方多达450余条。但考察上述三书，李时珍能见到的只有《普济方》！《产育宝庆方》（即《纲目》所载《保庆集》）、《医方大成》二书均不为李时珍亲见，亦属从《普济方》转引。因此可以肯定，李时珍是通过《普济方》转引了元·许国祯的《御药院方》。

根据以上"据引解目"法，可核准《纲目》所引的《御药院方》当为：

《御药院方》（引用频次为38）：①见《证类本草》。北宋佚名氏撰，约成书于11世纪中。卷数不明。原书佚。《证类》存该书药方佚文7条，《纲目》均予转引。②见《文

66　日·丹波元胤.医籍考，卷51 [M].北京：人民卫生出版社，1956：859.

67　《（癸巳新刊）御药院方》"影印说明"，见：曹洪欣.海外回归中医古籍善本集粹[M].北京：中医古籍出版社，2006：2.

渊阁书目》。元·许国祯率诸医官增补于至元丁卯（1267），其蓝本为金代御药院方。11卷。按病分17门，载方1072首（或云1059首）。该书存元本及日本、朝鲜刊本，流传甚少，元代及明初医书或有引用，其中《普济方》引该书药方尤多。李时珍从《普济方》转引该书30条，但未觉察此书与《证类》所引并非同一书。

我们认为，"据引解目"能真正发挥核准《纲目》引用书目的作用，并能为追溯其原始文献提供最可靠的依据。做好"据引解目"很不容易，需要研究者下死功夫去追溯《纲目》引书的原始文献，同时需要掌握史源学、目录学等学科的研究方法。

2. 史源学与目录学结合

这是我们核准《纲目》引书的基本研究方法。

史源学是一门寻考史料来源的学问，可用于核准古史或古籍记载的依据是否可靠，引证是否充分，叙述是否正确。目录学则是研究历代文献著录的一门学问。前者要求步步深入、盘根问底地考求史料来源，后者则是考察中国古籍记载源流的基础。将史源学与目录学以及其他相关学问结合起来，是核准《纲目》引用书目的最可靠、最严谨的研究方法。前述《御药院方》研究已经采用了上述两种研究方法。为进一步说明这一研究法，兹再举《纲目》所引"张三丰《仙传方》"与"孙天仁《集效方》"的核准过程为例。

张、孙两书均见于《本草纲目·引据古今医家书目》著录，属时珍自引。此二书作者、书名俱全，说明李时珍可能亲见原书。核准《纲目》引用书目最直接可靠的方法，是将其引文与今存之书核对。因此，检查"张三丰《仙传方》"与"孙天仁《集效方》"是否存世的第一步，是检索《中国中医古籍总目》。

在《中国中医古籍总目》中搜索此二书名，《仙传方》未能检索到，《集效方》则有两种：清·何镇《何氏家传集效方》（1672），不明作者的晚近旧抄本《集效方》。为避免疏漏，再用作者名进行搜索，可检得题为张三丰撰《灵宝源流》《张三丰太极炼丹秘诀》（均为民国铅印本），又检得题为孙天仁撰的《（新刊）三丰张真人神速万应方》（日本抄本，国内仅上海存孤本），其成书年被定为1644年。上述检索结果中，最有价值的是孙天仁《（新刊）三丰张真人神速万应方》。该书名中虽无"仙传方"、"集效方"之名，但包含了孙天仁与张三丰之名，故特别值得注意。因此，我们在立即联系查阅上海藏本的同时，又通过各种渠道搜索古今中外现存书目中关于上述二书的记载。

经查考，古代书志中没有任何题为张三丰撰的医药书。但明清多种书目著录了孙天仁《万应方》，这些书目是：明·朱睦㮮《万卷堂书目》（1570），明·焦竑《国史经籍志》（1594~1612），清·黄虞稷《千顷堂书目》，清·嵇璜《续通志艺文略》[68]。

68　李茂如等. 历代史志书目著录医籍汇考 [M]. 北京：人民卫生出版社，1994: 471.

此外，日本《医籍考》记载："孙氏天仁集：《三丰张真人神速万应方》，《国史经籍志》四卷，存。"[69]分析书目记载，可推测《万应方》就是《三丰张真人神速万应方》的简称。又，《医籍考》著录的中医古籍很多依然存世，因此有必要在日本查找该书。

以上书目记载，还证明孙天仁《万应方》至少成书于1570年以前，《中国中医古籍总目》将该书成书定为1644年乃属误定。《万应方》是否《纲目》所引二书？谜底取决于能否查得原书！经赴中华医学会上海分会资料室亲阅原书，同时又承日本真柳诚教授帮助，从日本东京国家博物馆复制到该书，我们遂得以将《万应方》与《纲目》所引二书原文核对，诸疑涣然冰释。

《三丰张真人神速万应方》4卷，卷首署名"容山探玄子孙天仁集"[70]。原书无序跋。书中收录明·邵以正《青囊杂纂》（1459），可作为其成书年上限。《万卷堂书目》（1570）著录了该书，刊刻该书的叶氏作德堂活动年代在1545年前后，由此可确定其成书年下限约在1545~1570年之间。该书实为小丛书，收录宋、元、明7种医籍。其中卷1即《张三丰真人秘传仙方》，卷3、4为《孙氏集效方》。将《纲目》所引张三丰《仙传方》、孙天仁《集效方》的数十条药方逐一与《万应方》核对，完全证实其所引药方分别取自《万应方》卷1与卷3、4。李时珍将该书所录子书作为独立的书分别著录，为追溯原始文献造成了困难。张三丰《仙传方》亦非张三丰所撰，乃永乐二十年（1422）之后的托名之书，从无单行本传世。查考《万应方》原书，了解到孙天仁号探玄子，乃道家人物，这就说明《纲目》出现的孙探玄、孙真人、孙天人（"人"为"仁"的笔误）均是孙天仁。至此，依靠史源学、目录学等方法，核准《纲目》所引张三丰《仙传方》、孙天仁《集效方》的研究才算圆满结束。

经过长期的资料积累，目前我们在核准《纲目》引用医药文献方面已经完成了大量的研究基础工作。1991年完成的《本草纲目索引》中，涉及《纲目》所引人名、书名共3292条。2008~2011年在德国开展的《本草纲目》名词术语研究课题中已进行了初步研究的词目达3000余条，其中医药书目约占一半。鉴于医药书目中有很多需要核对原书，而国外查找中医古籍原件不便，因此这部分工作主要将在国内完成。

核准《纲目》引用书目的终极目的不是为了编一本专题词典，而是为了给《纲目》其他多方面的研究追溯原始文献提供平台。因此该项工作不仅需要知道被引书目的作者、年代、内容等文献学知识，更重要的是要为寻找引文原出处提供线索，以便核实所引文献的可靠性。为此除研究书目本身相关信息之外，还要研究《纲目》引文的形式，判断其引文是取自原书还是转引。本课题的研究年限是一年，不可能在这一年中完成所有的目标，但我们努力将李时珍序例中所开列的书目别名的对应核准工作基本完成。

69　日·丹波元胤.医籍考，卷55[M].北京：人民卫生出版社，1956：929.

70　明·孙天仁：《三丰张真人神速万应方》日本抄本，藏日本东京国家博物馆［书号：汉籍230（052-4-101）］，卷首.

《纲目》成书400多年间，有些医书在中国大陆已经散失，但在国外还能见到收藏。近20年来我们持续在东亚及欧美开展的国内失传中医珍善古籍的课题已经复制回归了400多种珍稀古医籍。这些宝贵的原始文献已经，并将进一步为核准《纲目》引用医药文献提供素材。

三、结语

核准《纲目》引用书目有助于该书阅读及准确追溯原始文献，是全面研究《纲目》的基础。本文以核准《纲目》所引医药古籍为例，指出目前该项研究必须统一计点书目的标准，并分析了核准《纲目》引书的若干困难。提出采用"据引解目"工作法，将史源学与目录学结合起来的研究法，是核准《纲目》引用书目最可靠、最严谨的方法。

（原题"关于核准《本草纲目》引用医药书目的研究"载《北京中医药大学学报》2014年31卷第10期）

《本草纲目》引文溯源文献计量与分析

侯酉娟　　张志斌

笔者自2014年开始参与导师团队的《本草纲目》（以下简称《纲目》）引文溯源项目，并以此作为博士毕业论文的研究方向。五年之间，在与团队老师的学习交流和实践之中，对《纲目》引文溯源的原则、方法和步骤有了一些粗浅的认识。五年来整个团队筚路蓝缕，艰苦卓绝的工作，终于完成了所有条目的追溯，形成了200余万字的资料集，且即将作为专著《本草纲目引文溯源》出版。那么团队究竟完成了多少内容的溯源，这几乎与原著等量，甚至略有超越的溯源文字，又能反映些什么呢？为了给团队五年的工作画一个句号，也为了能够全面客观地对《本草纲目》的引文加以分析和认识，摆脱既往以点概面的研究纰漏，笔者不揣冒昧，试图将现代文献计量学的方法，引入到《纲目》引文溯源的研究中，通过定量与定性相结合的方式，对溯源结果加以分析，以期能有新的发现。

一、《纲目》引文存在的问题

既往大量学者对《纲目》的著者、成书、内容、版本和学术价值进行过详细分析，从中可以看出，《纲目》作为明代本草的扛鼎之作，有着巨大的学术价值和文献价值，值得后世加以深入研究和利用。明清时期也的确诞生了一大批以节要、类纂、改编和辑佚《纲目》文献资料为主的本草著作，在扩大《纲目》应用的同时，也原封不动地继承了《纲目》中的许多错误。部分原因在于李时珍对于药物的认识难免有错误和不足之处，另一方面则在于《纲目》引用文献资料并非李时珍以一人之力编撰而成，而是集李氏家族及学生之合力共同完成，且经过了一番删繁去复、糅合化裁。

学者们在引用《纲目》时，时常会发现：

（1）《纲目》的引用文献并未像凡例中所言都已注明出处，不乏来源不清，出处不明者。如总论序例部分"脏腑虚实标本用药式"，以及各论大量附方，如卷四新汲水"治鼻血不止方"，卷八铜青"治口鼻疳疮方"，卷十二人参"治咳嗽吐血方"等。

（2）按照《纲目》引用文献原注出处，查找不到原文，或出处记载明显有误，如卷九丹砂治"小儿惊热，夜卧多啼。朱砂半两，牛黄一分，为末。每服一字，犀角磨水调下（《普济方》）。"原注出《普济方》，实出《太平圣惠方》卷八十三"治小儿心热夜卧多狂语诸方"；卷十三独活治"历节风痛，独活、羌活、松节等分，用酒煮过，每日空心饮一杯（《外台秘要》）。"[71]原注出《外台秘要》，然而今存《外台秘要》，却查无此方。

（3）《纲目》引用文献与原文不完全相同，如卷十六"吴葵花""发明"项下引张元素观点"蜀葵花阴中之阳也。赤者治赤带，白者治白带，赤者治血燥，白者治气燥，皆取其寒滑润利之功也。又紫葵花，入染髭发方中用。"[72]细查张元素有关医学文献，可以看到，张元素《医学启源》卷下"用药备旨·法象余品"载："蜀葵花；冷。阴中之阳，赤治赤带，白治白带。"[73]另据张洁古弟子徐彦纯《本草发挥》卷二"蜀葵花"引"洁古云：性冷，阴中之阳。赤者治赤带，白者治白带。赤治血燥，白治气燥。"[74]两相对比可知，《纲目》所引"气燥"以后"皆取其寒滑润利之功也。又紫葵花，入染髭发方中用。"为李时珍化所增补。

（4）《纲目》"引据书目"不规范，存在有书名无作者，书名重出，或者与正文中书名不能完全对应，在正文中以异名、简称、人名和篇名代替书名的多种情况。如《黄帝书》《褚氏遗书》《圣济总录》《彭祖服食经》《神仙服食经》《神农食忌》《李氏食经》《太清灵宝方》《玄明粉方》等没有著者；甚至，书目中"引据古今医家书目"所列李时珍自撰《咽喉口齿方》，检索正文中未见引用等。

由此可见，《纲目》在引用文献资料时的确存在诸多的问题，需要我们加以

71　张志斌，郑金生校点．本草纲目影校对照四草部 [M].北京：科学出版社．2017: 2473．

72　张志斌，郑金生校点．本草纲目影校对照四草部 [M].北京：科学出版社．2017: 3135.

73　（金）张元素著．医学启源 [M].北京：人民军医出版社．2009: 166.

74　（明）徐彦纯编著．本草发挥 [M].北京：中国中医药出版社．2015: 59.

——溯源与核正，以便更加清楚、客观地认识和评价《纲目》，不为尊者、贤者讳，达到辨章学术，考镜源流的目的。

二、引文溯源的原则与方法

引文溯源是一个既陈且新的研究命题。所谓陈，是因为文献考证是（中医）文献学和史学研究的基本问题之一。考证之学，自古有之。《汉书·东方朔传》就有"考其文理"[75]之说。明清时期，考证、考据之学蔚然成风。所谓新，则是因为至今尚无专门针对某部中医古籍的引文溯源专论或专著出版。故而没有现成的原则和方法可以参考。需要我们根据亟待解决的问题，制定具有一定可执行性的原则和方法。

1. 原则

本研究所谓的"引文溯源"，是为了追溯《纲目》引文之源。即以《纲目》正文所注文献出处和序例"引据书目"为线索，逐条查考《纲目》引文原始文献出处和原始引文内容的过程。在这个过程中，需要有以下几点需要明确：

（1）首先要明确引文溯源不是文字校勘，不需要逐字逐句都与《纲目》内容保持一致。如果以文字完全一致，作为溯源的标准，基本难以找到文献的来源。因为《纲目》在引用文献时，进行了全面的"剪繁去复，绳缪补遗"。诸如，卷十六"蒺藜""释名"项下引"弘景"："多生道上及墙上。叶布地，子有刺，状如菱而小。长安最饶，人行多着木履。今军家乃铸铁作之，以布敌路，名铁蒺藜。《易》云'据于蒺藜'，言其凶伤。诗云'墙有茨，不可扫也'，以刺梗穢。方用甚稀。"[76]与《证类本草》卷七"蒺藜子"："陶隐居云：多生道上，而叶布地，子有刺，状如菱而小。长安最饶，人行多着木屐。今军家乃铸铁作之，以布敌路，亦呼蒺藜。《易》云：据于蒺藜。言其凶伤。《诗》云：墙有茨，不可扫也。以刺梗秽也。方用甚稀尔。"[77]两相较之，除个别文字有所出入，内容基本一致者即可视作已经溯得其源。

值得一提的是，行文表达与《纲目》内容近似的文献，反而大概率是后世文献直接转引自《纲目》。如，《纲目》卷八"朱砂银"条引《鹤顶新书》："丹砂受青阳之气始生矿石，二百年成丹砂而青女孕，三百年而成铅，又二百年而成银，又二百年复得太和之气，化而为金。"[78]"赤铜"条引《鹤顶新书》："铜与金银同一根源也，得紫阳之气而生绿，绿二百年而生石，铜始生于中，其气禀阳，故质刚戾。"[79]此书明万历前，仅见《纲目》引录。明以后著作偶见引录，如清·胡渭所作《禹贡锥指》

75 （汉）班固著，（唐）颜师古注．汉书[M].北京：中华书局．2002: 2876.

76 张志斌，郑金生校点．本草纲目影校对照[M].北京：科学出版社．2017: 3289.

77 （宋）唐慎微撰，尚志钧等校点．证类本草[M]// 重修政和经史证类备急本草．北京：华夏出版社，1993: 190-191.

78 张志斌，郑金生校点．本草纲目影校对照[M].北京：科学出版社．2017: 1585.

79 张志斌，郑金生校点．本草纲目影校对照[M].北京：科学出版社．2017: 2341.

卷七"砺砥砮丹"篇引《鹤顶新书》："丹砂始生矿石，二百年成丹砂，三百年而成铅，又二百年而成银，又二百年复化而为金。"[80]清《山海经广注》卷二引《鹤顶新书》云："土得紫阳之气而生绿，绿二百年而生石，铜始生于中。"[81]内容不出《纲目》引录范围。

（2）《纲目》引文有直接引文与间接引文之分。书中大量直接引文，虽经化裁，但属直接引自诸家著作。如《纲目》卷十二"贯众""附方"项下"治鼻衄不止"，直接引《普济方》"贯众根末，水服一钱（《普济方》）"[82]；卷十三独活"主治"项下直接引《珍珠囊·诸品药性主治指掌》"治风寒湿痹，酸痛不仁，诸风掉眩，颈项难伸。李杲"[83]等。间接引文即所引诸家书中的二级引文，也就是引文中另套引文的情况。如卷十三"黄连""发明"项下引"唐慎微曰"："刘宋·王微《黄连赞》云：黄连味苦，左右相因。断凉涤暑，阐命轻身。缙云昔御，飞跸上旻。不行而至，吾闻其人。又梁·江淹《黄连颂》云：黄连上草，丹砂之次。御蟹辟妖，长灵久视。骖龙行天，驯马匝地。鸿飞以仪，顺道则利。"[84]此段文字李时珍直接引自《证类本草》卷七黄连，"宋王微《黄连赞》：黄连味苦，左右相因。断凉涤暑，阐命轻身。缙云昔御，飞跸上旻。不行而至，吾闻其人。梁江淹《黄连颂》：黄连上草，丹砂之次。御蟹辟妖，长灵久视。骖龙行天，驯马匝地。鸿飞以仪，顺道则利。"[85]行文表述几乎完全一致。至此，已经基本明确了《纲目》引文的来源，不再继续追溯其源。

（3）《纲目》"时珍曰"一般是李时珍个人观点的表述，其下亦常引文。通常是李时珍针对引文的针砭发挥，常夹叙夹议，不如其他引文规范。这类引文在溯源时也视同直接引文处理，加以溯源。但如果只是李时珍在叙事过程中提及的人名、书名和较为常见普遍的名人名言和医理和常识等，则不再溯源。如卷十三"细辛""集解"项下"时珍曰"："《博物志》言杜衡乱细辛，自古已然矣。"[86]这类对叙述观点有重要影响的引文进行溯源，经查引自《博物志》卷四"魏文帝所记诸物相似乱真者……杜衡乱细辛。"[87]而对于对药理药性无所影响的，描述类引文，则不加溯源。如卷十四"当归""释名"项下"时珍曰"引唐诗"胡麻好种无人种，正是归时又不归"[88]这种于说理无碍的文字，则不加溯源。

（4）《纲目》一条引文可能不仅一个源头，一般仅选取李时珍最有可能引用之

80　（清）纪昀等．文渊阁四库全书禹贡锥指 [M]．上海：上海古籍出版社，1989: 449.

81　（清）纪昀等．文渊阁四库全书山海经广注 [M]．上海：上海古籍出版社，1989: 97.

82　张志斌，郑金生校点．本草纲目影校对照 [M]．北京：科学出版社，2017: 1587.

83　张志斌，郑金生校点．本草纲目影校对照 [M]．北京：科学出版社，2017: 2469.

84　张志斌，郑金生校点．本草纲目影校对照 [M]．北京：科学出版社，2017: 2411.

85　（宋）唐慎微撰，尚志钧等校点．证类本草 [M]// 重修政和经史证类备急本草．北京：华夏出版社，1993: 189.

86　张志斌，郑金生校点．本草纲目影校对照 [M]．北京：科学出版社，2017: 21.

87　（晋）张华等撰，王根林等校点．博物志 外七种 [M]．上海：上海古籍出版社，2012: 21.

88　张志斌，郑金生校点．本草纲目影校对照 [M]．北京：科学出版社，2017: 2571.

文。如卷十三"苦参"治伤寒结胸，引："天行病四五日，结胸满痛壮热。苦参一两，以醋三升，煮取一升二合，饮之取吐即愈。天行毒病，非苦参、醋药不解，及温覆取汗良（《外台秘要》）。"[89]此段文字的引文不仅见于《外台秘要》卷三："又疗天行热毒垂死，破棺千金汤方。苦参一两。上一味，㕮咀，以酒二升半，旧方用苦酒煮取半升，去滓，并服。当吐如烊胶便愈，神验。《肘后》同。《延年》治天行四五日，结胸满痛，壮热身痛，出第二卷中"[90]；也见于《证类本草》卷八"苦参"：《外台秘要》：治天行病四五日，结胸满痛，壮热，身体热。苦参一两剉，以醋二升，煮取一升二合，尽饮之，当吐，即愈。天行毒病，非苦参醋药不解，及温覆取汗愈。"[91]文字两相对照，显然《纲目》转引自《证类本草》。可酌情在溯源文后添加按语加以说明，必要的情况下，可同时列举多个源头备参。

（5）溯源文字以出处加内容的形式表现，即出处由书名、卷数、篇卷名组成，内容截取，以能涵盖《纲目》所引文字全文为主。如卷十九"泽泻""发明"项下引"好古曰"：《本经》云久服明目，扁鹊云多服昏目，何也？易老云：去脬中留垢，以其味咸能泻伏水故也。泻伏水，去留垢，故明目；小便利，肾气虚，故昏目。"[92]经核查，本条引自王好古《汤液本草》卷四"泽泻"："……小便既多，肾气焉得复实。今人止泄精，多不敢用。《本经》云：久服明目。扁鹊谓多服昏目，何也？易老云：去胞中留垢，以其味咸能泄伏水，故去留垢，即胞中陈积物也……"[93]虽然李时珍所引文字已与原文大不相同，在截取溯源文字时只要可以覆盖引文的核心思想和主旨即可。

（6）如果溯源所得文字过于冗长，则截取能覆盖《纲目》引文内容和有助于理解引文的部分即可，其余部分予以省略。如卷25"饭"条下"发明"引李杲曰："易水张洁古枳术丸，用荷叶裹烧饭为丸。盖荷之为物，色青中空，象乎震卦风木。在人为足少阳胆同手少阳三焦，为生化万物之根蒂。用此物以成其化，胃气何由不上升乎？更以烧饭和药，与白术协力，滋养谷气，令胃厚不致再伤，其利广矣大矣。"[94]经查，上述引文实见于《兰室秘藏》卷上"饮食劳倦门·脾胃虚损论"，然行文经过了时珍的总结与提炼，原文见下："易水张先生（常戒不可峻利，食药下咽，未至药丸施化，其标皮之力始开，便言快也，所伤无已去。若更待一两时辰许，药尽化开，其药峻利，必有情性。病去之后，脾胃既损，是真气、元气败坏，促人之寿。当时）设下一药：枳实一两，麸炒黄色为度，白术二两，只此二味，荷叶裹，烧饭

89　张志斌，郑金生校点.本草纲目影校对照[M].北京：科学出版社，2017：2487.

90　（唐）王焘撰，高文铸校注.外台秘要方[M].北京：华夏出版社，1993：45.

91　（宋）唐慎微撰，尚志钧等校点.证类本草[M]// 重修政和经史证类备急本草.北京：华夏出版社，1993：219.

92　张志斌，郑金生校点.本草纲目影校对照[M].北京：科学出版社，2017：3903.

93　（元）王好古撰.汤液本草[M].人民卫生出版社，1987：103-104.

94　张志斌，郑金生校点.本草纲目影校对照[M].北京：科学出版社，2017：4343.

为丸……荷叶之物，中央空，象震卦之体……生化万物之根蒂也……人之饮食入胃，营气上行，即少阳甲胆之气也。其手少阳三焦经，人之元气也……荷叶……其色青，形乃空，青而像风木者也。食药感此气之化，胃气何由不上升乎……更以烧饭和药，与白术协力，滋养谷气而补，令胃厚再不至内伤其利广矣！大矣……"[95]（省略号部分文长不录。）阅读原文可知，其中有大量与李时珍所引无关的文字，故而在做引文溯源时将其省略，以更加精确地体现《纲目》溯源锤炼文字之功。

（7）溯源内容若属转引，则出处首列原书名，次列转引书名、卷次、篇目。《纲目》中有大量转引自《证类本草》的引文，通过这种方式可以明确地区分哪些是一手文献，哪些是转引文献。还可以判断是否同一种文献既存在直接引用，又存在转引的情况。如卷八"金""集解"项下引"志曰"："今医家所用，皆炼熟金薄及以水煮金器取汁用之，则无毒矣。皇朝收复岭表，询访彼人，并无蛇屎之说，藏器传闻之言，非矣。"[96]系南宋·马志《开宝本草》内容。《开宝本草》早已亡佚，佚文见于《证类本草》。故而此段文献乃时珍转引自《政类本草》卷四"金屑"："今注：医家所用皆炼熟金薄，及以水煎金器取汁用之，固无毒矣……按据皇朝收复岭表，询其事于彼人，殊无蛇屎之事，入药当必用熟金，恐后人览藏器之言惑之，故此明辨。"[97]溯源出处时当标明"《开宝》见于《证类》卷4'金屑'"以示区别。

（8）《纲目》引文集中在卷一、卷二序例和卷五~五十二各药部分。序例部分除了历代诸家本草，主要就是历代药性理论。李时珍在引述时多进行了加工和糅合，如卷一"十剂·重剂"引"从正"曰："重者，镇缒之谓也。怯则气浮，如丧神守而惊悸气上，朱砂、水银、沉香、黄丹、寒水石之伦，皆体重也。久病咳嗽，涎潮于上，形羸不可攻者，以此缒之。《经》云：重者因而减之。贵其渐也。"[98]经查，其引文源自《儒门事亲》卷一"七方十剂绳墨订"："所谓重剂，镇缒之谓也。其药则朱砂、水银、沉香、水石、黄丹之伦，以其体重故也。久病咳嗽，涎潮于上，咽喉不利，形羸不可峻攻，以此缒之。故《内经》曰：重者，因而减之，贵其渐也。"[99]和金·刘完素《素问病机气宜保命集》卷上"本草论第九"之"重"剂下："怯则气浮，欲其镇也。如丧神守而惊悸气上厥，以颠疾必重剂以镇之。"[100]融合而成。必要时，以按语形式加注释说明。各药一般在某药正名后，注明最早出典，而无引文内容。为显示该药最早出典关于此药的记载，溯源时可在出典之后，展示原著全文。下文"释名""集解""修治""气味""发明"等下多次引用此书之文。为避免重复，

95　（金）李东垣著．兰室秘藏 [M]．北京：中国中医药出版社，2007：9.

96　张志斌，郑金生校点．本草纲目影校对照 [M]．北京：科学出版社，2017：1567-1569.

97　（宋）唐慎微撰；尚志钧等校点．证类本草 [M]// 重修政和经史证类备急本草．北京：华夏出版社，1993：104.

98　张志斌，郑金生校点．本草纲目影校对照 [M]．北京：科学出版社，2017：429.

99　（金）张子和撰，邓铁涛，赖畴整理．儒门事亲 [M]．北京：人民卫生出版社，2005：8.

100　（金）刘完素著．素问病机气宜保命集 [M]．北京：中国中医药出版社，2007：35-36.

可参考出典溯源结果，不再重出。如卷五"明水"首见于《拾遗》，即《证类本草》卷五"三十五种陈藏器余·方诸水"："味甘，寒，无毒。主明目，定心，去小儿热烦，止渴。方诸，大蚌也，向月取之，得三二合水，亦如朝露。阳燧向日，方诸向月，皆能致水火也。《周礼》明诸承水于月，谓之方诸。陈馈明水以为玄酒，酒水也。"[101]

（9）《纲目》中引自李时珍之父李言闻的著作，如《月池人参传》《月池艾叶传》《痘疹证治》和李时珍本人著作《濒湖易简方》《咽喉口齿方》等多未能传世，无法溯源，且作为自引内容，本研究无须加以溯源。

（10）本项目开展溯源研究，以涸泽而渔为目标。原则上所有李时珍注有文献出处的条文都进行了引文溯源。除大部分可以找到来源的引文，还有部分无法溯源之引文，则以按语形式加注说明，指明未能溯得其源的原因，如书佚、仅见《纲目》引录，未见原书等。各种办法都用尽，也没有找到溯源结果的也标明"未能溯得其源，待考"。另外，在溯源过程中发现的问题和对溯源文字的校勘等，也以按语的形式加以说明。包括《纲目》部分引文为李时珍糅合多种书、或予提要概括者，也加注说明。下文将就此加以分析。原则上《纲目》所有引文都有文献出处，无论是引自他书，还是时珍自引。然而书中的确存在个别未注出处的文献，特别是医方。因为难以说清这些内容是《纲目》引录，还是时珍自己的见解，本项目采取若能溯及其源则加注说明，暂时无法溯及其源者则不加注的方式折中处理，有待后学。

2.方法

自《纲目》诞生至今已400余年，学者早已认识到其引文存在的诸多问题，然而时至今日一直没有进行全面的文献溯源，有着多方面的原因：一方面《纲目》作为中国古代最大的本草学著作，开展引文溯源工作量巨大；另一方面，溯源需要有条件查阅海量的古籍文献资料，并非所有的学者都具备开展溯源工作的条件；最重要的是，长期以来，古籍文献都以故纸堆的形式存在。没有高效便捷的文献检索查询办法。故而1949年至今，全面的《纲目》引文溯源一直未能得以开展。

近年来，随着古籍文献整理工作的蓬勃发展，以及计算机网络技术的普及和应用，大量的古籍文献通过数字化扫描加工，从数量稀少、难得一见的古籍文物，变成了数量众多，可供大众学者研究参考的电子版古籍图片；古籍图片的进一步文本化加工，使得既往只能逐行阅读的古籍内容，通过计算机进行文本查询成为现实。这无疑为《纲目》的引文溯源提供了极大的便利。这也是项目团队近年来敢于开展溯源工作的先决保证。故而《纲目》引文溯源主要在海量的古籍文献文本化数字资源中，通过关键词逐条检索文本化的《纲目》引文，然后利用团队参与者丰富的古汉语、中医文献学、目录学知识，通过人工理解，阅读比对，确认各条引文的源头

101　（宋）唐慎微撰，尚志钧等校点.证类本草[M]//重修政和经史证类备急本草.北京：华夏出版社，1993：141.

所在。操作过程中有以下几点需要注意：

根据卷一序例上"引据书目"可以简单地将《纲目》引书分为旧本引书和李时珍引书。旧本引书基本见于北宋·唐慎微编撰的《证类本草》一书，其中收录了235家上至先秦，下至北宋的大量经史百家和医学古籍，绝大多数早已亡佚不存。这一部分引文仅需要在《证类本草》的电子版文档中进行检索查询即可。但是需要注意的是，李时珍整理的"引据书目"是根据元代刻书家惠明轩主人张惠存所作的《证类本草所引经史方书》整理而成。只是对《证类本草》引文标题的摘录汇编，不仅存在遗漏，而且出处很多既非书名，也非篇名。如"崔魏公传"，见《证类本草·生姜》附方，载"唐崔魏公"食竹鸡夜暴亡，以生姜解竹鸡毒的故事。"唐崔魏公"四字被用作大字标题，其实并非书名。李时珍在转引时明确指出此条出自"唐小说"。经查见本条于五代·孙光宪编的《北梦琐言》。故而不能简单以此作为文献来源。需要加以纠正和核实。

时珍所引书目则远超旧本所引，共计716家。绝大部分为宋以后书籍。虽然著录较之《证类本草所引经史方书》较为完整和规范，但仍然存在着不少的错误，溯源时需加注意。此外，李时珍所引医书部分书籍与旧本所引有交叉重复，特别是那些有书存世的，如《素问》《伤寒卒病论》《金匮要略》《千金要方》《外台秘要》《肘后方》《太平圣惠方》《抱朴子》等。在实际溯源的过程中，则需根据文字内容，加以判断，看是转引自旧本，还是直接引自原书，要区别对待，不能混为一谈。此外，明·朱橚组织编撰的《普济方》是中国古代最大方书，收录了明以前，特别是宋金元时期大量医药学著作，是《纲目》引文的重要文献来源，在溯源时需要加以重视；还有唐、宋时期编撰的大型类书《太平御览》《艺文类聚》等，也是李时珍收集经史类资料的重要参考来源，溯源时需要重点关注。

为了更好、更快地找到引文源头，需要充分利用目录学著作作为参考。对于引用古籍的出处，包括作者的名字号、书名、书籍别称以及存佚情况、版本、著作时间等都要加以了解。因为，李时珍引用文献时所著录出处也不是十分统一。常根据行文内容所需，变换表达方式。如在"释名""附方"项下多以书名为出处，"集解""气味""修治""发明"项下，则多以"人名"为出处。如《本草拾遗》常以"藏器"代，"大明"则指《日华子本草》，"弘景"代表《本草经集注》，"颂"指《本草图经》，"张仲景"、"仲景"、"伤寒论方"、"金匮玉函经"代表《伤寒论》和《金匮要略》，"张从正"指代《儒门事亲》，有时也包括其私淑的刘完素所著《素问病机气宜保命集》等。种种情况不一而足，需要根据引文内容，综合判断，从而确定引文来源。

三、具体步骤

上文所涉及的各种处理引文溯源问题的原则与方法,是项目团队经过反复的《纲目》引文研究和溯源实践检验得出,并且在溯源的过程中不断地加以修正和补充。具体到实施,大体可分为以下几个阶段。

(一)文献准备

《纲目》溯源没有大量的古籍文献储备是不可能完成的任务。项目组导师,前期在数十年的工作中,积累了大量的古籍文献资料,包括可供检索查询的古籍电子版和原版书影,如编纂《中华大典·医药卫生典·药学分典》积累的千余种中医古籍电子版和海外回归而来的四百余部中医真善孤本古籍书影。当然,还有文渊阁本《四库全书》的可检索光盘、《四部丛刊》电子书、《道藏》电子版等经史百家文献的积累和爱如生基本古籍库、雕龙古籍库的应用。在遇到电子版不足以解决的溯源问题时,项目组还辗转全国各地图书馆,实地调研古籍,以期能最大限度地挖掘《纲目》中的引文源头。

古籍文献的准备是一个方面,精良的《纲目》电子版,是开展文献溯源工作的另一个重要基础。在"《本草纲目》研究集成"项目开展中,首先完成的《本草纲目影校对照》一书为溯源提供了优秀的工作本。

(二)分条目溯源

在前期文献储备的基础上,具体溯源时,为方便引文和溯源文献的对照,项目组将《纲目》原文按药名制表,根据引文出处,分条目全部以表格的形式加以处理。分为左右两列,左列为《纲目》原文,右列空白。溯源时,将查找到的引文填入右列,与原文左右对照,方便检查和比对,也防止遗漏。全书共完成2000余张表格的溯源。这里仅以卷五·水部·天水类·半天河(《别录》下品)一药为例。

《纲目》卷五"半天河"载:

半天河《别录》下品

【释名】上池水。【弘景曰】此竹篱头水及空树穴中水也。【时珍曰】《战国策》云:长桑君饮扁鹊以上池之水,能洞见脏腑。注云:上池水,半天河也。然别有法。

【气味】甘,微寒,无毒。【主治】鬼疰,狂邪气,恶毒。《别录》。洗诸疮。弘景。主蛊毒,杀鬼精,恍惚妄语,与饮之,勿令知之。甄权。槐树间者,主诸风及恶疮风瘙疥痒。藏器。

【发明】【宗奭曰】半天河水,在上天泽之水也,故治心病鬼疰,狂邪恶毒。

【附方】旧一，新一。辟禳时疫。半天河水，饮之。《医林集要》。身体白驳。取树木孔中水洗之，捣桂末，唾和傅之，日再上。张文仲《备急方》。[102]

其中记载，"半天河"首出《名医别录》，"释名"项下引"弘景曰"、"时珍曰"，"主治"项引《别录》、"弘景"、"甄权"、"藏器"，"发明"项下引"宗奭"，"附方"项下引《医林集要》和张文仲《备急方》，共10条引文。《名医别录》、梁·陶弘景《本草经集注》、唐·甄权《药性论》、唐·陈藏器《本草拾遗》等书，宋时皆已亡佚，系李时珍转引自《证类本草》，在此书中溯源即可。宋·寇宗奭《本草衍义》编成后曾逐条散入《政和证类本草》中，可直接从《政和证类本草》中溯源。唐·张文仲《随身备急方》既见"旧本"引录，又见于《外台秘要》中，需要根据行文内容对其来源加以判断。经比对，《证类本草》卷五"半天河"所注"身体白驳方"见于《外台秘要》。今本《外台秘要》卷十五"白驳方七首"则注明此方出《千金》，文仲同。"故而选择《外台秘要》为文献来源。《医林集要》为明·王玺撰于成化十八年（1482），有刊本行于世，直接溯源即可。最后，"时珍曰"下引《战国策》"上池水"的典故，实际见于《史记》卷一〇五"扁鹊仓公列传"，为时珍误注，据其溯源即可。详见表1。

表1　卷五·水部·天水类·半天河《别录》下品

半天河《别录》下品	《别录》见《证类》卷5"半天河"：微寒。主鬼疰，狂，邪气，恶毒。[103]
［释名］上池水〔弘景曰〕此竹篱头水，及空树穴中水也。	《集注》见《证类本草》卷5"半天河"：陶隐居此竹篱头水也，及空树中水，皆可饮，并洗诸疮用之。[104]
〔时珍曰〕《战国策》云：长桑君饮扁鹊以上池之水，能洞见脏腑。注云：上池水，半天河也。然别有法。	《史记》卷105"扁鹊仓公列传第四十五"：扁鹊者，勃海郡郑人也。姓秦氏，名越人。少时为人舍长。舍客长桑君过，扁鹊独奇之，常谨遇之。长桑君亦知扁鹊非常人也。出入十余年，乃呼扁鹊私坐，间与语曰：我有禁方，年老欲传与公，公毋泄。扁鹊曰：敬诺。乃出其怀中药，予扁鹊饮，是以上池之水，三十日当知物矣。乃悉取其禁方书，尽与扁鹊，忽然不见，殆非人也。扁鹊以其言饮药三十日，视见垣一方人，以此视病，尽见五藏癥结，特以诊脉为名耳。……[105]
［气味］甘，微寒，无毒。［主治］鬼疰，狂，邪气，恶毒。《别录》。	见上注《别录》。
洗诸疮。弘景。	《集注》见《证类》卷5"半天河"：陶隐居（见本条上弘景）
主蛊毒。《日华》。	《证类》卷5"半天河"：日华子云：平，无毒。主蛊毒。[106]
杀鬼精，恍惚妄语，与饮之，勿令知之。甄权。	《药性论》见《证类》卷5"半天河"：臣禹锡等谨按《药性论》半天河，单用。此竹篱头水及高树穴中盛天雨，能杀鬼精，恍惚妄语，勿令知之与饮，差。[107]

102　张志斌，郑金生校点.本草纲目影校对照[M].北京：科学出版社，2017：1395.

103　（宋）唐慎微撰，尚志钧等校点.证类本草[M]//重修政和经史证类备急本草.北京：华夏出版社，1993：132.

104　（宋）唐慎微撰，尚志钧等校点.证类本草[M]//重修政和经史证类备急本草.北京：华夏出版社，1993：132.

105　（汉）司马千撰.史记：1-10册[M].北京：中华书局，1973：2785.

106　（宋）唐慎微撰，尚志钧等校点.证类本草[M]//重修政和经史证类备急本草.北京：华夏出版社，1993：132.

107　（宋）唐慎微撰，尚志钧等校点.证类本草[M]//重修政和经史证类备急本草.北京：华夏出版社，1993：132.

槐树间者，主诸风及恶疮风瘙疥癣。藏器。	《拾遗》见《证类》卷5 "半天河"：今按《陈藏器本草》云：半天河，在槐树间者主诸风及恶疮，风瘙疥癣，亦温取洗疮。[108]
〔发明〕〔宗奭曰〕半天河水，在上天泽之水也，故治心病鬼疰狂邪恶毒。	《衍义》卷6 "半天河水"：一水也。然用水之义有数种，种各有理。如半天河水，在上天泽水也，故治心病，鬼疰、狂、邪气、恶毒。[109]
〔附方〕旧一，新一。辟禳时疫：半天河水，饮之。《医林集要》。	《医林集要》卷4 "伤寒药"：《本草衍义》曰：治天行病瘟疫热证，用半天河水服之效。此是大烂槐树中雨水也，遇此收之用之，治与腊雪同。[110]
身体白驳：取树木孔中水洗之，捣桂末唾和傅之，日再上。张文仲《备急方》。	《证类》卷5 "半天河"：《外台秘要》：治身体白驳。取树木孔中水洗之，捣桂屑，唾和敷驳上，日再。白驳者，浸淫渐长似癣，但无疮也。[111] 《外台》卷15 "白驳方七首"：又疗身体白驳方：取木空中水洗之，捣桂屑，唾和，傅驳上，日三。《千金》、文仲同。并出第七卷中。[112]

（三）溯源中遇到的问题与处理

引文溯源过程中，对旧本引书和时珍引书千余种文献反复查引。为避免行文重复，对书名较长且多次引用的文献出处，研究中以常见、通行的简称代之。如《重修政和经史证类备急本草》简称 "《证类》"，《神农本草经》简称 "《本经》"，《名医别录》简称 "《别录》"，《伤寒杂病论》简称 "《伤寒论》"，《肘后备急方》简称 "《肘后方》"，《太平御览》简称 "《御览》" 等，部分用简称可能引起歧义的文献，则以全称代之。如《卫生易简方》，又称《卫生简易方》，若简称 "《易简方》" 或者 "《简易方》"，则容易与《黎居士简易方论》混淆。溯源全部书名与简称对照表详见附录一。

《神农本草经》是我国最早的中医本草学著作，早已亡佚。南朝梁·陶弘景编著《神农本草经集注》时，将《名医别录》与《神农本草经》编次整理，并以朱墨分书。年湮代隔，《本经》《别录》文字已混合交融，难以区分。为尽量保持原貌，本项目中沿用《证类本草》关于《本经》《别录》的标记方法（图1），即分别采用阴文（黑底白字）、阳文（白底黑字，显示为无括号宋体字）表示。古本《药对》七情文字原为小字，溯源时在其前后加圆括号，加以区分。如，卷十五 "天门冬" 首出《本经》上品，引文溯源时则记载为："**《本经》**《别录》（《药对》）见《证类》卷6 **"天门冬" 味苦**、甘、**平**、大寒、无毒。**主诸暴风湿偏痹，强骨髓，杀三虫，去伏尸，**保定肺气，去寒热，养肌肤，益气力，利小便，冷而能补。**久服轻身，益气延年，**不饥。**一名颠勒。**生奉高山谷。二月、三月、七月、八月采根，暴干。（垣衣、地黄为之使，

108　（宋）唐慎微撰，尚志钧等校点.证类本草 [M]// 重修政和经史证类备急本草.北京：华夏出版社，1993: 132.

109　（宋）唐慎微撰，尚志钧等校点.证类本草 [M]// 重修政和经史证类备急本草.北京：华夏出版社，1993: 132-133.

110　（明）王玺撰，焦振廉校注.中医古籍整理丛书医林类证集要 [M].北京：中国中医药出版社，2016: 563.

111　（宋）唐慎微撰，尚志钧等校点.证类本草 [M]// 重修政和经史证类备急本草.北京：华夏出版社，1993: 132.

112　（唐）王焘撰，高文铸校注.外台秘要方 [M].北京：华夏出版社，1993: 288-289.

畏曾青。)"[113]以示区别。

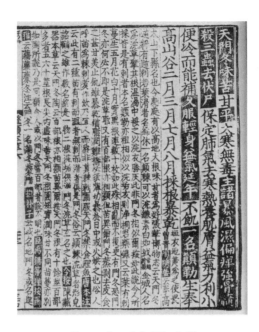

图1 《证类本草》书影

　　书中还有部分引文无法溯得其源。为阐明原因，以益后学，溯源中以注释的形式加以说明。具体原因有三：其一，李时珍当时可见书籍，现已亡佚不存，则注明"书佚，无法溯得其源"。如《谈野翁方》《蔺氏经验方》《纂奇方》《避水集验方》《生生编》《笔峰杂兴》《灞江方》《宝藏论》等，有待后来学者发现相关书籍现世后再行溯源；其二，有一类书籍存佚情况不明，一些书籍在明万历前，仅见《本草纲目》引用，如《集玄方》《积德堂方》《庚辛玉册》《造化指南》《便民食疗方》等，则加注"仅见《纲目》引录"；其三，还有一类古籍现存于世，但惜之溯源团队通过种种途径都未能见到原书，故而相关引文存疑待考，如《余冬序录》《五雷经》《试效方》等，则注明"未见原书，待考"。

　　最后，如果溯源过程中，需要对溯源所得文献加以校勘或有转引、误引等必要事项需要说明，则在文献末尾加"按"表述。如卷十七"常山·发明"引"待制李焘云"："岭南瘴气，寒热所感，邪气多在营卫皮肉之间。欲去皮肤毛孔中瘴气根本，非常山不可。但性吐人，惟以七宝散冷服之，即不吐且验也。"[114]本条引文经查见于《岭南卫生方》卷上"李待制瘴疟论"："……常山药，惟七宝剉散为妙。盖常山能去皮肤毛孔中瘴气，而寒热所感邪气，多在荣卫皮肉之间，欲除根本，非常山不可也。

113　（宋）唐慎微撰，尚志钧等校点．证类本草 [M]// 重修政和经史证类备急本草．北京：华夏出版社，1993: 163.
114　张志斌，郑金生校点．本草纲目影校对照 [M]．北京：科学出版社，2017: 3411.

但常山服之必吐人，惟七宝刻散，冷服之，不吐，亦屡验矣……（大梁李璆西美）"[115]显然原书文末署名"大梁李璆西美"，故而李时珍在引用时误将"李焘"当作"李璆"，可加按语说明。有些引文，是李时珍糅合多种书，或是对书中内容加以总结概括而成。如果不加分析和仔细推求，难以全面追溯到文献来源，这种引文需要特别加注说明。如卷九"碌砂·发明"引"杲曰"："丹砂纯阴，纳浮溜之火而安神明，凡心热者非此不能除。"[116]经查，此条分别是李时珍整合李东垣《内外伤辨惑论·饮食劳倦论》："朱砂安神丸……朱砂纳浮溜之火而安神明也"[117]；《珍珠囊·朱砂》："心热非此不能除"[118]；王好古《汤液本草》卷6"朱砂"："《珍》云：心热非此不能除"[119]而成。原则上，未注出处的条目因其来源不清，难以区分是李时珍或其父李言闻自己的学术见地，抑或是引自他人观点，故而本项目不加溯源。但对于其中未注出处的医方，若能溯及其源则加注说明。暂时无法溯及其源者则不加注，以待进一步研究。

（四）溯源结果统计

上述对溯源原则、方法和步骤的明晰，是为了客观展示溯源数据形成的前提与基础。以下为本研究的重点内容，即以数据为指标，量化分析《纲目》引用文献情况。将全部溯源文本电子版，逐条导入excel表格，从中提取《纲目》原注文献出处、实际文献出处、转引出处、按语、溯源原文五个字段，并对数据进行规范化、格式化加工，通过去重、排序、分类汇总等各种处理，详见图2、图3，统计分析《纲目》引文情况。

编号	原注出处	一手出处	转引出处	按语	原文
19	甄權				甄權：见11頁注⑥甄權
20	大明	《日華子》	《證類》卷6"甘草"		大明：《日華子》見《證類》卷6"甘草" 《日華子》云：安魂定魄，補五勞七傷，一切虛損，驚悸，煩悶，健忘，通九竅，利百脉，益精養氣，壯筋骨，解冷熱，入藥炙用。
21	李杲	《湯液本草》卷3"甘草"按		（按：《心》即李東垣《用藥心法》。此文亦見《本草發揮》卷1"甘草"引"東垣云"。此外尚引"生甘草補脾胃不足，大瀉心火"一句，疑時珍糅合二書所引，冠以"李杲"。）	李杲：《湯液本草》卷3"甘草" 《心》云……炙之以散表寒，除邪熱，去咽痛，除熱，緩正氣，緩陰血，潤肺。（按：《心》即李東垣《用藥心法》。此文亦見《本草發揮》卷1"甘草"引"東垣云"。此外尚引"生甘草補脾胃不足，大瀉心火"一句。疑時珍糅合二書所引，冠以"李杲"。）
22	好古	《湯液本草》卷3"甘草"			好古：《湯液本草》卷3"甘草" ……能治肺癰之膿血作吐劑，能消五發之瘡疽……
23	元素	《湯液本草》卷3"甘草"按		（按：《象》爲東垣先生《藥類法象》簡稱，非張元素之作。《本草發揮》卷一"甘草"引"潔古云"之《上治秘訣》，亦僅言"生甘草梢子去腎莖之痛，胸中積熱，非梢子不能除"，故"去莖中痛"之方非出自元素。	元素：《湯液本草》卷3"甘草" 《象》云……去莖中痛，或加苦楝、酒炙玄胡索爲主，尤妙。/《珍》：養血補胃，梢子去腎中之痛，非梢子不能除。（按：《象》爲東垣先生《藥類法象》簡稱，非張元素之作。《本草發揮》卷一"甘草"引"潔古云"之《上治秘訣》，亦僅言"生甘草梢子去腎莖之痛，胸中積熱，非梢子不能除"。故"去莖中

图 2　部分结构化的引文数据截图

115　（元）释继洪辑. 岭南卫生方 [M]. 广州：广东科技出版社，2012: 1-10.
116　张志斌，郑金生校点. 本草纲目影校对照 [M]. 北京：科学出版社，2017: 1739.
117　（宋）李杲著. 内外伤辨惑论 [M]. 北京：人民卫生出版社，1959: 11.
118　（宋）李杲著. 洁古老人珍珠囊 [M]. 北京：中华书局，1991: 13.
119　（元）王好古撰. 汤液本草 [M]. 北京：人民卫生出版社，1987: 180.

1	2	3		A	B
+		231	《本草發揮》 計数	51
+		233	《本草集要》 計数	1
+		236	《本草蒙筌》 計数	2
+		240	《本草權度》 計数	3
+		280	《本事方》 計数	39
+		291	《本事方後集》 計数	10
+		293	《避暑録話》 計数	1
+		300	《便民圖纂》 計数	6
+		302	《辨明醫雜著忌用參耆論》 計数	1
+		305	《賓退録》 計数	2
+		307	《泊宅編》 計数	1
+		311	《博濟方》 計数	3
+		323	《博物志》 計数	11
+		325	《參同契》 計数	1
+		327	《茶經》 計数	1
+		329	《禪月集》 計数	1
+		331	《産育寶慶集》 計数	1
+		333	《晁氏客語》 計数	1
+		336	《朝野僉載》 計数	2
+		338	《陳氏小兒病源方論》 計数	1
+		340	《陳氏小兒痘疹方論》 計数	1

图 3　溯源文献出处分类汇总

经统计，本项目共追溯《纲目》引文30201条，其中溯得其源28610条，未能溯得其源1591条，注释按语5157条，完成《纲目》94.7%以上引文的溯源。转引自旧本的引文共计15325条，《纲目》新增引文共计14876条，占比49.7%，也就是说新增引文将近1倍之多。（图4、图5）

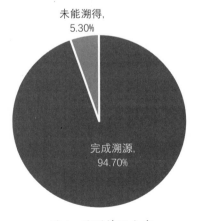

图 4　溯源情况分布

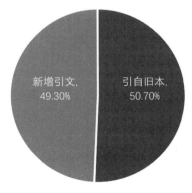

图 5　旧本、《纲目》新增引文分布

1. 旧本引书统计

旧本引书主要是指《纲目》转引自《证类本草》的所有医药学和经史百家文献。李时珍仅统计了其中的84种医学书籍和151种经史百家著作。加上"历代诸家本草"，据李时珍统计,包括《纲目》在内共计41种本草著作。李时珍误将《名医别录》和《神农本草经集注》混为一书,都归在陶弘景名下,研究中纠正了这一错误,将二书分开统计。此外,李时珍误将《海药本草》和《南海药谱》两部作者不同,书名各异者合二为一,本次也分开加以计算。这样旧本引历代诸家本草43种,其中28种转引自《证类本草》,故而旧本引书合计263种。本项目通过引文溯源共得到来自旧本的二手引文15325条,包括了旧本引诸家本草("历代诸家本草"中引自旧本的部分)、旧本引医书和经史百家三部分引文。其中旧本引本草著作虽然只有28种,但是从引用频次上看却居首位。引用频次从高到低进行统计,排名前16位的本草著作,如图6所示,共计引用12925次,占引用文献总数的43.8%。

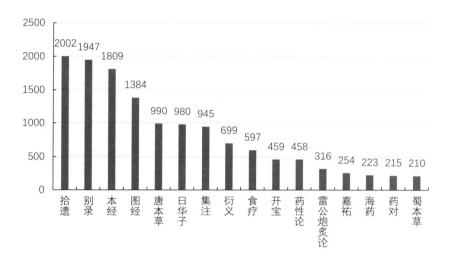

图6 《本草纲目》转引"旧本"本草著作频次分布

由图6可以看出,《纲目》从《证类本草》中转引条数最多的本草著作分别是《本草拾遗》《名医别录》和《神农本草经》。《本草拾遗》由唐代本草学家陈藏器编撰于开元二十七年(739),又名《陈藏器本草》,原书早佚。该书取补充唐《新修本草》遗漏之意,凭陈藏器一人之力,收集《唐本草》不载之药692种。全书共十卷,包括序例一卷,拾遗六卷,解纷三卷。主要是对各药性味、功效主治、用药法、别名、形态、生长环境、产地和混淆品种的考证。是仅次于《唐本草》的一部重要本草著作。但是该书新增药中,有很多在古人看来都是冷僻甚至荒诞不经的药物,故而在其传承的过程中,被后世本草著作有选择地加以收录。如北宋《开宝本草》《嘉祐本草》《本草图经》等都对此书加以援引,唯有《证类本草》中引用最多。[120]李时珍对陈藏器及其著作评价颇高,称:"藏器著述,博极群书,精核物类,订绳

120 尚志钧等著.历代中药文献精华[M].北京:科学技术文献出版社,1989: 190-193.

谬误，搜罗幽隐。自本草以来，一人而已"。[121]且对学界对其收药偏僻芜杂的批评加以反驳，称："肤谫之士，不察其该详，惟诮其僻怪。宋人亦多删削。岂知天地品物无穷，古今隐显亦异，用舍有时，名称或变，岂可以一隅之见，而遽讥多闻哉。如辟虺雷、海马、胡豆之类，皆隐于昔而用于今；仰天皮、灯花、败扇之类，皆万家所用者。若非此书收载，何从稽考。此本草之书，所以不厌详悉也。"[122]故而既往有学者透过《本草纲目·历代诸家本草》中，李时珍对历代本草编纂方面的得失评述，认为历代本草学家对李时珍影响最大的，莫过于唐代的陈藏器。[123]这一观点，在本次对历代诸家本草的引用频次分析中，从数量上得到了充分的印证。

在此基础上，旧本引其余10部本草著作与旧本引医书、经史书籍合计245种，共占全书引文的6.5%。旧本引医书与经史著作系李时珍直接转引自《证类本草》，未曾对书目中作者、书名相关信息详加核查，故而存在著者缺失、人名或书名错误及书目重出等诸多问题。如"旧本引医书目"误著《太仓公方》，实为西汉·司马迁著《史记·仓公列传》；误著"初虞世"撰《古今录验方》，当唐为·甄权所撰；误注深师，即梅师撰《脚气论》，实际著者不详；误著张路撰《大效方》，实际为张璐所著，且书名不详。通过引文溯源，我们对其一一加以纠正。且经统计，旧本引医书84种，其中亡佚72种，12种尚存于世，13种书《纲目》实际未见引用，共计引用1537次。按照引用频次从高到低进行统计，排名前20医籍及引用频次详见图7。

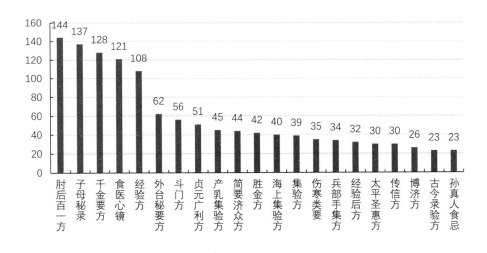

图 7 《本草纲目》转引"旧本"引医书频次分布

121 张志斌，郑金生校点. 本草纲目影校对照 [M]. 北京：科学出版社，2017: 289-291.
122 张志斌，郑金生校点. 本草纲目影校对照 [M]. 北京：科学出版社，2017: 289-291.
123 郑金生. 试论《本草纲目》编纂中的几个问题 [A]. 李时珍研究论文集 [C]. 湖北：湖北科学技术出版社，1985: 73-112.

引用频次超过100次以上的医书有五部，分别为《肘后百一方》《子母秘录》《备急千金要方》《食医心镜》和《经验方》。《肘后百一方》原名《肘后卒救方》，由东晋·葛洪在其所著《玉函方》（亡佚）一百卷的基础上，选取其中方简效佳，便于急救的方药若干首，编成三卷。在其辗转流传到南朝梁·陶弘景时代时，已经残缺。为此，陶弘景采集补阙，撰成《肘后百一方》。南朝梁以后的本草类著作，在引用此书时多称其为《百一方》或《肘后方》，是一部重要的临床急救类方书。[124]《子母秘录》由唐·徐仁则撰，全十卷，是一部重要的中医儿科、妇科著作。其书早佚，部分内容可见于《外台秘要》《千金要方》等唐宋方书中。《食医心镜》又名《食医心鉴》（亡佚，有辑本），全三卷，由唐代名医昝殷撰，主要收录了简、便、廉、验的食疗方二百余首。收录于《证类本草》中的《经验方》又名《经验前方》，《纲目》记载作者陈抃，成书年约在宋以前，但《宋史·艺文志》仅记："陈抃《手集备急经效方》一卷"，另有"陈氏《经验方》五卷，不知名"的记载[125]，故而《证类本草》中收录可能为《宋史·艺文志》所载陈氏《经验方》。总之，通过频次统计可以看出，《纲目》所引频次较多的旧本医书以宋以前大型方书为多，且以收方简便、卓有实效的单验方为主，符合《纲目》以方证药的编撰目的。

旧本所引剩余不足1000条引文来自"经史百家"，占比不足全部引文的3%。这部分引文据书目记载为151种，现存87种，亡佚56种，8种存佚情况不明。其中绝大多数引文，就《证类本草》而言，也绝非一首文献。多是《证类本草》转引自历代诸家本草著作中。也就是说《纲目》在引用时，至少是三次以上的转引。将各书引用频次从高到低进行统计，排名前15的书籍及引用频次详见图8。

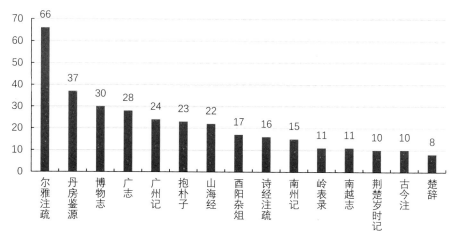

图8　《本草纲目》转引"旧本"经史百家著作频次

124　肖红艳.《肘后方》版本定型化研究 [D].北京中医药大学, 2011.

125　陈振. 宋史 第 18 部 [M].上海：上海人民出版社, 2003: 305.

可以看到，排名前5的书分别是：《尔雅注疏》《丹房鉴源》《博物志》《广志》《广州记》和《抱朴子》。《尔雅》著者不详，约成书于春秋以后，是我国第一部收集释义词语的专书，训诂学的开山之作，也是后世考证古代词语的必备工具书。《尔雅注疏》则是《尔雅》的注释之作。《纲目》大量援引，主要是为了对各药"释名"详加考证。《丹房鉴源》全三卷，由唐·独孤滔撰，是一部主要讲述金石药物之产地、异名、形态、性味、功能的道家炼丹专书。[126]其中《抱朴子》也是一部道教专书，由东晋·葛洪撰写，分《内篇》和《外篇》，重点论述神仙方药、养生延年和禳灾却病之术。《纲目》通过引用道家著作，用以补充和阐述很多道家常用金石类药物的特性和作用。《博物志》是西晋·张华所著的一部百科全书式博物体志怪小说，现存十卷，分三十八类，记载我国古代山川地理、飞禽走兽、人物传记、神话古史、神仙方术等内容。《广志》也是一部博物体志怪小说，约成书于南北朝时期，由郭义恭撰，多记载四方动植物产、山川泉石、异域风俗等。[127]《广州记》是一部地理类专书，由晋·顾微撰，主要论述古代南越地区的山川地形、风土人情、地理物产等。《纲目》加以援引，旨在论述各药的产地、形态、生境等相关信息。

2. 李时珍引书统计

同上，李时珍引书也包括了时珍引"历代诸家本草"、医书和经史百家三部分。历代诸家本草部分，除去《纲目》，李时珍直接引用宋以后本草著作15种。其中李东垣著《用药法象》，今未见该书存世。通过溯源发现，此书当为李时珍转引自王好古《汤液本草》中的"用药心法"、"药类法象"两篇。经统计，李时珍引宋以后"历代诸家本草"著作共计723次，占比为全部引文的4.9%，远低于从旧本中转引"本草"的频次。将各书引用频次按照从高到低进行统计，排名前10的本草著作及引用频次详见图9。

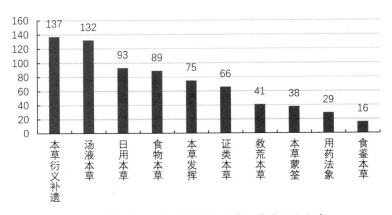

图 9 《本草纲目》引"历代本草"著作频次分布

126 王瑞祥主编. 中国古医籍书目提要（下卷）[M]. 北京：中医古籍出版社，2009: 1329.

127 钱仲联等著. 中国文学大辞典（修订本）[M]. 上海：上海辞书出版社，2000: 192.

以上排名基本囊括了金以后，明万历之前重要的本草类著作。引用频次超过100的《本草衍义补遗》《汤液本草》两书，分别是由滋阴派医家朱震亨、易水学派医家王好古所著撰，是临证本草的代表作之一。《本草衍义补遗》在对宋·寇宗奭撰《本草衍义》进一步修正和补充的基础上，对药物的五行归属、气味归经、升降浮沉等方面进行广泛阐发，较之其他本草学著作其独到之处。李时珍认为《本草衍义补遗》："援引辨证，发明良多"[128]。清代学者、目录学家杨守敬也认为由于《本草衍义补遗》一书的产生，导致本草之学，自此一变。[129]《汤液本草》则是李东垣高徒王好古的代表作。本书在尊《内经》奥旨的基础上，汇集金元诸大家的药学理论，论述各药的气味、良毒、归经，重点介绍药物功效主治、用药法、畏恶、炮制等，与临床用药密切相关，《四库提要》称其"好古此书所列，皆从名医试验而来，虽为数无多，而条例分明，简而有要，亦可适于实用之书矣"。[130]通过量化的分析，可以直接佐证李时珍对本草文献的认识之深，及《纲目》所引本草文献的质量之高。

李时珍引用所谓"今本"（万历前）医书书目，共计276种，主要以方书和临证各科著作为主，还包含少量的中医基础理论、本草、养生、针灸类著作。经统计，李时珍引用今本医书共计9000次，约占时珍引书的60.5%，远高于今本"经史百家"类书籍的引用频次。将各书引用频次按照从高到低进行统计，排名前50的医学著作就占引书频次的85%以上，详见图10。

其中引用频次超过100的医书共有18种，分别为《普济方》《千金方》《圣惠方》《外台秘要》《肘后方》《圣济总录》《直指方》《医学启源》《卫生易简方》《妇人良方》《奇效单方》《得效方》《丹溪摘玄》《儒门事亲》《永类钤方》《百一选方》《金匮》《局方》。除去《医学启源》《丹溪摘玄》《儒门事亲》三部临证各科类著作，其余均为两汉至明代的大型方书类著作。《普济方》由明·周定王朱橚组织编撰，是中国古代最大的方书类著作，收集明初以前方药6万余首。李时珍任楚王府良医正时，有幸得见该书，从中收集了大量可以验证各药功效的临床方剂。李时珍不仅直接从《普济方》中援引大量方药，还有许多方书时珍未见原书，而是转引自《普济方》，如《海上方》《海上名方》《经验方》《经验良方》《鲍氏方》《博济方》《德生堂方》《端效方》《傅氏活婴方》《葛静观方》等。《备急千金要方》是唐代·孙思邈编撰的方书类著作。本书见于旧本引医书目中，然而《本草纲目》从旧本所引《千金要方》仅100余次，时珍直接引自《千金要方》（不见于《证类本草》）者达1000次以上，其中既包括直接引用《千金要方》，也包括从《千金要方》中转引其他亡佚不存之书。如《范汪方》《广利方》《广济方》《胡居士方》《许尧臣方》《集验方》《梅师方》《小品方》《姚僧

128　张志斌，郑金生校点.本草纲目影校对照[M].北京：科学出版社，2017：305.

129　杨守敬撰.日本访书志[M].沈阳：辽宁教育出版社，2003：59.

130　（清）纪昀等.文渊阁四库全书汤液本草[M].上海：上海古籍出版社，1989：90.

坦方》《张文仲方》《杨氏经验方》等。

最后，李时珍引"今本"经史百家计440家，共计引用3046次，约占时珍今本引书的20.5%。将引用频次按照从高到低进行统计，排名前50的经史百家著作及引用频次，详见图11。

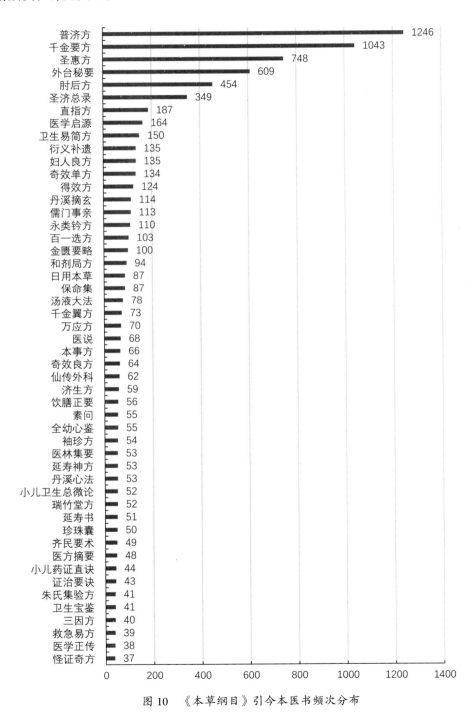

图 10　《本草纲目》引今本医书频次分布

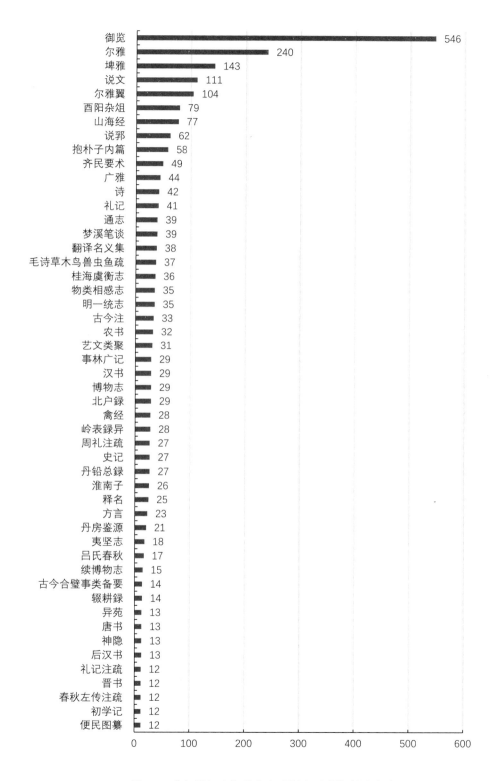

图11 《本草纲目》引今本"经史百家"频次分布

可以看出,引用频次在100次以上的经史百家类著作分别为 :《太平御览》《尔雅》《埤雅》《说文》《尔雅翼》五种。《太平御览》是北宋政府组织,李昉、李穆、徐铉等学者负责编纂的综合性类书,成书于宋太平兴国八年（983）,全书1000卷,共分55部,每部之下再细分类目,其中与医药有关的内容集中在人事部(卷360~500)、道部(卷659~679)、方术部(卷720~737)、疾病部(卷738~743)、饮食部(卷843~867)、药部(卷984~993)。《本草纲目》直接引《御览》的条目不多,都是通过《御览》转引其他文献。如《瑞应图》《晋中兴书》《列星图》《河图括地象》《地镜图》《东观秘记》《春秋运斗枢》《十洲记》《玄中记》《梁四公记》《异物志》《荆南志》《孝经援神契》《交州记》《典术》等,计200余部。《尔雅》《尔雅翼》《埤雅》是三部训诂类专书,《说文解字》则是我国第一部系统分析汉字字型、考究字源并释义的字书。《本草纲目》援引四书,旨在据此对药物加以释名和考究。

（五）小结

通过上文对《纲目》引文的分类统计,我们可以大体建立如下认识。

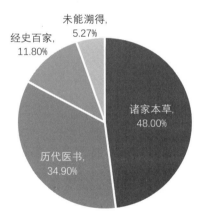

图 12 　《本草纲目》引文分布情况

首先,《纲目》引文可分为 :诸家本草、历代医书和经史百家三大部分。合并"旧本"与"今本"各部统计数据可知 :引自诸家本草计14504条,引自历代医书计10537条,引自经史百家著作计3569条,未能溯得其源计1591条,各部分占比情况,详见图12。

可以看出《纲目》引文中占比83%左右为本草学和医书（方书为主）著作,经史百家类著作占比不到12%,故而《纲目》还是一部较为专精的临证本草学著作,而不是像一贯学者认为的那样内容博杂。

其次,全书查有依据的引文占比接近95%,其余5%因为书籍亡佚不存等原因未能得见,亦不能说明其无据可依。据此基本可以认为,《纲目》引文并非凭空捏造,而是相对切实可靠的。

最后,通过对《纲目》引用频次较高书籍加以分析认识,可以看出《纲目》引文大多源自同时期影响较大、质量较好的书籍著作。这一方面体现了李时珍深厚的学术功底和卓越的认识水平,另一方面也保障了《纲目》的学术质量,从而客观说明《纲目》无愧为明代本草集大成之作。

第二卷

人书考订

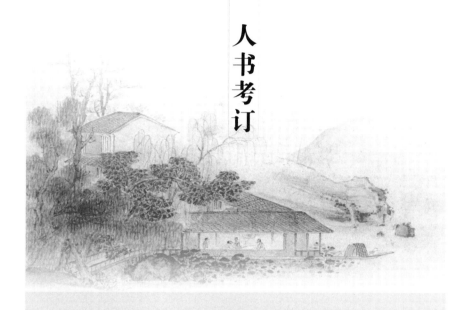

古代《本草纲目》主要版本承继表

郑金生　张志斌

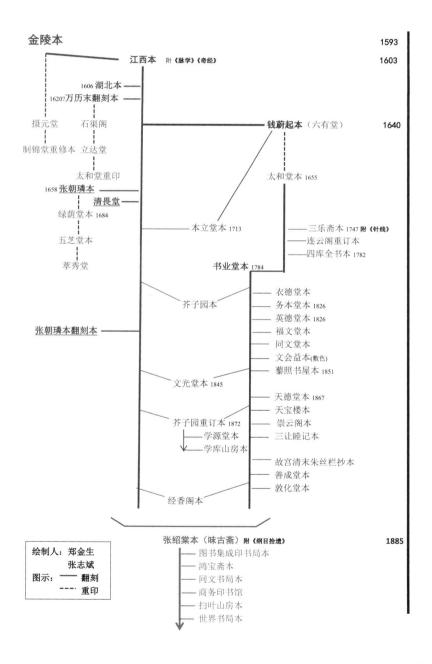

金陵本 —— 1593

江西本　附《脉学》《奇经》 —— 1603

1606 湖北本

1620? 万历末翻刻本

摄元堂　　石渠阁

制锦堂重修本　立达堂

太和堂重印

1658 张朝璘本

清畏堂

绿荫堂本 1684

五芝堂本

萃秀堂

钱蔚起本（六有堂） —— 1640

太和堂本 1655

本立堂本 1713

三乐斋本 1747 附《针线》
连云阁重订本
四库全书本 1782

书业堂本 1784

张朝璘本翻刻本

芥子园本

衣德堂本
务本堂本 1826
英德堂本 1826
福文堂本
同文堂本
文会益本（敷色）
蔾照书屋本 1851

文光堂本 1845

天德堂本 1867
天宝楼本
崇云阁本
三让睦记本

芥子园重订本 1872
学源堂本
学库山房本

故宫清末朱丝栏抄本
善成堂本
敦化堂本

经香阁本

张绍棠本（味古斋）附《纲目拾遗》 —— 1885

图书集成印书局本
鸿宝斋本
同文书局本
商务印书馆
扫叶山房本
世界书局本

绘制人：郑金生
　　　　张志斌
图示：—— 翻刻
　　　-- 重印

《本草纲目》金陵本研究概况及若干问题再思考

张志斌　郑金生　侯酉娟

《本草纲目》(以下简称《纲目》) 金陵本是该书的初刻本（1593）。但十年后翻刻金陵本的“江西本”，其名气很快盖过了金陵本。明代南昌医家黎元宽曾说：“《本草纲目》盖庶几乎集成焉。于是江西刻之，而海内传之，且名之‘江西本草’而特贵重之，垂五十年矣。”[1]就连主体为金陵本版木重印的明末制锦堂本，也在其扉页上冠名“江西原本”。此后300余年,《纲目》版本不断翻新,金陵本却一直默默无闻。这种状况到20世纪初才逐渐改变。

一、近现代金陵本的收藏及其研究概况

明清书目著录《本草纲目》版本的刊年，最早的有万历癸卯（1603）、三十五年（1607）、崇祯庚辰（1640）及清代顺治、康熙等重刊本等，[2]尚未见著录金陵胡承龙刻本者。由于日本尚存金陵版数部，因此近代日本学者对该本已有初步的研究。1929~1934年间由日本春阳堂出版了《头注国译本草纲目》日文全译本，该本在书前第一次出示了金陵本的书影数帧，并在其前撰有“写真说明”(图1)。

寫　眞　説　明

昭和二年二月,米國のW·T·Swingl氏が本草に關する古籍訪求の目的で來朝した際,氏の請に依り,吾が内閣文庫所藏の萬曆庚寅一日本天正十八年·西曆一五九〇年一初版本草綱目,所謂金陵本の一部分を撮影したものである。

第一・二葉　弇州王世貞撰序文の首·尾各一紙。

第三・四葉　輯書姓氏。特に初版のみに存するもの。

第五葉　本文の一部分,序例の第一紙。

第六葉　本文の一部分,穀部玉蜀黍の條。

第七・八葉　附圖。金石部·穀部の各一部分。

金陵版本草綱目は,中国に於ては早く己に亡佚し,世界に現存するものは,内閣文庫所藏一部の外,京都恩賜植物園大森文庫所藏一部,伊藤篤太郎博士所藏一部,及び二百餘年前,オランダ人 G·E·Rumpf 氏が中国よりもたらし還り,現に東ベルリンの国立図書館に收藏する一部,すべて四部などが知られている。

图 1　《头注国译本草纲目》写真说明

该图片说明提到，“金陵版本草纲目中国早已亡佚”，世界惟日本存3部、德国柏林1部。日本本草学者渡边幸三在20世纪50年代初统计，世界仅藏金陵本5部。[3]此5部金陵本除德国柏林藏1部之外，其余均存于日本，未提到中国有藏。日本《头注国译本草纲目》书前的“写真说明”深深地刺伤了上海名医丁济民的心。1947年，丁氏终于购得一部金

1　黎元宽．重刻本草纲目序，见《本草纲目》清顺治十五年（1655）张朝璘刻本。

2　李茂如，胡天福，李若钧．历代史志书目著录医籍汇考 [M]. 北京：人民卫生出版社，1994: 517, 854.

3　日・渡边幸三：本草书の研究，日本大阪：杏雨书屋，1987（其中《本草纲目》研究稿成于 1953 年）。

陵本，其经过发表在《医史杂志》上。[4]

"……此初刊本诸刊行而日就湮晦，几成断种。案日本《国译本草纲目》卷端附有此本书影数幅，云美人W. T. Swingl氏在日本所摄之照片也。译者并识之曰：金陵本中国久佚，此邦（日本）尚有数本，云云。读之不禁内愧于心。嗟乎！号称八十万之中医，空言保存，而不知保存其本身之文献，日惟权势是竞，以其一己得失之荣辱为荣辱，在学术上一任异邦人士讪笑而不知愧，此其保存云云，异于吾党之所闻也。余既心识其言，求之十年而未得。今岁暮春，友人某君告余曰：久求不得之金陵初刊本草纲目，今正在某处拍卖矣。余亟偕往，则是书果赫然在焉，心目为之开朗。场例：凡顾客所买之书，则集议估价。是书旧为银行家谢某所藏，为南北书估合资从其后人购得者之一。此类书估不乏钱听默[5]之流，多识善本，知此书之罕觏，故昂其值，与之偕价，往返数回，仅而成贸。盖深恐失之交臂，如象罔之珠，不可复得也，故忍痛购之。今得是本，既破日人所言中国久已亡佚之骄妄，并略赎吾辈不知保存文献之愆责云。是岁丁亥夏至记。"

丁济民为上海名医丁甘仁裔孙，得乃祖之传，有乃祖之风，故有倾囊以存国宝之义举。

我国著名目录版本学家王重民先生(1903~1975)所撰《中国善本书提要》中首次著录了美国国会图书馆藏《本草纲目》金陵胡承龙所刻原本，云"此书不但为原刊，且为日本宿儒森立之所批校，尤足珍贵"。另记载了美国国会图书馆所藏金陵本的崇祯间摄元堂剜改重印本2部（一全帙，一残脱其中2卷）。[6]王重民先生于1939年应邀至美国国会图书馆工作，并开始撰写《中国善本书提要》，为时近10年。至此加上美国所藏，金陵本的收藏又增添了3部。1961年《中医图书联合目录》仅著录了金陵本一部，云"思补（旧藏）"。[7]此"思补"即思补山房，上海名医丁甘仁的堂号。故此本即前述丁济民收藏的金陵本。1991年《全国中医图书联合目录》著录了国内所藏金陵本两部，[8]一藏139（中医研究院图书馆），亦即丁济民先生藏本。丁氏藏本归藏中医研究院的过程，经调查大致如下：1977年，经耿鉴庭先生斡旋，丁先生同意将此书捐归中医研究院。该院图书馆对丁先生此举予以奖励，并派人至上海迎回此国宝。[9]另一部金陵本藏541（上海图书馆代号）。此本于1993年由上海科学技术出版社影印。书前有何时希手书赠叙，其中对该本来源提到："今国内所藏仅

4　丁济民.跋明金陵刊本本草纲目 [J].医史杂志,1948年卷2第3/4期合刊：39-40.
5　钱听默，即钱时霁，字景凯，一字景开，听默其号.清中叶著名书商、藏书家.
6　王重民.中国善本书提要 [M].上海：上海古籍出版社,1983：258-259.
7　中华人民共和国卫生部中医研究院、北京图书馆.中医图书联合目录 [M].北京：北京图书馆,1961：78.
8　薛清录.全国中医图书联合目录 [M].北京：中医古籍出版社,1991：163.
9　这一过程咨询了中医研究院图书馆前馆长薛清录先生、图书馆老职工金立馆员等，其详细过程兹不赘述.

两部，即上海科学技术出版社据以影印者是也。"[10]未详述该本由来。南京中医学院施仲安教授对《本草纲目》金陵本情有独钟。1983年在蕲春召开的纪念李时珍逝世390周年学术研讨会上，施先生发表了金陵本的研究论文，提出"金陵版《本草纲目》存世七部说"，此文后加整理，发表在《中华医史杂志》，在学术界产生了较大的影响。[11]但施先生毕竟无法周游世界进行调查，不明海外所藏，故其存世7部说尚不完善。

日本医史文献学家真柳诚先生在20世纪90年代实地考察了世界各地所藏的金陵本，撰文介绍了各国现藏12部金陵本（其中8部全帙，4部残卷），[12]是为当时《纲目》金陵本最扎实的一次清点。此报道提及旧载的德国柏林藏金陵本，云此本已毁于战火。当时所存8部金陵本全帙为：①日本国立公文书馆内阁文库藏（东京）。该本为多纪氏旧藏，井口直树所献。②日本国立国会图书馆藏（东京）。田沢仲舒旧藏，榊原芳楚所献。③东洋文库本（东京），有抄补，岩崎久弥旧藏。④日本东北大学附属图书馆狩野文库藏（仙台）。狩野亨吉旧藏本。⑤美国国会图书馆藏（华盛顿）。日本森立之旧藏朱批本。⑥美国国会图书馆藏。明程嘉祥摄元堂本剜改重印本。⑦中国中医研究院藏（北京）。丁济民捐献本。⑧上海图书馆藏（上海）。关于上海图书馆藏本，真柳先生在文章中云是"名老中医何时希将此书献于上海图书馆"。但何时希在该本影印前的赠叙并未提及由他所献。对此，真柳先生于2018年在蕲春召开的纪念李时珍诞辰500周年学术会发表论文，对其统计结果略有修改，增加了中国藏本1种。另据上海图书馆藏本的藏书印，更正了旧说，指出该本原藏于中国科学社明复图书馆，该馆始建于1929年，1931年开馆。1956年该馆改组为上海市科学技术图书馆。1958年并入上海图书馆。其藏书以明清古籍、民国时期资料为特色。该本有"上海市科学技术图书馆藏书""上海图书馆藏"藏书印，另有一印，因影印色淡，不甚清楚，或为"中国科学社图书馆"印。[13]

真柳先生的统计资料在21世纪又有了新的突破。首先是2008年河南藏书家晁会元在伏牛山收得制锦堂本《本草纲目》，该本被鉴定为《纲目》金陵本重修本，2010年入选第三批《国家珍贵古籍名录》（图2）。此本主体为金陵本原版木重印，但首卷及书中部分卷次少数书页都有重修。[14]

10　何时希.影印明刻祖本金陵版本草纲目赠叙,见《本草纲目》影印本 [M].上海:上海科学技术出版社,1993.

11　施仲安.从"王子图书馆"谈到金陵版《本草纲目》现存部数 [J].中华医史杂志,1983（4）:254.

12　真柳诚撰,郭秀梅译.《本草纲目》最初传入日本的记录及金陵本的所在,见钱超尘等编.李时珍研究集成 [M].北京:中医古籍出版社,2003:1032-1034.（日文原文发表在日本《汉方的临床》1998年45卷11号1431-1439）

13　此据真柳诚先生在纪念李时珍诞辰500周年的PPT,以及网络介绍"黄浦区明复图书馆"综合而成.网址为https://baike.so.com/doc/24280179-28253895.html.

14　郑金生.《本草纲目》现金陵版重修本 [N].中国中医药报,2014年1月3日第8版.

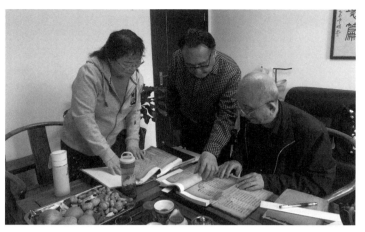

图 2　考察《纲目》制锦堂本（右起郑金生、晁会元、张志斌）

2018年3月10日，我们赴河南郑州、洛阳考察新发现的两种金陵本残本。[15]其一是由河南郑州太龙药业股份有限公司总工程师邢泽田先生收藏的金陵本残本（邢藏本），今存文41卷，图2卷。该本钤有"玉润堂图书印"及日本藏家手书，可知该原为日本藏本，今回传中国。其二是由河南洛阳白河书斋的传承人晁会元先生发现的摄元堂本，今存12卷。晁会元先生查出该本卷1"历代诸家本草"所载"本草纲目"条后另有"重刻本草纲目"一条，此为王重民先生《中国善本古籍提要》所未提及者，对考察该本形成很有学术意义。此残本的发现所提供的信息，初步可以判定摄元堂重修本要早于制锦堂重修本。[16]

以上国内近年新发现的《纲目》制锦堂重修本，将金陵本全帙存世的数量由8种提高为9部。邢泽田先生所藏金陵本残卷、晁会元先生所藏摄元堂本残卷，则将金陵本残卷4种提高为6部。这6部残卷依次为：①日本京都府立植物园大森纪念文库本，为植物学者白井光太郎旧藏。②武田科学振兴财团杏雨书屋（大阪），本草学者小野兰山与幕末考证医者伊泽兰轩的旧藏本。③日本宫城县图书馆藏，经藩医涉江抽斋、伊达家等辗转所。④美国国会图书馆（华盛顿），明·程嘉祥摄元堂本重修本。⑤中国洛阳晁会元藏明·程嘉祥摄元堂本重修本。⑥中国郑州邢泽田藏金陵本残卷。综上所述，世界所藏金陵本今有15部，其中全帙9部，残本6部。国内所藏《纲目》金陵本的增多，为当今研究《纲目》版本流传提供了新的史料依据，使金陵本原版木重印历史逐渐清晰。

15　郑金生，赵中振，张志斌等.两种《本草纲目》金陵版在河南发现[N].中国中医药报，2018年3月21日第8版.

16　张志斌，郑金生.国内新发现《本草纲目》两种金陵版考察[J].中国中医基础医学杂志，2018，24(08): 1036-1037+1064.

二、金陵本的现代研究与利用概况

尽管丁济民先生在1948年就报道了《本草纲目》金陵本的收藏情况，但学术界、出版界并没有给予高度的重视。1954~1957年间，分别由商务印书馆、锦章书局、人民卫生出版社影印的《本草纲目》还是用清光绪十一年张绍棠本为底本。

1953年王吉民等举办的"李时珍文献展览会"，展出了很多与李时珍及《纲目》相关的实物与资料，其中丁济民所藏的金陵本也予以展出。借此会的宣传，金陵本逐渐广为人知。丁氏藏本属个人收藏，一般学者很难利用。20世纪70年代，人民卫生出版社雇请刘衡如先生首次校点《本草纲目》，至1975~1978年，该书出版了前三册。当时刘老先生使用的《纲目》底本是江西本，校点到第四册时才开始用上金陵本。刘老在"校点后记"解释说："金陵本问题，我国仅见的一部本书金陵本，原是外地私家藏书。直到校点后期，才送到北京。我在第四册中逐条对校，这又和前三册显然不同。"[17]这是金陵本第一次用于校点。1977年金陵版丁氏藏本才归藏中医研究院图书馆，开始为社会和学术界所用，但在该版影印出版之前，它的流传不广，无法充分发挥该本的作用。

1977年，日本春阳堂出版《新注校定国译本草纲目》。两年后又出版该书的"创业百年纪念版"。该版附刊有《本草纲目·附图》，影印了金陵本与张绍棠本的药图，由宫下三郎解说。此虽非金陵版全文影印，但已为金陵本影印出版之滥觞。1992年，日本オリエント出版社出版了《本草纲目》影印本（底本为日本内阁文库所藏金陵本），此本因价格问题在中国流传甚少。早在20世纪80年代中，南京施仲安教授就萌发影印《纲目》金陵本的想法，也曾多次力促有关部门影印此版而未果。后在与上海科学技术出版社编辑高登瀛的交谈中，施教授得知其所在出版社藏有原中国科学社宝藏的金陵本《本草纲目》，于是经与该社沟通交流，得到上海科学技术出版社的响应与支持，于1993年在国内第一次影印出版了《纲目》金陵本。[18]虽然此影印本因有人妄改原书的残缺漫漶处，有损原书真貌，遭到学者严厉批评，[19]但这是我国第一部金陵本影印本，对促进该本的流传功不可没。2002年华夏出版社亦出版了《本草纲目》金陵本影印本，底本即丁济民原藏本，收入《中国本草全书》，无单行本。2017年科学出版社出版张志斌、郑金生校点的《本草纲目影校对照》，其中影印了日本国会图书馆所藏金陵本。2018年北京科学技术出版社出版了李鸿涛整理的《本草纲目》影印线装本，底本为中国中医科学院图书馆藏本，亦即丁济民原藏木。近年国内外许多图书馆均将所藏古籍在网络公开，因此《本草纲目》金陵本再也不像过去那样难得一见。

17　刘衡如校点. 本草纲目（校点本）[M]. 北京：人民卫生出版社，1982: 2078.

18　施仲安.《本草纲目》金陵版珍本影印出版札记 [J]. 中国药学杂志，1993(9): 515-516.

19　钱超尘. 影印金陵初刻本《本草纲目》误描误改致讹举隅 [J]. 北京中医药大学学报，2003（5）.

从刘衡如先生校点整理《本草纲目》肇始，此后30多年的各种校点本，无一不是以金陵本为底本（甚或在书封也标明"金陵本"）。《本草纲目研究集成》子书《本草纲目影校对照》所用亦为金陵本。估计以后的整理者也还将会以金陵本为底本。但目前对金陵本的优势与不足的专门讨论还不多见。我们在整理研究《本草纲目》时，深切体会到《本草纲目》金陵本的优与劣。本《札记》收录的"关于《本草纲目》金陵本缺笔讹字的研究"就是我们在这方面的一点心得。

关于金陵本的研究，我们在以下几方面有些再思考，公诸世人以求教正。

三、现存金陵版的类别与分析

现存金陵本已有15部，除有全帙、残卷之分外，还可以有更细致的分类。其中刻板的先后值得考察。

分析现存金陵本，至少可以分原本与重修本之别。所谓原本，指该本全书（或残卷）使用的是金陵版原板片印书，未曾更换或大量修改其原版。重修则指其主体为原版本的基础上，通过剜改、补刻后再重印。此类刊本有摄元堂本、制锦堂本。

关于摄元堂本，王重民《中国善本书提要》记载甚详，并对此版有简要的结论："按是书原版，盖崇祯间售归于新安程氏摄元堂，此即程氏刷印本也。辑书姓氏叶改为较书姓氏，称程嘉祥较正重刻，实则除补三篇序文（程国祥、程陞、程嘉祥3人崇祯十三年序），全书所补不过三数版片。既未较正，尤非重刻也。附图二卷，原题'男李建中辑，李建元图，孙李树宗校'，此本改为'程嘉祥、程士玉、宋宗殷同较'。"[20]此外，该书卷一"历代诸家本草·本草纲目"条后，另增刻"重刻本草纲目"一条，谬称"又吾楚李东璧所刊《本草纲目》，惜其字画讹谬，复严厘订重刻，以便阅览。校正重刻"云[21]。将其与金陵版比较，可知其书主体仍用金陵版原板片重印，并非重刻。

关于制锦堂本，此书有扉页，上题"江西原板/李东璧先生辑注/本草纲目/制锦堂吴吉徵发兑"。乍一看似乎是江西本。此本书前项（张鼎思、夏良心、王世贞序、李建元进疏、总目、凡例等）除王世贞序之署名页为金陵原版外，其余皆仿江西本补刻，全非金陵版原貌。此外，该本药图卷上的题署也改为"敕封文林郎四川蓬溪县蕲州李时珍编辑/云南永昌府通判男李建中图"，图下卷还题为"南州后学儒医刘曰"，药图也有少量补版。[22]但此本其他卷次的主体经核查仍是金陵本原版木所印，故属于金陵本重修本。其补版、剜改的部分校程嘉祥摄元堂本更甚，已经补入了李

20　王重民. 中国善本书提要 [M]. 上海：上海古籍出版社，1983: 259.

21　张志斌，郑金生. 国内新发现《本草纲目》两种金陵版考察 [J], 中国中医基础医学杂志，2018, 24(08): 1036-1037+1064.

22　郑金生.《本草纲目》现金陵版重修本 [N]. 中国中医药报，2014 年 1 月 3 日第 8 版.

建元进疏及江西本诸序，故其所用的板片更晚于摄元堂本，其重印的时间亦当在崇祯之后，甚或晚至清初亦未可知。至于胡承龙所刻《纲目》板片如何转卖给程嘉祥，以后又如何转到制锦堂，尚无法得知。

以上2种为金陵本重修本，摄元堂本存3部，制锦堂本存1部，共4部。其余11部金陵本，虽或有漫漶脱页，但未经重修，可称原本。原本之中，从某些特征（断版漫漶、脱页等）之中，又可分出刻印批次之早晚。

首先是中研院本。在今存世的金陵本中，该书与众不同之处是，其他金陵本的残缺、漫漶或断版之处，该本却完好或者程度较轻。类似这样的地方甚多，今取该书第一页王世贞序的书影为例，可见其右页面文字完好无损，也没有补版或描补的任何痕迹。左页在版中间最末2行"及""处"二字可见有轻微的横向断裂痕（图3、图4）。

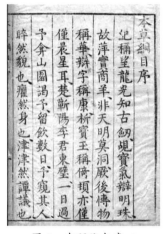 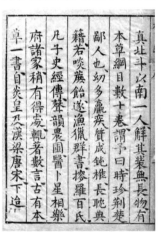

图 3 中研院本序 -1　　　　　　　　　　　图 4 中研院本序 -2

但在今存的日本国会图书馆藏本（包括后来转藏美国国会及中国邢泽田先生的藏本），却均有较严重的漫漶与断版现象（图5、图6）。今以日本国会本的书影为例：

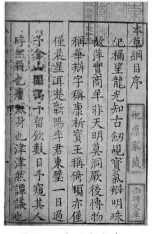 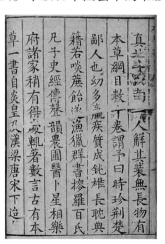

图 5 日本国会本序 -1　　　　　　　　　　图 6 日本国会本序 -2

此版序页版心左右均有漫漶处，右页靠版心两行上方的"弇山园谒""睟然貌也癯然"及其左页相邻的字均漫漶不清。从左页最末行的"及"字开始，横向略斜向上有一条非常显著的断版裂痕，一直延续到右页边缘。比较这两部金陵本的细微处，确凿无疑为同一板片。因此中研院本确实有可能开印的时间早于日本国会本。

再检视目前所能拍摄到的其他金陵本王世贞序页，就可以发现这些版本都来自日本原藏，而且无一例外该序页都有严重的漫漶与断版（图7、图8、图9、图10、图11、图12）。

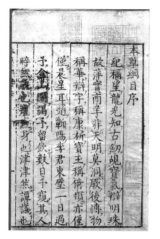

图7 美国国会本序

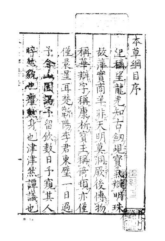

图8 日本内阁本序

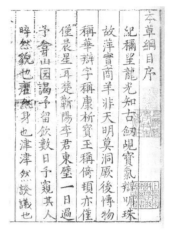

图9 上图本序

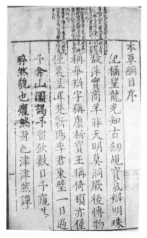

图10 邢藏本序

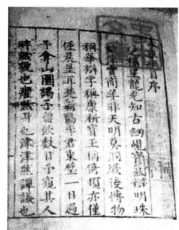

图11 仙台东北大学本序

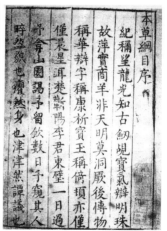

图12 东京东洋文库本序

以上所能复制到书影的金陵本，其漫漶断版如出一辙。这些金陵本多数都由收藏者予以描补（或用朱字，或用黑字），且描补处清晰可见。因此，这一类的金陵版应该属于同一版木、同一批次印刷的。其中绝大多数可以认定为属于日本所藏，因此，它们有可能是运至日本的同一批金陵本。

以上两批不同时间印刷的金陵本，以后者居多，可以互相比较。前者仅存中医研究院藏一部，无可比较。从漫漶、断版的程度来看，当以中研院藏本为早，内容也更完备。例如《纲目》卷19“水松”条，未经重修的金陵本原本中，只有中研院本保留了此药的条文（仅缺两个又半字），其余诸本均脱去此药条。江西本也保留了“水松”条（缺3字），足以证明金陵本原版确实原有缺字的“水松”条。中研院本“水松”条虽系补刻，但却比江西本多保留半个字，此可证明补刻的文字尚在江西本重刻（1603）之前。[23]因此，在今存的金陵本原本中，中研院本以其缺脱漫漶字最少、笔画相对清晰而独树一帜。但在使用该本时，我们也曾发现有少数描补之字。由于描补手法高明，若无其他金陵本作比较，极不容易被觉察。

那么，中研院本是否就是金陵本的原刻本呢？由于没有参照物，目前还难以下定论。在20世纪50年代初，王吉民先生在《李时珍先生年谱》中引用了《明实录》，其中记载：“神宗万历二十四年十一月……湖广蕲州生员李建元奏进《本草纲目》五十八套，章下礼部，书留览。”[24]

据《明实录》记载，李建元一次进献朝廷58套《本草纲目》（图13）。其数量之大，令人惊叹。这58套书去向如何？若是全部保存在礼部或宫廷，为什么今国家图书馆、故宫博物院图书馆等机构一部金陵本也不见收藏？

明神宗實錄 卷三〇四
石應岳封父母典 上命與祭一壇减半造葬○湖廣蘄州生員李建元奏進本草綱目五十八套章下禮部書留覽○刑部
三
5699

图 13 《明实录》书影

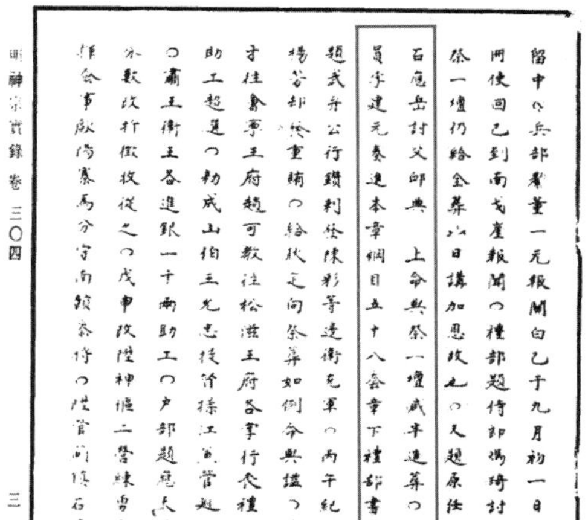

对李建元献书过程，何时希先生所说更为详细：

“……雕版始完，未及刷书，而时珍遽于万历二十一年秋谢世，盖不曾目睹其书之成也。遗疏嘱子建元上之朝廷。后三载，万历下诏，求天下遗书。建元赍书五十八部，并父遗疏以献。诏藏文渊阁。又命礼部誊写，发两京各省刊行。于是业医者皆得而读之。”[25]

何氏云“后三载，万历下诏，求天下遗书，诏藏文渊阁”，此言不虚。《纲目》湖北本董其昌序提到：“西蜀陈文献公

23 见本章“从‘水松’看《本草纲目》早期版本传承”一文。

24 王吉民. 李时珍先生年谱，《药学通报》，1955: 3（8）: 342（该文云出《明实录》卷271. 此书影为侯西娟拍摄，乃出《明实录》卷340）。

25 何时希. 影印明刻祖本金陵版本草纲目赠叙，见《本草纲目》影印本 [M]. 上海：上海科学技术出版社，1993: 书前.

请修一代正史，有诏求天下遗书。厥子文学建元，进之阙下，天子为报。闻书藏文渊阁。"但何氏云"又命礼部誊写，发两京各省刊行"，此句至今未找到原出处。今存《纲目》刻本，有明文记载曾参考金陵者，唯明万历二十四年（1596）江西重刻本、清顺治十五年（1658）张朝璘本。但这两个刊本刊刻的过程十分明确，都不涉及朝廷"发两京各省刊行"的事。这58套《本草纲目》初刻本究竟下落如何？未见到史料记载。董其昌提到的修史求书事，因"丁酉三殿灾，史事中辍"，即明万历二十五年（1597）宫廷发生的一次火灾。是否因为这次火灾毁了这些金陵本？不可得知。何时希先生说"礼部誊写"一事，也许不是空穴来风。据《故宫殿本书库现存目》，有"本草纲目五十二卷。明李时珍撰，写本，一百六册"。[26]查今存古籍书目，1961年编撰的《中医图书联合目录》就著录了故宫博物院图书馆藏"朱丝栏大字钞本"1部。[27]但经检视原书，证实此书绝非"礼部誊写"本。此本字大行稀，次第为清顺治乙未（1655）吴毓昌、吴太冲、蔡烈先序，明崇祯庚辰（1640）钱蔚起小引，万历二十四年（1596）李建元进疏。据书中避"宁"字讳，以及抄本的形制[28]，此抄本约抄成于清道光之后，为清末抄本。据抄本所存诸序，尤其是有蔡烈先序，故此本当属明钱蔚起本系统，其抄写底本最早不超过三乐斋本（1767）。该抄本的李建元进疏还保留明代提行顶格的模式，因此也有可能参考了明末钱蔚起六有堂本。三乐斋以后的钱本系统版本甚多，其中以书业堂本影响较大。但因该书无图，且卷首均不署作者及刊刻者的名字，已经很难确定准确的底本名字。

综上所述，当今世界实存金陵版《纲目》15部（全帙9部，残本6部）。其中原本11部，重修本4部。原本之中，1部刊刻较早，残损漫漶较少；其他10部中较晚，残损漫漶处甚多。以上研究结果，可了解金陵本的部分流传情况，并为校勘选择底本提供参考。或有将以上所存金陵本或其递修本拟称"金陵本系统"者，是不明其主体皆同一版木，不能谬称为"金陵本系统"。

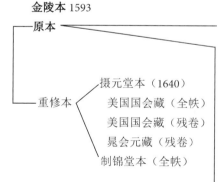

金陵本 1593

致谢：感谢真柳诚教授惠赠数帧金陵本书影。

26　陶湘.故宫殿本书库现存目 // 李茂如.历代史志书目著录医籍汇考 [M].北京：人民卫生出版社，1994: 1174.

27　中华人民共和国卫生部中医研究院，北京图书馆.中医图书联合目录 [M].北京：北京图书馆，1961: 79.

28　故宫博物院图书馆杨国强先生介绍，据此抄本制制，其抄成时间当比道光还要晚。

中国中医科学院图书馆藏《本草纲目》
金陵本考察纪要

艾俊川　　侯酉娟　　郑金生

"本草纲目研究集成"课题在研究《本草纲目》（以下简称《纲目》）金陵本时，遇到一些难题。承王家葵教授引荐，郑金生研究员诚请古籍版本鉴定专家艾俊川主编莅临中国中医科学院考察研究。2019年2月28日，承中国中医科学院图书馆善本部大力支持，允予考察该馆所藏《纲目》金陵版（以下简称中研院本）。参与考察的还有酷好收藏中医古籍的程钢先生、中国中医科学院信息所侯酉娟、李辰两位助理馆员。

郑金生首先介绍了《纲目》研究中遇到的一个问题：《纲目》卷19 "水松"一药，检视今存世的7部金陵本（含1种残卷），发现其中只有2部存此药内容。其余或残去此页，或手写配补。2部存此药条的金陵本中，制锦堂本属于金陵版重修本，其 "水松"条十分明显属于补版，且所缺4字用长条墨丁予以标记（图1）。中研院本此药条亦有阙文，但仅缺两个又半字（字尚存上半部）（图2）。因难以确认中研院本此药条是手书描补还是刻板？是原版还是补刻？故请艾先生前来考察原书，共同研究。

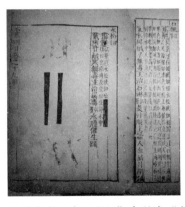
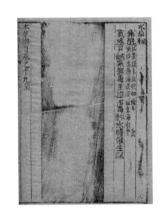

图1　制锦堂本所存 "水松"本所存 "水松"　　　图2　中研院本所存 "水松"

艾俊川在仔细观察此页的纸张、版式、墨痕之后，认为 "水松"条的文字属于刀刻，不是手书描补。此页仍是刻本，但其字体刻工与前面的书页明显不同，不像是万历间初刻本的刻字字体，故整页皆属补刻。

此前郑金生在与艾俊川交流时曾提出为何此条文字有双线或重影现象。在观看了金陵本原书之后，艾俊川解释说：刷印此页时，版上刷墨，铺纸上版时纸与版中间有空气，刷纸时纸张轻微移动，就会出现重影。本书其他卷次也发现了此类重影的现象，更证实这是印刷时造成的重影。经考察，中研院本"水松"条可以确定属于补刻。

至于"水松"条补刻的时间，艾俊川注意到此条有2个"弘"，其中之一缺末笔。但综合考察，此"弘"字缺末笔未必是避清乾隆讳，可能是残损等原因造成的。程钢认为此金陵本的纸张应该是明代的，其补刻的时间似不会晚于明末。郑金生认为，从"水松"条文字内容来看，比金陵本晚10年刻成的江西本，此条缺3个字。中研院本仅缺两个又半字。虽然中研院版此条属于补刻已确凿无疑，但其补刻所依据的底本多半个字，其底本的年代似乎要早于江西本（1603年刻）。另外，已知明崇祯十三年（1640），金陵本原版片已经转卖给程嘉祥摄元堂，程氏予以重修。故现存金陵本原本的补版时间下限当在1640年。

此后，郑金生介绍了现存15部金陵本的大体情况。其中4部属于重修本。重修本之一摄元堂本今存3部，重修于明崇祯十三年（1640）。重修本之二为制锦堂本1部，重修时间为明末至清初。其余11部金陵本属原版，又可分为两类。一类是中研院本，其断版、漫漶、残脱的情况相对较少（图3、图4）。另一类多来自日本原藏，此类刊本漫漶、断版等处相对较多，今以日本国会本为此类金陵本的代表（图5、图6）。

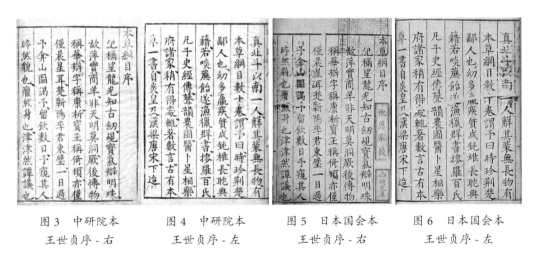

图3　中研院本　　　图4　中研院本　　　图5　日本国会本　　　图6　日本国会本
王世贞序 - 右　　　王世贞序 - 左　　　王世贞序 - 右　　　王世贞序 - 左

根据以上情况，郑金生问艾俊川：能否说中研院本金陵版的印刷时间早于日本国会本及其同类的刊本？

艾俊川审视了这两类金陵原版序言首页，认为在这十几部金陵版中，中研院本确实印刷较早，其断版位置有裂痕而不大，但日本国会本断版已十分明显。继而艾俊川逐页审视了中研院本的序言、辑书姓氏、药图及部分卷次的细节，提出了以下观察所得。

1. 关于王世贞序

经比对，艾俊川指出，该序之末“万历岁庚寅春”几个字系挖改，与序文其他字的字体及大小、位置关系、墨色深浅不一致（图7）。若撰序年系后改，则作序时间不一定在此年。对艾俊川的这一发现，郑金生表示赞同。

傳支機之石必訪賞于予方著弇州
卮言恚博古如丹鉛卮言後乏人也
何幸睹茲集哉茲集也藏之深山石
室無當盍鍥之以共天下後世味太
玄如子雲者 旹
萬曆歲庚寅春上元日弇州山人鳳
洲王世貞拜撰
王氏 世貞

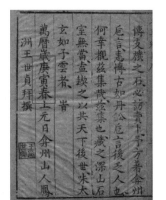

图 7　王世贞序末页

改补作序年并非罕见。明万历间《医学入门捷径六书》的徐春甫序，初刻本署为万历丙戌（1586）撰，翻刻本却改为万历丙申（1596），梓行者似乎极力要将作序年与刊刻年（1597）拉近，以凸显其版属于“新刻”。据王世贞《弇州山人续稿》卷30记载，李时珍于万历庚辰（1580）年赴王世贞弇山园求序，且“留饮数日”，可见此次见面两人意气相投，相谈甚洽。王世贞为此还作诗赠李时珍，兴致也很高。如果此“万历岁庚寅”属实的话，则王世贞为《纲目》作序已经晚了整整10年，于情于理难以理解。考察版本作序年系改字，为合理解释作序之年提供了新的依据。此序确实有可能完成得更早，刻板者为了将作序年与刻版时间尽量拉近，而将作序年改补。王世贞逝世于1590年12月，故此年只能是梓行者所能选择的最接近刻版年的下限。

王世贞序中提到“予方著《弇州卮言》”，艾俊川认为，这句话应该重视，可以考一下《弇州卮言》的撰成年代，以判断此序撰成的大致年代。侯西娟据此提示，查找了王世贞的所有著作，认为《弇州卮言》当为王世贞的《艺苑卮言》，收入《弇州山人四部稿》中，刻成于万历四年（1576）。李时珍完成《纲目》是万历戊寅（1578），万历八年（1580）李时珍携书稿前往太仓弇山园求序，此时距《艺苑卮言》刻成才4年，此与王世贞云“予方著《弇州卮言》”贴合。若在14年之后王氏再说“予方著”，则不很合适。这也为王世贞序的撰年系补改、实际撰序年份可能更早提供了另一个证据。

此外，王世贞序末所钤印章的字体刻工笨拙粗陋，不似直接据原印雕刻（图8）。艾俊川认为，印文草率，也有可能是王世贞撰序时并未钤印，刻板时从其他地方（例如王世贞给其他书所撰之序）仿描其印，以致走形。

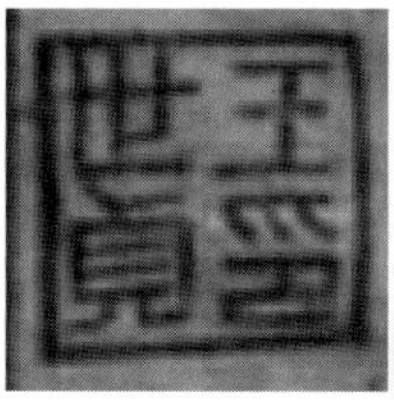

图 8　《纲目》王世贞序末所钤印章

2. 关于“辑书姓氏”

金陵版《纲目》与江西本及其他后世翻刻本一个很大的不同，是在王世贞序后附有“辑书姓氏”。此篇除署名李时珍编辑外，还列有参与《纲目》出版的其他人员11名。其中李时珍的4个儿子，按长幼为序的分工为，李建中、李建元“校正”。李建方、李建木“重订”。但其诸多孙辈只有4人署名（李树宗、李树声、李树勋“次卷”，李树本“楷书”），另外3人为“应天府儒学生员黄申、高第同阅”、“金陵后学胡承龙梓行"（图9）。在"辑书姓氏"一页中，艾俊川指出有如下疑点。

"荆州引礼生孙李树本楷书"一行，似为补刻。此行中"孙李树本"与其同辈的三人姓名未排齐，"孙"字明显高于同辈兄弟。"树"字写法亦不相同，故整行字都似补刻。据研究[29]，李树本为李建元（1544~1598）的长子，李树声为其胞弟。树本的名字排在其弟之后，是无意中遗漏、发现后再补？还是因为他不是生员、仅为"荆府引礼生"？还是因为他书写了王世贞序而被补入？尚难遽定。

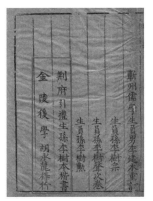

图9 《本草纲目》
辑书姓氏

此外，艾俊川还指出："金陵后学胡承龙梓行"一行，"金陵后学""胡承龙""梓行"三组文字的字体、位置关系及墨色均不相同，此版似经过多次修改。"梓行"二字亦似后来改刻。"金陵"是胡承龙的籍贯，未必是刻版所在地。其自称"后学"，而不署"书林"之类的称号，提示胡氏未必是专业的书商。《中国古籍版刻辞典》虽然收录了"胡承龙"之名，[30]但其内容皆依据《纲目》金陵本的署名，未记载其书坊名称、兼刻其他书等信息。故艾俊川认为，以胡承龙的籍贯来命名"金陵本"是不合适的，称"胡承龙本"更好。但史无他载，只有金陵本有此记载，"梓行"二字又似补刻，因此，有可能胡承龙并非书商，而是因其在《纲目》刊行过程中发挥了某种作用（如捐资助梓等），故署其"梓行"。从这个角度来看，金陵本究竟是在金陵书铺刻成，还是李时珍家刻本，还有可探索的空间。

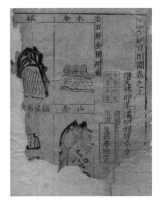

图10 《纲目》金陵本
附图卷首

艾俊川在翻阅《纲目》附图卷上时，审视卷端署名良久，然后指出最左面的"生孙李树宗"几个字特别清楚，但其上下及右侧文字均浅淡不清（图10）。艾俊川解释说，此五字当系后补，补入的刻字木条略高于整个版面，导致相邻的文字未能上墨，故而色淡不清。改补人名的原因，也许是因此本为李氏家刻，可在重印时视情而改。李树宗在《纲目》刻成之时已是生员，至天启年（1620~1627）为贡生，故也许是李树宗重印时所补。但因无其他本可资对照，以上可能性尚有待寻找进一步的旁证。

3. 关于其他补版

艾俊川鉴定版本，特别注意某些细节的观察。据他的经验，万历刻本的字体多有其时代特征。例如右侧有竖笔"丨"的文字，刻工有特

29　湖北省中医药研究院医史文献研究室，湖北省蕲春县卫生局、文化局.李时珍史实考[M].广州：广东科技出版社，1988：49.

30　瞿冕良.中国古籍版刻辞典[M].济南：齐鲁书社，1999：413.

殊的习惯（图11）。"綱"字、"附"字、"關"字的右侧"丨"，不是一笔直下，而是下部略呈向外的弧度；初刻本的刻工较为精良、讲究，如"之"字末笔比较饱满等。《纲目》金陵本大部分文字具有此特点，当为万历刻本无疑。

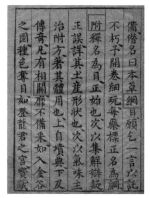

图11　王世贞序明刻
文字

一般说来，如果补刻的版是据原版印成书页翻刻的，上述特征多会消失，文字也容易出现掉点、少偏旁等错误；如果补版是重新写版，则与原版字体不同。艾俊川翻看了部分卷次，找出了一些比较明显的补版，其刻工文字显然与万历初刻有所不同。但其补刻时间，暂难确定。医书是实用之书，需求量大，书版反复印刷，木板屡次被浸水泡湿，容易损坏。若存放版片的环境潮湿，更容易造成烂朽等现象。此类版片再次重印，就需要补版。中研院金陵本虽然比其他原版金陵本印刷的时间要早，但终究不是初印本，其中补版之处虽无准确数字，但绝非个别现象。尤其是卷5至卷9，中研院本补版较多。

郑金生对艾俊川所言非常赞同。他介绍在与张志斌教授一起校对《纲目》时，发现金陵本因刻工原因造成的缺首笔、偏旁之字多达600多处。有些缺字引起错误一直沿袭到今。例如"毛茛"，在《证类本草》原作"毛茛"，但因金陵本刻成了"毛茛"，后世版本沿袭此误，至今植物学的"毛茛科"仍沿袭此误，已积重难返。因为过去缺少对古籍补版的认识，故未能注意这些缺笔究竟是原刻还是补版引起的错误。有了艾先生的指点，今后在校勘中须多注意改版补版导致的错误。

经过两个多小时反复观摩中研院所藏《纲目》金陵本，考察者在以下几方面获得了共识。中研院本虽非初印本，但在目前诸多金陵本中断版漫漶现象相对较少，故印刷时间较早。该本独存的卷19"水松"条文字为补刻。卷前王世贞序后所署"万历岁庚寅"亦似补刻。此发现为该序撰成年代的再考察提供了依据。"辑书姓氏"中也有补刻的文字，如"李树本楷书"及"胡承龙梓行"等文字。补刻原因尚待研究。鉴于"金陵"乃是胡承龙的籍贯，至今无史料可证明胡承龙是专业书商，因此称此本为"金陵本"不如称"胡承龙本"更为恰当。

以往的《纲目》版本研究多从目录学入手，缺乏对版本的深入细致观察。这次注重版本细节的考察，为金陵本研究别开生面。其中引出的一些话题（如"金陵本是否是李氏家刻本""李建元进献的58套初刻本的下落"等）可为以后的研究提供参考。鉴于中研院金陵本的其他卷次中还存在着补版或补字的现象，今后有必要对金陵诸本进行系统细致的比较研究。在利用金陵本校勘时，应该更注意补版所造成的缺笔错误，不可因其是《纲目》"祖本"而盲从。

从"水松"看《本草纲目》早期版本传承

郑金生　　张志斌

　　"水松"是《本草纲目》(以下简称《纲目》)卷19最后一个药。此药之前的药物为"石帆"。检视7部金陵本《纲目》(含1种残卷),其中5部脱去"石帆"后的一页。由于"石帆"条文恰好位于所在书页的最末,脱去此页,很容易被误解为此后无文。关于"水松"条文中的缺字,刘衡如先生最早指出"此下原空三字,后为'食'字。覆刻江西本作'采之可食'。"[31]刘老先生用的是江西本。其哲嗣刘山永先生又查了多种版本,以求所脱文字的原来内容。[32]乍看起来,这是一个校勘问题,但实际上也涉及探讨不同版本之间的传承。不同藏家所藏金陵本及早期刊本中的"水松"药条,追溯其残脱、留存或配补的文字内容,对探讨金陵本及其他早期刊本的流传具有一定意义。本文即从此角度考求多种《纲目》早期刊本的相互关系。

　　两部保留此药的金陵本,其一为中研院本[33],其二藏洛阳藏书家晁会元先生白河书斋,后者扉页署"制锦堂吴吉徵发兑"(以下简称"制锦堂本")。5部脱此页的金陵本中,有3部(美国国会本、上图本、邢藏残卷本)未配补,仍保持原脱页状态。另日本内阁本、日本国会本都用手写配补的方式来弥补脱页。比较两本配补的手写文字与样式,完全相同。但配补文字显然有一个不合古籍版式的问题,即"集解"下的两行小字中,右侧一行不与左侧相等,相差4个字(图1、图2)。

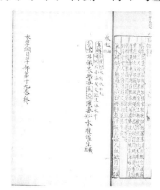

图1　日本国会本所存"水松"

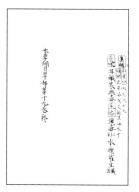

图2　内阁本所存"水松"

31　明·李时珍著,刘衡如校点.本草纲目(校点本)[M].北京:人民卫生出版社,1982:1379.

32　刘衡如,刘山永校注.新校注本本草纲目[M].北京:华夏出版社,2013:935.

33　本文所用金陵本不同藏本的简称,与《本草纲目影校对照》一书保持一致:日本国会图书馆藏("日本国会本"),美国国会图书馆藏("美国国会本"),日本公文书馆内阁文库藏(内阁本),中国中医科学院图书馆藏("中研院本"),上海图书馆藏(上图本)。另近几年新浮现的国内两种《纲目》金陵本残本,一为洛阳晁会元白河书斋藏,该本扉页署"制锦堂吴吉徵发兑"("制锦堂本"),郑州邢泽田先生藏("邢藏本")。

这种不合古籍版式的问题是原文如此？还是有脱文？检视保留"水松"一药的另外两部金陵本也许能提供答案。先看"水松"页为刻本的制锦堂本《纲目》，其所存"水松"药条有明显的长方形墨丁标志（图3）。

该书页版框明显短于前一页，其字形也明显与前一页不同。这一差异提示制锦堂本此页当系补版，原版此叶仍是脱页。该本水松条"集解"下双行小字不均等现象仍然存在，所补长方墨丁表明"弘景曰：水松状如松"之下当脱4字，此与日本国会本、内阁本配补的文字是一样的。也就是说，这3个配补本文字来源底本原来就脱这4字。鉴于制锦堂本的扉页声称"江西原本"（实则据江西本配补），不妨看看江西本此页的情况（图4）。

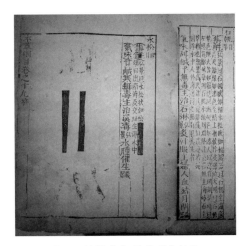 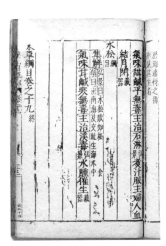

图 3　制锦堂本所存"水松"　　　　　图 4　江西本所存"水松"

江西本的"水松"条只脱了3个字："弘景曰：水松状如松□□□食。"江西本刻印的主持人是进士出身的张鼎思，他懂得不妄改原本文字的校勘规矩。因此该本出现中脱3字现象只能说明江西本所用的金陵本原脱3字。制锦堂本脱4字，其原因有两种可能性。一是制锦堂原脱此页，补版时觉得那个"食"字前脱了3个字，故"食"字意义不明，干脆连"食"字一并删除。还有一种可能性就是该本依据的底本就原缺4字。

检视明末清初诸版，水松条"状如松"之下原缺4字的版本只有崇祯十三年（1640）以江西本为底本重刻的钱蔚起本（图5）。钱本删掉江西本的"食"字，当是觉得留着此字没有意义，径删。从刻版的角度来看，江西本对条文缺字留白的办法是正确的，没有随意填补缺字。制锦堂、钱蔚起本翻刻时依据的江西本保留了缺3字的位置，但制锦堂本递修、钱蔚起本翻刻时，径删3字缺后的"食"字，是不合乎校勘原则的。日本抄本一般很少随意删除原本之字的现象，故日本两种手书配补的金陵本，其所用的配补底本有可能是根据钱本而来。

同为《纲目》明刊本的还有湖北本、万历末翻刻江西本（刘衡如称之为"覆刻江西本"）、张朝璘本3个版本。令人惊异的是，这3个版本的"水松"条均一字不缺。湖北本仅比江西本晚3年，距离金陵本初刊也才13年，主持翻刻的是湖北的地方官，刊刻地点距离李时珍家乡非常近，且其时李时珍虽逝，其子孙尚在故里，因此尚不能排除从时珍故里获得原稿本的可能。该本此页书影见图6。

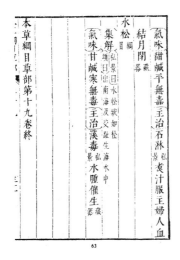

图 5　钱蔚起本所存"水松"

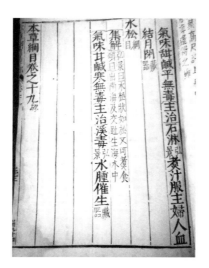

图 6　湖北本所存"水松"

江西本"水松"脱去的3个字，在湖北本是"又可煮"3字。整个引文为："弘景曰：水松状如松，又可煮食。"甚通。但目前还未见有湖北本曾参引《纲目》稿本的证据，且补入的"又可煮"3字与其他字比，既拙劣还不整齐，基本可以认定是后补的。

万历末翻刻本此页这一行字为："水松状如松，采之可食。"（图7）

万历末翻刻本现知藏国家图书馆、中国中医科学院各一部。该本的原版重印本有石渠阁本、立达堂本、太和堂本，这些重印本的"水松"流传较多，因此凡属万历末翻刻本原版重印的本子，其引文与上面书影所示的文字同。刘山永先生引石渠阁本，云其所补之字亦为"采之可"，即是一例。

此外，早期江西本系统的版本还有清初张朝璘本（1658），张朝璘本翻刻江西本，但该书序言里提到翻刻时使用了金陵原本，同时又请了当地的医官沈长庚来校正，因此该本所引也不能忽视。该本"水松"所引"弘景"之文为："水松状如松，海人采食"，与前湖北本、万历末翻刻本所补的3字均不相同（图8）。

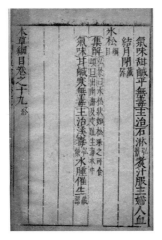 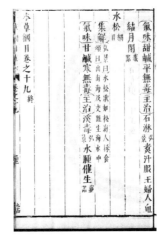

图 7　万历末翻刻所存"水松"　　　　图 8　张朝璘本所存"水松"

以上湖北本、万历末翻刻本、张朝璘本，有两本是地方官刊，一本来历不明，它们所补入的江西本脱漏的3字各不相同。判断这3个本子所补之字哪一个更真，可以用校勘法，也可以根据版本学。

从校勘角度来看，时珍引用的是《证类本草》卷9"海藻"条"陶隐居云：又有水松，状如松，疗溪毒。"据陶弘景原文，此下《纲目》所引"弘景曰"下4个字（包括"食"字）都不属于陶弘景所云。因此，制锦堂本、钱蔚起本删除此下的4个字，似无不可。但这样做则未顾及《纲目》的整体性质与特点，乃用校儒家经典的套路去校正医家实用之书，有损李时珍《纲目》原貌。《纲目》非类书，它经常从医家简洁实用立场去引文，故时或糅合两家、三家之说于一文。这种编纂法从文献学角度来看确实是不合适的，但从整理文献角度，轻易删除补入的有关信息，则有损作者原意，丢失信息，似不可取。

那么，时珍在陶弘景原文后补入的4个字有无依据？考虑到《证类本草》是李时珍编纂《本草纲目》的基础，可以从该书寻找线索。《证类本草》卷9"海藻"涉及的水松的条文有如下几条：

陶隐居云……又有水松，状如松，疗溪毒。

陈藏器云……又云：水松，叶如松，丰茸，食之，主水肿，亦生海底。《吴都赋》云：石帆，水松是也。（此下《图经》亦提到水松，皆本上二家之说。）

对照《证类》所引之文，前述湖北本"状如松"之后的"又可煮食"、万历末翻刻本此后的"采之可食"、张朝璘本此后的"海人采食"，此三本所补入的脱字均不相符。刘衡如先生初校此条时，还未见到金陵本，他根据《证类》以上文字，提出似亦可作"丰茸可食"。[34]此说确有见地。中研院金陵本也保留的"水松"脱文，似为刘衡如先生的推论提供了证据。中研院金陵本《纲目》此条书影见图9。

此版从形制、断版等来看，确系刻板。但据艾俊川考察，"水松"所在书页的文字均属补版。[35]其文字与其前后页面所镌文字有明显的区别。鉴于比金陵本晚10年刻成的江西本"水松"条缺3字。中研院本仅缺两个又半字（图10），故该本补刻所依据的底本较江西本多半个字，其底本的年代似乎要早于江西本（1603）。刘山永先生认为残留的半个字"似'丰'字而残损"，这种看法确有一定的道理。"丰"字在《说文》有"草盛丰丰"的意思，并非"豐"的简化字。可见刘衡如老先生揣测的"丰茸可食"4字可能性甚大。当然，此残字也有可能同其左边的"生"字。陈藏器有水松"亦生海底"，故原文也有可能是"生海可食"。但不管哪种猜测，均宜在校勘时加注指误，既不可妄补，也不宜删除。

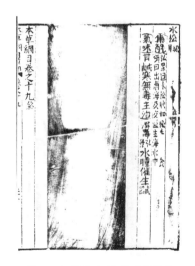
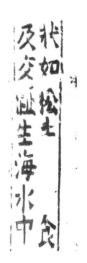

图9　中研院本所存"水松"　　　图10　中研院本所存"水松"缺字局部

透过金陵本诸本、江西本及明末清初翻刻诸本处理"水松"脱文的方式，可以看出中研院本金陵本虽经补写镂版，但在今存世的各种金陵本中，唯一保留了此页的全貌。实在看不清的字，仍予空缺。从江西本的引录，又可以反证当时确实存在"水松"有缺字的金陵本。

江西本在转录金陵本水松条文时，除未刻出半个残字（古籍极少有意刻出残字）外，均保留金陵本原貌，应该说江西本的校刻者具有很高的校勘素养。

湖北本、万历末翻刻江西本、张朝璘本都没有删掉3个脱字后的"食"字，但却出于好意，不忍残缺，遂按各家猜度补齐缺文。但这三家的补字似都不甚贴合。

34　明·李时珍著，刘衡如校点.本草纲目（校点本）[M].北京：人民卫生出版社，1982: 1379.

35　见本章"中国中医科学院图书馆藏《本草纲目》金陵版考察纪要"一文。

这样的校刻方法是不可取的，由此也可部分看出此三种翻刻本校刻者的水平不如江西本。明末制锦堂本配补刻页，明崇祯间的钱蔚起本翻刻江西本，二者均删除缺字后的4个字。此举有损《纲目》原貌，丢失原书的信息，不可取。刘衡如猜测所缺为"丰茸可食"确有见地，但宜加注说明，似不宜据弘景所云无此文就删除时珍所补的文字。

《本草纲目》现金陵版重修本

郑金生

2013年12月13~25日，国家图书馆举办的"古籍普查重要发现暨第四批国家珍贵古籍特展"展出了一套新发现的民间藏本《本草纲目》（以下简称《纲目》）。这套《纲目》绝大多数书页是用金陵本原版木重印的，但又经过了明末制锦堂重修（以下简称"制锦堂本"），补刻了数十页，并有若干剜改之处。

这套书的收藏者是河南洛阳白河书斋传承人晁会元。他于2008年在河南伏牛山山村发现此书。该书经鉴定为《纲目》金陵本重修本，于2010年入选第三批《国家珍贵古籍名录》。这是我国近数十年来新发现的、民间收藏的唯一一部《纲目》金陵本重修本。

《纲目》是一部伟大的医药学著作，2011年作为重要的世界文化遗产，与《黄帝内经》双双进入《世界记忆名录》。该书成书以来出版了不下百余次，最早的刻本由金陵胡承龙刊行，故称"金陵本"。李时珍的儿子李建元于万历二十四年（1596）将该书进呈皇帝，进表中提到"甫及刻成，忽值数尽"，说的是该书刚刚刻成，李时珍就溘然长逝，其时约在1593年。今唯有金陵本完整记载了《纲目》图文的撰绘及校订者：文字由李时珍编著，其4个儿子、4个孙子，以及2名儒学生员参与了校订誊写。药图绘制辑校则由其3个儿子、2个孙子完成。因此金陵本最能反映《纲目》图文原貌，学术价值最高，是此后所有《纲目》翻刻本的祖本。

据研究，今存世的《纲目》金陵本完本仅8部（中国2部，美国2部，日本4部）、残本4部。作为《纲目》原刊的金陵本，对校勘、研究与利用该书有极为重要的意义。此后《纲目》各种翻刻本都没有完整记载《纲目》的转绘校订人员，也没有保持其某些特有的排版方式。后世版本的文字讹误虽不算很多，但药图的篡改最为严重，到清末张绍棠本时药图已面目全非。因此金陵本的搜求、保护与研究一直是学界非常重视的事。

制锦堂本为什么能被鉴定为金陵本呢？这是因该本大部分是利用金陵本原版木

重印。本人亲自检视，该本利用金陵本原版木重印的书页约占95%以上。古代印书要先刻木版，印完一次后，如果版片损坏不大，还可再印。因此通过与已确认的原版书进行比较，观察版式与文字的特征（如板框尺寸、样式，版木的断裂纹理，文字细微笔画特征等），可确定古籍是原版初印还是重印本。例如以下制锦堂的书页可确定是用金陵本版木重印（图1、图2）。

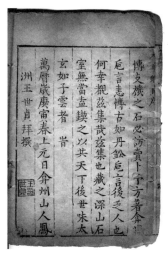 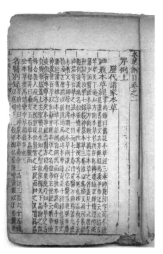

图1　制锦堂本王世贞序末页　　　　　　图2　制锦堂本卷一首页

但为什么又要说制锦堂本属于金陵本重修本呢？这是因为制锦堂再次利用金陵本原版木时，已过了几十年。原版片在运输、保管、印刷的时候都可能出现残损。要重印完本就必须对残损部分予以补刻重修。此外，书商出于商业目的，也可能对书中的某些署名或文字进行剜改（在原版片中挖去某些字，再嵌入新刻的文字）。这种现象在制锦堂本也可以见到。例如将该本附图卷上的首页（图3）与金陵原本附图卷上首页（图4）对比，就可发现制锦堂本已经改绘了药图，并且变更了附图的作者署名。此页金陵原本署名是："阶文林郎蓬溪知县男李建中辑/府学生男李建元图/州学生孙李树宗校。"制锦堂本则改刻为"敕封文林郎四川蓬溪县蕲州李时珍编辑/云南永昌府通判男李建中图"。这样一来，就造成了李时珍也参与了药图的编辑工作、本卷绘图者为李建中的学术混乱。药图中水金、山金、银3图与原版差异最大。类似这样的剜改在附图卷下之首的作者署名中同样出现，甚至还增加了一个"南州后学儒医刘曰"的名字。

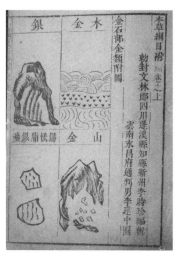

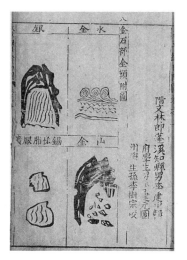

图 3　制锦堂本附图卷上首页　　　　　　图 4　金陵原本附图卷上首页

　　制锦堂本补刻最多的是该书卷首部分。其扉页居然题为"江西原板"（图5）。所谓"江西版"，是指万历三十一年（1603）由官员张鼎思、夏良心刻于江西南昌

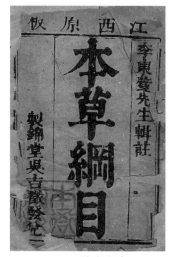

图 5　制锦堂本扉页

的《纲目》第2版。该版属于地方官刻,因此版大、字疏，纸张刻工均比金陵本更优，所以当时海内广传，特贵重之。从学术内容来看，该本仍不及金陵本，且改动了药图的作者题款。但制锦堂的主人吴吉徵在得到金陵本业已残损的版木之后，为了迎合时好，不惜在扉页中妄增"江西原板"以利销售，并仿江西版补刻了张鼎思、夏良心的序，李建元的"进本草纲目疏"，以及总目、凡例等。所以该书第一册中真正属于用金陵本原版重印的只有王世贞序的末页。

　　制锦堂本除卷首外的药图与正文也有少数书页属于重刻。例如前述附图卷上的首页，以及卷12的紫草、白头翁等药，卷19卷前的目录及酸模、菖蒲等药，卷22"胡麻花"主治之后的两页，还有多卷的卷首分目录等均系重刻。重刻字体明显与金陵本不同。例如制锦堂本卷19末页（有"水松"一药），其他金陵本中均脱，只有该本有刻页。将此页与其前页（金陵本）比较，板框大小及字体均有较大区别（图6），可见该页亦系补刻，并非取自金陵原本。

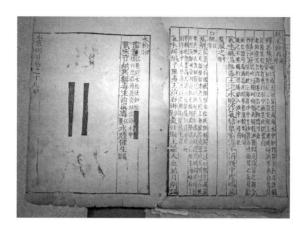

图6　制锦堂本卷十九之末，左为补刻，右为金陵原版重印

由于制锦堂本目前正在国家图书馆修补，本人还没有条件将此本与金陵原版逐页比较。粗粗浏览了制锦堂本两卷附图与52卷正文，印象中重刻之页还不算太多，约有数十页。金陵原本有1989页，故制锦堂本重修的部分只占很小的一角，不妨碍将该本作为一种新发现的金陵本重修本。必须指出的是，该本所据金陵本的版木毕竟有残损，又经补刻剜改，与现有传世的其他8部《纲目》金陵本相比，该本的版本质量与学术价值还得排在末位。

除制锦堂本之外，利用《纲目》金陵本原版重印的还有崇祯十三年（1640）程嘉祥的摄元堂本（今存美国国会图书馆）。后者虽然也剜改了金陵原版的作者题衔，但正文却未经重修。制锦堂本发现之后，给学术界提供了某些新的研究问题，例如其重修的具体年代，以及其所用版本与摄元堂本孰先孰后等，都值得今后深入研究。民间能在现代发现如此珍贵的《纲目》金陵本重修本，说明散落民间的中医药古籍还很有必要继续广为搜求，以期为中医药宝库增添更多的内容。

（原载：《中国中医药报》2014年1月3日8版）

国内新现《本草纲目》两种金陵版考察

张志斌　郑金生

《本草纲目》（以下简称《纲目》）金陵本是该书的原刻本，具有重要的学术价值。2011年联合国教科文组织将中国中医科学院所藏该本遴选收入《世界记忆名录》。

据以往的研究，该本在当今世界只存有8部全帙（中国仅存其中的2部），4部残本。[36] 2008年，河南民间藏书家晁会元收藏到《本草纲目》金陵本的制锦堂重修本。2013年，该本被收入第三批国家珍贵古籍名录，并作为近数十年来的古籍普查重要发现之一，在国家图书馆展出。有关此本的情况已见报道，[37]不赘。

令人惊喜的是，河南民间藏书家最近又收藏到两部《纲目》金陵本（残本）。[38] 经实地考察，本文介绍的是这两种《纲目》金陵版残本的书况及鉴定依据。

1.《纲目》金陵本残本（邢藏本）

该本由河南郑州太龙药业股份有限公司总工程师邢泽田收藏。邢先生出身于中医世家，世代热衷于研习并收藏中医药古籍，日积月累，代代相传，故能收集到此珍稀古医籍。今简称其所藏《纲目》金陵本为"邢藏本"。

该本线装，五眼装订，皮纸封面。今存文41卷，图2卷。其文较《纲目》全本（52卷）缺11卷（卷1、2、3、5、6、7、8、16、31、32、33）。卷首为王世贞序，序首页左下角残缺，此页后残脱3页，第5页左下亦残缺一大角。但由于该书还存有41卷文及2卷图，足以鉴定该本所属的版本。经与其他金陵本比较核对，该书的版式、板框尺寸、文字、药图、纸张，以及某些断版、烂版等特征，都可以认定该残本就是《纲目》金陵本。遗憾的是，因考察时间有限，所存之41卷，尚未及逐页一一核查。因此，目前尚不能判定其中是否偶有缺页。

将今存其他日本藏《纲目》金陵本与邢藏本比较，可知此本亦属日本原藏。例如王世贞序首页右上角末2列共12字漫漶，这是今所见日本藏《纲目》金陵本共同之点，邢藏本与之同（图1）。

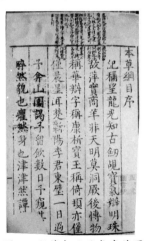

图1　邢藏本王世贞序首页

该页首行钤有"玉润堂图书印"（小方阳文朱印）。"玉润堂"可能是日本藏书者的堂号，待考。该本框上常见日文手书眉批。封二有手书"萬曆歲庚寅春上元日/本朝/天正六年春上元日當"。"万历岁庚寅春上元日"是王世贞《纲目》序后所署作序年，时为公元1590年。因此上述日文手书的意思是"万历岁庚寅春上元日相当于本朝天正六年春上元日"。但其中的"六"字，是竖写时将"十八"误写成"十八"。日本天正十八年正是公元1590年。因此上述手书是日本藏书者随手写成的王世贞序年份与日本年份对比的结果，并非该本入藏的时间。此外，我们所经眼的日

36　（日）真柳诚.《本草纲目》最初传入日本的记录及金陵本的所在.钱超尘,温长路.李时珍研究集成[M].北京:中医古籍出版社,2003:1032.

37　郑金生.《本草纲目》现金陵版重修本[N].中国中医药报,2014年1月3日8版.

38　郑金生,赵中振,张志斌等.两种《本草纲目》金陵版在河南发现[N].中国中医药报,2018年3月21日8版.

本藏本《纲目》金陵本卷19最末的"水松"一药残脱，邢藏本亦然。据以上考察，邢藏本《本草纲目》金陵本残卷原为日本藏本，入藏时间不明。

2.《纲目》金陵本的摄元堂重修本残卷（晁藏本）

《纲目》金陵本的摄元堂重修本，今美国国会图书馆藏有两部。王重民《中国善本书提要》记载最详。

"【本草纲目五十二卷附图二卷】/二十册（国会）/明崇祯间印本[十二行二十四字（20.1X13.8）]/按此即金陵胡承龙原刻原板。盖崇祯间售与新安程嘉祥摄元堂，故题衔均有剜改。辑书姓氏页改为较书姓氏，云：'新安婺源县后学程嘉祥少岐甫较正重刻/赐进士出身中宪大夫江西袁州府知府前刑部郎中伯程汝继简阅/山东济南府邹平县儒学教谕叔程升校正/徽州府儒学廪生程士玉同较/歙县门人宋宗殷惟存甫同阅。'《附图》改题为：新安婺源县后学程嘉祥辑/徽州府儒学廪生程士玉/徽州府歙县门人宋宗殷同较。"³⁹

关于另一部摄元堂重修《纲目》金陵本，王重民的记载大同小异。

【本草纲目】残 存五十卷附图二卷 二十册（国会）/明崇祯间印本[十二行二十四字（20X13.5）]/明李时珍撰。按是书原版，盖崇祯间售归于新安程氏摄元堂，此即程氏刷印本也。辑书姓氏页改为较书姓氏，称程嘉祥较正重刻，实则除补三篇序文，全书所补不过三数版片，既未较正，尤非重刻也。附图二卷，原题："男李建中辑，李建元图，孙李树宗校"，此本改为："程嘉祥，程士玉、宋宗殷同较"……⁴⁰

据以上记载，摄元堂本《纲目》并非重刻本，而是用《纲目》金陵本的原版本略事剜改补充，"称程嘉祥较正重刻，实则除补三篇序文，全书所补不过三数版片，既未较正，尤非重刻也。"因此，所谓摄元堂校正重刻《纲目》，实际上是《纲目》金陵本的重修刷印本。据现有的书目，都没有记载中国收藏了该本，但晁会元先生新近发现了该本的残卷。

晁会元是河南洛阳白河书斋的传承人。前述《纲目》金陵本的制锦堂重修本就是他发现的。最近晁先生发现的摄元堂本内容为《纲目》，存12卷，其中卷一（前少1-2页）/卷二（后缺页）/卷三全/九卷有缺页/卷十二（前少4页）/卷十三（40页后补刻）/卷十四（前少1-2页，后少1页）/卷十五（前少1页）/卷十六（后少半页）/卷三十四（前少1-2页）。/卷三十五（全）/卷四十一（前少半页）。/卷四十二（全）。/卷四十三（全）。竹纸，陈旧，书边缘有残损。该本板框高20.3厘米至20.7厘米，宽13.8厘米。每半页12行，行24字。但因为缺少题词页、序页、卷首等鉴定版本的重要部分，仅凭以上部分还很难确认此为何种版本。

但对鉴定古籍颇有经验的晁会元先生在逐页查考过程中，发现该本第一册"历

39　王重民.中国善本书提要[M].上海：上海古籍出版社，1983: 258.

40　王重民.中国善本书提要[M].上海：上海古籍出版社，1983: 259.

代诸家本草"所载"本草纲目"条之后，另有"重刻本草纲目"一条，该条内容为（括号中原为小字）：

"重刻本草纲目（明徽州府婺源程嘉祥，号少岐。幼承父岐滨世业，又从名医方龙山、方嗣塘、何肖充、姚少墁、汪炉烽、黄万山、夏少江辈，博极群书，精研奥义，凡刀圭所投，活人最多。所著有《痘疹秘妙集要》行世。又□楚李东璧所刊《本草纲目》，惜其字画讹谬，复严厘订重刻，以便阅览。）"

其中"又□楚"有一字漫漶，仅下部残留一"口"字（缺上横），初步认为该字当为"吾"字。此条内容介绍了程嘉祥简要生平及重刻《纲目》缘起。我们请晁会元拿出他所珍藏的《纲目》金陵本的制锦堂重修本，将两书并排仔细核对，发现此页其余部分皆为金陵本，唯剜补了上引"重刻本草纲目"一条（见图2，左为制锦堂重修，右为晁藏本）。

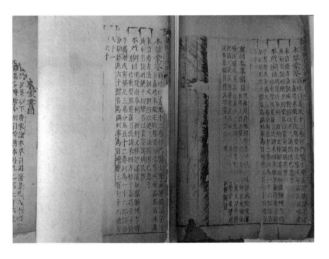

图 2　左为制锦堂重修，右为晁藏本

又将《纲目》制锦堂重修本与晁藏本逐页对照，其余两本皆有的书页完全相同。由此可见，此两本皆为金陵本原刻原版。晁藏本具有新补的"重刻本草纲目"解说，证明此本就是王重民先生所记载的摄元堂重修本的残卷。但王重民先生没有注意到该"历代诸家本草"一篇后还有程嘉祥剜补的"重刻本草纲目"解说。此解说为当今研究程嘉祥生平提供了新的可靠的资料。程嘉祥所撰《程氏家传经验痧麻痘疹秘要妙集》，即"重刻本草纲目"解说中提到的《痘疹秘妙集要》。该书在中国中医科学院，刻于崇祯八年（1635）。[41]

晁藏本的发现，证实我国民间新发现了《纲目》金陵版的摄元堂重修本的残卷。

41　薛清录. 中国中医古籍总目 [M]. 上海：上海辞书出版社，2007: 634.

该本特有的剜补"重刻本草纲目"解说，为了解该本的重修本主持人程嘉祥的生平，以及判断摄元堂重修本的年代、与制锦堂重修本的关系提供了可靠的依据。鉴于王重民先生所见的《纲目》金陵版的摄元堂重修本属于完帙，而制锦堂重修本根据江西本有多处重刻配补，因此，初步可以判定摄元堂重修本要早于制锦堂重修本。

以上两种《纲目》金陵本家族的新成员的发现，使我国收藏金陵本的数量达到5种。在最近10年之中，一连新发现了3部金陵本，这是我国古籍普查与保护的重大成果，同时也为研究《纲目》金陵本的流传史提供了新的宝贵史料。

（原载：中国中医基础医学杂志，2018, 24(08): 1036-1037+1064）

两种《本草纲目》金陵本在河南发现

郑金生　　赵中振　　张志斌　　张志杰　　梅全喜

《本草纲目》（以下简称《纲目》）金陵版是2011年被联合国教科文组织评选列入《世界记忆名录》的两部中医书之一。李时珍《纲目》最初的刻本金陵版，刊行于1593~1596年间，被称作《纲目》的祖本，有着极高的文献价值与学术价值。金陵版问世400多年来，历遭战乱灾荒，及自然破损、虫蛀霉变等，全卷存世者屈指可数，弥足珍贵。截止到2013年，《纲目》金陵版在世界上只存有8部全帙，4种残本，其中现存于中国的只有两部全帙。

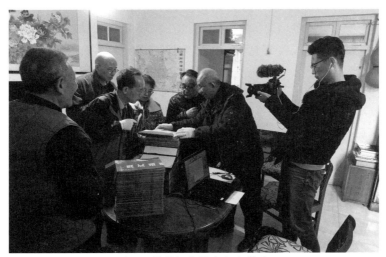

图1　考察组成员在仔细鉴定

2018年初，香港浸会大学的赵中振教授收到了一封来自河南邢泽田先生的快件，信中提到"听说您在组织李时珍500周年纪念活动，特将自己多年的本草收藏与同道分享，共同探讨《纲目》刊行之谜。"信文虽寥寥数语，但字里行间情真意切。赵中振对邢泽田早有耳闻，因为邢泽田是《中国药典》中"双黄连口服液"的研发者，成果斐然，但对他的本草收藏并不知晓。这一喜讯一面令赵中振兴奋不已，一面又让他半信半疑。2017年赵中振曾专程到日本访书，在仙台东北大学的狩野文库、东京的东洋文库、日本国立国会图书馆、东京的内阁文库都亲眼看到了《纲目》金陵版原貌。中原大地真的有金陵版吗？他迫不及待地把这一消息告诉了长期从事本草学研究的中国中医科学院郑金生研究员，并相约尽快实地"鉴宝"。赵中振教授还特别邀请了几位研究《纲目》的专家张志斌、梅全喜、张志杰及摄影师，组成了一个精干的考察组。

春节一过，3月10日晚上考察组便奔赴河南。当天晚上11点多，76岁的邢泽田在乍暖还寒的郑州东站亲自迎接来访团队，并一直陪同到大家在旅馆安顿下来才离开。次日一早，考察团一行人被邢泽田夫妇引进家门。邢泽田家中厅堂不大，中医古籍是这套房子里最重要的财产。稍事寒暄后，邢泽田抱出了他的"宝贝"——《纲目》金陵版。大家激动地围上去，要亲眼见证中国现存第4部金陵版！翻开第一页，郑金生研究员就兴奋地宣布："没有问题，这就是金陵版！"随后大家又继续翻阅该书其他部分，检查其现存的卷帙。此本今存图卷2卷，正文41卷，残脱11卷，属于保存了大部分内容的金陵版残本。考察中，赵中振教授留意到，此本的封二有藏书者手书，书中有眉批，如在山慈菇条目头注中有"古人所用多石蒜根也，从时珍则和名甘菜者也。"并用"片假名"加以注音，可知此本原藏日本，并经过精心的修补。此本的发现，为《纲目》金陵版"家族"又增添了新的"成员"。

邢泽田虽不是职业收藏家，但他的收藏已经超过了一般的专业人士。他出身于中医世家，家族世代热衷于研习并收藏中医药古籍，日积月累，代代相传，故而所藏的中医古籍尤其是本草文献之多，曾被人称为"中国民间本草藏书第一人"。

邢泽田陆续抱出了《纲目》其他珍稀的各种版本，慷慨地让我们随意观览，考察全程均有摄像记录。在一整天的考察中，考察组共考察了《纲目》13种不同的版本。这13种版本皆为明末至清前期所刻，几乎囊括了《纲目》早期所有重要版本如湖北本、石渠阁本、张朝璘本等，还有《中国中医古籍总目》所未能收藏的太和堂本（翻刻江西本）、萃秀堂本、清畏堂本（翻刻张朝璘本）等。由于时间限制，邢泽田收藏的200多种本草著作、万余册其他中医古籍未能尽览。作为民间独家收藏，能有如此丰富的收藏，真是令人叹为观止！除此以外，邢泽田还收藏了中医文物、中药标本各万余件。当考察组成员们盛赞邢泽田的丰富收藏时，邢夫人则心疼地说："老伴就喜欢收藏这些古书。自己舍不得穿舍不得吃，一有钱就投进去买书。儿子劝他，说这么大年纪了，该吃吃，该喝喝。但他就是不听！"邢泽田听罢也只是憨厚地笑笑。看来这些宝贵的收藏品件件都饱含着他的心血啊！

此次考察中还有另外一个意外惊喜，那就是河南著名藏书家、身在洛阳的晁会元的到来。5年前的2013年，晁会元搜求到一部《纲目》金陵版递修本（又称制锦堂本），该本被收入《国家珍贵古籍名录》，为近几十年中医古籍收藏的重大成果。在考察过程中，晁会元提到，他最近又发现原来的收藏中有一部《纲目》摄元堂本的残本。听到这个消息，张志斌、郑金生两位研究员随即改变行程直接奔赴洛阳先睹为快。

3月12日，在洛阳晁会元的"白河书斋"里，晁会元出示了他收藏的第二个金陵版家族成员。该书内容为《纲目》，仅存其中的12卷。乍看其外观，发黄的竹纸，薄脆易碎，是一本并不起眼的古药书。该本没有封面、扉页题词和卷首，因此出版年代与堂号不明。然而细心的晁会元逐页翻阅细览，在该书第一册"历代诸家本草"的"本草纲目"一条之后，发现了一个奇特之处：该本比《纲目》其他各版多出了一条"重刻本草纲目"，其内容是介绍《重刻本草纲目》者"明徽州府婺源程嘉祥"的简要生平及重刻《纲目》的缘起。晁会元立即意识到此本可能与藏于美国国会图书馆的摄元堂本是同一个版本。据王重民《中国善本书提要》记载，该本即金陵胡承龙原刻原板，崇祯间售与新安程嘉祥摄元堂。此本的辑书姓氏页改为"较书姓氏"，且称由"程嘉祥较正重刻"。据王重民检视，该本"除补三篇序文，全书所补不过三数版片，既未较正，尤非重刻也"。也就是说，所谓"重刻本草纲目"实际上就是金陵版《纲目》的原版略加剜补而已。张志斌、郑金生两位研究员将晁会元所藏的制锦堂《纲目》与此本仔细比对，又细阅此本"重刻本草纲目"条的内容，最终完全同意晁会元的意见，确定此本就是摄元堂本残卷。也就是说，此本与金陵版用的是同一版片所印，因此也属于金陵版的残本。

国内发现摄元堂本残卷，这就为以后进一步研究《纲目》金陵版的版本流传提供了新的资料。晁会元一人独藏了两种《纲目》金陵版系列的版本，令人非常钦佩，由此可知他对中医古籍的鉴别独具慧眼！

由赵中振教授发起的这次考察活动，确认了国内新收藏的两种《纲目》金陵版，以及10余种珍稀的明末清初版本，成果丰硕，不虚此行。鉴于邢泽田及晁会元的丰富藏书尚未全部阅览，因此这样的考察活动还有必要深入进行。中华大地上迄今有5个金陵版《纲目》的新发现，是献给李时珍500年诞辰庆典的一份厚礼！

（原载：《中国中医药报》2018年3月21日第8版）

东瀛访书记

赵中振

李时珍《本草纲目》（以下简称《纲目》）最初的刻本金陵版，刊行于1593~1596年间，被称作《纲目》的祖本，有着极高的文献价值与学术价值。金陵版问世400多年来，历遭战乱灾荒，及自然破损虫蛀霉变等，全卷存世者屈指可数，弥足珍贵。

20世纪70年代末，刘衡如校刊《纲目》是以第2版即江西版为底本，当宏大工程将近完成时，他才得见金陵原本，于是不顾年迈体弱，又另起炉灶重校。后有刘山永先生子承父业，以愚公移山之志，再次承担起历史的重任。

1981年，邬家林、郑金生两位师兄，得见日本春阳堂书店出版的金陵版影印本，如获至宝，兴奋不已，奋战几个昼夜，再与明末钱本与清代张本进行比较后，发表了《〈本草纲目〉图版的讨论》，首次提出《纲目》"一本三系"的见解。

1995我从东京出发，陪同川濑清教授带队的日本药学史代表团来到北京，中国中医科学院图书馆薛清录老馆长，小心翼翼地从樟木书柜中捧出了《纲目》（金陵版）。这一场景，被记录在中日医史学者的照相机内。

《纲目》第1版究竟印刷了多少？金陵版究竟存世还有多少？《纲目》初版是什么模样？至今还没有准确的答案。

因为历史上文化交流、贸易往来等原因，很多古代典籍，包括本草等医药书籍，流出、保存于海外，其中以日本为数尤多。今次再访东瀛，盼望能再现《纲目》原始风貌。

一、《本草纲目》原貌考

2016年，在香港举办的第14次本草读书会上，来自日本的真柳诚教授发表了他的最新考察结果，日本最少还可见7~9部《纲目》金陵版，保存较完好的在仙台的东北大学以及东京的东洋文库、内阁文库、国会图书馆四大藏书所。2017年3月底，我借赴日本进行科研合作之机，实地考察，一探究竟。

1. 狩野文库

赴日之前，曾有好友向我提示，仙台附近5年前曾经发生过9级海啸，附近还发生核电泄漏事件，要我多加小心。实地见闻，虽有灾后痕迹，但基本恢复如初。

提到仙台，我记起中学时代课本中有鲁迅的《藤野先生》一文，其中提到："仙台是一个市镇,并不大;冬天冷得厉害,还没有中国的学生。"这次我切身体会到了,不但冬天冷,时至孟春,樱花快开放的季节,当地气温仍在零度徘徊,天上还飘着雪花。

鲁迅在1904年曾就读仙台医学专门学校,这里是鲁迅人生中弃医从文的转折点,这里也是东北大学的前身。东北大学与东京大学、京都大学曾并称日本三大帝国大学,实力雄厚,现今也是世界知名的大学。

在大学图书馆的入口处,有鲁迅与藤野的半身铜像(图1),旁边的展示窗展有《藤野先生》原稿和藤野"惜别"的手迹,体现了日本学界对鲁迅这位中国现代文学家、思想家的崇敬之情。

东北大学图书馆藏书甚丰,设备一流,特别是贵重古籍书库,保护得当,非预约不能阅读。日本各图书馆虽说管理严格,但规则却很不相同。有的可以照人留念但不能照书,有的可以照书却不能照人。东北大学属于前者。如想直接对书拍照,必须委托专业人士进行,价格不菲。

为何这里的金陵版在真柳教授之前的调查报告中没有被提及呢?

仙台本的《纲目》,共4函,20册,52卷。乍一看,我以为就是江西版,为何?是因为前面插入了夏良心、张鼎思的序言,且有李时珍之子给朝廷献书的进疏。但仔细一看,这几十页完全是手抄的,字体工整秀美程度,远胜过木刻版本。内容的排列次序也进行了改装,从目录处断开,将图的部分插入,只是装订线略微新了一点。

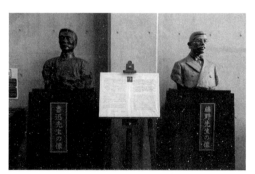 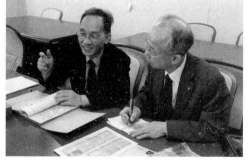

图1 东北大学鲁迅先生和藤野先生像　　图2 赵中振(左)与武田先生(右)在东北大学图书馆寻访《本草纲目》金陵本

我与同行的许军博士一起,将1 109幅版画逐一对照,确认全部绘图的内容与金陵版特征完全吻合。此处藏书是金陵本无异,可以排除覆刻的可能性。

既然说此书次序不对,那么《纲目》最初的编排次序又如何呢?

2. 东洋文库

东洋文库位于东京的文京区,离东京大学不远。是日本最大,也是全球第五大的亚洲研究图书馆。说起这里的藏书可大有来头,家底原来是莫里循的藏书。老北京人可能还记得王府井大街的另外一个名称吧，那就是莫里循大街，可见这位莫老先生身世显赫。

乔治·莫里循 (George Ernest Morrison，1862~1920)生于澳大利亚，毕业于英国爱丁堡大学，曾任《泰晤士报》驻华首席记者（1897~1912），中华民国四任总统（袁世凯、黎元洪、冯国璋、徐世昌）的政治顾问（1912~1920）。其对当时的中国政治和经济有着重要影响。

莫里循是位"中国通"，他酷爱藏书，有人称莫里循的文库为"《永乐大典》"，又有人将其书库比作"小敦煌"，可见藏书之丰。1917年，莫里循在华收藏的大量东方学文献被日本岩崎氏收购，后来加入欧洲各地文献及亚洲各种语言的文献，才渐渐发展成现在95万册的规模，《纲目》（金陵版）就在其中。

东洋文库，面向公众，管理甚为严格。我提交预约信并被验明护照身份后，才得入内。这里不仅不能带入书包、相机，做笔记时也只能使用馆内提供的铅笔。珍贵的《纲目》，已经早早摆放在一个小推车上等待我来阅读。

我虽说不是专门搞文献研究的，但这些年在海内外也接触了不少中国古籍。日本的藏书，从品相上来说，与欧美以及俄罗斯所藏古籍多有不同。欧美俄的藏书，多是买的一手货，加上当地的气候适于保存，盖上藏书章后好似从未使用过。而在日本的古书，有明显的使用痕迹。日本人利用书、爱惜书，不少人亦享有"书虫"的"雅号"，而且善于拾零补缺。藏书中残缺蛀损、字迹模糊、笔画缺损者甚多，但藏书人多予以填补涂改，"补丁摞补丁"，有的改对了，也有的改错了，可见这些藏书确是被认真阅读过、认真研究过的。

所藏之书有的标上日文注音，有的加上句读，如在"东洋文库"的版本中，有60多页手抄的狼毫小楷，非常工整，每卷有藏书人的个人标志的卷号，且在43卷中，将缺少的2页7幅图（龙、龙骨、鲮鲤、蛤蚧、壁虎、石龙子、守宫）手绘重补，其与原版相似程度足以以假乱真。

"东洋本"有不少页印刷有重影，如99页山鸡、锦鸡一页。也有些页油墨过重，如100页五灵脂一页。从印刷质量来看，当属次品。

3. 国会图书馆

日本国立国会图书馆地点位于东京都永田町的政治中心，对面就是国会议事堂和最高法院，与闹市都心形成鲜明反差，周围的警备十分森严。

国会图书馆始建于1890年，现藏书超过7百万册，不仅是日本国内规模最大，也是世界知名的图书馆。一百多年来，其藏书可谓由涓涓细流汇总而成，先后经历过东京书籍馆（1875）至帝国图书馆（1897）的变迁。1947年改称为国立图书馆。主馆建筑面积7万多平方米，并扩建有总馆与新馆。

我在日本留学的10年中，曾经常来这里。今故地重游，倍觉亲切。这里除了常见的图书之外，还有地图室，藏有日本明治时代以来的各种式样、不同大小的地图。这里有报纸资料教室，可以阅读到有日本与海外重要报纸的原版，如上海申报、大公报等无一遗漏。此外还有缩印版、影印版、缩微胶卷，音乐影像资料室等。

国会图书馆大部分的馆藏图书都是闭架式的。因此在阅读与复印时要办理申请手续。阅读环境非常宁静，新馆、旧馆相互贯通，内设庭院供散步小憩，中午用餐也十分方便。

此次我办了3年的会员卡，今后即使不来东京，也可以通过网络申请远程复印和邮寄服务。如果本馆没有的资料，还可以通过馆际借书方法互相提供。

3楼是古籍资料室，这里不但有江户时代以前的日本古籍，也有中国清代以前的汉籍与西洋文字的古籍。来访之前，中国中医科学院肖永芝研究员已经将其在日本访问的经验与《纲目》电子版传给我，使得考察效率提高很多。

国会版《纲目》有8页是补写进来的，但也属于完本，与美国国会图书馆所藏森立之收藏的金陵版均可以在网上免费查阅，也是影响最大的版本。对于珍贵的古籍来说，为了避免使用过程中使原版书受损，将纸质图书数字化供网上阅读是一个很好的解决办法。

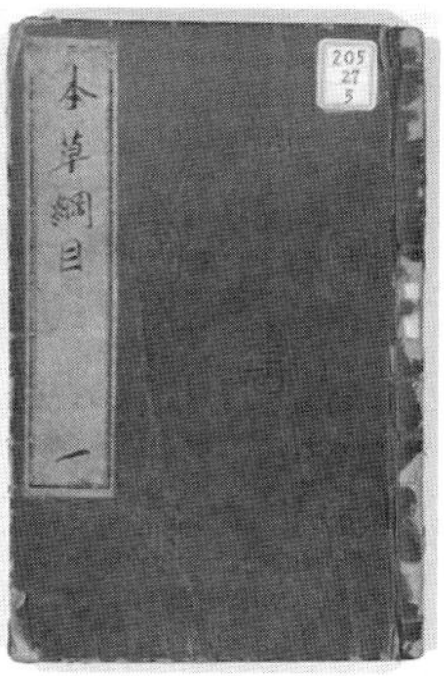

经过此处考察，确认《纲目》金陵版（图3）的原始排列次序应为：胡承龙序，两卷附图，目录，凡例，正文。

很多在日本的贵重古籍都倍加呵护，被另加上了书皮，《纲目》也不例外。国会图书馆为《纲目》不但加了厚厚的棕红色的书皮，上面好似还涂上了一层保护漆，并还有明显的钢印图章。这也便是网上看到的金陵版《纲目》的颜色。

那么《纲目》原版的封面究竟如何呢？

图 3　国会图书馆藏《本草纲目》金陵版书影

4. 内阁文库

内阁文库，全名为"国立公文书馆"，位于东京的千叶田区，马路对面就是皇宫东御苑。

文库要到9点半才开放，我们来得早些，恰好可以利用这一宝贵的时间，到皇宫御苑去赏樱花。皇宫东御苑一般是对公众开放的，占地面积有17公顷，从东门进入，可见巨大的石块堆砌成的江户城天守城迹。虽说在这里只停留短短的半个小时，但能在皇宫御苑赏樱也是常人可遇不可求的呀。

日本明治十八年（1885）废太政官，立内阁，遂改称为"内阁文库"。日本内阁文库原属日本总理府，1971年成为日本国立公文书馆的一部分。

馆藏的中国古籍颇丰，有中国明清两代医书的精品，更难得的是，还藏有宋版《庐山记》等镇馆之宝。在内阁文库，我同时见到了金陵版与江西版的2个原版，恰可对照比较。

江西版是金陵版的第一次翻刻，以金陵本为底本，附图亦基本仿照金陵本，两者属于一个系统。当时江西巡抚夏良心倡议重刻《纲目》，由张鼎思主持，江西各级地方官员支持，故称江西本。其书刻成距李时珍逝世仅10年。现存的真本也比较稀少，被列为善本。金陵版与江西版各处藏书损失程度与部位不一，可作相互补充之用。

这些年来，我接触了《纲目》的一些刻本，如何分辨《纲目》的3个系统呢，我觉得最简单的办法，就是看图。

金陵版每卷的开篇，基本上是每页4幅图，其余部分大致是每页6幅图，总数1109幅，除去少数参考《证类本草》之外，九成以上均属于原创之作。原图为李时珍儿子李建元、李建木所绘，二人不是专业画家，难免失真。金陵版附图虽说比较粗放，但起到写生、示意作用，比后来的钱本、张本系统的学术价值要高很多，可作正本清源之用，能够体现李时珍的原意（图4）。

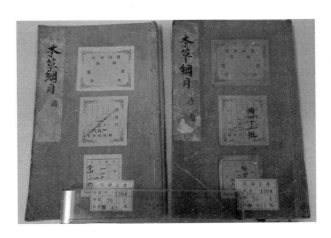

图4　《本草纲目》金陵版原貌（内阁文库）书影

江西版，多数沿袭了金陵版的风格，附图虽没有本质的区别，但猕猴变小了、鹤变漂亮了、大猩猩被染成了黑色。

此次考察，我有幸目睹了《纲目》的几个金陵版藏本。综合比较，我觉得内阁文库本是最接近原貌且完整的版本，装订次序完全是原装。纸质依旧柔韧，印刷的墨迹也比较清晰，没有浓墨的污迹与重影等印刷质量不良问题。

樱花盛开的时节，在日本内阁文库，我终于看到了《纲目》（金陵版）的原始风貌。那质朴的简装封面，随着岁月的流逝，略显橙黄。明代的风格都是比较朴素的，没有浓墨重彩的渲染，不禁让我想起了明代家具简约优美的线条。

二、拜访真柳诚先生

真柳先生是日本著名的本草文献学家。我与他初次相识是在1987年，算来整整30年了。记得那时我初到日本，随指导教授指田先生到北里东洋医学研究所，是真柳先生向我展示了北里研究所珍藏的大塚恭男先生收藏的《本草品汇精要》的彩图。

真柳先生一直在本草文献领域耕耘，矢志不移，成果甚丰。他在每天上下班的电车上，读《黄帝内经》，读《伤寒论》，读《千金方》，是一位典型的日本式"书虫"。

真柳先生现虽说已经退休，但好似比以前更忙了。此次，他专程从横滨家里赶到东京与我相聚。在东京的新大谷饭店，他背着一个旅行包，兴奋地告诉我，"今天给你带宝贝来了"。原来他的礼物是《本草纲目》的3个日本江户时代的刻本残卷，甚为珍贵。喜获真柳教授的慷慨捐赠，我告诉他，这些书将为学校的中医药博物馆再添珍品，对此他十分欣慰。

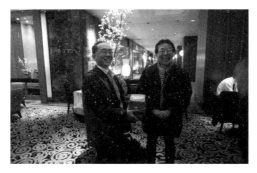

图5　真柳先生（右）捐赠江户时期日本
　　　刻印的《本草纲目》

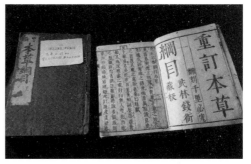

图6　《本草纲目》1672年的日本刻本书影

我抓住难得的机会向真柳先生讨教。赵问："《本草纲目》何时传到了日本？"真柳答曰："按照一般的说法，江户时期，庆长十二年，也就是1607年。但这是根据林罗山购入《本草纲目》进献给德川家康的年代记录的。但根据我的考证，《本草纲目》传入日本的时间，应当在1604年之前。"赵又问："江西版《本草纲目》序文中说：'初刻未工，行之不广'，您认为《本草纲目》初版大概印刷了多少套？'"真柳答："应当不会很多，因为中国印刷多用梓木，日本用樱木。梓木，相对材质较软，一般可以印1 000部，而日本多用樱木，可以印刷到2 000部。如果材料不好，可能印得更少。"

接下来，真柳又向我解释了最早的金陵本存世数量，以及日本为什么保留多，而朝鲜、越南少见的问题："根据我本人的确实考察，金陵本存世已经发现有13套。日本有7套，中国3套（北京、上海、洛阳），美国1套。继续调查，还有可能会有新的发现。"日本人对中国文化典籍的重视由来已久。从古代到近代，不断有日本人来中国淘书。在江户时代，金陵（现南京）是出版印刷地，中国当时的商船多从江苏出发，经过海路运往日本比起经过陆上运到北京与朝鲜还要快些。这也是其中应当考虑的原因。朝鲜和越南与中国都有领土接壤，取得书很容易，日本要过海，太不容易了！

越南潮湿高温的天气，容易造成破损，古书能保留到今日，实属不易。我至今没有发现越南保存的《纲目》古刻本。

关于历史上日本人为何如此重视《纲目》？真柳回答说："日本人有的是真学，也有很多人是为了装饰门面，医生开诊所，在自己的身后，摆上《纲目》显示自己有学问，我戏称他们是"本草盲目"。起初的本草书，都是直接从中国购入，后来日本人自己刻印，刻本前后共有14种。到了1929年，日本人开始翻译，由春阳堂书店出版。那个版本虽然翻译得不是很好，但头注部分很有价值。"

当我问及日本现在的医史文献研究情况如何时，在场的长年从事文献学研究的郭秀梅教授不无感触地说："对于《纲目》的研究，于日本来说已经成为历史，完全停留在江户末期以前。真柳教授这样的人，在日本是凤毛麟角，现在的日本基本没有精力和兴趣研究中国古典医籍，包括本草书籍。这样的现象亦属时代使然。大型的、广泛的、深入的、持久的研究，当然离不开各方面的支持和资助。能够满足这种条件的，只有中国。研究、发扬祖国文化，作为中国人是责无旁贷的。"

三、探访神田古书街

神田古书街，位于东京的御茶水车站与神保町2个车站之间，形成于明治时期。先后有明治法律学校（今明治大学）等学校在此建立，老师学生的聚集处，自然成了古书的安身之所。有些店铺专门为毕业生准备的学生西服、入学的书包等也在这里集中出售。时逢学生毕业，可见身着传统和服的女子为古书街道再添一道风景。

神田旧书店街，还被称作"世界第一古书街"并不为过，这样的古书街原本在北京的琉璃厂有一条，在中国台北有一条，都已逐渐销声匿迹。东京这条街，在亚洲、在世界上也是独一无二的，不仅售书，同时也收购旧书，一进一出，生意红红火火。现有书店大大小小200余家，其中旧书店占了一半。鲁迅笔下的内山书店在这里，三省堂、岩波书店等大型书店也在这里落户。三十年来，每逢到东京，这里是我必访之处，每次到此，都有收获。前几年在这里的明伦书馆买到了中国内地20世纪50年代出版的《全国中药成药处方集》，还有日本制作但未曾在市场发行的《药与人间》大型画册。

此次到东京，日程很满，仅有半天的机动时间，而且恰逢星期天，原本不抱太大希望，没想到又有了意外收获，大概是与本草之缘分，有缘千里来相会吧。

这里保留着传统，服务到家，惟一不方便的是，大多不用信用卡，没有海外送书的业务。要不是下雨，街头有装满书籍的大箱以供行人自由取阅选购，我这5年到东京都要来此"寻宝"，感受气氛。几年前曾经在此淘宝得到了《本草纲目》的2个版本。前次没有带足够的现款，还是委托好友何仲涛老师代购。

我走进了一家名叫"鸟海书房"三楼的藏书室。扑面而来的是那略带霉气的书香，给人以一种古朴的氛围。这是一家以生物相关的书店。本草、博物学、植物学、生物学、鸟类、昆虫、鱼类、水生生物的书籍，分门别类摆放得井井有条。从地面一直堆到天花板，拥挤不堪。若是身材肥大之人恐怕都难以转身。书店里有图书，有画册。这里还可以看到江户时期岩崎出版的《本草图谱》彩色单张售卖。论书龄，有的几岁，有的几百岁，虽有虫蛀和水浸的痕迹，但经过整理后，一尘不染。

在此，我不但看到有20世纪50年代香港出版的《纲目》，还意外地发现了1929年的《纲目》日本最初翻译版。这也是世界上第一次《纲目》的外文全译本。虽说几年前我也在神田旧书街淘得一套，但记起湖北蕲春李时珍纪念馆内还没有这个版本，经与梅全喜教授通话确认后，当即全部收下，并会将这批书转赠蕲春，作为李时珍诞辰500周年的一份献礼。

我与书店老板建立了联系，临走时，他还送给我一本刚刚出版的古书目录（图7）。这册古书目录，不亚于新书目录。并约定今后这里有好书，第一时间联系我。

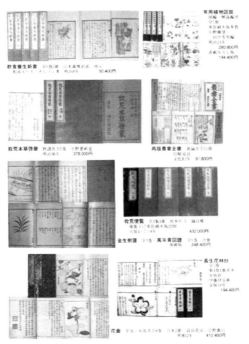

图7　鸟海书房出版的旧书书目

四、结语

在鲁迅当年留学的仙台东北大学，我第一次看到了异国他乡的《纲目》的最初刻本。在东京自明治时代成型的旧书街，我找到并购入了《纲目》最早的日文译本。

看古书，寻原版，可以感到一种震撼，这与为何要到剧场看歌剧，在足球场看比赛一样，那种感受与冲击力是电视屏幕完全不能替代的。

回顾中日文化交流的历史，从秦始皇派徐福东渡蓬莱寻求长生药物开始，到鉴真和尚为弘扬佛法6次渡海终于成功，至今奈良正仓院保存有60种他带去的中药标本。从李白《哭晁卿衡》的名作佳话，到舞剧《朱鹮》近日在日本的公演成功。

从日本传统药学摇篮富山，到对外交流港口长崎、横滨的中华街，岐阜药业博物馆、杏雨书屋，还有那每年一度经久不衰在东京汤岛圣堂内举行的"神农祭"。

中医药要走向国际，我的理解，大致有4个层次：产品的竞争、品牌的竞争、标准的竞争、文化的竞争。日本人为何不用冬虫夏草？欧美人为何不服西洋参？中国人为何少用西草药？很大程度上是文化认同的差异。因此，发展中医药，科技与文化应当并举。

"登高方知天地阔，望远乃觉海波平。"中日两国都是传统医药的大国，不论政治如何风云变幻，中日两国间的民间交流应当加强。传统医药文化与经济的双赢合作，必将有利于两国人民的健康福祉，进而推动传统医药的全球化进程。

特别鸣谢：津村武田修己先生、杨智钧博士、许军博士。

江西本在《本草纲目》诸版中的地位与贡献

郑金生　张志斌

江西本是第一个翻刻金陵本的版本，其时在1613年，与金陵本问世仅隔10年。此本属于地方官刊，刻印精良，且做了不少补缺订误的工作，曾在明末清初风行了几十年，并成为此后各种版本的实际源头。此本的兴衰原委及涉及的某些史实值得进一步探讨。

一、重刻缘起

金陵本刊行（1593）之后不久，就引起了距离湖北蕲州不远的江西南昌地方官员的关注。据时任巡抚江西、都察院右副都御史夏良心的《本草纲目·序》，可窥促使其翻刻《本草纲目》最早的动机。夏氏自述：平素常"痰晕作楚"，"时检岐黄家言以自卫，得楚名医李时珍氏所辑《本草纲目》，则侧弁其间。大抵与苏颂《图经》、唐慎微《证类》相表里，而采摭名实，引据征验，不啻倍之……间以质之藩臬诸大夫，俱云甚善，而颇讶其字画之漫漶者多也，图更锲之。"[42]夏氏得到《本草纲目》，一是感佩此书"甚善"，一是惊讶金陵本"字画漫漶"太多，于是起意重刻。他所见的金陵本"字画漫漶"严重，说明其翻刻所依据的底本并非初刻初印本。

夏良心，宇景尧，号仁寰，明代古沤郡（安徽广德县）人。隆庆五年（1571）进士，[43]万历二十六年（1598）巡抚江西。此公甚节俭，在任期间建义仓贮谷，买田储镪，以增郡帑，唯独对刻医药书毫不吝啬。夏氏对江西按察使张鼎思说："《本草纲目》一书，大有裨于生人，非特多识资也。而初刻未工，行之不广，盍图广其传乎？"[44]在夏氏的倡导下，由张鼎思主事，又得到南昌、新建二县的襄助，于万历癸卯（1613）仅花了半年的时间，就刻成了《本草纲目》。[45]

张鼎思，字睿甫。长洲（今江苏苏州）人。万历丁丑（1577）进士[46]，曾"选入翰林，改授吏科给事中，历兵科都给事中……累擢江西按察使[47]。"万历辛丑（1601）擢升江西按察使，此后在江西做官十几年。由他来主持校勘重刻《本草纲目》，真可谓是得其人也。他自述"承乏江臬，臬署务简多暇日，则取署中旧刻繙阅之，庶几乎运甓之思焉"。"运甓"典出《晋书·陶侃列传》，云"侃在州无事，辄朝运百甓于斋外，暮运于斋内"，借搬砖来锻炼自己，防止闲出毛病。张鼎思正闲着，没事找书翻翻，想找点"运甓"的事干干。恰好夏良心要他组织重刻《本草纲目》，自然尽心尽力。他知道《本草纲目》是李时珍所辑，而且"尝经御览而备上方者也"，是连皇帝都看过的好书。接受任务后，他复习了本草文献发展简史，又浏览了《本草纲目》全书，认识到《本草纲目》是一部集大成之作，属于"储道"，非同一般普及药书。如今有长官夏良心倡导，南昌府及周边南昌、新建两县的同僚辅佐，可谓有人、有钱，还兼有闲，张鼎思自然乐成其事。于是在万历癸卯（1613），从正

42　夏良心.重刻本草纲目序,见江西本《本草纲目》卷首。

43　朱保炯,谢沛霖.明清进士题名录[M].上海:上海古籍出版社,1979:358.

44　张鼎思.重刻本草纲目序,见江西本《本草纲目》卷首。

45　同上。

46　朱保炯,谢沛霖.明清进士题名录[M].上海:上海古籍出版社,1979:358.

47　吴秀之等修,曹允源等纂.中国方志丛书·华中地方·第十八号.吴县志[M].台北:成文出版社:1966-1970, 1227.

月到六月，仅花了半年，刻成全书。这速度即便是当今计算机输入、校勘排版，也算得上神速了！

此书问世之后，立即风靡海内，其风头盖过了原刻金陵本，也引起了江西邻省湖北官员的艳羡忌妒，3年后湖北地方官刊本问世（1606）。从而大大加速了《本草纲目》的流传。但湖北本毕竟还是以江西本为底本，这是因为江西本与金陵本相比，有三大长处。

二、江西本三大长处

江西本的刻版、校勘、增补，是为金陵本所不及。

1. 刻板

江西本版框高22.5厘米，宽15.3厘米，每半页9行，行20字。金陵本版框高20厘米，宽13.8厘米，每半页12行，每行24字。由此可见，江西本版广、行疏、字大。再比较其刻工，更胜一筹。由于是官刻，资本雄厚，明代南昌的刻工亦多高手，且刻工众多，管理严格（每页版心均记有刻工名），其版刻精良，顺理成章。

据《中国中医古籍总目》记载，国内现存的江西本尚有15部（未能逐一鉴定，姑从此记数）。民间收藏的江西本尚不在其中。江西本是地方官刊，不求刻书谋利。其本既无堂号，也无梓行人姓氏。因此常可见用万历末其他版冒充江西本者。以江西本为底本翻刻者，往往容易与江西本相混。因此，鉴别江西本，除考察其版框行格字数、诸序（张鼎思"重刊本草纲目叙"、夏良心"重刻本草纲目序"、王世贞"本草纲目序"、李建元"进本草纲目疏"）、附图2卷（从金陵本图）、附刊书（《濒湖脉学》《奇经八脉考》）之外，一个具有特异性的鉴别点，就是考察版心的刻工姓名与刻版计数。

江西本大部分书页的版心都刻有刻工名或书页计数。由于《本草纲目》部头太大，尚无法逐页统计，书前项即前两卷就有刻工几十名，其中或刻全名，或单字姓或名，多用简体。写手有余光、周易等。刻工有：宾、陈冬、陈锦（錦）、成、春、达、付夫、付明、付奇、付仁、付尹、付英（英）、付争、傅来、傅仕、傅英、傅忠、高伦（伦）、高明、弓晋、胡晋、姜球、杰、进、晋华山、俊、李六百（李）、李梦、李天八、刘天明、孟六、明、木、穆文、秦夫、仁、天朝、廷、王、魏尚志、文、文四林（林）、文伟、吴、熊冬、熊浚、熊文常、熊孝（孝）、言、晏文、杨、杨显（显）、用、用、余国良、余立、余太（国太）、余文、余文八、元、曰、翟良全（翟全、全）、翟良文（翟文）、周忠、邹邦傑（邹傑）、邹明、邹天助、邹希文、邹希云（云）……[48]

将日本国立公文书馆内阁文库与我国国家图书馆所藏江西本逐页对照，刻工姓

---

[48] 以上刻工收入了郑州邢泽田先生所录部分刻工名，但仍属部分卷次之刻工，并未全部摘录。

名及书页计数对照，完全一致。以此衡量其他题为江西本者，真伪立判。中国中医科学院藏江西本书页版心一个刻工名也没有，其非江西原本可知。江西本留下的大量刻工姓名，可以反映当时动员了许多人工，因而在半年之内刻成。其中同姓者甚多，可能是因为刻工多有家族继承的因素在内。

2. 校勘

主持江西本重刻的人员是官员，都是儒士出身，因此懂得保持原书的旧貌。我们在完成《本草纲目影校对照》校勘过程中，发现该本在文字方面，极少随意改动原文。甚至原书少数无意义的空格、若干无法确定的文字，该本都能不加妄改，保持原样。此外，金陵版药图为2卷，其图形多拙劣，江西版也基本没有改变原图的面貌。金陵本缺少的"藤黄"图，江西本也照样空出图框。但金陵本的某些原版式，江西本却有所改动。大概是重刻者觉得版式改变不损文义，故敢于从美观角度加以更改。其中例如将诸家书目的3列书名改为2列，因而破坏了李时珍独具匠心、上下左右关联的书目排列方式。

关于江西本文字质量的评述，有文章指出该本存在着若干误刻、脱漏之处，[49]但对该本在校勘方面成绩，尚未见详细的评述。我们在校勘过程中，发现江西本在校勘纠谬方面做了很多有益的工作。金陵本存在着大量的由刻工粗疏造成的缺笔讹字，经初步统计，多达376个，约出现了615频次。但这些缺笔字在江西本中，大多数得到了纠正。由于我们纠正这类缺笔讹字时，多追溯《本草纲目》所引文献的原文，只有无法追溯原文时才参考江西本等几种重要的后世版本。因此，我们无法精确统计江西本一共纠正了多少金陵本的缺笔讹字，总体印象是以江西本纠正金陵本此类讹误文字最多。此外，金陵本"字画漫漶"之处甚多，我们在校勘金陵本时，常感叹若无江西本，这些讹误、漫漶之处可能再无人能补正。江西本究竟纠正、补正了多少金陵本的讹误，至今还没有人专门去比较统计。刘衡如先生在首次校点《本草纲目》时，前三册使用的都是江西本，因此其校注中很少涉及因刻工粗疏造成的缺笔字，也没有提到有因原版漫漶引起的问题。这和我们在影校对照时，花很大工夫去处理缺笔字、漫漶字引起的问题大不相同。

江西本为什么能补正金陵本的许多笔误漫漶之文？一种可能性是因为江西本距离金陵本刻成才不到10年，其底本属于初刻，因多次印刷造成刻板等问题还不十分严重。因此还不存在需要考究补正漫漶文字的问题。可是夏良心序里曾"颇讶其字画之漫漶者多也"，说明其底本确实有许多漫漶字画，未必就是初刻本。要补正此类问题，就要依靠学识了。第二种可能性是依靠张鼎思组织的强有力的校勘班子。张氏序提到刊刻此书时，有"在事诸寅长佐之"一说。这"寅长"当指

49　马继兴,胡乃长.《本草纲目》版本考察. // 中国药学会药学史学会. 李时珍研究论文集 [M]. 武汉：湖北科学技术出版社, 1985: 118.

与他一起为官的同寅学长。张鼎思是进士出身，辅佐他重刻《本草纲目》的"寅长"应该也都是饱学之士，因而能辨认出许多难辨之字。最后一种可能性，就是江西本曾经参校过《本草纲目》的原稿——这当然是一种猜测。但如果联系到下文要谈的江西本某些增补内容，以及相关的地理、人脉等，则这种猜测也许不算过于虚妄。

3. 增补

江西本和后世诸版一个较大的不同，是其正文有今存金陵本所无的若干内容。其中最明显的例子是增补了李建元的"进本草纲目疏"。

李建元"进本草纲目疏"不见于今存任何一种金陵本，唯有江西本首次记载。那么，张鼎思等是从哪里得到这份"进本草纲目疏"？

万历丙午（1606）《本草纲目》湖北本董其昌序曾谈到"进本草纲目疏"相关的问题："……近世蕲州李君悉加结集，又以经史稗官之书，广引曲证，凡五十二卷，可谓勤且博矣。会西蜀陈文献公请修一代正史，有诏求天下遗书。厥子文学建元，进之阙下天子为报闻。书藏文渊阁时，方拟撰方技传。丁酉三殿灾，史事中辍，其副本一锁于江右……"

从这段话可以确证，李建元向朝廷献书，是在万历丁酉（1597）之前，书藏文渊阁。则建元的进疏及皇上批示，亦有可能同时收藏。张鼎思在江西为官，始于万历辛丑（1601）。在此以前，他曾入翰林，在吏科、兵科都供过职。他是否在朝中供职时能去文渊阁看过此书？或者能否通过各种关系从文渊阁复制建元进疏？无法考证。但从他的"重刊本草纲目叙"提到《本草纲目》"盖尝经御览而备上方者也"，可知《本草纲目》曾经进献朝廷这件事，对于张鼎思、董其昌这样的官员来说，似乎是很寻常的事。问题是"进本草纲目疏"是怎样流传到一位江西地方官的手？当时的社会，尚无报纸一说。李建元进献给皇帝的疏、且有御览批示原文，如何能在社会流传？我们无法推测。但李建元持有此疏，且能获得皇帝的批示，应该是没有问题的。建元进疏之时（1603）距江西本刻成仅10年，其时建元尚健在，时珍家族亦在原籍。蕲州与江西九江仅一江之隔，当今九江至南昌铁路不过135公里。这点路程，张鼎思派人到蕲春去访求进疏，恐怕也不是难事。更何况，张鼎思还与李时珍的乡人袁世振有交往。

张鼎思在刻完《本草纲目》之后，于万历癸卯（1613）七月，张鼎思又重刻了李时珍《濒湖脉学》《奇经八脉》二书，附在《本草纲目》之后发行。此书前有张氏的"重刻脉学奇经八脉序"，序称："余奉中丞夏公教，既刻《本草纲目》矣。临川令袁君与李君时珍，乡人也，复取其《脉学》与《奇经八脉考》示余曰：李君平生学力尽在此，幸并刻之为全书。"张氏提到的"临川令袁君"，就是李时珍的乡人袁世振。[50]

袁世振,字抑之,别号沧孺,蕲州人。万历十年(1582)举人,[51]万历二十六年(1598)进士。[52]旋授江西临川县知县。[53]袁氏曾在盐政方面显示了出色的管理才能,后历官至山东按察使。他乡试中举时,李时珍还健在;中进士时,《本草纲目》出版已5年,李建元上疏也过了两年。可见与李时珍同乡的袁世振完全有可能熟知李时珍及其著作,也完全有可能知道甚至见过李建元上疏进书之事。张鼎思刻《本草纲目》,他还在临川任上,既然能把自己保存的李时珍的脉学著作交给张鼎思,并指出"李君平生学力尽在此",那么,也有可能在此之前通过袁世振获得李建元"进本草纲目疏"。

综上所述,江西本是在《本草纲目》初刻之后10年,重刻于江西南昌,由南昌及其周边所辖南昌、新建县的官员们主持其事。该本刻印精良,较好地保持了金陵本的原貌,且能校正诸多由刻工造成的讹误,又增收了李建元的"进本草纲目疏",为研究《本草纲目》提供了非常重要的作用。该书实际上成为此后诸多《本草纲目》重刻本的源头,是研究《本草纲目》不可或缺的重要版本。

《本草纲目》江西本系统版本概说

郑金生　张志斌

《本草纲目》版本有"一祖三系"说,此"祖"即指金陵本。此后第二个刻本江西本基本保持了金陵原刻的主体面貌。学界一般不以金陵本作为该系统版本的名称,因为现知除江西本外,还没有另外的版本是用金陵本为底本翻刻的,充其量仅用作参校。但江西本则不然,后世以江西本为底本翻刻的《纲目》有好几个版本,自成一个系统,对《纲目》的考察与校勘作用最大。该系统版本都具有江西本如下最主要的特征。

一、江西本主要特征

江西本的地位与意义,我们另有专文。该本与金陵本一样,都是文52卷,书前有图1109幅(2卷),无堂号扉页。但以下几个方面则有差异(表1)。

50　马继兴,胡乃长.《本草纲目》版本考察. // 中国药学会药学史学会. 李时珍研究论文集 [M]. 武汉 : 湖北科学技术出版社, 1985: 118.

51　《湖广通志》卷 35 "选举志·万历十年壬午乡试",清《四库全书》本。

52　朱保炯,谢沛霖. 明清进士题名录 [M]. 上海 : 上海古籍出版社, 1979: 1350.

53　清·顾景星.《白茅堂集》卷 38,清康熙刻本, 9.

表1　江西本与金陵本特征比较表

	金陵本	江西本
作者	王世贞序后有**完整"辑书姓氏"** [54]	**仅附图卷首载李时珍编辑。** [55]
刊刻	"辑书姓氏"最末有**"金陵后学胡承龙梓行"**	（无，刊刻责任人体现在序言中）
刻工	（书页无刻工名）	**绝大多数书页版心下均有刻工姓名及版页计数。**
版式	版框高20厘米，宽13.8厘米，每半页12行，行24字。	版框高22.5厘米，宽15.3厘米，每半页9行，行20字。
序文	**仅有王世贞序** [56]	**张鼎思序** [57]、**夏良心叙** [58]、王世贞序、**李建元疏** [59]
药图	上下卷**各署详细绘图人名**。[60]共1109幅图，藤黄有名无图。	附图卷上撤去全部绘图人名，仅卷上署李时珍编辑。图数、图形基本同。
附刊书	（无）	《濒湖脉学》[61]《奇经八脉考》
其他	①卷一**引据书目分上下三栏排列**，左右上下书名或有某种关联。②书中缺笔字、俗字、漫漶处甚多。	①卷一引据书目分上下两栏排列。②文字较规范，对金陵本之误字多有补正。

　　明末制锦堂本扉页题作"江西原板"，此乃书商伪题。制锦堂本主体多为金陵本原版递修，[62]欲借江西原版之名促销而已。《中国中医古籍总目》载国内藏江西本15部，我们未能逐一核查。但根据江西本的特征，至少可以肯定的是：中国中医科学院所藏江西版并非江西原本。该本版心下方无刻工名及书页计数，此为鉴定冒名江西版的特异点。仔细比较文字，江西原本首序文字笔画的横并非如界尺画的那样平直，其起笔落笔都有一定力度。可比较首序的"重刊"2字，已足见差异（图1、图2）。

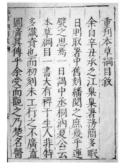
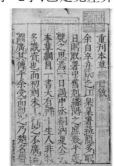

图1　中国中医研究院藏"江西本"　　　　图2　日本内阁文库藏江西本

　　54　辑书姓氏：勅封文林郎四川蓬溪县知县蕲州李时珍编辑／云南永昌府通判男李建中／黄州府儒学生员男李建元校正／应天府儒学生黄申、高第同阅／太医院医士男李建方／蕲州儒学生员男李建木重订／生员孙李树宗、生员孙李树声、生员孙李树勋次卷／荆州府引礼生孙李树本楷书／金陵后学胡承龙梓行。

　　55　附图卷首题"勅封文林郎四川蓬溪县知县蕲州李时珍编辑"，无绘图人姓名。

　　56　署为"本草纲目序……万历岁庚寅（1590）春上元日弇州山人凤洲王世贞拜撰"。

　　57　署为"重刊本草纲目叙……万历癸卯（1606）孟秋朔日江西按察司按察使长洲张鼎思顿首书"。

　　58　署为"重刻本草纲目序……癸卯（1606）秋孟之朔巡抚江西都察院右副御史沭郡夏良心撰"。

　　59　署为"进本草纲目疏：臣湖广黄州府儒学增广生员李建元谨奏……万历二十四年（1596）十一月日进呈"。

　　60　上卷署为："阶文林郎蓬溪知县男李建中辑／府学生男李建元图／州学生孙李树宗校." 下卷署为："阶文林郎蓬溪知县男李建中辑／州学生男李建木图／州学生孙李建声校。"

　　61　《濒湖脉学》分"四言举要""脉诀考证"两部分，非为2书。

　　62　郑金生.《本草纲目》现金陵版重修本 [N].中国中医药报,2014年1月3日8版.

江西本原版刻成于明万历三十一癸卯年（1603），后在改朝换代的兵燹中毁灭，因此其版木不曾外流，故不可能有此本的重印本。

二、湖北本

此本是继江西本后的又一个地方官刊本。该本前有两序，其一为万历丙午（1606）湖广左布政使晋江杨道会"本草纲目序"。其中谈及重刊《本草纲目》的内容有。

"永安李封公为此道病，爰考今用古，捐或稗官不载者，得药三百七十四种，竭三十年劬瘁，与备中七十毒同勤。其中订舛证伪，葺漏参互八百余家，而稿凡三易，成书五十二卷。吁嗟！兹乎广矣！精矣！仁矣！弇州王公见而珍之，业序行之。封公子文学君祗承封公，表进御览，保身保民，世切殊恫，中丞琼山梁公曰：可传也！属定海薛公与不佞再雠校之而副诸梓。兹幸睹厥成矣。"

可见此本乃是湖北地方官杨道会受中丞琼山梁公之嘱，与定海薛公共同再校雠刊行。其中"永安李封公"，指的就是李时珍。时珍因儿子李建中的任职而被敕封为"文林郎四川蓬溪县知县"名号，故称"封公"。但永安郡始建于隋大业中，即原黄州改置，其辖境并不包括李时珍家乡蕲州，故"永安"当误。但永安郡与蕲春郡相邻。

杨道会还邀请了当时的名人董其昌为序。董时任"钦差湖广提学副使前史官"，其序更详细地谈到了刻此本的刊刻的来由。

"……近世蕲州李君悉加结集，又以经史稗官之书，广引曲证，凡五十二卷，可谓勤且博矣。会西蜀陈文献公请修一代正史，有诏求天下遗书。厥子文学建元，进之阙下天子为报闻。书藏文渊阁时，方拟撰方技传。丁酉三殿灾，史事中辍，其副本一锁于江右。楚方伯四明薛公、温陵杨公相与谋曰：此楚人之弓也，不当楚人得之乎？遂校雠缮写，以镂金刳劂，书成谓予宜序……今读李君《纲目》，而古今之医有所总萃焉。且藏之天府，行之四方，而薛杨二公相与表章以寿楚者，寿海内，不可谓不遇矣。李君有子为循令，以明经起家。予故衍三坟之旨而推本于易，敢曰能为神农之言也哉！"

综合此二序，与湖北本重镌有关的是三位当时湖广大臣。倡导者"中丞琼山梁公"，即梁云龙，字会可，琼山（今海南省海口市）人。嘉靖四十三年（1564）中举，万历十一年（1583）进士。曾官拜湖广巡抚，万历丙午（1606）年卒于官。[63]此年恰好是杨道会撰序之年。董其昌序没有提起这位梁中丞的名字，也许其时梁云龙已殁。与杨道会同为重刊校雠者的"定海薛公"，即薛三才，字仲孺，定海（今属浙江宁波市东北镇海区）人，故或称其为四明、鄞县人。万历十四年（1586）进士。

63　《广东通志》卷32"选举志"，清《四库全书》本。

累升兵部尚书，协理戎政。曾任湖广左布政使。[64] 主事人物杨道会，字惟宗，号贯斋，晋江（今属福建，隶属泉州，别称温陵）人。隆庆二年（1568）进士。历工部郎，擢南户部主事，后迁湖广参政，分守荆南道，转右布政使。杨氏是福建理学温陵杨氏家世学派的重要人物，[65]著有《性理抄》等书。[66]因此湖北本与江西本一样，都是当时的地方官主持重刊。

比较湖北本与江西本，凡是江西本增补、改动的地方，湖北本照样保留。例如：删除金陵本的"辑书姓氏"及附图2卷卷首的绘图人姓名，仅在附图上卷署上"勅封文林郎四川蓬溪县知县蕲州李时珍编辑"（图3、图4）；增补李建元"进本草纲目疏"；增附李时珍《濒湖脉学》《奇经八脉考》二书；药图基本保持金陵本形状；均无刊刻堂号牌记、扉页等。二者版式大小形制非常接近，基本按同一版式镌刻，只是文字、图形的细微变化，可区别两版的不同（表2）。

表2　江西本与湖北本特征比较表

	江西本	湖北本
刻工	绝大多数书页版心下均有刻工姓名及版页计数。	少部分书页版心下有刻工姓名，版页计数有亦不多。[67]
版式	版框高22.5厘米，宽15.3厘米，每半页9行，行20字。	版框高22.4厘米，宽15厘米，每半页9行，行20字。
序文	张鼎思序、夏良心叙、王世贞序、李建元疏。	杨道会序、董其昌序、王世贞序、李建元疏。

由此可知，湖北本与江西本同为官刻本，版式、刻印皆很精良。承邢泽田先生惠赐该书书影多幅，可窥该版风貌。其正文刻工之精细，与江西本不相上下。尤其是其中卷十九"水松"，今存各金陵本或脱此药，或系补版。江西本有此药条文，但缺3字。湖北本的"水松"将此3字补齐。但其所补据考并非因参考了初刻的金陵本，也不合李时珍引文的基本规律，应该属于凭揣度补入。此例提示该本在处理文字校勘方面，其严谨尚不如江西本。

该本流传较少，《中国中医古籍总目》记载有5处馆藏。民间藏书家郑州邢泽田先生亦藏一部残本，存卷9、10、19-22、23-25、31-33、41-42、36、37、38、48-49、47-48（重复卷48）、卷51。除去重复的第48卷，还存有21卷。至今还没有发现有用该本翻刻或重印者。

64　《浙江通志》卷159"人物·名臣"引旧《浙江通志》，清《四库全书》本。
65　《闽中理学渊源考》卷77"万历以后诸先生学派·布政杨贯斋先生道会"，清《四库全书》本。
66　《福建通志》卷28"艺文"，清《四库全书》本。
67　据邢先生记录，其刻工名有：杨、高、臣、万、孔、光蒋、圣仪、继圣、遇、刘、金、交、胜、才、段上、许……

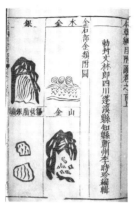

图3 湖北杨道会版

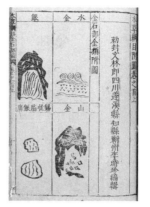

图4 日本内阁文库藏江西本

三、万历末翻刻本、石渠阁本、立达堂本

此三刊本有着密切的联系，故合并论述。江西本刊行之后，《本草纲目》开始广泛流传。三年后即在湖北全本翻刻。此后至万历末之间（1607~1619），又出现了一种翻刻本。由于这种翻刻本没有堂号，除了版框与文字、版心下无刻工名、药图放置位置等与江西本小有差异外，其余卷次、诸序、附刊之书等都相同，几乎可以乱真。但此江西本的重刻本，却没有任何新序言、小引或其他信息，所以不明重刻者的姓名、重刻原委、刻书地点，还有待进一步考证。

问题是，此万历末翻刻版的原版木后来又辗转被更换书扉，以"石渠阁本""立达堂本"的面貌出现。经核对，就版木而言，此数种本子其实用的是同一个版，因此"万历末翻刻本""石渠阁本""立达堂本"，都应该算一个版。三者之间的先后关系，详见《札记》所收"万历末翻刻江西本及同版异扉本"一文。[68]此处仅将该文所示江西本与此三者之间的差异列表于下（表3）。

表3　四种版本特征比较表

	江西本	万历末翻刻本	石渠阁本	立达堂本
扉页	无扉	无扉	"石渠阁重订"扉[69]	"立达堂藏板"扉[70]
刻工	绝大多数书页版心下均有刻工姓名及版页计数。	无刻工姓名及版页计数。	同左。	同左。
版式	版框高22.5厘米，宽15.3厘米，每半页9行，行20字。	版框高21.8厘米，宽15厘米，行数字数同右。	同左。	同左。

185

68　见本章本文后之程钢、刘悦、郑金生合撰"万历末翻刻江西本及同版异扉本考察"一文。

69　扉页全文："石渠阁重订江西 / 本草纲目全书 / 梅墅烟萝阁藏板"。

70　扉页全文："李时珍先生手著 / 立达堂藏板"。

	江西本	万历末翻刻本	石渠阁本	立达堂本
药图	集中单立，2卷，置于书首。	**9卷开始，药图置于相应的各卷首。图形同左。**	同左。	同左。
其他	文字具备明万历刻本各种特点。	文字、符号标识与江西本有细微差异。	同左。补版、重印。	少量文字、版框缺损漫漶，扉页样式、个别"玄"字缺笔，为清初重印明版。

据上表，万历末翻刻本虽然看似与江西本差别不大，但还是有可资鉴定的差异。其中最明显、最主要的鉴别特征，一是从第9卷开始，各类药图放置在相应种类的各卷之首。二是版心下无刻工姓名，此足以将其与江西本区别。按这个标准，再去衡量中国中医科学院所藏的"江西本"，就知道该本符合万历末翻刻本的以上两个特点。再仔细核对此两版本某些文字的细微断版、断笔等处，可以确认此两版实际上还是用同一版片印成（图5、图6）。至于国内其他藏馆所藏"江西本"是否还有类似的情况，只有逐一核查才能知晓。

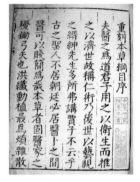 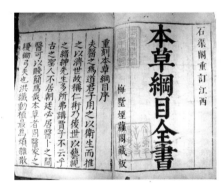

图 5　中国中医科学院藏（原作"江西本"）　　图 6　石渠阁本（邢藏）序

万历末翻刻本与江西本在文字内容上有无差异？是否仅仅是机械地翻刻？笔者曾利用考察《纲目》卷十九"水松"条的机会，比较了该条与江西本、湖北本的区别，发现该本将江西本"水松"原缺的3字位置，补入了"采之可"3字。此例说明该本并非完全忠实于江西本。所补3字与湖北本所补3字完全不同，其文与时珍引文规律并不相同，此说明该本翻刻的时候，可能并未参考过湖北本，也未必曾经参考过"水松"不缺字本《纲目》初刻本，应该是凭揣度补齐缺字而已。

四、太和堂本

2018年3月11日，我们有幸在郑州民间藏书家邢泽田先生府上考察其所藏诸多珍贵医药书籍。其中有一本扉页题为"江西原本/李时珍先生纂辑/本草纲目/太和堂藏版"。该本为白绵纸，字画清晰，共残存完整卷帙18卷，另有3卷有残缺。[71]

太和堂堂主为明末清初吴毓昌。吴氏是当时杭州很有名的儒而兼医之大家。据称他"悬壶市中，奔走宇内。人人指太和堂为耆域天矣"。[72]可见"太和堂"是他的诊室堂号，不是刻书的坊名。《中国古籍版刻辞典》甚至连太和堂的名字都没有。顺治十二年（1655），吴毓昌获得明末钱蔚起六有堂刻《本草纲目》，即取其原版，再予印刷，扉页题为"吴氏重订本草纲目/太和堂藏板"，其家族为之写序者甚多。此版流传甚广，但其形制（尤其是药图）与江西本大不相同，属于钱蔚起版系统。

现在又出现了江西版系统的太和堂本（图7），其扉页大书"江西原本"，其文、其图也确实是源自江西本。太和堂果真使用了江西原版吗？或重刻了江西本吗？如果此本真是吴毓昌重刻，为什么其书前一个吴氏的序言也没有？疑团在检视此本之后涣然冰释：此本还是用万历末翻刻本的原版，增加扉页而已。

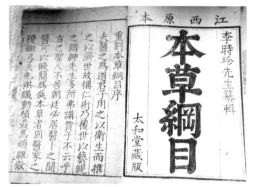

图7　太和堂本（邢藏）扉页

该本52卷，有夏良心、张鼎思、王世贞3序，李建元进疏。显然这是江西本系统刻本。但该版虽偶尔可见书版计数，却没有刻工姓名；再比较其所刻字形，差别很大。据以上特异之点，可以排除此版是用江西原版。太和堂本的药图虽然形态与江西本大同小异，但却不是集中为两卷置于书首，而是从第9卷开始，各类药图均同石渠阁等本，放在与之对应的各类药卷目录之后。这证明此版源于明万历末翻刻本。此本"进本草纲目疏"仍按明本旧例，遇"明""圣明"等，均另提行顶格。可见此本虽用了清代太和堂的扉页，其版木还是明刻。再以首序"重刻本草纲目序"首页为例，细致比较太和堂、石渠阁本、中研院旧题"江西本"，可以发现在序名之左的行线断续、略弯曲之处，以及其他行线断续处，左4行"多"字第5笔末端断笔等细微处均同。其中石渠阁本与太和堂本更为接近，二者在序名左2行"医"字左中、左3行"世"字左下，均有两个多余之点，同出一辙。这说明太和堂本使用的同样是明万历末翻刻本，而且更接近明刻清印的石渠阁本，当亦是明刻清印。该本更换扉页，以当时名声甚大的诊所"太和堂"作为藏版处，以招徕买家，并非实有名为"太和堂"的刻书坊重新仿江西本再次刻版。《本草纲目》卷帙浩繁，重刻并非易事。故金陵版有2次更换堂号，使用旧版重印。江西本系统也多次出现使用原版反复再印的现象毫

71　据邢先生手记，存卷首，卷1上、卷3下、卷4、卷5-8、卷12-13、卷15、卷18-20、卷26、卷30（残）、卷40-41、卷45-46。经核实原书无误。

72　清·吴本泰："本草纲目序"，见《本草纲目》太和堂本书前。

不奇怪。

在《中国中医古籍总目》里，《本草纲目》版本下只著录了顺治十二年（1655）太和堂藏板一个版本，藏馆多达24个。其中是否包括了江西本系统的太和堂本则尚未逐本考察。据郑州藏书家邢泽田先生介绍，江西本系统的太和堂本在当今古籍流通市面上经常出现，且经常被充作江西原本出售。因此，对太和堂本（江西本系）的鉴定应予以充分注意。有关书目在著录太和堂本时，一定要分清其来源，注明"江西本系"或"钱本系"。

五、张朝璘本

张朝璘本是江西本系统又一个江西地方官刊本（图8）。主事者张朝璘，字温如。清汉军正蓝旗人。自署"三韩"人，当为朝鲜族。其父明末为守备，后降清为官。张氏清初袭父职，以军功授都察院左副都御史，顺治十三年（1656）任江西巡抚，十八年（1661）擢江西总督。[73]其任江西巡抚次年（1657），即重刻《本草纲目》。张氏撰序，略曰："明万历初年，楚黄李东璧集诸家为大成。一刊于金陵胡氏，一刊于豫章藩司……惜乎兵燹屡经，藩司藏版遂成灰烬……余奉命抚江……求《纲目》一书，仅存其名矣。爰稽江右藩臬二司，所藏旧锲书百有余种，俱关经世大业，今尽化为乌有……海内《青囊》《肘后》不少概见，医不识方，药不谙性，任意妄投，犹方凿而圆枘。是《纲目》之锲梓，更有不容后于诸经籍者。公余简原本而特加订正，

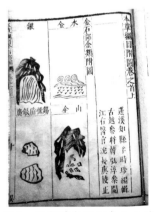

图8　张朝璘本附图卷上之首

寿之梨枣……顺治丁酉长至日抚江使者三韩张朝璘题。"[74]据此序，则张氏所知，唯《本草纲目》胡承龙本、江西本两种。原存在官府的江西版原版因兵火已成灰烬，只有重刻一途。

为此新刻本撰序者有李明睿、熊文举、李元鼎、黎元宽，皆为江西或南昌籍耆老故旧。其中李明睿，字太虚，南昌人。明天启二年（1622）进士。[75]其为序时，署为"通议大夫资治尹礼部左侍郎管礼部尚书事兼内翰林弘文院学士"。其序中提到："治有名医萧济川者，来言抚台司马温公张老先生，业有锲矣。"可见提请张朝璘重锲《纲目》者，乃是当地名医萧济川。熊文举，新建（今属江西南昌）人。明崇祯三年（1630）

73　《钦定八旗通志》卷206"人物志·大臣传"；卷339"表·八旗大臣题名一·各省巡抚"；卷340"表·八旗大臣题名二·各省总督"；另《钦定盛京通志》卷80"国朝人物·正蓝旗汉军"亦有传．以上均见《四库全书》本。

74　清·张朝璘："重刊本草纲目序"，见张朝璘本《本草纲目》卷首。

75　《江西通志》卷55"选举·明"，卷70"人物"，见《四库全书》本。

举人，四年（1631）进士。[76]清顺治十五年（1658），熊氏卧病山中，"忽拜函书，以新镌《本草纲目》属序"。他在序中提到："往江西藩司藏有精板，不佞犹及见之。今以兵火煨烬久矣，幸公重梓，神采焕发顿还旧观。"这说明熊文举在明末兵燹之前还曾经见过江西藩司所藏精板。他作序时署名为"前进士出身通议大夫吏部左侍郎、前本部右侍郎通政使司右通政吏部郎中典选事南州治生"，可见熊氏也是南昌籍的清初大臣。李元鼎，字梅公，吉水（今属江西）人。万历四十三年（1615）举人，天启二年（1622）进士。清顺治二年（1645）授太仆卿，迁太常，历官至兵部左侍郎。[77]其序中提到："大中丞温如张公则取而精其校雠，付之梓以传……书既成，又依然江右刻之而行也。"黎元宽，号博菴，南昌人。其序提到："万历年间蕲州李时珍所著《本草纲目》，盖庶几乎集成焉。于是江西刻之，而海内传之，且名之'江西本草'，而特贵重之，垂五十年矣，不意其为乌有也……大中丞温如张公来抚……公购得初本、别本，并付诸专家，精其雠校，爰授梓人。"黎氏非官员，乃医者。他在序中谈及《纲目》江西本在当时的声誉与影响，并提及顺治十五年的刻本是以张朝璘所购的"初本、别本"为底本。初本即金陵胡承龙刻本，别本即张鼎思重刻的江西本。所谓"付诸专家，精其雠校"，可见于附图卷之首上的署名："蓬溪县知县李时珍编辑/古越参将韩弘淳参阅/江右医官沈长庚校正"。韩弘淳为参将，何以能参阅此书？不明原委。沈长庚为当地医官，校正本草理所应该。根据该本诸序，其问世的最早时间是顺治十五年（1658）。或有将该本问世时间定为顺治十四年（1657）者，此乃据张朝璘序而来。但此书其他4序都是顺治十五年，因而此版问世时间应该定在此年。另《中国中医古籍总目》著录《本草纲目》有顺治十五年张温如刻本，并将此本置于顺治十四年张朝璘本之后，[78]实属误解。张温如即张朝璘，此两版本实为同一版本，不当分立。

张朝璘本是江西本系统中，唯一同时使用金陵本及江西本的刻本。但整个书的形制仍然是以江西本为主。例如全书附有《濒湖脉学》《奇经八脉考》2书，并把金陵本最具有特异性的"辑书姓氏"和附图卷首的绘图人名等删除，从而抹去了《本草纲目》的编辑与绘图队伍记录。没有这些记录的《本草纲目》是不完整、欠真实的。现有《纲目》的内容其实含有时珍子孙与弟子们的功绩。

以下将江西本与张朝璘本差异处作一比较（表4）。

---

76 《江西通志》卷55 "选举·明"，见《四库全书》本。

77 《江西通志》卷55 "选举·明"，卷79 "人物"，见《四库全书》本，同上。

78 薛清录.中国中医古籍总目 [M].上海：上海辞书出版社，2007: 202.

表4　江西本与张朝璘本特征比较表

	江西本	张朝璘本
作者	附图卷首载李时珍编辑。	附图卷首载李时珍编辑、韩弘淳参阅、沈长庚校正。
刻工	绝大多数书页版心下均有刻工姓名及版页计数。	部分书页版心下有刻工名（与江西本不同）及书页数，书前诸序无刻工。
版式	版框高22.5厘米，宽15.3厘米，每半页9行，行20字。	版框高22.8厘米，宽14.5厘米，每半页9行，行20字。
序文	张鼎思序、夏良心叙、王世贞序、李建元疏。	张朝璘序[79]、李明睿序[80]、熊文举序[81]、李元鼎序[82]、黎元宽序[83]、原序（夏良心）、原序（张鼎思）、原序（王世贞）、李建元疏。
药图	附图卷上、卷下之首撤去全部绘图人名，卷上之首改题作者。图数、图形基本同金陵本。	附图卷上、卷下之首撤去全部绘图人名，卷上之首改题作者与校者。图数、图形基本同江西本。

　　张朝璘本是在南昌第二次刻版的《本草纲目》。由于此刻本是地方官刊本，因此其版式、刻工仍属上乘。从序言所记，该本还曾参校过金陵本，有专门的医官参与校定，按理其校雠质量应该有进一步的提高。但在处理江西本卷十九"水松"条所缺3字时，该本同样没有保留江西本原残3字的原貌，而是补入了与湖北本、万历末翻刻本都不一样的3个字"海人採"。由此可见，在处理校勘问题时，该本是不如江西本严谨的。目前校勘《纲目》中对张朝璘本运用还很少，有待日后予以关注。由于该版问世时，江西版原版已经兵燹毁灭，因而此后的江西本系统版本，多以张朝璘本为底本翻刻。这一现象提示，在江西本系统中，应该区分其来源是第一次张鼎思重刻的江西本，还是第二次张朝璘刻的江西本，不可混淆。

六、清畏堂本

　　《全国中医图书联合目录》首次著录此本，云"清顺治十五年戊戌（1658）清畏堂刻本 21"，仅首都图书馆藏。[84]《中国中医古籍总目》因袭之。2018年我们在郑州藏书家邢泽田先生家得见此书。该书扉页题为"李时珍先生原本/太和堂重订本草纲目/清畏堂藏板"（图9），看似与太和堂本（江西本系）有关。

　　但此书之前次第有张朝璘、熊文举、李元鼎、李明睿、黎元宽序，然后为原序（王世贞）、原序（张鼎思）、原序（夏良心）、进疏（李建元）。据此序，绝不可能是江西本或万历末翻刻江西本，因此不可能是太和堂（江西本系）"重订"本，也

79　署为"重刊本草纲目序……顺治丁酉（1657）长至日抚江使者张朝璘题"。

80　署为"本草纲目序……顺治十五年（1658）孟夏谷旦……李明睿拜撰"。

81　署为"重刻本草纲目序……顺治十有五年岁在戊戌（1658）端月上元……熊文举顿首拜撰"。

82　署为"重刻本草纲目序……顺治戊戌孟夏……吉州李元鼎顿首拜撰"。

83　署为"重刻本草纲目序……南昌黎元宽题。"

84　薛清录. 全国中医图书联合目录 [M]. 北京：中医古籍出版社，1991：163.

不可能是"太和堂重订"《纲目》（钱本系），只能是张朝璘本以后的本子。该本图2卷，首卷有题署"蓬溪知县李时珍编辑/古越参将韩弘淳参阅/江右医官沈长庚校正"（图10），更证实了此本是依据张朝璘本而来。该本版框高22.5厘米，宽14.7厘米，每半页9行20字。因为书中没有任何文字记录该本镌刻的时间，故后世收藏者均依据书中诸序后所署的年代，定其刻印年为顺治十五年（1658）。此年是张朝璘本刻成之年，在没有明确清畏堂来历之前，是不宜凭序言定刊年的。

前面提到，"太和堂藏板"（江西本系《本草纲目》使用的是明万历末翻刻本重印，绝无"重订"之事。故书商更换的扉页题"太和堂重订"纯属虚言。其版式内容表明该本出自张朝璘本（1658），要确定其年代，则必须确定该本究竟是用张朝璘本原版重印，还是再次翻刻？我们将该本图文与张朝璘本进行比较，很明显，清畏堂本系依据张朝璘本重刻，而非使用其原版重印。二者字画差别十分明显，版式等均同，故清畏堂本是以张朝璘本为底本重刻的。

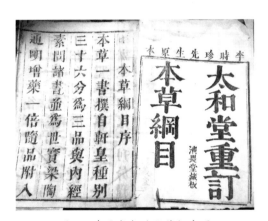

图9　清畏堂本（邢藏）扉页

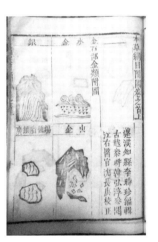

图10　清畏堂本（邢藏）图首页

至于该本的年代，当在康熙前半期以前，其时避讳还不严格，因此该书版式还同明版，亦无避讳康熙"玄"字讳之例。"太和堂重订"字样见于顺治十二年（1655）吴毓昌重印武林钱蔚起本《纲目》的扉页，此太和堂本刻工精细，影响甚大。今清畏堂本也用"太和堂重订"字样，只能说明书商欲借重其招牌，以引人注目。清畏堂重刻之时，最早可能就是在康熙前半期。

七、绿荫堂本

绿荫堂本的扉页注名了年代："康熙甲子重镌/李时珍先生纂辑/金闾绿荫堂/文雅堂/藏板"（图11）。该本之首次第为张朝璘序、李元鼎序、黎元宽序、熊文举序、李明睿序、此后为原序（张鼎思）、原序（夏良心）、进疏（李建元）、原序（王世贞）。

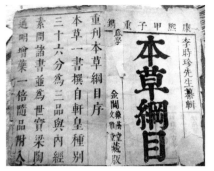

图11　绿荫堂本（邢藏）扉页及首序

附《濒湖脉学》《奇经八脉考》。以上皆同于张朝璘本。康熙甲子，即康熙二十三年（1684）。因处于康熙前半期，避讳尚不严格，故该本无避讳字。其版框高23.2厘米，宽14.9厘米。每半页9行，行20字。将此本诸序逐页核对细微处，与张朝璘本完全出自同一版木重印，并非"重镌"之书。至于江西顺治官刊之书的原版木如何被金阊（江苏吴县）书商所用，尚不可得知。

八、五芝堂本

该本见《中国中医古籍总目》著录，云"清刻本五芝堂藏板（附濒湖脉学、脉诀考证、奇经八脉考、本草纲目拾遗）139"。[85]因该本附《本草纲目拾遗》，故将此本置于光绪年间诸版之后。但检视该书，多处"弘"字不缺笔，其版当为乾隆前镌刻。

该版扉页极简单，仅有"本草纲目/五芝堂藏板"几个字。其序甚多，次第为张朝璘序、熊文举序、李明睿序、黎元宽序、李元鼎序、王世贞序。药图二卷，首卷题署为"蓬溪知县李时珍编辑/古越参将韩弘淳参阅/江右医官沈长庚校正"。将诸序与药图逐一细勘，可以肯定该本就是用张朝璘原版重印。其中药图上卷卷首题署一致，且该页左下角刻工"吴"姓亦予保留，其为重印似无疑问。该本诸序、文字、药图完好无损，唯笔画较江西本略粗，可见此本在张朝璘原版重印本中属于较早的一种本子，时代约在康熙中。至于该本所附《本草纲目拾遗》，乃最早附刊于清光绪张绍棠刻《本草纲目》之中，不可能与张朝璘本同时刻版。故此附书乃后人增附。

九、吴郡萃秀堂本

该书与清畏堂本一样，扉页署为"李时珍先生原本/吴氏太和堂本草纲目/吴郡萃秀堂梓行"（图12）。该本版框高23.4厘米，宽14.8厘米，每半页9行20字。其版框比清畏堂本（22.5厘米，宽14.7厘米）要高近1厘米。但与张朝璘本（版框高22.8厘米，宽14.5厘米）、绿荫堂本（高23.2厘米，宽14.9厘米）接近。

85　薛清录.中国中医古籍总目 [M].上海：上海辞书出版社，2007：203.

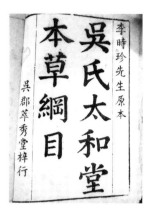

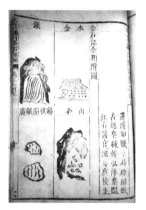

图12　萃秀堂本（邢藏）扉页　　　　　图13　萃秀堂本（邢藏）图首页

该本书前有黎元宽"重刻本草纲目序"、李明睿"本草纲目序"、原序（张鼎思）、进疏（李建元）。其序与张朝璘本相比，少3序（张朝璘、李元鼎、熊文举），但也足以说明此本与张朝璘本相关。其图2卷，卷上之首题"蓬溪知县李时珍编辑/古越参将韩弘淳参阅/江右医官沈长庚校正"（图13），则可以肯定此本源于张朝璘本。此页不仅题署与张朝璘本同，药图及左下角刻本姓氏（吴）也完全相同。再细加核对，其笔画、断版细微处完全相同，唯萃秀堂本字画略粗，且有漫漶，恐系多次印刷所致。原张朝璘版轻微断版处（见"进疏"最后一页中间位置），至萃秀堂则断裂口更大，已经引起了行线平移。加之书前已脱3序，说明萃秀堂利用张朝璘本原版重印的时间可能比绿荫堂本更晚。在此版之前，康熙二十三年（1684）"金闾绿荫堂"已经利用了张朝璘本原版重印，说明原在南昌官署的此版原板片已经转移到吴中。此"吴郡萃秀堂"与"金闾绿荫堂"同在吴中，而其序言脱落3序，揣度其重印的时间可能在康熙中期之后。至于"吴氏太和堂"字样，可能与清畏堂本一样，都是想借吴毓昌"太和堂"的名气，以售其书，其实从内容来看，该本与钱本系的太和堂本、江西本系的太和堂本没有任何关系。

十、张朝璘本翻刻本

清顺治十五年以后，江西本原版因已毁灭，属本系统的新出现本（包括原版重印本、重刻本）都是出自张朝璘本。今所见郑州邢泽田先生藏一种《纲目》残本，仅2册。该本版框高23.1厘米，宽15厘米。每半页9行，行20字。不避清代的"玄""弘"名讳。有张朝璘序（行草）、黎元宽序（软体），皆系残序。此后为总目、凡例及药图2卷。图卷之首有题字，原张朝璘本药图前所题"蓬溪知县李时珍编辑/古越参将韩弘淳参阅/江右医官沈长庚校正"处，在此本被替换为"兹集详者互订拟肖逼真遐方异物按图可索希第多识其名已也"。该本的此段话系抄自钱蔚起本药图上卷卷首的小引后半部，但却将"详考"误刻成"详者"。然其药图属于张朝璘本，故此残册当属张朝璘本重刻本。

无独有偶，民间医药藏书家程钢所赠的网上拍卖的一种《本草纲目》古版本图影，经比较，与邢先生所藏为同一个版。此版也只残存张朝璘序与黎元宽序、总目、凡例、药图，其图卷首所题文字也是截取钱蔚起本药图前的小引。经比较，此二本完全是同一个版。究竟是原版54卷（含图卷）的残本，还是重刻的选本（节选序言及药图）？笔者倾向于此为节选本，乃书商牟利所为。其小引汲取了钱蔚起本的内容。药图亦非全部原图，可知此本或改绘，或粉饰，并非严格的江西本系统版本的药图。此网上拍卖的重刻张朝璘本图卷后附有《本草药品总目》署名"山阴蔡烈先茧斋父辑"。此为1711年撰成、1719年首刊之书。其版框与药图卷差距较大，应该不与药图属于同一版本。按《纲目》各种版本的通例，药图之后是正文，而非附录之书，故此本当为后人拼凑不同版本的《纲目》而成的一种劣本。

以下是从程钢先生所赠网上拍卖品的几张图片（图14～图17）。

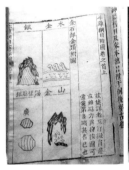
图14 张朝璘本
翻刻本图卷首页

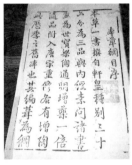
图15 网拍张朝璘
翻刻本首序

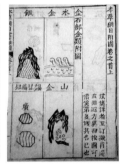
图16 网拍江西本
书影

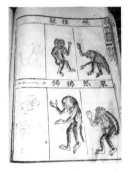
图17 网拍张朝璘
翻刻本图

以上概述了《纲目》江西版系统的12个版本。其中真正属于重刻的版本只有6种：江西原版、湖北本、万历末翻刻江西本、张朝璘本、清畏堂本、张朝璘本翻刻本。

重刻本中，学术价值最高的当属江西原版，其次为湖北本、万历末翻刻江西本、张朝璘本。其中湖北本、张朝璘本与江西原本有一个共同的特点，都是地方官刊本。江西原版又是第一个金陵本的翻刻本，并增补了"进本草纲目疏"这样珍贵的文献，补正了许多金陵本由于刻工或其他原因造成笔误或脱漏。湖北本是李时珍家乡的官刊本。张朝璘本也是江西本的重刻本，但有确凿的文字记载，该本曾经参考过金陵本，又有当地医官等专家参与校订，因此该书的学术价值还有待进一步发掘。但无论湖北本、万历末翻刻本，还是张朝璘本，其校勘严谨性都不如江西原版。从江西本整体而言，此系统版本是直接源于金陵本，在保存《纲目》文字、药图的真实性方面远胜钱蔚起本与张绍棠本系统的版本，是最有学术价值的一个版本系统。

本文对江西本系统版本的比较研究，基本缕清了其中存在的翻刻本、重印本，指出其中的改扉、冒名等现象。其中重要的重印本有如下几支。

万历末翻刻本：重印本有石渠阁本、立达堂本、太和堂本。

张朝璘本：绿荫堂本、五芝堂本、萃秀堂本。

冒名者：制锦堂本冒名"江西原版"，但其主体实际上是金陵本递修本。清畏堂冒名"李时珍先生原本/太和堂重订"。萃秀堂本冒名"李时珍先生原本/吴氏太和堂"。

解决江西本的翻刻、重印、冒名等现象，目的就是溯源寻流，找出最有价值的版本，供李时珍《本草纲目》研究之用。本文对互相关联本、疑似本，都尽量在亲自阅览的基础上，详细比较，找出区别的特异之点，以供后人鉴定版本之用。

以下以图例的形式，解析此系统版本的传承关系（图18）。

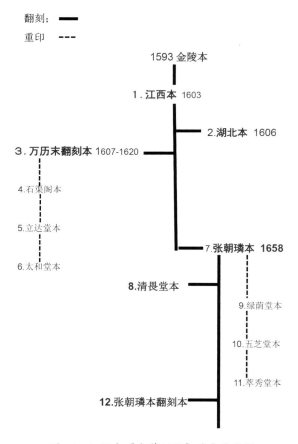

图18 江西本《本草纲目》诸本传承图

致谢：本文所用张朝璘本、太和堂本、石渠阁本、萃秀堂本等版本均系邢泽田先生所藏。此文撰写过程中亦曾得到邢先生所赠书影，深表感谢！

万历末翻刻江西本及同版异扉本考察

程　钢　刘　悦　郑金生

江西本刊行之后，风靡海内。出现了多种后续刊本。其中一种为万历末翻刻江西本。该本原版木后又经再次补版换扉重印，是为石渠阁本、立达堂本。诸本有关信息如下。

一、万历末翻刻江西本

本文所用底本藏国家图书馆（书号t1877）。该馆著录的信息有：《本草纲目》五十二卷，首一卷。（明）李时珍撰。明万历刻本。39册。残。存50卷：卷1-4、8-52、首一卷。钤"长乐郑振铎西谛藏书"、"永贞堂印"等。9行20字，小字双行同。白口，四周单边，单鱼尾。与善本11674（即江西本）相近但不同，此或为翻刻。

检视该书，每半页版框高21.8厘米，宽15厘米。次第有夏良心"重刻本草纲目序"序、张鼎思"重刊本草纲目叙"、王世贞"本草纲目序"、李建元"进本草纲目疏"（其中"太祖""世宗肃皇帝"等均提行）。次为"本草纲目总目首卷上""凡例"。次为正文。无图卷，从卷9开始，每卷之前有该卷之药图。图形同江西本。

该本字大疏朗，刻工细腻。除版框高比江西本略矮约半厘米外，其余版框宽、每半页行数、每行字数、诸序及版式等均同江西本。书后亦附《濒湖脉学》《奇经八脉考》二书。据此，该本当为江西本的翻刻本。从李建元进疏的提行，以及其纸张、刻工情况等综合考察，国家图书馆鉴定为万历本是准确的。由于江西版刻成于万历三十一（1603），则此翻刻本大约刻成于万历后期（约1604~1619）。

该本与江西本的不同，除字体外形细微区别之外，其下书口无刻工名及版数，是为该本区别于江西本的关键之点。此外该本最明显的特点是药图非集中置于书首，而是从第九卷开始，将药图置于各卷之首。故国家图书馆仅著录该本52卷，无附图2卷。其实该本并非无图，而是药图散入各卷之前。其药图仍沿袭江西本之图。

由于该本无扉页及牌记，且流传甚少，关注者亦少。或有记载江西本《本草纲目》刻成后次年即有江西本复刻本出现。[86]然检视该本及相关史料，未见有关此重刻本的原始记录。此本或被误作江西本收藏，可见对该本的版本研究还不很深入。比较该本与江西原版，不仅细微字迹、图绘存在差异，还有上述书口无刻工、药图散入

86　王剑，梅全喜. 李时珍本草纲目500年大事年谱[M]. 北京：人民卫生出版社，2018: 15.

各卷等明显区别，因此万历末翻刻本应该作为单独的版本。在使用此版版木的基础上重印的石渠阁版、立达堂版等版却流传较广，被作为重刻本而非重印本。甚至有人认为梅墅烟萝阁（即石渠阁）与江西本同年刻成，[87]或以石渠阁作为此版的祖本，而把真正的万历末翻刻本作为无扉页、牌记的石渠阁本。[88]由此造成的混乱必须予以明辨。

二、石渠阁本

据《中国中医古籍总目》著录，有3馆收藏此本。此外已知民间藏书家亦收藏该本至少2部。该本扉页记载："石渠阁重订江西/本草纲目全书/梅墅烟萝阁藏板"（图1）。故该本又称"梅墅烟萝阁"本。

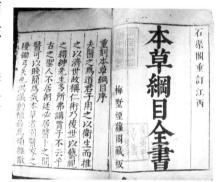

图1　石渠阁本扉序页

该本有夏良心序、张鼎思叙、王世贞序、李建元进疏，此与江西本同。每半页版框高21.5厘米，宽14.8厘米。与前述万历末翻刻江西本比较，石渠阁板无论存序、行款、版式、卷次、题署、药图分装各卷首等，无不相同。可以肯定石渠阁本的原版就是万历末翻刻江西本，不过另增添有"石渠阁重订"字样的扉页而已。

从刻版的文字和版片，来仔细比较万历末翻刻本与石渠阁本，可以发现前者是初刻本，而石渠阁本有补版现象。例如第一卷卷首"历代诸家本草"从第一至第八页均为补版。除文字差异外，首卷万历末翻刻本某些文献出处为上下圆括号，石渠阁本改为上下黑鱼尾（"▬"）。这样的补版，说明该本乃用万历末翻刻江西本的原版重印。但因某些版片缺损，故为之补版。因此，该书扉页所谓"重订江西"，并非针对江西原版予以重订，不过是用江西本的万历末翻刻本原版略加补版重印而已。国家图书馆鉴定该本为"明末（1621~1644）石渠阁刻本"，其出现时间为天启、崇祯间，可信。但统称"刻本"比较笼统，此本不是重刻本。从其出现的先后来看，石渠阁不过是万历末翻刻本的补版重印本。

三、立达堂本

该本扉页载："李时珍先生手著/本草纲目/立达堂藏版。"此版除扉页以外，其

87　王剑，梅全喜．李时珍本草纲目500年大事年谱[M].北京：人民卫生出版社，2018：14.

88　刘山永．《本草纲目》版本源流概括和首刻金陵版本特点．// 钱超尘，温长路．李时珍研究集成[M].北京：中医古籍出版社，2003：42.

余版框尺寸、版式、文字、诸序、题署等，与石渠阁本完全相同。包括补版处也完全相同。可知此两版均出自同一版片，唯更换了扉页而已。略有差异者，是立达堂版某些书页有短版、版框缺损或漫漶现象。由此分析，立达堂本当晚于石渠阁本。国家图书馆鉴定此本"明刻清初立达堂重修本"。说明此本是重修本毫无问题，因为用的就是万历末翻刻江西本的原版。因此李建元进疏还保留某些明朝提行特征的版式，未加改动。说该本清初重印也是有依据的，其扉页的样式、少量文字及版框缺损漫漶，还有个别"玄"字缺末点等，都可以作为佐证。该本确实沿袭了石渠阁本的某些补版，但这些补版并非始于立达堂本，而是沿袭石渠阁本。

要之，万历末翻刻江西本是自江西本问世后不久的一个翻刻本。该本没有翻刻者与时间等方面的信息留存在书中。无刻工名，且将药图分散置于各卷之首，是此版的主要特点。此本或在明天启、崇祯时被石渠阁用来重印，因原版片有的已经缺损，故为之补版，且在扉页上冠以"石渠阁重订江西"字样。至清初，立达堂又用石渠阁重印补版的版木再次重印，且在扉页记载为"立达堂藏版"。以上三个本子其实所用版木的主体，还是万历末翻刻的江西本。因而都具有江西本图文的主要特征。

附言：再次考察之后，研究了扉页题"江西原本/李时珍先生纂辑/本草纲目/太和堂藏版"的江西本系统太和堂本，证明该本也是万历后期翻刻本的原版木重印本。详见本文前"《本草纲目》江西本系统版本概说"文。

《本草纲目》图版的讨论

邬家林　郑金生

《本草纲目》附图对古代药物基原的考证有重要参考意义。但众多版本的《本草纲目》存在着三种不同系统的图版，它们之间的某些差异给本草研究带来了不利影响。国内外本草学者已注意到这一问题，并从不同角度作了一些讨论[89]。本文拟进一步讨论这三种图版的特征、版本流传及其影响，并重点探究钱蔚起本所改换的药图。

一、三种图版的有关情况

《本草纲目》流传至今已有数十种版本。初版是金陵胡承龙刊行（1593年，简

89　黄胜白等.植物分类学报13（9）；51，1975；宫下三郎：本草の图たついて一本草纲目附图の解の解说として，春阳堂版，1979：14.

称金本）。其附图部分由武林钱蔚起和合肥张绍棠先后作了重大改变。这两次改动后的药图不少已非李时珍原意所指，因此亟有必要加以澄清。

金本附图由李时珍的儿孙编辑绘制（卷上题为"阶文林郎蓬溪知县男李建中辑、府学生男李建元图，州学生孙李树宗校"，卷下亦为李建中辑，另题"州学生男李建木图，州学生孙李树声校"）。因第二次翻刻（江西夏良心本）撤去原图卷题款，改为"勅封文林郎四川蓬溪县知县蕲州李时珍编辑"，致使附图的原作者隐晦不明。金本系统的附图一般只分上、下两卷，只有少数本子，如石渠阁重订本、立达堂本等的药图分列于各有关卷首。总计1109图。金本系统的图形虽粗糙简略，但往往能较好地示意药物基原的主要特征。经逐图查考，可知除小部分药图如：阴地蕨，独脚仙，茹质汗等取材于《证类本草》（系宋《本草图经》附图）而外，大部是写生图，较能体现李时珍的原意，反映明代用药的品种。采用金本附图的若干版本主要流行于明末清初，但后因连年战火，典籍损失很大，很快被钱蔚起本取代。

明末武林钱蔚起的六有堂本（1644年，简称钱本），对金本附图进行了第一次全面改绘。从附图第一图"水金"左上刻有"武林陆喆写"，可以推知是由陆喆绘制的。这次重绘药图涉及面甚广，卷数也改为上、中、下三卷，版图统一为每页四图。计有药图1110幅，比金本增加"藤黄"一图。改绘后的药图线条较为流畅，版面美观，故钱蔚起自诩"图绘尽神，雕镂入巧"。但只要稍事考查，就可知重绘者缺乏本草学知识。即便是仿绘原版药图，也常常严重失真。如将原图的花序画成叶片，或改变花叶形态等。有些药图妄增背景，如榔梅加画五龙宫，天师栗树下绘一天师端坐等。唯果部附图比较精细准确。经逐一核对，我们发现钱本几乎对所有的药图都做了一定程度的改动。根据改动的程度，我们将钱本药图分成三种情况：①仿金本图略加润饰（计259幅，占23.35%）；②部分失真，增减图中药物数目、枝叶花果、及背景（计766幅，占69.08%）；③严重失真，抽换药图，致使品种改变或无法推考药、物基原（计84幅，占7.57%）。可见钱本药图改动之大。但因钱本图版外形美观，且金本系统的《本草纲目》所剩无几，故钱本自刊行以后到张绍棠本出现之前的二百年内外，许多版本《本草纲目》均采用此图。日本的多种版本也使用钱本图[90]，其中颇有影响的《头注国译本草纲目》药图也是据钱本而成[91]。甚至法国出版的《中医》一书也将钱本药图的精绘彩图作为插页[92]。国内四库全书本《本草纲目》也是取钱本药图[93]。黄胜白亦将这一系统的附图（书业堂本）作为《本草纲目》的正本药图[94]。可见钱本在国内外影响之大。正因这样，更有必要对钱本图版中存在的问题加以辨正。

90　宫下三郎. 本草の图たついて一本草纲目附图の解の解说として, 春阳堂版, 1979, 14.

91　冈西为人. 本草概说, 创元社, 1977, 232.

92　Pirre Haard et al. La Médccinc Chinoise, Les Editions Roger Dacosta-Pa-ris, 1959.

93　冈西为人. 中国医书本草考, 南大阪印刷七汾夕一刊, 1974, 464-471.

94　黄胜白. 植物分类学报, 1975, 13（9）: 51.

对《本草纲目》图文均作了改动的是清末张绍棠味古斋本（1885年，简称张本）。张本药图由许功甫描绘，是以钱本图版为基础的，但同时参考了金本系统的药图。其改换的药图多参考了明《救荒本草》和清《植物名实图考》。如果以张本与钱本图版相比较，则张本仿绘钱本的图有646幅，部分修改的379幅，严重改换的有85幅。张本另增加了药图12幅（计药17种），药图总数达1122幅。有关张本与钱本系统的图版差误，黄胜白、陈重明二氏已进行了比较[95]。我们认为张绍棠是在钱蔚起之后第二次对图版作了重大的改动。其中有许多是误改，但也有一些是原图错误而被改对了的，如三七、谷精草、白前等。同时，张本还增加了《本草纲目》以后出现的药用品种，如石荠苧、回回苏等，这在一定程度上反映了药用品种的历史发展。当然，所有这些改动，不是作为校订者的旁注新考，而是直接对原书的妄改，显然是有损原书面貌的。由于张本绘图精美，被后世反复翻印，影响很大。人民卫生出版社校点本（1975年）版行之后才结束这一局面。

二、钱本改换的药图

今结合我们在工作中所遇和我们详细校勘所发现的问题，略举数例，加以讨论。

1. 辟虺雷

《新修本草》首载此药，曰："辟虺雷一名辟蛇雷，其状如粗块苍术，节中有眼"。李时珍又指出："今川中峨眉、鹤鸣诸山皆有之。根状如苍术，大者若拳。彼人以充方物……治咽喉痛痹，解蛇虺毒。"由其子李建元等所绘的辟虺雷幼苗图，尚可见块根粗大，茎苗蔓状，叶一长卵、形。与峨眉山著名止痛药朱砂莲、*Aristolochia cinnabaria* C.Y. Cheng et J. L.Wu Mss.相似。朱砂莲当地一名辟蛇雷，文献名辟虺雷被讹称辟水雷。此药形态、及产地与本草所述吻合。但钱本篡改原图，将其茎苗改绘如姜苗状，且谬种流传，影响到《植物名实图考》，又为张绍棠因袭。前十余年笔者因条件所限，未见到《纲目》金陵本系统的图版，久为考证中出现文

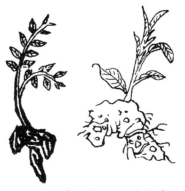

图1 （金本）辟虺雷与（钱本）辟虺雷

是而图非的矛盾疑惑不解。后得见原版药图，疑团冰释，深感钱本改图之误人（图1）。

2. 知母

金本知母图虽粗糙，但仍可见其根茎横斜而生，叶似韭，花序穗状。与今广泛

95 黄胜白等.植物分类学报 13（9）；51, 1975, 13（9）：51.

使用的知母*Anemarrhena asphodeloides* Bge.相符。然经线本一改，变成似韭非韭之物。再由张本照抄，一误再误（图2）。

3. 玄参

对玄参的基原，《本草图经》兼收众说，并列三图。金本有选择的参考其中"衡州玄参"图，并突出了茎方、叶似脂麻的重要鉴别特征，拟出玄参新图。据其根粗壮、丛生、茎方形，叶对生，似脂麻叶，花序顶生，果小球形等特点，与历代、正品玄参科植物玄参*Scrophularia ningpoensis* Hemsl.相似。钱本别出心裁，另抄宋《本草图经》的"邢州玄参"图以代之（此为误品），重新造成了混乱。后张本另抄《植物名实图考》一玄参误图取而代之，亦属错误（图3）。

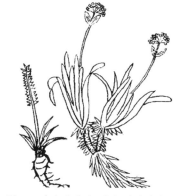

图2 （金本）知母与（钱本）知母

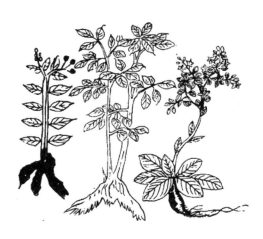

图3 （金本）玄参、（钱本）玄参与（张本）玄参

以上略举数例。钱本改换的药图，有的是误引他书（如宋《本草图经》），多数是片面追求线条流畅、图版美观而妄改的，所以误图往往难考其究为何物。张本也注意到钱本一些明显的错误，并纠正了十余幅钱本误图。可是他新出现的错误也并不少。钱本不仅改绘药图，也或改变图序及图内注字，如苦瓜图中将旁注"癞葡萄"改成"癞萝卜"之类。钱本对原图作了实质性改动者，除以上举例而外，还有多种，择要录名于下：甘草、茅苞、桔梗、长松、列当、狗脊、贯众、黄连、防风、升麻、龙胆、白薇、白前、紫金牛、拳参、当归、蜘蛛香、白芷香、姜黄、京三棱、假苏荆芥、白艾、丽春草、地杨梅、蒲公英、地蜈蚣、见肿消、莨菪子、射干鸢尾、醉鱼草、黄环、羊桃、水萍、苹、水藻海藻、海带、石斛、紫背金盘、建水草、百两金、黎豆、蔓青、野苋、生瓜菜、薇、卷丹、诸芝、木瓜、枸橼、银杏、枳椇、丁香、

椿樗、桐、罂子桐、槐、秦皮、水杨、相思子、枸橘、石楠、牡荆、紫荆、蜡梅等。钱本对原图的改动，除许多误改的情况之外，也有一部分是在原图基础上进一步作了正确的发挥。如增加海金砂和菟丝子图的蔓藤，更表现出本来的蔓生特性，增绘败酱的花朵，改绘其叶和花序，使之更接近于败酱科植物白花败酱*Patrinia villosa*（Thunb.）Juss.。另外还有少数是原图错误而被改对了的，如桔梗、石斛、百两金、银杏、相思子、紫荆、蜡梅等。

本文承中医研究院中药所谢宗万副研究员及医史文献研究室马继兴副研究员指导，深表感谢。

（原载：《中药通报》1981年第3期）

《本草纲目》图版研究记事

邬家林

一、朱砂莲原植物分类研究的曲折

1962年，首次见到峨眉山寺庙、游山途中的小店和地摊上作为地方特产出售的草药"朱砂莲"，土茯苓样的根块，外色黄棕，内里却是朱砂样的深红色，黄连样的浓苦味。声称能清热解毒，止痛。主治痧气腹痛及毒蛇咬伤，效果很好。称是峨眉山著名的特色草药，全国各地来的游客常有买带。

出于好奇，我想知道这种峨眉著名的特色草药是何种植物的根块。我首先去查考这种药的文献记载。查了许多本草文献，仅见四川清代草药书《分类草药性》和《天宝本草》有朱砂莲的记载，但未作来源植物的交代。1959年版的《广西中药志》记载了"朱砂莲"，认为其原植物为大叶马兜铃*Aristolochia kaempferi* Willd.的块根。但我查过植物学文献，指出此种植物没有块茎。在老版的《四川中药志》(1960,四川人民出版社)上记载了"朱砂莲"，在原植物项下称："原植物未明，可能为唇形科植物。"同一个药名，在不同书里，来源植物的科都不同，差距太远，这给我留下一个很大的悬念。

1964年秋，我和对峨眉药物比较熟悉的张仕良老师一起带学生上峨眉山采药实习时，在石笋沟海拔约1200米的山谷岩石旁，采到一株根块很大的朱砂莲。只见何首乌样的藤和叶，未见花和果。但凭茎叶，我怀疑它不是唇形科的植物。为了搞清朱砂莲原植物的真实身份，我和张老师将它种植在教学大楼的露台上，想观察它的生长发育状况和花果形态。

1965年春，见到它出了芽，藤蔓上幼叶对褶，略呈狭卵形，逐渐展开后呈阔卵形，基部心形。到了夏季，只见叶面上出现白色的斑块，叶腋出现幼小的花蕾，至秋入冬未见花蕾开放，可能是移栽到新的环境，还不适应的缘故。但根据花蕾的管状花被和下位子房判断，不应为唇形科而似马兜铃科一种具块根的马兜铃属植物。

1966年，栽培的朱砂莲开了3朵花，但有许多花蕾没有能够开放。采了两份带花的标本，作了形态特征的文字描述。查《高等植物图鉴》等资料，未见此种植物的记载。去到四川大学生物系查看马兜铃科标本，见到一份有块茎和枝叶但无花果的标本，未作学名鉴定。然后我去请教生物系方文培教授，方教授说："我过去在峨眉山，也见到过朱砂莲，但未采到过花果标本。这种具有红色块茎的马兜铃属植物过去文献没有记载。我对马兜铃科没有作过深入的研究，建议你去找研究马兜铃科的专家，广西植物研究所的梁畴芬。"回到峨眉后，我将怀疑为新种的朱砂莲标本和形态特征的文字描述寄给广西植物研究所的梁畴芬征求意见，可是，事过几年渺无音讯。此时"文化大革命"已开始，未知是否收到。

1975年版《全国中草药汇编》收载朱砂莲的原植物为*Aristolochia cinnabaria* C.Y.Cheng, mss.这是诚静容教授根据四川的标本草拟但未正式发表的新种名。

1975年，梁畴芬在《植物分类学报》的"广西马兜铃科志"论文中发表马兜铃科新种"朱砂莲"（背蛇生）*Aristolochia tuberosa* C. F. Liang et S. M. Hwang，只言广西有产，未提及我寄给的四川产朱砂莲标本和资料一事，看来是没有收到我之前寄给的标本和信件。

1977年，我在《四川中草药通讯》内刊登载"朱砂莲及其伪品的鉴别"一文，我认为四川所产朱砂莲的原植物与广西的有不同，暂名白斑叶马兜铃*Aristolochia albugofolia* G.L.Wu Mss。此名收入《四川中药材标准》和《拉汉药用植物名称》（汪纪武，中国医药科技出版社，1990）。

1977年版《中药大词典》根据《广西中药志》的记载，将朱砂莲的原植物订为大叶马兜铃*Aristolochia kaempferi* Willd.（这是一个误订），但附注指出四川产者为*Aristolochia minutissima* C.Y.Cheng Mss.,这是诚静容教授根据四川的标本草拟的另一个未正式发表的新种名。

1978年我去北京中国中医研究院读研究生时，在北京医学院药学系诚静容教授处学习植物分类学。我将1966年寄给黄淑美研究员的资料和标本副本，以及后来从峨眉悦连采到的朱砂莲果期标本一并出示给诚静容教授，共同探讨朱砂莲的分类学处理意见。我介绍了对朱砂莲的认识和研究过程，以及对其分类处理的意见。诚静容教授介绍说："在《全国中草药汇编》和《中药大词典》上的裸名是分别根据两份带有朱红色块茎的标本做出的，过去未曾有过具红色块茎的马兜铃属植物的记载，初步判定为新的种类，但因那标本没有花，没有果，也没有正规的采集记录，所以没有正式发表。"经商议决定合并和完善我们二人的资料，以我的花期标本作为模式，拟具拉丁文的形态描述，绘制墨线图，共同以"四川朱砂莲"为中文名，以区别于梁畴芬发表的"朱砂莲"；以cinnabaris（朱砂）为拉丁名的种加词，以便与《全国中草药汇编》已收载的裸名相衔接。命名人则由我和诚静容教授并列，拟定新种四川朱砂莲Aristolochia cinnabarina C. Y. Cheng et J. L. Wu，择机正式发表。本新种名先是在诚静容教授主持的《中国高等植物图鉴》补编1卷马兜铃科资料中收载（该书1982出版）。

1986年，我和诚静容教授联名，在《武汉植物学研究》杂志上，以"四川马兜铃科新植物"为题，将四川朱砂莲Aristolochia cinnabarina C. Y. Cheng et J. L. Wu新种连同另外两个新种一并正式发表，指出本种与Aristolochia tuberosa C. F. Liang et S. M. Hwang近缘，但叶面具白斑，花被管内具白色柔毛，可资区别。

1988年，马金双教授在编写《中国植物志》马兜铃科时，可能未见到我们正式发表的论文，仅据《中国高等植物图鉴》补编上的裸名和形态简述，忽略了我们在正式发表的论文中指出二者在叶斑和花被管毛被上的区别，将本种与Aristolochia tuberosa C. F. Liang et S. M. Hwang合并。

1999年出版的《中华本草》恰当地将四川朱砂莲与背蛇生并列："朱砂莲"为四川朱砂莲A. cinnabarina C. Y. Cheng et J. L. Wu的块根，主产四川。另列"白朱砂莲"为背蛇生A. tuberosa C. F. Liang et S. M. Hwang的块根，主产广西。

二、朱砂莲原植物本草考证的过程

1977年，在进行"朱砂莲及其伪品的鉴别"研究时，试图找到朱砂莲在古代本草上的踪迹。我先在清代的四川地方本草《天宝本草》和《分类草药性》上查到有朱砂莲的记载，但只有药效，未交代原植物，也无药图。《草木便方》虽载有朱砂莲药效歌诀，但附图为朱砂根。

然后查到《本草纲目》草部有自《唐本》移入的"辟虺雷"，称："辟虺雷味苦，大寒，无毒，主解百毒，消痰，祛大热，疗头痛，辟瘟疫。一名辟蛇雷。状如粗块苍术，节中有眼。"之外，李时珍指出："此物避蛇虺有威，故以雷名之。今川中峨眉、鹤鸣诸山皆有之。状如苍术，大者若拳。彼人以充方物。苗状当俟访问。"并附图。《唐本》和《本草纲目》记述的辟虺雷，其药材形态和功效与峨眉所产朱砂莲相似，在峨眉山也确实视为方物。但是，我当时在峨眉只能见到1957年由人民卫生出版社影印的《本草纲目》张绍棠版本，所附药图为下具块根上为双生姜苗状的直立草本，与蔓生的朱砂莲完全不同，令人疑惑不解。

1979年，人民卫生出版社出版了刘衡如先生以明代江西版为底本校点的《本草纲目》，我立刻购得一套，见辟虺雷的药图在不规则根块上具藤蔓状的枝叶，我一眼认定它即是朱砂莲的幼苗图。过程中有人提出质疑，认为它的叶形与朱砂莲不同。我虽然没有见到图上有基部心形的卵状叶，但见紧贴藤蔓的狭长叶，那是尚未展开的幼叶。如此判断是基于我对朱砂莲从幼苗到展叶、开花、结果以至冬季枯萎休眠的整个生长发育过程的观察。由此，我推测李时珍有可能是从到过峨眉山的香客或游人那里得到过朱砂莲无苗的根块，还了解到峨眉山人视朱砂莲为特产方物以及朱砂莲在四川的分布情况，这才能够写出"今川中峨眉、鹤鸣诸山皆有之。根状如粗块苍术，大者若拳。彼人以充方物。苗状当俟访问。"的语句。但李时珍可能没有注意到，朱砂莲的根块放到春季三四月份，朱砂莲在块茎的芽眼处萌发了新芽，长出蔓状幼苗。绘图人（李时珍的儿子）看到了，就根据苗期植株绘制的写意图。图形虽然粗陋，但能够比较真实地反映出朱砂莲的苗期状态。

因此，我认为《本草纲目》张绍棠版本不仅不应该去更改《本草纲目》的原图，而且许多图如辟虺雷的药图更是由正确改成错误的了。一些日本学者如渡边幸三、宫下三郎等，认为《本草纲目》的附图与李时珍无关，是应书商的要求，由李时珍的子孙根据《证类本草》图仓促绘成。这种观点是很片面的。《本草纲目》是有一部分药图根据《证类本草》图绘成，但大部分的图是《证类本草》没有的，辟虺雷的药图就是一个例证。

至于辟虺雷的最早收载处，最初我根据《本草纲目》的交代，认为就是《唐本草》，但我查过有关《唐本草》的资料，没有找到辟虺雷的记载，却是在《证类本草》卷六草部上品找到辟虺雷一药，称是来自"唐本余"。未知这"唐本余"是否就是《唐本草》，没有搞明白。后来看到郑金生1984年在浙江中医杂志上发表的"《证类本草》中'唐本徐'的考证"一文，考出唐慎微所引的"唐本徐"的资料和掌禹锡所引《蜀本草》资料相同，故认为"唐本徐"不是《唐本草》，而是《蜀本草》。依此而论，辟虺雷的最早收载处当为唐以后的五代后蜀时的《蜀本草》。

三、《本草纲目》图版讨论的缘起和延续

1978至1981年，我在中国中医研究院中药研究所生药研究室的谢宗万研究员指导下做研究生学习。1981年秋，我的研究生专题已从实验研究进入毕业论文准备阶段。有一天，我去中医研究院医史文献研究所图书室查阅中药秦皮的历史文献，看到了我之前未曾见过的《本草纲目》明末钱蔚起的六有堂版本，饶有兴趣的翻看我专题研究过的秦皮和朱砂莲的有关记载，发现在文字上基本相同，但秦皮图在体态上略有改变，辟虺雷则与江西本很大不同，与张绍棠版本也不同，少了一枝姜苗状

枝条。看起来这三个版本都有不同。这时我想起之前我看过黄胜白老先生1978年在《植物分类学报》上的论文 "《本草纲目》版本的讨论"，提出《本草纲目》版本在清代张绍棠版本对药图作了很大的改变，由于图更精美，流传较广，形成了两个不同的版本系统。现在看来，《本草纲目》明末钱蔚起的六有堂版本的药图已有很大不同。如若真有重大改变的话，就不只是两个版本系统的问题了。于是我将我自己购得的人民卫生出版社1979年出版的以江西版为底本的校点本和1957年人民卫生出版社影印的张绍棠本找来从我熟悉的药物入手，对30余种药物图进行比较，发现三者差异不小。我感到这是一个亟待澄清的重要问题，因为药图是进行中药品种考证的重要依据，药图的真实和准确与否，直接影响到考证的准确性。我自己在考证朱砂莲与辟虺雷的关系和厘清它们的植物来源时就亲身体会过药图的重要性。

当晚回到研究生宿舍，我和同屋的研究生同学郑金生谈起《本草纲目》图版的事，正所谓 "君子所见略同"。他甚至比我还要激动，他认为国内许多本草学者还不甚了解这件事，很有必要进一步考察研究。于是，我们当晚商定，分工合作，我重点将钱蔚起本和人卫社校点本进行比较，找出有改动的图，厘清哪一些是改错了的，哪一些是改对了的，并从中找出几个比较典型的例证，作较为深入的讨论。郑金生则主要负责对《本草纲目》图版的三个系统及其传承和影响做一个比较系统的考查。

第二天我们俩就分头行动，晚上交换意见。就这样没几天，由郑金生主笔，快速完成了初稿。我们分头上交自己的研究生导师谢宗万和马继兴导师审阅，结果两位导师都很快表态支持，让我们尽快将论文投交《中药通报》杂志社。杂志社的主编看了也觉得很有学术意义。很快就在当年的第3期上发表了我和郑金生联名的 "《本草纲目》图版的讨论" 一文(《中药通报》1981年第3期)，这是我们一次成功的合作！

研究生毕业后，我和郑金生都有意一起留下来，继续合作开展对中国本草学的研究。谢老师也力主要我留在研究院工作。但是，我当时年过四十，家有父母及妻室外，有儿女3人，均未成年，家庭负担很重。当时的形势是户口进京非常困难，所以我被迫选择了回乡。临行前，我和郑金生依依不舍。我对他说："我要回四川了，回去后我会尽力在地方上做好本草学和生药学的研究，唱好地方戏、折子戏。你留在北京，即是中央，我希望你要站在国家的高度，唱好整本戏、唱大戏。"惜别之后，这些年来，我在四川虽也尽了力，对四川的地方本草和地方用药作一些研究，也取得了一定的成绩，但和郑金生站在整个国家的角度，在本草学研究上取得的累累成果比较起来，就自愧不如了。

由于 "《本草纲目》图版的讨论" 一文是在我们研究生专题之外，又是处于各自毕业专题论文的撰写阶段，大家都比较匆忙，没来得及对《本草纲目》三个图版作逐一详细的比较研究。论文发表后，谢宗万老师觉得有必要进一步展开图版的考察和讨论。1982年，谢老师在《中医杂志》上发表"关于《本草纲目》附图价值的讨论"，以翔实的对比，分析了三个图版系统的异同，指出了江西本和金陵本的大同小异关系，并以充分的论据阐明了《本草纲目》图版的历史和学术的价值，驳斥了日本学者宫下三郎等人的"李时珍与附图无关"的说法。

《本草纲目》图版的讨论还带动了《本草纲目》版本系统的研究。研究生毕业后，留在中医研究院医史文献研究所的郑金生和胡乃长同学一度被派遣到全国各地查访北京所无的中医药本草古籍资料，特别是《本草纲目》不同版本的书籍资料。此后胡乃长将各地整理查访到的《本草纲目》各种刻本资料，从多方面进行了比较，在《本草纲目》图版研究的基础上，清理了《本草纲目》各种版本的传承关系，写出"《本草纲目》刻版简录"一文，进一步明确了《本草纲目》版本"一祖三系"的关系，即以胡承龙本（金陵本）为祖本，以夏良心本（江西本）、钱蔚起本（钱衙本）和张绍棠本（味古斋本）为代表的三个不同的版本系统。此文经马继兴老师阅过，最后马老师与胡乃长联名于1984年在《中医杂志》上发表。

当然，随着本草文献考古和研究的不断深入，对《本草纲目》图版的种类和传承关系的认识会有更新发现和发展。

法国新发现 2 部《本草纲目》彩绘图谱考察

曹　晖

笔者借参加欧洲中医药国际合作和中药全球化联盟大会在巴黎法兰西科学院图书馆（Bibliotheque de l'Institut de France, BIF）和法国国家图书馆（Bibliotheque Nationale de France, BnF）查阅了法国耶稣会来华传教士汤执中（P. d'Incarville）等人档案及其相关中国植物画稿，如《中华植物花卉与树木》（Plantes fleurs et arbres de China）和《传教士所绘中华植物画集》（Collection de plantes veneneuses de la China gravees et imprimees en couleurs par les missionnaries jesuites），发现这2部彩绘画稿来自《本草品汇精要》康熙重绘本（1700），而且考证出中国中医科学院中药研究所收藏的《本草品汇精要》节抄本与法国所藏彩图手稿系同一作者[96]。受此启发在法国国家自然历史博物馆（Museum National d'Historie Naturelle, MNHN）、法兰西学院亚洲学会(Societe Asiatique, College de France, SACF)等图书馆考察耶稣会来华传教士所写生的中国图画，惊奇地发现了2部中国动植物彩绘画稿，其蓝本来自《本草纲目》。

96　刘玉萍，曹晖．关于法国所藏 2 部本草彩绘图谱的初步考察 [J]．中华医史杂志，2013，43（5）：294-296，封 3-4．

一、版本情况

1. MNHN藏画稿

在法国国家自然历史博物馆（Museum National d'Historie Naturelle）图书馆珍藏一部中国生物彩绘画稿，意大利绿皮装订2册，大对开本，尺寸44cm×32cm；蓝色绢布书皮，无书名题签，无卷次、叶号；正文竹纸，尺寸43cm×31cm，乌丝栏，内框37.4cm×28.4cm，每页8小框，尺寸12.7cm×9.1cm，每种动植物2框，分别彩绘1图、图题和2~4行对照简要文字，说明产地、采收期、性状特征和功能主治等，相当于每页中间4框连续绘4幅插图，左右4框对应文字说明。由于保管不当，竹纸柔韧性变差，打开极易破损，阅读非常困难。

第1册馆藏编号MS 5018，左上角用铅笔记页码，计143页，书脊题"Animaux et Plantes de China, Manuscrit, I"（中国动植物画稿，稿本，册一），正文首页有一枚椭圆形钢印"Bibliotheque Musuem Paris"（巴黎博物馆图书馆）；首页4图从草部蔓草类"菟丝子、五味子、蓬蘽、覆盆子"起，到鳞部止，存图570余幅。

第2册馆藏编号MS 5019，计72页，书脊无题款。首页4图从草部山草类"甘草、黄芪、人参、沙参"起，到草部毒草类止，存图280余幅。大部分图题下有法语注音，间注拉丁学名等信息（图1）。

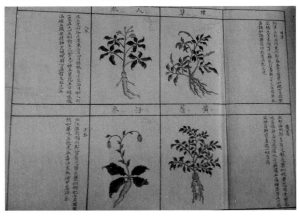

图1　MNHN 画稿首页

2册计215页，存图850余幅，为《本草纲目》金陵本1 110图的76%。主要是未收金石部和石部80余图和介部、禽部、兽部230余图。

据图书馆著录记载："该手稿可能是一部藏于亚洲学会汤执中'本草'（PEN-TS'AO）副本"。笔者根据这一提示，继续前往隶属法兰西学院（College de France）亚洲学会（Societe Asiatique）图书馆调查。

2. SACF藏画稿

在法兰西学院远东研究所（或译"汉学研究所"Instituts d`Extreme-Orient）下属亚洲协会图书馆珍藏一部中国植物彩绘画稿，馆藏编号B36，尺寸43 cm × 34 cm，封皮褐红皮革装订1册，书脊题"Botanique Chinoise, Societe Asiatique"（中国植物画稿，亚洲学会），无绢布书皮，竹纸，尺寸42.5 cm × 33cm，内框37.4 cm ×

28.4 cm，版式完全同MNHN手稿，但保存的较好，易阅读。手稿多处有椭圆形蓝色印鉴"Bibliotheque Societe Asiatique"（亚洲学会图书馆）和朱色圆形印鉴"Bibliotheque LASTEYRIE Economique"（Lasteyrie伯爵商学院图书馆）。

第1~3页为三皇（伏羲、神农、轩辕）圆形画像（图2）。第4~188页为植物类，首4图从草部山草类"甘草、黄芪、人参、沙参"起，到木部止，存图740余幅。第189~207页为动物类，首4图从虫部"蜜蜂、土蜂、黄蜂蜂房、竹蜂"起，到鳞部蛇类止，存图80余幅。

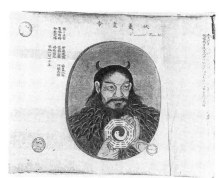

图2　SACF画稿伏羲画像

全册计207页，存图820余幅，较MNHN手稿多3页画像，少5页正文（20余图），为《本草纲目》金陵本1 110图的74%。

经过对每一页图谱比较，发现MNHN画稿和SACF画稿绘画风格非常相似，但是2部画稿也略有不同，如MNHN画稿"韭叶柴胡"图，SACF画稿分别改称"江宁府柴胡"。MNHN画稿与SACF画稿同一"竹叶柴胡"图比较，后者其缺题名和文字说明（图3，图4）。此外SACF画稿有些误字，如第4页"黄芪"误为"黄芪"，第203页"守宫"误为"守富"等。2部画稿某些图颜色细节、文本书法差异可以推测至少2个不同的人抄绘的，二者存在相互传绘关系。

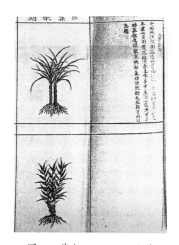

图3　柴胡-MNHN画稿

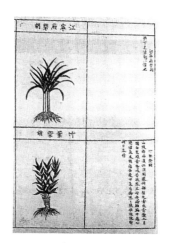

图4　柴胡-SACF画稿

二、蓝本考证

费赖之（L. Pfister S.J.）神父1875年在其《在华耶稣会士列传即书目》："361 汤执中"条下谓："执中以在中国所绘之动植物图72页寄赠法国安托尼及其兄朱西厄（B. de Jussieu），颜色鲜明，保存完好如故"，在"419 韩国英（Pere Cibot）"条下记载：

"国英1780年曾将《中国植物图集》附以汉名寄还法国，藏自然博物馆中"[97]。

汤执中神父系法国耶稣会植物学家，1740年被派到中国，是著名巴黎皇家植物学家若弗鲁瓦（C. J. Geoffroy）和朱西厄的学生，参与了由意大利画师郎世宁（G. Castiglione）、法国传教士蒋友仁（M. Benoist）神父和王致诚（J. D. Attiret)神父等主持的圆明园欧洲园林式植物园设计。1741年1月15日从广州给朱西厄写了第一封信，在这封信里他写道：

> "我通过de Courcelles和Guerin先生介绍并积极寻找我们想要的Herbier Chinois……我提前给一个南京商人钱请求他帮助得到了这部Herbier Chinois。"

汤执中1742年10月6日在写给朱西厄的信里有说：

> "我发现一部中国药物插图的书，包括一些植物、矿物、动物（和昆虫），严格说这是一部自然史专著。这部书有50卷和2卷插图，已经雕刻出版多次。我只用了一些欧洲小古玩交换得到。"

他在1751年11月3日信中再次说：

> "关于Herbier Chinois，我已经让人绘制了两部副本。我给您邮寄去一部，我自己保留另外一部。"

汤执中这3封信说明：第一，汤执中神父在1742年左右收集一部50卷，附有2卷图谱的中国自然史书，寄回巴黎朱西厄老师处，在1857年巴黎Henri Labitte出版的《朱西厄科学图书馆书目》（Catalogue de la bibliotheque scientifique de MM. de Jussieu）编号338~339名下题"Pen-ts'ao-kang-mu，recueil de figures d'animaux, de plantes et de mineraux servant d'altas au Pen-ts'ao-kang-mu avec les noms en chinois"（《本草纲目》及其动植矿物图集）即佐证汤执中神父收集的50卷正文和2卷图谱的中国自然史为《本草纲目》；第二，大约是在1751年左右汤执中神父托人拷贝二部Herbier Chinois副本应该来源于《本草纲目》2卷雕刻动植物插图。

但是1949年裴化行（H. Bernard-Maitre S.J.）神父考证SACF画稿是由耶稣会传教士汤执中神父清乾隆间（1746~1747年）在北京托人依据另一个传教士邓玉函（S. Terence）神父"Plinius Indicus"（《远东博物志》）原稿绘制的副本，他说：

> "邓玉函神父中文著作（《远东博物志》）的副本，(我们)似乎已经在巴黎亚洲学会找到了。……（书中）所有的细节描述内容丰富，辞藻华丽。"[98]

根据SACF画稿印鉴，说明它曾是Lasteyrie伯爵旧藏。Lasteyrie伯爵是亚洲学会创建者之一，1823年4月23日亚洲学会第2次大会报告第80页脚注有如下记载：

> "在第1次大会（即1822年4月1日亚洲学会成立大会）的公告里我们忽略了

97　费赖之著 . 冯承均译 . 在华耶稣会士列传及书目（下册）[M]. 北京 : 中华书局 , 1995: 831, 949.

98　Henri Bernard-Maitre S. J. . Un correspoundant de Bernard de Jussieu en Chine: Le Pere Cheron d'Incrville, missionnarie francais de Pekin. *Archives internationals d'Historire des Sciences*, 1949, 2(6): 334-362；1949, 2(7): 692-717.

'Herbier Chinois'（即在中国绘制的植物插图，附有中文名字和中文注释）的礼物，这是Lasteyrie伯爵捐赠给本学会的珍稀手稿，是本会图书馆最宝贵的艺术品之一。……Herbier Chinois是杜赫德（J. B. du Halde）神父1735年编撰的著名著作里的一个章节。"

这个脚注提供了一个宝贵的信息，即Herbier Chinois（《中国植物图集》）是杜赫德神父编撰的"Description geographique, historique, chronologique, politique de l'Empire de la China et de Tartar"（《中华帝国通志》）第3章内容，主要部分是汤执中和巴多明（D. Parrenin）神父合作节译的《本草纲目》内容。由此，《本草纲目》震惊了欧洲学术界，在当时的欧洲学者眼里，《本草纲目》基本上是一部代表中国学术界关于自然史知识的著作。

根据法国国家科学研究中心梅塔耶（G. Metailie）教授考证，SACF画稿并非失传的邓玉函《远东博物志》副本，而是李时珍《本草纲目》（1596年金陵版）部分动植物插图副本[99]。

MNHN画稿第一册或许就是费赖之所谓韩国英寄回法国自然博物馆的《中国植物图谱》，而MNHN画稿第二册正好72页，可能就是费赖之所说的汤执中寄回朱西厄的动植物图。其蓝本正是《本草纲目》2卷图谱。再结合手稿图谱版式、绘画风格等，笔者认为这2部手稿应该是汤执中神父托人据《本草纲目》钱蔚起六有堂1640年重刻本，而非金陵本彩绘的副本（图5，图6，图7，图8）。

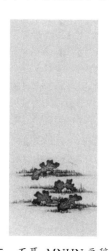 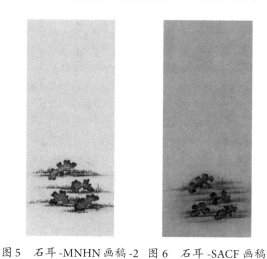  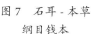 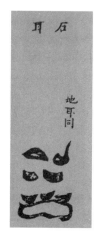

图5　石耳-MNHN画稿-2　图6　石耳-SACF画稿　图7　石耳-本草纲目钱本　图8　石耳-本草纲目金陵本

99　Georges Metailie. A propos de quatre manuscrits chinois de dessins de plantes. *Arts Asiatiques*, 1998, （53）: 32-38.

三、西传法国经纬

如前所述，费赖之在《在华耶稣会士列传即书目》考证认为至少在1870年韩国英寄回《中国植物图谱》给法国（MNHN画稿第一册）和1875年前汤执中寄回72页动植物图（MNHN画稿第二册）给朱西厄。

SACF画稿经过考证，并非裴化行所谓汤执中在1746~1747年依据邓玉函《远东博物志》手稿所做的副本，而是亚洲学会1822年成立时由Lasteyrie伯爵捐赠的"Herbier Chinois"，即汤执中和巴多明合译《本草纲目》，被杜赫德神父1735年收入于《中华帝国通志》》第3章。

可见法国所藏二部彩绘画稿蓝本均是18~19世纪法国传教士在中国根据《本草纲目》钱本图绘制后寄回法国。

致谢：法国国家科学中心梅塔耶（G. Metailie）教授提供法国文献。法国国家自然历史博物馆图书馆Julie Randriambao小姐和法兰西学院亚洲学会图书馆Marie Claude Karunatilleke女士帮助查阅手稿原件，特此致谢！

《本草纲目》引用医药书名核准之心得

张志斌　郑金生　于大猛　李　强　范逸品　郑文杰

为了便于追溯李时珍所引用的医药文献，并将之作为一个范例，探索古代医家文献引用的普遍规律，我们选择了"《本草纲目》引用书名核定研究"这一课题，曾就我们的想法与方法请教于广大读者[100]。现在再将相关的研究结论与大家分享，并同样欢迎批评赐教。

研究中，我们对李时珍《本草纲目·历代诸家本草》及《本草纲目·引据古今医家书目》所载全部书目共401种书名的核准考证（实际完成核准的书种为410种），将李时珍引用文献时的各种不规范表述全部落实到规范书名之下，并按照李时珍的分类，形成两个《《本草纲目》引据医药书名核准一览表》：本草书为a表，医学书为b表。通过研究，得出以下结论。

100　张志斌，郑金生，李强，等. 关于核准《本草纲目》引用医药书目的研究 [J]. 北京中医药大学学报，2014，37（10）：665-669.

一、《纲目》引用书名标注方式存在规律性

诚然，《本草纲目》(此后简称《纲目》)医药书籍的引用名称比较混乱，存在着"同书异称"与"同名异书"等各种情况，尤其是"同书异称"，有时可多者可达十来种。但通过逐一考证，这种貌似混乱的标注方式，还是有一定规律性可寻。一般包括：书名、简称、别名、作者姓名（姓氏、名、字、号）、修订增补者姓名（姓氏、名、字、号）等。

下面，以a类《食疗本草》、b类《千金备急要方》为例。

序号	规范书名	《纲目》书目用名	简称	别名	作者姓名（字、号）	修订增补者
a12	食疗本草	食疗本草	食疗	食疗方、孟诜本草	孟诜、孟氏、诜	张鼎、鼎
b20	千金备急要方	千金备急方	千金方	千金良方、千金	孙思邈、思邈、孙真人	

（1）《纲目》书目用名：或同于某书正名，或有所差别。一般来说，本草书名一致性较好，而医学书名差别较大。如《食疗本草》《千金备急方》。

（2）书名简称：或为约定俗成，或为李时珍自拟。如：《食疗》《千金方》。

（3）书籍别名：有的可见诸书目记载，而多数为时珍自拟。一般是作者名加上简称，或作者名加上"本草""方"这样的字样。如《食疗方》《孟诜本草》《千金良方》《千金》。

（4）作者姓名：包括作者的姓名，或者仅用姓氏、名、字、号。如：孟诜、孟氏、诜；孙思邈、思邈、孙真人。

（5）修订增补者姓名：也可能仅用修订增补者的姓氏、名、字、号。如：张鼎、鼎。

以上从第（3）至（5）列，均为《纲目》正文出现过的表示此二书引文的标注方式。此外，在引用丛书的同时，还可能再又引出各子书名；在引用综合性医学理论著作时，还可能直接引用篇目名。

这种标注方式的一般规律性，可以作为核准古代医家引用文献的一个范例，为其他古籍中的引据书名核准，提供参考。

二、《纲目》引据文献有重要的文献学意义

《纲目》引据文献之多是不言而喻的。其文献学意义尤其存在于李时珍对元明医药书籍的保存与传承方面。

1. 关于元·吴瑞的《日用本草》

李时珍《本草纲目》中在76种药物下引用了《日用本草》近百次，并在《历代诸家本草》中专门做了介绍。"日用本草，时珍曰：书凡八卷。元·海宁医士吴瑞，取本草之切于饮食者，分为八门，间增数品而已。瑞字瑞卿，元文宗时人。"

据考，吴瑞，字瑞卿，新安海宁（今浙江海宁）人。家世医学。元天历中任海宁医学，也就是在当地的医学校担任教官。吴氏认为"人之所以自养，莫切于饮食"，如果不加审察，就会因为误食误饮而伤害身体，因此编成《日用本草》八卷，分为诸水、五谷、五畜、诸禽、虫鱼、五果、五菜、五味等8类，收药540味（从药物种类上来说，约为300余种），刊行于元至正三年（1343）。该书有2种分类在本草书中是属于首创。其一是"诸水类"，其二是"五味类"。较该书晚出的《食物本草》（明·卢和撰）也设有"水类"、"味类"，很明显是受了《日用本草》的影响。此后的《本草纲目》设"水部"、"造酿类"，也可以说是一脉相承。这是元代非常重要的一部本草著作。

明·何柬《医学统宗》附《医书大略统体》中记载："《日用本草》：元天历己巳，海宁医学吴君瑞卿，知人生多以饮食致疾，而每珍其味而不顾其毒者，遂集是书，谓《日用本草》，盖摘其切于饮食者耳……凡五百四十余品，分为八卷。上考神农及历代名贤，《道藏》方论，意谓虽四方之味不止于此，而因是可推。卷末取《内经》切近类语，又谓四时调神，其用心仁矣。是书年久传没，世本纰谬零落，至明嘉靖四年，吴君七世孙吴镇，能绳祖武，取遗传原稿，重钉梓行。古谓仁者必衍厥后，瑞卿仁矣，二百年后而镇孙继之，不莫福仁之验乎！医能效瑞卿之心为心，子孙天必福以蟊斯瓜迭。"[101]

但是，此书在日藏嘉靖版回归之前，唯有题为元·吴瑞编辑、明·钱允治校注的《日用本草》在国内多个图书馆收藏，并已经在1994年影印出版。此版书惟3卷，分7类，收药仅170余种。与明代李时珍及何柬所记载的"8卷、8类、540种"完全不同，令人疑惑。当中国中医科学院散佚中医古籍海外回归课题组将日藏吴瑞七世孙吴镇（字世显）嘉靖四年（1525）重刊的《日用本草》回归之后，经比对发现，此书与国内所藏所谓钱校本绝然不同。这便产生了更大的疑惑，到底哪种版本是真正的《日用本草》原文？

在鉴别《日用本草》原文真伪的问题上，《纲目》发挥了重要的文献学作用。在现存的明清医药书中，直接引用《日用本草》最多的是明·李时珍《纲目》。李时珍不仅记载了"8卷8门"这样的重要信息，并在76种药物下引用了《日用本草》。通过对《纲目》引录《日用本草》的考证，发现李时珍所引，与日本回归的嘉靖本

101　明·何柬《医学统宗》附《医书大略统体》，明隆庆三年（1569）刊本，29.

本草纲目研究札记

基本相同，尚未见到李时珍引用了《日用本草》所没有的药物；而与钱本《日用本草》没有相同之处。这就验证了嘉靖本《日用本草》的真实性。

经进一步考证发现，所谓钱本《日用本草》所有的药名及其内容都是出自《食鉴本草》，但略有删节。明末钱允治，不是医生，却是一位改编伪作医药书的老手。为了惑人眼目，他在卷次及药物的排列次序方面做了颠倒变动。实际上，这甚至都谈不上是《日用本草》的删节本，只是一部书商做假的伪书。

2. 关于明·卢和、汪颖《食物本草》

明代的卢和、汪颖的《食物本草》，载药388，分为水、谷、菜、果、禽、兽、鱼、味等8类。此书分类颇有特色，内容新颖充实，且新增十多种食药，是明代十分重要的一部食物本草著作。但该书传本虽多[102]，其作者却有卢和、汪颖、薛己之别，或不著撰人。这就为此书的作者与成书年确定造成了很大的困扰。曾有本草研究者认为，薛己生年更早，声名显著，没有必要抄袭晚辈的书作，因此，此书当为薛己所作。

《纲目》最早记载了该书的作者及成书："正德时，九江知府江陵汪颖撰。东阳卢和，字廉夫，尝取《本草》之系于食品者编次此书。颖得其稿，厘为二卷，分为水、谷、菜、果、禽、兽、鱼、味八类云。"[103]其中对作者的时代、姓名，籍贯记载颇详，可见李时珍亲见此书，并了解该书成书的原委，不仅在药物分类受到启发，并收录该书新增食药17种，引用资料百余处。

虽然李时珍提到的卢和原撰，汪颖编类的《食物本草》，至今未见传世。但笔者根据李时珍记载的线索，考证出所谓薛己的《本草约言》是书商造假的伪书，卢和为《食物本草》的作者无可争议。而书中部分非卢和所能撰写的内容，则为曾任九江知府的汪颖所增补。[104]

综上所述，由于李时珍本人生活于明代，故其对于明代著作的信息记载相对准确可信，为我们今天考证明代及明以前相关著作的作者与成书，提供了极为重要的文献学依据。

3. 首出于《本草纲目》的医学书目

《纲目》引书众多，时珍自云"今所引"者凡276家，有许多明代著作，未见于此前的书目或医药书籍记载引用，可以理解为首出于《纲目》。这些著作，有些今已不存，《纲目》则保存了部分珍贵的佚文。

经初步考证，属时珍首引者有：刘全备《注解药性赋》《彭祖服食经》《太清灵宝方》《服椒诀》《升炼丹药秘诀》《卫生歌》《积善堂经验方》《仁存堂经验方》《颐

102　薛清录.中国中医古籍总目 [M].上海：上海辞书出版社，2007: 244.

103　明·李时珍.本草纲目卷一 [M].北京：人民卫生出版社，1982: 11.

104　张志斌.明《食物本草》作者及成书考 [J].中医杂志，2012, 53（18）: 1588-1591.

真堂经验方》《医学切问》《积德堂经验方》《医林正宗》《法生堂经验方》《保寿堂经验方》《法天生意》《医方摘要》《王仲勉经验方》、刘长春《经验方》《禹讲师经验方》《儒医精要》、戴古渝《经验方》《试效录验方》、龚氏《经验方》、蔺氏《经验方》、杨起约《简便单方》、孙一松《孙一松试效方》、阮氏《经验方》《坦仙皆效方》《赵氏经验方》《杨氏经验方》《唐瑶经验方》、邓才《卫生杂兴》《救急良方》《徐氏家传方》《郑氏家传方》、王氏《奇方》《生生编》《摘玄方》《叶氏摘玄方》、赵宜真《济急仙方》《纂要奇方》《奚囊备急方》、何经才《发明证治》、艾元英《如宜方》《济生秘览》《王氏手集》《锦囊秘览》、陶华《伤寒十书》《胡氏济阴方》《妇人明理论》《妇人千金家藏方》、刘氏《小儿方》《幼科类萃》、陈文中《小儿方》、徐用宣《袖珍小儿方》、张焕《小儿方》《郑氏小儿方》《鲍氏小儿方》、王日新《小儿方》、李实《痘疹渊源》、张清川《痘疹便览》《外科通玄论》、薛己《外科发挥》《明目经验方》《宣明眼科》等64种。

从以上书目中可以看出，含有多种《经验方》与《小儿方》，大多以临床方书为主，是李时珍引用方剂的重要来源。

三、《本草纲目》引据医药书目存在的问题

《纲目》是一部伟大的著作，但由于受时代风气与条件的影响，李时珍引据医药书目也存在如下问题。

1. 两书混一

如《名医别录》与《本草经集注》。《名医别录》乃魏晋间名医就《神农本草经》所补之新说与新药。其时为示区别，朱笔书写《神农本草经》，墨笔书写《名医别录》。陶弘景整理《本经》《别录》时，保持朱墨分书旧例，朱书《本经》（365药），名医因《本经》旧条而有增补者，以墨字间于朱字中；余所增者，皆别立条（共365药），并以墨字，此即《名医别录》。陶氏于二书诸药下增添陶氏个人注释，又于书前增序录，厘为七卷，是为陶氏《本草经集注》。李时珍将陶弘景作为《名医别录》辑注者，谓"梁·陶弘景复增汉、魏以下名医所用药三百六十五种，谓之《名医别录》，凡七卷"。故《纲目》不载《本草经集注》之名，而以《名医别录》统称陶氏增注之本草，且常在《别录》《名医别录》前冠以"陶弘景"或"陶氏"之名。

同样的问题还有：《本草药性》与《药性论》《雷公药对》与《徐之才药对》《南海药谱》与《海药本草》、北宋佚名氏《经验方》与陈抃《手集备急经效方》，以及宋代《御药院方》、元代《御药院方》等。

2. 一书重出

如郭稽中《妇人方》〔b310〕与《保庆集》〔b275〕。《保庆集》即《妇人产育保庆集》，

出《宋史艺文志》，题作者为宋·郭稽中。今存本题书名为《产育宝庆集》，作者为宋·李师圣。约成书于北宋大观（1107~1110）中。1卷。该书李师圣《序》提到，李氏收得《产论》21篇（或21论），但有论无方。郭稽中以所收家方，附于诸论之末。据此，则该书所收药方皆系郭氏之方。《纲目》所引"《保庆集》"，乃从《普济方》转引，故《纲目·引据古今医家书目》中又重出"郭稽中《妇人方》"一书，实则所引方剂均可见今存李师圣《产育宝庆集》。

同样的问题还有：初虞世《养生方》〔b70〕与《养生必用方》〔b173〕、《小儿宫气集》〔b338〕与《小儿宫气方》〔b075〕、《普救方》〔b079〕与《神医普救方》〔b277〕、《全婴方》〔b336〕与《郑氏小儿方》〔b330〕。另外，贾诚《马经》〔b084〕在《引据古今医家书目》与《引据古今经史百家书目》重出，《居家必用方》〔b231〕在《引所古今百家书目》重出《居家必用》。

3. 误引书名

如《丹溪活套》〔b147〕。《本草纲目》存此书目，不载编者姓氏，亦不见正文引用。考历代诸家书目，未见有《丹溪活套》书名。诸多以"丹溪"为名之书，也从未提及丹溪有此书。惟见明·虞抟《医学正传》于诸病"脉法"或"方法"之后，设"丹溪活套"一项。"活套"，即习用的格式。《医学正传》每一病下，先设总论，次列"脉法"，再列"方法"，然后在"丹溪活套"之下，列举朱丹溪治疗该病常用的加减用药方法。李时珍未察，误以为此"丹溪活套"取自某书，故设此书名，实际并无此书存在。

同样的问题还有：张路《大效方》〔b62〕、黎居士《易简方》〔b160〕、王昹《是斋指迷方》〔b157〕、赵嗣真《伤寒论》〔b304〕、鲍氏《小儿方》〔b333〕等。

4. 误写作者

如《救荒本草》〔a39〕、《普济方》〔b174〕、《袖珍方》〔b177〕三书，均误作者周定王为"周宪王"。《古今录验方》〔b14〕误甄立言或甄权为初虞世；《续传信方》〔b31〕作者王颜误为王绍颜。所谓"陈抃《经验方》"〔b65〕、"陈氏《经验后方》"〔b66〕均非陈抃之作。《养生主论》〔b168〕作者王隐者误为"王隐君"；《九籥卫生方》〔b170〕作者赵士纡误为"赵士衍"；《医方选要》〔b199〕与《外科集验方》〔b354〕作者周文采均误为"周良采"。所谓"赵氏《经验方》"〔b227〕当系邵以正《经验方》之误；所谓"朱端章《集验方》"〔b229〕全名《类编朱氏集验医方》，乃南宋·朱佐所撰。《三元延寿书》〔b272〕作者李鹏飞误作"李廷飞"；《究源方》〔b281〕作者张松误为"王氏"；《玄感传尸论》〔b298〕作者苏游误作"苏遵"。所谓"张焕《小儿方》"〔b324〕乃误"涣"为"焕"。《全幼心鉴》〔b325〕作者寇平误为"寇衡"；《婴孩宝鉴》〔b331〕栖真子误为"汤衡"。

5. 存目未引

通过核准考证发现，《纲目》引据书目所载401种书籍中，有21种未见正文引用。

其中本草类著作有2种：〔a22〕《本草性事类》、〔a34〕《本草歌括》；所谓"唐宋诸本草引用医书"有5种：〔b13〕《徐文伯方》、〔b15〕《秦承祖方》、〔b49〕孙氏《集验方》、〔b076〕《万全方》、〔b082〕《寒食散方》；所谓"时珍今所引"有14种：〔b090〕李濂《医史》、〔b096〕刘克用《药性赋》、〔b101〕《神农食忌》、〔b107〕娄居中《食治通说》、〔b109〕刘河间《原病式》、〔b117〕陆氏《证治本草》、〔b132〕东垣《辨惑论》、〔b136〕王海藏《医家大法》（李时珍在提到王海藏著作时，或又称之为《汤液大法》）、〔b138〕海藏《此事难知》、〔b192〕刘纯《医经小学》、〔b199〕周良采《医方选要》、〔b291〕《金匮名方》、〔b331〕汤衡《婴孩宝鉴》、〔b343〕李实《痘疹渊源》。严格地说，这21种著作最多只能算是经眼书目，而不能作为"引据书目"。

（原题"《本草纲目》引用书名核准之研究报告"载《北京中医药大学学报》2016年第39卷第10期）

《本草纲目》引用华佗出处存疑文献考证

侯酉娟　　王亚楠　　李　强　　张志斌

　　《本草纲目》（以下简称《纲目》）序例上"引据古今医家书目"载引用华佗著作两种，即《华佗方》十卷和华佗《中藏经》[105]。《华佗方》今已亡佚，据《隋书·经籍志》载"《华佗方》十卷，吴普著。"[106]《中藏经》收载于《通志·艺文略》，据载："《华氏中藏经》一卷"[107]，不著撰人。《宋史·艺文志》载为一卷，灵宝洞主探微真人撰[108]。经查《纲目》全书收载华佗相关文献30条，多处以人名、方名、篇名作为引文出处，甚至不注出处。这种引而不注，注而不确的问题，为学者阅读和研究《纲目》带来了极大的困扰，本文重点考证《纲目》中引用出处存疑的华佗相关文献，以期辨彰学术，考镜源流。

一、《华佗治彭城夫人方》

　　《华佗治彭城夫人方》是《纲目》中典型的以方名作文献出处的条文。历代文献在引用此方时，皆引用《纲目》所注出处，不知其文献源头。该方见《纲目》卷五水部·热汤"蝎虿螫伤方"，原文如下："蝎虿螫伤，温汤渍之，数易，至旦愈。《华

105　张志斌，郑金生校点.本草纲目影校对照—药图与序例 [M].北京：科学出版社，2017: 271.

106　（唐）魏征等撰.隋书 [M].北京：中华书局，1973: 1041.

107　（宋）郑樵撰，王树民点校.通志二十略 [M].北京：中华书局，1995: 1725.

108　（元）脱脱等撰.宋史 [M].北京：中华书局，1977: 5306, 5318.

陀治彭城夫人方》。"[109] 查历代史志书目类著作，未见有《华佗治彭城夫人方》一书记载。笔者利用"彭城夫人""华佗"检索历代古籍文献，在西晋·陈寿著《三国志·魏书》（280~290）卷二十九方技·华佗传中见到："彭城夫人夜之厕，蚤螫其手，呻呼无赖。佗令温汤近热，渍手其中，卒可得寐，但旁人数为易汤，汤令暖之，其旦即愈"的记载。[110] 记载内容与《纲目》所引一致，只是表述不同。《三国志·魏书》以叙事为主，《纲目》则重在功效、主治、方药、用法和预后的客观记录，以适合医学文献的撰写需要。故而，《纲目》实际是有意识的精炼行文，但其不注书名作为出处，而是归纳方药名为来源的做法，虽然高度概括，但也造成了本条文献引而不确、出处不明的客观事实。

二、《华佗危病方》《华佗救卒病方》

《纲目》中有4条文献出自《华佗危病方》。然《华佗危病方》不见载于历代史志书目，清以后诸多学者多从《纲目》转引其方。现代学者范行准认为此系三国医方书，不著撰人，将其收载于《三国两晋南北朝隋唐医方简录》中。[111] 高文铸亦推测《华佗危病方》已亡佚，佚文见于《本草纲目》。[112] 经笔者溯源得知，《纲目》所引《危病方》，见载于明·方广辑《丹溪心法附余》（以下简称《附余》）（1536）卷二十四"十危病附方"篇。该篇开篇即称："华佗尝云'人有危病，急如风雨。命医不及，须臾不救'，"故而选择十种危急重病，开具三十首经验妙方，并称其为"华佗十件危病方"，并注出处为《经验方》。[113] 事实上，"十危病方"篇并非方广原创，在方广以前的医籍，如《仙传外科集验方》（1378）、《医方类聚》（1477）、《圣散子方》附录（明嘉靖刻本）都包含独立完整的"危病方"篇内容，只是内容略有差异，且以《仙传外科集验方》与其余诸书差异最大。由此可知"华佗危病方"并非一部医方书，很有可能是宋元明医家将三十首救治危病的经验医方合编而成的篇章，李时珍在《纲目》中转引时，以篇名作为文献出处，为强调其重要和特色所在。

其中卷八金石部·铅下"解砒霜毒方"、卷十一金石部·矾石下"霍乱吐泻方"、卷五十一兽部·犀条"治中忤中恶方"均出自《附余》，《纲目》所引基本与《附余》全同，只对症状、行文略加删减，这里不再赘述。卷三十五木部·罂子桐条"解砒石毒方"："解砒石毒，桐油二升，灌之。吐即毒解。《华佗危病方》。"[114] 此处《纲目》所引将《附余》中的"清油"易以"桐油"。桐油有探吐之功，这里用桐油二升灌服，

109 张志斌，郑金生校点 . 本草纲目影校对照 [M]. 北京 ：科学出版社，2017: 1429.

110 （晋）陈寿撰 . 三国志 [M]. 北京 ：中华书局，2011: 666.

111 范行准 . 三国两晋南北朝隋唐医方简录 [M]// 中华文史论丛 第 6 辑 . 北京 ：中华书局，1965: 304.

112 高文铸 . 华佗佚书考略 [J]. 天津中医学院学报 . 1995, (2): 36-38.

113 （明）方广撰 . 丹溪心法附余 [M]. 北京 ：中国中医药出版社，2015: 1028-32.

114 张志斌，郑金生校点 . 本草纲目影校对照 [M]. 北京 ：科学出版社 . 2017.

催吐的效果应当比清油更好。《附余》未强调"吐"后即能解毒，《纲目》则直接点明疗效。从本条来看，《纲目》对引文并非妄作修改，而是根据临床实践和个人经验，综合比对诸家引文，加以判断遴选。

此外，卷二十六菜部·葱条载"治脱阳危症方"："脱阳危症，凡人大吐大泄之后，四肢厥冷，不省人事，或与女子交后，小腹肾痛，外肾搐缩，冷汗出厥逆，须臾不救。先以葱白炒热熨脐，后以葱白三七茎擂烂，用酒煮灌之，阳气即回。此《华佗救卒病方》也。"[115]本条《纲目》所注出处《华佗救卒病方》，现代学者范行准疑其与《华佗危病方》均系从《华佗方》中析出。[116]经笔者溯源，此方亦见于《附余》"十危病附方篇"。引文对病因病机、症状描述、煎服方法略加删减，其余用药治法与《附余》所收脱阳方基本一致。此方更早可见于《世医得效方》（1337）卷八"虚损"篇，《世医得效方》所载与《附余》全同，但未提到此方为华佗之方，据此推测《纲目》所引当出于《附余》。《世医得效方》所载与《附余》全同，但未载方源，据此推测《纲目》所引当出于此。但是是否从《华佗方》中析出，今已不可考。

三、《中藏经》

《纲目》中注明出自华佗《中藏经》的文献有10条，其中仅有卷一"序例"引"华佗曰"："有宜汤者、宜丸者，宜散者，宜下者，宜吐者，宜汗者。汤可以荡涤脏腑，开通经络，调品阴阳。丸可以逐风冷，破坚积，进饮食。散可以去风寒暑湿之邪，散五脏之结伏，开肠利胃。可下而不下，使人心腹胀满烦乱。可汗而不汗，使人毛孔闭塞，闷绝而终。可吐而不吐，使人结胸上喘，水食不入而死。"[117]见于三卷本《中藏经》卷一"论诸病治疗交错致于死候第四十七"："夫病者，有宜汤者，有宜圆者，有宜散者，有宜下者，有宜吐者，有宜汗者……且汤可以荡涤脏腑，开通经络，调品阴阳，祛分邪恶，润泽枯朽，悦养皮肤，益充气力，扶助困竭，莫离于汤也。圆可以逐风冷，破坚癥，消积聚，进饮食，舒荣卫，开关窍，缓缓然参合，无出于圆也。散者，能祛风寒暑湿之气，搌寒湿秽毒之邪，发扬四肢之壅滞，除剪五脏之结伏，开肠和胃，行脉通经，莫过于散也……若实而不下，则使人心腹胀满、烦乱、鼓肿……可汗而不汗，则使人毛孔关塞，闷绝而终。合吐而不吐，则使人结胸上喘，水食不入而死。"[118]只是《纲目》在引用过程中，对原文有大段精简，仅收录本草方药相关内容，删繁就简，言简意赅。

其余9条经溯源，分别来自《妇人大全良方》（1条），《普济方》（7条），还有1

115　张志斌，郑金生校点．本草纲目影校对照 [M]．北京：科学出版社，2017：4465.

116　范行准．三国两晋南北朝隋唐医方简录 [M]// 中华文史论丛 第6辑 [M]．北京：中华书局，1965：304.

117　张志斌，郑金生校点．本草纲目影校对照 [M]．北京：科学出版社，2017：389.

118　谭春雨整理．中藏经 [M]．北京：人民卫生出版社，2007：50-1.

条出处不明待考。如卷十六草部·青黛条“肺热咯血方”：“肺热咯血，青饼子：用青黛一两，杏仁以牡蛎粉炒过一两，研匀，黄蜡化和，作三十饼子。每服一饼，以干柹半个夹定。湿纸裹，煨香嚼食，粥饮送下。日三服。华佗《中藏经》。”[119]经溯源《妇人大全良方》卷7“妇人吐血方论第六”所载：“青饼子，治咯血。青黛、杏仁（各一两，《华佗方》：以牡蛎粉炒杏仁，去皮尖，牡蛎不用），右一处同研成膏，熔黄蜡和作三拾饼子，每服一饼子，用干柹半个夹定，以湿纸裹煨令香，同嚼，粥饮下，无时候。”[120]从内容到行文与时珍所引近似，且注出处为“华佗方”，基本可以判定为本条引文之源。另外，卷十四“香附”下所引“铁罩散”、“气郁头痛方”、卷十八“剪草·治风虫牙痛方”、卷十八“榼藤子·肠风下血方”、卷二十四“黑大豆·治一切下血方”、卷三十五“胡颓子”·时珍曰引“治喘咳法”共计6条《普济方》方中有明确转自《中藏经》的记载。唯独卷五十二载“乱发·治齿缝出血方”：“头发切，入铫内炒存性，研，掺之（华佗《中藏经》）。”[121]经溯源，此方不见《中藏经》及他书记载。唯有《普济方》卷六十九“齿间血出”载：“治牙齿出血，及走马疳。右用头发飳饳，用剃面刀子细切，铫内慢火炒存性，为末。”[122]与《纲目》所载近似，但未注明出处，只能录之供参考，不能确定是否其来源。此外卷十二“人参·治吐血下血方”：“因七情所感，酒色内伤，气血妄行，口鼻俱出，心肺脉破，血如涌泉，须臾不救。用人参焙，侧柏叶蒸焙，荆芥穗烧存性，各五钱，为末。用二钱入飞罗面二钱，以新汲水调如稀糊服，少倾再啜，一服立止（华佗《中藏经》）。”[123]经查此方方源众多，《卫生家宝方》《仁斋直指方》《普济方》等均有记载，尤其《普济方》中来源有二，其一为《普济方》卷一八八载：“柏叶散（《澹寮方》）：治吐血下血。其证因内损，或因酒食劳损，或心肺脉破，血气妄行，血如涌泉，口鼻俱出，须臾不救。侧柏叶蒸干，人参各一两焙干。右为细末，每服二钱，入飞罗面二钱，新汲水调。如稀糊啜服，涌如血泉，不过二服即止。无前药，用荆芥一握，烧过，盖于地上，要出火毒，细研如粉，陈米饮调下三钱，不过二服即愈。”[124]卷一九〇载：“侧柏散一名柏叶散（出《经验良方》）治内损吐血、下血。或饮酒太过，劳伤于内，血气妄行，其出如涌泉，口鼻皆流，须臾不救则死，服此即安。柏叶一两半蒸干，人参去芦，荆芥穗烧灰各一两。右为末，每服三钱，入飞罗面二钱拌和，新汲水调和，稀糊相似，啜服立效。”[125]对比《纲目》引文，当是糅合二方主治功效、炮制服法并

119 张志斌，郑金生校点．本草纲目影校对照 [M]. 北京：科学出版社，2017: 3257.

120 （宋）陈自明撰；余瀛鳌等点校．妇人大全良方 [M]. 北京：人民卫生出版社，1992: 208, 528.

121 张志斌，郑金生校点．本草纲目影校对照 [M]. 北京：科学出版社，2017: 7679.

122 （明）朱橚等编．普济方 [M]. 北京：人民卫生出版社，1983: 540.

123 张志斌，郑金生校点．本草纲目影校对照 [M]. 北京：科学出版社，2017: 2237.

124 （明）朱橚等编．普济方 [M]. 北京：人民卫生出版社，1983: 2248.

125 （明）朱橚等编．普济方 [M]. 北京：人民卫生出版社，1983: 2547.

对剂量略做调整而成，大概率错出华佗《中藏经》。

值得一提的是，上述诸方除侧柏散外，均见于明·吴勉学刊《医统正脉》八卷本《中藏经》中。因吴勉学为万历到清初年间人，故此书大约刊刻于万历中期以后，与《本草纲目》成书时间接近或更晚，在溯源的过程中笔者一度以为李时珍是从八卷本《中藏经》中引用上述诸方。后经仔细比对发现，八卷本《中藏经》与三卷本医理部分完全一致，仅方药有所增补。观其新增方药，基本是散见于宋明时期的医方。绝大多数有方名，个别直接以"治某某病"为名，更似不同方剂辑录之作。且八卷本《中藏经》现世时间更晚近，故而据此推测，首见于明代的八卷本《中藏经》，当是后人增补散见于宋以后诸书中出处为《中藏经》的方药而成。切不可以此作为《本草纲目》引文溯源的依据。

四、其他存疑文献

此外，尚有未注出处的华佗相关文献，如卷十四草部·假苏"治产后中风"之"华佗愈风散"："妇人产后中风口噤，手足瘛疭如角弓，或产后血运，不省人事，四肢强直，或筑心眼倒，吐泻欲死。用荆芥穗子，微焙为末。每服三钱，豆淋酒调服，或童子小便服之。口噤则挑齿灌之，龈噤则灌入鼻中，其效如神。大抵产后太暖，则汗出而腠理疏，则易于中风也。"[126]经查，此方见于南宋·陈自明著《妇人大全良方》卷十九"中风口噤角弓反张方论附"[127]，《纲目》在引用时，对症状顺序稍加调整和删减，其余制法、方药、服用方法等基本一致。因《妇人大全良方》称此方出《华佗方》，故而李时珍名之"华佗愈风散"。《妇人大全良方》作为南宋著名的妇科医著，保留了大量宋以前医方，文献出处严谨，可信度较高，故而可推测此方见已亡佚《华佗方》。

另有部分文献，即使在《纲目》所注出处中找到原文，也有存疑之处，尤其是不见"华佗方"的记载。如卷五十兽部·酪条引"治蚰蜒入耳方"："华佗方，用牛酪灌入即出。若入腹，则饮二升，即化为黄水。《广利方》。"[128]《广利方》见载于唐·杜佑《通典》，宋以后亡佚不存。《纲目》显系转引。《证类本草》卷十六"酪"载：《广利方》疗蚰蜒入耳。以牛酪灌耳中，须臾虫出。入腹即饮酪二升，自消为黄水。"[129]二书内容基本一致，但《证类本草》未注此为"华佗方"。那么《纲目》称其为"华佗方"，见自何处？再经溯源可知，此条亦见于《千金要方》卷二十六食治方，"华佗云：马牛羊酪，蚰蜒入耳者，灌之即出。"[130]推测《纲目》引文应是综合了二书的

126　张志斌，郑金生校点．本草纲目影校对照 [M]．北京：科学出版社，2017：2791．

127　（宋）陈自明撰；余瀛鳌等点校．妇人大全良方 [M]．北京：人民卫生出版社，1992：529-30．

128　张志斌，郑金生著．本草纲目影校对照 [M]．北京：科学出版社，2017：7363．

129　（宋）唐慎微撰；尚志钧等点校．证类本草重修政和经史证类备急本草 [M]．北京：华夏出版社，1993：443．

130　（唐）孙思邈撰；高文柱，沈澍农校注．备急千金要方 [M]．北京：华夏出版社，2008：472．

内容，所出皆有所依据。

最后，《纲目》卷七"白垩·附方"项下有治疗风眼赤烂，睫毛倒卷方一首，直接引自《乾坤生意》："风赤烂眼：倒睫拳毛。《华佗方》用白土一两，铜青一钱，为末。每以半钱泡汤洗。"[131]此条文字与现存明·成化十四年（1478）序刊本《乾坤生意》卷下"眼疾"略有不同，《乾坤生意》中还有芒硝一味，三味药剂量一致，制剂及服用方法为"等分为末，丸如皂子大，每用一丸，白汤研化，洗之"[132]，且无"华佗方"的记载。笔者多方查找，未在其他医籍中见到此方。若非《纲目》所载出自不同版本的《乾坤生意》，恐是李时珍综合其他今未见古籍，化裁而成，姑且存疑待考。

五、小结

通过对以上文献的溯源分析可知，李时珍在《纲目》"引据古今医家书目"所载，引用《华佗方》十卷，当为间接引用，散见于明以前医书中；引用华佗《中藏经》，只有1条直接引用，其余则转引自宋明方书《妇人大全良方》《普济方》等。其余《华佗治彭城夫人方》《华佗危病方》《华佗救卒病方》均为转引，分别见于《三国志·魏志》和《丹溪心法附余·十危病附方篇》。

另外，《纲目》所引关于华佗相关文献，无论是直接引用还是间接引用，基本都是如实引录，查有出处。然而由于篇幅及编排所需，绝大部分引文经过李时珍再处理，不仅精炼行文，还据个人经验对用药、炮制、剂量、煎服法等进行了加工和理解，不乏高明之处。故而《本草纲目》所引文献作为第一手文献加以引用确有不逮，但是用来进行文献对比研究，或者研究药物及方剂的衍变等却有着重要的意义。当然在李时珍的引用过程中也不乏误注、错出的问题，这就要求学者还是在求证第一手文献的基础上，合理的参考《纲目》内容，只有这样才能更好地认识和利用这部本草巨著。

《本草纲目》引文出处正误分析

汪惟刚

《本草纲目》（以下简称《纲目》）引文溯源，是依其引据出处，逐条找到其原文，以溯源文基本涵盖引文内容为原则，并与引文同处一页，以供读者比照参阅。为了

131　张志斌，郑金生校点.本草纲目影校对照[M].北京：科学出版社，2017：483.

132　朱权撰.乾坤生意·乾坤生意秘韫[M].北京：中国中医药出版社，2018：179.

使读者更好地了解引文的原意，这种体例设计可说是一个创新。

《纲目》全书引据古今医家书目276家，唐、宋诸本草84家，以唐慎微居首。引据古今经史诗文百家书目440家。由于年代久远，唐宋及以前很多书已散佚，或未见原书存世，初步统计，仍有不下71种之多，无法溯得其源。

所引条目数以万计，未计经史诗文类，对医药书类粗略统计，仅《证类本草》10317条，《普济方》1437条，《千金方》1201条，《圣惠方》804条，《外台》726条，《本草衍义》648条，《肘后方》494条，《圣济总录》365条，金元四家（李杲、好古、震亨、元素）共816条，《千金翼方》64条，共约16800多条。另有所引附方原无出处者，今溯得其源的有223条。有出处而书散佚，或书虽存世，查原书而未能溯得其源的有740余条。引文溯源之难，难在资料的收集整理，好在有郑金生教授历经二十余年，从海外回归了散佚的400余种孤本善本，提供了大量的文献资源。

医药学界似乎有一个不成文的共识，认为《本草纲目》的引文不能直接引用。经过对引文的全面溯源，虽确实存在"引而不确，注而不明"的问题，错、脱、衍、倒的情况，但很多是文异而意同。兹分析如下。

第一，是传抄及刻版致误。《纲目》成书历经四十年，可能并非李时珍一人所写，其子及其学生多人参与，有误在所难免。另有一种现象，亦当属行文笔误。尤其是某味药附方较集中引某书时，更易产生此类沿习性笔误。如若前一方出《圣惠》，下一方即可能将《圣济》误出《圣惠》。前一方出《千金方》，后一方将《圣惠方》误作了《千金方》。

第二，是转引失误。大量内容转引自《证类本草》《普济方》，然其出处不标《证类》，或《普济方》，而直出此二书的引文出处。如《纲目》"人参"条附方治"开心益智"，引出《千金方》。查今本《千金方》并无此方。而《证类》卷六"人参"条附方与《纲目》引文合，故知其当出自《证类》，属转引失误。又如"藿香"条附方"冷露疮烂"，时珍引出《应验方》。然此书原佚，时珍亦未必得亲见该书。查《普济方》"冷疮"下引此方出《应验方》，时珍或即从《普济方》转引。再如《纲目》"青蒿"条附方治"金疮扑损"出《肘后》，查今本《肘后》无此方。从引文当出自《证类》卷十"草蒿"条引《图经》"葛氏"，"葛氏"亦并非即"肘后"。还有《纲目》"角蒿"条附方治口疮出《外台》，《证类》卷十一"角蒿"条附方亦出《外台》。然查《外台》卷二十二引同方出《千金》，从引文，时珍当转引自《证类》，并未核其初出之源。还如"荆三棱"条附方"乳汁不下"出《外台》，查《外台》并无此方，而《证类》卷九"京三棱"条附方引亦出《外台》，时珍当属转引。另如"益智仁"条附方治小便频数，《纲目》出《朱氏集验方》，检该书虽有同名方，但较《纲目》所引方组多川椒、吴萸二味。而《普济方》卷二百二十六同方与《纲目》引文合，出《危氏方》，时珍当从此转引之，但未及核查原书，即误书《朱氏集验方》。又如"葛"条附方治"胸中烦热",《纲目》出《食医心镜》,《证类》卷八引此方列于《食医心镜》之前,从行文当出《圣惠方》,时珍则误认作《食医心镜》。

"芜菁"条附方"虚劳目暗,方同上法",出《普济方》。查《普济方》卷二百三十四此方用的是"蔓荆子",而非"蔓菁子"。查《圣惠方》卷三十"治虚劳目诸方"下一方与《普济方》此方文全同,用的是"蔓菁子",而非"蔓荆子"。再据本条引《证类》出《外台》,《外台》出《千金翼》治该病之方,皆用"蔓菁子",而无一处用"蔓荆子",且又是在"蔓菁"条下附方,可证非时珍之误,乃后世传抄刊刻《普济方》时,将"蔓菁子"误作了"蔓荆子"。

"杏"条附方治"一切食停,气满膨胀",出《杨氏家藏方》。查《普济方》卷一百九十三"水气心腹鼓胀"下"红丸子方",亦出《杨氏家藏方》,文与《纲目》引文全同,唯"红丸子三百粒",《纲目》作"红杏仁三百粒"。再查《杨氏家藏方》,该书卷七"泄泻方"作"朱砂圆",虽方组相同,但二药的剂量、主治及服法均不同。时珍当引从《普济方》,而非引自《杨氏家藏方》。药书中杏仁有金杏、木杏、土杏之别,而无称"红杏"记载。《家藏方》卷五有"异方红圆子"治一切积聚等证,"红丸子"当为复方之名,而非指一物。

对于某文系从某书转引,时珍直标出某书,而不标此某书所转引之原书。如"茛菪"条附方治虫齿方,标出《普济方》。查《普济方》卷六十八下此方出《千金》,《千金方》卷六有此方同。"附子"条附方"经水不调",标出《普济方》,而《普济方》卷三百二十二"月水不调"引同方出《危氏方》,查《世医得效方》卷十五"求嗣"之小温经汤与所引皆同。此类当不属误注之列。

第三,是书名不规范致误。古医籍中常有书名相近似,若不明其著作者,或成书年代,又不用全名,则甚易相混不清。如胡濙《卫生易简方》,王硕《易简方》,黎民寿《黎居士易简方论》,时珍引出常作《易简方》或《简易方》,若不逐条溯源,便不明其实出于何书。如"虎掌"条附方"壮人风痰及中风",出王硕《易简方》,经查《卫生易简方》及王硕《易简方》均无此方,而见于《黎居士简易方论》卷十同名方,主治及药物剂量比例皆同。再如明·赵季敷《救急易方》、明·张时彻《急救良方》,时珍标注出处或作《救急方》。"燕脂"条附方治痘疮倒陷,标出《救急方》,于《救急易方》并无此方,而见于《急救良方》卷二。"半夏"条附方治"膈壅风痰",出《御药院方》,该方并不见于许氏《御药院方》,而见于《证类》卷十"半夏"附引之《御药院》,此乃宋代佚名氏"御药院方",而非元·许国祯《新刊御药院方》。"芎藭"条附方"生犀丸"亦同此例。

有的出处不标正书之名,而标书后所附。如标出"禹讲师经验方"两条引文,皆出《华佗内照图》附《新添长葛禹讲师益之、晋阳郭教授之才三先生经验妇人产育名方并小儿名方》。标《皆效方》者,"引据古今医家书目"作《仙坦皆效方》,

实乃为《伊尹汤液仲景广为大法》之附录。标阎孝忠或《集效方》者，则大多见于钱氏《小儿药证直诀》后附之"附方"。

还有以篇名误作书名者，如"兰草"条"正误"中"……今人所种如麦门冬者名幽兰，非真兰也，故陈止斋著《盗兰说》以讥之"，此"盗兰说"乃宋·陈傅良《止斋集》卷五十二之"责盗兰说"。"鳢肠"条释名"猢孙头"出《必用》，《必用》未见书目著录，正文亦未见引用。疑为宋·初虞世之《古今录验养生必用方》之简称。该书佚，而时珍或因"古今录验"四字，误以初虞世为唐代《古今录验方》之作者。再如"牛"条"发明"项下"倒仓论"，并非书名，而是朱丹溪《格致余论》中的篇目。

关于标注出《经验方》者，是一个突出问题。全书引出《经验方》约数百条。其中一部分是转引自《证类》所载的《经验方》和《经验后方》，更大一部分或冠以人名姓氏，或冠以病名，或冠以某某堂。仅标《经验方》三字的即有170余条。古医籍中名《经验方》的书很多，不明其具体书名，则无从溯源。事实上，有很多所谓某某《经验方》的书现已散佚，也可能时珍当时所见到的只是某人的经验方而非成书，既非正式刊行，故未见有存世。除从存有佚文的《普济方》等书中尚能找到一些，更多的已无可溯得其源了。

第四，是时珍从《证类》《本草衍义》的引文，与原文本义并无差别，但仍根据《纲目》体例"释名""发明""正误""附方"的需要，将原文割裂开来，或颠倒顺序加以引用。此外所有引文与原书文字皆不同，或为多节，或为多书内容，时珍用自己语言，蕲繁去复，糅合补遗而成文，但内容不失原文本真。对治方的引用，虽主治、药物组成相同，但药物排列顺序、剂量大小均有不同。如"紫草"条附方"消解痘毒"，即由《仁斋直指小儿方论》卷五"疮疹证治"下一方，及《普济方》卷四百三十三"疮疹出不快"下之"如圣紫草汤"糅合而成文。"白芷"条下附方"毒蛇伤螫"出《夷坚志》，而文却糅合了《夷坚志》乙卷十九"疗蛇毒药"及《谈薮》两段故事，文更简练，而不失原义。又如"菊"条附方"癍痘入目生瞖障"，引出《仁斋直指方》，《仁斋小儿直指方论》卷五虽有此方，但方末之"浅者五七日可效，远者半月"，应出《世医得效方》卷十一"护眼"之"通圣散"，时珍加用于此。

《纲目》出金元医家（好古、杲、元素、震亨）之引文，分别约为208条、168条、223条、217条。时珍常以人名标注出处，而不出书名，此为溯源增加了难度。时珍药论多处出好古，并非出《汤液本草》，而是据《伊尹汤液仲景广为大法》，反向推导归纳药物主治功能，自成论文，可证其引确有据而不虚。此一点，我们项目组另有《〈本草纲目〉所引〈汤液大法〉考》一文，见本书本卷后文，已有详细论述，此处不再赘述。对引出金元医家之文，经逐条追溯其源，时珍常常是综合了《汤液本草》《本草发挥》《医学启源》《医垒元戎》《金匮钩玄》《本草衍义补遗》《东垣珍珠囊》《汤液大法》等书之论说，或张冠李戴，甚为混杂。或由于此类书不少为后世托名所作，或存世版本多种，时珍当时所见，与我们今见之本不同，致仍有20余条未能溯得其源。

第五，据不完全统计，全书从经、史、诗、文、志书引文约1600条，其中引文较多的依次为《太平御览》559条、《尔雅》235条、《埤雅》168条、《酉阳杂俎》89条、《说郛》88条、《山海经》78条、《说文解字》74条、《医说》72条等。时珍在药物释名、药物产地、药物主治功能等方面，常引此类书中之论、故事典闻以佐证之。如《吴氏本草》、张勃《吴录》《永嘉郡记》《遁甲开山图》、郭义恭《广志》、吕忱《字林》、王安石《字说》等佚书之文，亦多从此类书中转引。也有所出实为篇名，而非书名，如引出《子虚赋》《上林赋》，其实引从《史记·司马相如列传》，或《汉书·司马相如列传》。"薏苡仁"条"发明"下，将本出张世南《游宦纪闻》之文，误作张师正之《倦游杂录》。关于此类书籍，我们使用中华书局出版的《丛书集成系列》提供了大量资料。其中有的书籍为辑佚本，如《淮南万毕术》，其书久佚，后世所见《万毕术》，散引于《初学记》《艺文类聚》《太平御览》等书中。《事林广记》一书，先前所见多个版本，均无医学类内容，大多未能溯得其源。后偶得中华再造善本元刊本《纂图增新群书类要事林广记》，其总目与分卷与以前所用版本皆不同，《纲目》所引20余条全部溯得其源。尤其《纲目》所出《峋嵝神书》凡十数条，查今本所见同名书，竟全不见其源，抑或时珍所用与我等今之所见为两本不同之书？

通过对《纲目》引文的全本溯源，可溯源达95%以上。我们不仅深切感受到李时珍博览群书，知识渊博，治学严谨的科学精神，并认为《纲目》引文皆有据可查，既含前代文献内容，并不失原义本真，又有时珍本人的观点和经验，信息量大，内容丰富。

简论《本草纲目》对中医药文献整理的贡献

王咪咪

《本草纲目》（以下简称《纲目》）内容丰富为世人所晓。作为一部药学著作，其除介绍丰富的植、动、矿物等药的释名、产地、生产、采集、功用、主治外，还有选用入药的注意事项及炮制、临床应用等各方面引人入胜的药学与临床知识。并涉及中医基础理论、疾病、治疗、组方、针灸、生理、病理等多方面的医学知识。尤其是书中对前贤学术经验的总结提炼，加之作者丰富的实践和临床经验，从而为我们保存了系统而广泛的中医药文献。其书在编撰上更是突破了前人的模式，在文献整理的方法上开辟了令人耳目一新的体例。

《纲目》丰富的内容有着坚实的文献基础，书中所收集引用的不只有目可考的历代诸家本草41种，医家类著作277种，经史百家类著作500余种，还有未录入目，在需要时引用只言片语者。总其而言，《纲目》所提到的明以前各类书籍、人物及全国各地地名数量非常庞大，这样的文献资料，在明代以前就一部书而言，搜集数量是前所未有的，就是在科学发达的今天，也不是一件容易做到的事。

全书以药带病，涉及近很多种证名与病名。以"艾"为例，以药的用法引出做艾灸治百病；作煎，止吐血下痢、下部䘌疮、妇人漏血等；捣汁服，可止伤血，杀蛔虫，主衄血下血；苦酒作煎，治癣甚良；并可水煮及丸散任用。在百病主治药中，更是把药与病糅为一体，首先在"诸风"中，把中经、中脏、中腑、中络、中气、痰厥、痛风、破伤风、麻痹诸症列在一处，并列以吹鼻、熏鼻、擦牙、吐痰各种治法，又把各种治法所常用的药剂量、方法列于下，实在是起到了比较、鉴别，便于临床应用的作用。药病结合，其病既引自前贤诸百种医书之精华，又加之自己的临床经验。如"血"字打头，即可看到书中所提到的血气、血闭、血汗、血肿、血胀、血痂、血热、血结、血烦，至血逆心痛、血痹如刺等近40种病证。我们把这些以药所论及的病名、病证做了一初步统计，在这些病名、证名中有不少是异名、土名或古病名。如妇人面疮又为"粉花疮"、面上疮，又叫谷嘴。另外李氏以病带方，又展示了万余种方剂。过去曾有不少人做过统计，总括《纲目》有11 000余方。后世医家一直对这众多的方剂深感兴趣，不断以此为题撰录新的方书。此外李氏在书中还搜集了历代医家病案400余例，除广泛介绍运用温、清、补、消等八法外，对开郁化滞、宣通五脏、透骨搜风、抚缓调中、取嚏追泪等具体内治法亦有详尽介绍。另外对外治法、内托法、双治法及熏蒸、渫洗、熨烙、针刺、砭射、导引、按摩等，在诸多病名病证的介绍中均有描述。

除以上所述，《纲目》作为有文字记载的最重要的本草学著作，在对本草文献的整理、继承和保存上更是做了大量工作。

李氏将明以前的本草加以整理，将一物重出的删除，同源者归并，如李时珍在"赤箭"条下出注："天麻即赤箭之根，《开宝本草》重出一条。"又在"天名精"条下有按：《沈括笔谈》云，世人既不识天名精，又妄以"地菘"为"杕"，《本草》又出"鹤虱"一条，都成纷乱。不知"地菘"即天名精，其叶似菘，又似蔓菁，故有二名，鹤虱即其实也。对植物类地黄，将其干地黄、熟地黄、地黄叶、实、茎、花同放一处。在动物类，将龙齿、龙骨、龙脑、龙角、龙胎、龙涎归并一起，这样将作为《本草纲目》祖本的《证类本草》中原1760余味药物，合并简练，再从诸家本草中收录，尤其是通过自己的实践新增近400种，成为《纲目》中现有的1892种药。在介绍这些药物时，李氏把不同方言、不同地方、不同历史时期，包括道家所用偏僻之名一同载之。如"当归"一药条下云：在平地者名"芹"，生山中粗大者名"当归"也，今川蜀皆有畦种。另综其所集，将明以前不同书籍、不同地方的药名一一考证示列，极大地方便了读者对药物查找、识别、应用。例"黄精"一药，下列《瑞草经》为"黄芝"；《五符经》为"戊己芝"；《别录》为"菟竹、鹿竹、仙人余粮、救穷草、重楼、鸡格"；《本草蒙筌》为"米铺、野生姜"，《广雅》为"龙衔"。又隋时羊么服黄精法云：黄精为芝草之精也。一名葳蕤，一名白及，一名苟格，一名马箭，一名垂珠……此一药又名、异名就有16个之多，这样算来在《纲目》中出现的药名竟近2万种。不仅如此，为详述中草药的鉴别还列举了大量与入药者雷同或有关系而非药的动、植、矿物1200余种，为后世的选用、鉴别、整理提供了难得的可靠资料。李氏在《本草纲目》的撰写中还纠正错药，反对当时流行的臆论，发明了多数药物的真正效用。如"桔梗"条下，李氏注"桔梗"，荠苨乃一类，有甜、苦二种。故《本经》"桔梗"一名"荠苨"，而今俗呼"荠苨"为"甜桔梗"也。至《别录》始出"荠苨"一条，分为二物。要其性味、功用皆不同，当以《别录》为是。在鉴定药的真伪上，李氏亦经过考证，做了许多赏识。在"蜂蜜"条下，李氏有"……苏恭不考山石字，因乳糖同名而欲去石字。寇氏不识真蜜有白沙而伪蜜稀黄，但以新久立说，并误矣。凡试蜜以烧红箸插入，提出起气是真，起烟是伪"。对药物的作用，李氏亦在实践中加以甄正。对苏颂引《圣惠方》中用晚蚕蛾治"小儿撮口"方，李氏曰：此方出《圣惠》，乃是白僵蚕，苏氏引作蚕蛾，误矣。蚕蛾原无治惊之文，今正之。对当时某些方士服食长生之说，李氏坚持自己的正确意见，在"水银"条下有：大明言其无毒，《本经》言其久服神仙，甄权言其还丹元母，抱朴子以为长生之药。六朝以下食生者服食，致成废笃，而丧厥躯，不知若干人矣！方士固不足道，本草其可妄言哉！《纲目》除像以往的本草书，介绍药物的功用、主治、归经等基本知识外，尤其详述了药物特点，用药部位，植物药的采集时间及不同的药物作用，并介绍了不同的炮炙方法及先贤对药物服用时的注意事项，以构成对疾病治疗成功的必不可少的组成部分。

《纲目》与其他中医古籍相较，一是归纳、总结，继成了明以前的重要中医文献内容，并对相关的本草文献予以甄别，修正。二是继承并发挥了前人在编撰医书上的经验。《纲目》是以《证类本草》为祖本，继承了《证类本草》引文均注出处，为后人引录、运用文献提供了依据的优点，同时又有所发挥，弥补了《证类本草》中表述学术见解、用药心得和辨药内容少的不足。开创了一种全新的在文献整理上的新体例和新方法。

综括起来讲，《纲目》的成书为中医药文献的整理发展开辟了一个新的里程碑。第一，中医药学的发展是人类发展的一个缩影，体现了一种整体工程。从《纲目》的引书中即可看出，有大量医书，但有更大量的文史、科技、人文类著作，医学的发展渗透于社会进步、科技进步的各个角落。第二，中医药学的发展，药物与临床密不可分，药物的充分利用要在临床中才能充分得以体现，临床中的种种设想与目标必须通过药物的综合利用才能完成，这一完整的结合再一次体现了《纲目》的不朽。《纲目》以药带病，并方、药、病合论，将明以前临床文献有机地结合在一起，突出了中医临床的比较甄别，对症治疗的数百年的经验；又在对药物的论述中注重药物的产地、不同生长阶段药物的作用，不同部位对病症的作用，不同炮制方法对病证的影响等，强调了药物的主治、配伍，对治疗方法的归纳总结。第三，《纲目》的内容是对明以前中医药发展的总结。作者通过广泛总结明以前医书、药书的精华撰写了《纲目》，《纲目》也就成了影响明以后医药学发展的指路明灯，这是中医药文献总结发挥的力量，更是对明以后中医药文献整理、继承、发展的重要启迪。

《证类本草》中"唐本馀"的考证

郑金生

"唐本馀"是《证类本草》引文中的一种简称，共有45处（包括7个新增药物）。除25处标以"唐本馀"以外，另20余处标以"唐本云"或"唐本注"。此外，还有2处标明"苏恭"或"苏云"。所谓"唐本"、"苏恭（敬）"，一般是指唐《新修本草》（即《唐本草》）。按《证类本草》体例，这些"唐本馀"、"苏恭"的条文应该是指《唐本草》的遗留，但这些条文的内容却完全不像取自《唐本草》。对此矛盾现象，本草学者有3种意见：一种认为"唐本馀"就是《唐本草》（见《本草纲目》等）；一种认为"唐本馀"与《唐本草》是两种书，前者年代撰人不详（见尚志钧《新修本草》论文集"）；另一种则怀疑"唐本馀"是《蜀本草》。这个问题不解决，在辑佚《唐本草》时就无法确定"唐本馀"条文的取舍。同时"唐本馀"的7个新增药也无法注明出典。笔者的观点是"唐本馀"确系取材于《蜀本草》，理由如下。

一、"唐本"绝不取自《唐本草》

对此，尚志钧曾列举了好些理由。最有力的证据是："唐本馀"特有的7个药的名称不见于现存的保留有《唐本草》目录的任何一种古医书（如《医心方》《千金翼方》等）。宋《开宝本草》新增的6味药之下唐慎微也引有"唐本馀"，而且其中"胡黄连"是一个完整的条文。如果"唐本馀"就是《唐本草》，那就是说它有13味药被遗漏了，可是实际上《唐本草》850余种药并不曾遗漏。足证"唐本馀"并非取材于《唐本草》。为了寻求内证，笔者全面检视了"唐本馀"的内容，发现在3味药（格注草、大黄、芋）的条文中引有"《图经》云"（即《唐本草》的《图经》）。同书不自引，《唐本草》绝不会引唐本《图经》。这一事实说明"唐本馀"中的"唐本"绝不是指《唐本草》。那么，唐慎微为什么偏要取"唐本"两个字呢？他是一定知道"唐本"就意味着《唐本草》的。解决这一问题的重要思路就是：《唐本草》有没有其他同名传本？有。经过细考，笔者确认以下结论。

二、"唐本馀"取材于《唐本草》的另一种传本

五代时后蜀官修的《重广英公本草》即是《唐本草》的补订本。后蜀经过"重广"，增加了内容，引用了《唐本草》的《图经》部分，但书名未改，仅增加"重广"两字。宋·掌禹锡为区别两书，自拟了"蜀本"一称代替《重广英公本草》，故又称《蜀本草》。唐慎微如果仍用"唐本"来称此传本，那也是完全可以。那么，"唐本馀"的"唐本"果然是指《重广英公本草》吗？看来不错。因为历史上除《本草拾遗》而外，只有《重广英公本草》引了唐本《图经》，这是该书极为重要的特征之一，与"唐本馀"相一致。"唐本馀"不见于《唐本草》的药物和注文，可以用经"重广"后增添的来解释，完全合乎情理。为了确证这一点，笔者把"唐本馀"条文与掌禹锡所引"蜀本云"相对照，结果令人吃惊：凡两者皆引药的同一内容，就可见它们互相重叠的文序和文字均同，可说是一字不差（见黄白石脂、百部根、白前、咸灵仙、牛膝、狗阴茎、生大豆等药）。尤其是百部和白前的药性，诸家本草中只有"唐本云"和"蜀本云"作"微寒"。《唐本草》则与它们不同。因此，依据《重广英公本草》（即《蜀本草》）是《唐本草》补订后的传本，"唐本馀"条文内容符合该书特征，并经对照两者文字有相同处等理由，笔者认定"唐本馀"来源于《蜀本草》。

以下列述一些旁证和说明。

三、唐慎微有条件直接参考引用《蜀本草》

据掌禹锡介绍，"嘉祐年间《蜀本草》亦传行"，共时距唐慎微初撰《证类本草》（约1082年）不过30余年。唐慎微住在成都华阳，他看病不要钱，只求士人提供药物资料。从天时、地利、人和三者推断，他可能直接得到《蜀本草》。

四、"唐本馀"新增药有四川特产或分布在西南一带者

例如"辟虺雷"，李时珍说它产于四川峨眉、鹤鸣诸山，"彼人以充方物"。邬家林考得此物即峨眉特产朱砂莲（*Aristolochia cinnabaria* C.Y. Cheng et J. L. Wu Mss）又地不容（*Stephania delavayi* Diels）分布于四川、云南。胡黄连产于喜马拉雅地区，接近四川。这些药物首载于《蜀本草》是合乎逻辑的。需要说明的是：唐慎微既然把《重广英公本草》简作"唐本"，为什么在"麴"这药下又出现了唯一的一条"蜀

本云"呢？笔者认为只要了解《证类本草》的体例和流传情况，这个问题可以做出解释。这条"蜀本云"缀于条文的最末尾。《证类本草》唐慎微所引条文顺序是：先本草，后方书，末经史百家。而这条"蜀本云"却列在"梁简文帝"、"贾相公"之后，不合唐氏体例。根据大观年间艾晟刊行《大观本草》时曾将他所增加的条文缀于最末这一事实（参冈西为人《本草概说》），可知此条是艾晟所补，因而与唐慎微无关。所以，《证类本草》中对本文论点唯一不利的孤证可以迎刃而解。

（原载：《浙江中医杂志》1984年第19卷第6期）

《唐本草》以前的本草图

郑金生

我国本草绘图有着悠久的历史。世界第一部药典——唐《新修本草》（又称《唐本草》），就包括了药图25卷。一般认为，本草与药图相辅而行即始于此。而在《唐本草》之前，就已经多种本草图了。

《唐本草》在"积雪草"一药下注曰："荆楚人以叶如钱，谓为地钱草。徐仪《药图》名为连钱草。"又唐·张彦远《历代名画记》记载，贞观年间已出名的王定作"《本草训戒图》传于代"。可惜以上记载过于简单，难以进一步探求。

著录于《隋书·经籍志》的本草图有"灵秀本草图六卷"、"芝草图一卷"。这是正史记载的最早的药物图。关于《灵秀本草图》，《历代名画记》中亦收载，并注云"起赤箭，终蜻蛉，源平仲撰"，从而具体指出了起止药名。按"赤箭"首见于《本经》，"蜻蛉"（弘景云：一名蜻蜓）首见于《名医别录》。陶弘景合上两书而作《本草经集注》（七卷）。"赤箭"正好在该书卷三之前部，"蜻蛉"在卷六之末尾。由此推测，《灵秀本草图》似乎是按陶氏书编排次序而绘制的，其年代可能在陶弘景（456~536）之后到隋朝之间，约为公元六世纪。

《芝草图》撰成年代就更早。陶弘景在《本草经集注》"紫芝"下注云："此六芝（指青、赤、黄、白、黑、紫六种芝——笔者注）……形色环异，并在《芝草图》中。此为芝草图在陶氏之前撰成之明证。各种芝草，在我国古代很被人珍视，描述芝草的画很多。《历代名画记》载有《大蒐神芝图》12卷；杜宝《大业拾遗录》记曰"七年（611年）六月，东都永康门内会昌门东生芝香百二十茎……武贲郎将段文操留守画图表奏"。缪袭《神芝赞》也记述了青龙元年（233年）出现神芝，当时诏御府匮而藏之，具画其形，晋·葛《抱朴子》在描述了"菌芝……百二十种"之后，称其"自有图也"。(均引自《太平御览》药部)可知从魏晋以至隋唐,就有多种专门的芝草图谱。

更令人感兴趣的是,在《历代名画记》"述古之秘画珍图"一节中还记有《神农本草例图》一卷,不著撰人。该图名排在众多汉代名画之间。但由于原作者未指明是按年代编排,故是否是汉时之作尚不能肯定。然而这可以说明我国很早就有了辅《神农本草》而作的"例图"了。

遗憾的是这些早期本草图早已失传,留下的记载也很简单零散,不可见其形影。《唐本草》序有"丹青绮焕,备庶物之形容"的记载,可知是颇为精美的彩图。我国在《唐本草》(659)以前就有了多种本草图,这在本草发展史上是很有意义的成就。

(原载:《中华医史杂志》1980年第10卷第2期)

明《食物本草》作者及成书考

张志斌

本文所指的明《食物本草》,以载药388种(不同版本及计算药条方式不同,可令诸书药数略有差别,但均在385~389条之间)分为8类(水、谷、菜、果、禽、兽、鱼、味)为特点。此书分类颇有特色,内容新颖充实,且与当时最为权威的本草著作《证类本草》相比,新增十多种食药,故李时珍多加引载。但该书传本虽多,其作者却有卢和、汪颖、薛己之别,或不著撰人。其成书年代也因此难以确定。考虑到该书对后世食物本草影响甚大,故对该书的作者与成书加以考证。

一、研究现状与问题癥结

《本草纲目·历代诸家本草》记载了该书的作者及成书:"正德时,九江知府江陵汪颖撰。东阳卢和,字廉夫,尝取《本草》之系于食品者编次此书。颖得其稿,厘为二卷,分为水、谷、菜、果、禽、兽、鱼、味八类云。"[133]其中对作者的时代、姓名、籍贯记载颇详,可见李时珍亲见此书,并了解该书成书的原委。《本草纲目》(1578)受该书分类的"味"类启发,在果部设有"味类",又收录该书新增食药17种,引用资料88处。据李时珍记载,该书当为卢和草创、汪颖改编。但卢和之名在《本草纲目》中仅见卷一"历代诸家本草"提到1次,此外各卷凡引该书,均称"颖曰"或"汪颖",无一处涉及卢和。由此可见,李时珍认定汪颖当为该书的作者。

---

133 李时珍.本草纲目[M].北京:人民卫生出版社,1982:11.

但李时珍提到的卢和原撰、汪颖编类的《食物本草》，至今未见传世。今存世明确记载出版年份的《食物本草》只有明隆庆四年（1570）金陵仲氏后泉书屋一乐堂重刊本（以下简称一乐堂本）。该本4卷，无序跋，卷首作者署名仅为"东阳卢和著"（以下简称"卢书"），并不涉及汪颖。此后的明万历间胡文焕文会堂校刻本（2卷）、明抄彩绘本《食物本草》（4卷）等，均无作者署名，其内容和一乐堂本相同。一乐堂本是卢和原撰之稿，还是汪颖编类之本，尚无人研究。

更令学界疑惑的是，明代还有另一种内容大体相同的《食物本草》，署名为明代著名医家薛己撰（以下简称"薛书"）。该书是题为薛己《本草约言》的卷三、四，卷一、二则名《药性本草》。卢、薛两种《食物本草》均分八类，所收药物基本相同，略有小异，仍可认定是同一种书。薛己《本草约言》有短序，但无作序年代。卢、薛二书最明显的差异在其引文标示：卢书中出现的"又云（曰）"、"一云"等，在薛书中大多为"江云（曰）"，少数标为"溪云"或"液云"。薛书同样的标示引文法也见于其姊妹书《药性本草》。就因为薛书的引文出处比卢书要明确，因此当代有的学者认为《食物本草》乃薛己撰[134]。但也有的学者认为李时珍没有记载薛己的本草书，因此薛己《食物本草》乃托名之作[135]。

卢和、汪颖、薛己3人生活的时代非常接近，因此，要考订《食物本草》究竟为谁所撰有一定难度。鉴于书目与版本考证都无法为此提供确凿的依据，笔者转而深入辨析原书内容，从此书内部寻求证据，即校勘学所谓"内证"。依据原书内证，可知薛书明显为托名之作。

二、薛己《本草约言·食物本草》辨伪

薛己（1487~1559）为明正德、嘉靖间名医，官至太医院院判。薛氏著述甚多，但今存明刊《薛氏医按二十四种》《薛氏医按十六种》《家居医录》等丛书中，均不见收录《本草约言》。李时珍《本草纲目》引用了薛己之书，但却未著录其本草著作。今存《本草约言》明刊本约刻于万历间，且有日本万治三年（1660）刻本，但均流传不广，从未见被明清本草书引用过。

薛书与卢书相比，最迷惑人的是其某些引文标注了出处，所以乍看起来薛书比卢书更为原始、可信。但只要追溯这些出处的文字来源，就可以发现薛书多出来的引文出处尽属虚妄。例如《食物本草》"兽部"末之结语中，卢书承前句"孔子"语，再出"又曰：肉虽多，不使胜食气"一句。此语出《论语·乡党》，但薛书却说："江曰：肉虽多，不使胜食气"（《本草约言·兽部·卷二》，中国中医科学院图书馆藏明刻本）。

134　尚志钧，林乾良，郑金生.历代中药文献精华 [M].北京：科学技术文献出版社，1989: 281.

135　宫下三郎.绣像食物本草解说·明代的食材图鉴 [M]// 武田科学振兴财团杏雨书屋.绣像食物本草.大阪：武田科学振兴财团，2003: 12.

无独有偶的是，《食物本草》菜部"羊蹄菜"条，卢书载："《诗》曰'言采其遂（蓬字之误）'即此"，此见于《诗经·我行其野》，但薛书却作："江曰'言采其遂'即此"。这样广为人知的文字出处，薛书都能改注为"江云"，可见这些出处实属子虚乌有，难以凭信。

进一步考察发现，凡是卢书某药条第一次出现的"又云"或"一云"，不管内容如何，薛书中一概改作"江云"。若同药条第二次出现"又云"或"一云"，薛书则改作其他人所云。由此可见，薛书看似更为准确可靠的引文出处，其实是后来作伪者的虚妄增改，无法作为薛己撰《食物本草》的证据。

薛书之伪，还可通过考察与其捆绑合编的《本草约言·药性本草》（以下简称《药性》）来获得证据。《药性》同样有所谓"江云"，多达38处。这些"江云"后的文字虽然难以逐一考证出其原始文献，但可以轻易发现有些"江云"属于张冠李戴。例如《药性》卷一远志条有："江云：凡使先去心，否则令人烦。去心后用热甘草汤浸一宿，漉起曝干用。"考其文字实出《证类本草》同药所引《雷公炮炙论》："《雷公》曰：远志，凡使先须去心，若不去心，服之令人闷。去心了，用熟甘草汤浸宿，漉出，曝干用之也。"[136]又《药性》卷一升麻条有："江云：如无犀角，以升麻代之。夫二物性味相远，何以代之？不过知升麻亦阳明经药，用之以引地黄及他药入阳明耳。"此文实取自元·王好古《汤液本草》："朱氏云：……如无犀角，以升麻代之。升麻、犀角，性味相远、不同，何以代之？盖以升麻止是引地黄及余药，同入阳明耳。"由此可知，《药性》所引的"江云"，同样是虚妄伪造。

辨析卢书与薛书的另一途径，是考察书中所表现出来的学术思想。这是因为卢和为滋阴派领军人物朱丹溪的信奉者，而薛己为明代温热派中坚人物，两者学术思想有很大区别。成化甲辰（1484），卢和著有《丹溪纂要》（一作《丹溪先生医书纂要》）。该书盛赞朱丹溪"功业之盛，殆将信今传后，百世宗之而无弊也已"。[《丹溪纂要·序》，明成化二十年甲辰（1484）朝鲜李元诚校刻本]《食物本草》中引"丹溪"37处，《本草》30处，《诗经》15处，《素问》与《衍义》各6处，其他各书均在3处以下。但薛己其他著作中极为常见的"命门"、"元阳"、"温补"之类术语一概不见。该书"禽类"结语中提到："然人之身，阳常有余，阴常不足，阳足而复补阳，阴益亏矣。"[《食物本草·禽类·卷三》，明隆庆四年（1570）金陵仲氏后泉书室一乐堂刻本]又"兽类·狗"条中云："尝见人食犬者多致病，南人为甚。大抵人之虚多是阴虚，犬肉补阳，世俗往往用此，不知其害，审之。"如此之语，明显是滋阴派主张。因此，该书的作者应该是推崇丹溪滋阴学说的卢和，而不可能是温补派的薛己。

还有一个更可靠的内证是，《药性》大量引用薛己之后的皇甫嵩《本草发明》

136　唐慎微.重修经史证类备用本草 [M].北京：人民卫生出版社，1955：163.

（1578），凡66处。皇甫嵩为明代武林（今浙江杭州）人，其《本草发明》成书于明万历戊寅年（1578）。此时薛己逝去已二十年，故托薛己之名的《本草约言》当为万历以后的伪作。该书前两卷乃杂取明万历以前诸家本草而成，后两卷则直接取用卢和《食物本草》，略加改动。李时珍未引《本草约言》，只能说明《本草纲目》成书之时（1578），此伪作尚未问世。

薛书既为伪作，需进一步考察《食物本草》与卢和及汪颖的关系，及其成书时间。

三、卢和与一乐堂本《食物本草》

卢和为《食物本草》的作者无可争议。因为李时珍《本草纲目》明确指出：卢和首编此书，今又有署为东阳卢和著的《食物本草》一乐堂重刊本可以为证。但若据李时珍所说，则卢和只完成了稿本，并未分类分卷。那么仅署卢和之名的一乐堂本是否是卢氏原稿刊本呢？

一乐堂本分4卷，载药388种，分为水、谷、菜、果、禽、兽、鱼、味8类。此本分卷方法有欠妥之处（其中"菜类"、"兽类"均有一类跨两卷现象）。今存明抄彩绘本亦分4卷，各卷类别与一乐堂本相似，但无一类跨两卷之事。可见一乐堂及其同系传本并非未经分卷、分类的卢和稿本。笔者将《本草纲目》所引88处"汪颖"与"《食物》"条文与此本核对，仅4处不见于一乐堂本，其余皆同。考虑到《本草纲目》引文有欠严谨的缺陷，因此几处小误差不妨碍判断一乐堂本实际与李时珍所引汪颖编类2卷本相同。因此，无论是分卷分类还是药物内容，都可证一乐堂本实际上也是经过汪颖编类的刊本。

那么，《食物本草》中究竟有哪些内容是卢和原撰？由于没有特殊文字标记，要判断该书哪些内容出自卢和比较困难。不过书中某些具有地区特色的内容，可以揣测出自卢和之手。

卢和是浙江东阳人，《食物本草》有很多关于浙江乃至东阳食药的记载。其中3次提到"浙东"，详尽言及此地的特殊出产或民俗。如米谷部"白豆"条云："浙东一种味甚胜，用以作酱、作腐，极佳。北之水白豆相似而不及也。"菜部"苦芺"条云："浙东人清明节争取嫩者生食，以为一年不生疮疥。"兽部"羊"条云："若言其味，则浙东一种山羊，味甚甘美，诸家谓南羊味淡，或见之未悉。南人食之甚补益，但以其能发，病者皆不可食，犯之即验，此其不及北羊也。"相比而言，在全书地名中"浙东"出现的频率名列前茅。至于东阳地名，可见于"酒"条的"东阳酒"。书中用了175字，从曲、水、酒几个方面详细介绍"东阳酒"，其余7种地方酒则都不超过40字。作者称赞东阳酒"味辛而不厉，美而不甜，色复金黄，莹彻天香，风味奇绝，饮醉并不头痛口干，此皆水土之美故也"［《食物本草·味类·卷四》，明隆庆四年（1570）

金陵仲氏后泉书室一乐堂刻本]。能如此熟悉此酒的作者，恐怕非卢和莫属。此外，书中还有许多浙江一带多见的饮食物，包括其俗名及食用习俗，都有可能是卢和采访得来。

考察卢和的生平，可为判断《食物本草》初撰之年及内容提供依据。据卢和之孙卢尧亮嘉靖丁未（1547）《丹溪纂要·跋》[明成化二十年甲辰（1484）朝鲜李元诚校刻本]所云："嘉靖丁亥，先君致仕东归，命亮校正辑书于南雍号舍。既而先君归全，亮复奔走京国，屈指于今又廿载矣。"也就是说，嘉靖丁亥（1527），卢和之子已退休（古人正常退休之年约70岁）。又卢和于明成化甲辰（1484）撰《丹溪纂要》，则卢和生活的时代，大致在明正统至弘治之间（1436~1505）。据《丹溪纂要》自序及卢尧亮跋，可知卢和本业儒，因父死于庸医才立志攻医。还未发现他周游各地的记载。

以上关于卢和生活时代及其经历的考察，可以推测《食物本草》中尚有非卢和所能撰写的内容。例如书中提到"落花生"，现学界通行的说法，花生乃美洲原产，其传入中国当在哥伦布沟通美洲大陆（1492~1504）之后。在当时的条件下，被哥伦布带至欧洲的美洲植物要再传入中国，并非易事，需要较长的时间。所以，花生虽首见于《食物本草》，但地处东南一隅的卢和恐怕无法了解此物。此外，《食物本草》中还有多处以第一人称表述事处九江的经历，似乎也非卢和所能言。要解释这些非卢和所撰的内容，只有从考察该书改编者汪颖入手，寻找原因。

四、汪颖生平及其编类增补之功

关于汪颖，除李时珍提到"正德时九江知府江陵汪颖"外，未见后人对其进行研究。笔者据李时珍提供的线索，追溯到汪颖的简要生平。汪颖字秀夫（《江西通志·卷五十九》），号云溪，江陵（今属湖北）人。弘治戊午（1498）中举（《荆州府志·卷七十四》）。初任南昌府通判，据载"练达政体，晓畅军事"。正德七年（1512）因屡有军功，擢升九江知府。正德十四年（1519）宸濠之乱，宁王朱宸濠攻陷九江，汪颖等怀印逃难。（《明史纪事本末·卷五十九》）《荆州府志》载汪颖"官至九江知府。致仕家居，足迹不入城市"，大概从宸濠之乱后他就退出政坛，隐居乡中，躬耕吟咏，著《玉堂清赏诗集》。张居正（1525~1582）为此诗集作序，序称"云溪汪公，致仕三十余年"，"踪绝城市，躬耕乐道，澹如也"。可见汪颖在隐退之后，至少还有30多年的乡居生活，其时大约在1520~1550年。

汪颖撰《食物本草》，并非仅见《本草纲目》记载。黄虞稷（1624~1691）《千顷堂书目·卷十四》载："汪颖《食物本草》二卷。江陵人，正德中官九江知府。本卢和所为书而成之。"黄氏所载（卷数、作者与成书原委）与李时珍所见吻合，可见署为汪颖撰的2卷本《食物本草》在明清之际确有流传。但《千顷堂书目》云"正德中官九江知府",表明正德（1506~1521）间是汪颖为官之时,并非撰书之年。而李时珍云《食物本草》乃"正德时,九江知府江陵汪颖撰",似乎此书撰成于正德时。谁是谁非?考《食物本草》卷一"千里水"云:"昔年予在浔州,忽一日城中马死数百。询之,云:数日前有雨,洗出山谷中蛇虫之毒,马饮其水而致然也。不可不知。"浔州即九江,则此语必出汪颖。"昔年"一词,表明作者撰书之时,距其九江为官已很久了。因此,汪颖编类《食物本草》,当在其退隐期间,约1550年前后。此时距离哥伦布沟通美洲大陆已经半个多世纪,落花生完全有可能已经传入中国,进而被汪颖载入《食物本草》。

李时珍介绍《食物本草》时,只说汪颖得卢和之稿,厘为2卷,分为8类,似乎汪颖只有编类之功。但黄虞稷则云汪颖"本卢和所为书而成之",这表明此书是以卢和书为基础,自然既可分卷设类,也可增补内容。从前引"昔年予在浔州"语,可知汪颖确实增补了内容。类似的证据还可见卷一"温泉水"条:"庐山下有温泉池,往来方士教令患疥癞及杨梅疮者,饱食,入池久浴,得汗出乃止,旬日,诸疮自愈。"汪颖在九江为官,自然可以得知当地用温泉治病的信息。

汪颖籍贯为湖北江陵,又主要在江西北部一带为官,其地接浙江,许多食药及民间习俗非常相近,因此,要逐一辨别卢和与汪颖所撰的内容非常困难。但《食物本草》为卢和初撰,汪颖再以卢和稿为基础编类增补,应该毫无疑问。

五、结语

综上所述,明代《食物本草》当为明初卢和原撰（约1500年前后）。汪颖在其退隐之后（约1550年前后）,取卢和书稿厘为2卷,分为8类,又在其基础上增补若干内容。明隆庆间仅署卢和之名的4卷本,内容与2卷同,并非卢和原稿,也是经汪颖编类增补之本。题为薛己撰的《本草约言·食物本草》内容虽与卢、汪之书同,但其中篡改的文献出处均属虚妄,书中"阳常有余,阴常不足"的学术主张也非薛己所有,故可判定为托名之作。

（原载:《中医杂志》2012年第53卷第18期）

《本草纲目》所引《汤液大法》考

郑金生　　张志斌　　汪惟刚

《汤液大法》（或作《医家大法》）题为元·王好古撰。《本草纲目》卷一"历代诸家本草·汤液本草"下提到王好古5种著作，第一种就是《汤液大法》。另同卷"引据古今医家书目"中著录了王海藏4种书，《医家大法》又列其首。奇怪的是，《本草纲目》药论正文没有任何地方引过《汤液大法》或《医家大法》。现代《本草纲目》各种校点本中，也无人将此书用于校勘。我们在编纂《本草纲目引文溯源》时，因须逐条追溯李时珍引文之源，才得以发现《本草纲目》所引80余条"好古"药论出自题为王好古撰的《伊尹汤液仲景广为大法》（即《汤液大法》）。这一新发现不仅追溯到大量的王好古药论原出处，而且解决了若干重要的学术源流及文字校勘问题。

一、《伊尹汤液仲景广为大法》简介

本研究使用的该书底本为从日本复制回归的明嘉靖十三年（1534）跋刊本。该本4卷，书后另附《皆效方》一书。书前有"伊尹汤液仲景广为大法题辞"，署名为"甲午夏六月古赵王好古信手题"。据考此"甲午"为公元1234年。[137]

该书首卷为脏腑、气海隔膜、六脉、三焦等解剖图形及解说，不涉及药物。卷二为方药理论，涉及七方、七情、气味、标本、八法、升降等，亦有图形表格，辅助说明用药大法。卷三以五脏六腑、奇经八脉为纲，每一脏腑经脉之下，先列相关部位、简述生理功能，然后再用简表区分该脏腑病证的标本、寒热、虚实、有余、不足，列举所用药物、方剂之名。继而在介绍该脏腑相关经络循行部位及所主病证时列举常用药名。卷四菲薄，仅有"诸气、痈肿、水气、五积"4项，下列辨证论治当用药名。附录《皆效方》，分17项，罗列诸方。

此书见于明代《脉望馆书目》著录，为一卷本。《澹生堂书目》著录王好古《医家大法》三卷本。此后清代书目亦有著录该书者。日本《经籍访古志·补遗》载："伊尹汤液仲景广为大法四卷，附录皆效方一卷以上二帙合为一目钞本，聿修堂藏。"此即本文所用底本，原书藏日本国立公文书馆内阁文库。《中国中医古籍总目》据该书之名将其归于"方书"类，著录明刻本（无具体年份）2种，抄本1种，未载附

137　郑金生,张志斌.海外中医珍善本古籍丛刊提要 [M].北京：中华书局，2017:6.

有《皆效方》。[138]现代整理的《王好古医学全书》未收录此书，但引用了清代钱大昕《补元史·艺文志》所载的《汤液大法》，云已散佚。[139]该书今已影印，收入《海外中医珍善本古籍丛刊》（中华书局，2017）。此书因传世甚少，用者不多。明·施沛《灵兰二集·藏府指掌图书》曾参用此书的脏腑图说，称为"王海藏《大法》"。使用此书最多的应该是明代李时珍。其《本草纲目》卷一的"脏腑虚实标本用药式"篇，即深受此书启迪而创立。

二、《脏腑虚实标本用药式》来源辨

清末周学海《周氏医学丛书》（1891~1911）收录了《脏腑标本药式》一书。该书题为金·张元素著。周学海题词曰："此编无单行本，世亦绝少知之者。止见李东璧《本草纲目》前载之，而高邮赵双湖收入《医学指归》中。"考赵术堂（双湖）《医学指归》（1848年）并没有收入《脏腑标本药式》专书。该书卷上以十二经络为纲，各经络先录《灵枢》经文，下列"经络解""诸穴歌""分寸歌""病证解""本草脏腑虚实标本用药式"诸篇。在各经的"本草脏腑虚实标本用药式"篇中，以《本草纲目》中的该篇内容为大字，其后赵术堂用小字加注解。[140]全文没有任何地方提到张元素。周学海将《医学指归》卷上各篇"本草脏腑虚实标本用药式"摘出来，托名金·张元素著《脏腑标本药式》。

问题是《本草纲目》"脏腑虚实标本用药式"篇并没有注明出自张元素。明清书目也从没有著录过张元素有此著作。然而从清末《周氏医学丛书》以后，近代《古今医学会通》《中西医学群书》等丛书均收入此书，1927年又有单行本问世。近二三十年学界对此质疑不断，[141, 142]最终确认《脏腑标本药式》为托名之书。[143]但在最近出版的《张元素医学全书》中，依然将《脏腑标本药式》作为张元素真作，且以此讨论张元素学术思想的依据。[144]这就引起了学术上的混乱。

《本草纲目》中的"脏腑虚实标本用药式"出自李时珍撰，没有任何证据说明此篇摘引自前人书。在李时珍以前，只有"诸病通用药"，却无"辨证用药式"。那么，这样的用药式滥觞于何时何书？迄今所见，唯《汤液大法》首开此例。该书卷三就是以脏腑经络为纲，将生理病理、辨证用药等融合于一篇。该卷在脏腑辨证用药处方时，尤重有余不足、寒热、虚实、标本的辨析，且采用简表方式，其用药法

138　薛清录.中国中医古籍总目·方书 [M].上海：上海辞书出版社，2007: 271-272.

139　盛增秀主编.王好古医学全书 [M].北京：中国中医药出版社，2005: 339-340.

140　清·赵术堂，《医学指归》卷上，清同治元年（1862）高邮赵氏旌孝堂刻本。

141　尚志钧，林乾良，郑金生.历代中药文献精华 [J].北京：科学技术文献出版社，1989: 411.

142　钟赣生.《脏腑虚实标本用药式》作者质疑 [J].中华医史杂志，1993（23卷）2: 127.

143　李经纬，欧永欣，余瀛鳌，等.中医大辞典 [M].北京：人民卫生出版社，1995: 1455.

144　郑洪新主编.张元素医学全书 [M].北京：中国中医药出版社，2006: 91.

一目了然。李时珍见过《汤液大法》，他敏锐地发现这种脏腑辨证用药表的新颖之处，然后取其旨意，将其简表化裁更新，撰成"脏腑虚实标本用药式"专篇。该篇剔除了《汤液大法》的用方，使之专于用药。除区分虚实、标本、寒热等外，又结合立法（补泻、燥润、清温等），配合简表形式，归纳相关用药。将《汤液大法》的脏腑辨证用药简表的雏形与《本草纲目》归纳出的辨证用药式对比，就能知道二者的联系与差别（图1、图2）。

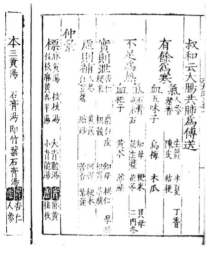 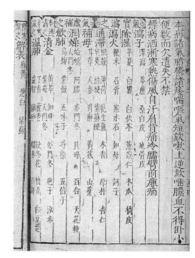

图1　《汤液大法》卷3"肺"书影　　图2　《本草纲目·脏腑虚实标本用药式·肺》书影

　　以上对比，其共同点是用表解的方式，列举肺脏诸病的辨证用药法。其中《汤液大法》在肺脏病证下，分"有余为寒""不足为热"、"实则泄""虚则补"、"标""本"3组辨证用药及用方的大法，各组又有二级辨证（如"有余为寒"再分"气"、"血"），最后再罗列当用诸药。《本草纲目》此节"肺"也是辨证用药，先区分本病、标病，再列出"气实泻之""气虚补之"、"本热清之""本寒温之"2组辨证用药大法，其下又分二级治法（如"气实泻之"列"泻子""除湿""泻火""通滞"4种治法），最后再列举当用药物。可见在用表解各种辨证用药法的形式上，二者是相通的。但其角度、具体用药却有很大的不同。《纲目·脏腑虚实标本用药式》更注意按治法列举用药，这当然更贴合各药功效。但其先辨证，确立大法，再罗列药物这一点上，与《汤液大法》可以说是一脉相承。

　　由此可见，李时珍的《脏腑虚实标本用药式》虽属独创，但也曾受到《汤液大法》的启迪。《汤液大法》卷三在各种用药法之下列举了诸多药名，这部分内容成为李时珍萃取"好古"药论的重要来源。此外，《汤液大法》其他卷次中也包含了一些《本草纲目》所引"好古"药性功效的论说。

三、《汤液大法》中所存"好古"药论

《本草纲目》中标注出自"好古"的药性功效多达200多处，但有80余处不见于常见的王好古诸书。经从《汤液大法》搜寻，这些难以溯源的问题绝大部分迎刃而解。一部以讨论脏腑经络为主、又被归于方书的著作，能提供李时珍如此多的药学资料，确实始料不及。李时珍从《汤液大法》引用药论的方式有两种，一是直接摘引，二是取其意旨。

直接摘引的"好古"药论多出自《汤液大法》卷二。该卷在"七方大略""十剂大略""四气""用药气味""时药无论寒热虚实增损加减不可离""理元气药"等篇都有专门的药论，李时珍引用了其中的10条。例如《纲目》卷一"七方·缓方"下引："【好古曰】治上必妨下，治表必连里。用黄芩以治肺必妨脾，用苁蓉以治肾必妨心，服干姜以治中必僭上，服附子以补火必涸水。"这段著名的药论出《汤液大法》卷二，原文为："治上必妨下，治下必妨上。叔和《脉经》：用药治脾必连其胃，治表必连其里；治上必连其下，治下必及其上。至于手足之经，亦是必各相连及而不遗。但主病者多，而连及者少，理所当然也。用黄芩以治肺必妨脾，服干姜以治中必僭上，用苁蓉以治肾必妨心，服附子以补火必涸水。"这些文字较多、偏于理论的"好古"之言为本草理论增色不少。

所谓"取其意旨"，即时珍所引的"好古"药论多数在《汤液大法》中并无完全相同的文字，必须体察其意旨，才能知道时珍所引"好古"言的依据。这种引文方法在引用《汤液大法》时运用最多。

此类引用法最简单的模式是：书中某标题下，罗列了若干药名。于是就将此标题（一般为功效、主治）归于这些药物名下。

例如《汤液大法》卷二"理元气药"标题之下，列举了22味药名（白豆蔻、甘松香、乌药、益智仁等），因此《纲目》这些药物条下就可能引有"好古"所言的"理元气"的功效。

又如《汤液大法》卷四"五积"标题之下，分别列举了"息贲、伏梁、痞气、肥气、贲豚"这五脏特有的病证，又列举了"肉积、酒积、血积、食积、气积、水积、涎积"诸病名。在这些病名下，分别列举了所用药名。于是《纲目》就有如下引文：硇砂："消肉积。好古。"菖蒲："心积伏梁。好古。"远志："肾积奔豚。好古。"茯苓："治肾积奔豚。好古。"紫菀："……主息贲。好古。"黄连："主……心积伏梁。好古。"牵牛："【好古曰】……下水积。"这是因为，"五积"一节各病名之下，出示了上述的这些药物。

"取其意旨"的引文，多数源于《汤液大法》卷三。例如在某经脉的是动、所生病之下，会列举当用药名。于是《纲目》在相应的药名下，就会引用这样的条文：生地黄"主心病，掌中热痛，脾气痿蹶，嗜卧，足下热而痛。好古。"追溯其源，此

条引文在《汤液大法》卷三"心"条有："所生病者……厥掌中热痛。生地黄。"又"肾"条有："所生病……痿厥嗜卧，足下热而痛。生地黄……"由此可知，时珍是把分别在"心""肾"二脏下出现的所生病的病证，归为其当用药"生地黄"主治的病证。溯源所得，可发现时珍所引的"脾气"实际上是"肾气"的错误。因为"痿厥嗜卧，足下热而痛"是肾的所生病，非脾也。类似这样引文，还可见于《纲目》的芍药、当归、枸杞、厚朴、连翘、熟地黄、天门冬诸药之下。

此外，《汤液大法》卷三在各脏腑诸病辨证之后，列举了当用药物。例如"肝"，其下有这样的辨证用药条文。

"风实则泄 羌活、独活、细辛、何首乌、雄黄、大黄、牵牛、皂荚。

风虚则补 白花蛇、川乌、蝉蜕、天麻、牛膝、白僵蚕、杜仲、续断、芎藭、南星、菟丝子、半夏、白术、白附子、萆薢、菝葜。"

根据以上条文，《纲目》就有如下引文。何首乌："泻肝风。好古。"皂荚："……泻肝气。好古。"（以上依据肝"风实则泄"）乌头："补……肝风虚。好古。"牛膝："补肝脏风虚。好古。"杜仲："补肝经风虚。好古。"天南星："补肝风虚……好古。"菟丝子："补肝脏风虚。好古。"白附子："补肝风虚。好古"萆薢："补肝虚。好古。"菝葜："补肝经风虚。好古。"（以上依据肝"风虚则补"）

掌握这个规律之后，就会发现从《汤液大法》中不仅可溯得"好古"药论的许多出处，还可以利用该书进行校勘。例如"杜仲"条时珍引"【好古曰】肝经气分药也"。据《汤液大法》卷三"肝"，杜仲是属于"燥则宜润"的"血"分药，可知"气"字当误。同样的道理，也可以确定与杜仲并列的"槐荚"也属于肝经血分药。时珍在"槐实"条云"【好古曰】槐实纯阴，肝经气分药也。"其中的"气"字亦当为"血"字之误。

李时珍据《汤液大法》脏腑辨证当用药物，反向推导归纳药物的主治功能，这种引文方法在所引"好古"药论中表现得淋漓尽致。虽然《纲目》具体条文下没有直接引用《汤液大法》之书名，但通过逐条追溯《纲目》引文，我们证实李时珍所引"好古"并非虚妄，只不过注而欠明，未直接点出好古之书的名称而已。

此外，《汤液大法》书后附录《皆效方》，也给我们带来了意外之喜，解决了书志及《纲目》溯源中的某些问题。

四、《汤液大法》后附《皆效方》考察

《本草纲目》卷一"引据古今医家书目"著录了"坦仙《皆效方》"。全书引用《皆效方》10次，《坦仙方》1次。除《本草纲目》以外，明代及明以前书志均未著录该书。《汤液大法》后附的《皆效方》乃明嘉靖十三年（1535）杨充甫附刊（以下简称"杨本《皆效方》"）。此本未署坦仙名，作者不明。该书不分卷，在17个病证名下有方57首。

这些方剂既有大方成方，也有简便单方。

将《纲目》所引坦仙《皆效方》11方与今存杨本《皆效方》核对，有8方见于杨本《皆效方》，仅3方未能溯得其源。另《纲目》所引《李延寿方》(黑牛散)，亦见于杨本《皆效方》。由此可以证明，所谓坦仙《皆效方》就是杨本《皆效方》。未能溯得其源的3方，或为误注出处，但有可能是杨充甫附刊的《皆效方》有所删节。该方未引任何医书名或医家名，但据杨本《皆效方》"斑龙宴"的内容详于《韩氏医通》(1522)，推导此书的成书时间或更早于1522年。今存杨本《皆效方》落实了《纲目》一个引文出处问题，同时也使一本过去误以为散佚的明代方书再度为世所知。

结语：通过研究明嘉靖本《伊尹汤液仲景广为大法》及附刊的《皆效方》，发现此书即《本草纲目》著录的王好古《汤液大法》(一作《医家大法》)。将李时珍所引"好古"药论与《汤液大法》对照研究，证明《本草纲目》有80余处引文出自《汤液大法》，9处引文出自《皆效方》。《纲目》卷一"脏腑虚实标本用药式"篇的创立曾受该书的启迪。《汤液大法》卷三、四是李时珍萃取"好古"药论的重要来源，可供校勘《纲目》之用。同时，还发现李时珍引用《汤液大法》时，采用了反向推导归纳药物的主治功能的方法。此发现为研究《本草纲目》编纂法提供了新的思路。

《三丰张真人神速万应方》考

张志斌　郑金生

《三丰张真人神速万应方》乃明·孙天仁集。该书曾大量被《本草纲目》引用，但其原刊本早佚，今唯日本抄本存世，故其成书年代及内容罕为人知。李时珍《本草纲目》及现代书目对此书的著录均有不同程度的讹误。今据从日本复制回归的日本抄本对该书予以考证。

一、底本及其著录与成书

本文所据底本为日本抄本，藏日本东京国家博物馆[书号：汉籍230(052-4-101)]。全书4卷4册，每册封面均有"称意馆藏本"书名笺，上书《万应方》书名及册数序号。首册还书有集者"孙天仁"之名。抄本有栏框行格，每半页框高19cm，宽16.4cm；10行，行20字。抄本无序跋，首册卷首题署为"新刊三丰张真人神速万应方卷之一/容山探玄子 孙天仁集/书林作德堂 叶静斋刊"。据此可知该抄本乃据明作德堂首刊本复抄。

此抄本卷前钤有藏书章6枚，从中可以了解其收藏经过。"吉氏家藏"印表明该抄本首先被吉田意庵"称意馆"收藏。据日本东京国家博物馆网站公布，该书抄成于元禄三年（1600）[145]。该书后归藏多纪元孝（1695~1766年）所创医学校"跻寿馆"，故抄本有"跻寿殿书籍记"、"多纪氏藏书印"2印。此馆在宽政三年（1791）改称"医学馆"，故又加钤"医学图书"印。明治二年（1869）该书又归"大学东校"（东京大学医学部前身），故有"大学东校典籍局之印"[146]。稍后该书又归帝国博物馆（即今东京国家博物馆），所以有"帝国博物馆图书"印记。

《万应方》在中国古代书目中屡有记载，最早著录于明·朱睦㮮《万卷堂书目》，云"《万应方》四卷，孙天仁。"[147]嗣后，明·焦竑《国史经籍志》、清·黄虞稷《千顷堂书目》、清·嵇璜《续通志艺文略》等书目均予著录，书名、卷数、作者均同，兹不赘举。日本·多纪元胤《医籍考》著作为："孙氏天仁集：三丰张真人神速万应方，《国史经籍志》四卷，存。"且转录《明史·方技传》之张三丰事迹。[148]当代薛清录主编《中国中医古籍总目》亦载："（新刊）三丰张真人神速万应方，四卷，1644年，（明）孙天仁编，日本抄本572。"[149]572即中华医学会上海分会图书馆。我们在德国研究《本草纲目》时急需参考此书，遂托请上海的同行友人至该馆查找，未能发现此书。此书在《中医人物词典》中曾被引用[150]，可见在20世纪80年代此书犹存。今此书在国内虽未必亡佚，却无法得见，故我们又托请日本真柳诚教授在日本搜寻。真柳诚教授在江户医学馆藏书展览会上发现此书，遂予以复制，并告诉我们东京国家博物馆的网址。本文所据底本即真柳诚教授惠赠之复制件。

该书缺少序跋，集成年代不详。判断该书集成年代的上限，可以依据该书引录的书名和人名。该书之名中提到张三丰，据《明史·方伎传》，张三丰为辽东懿州人，名全一，一名君宝，三丰乃其号。张三丰明初曾创草庐于五龙南岳紫霄，后行游四方。洪武十四年（1381），明太祖曾遣使遍觅其踪未果。《万应方》中提到永乐二十年（1422）明大臣胡濙在武当山遇见张三丰。书中还提到明朱权（1378~1448）约撰于永乐间的《寿域神方》。这说明《万应方》当成书于永乐年间之后。又，《万应方》卷二收录了《伤寒冰鉴杀车槌法》，经核对，此即明·陶华《伤寒六书》之一的《杀车槌法》。同属《伤寒六书》之一的《伤寒琐言》有正统十年（1445）陶氏自序，因此，《杀车槌法》的成书年也当在此年前后。见于《万应方》引录的还有成书于明天顺三年（1459）的《青囊杂纂》（明·邵以正纂），此书成书比《杀车槌法》还晚。因此《万

145 http://www.tnm.jp/modules/r_exhibition/index.php?controller=item&id=1934（历史を伝えるシリーズ 医学—博物馆の医学资料）。

146 林申清.日本藏书印鉴[M].北京：北京图书馆出版社，2000：43、140、149.

147 李茂如等.历代史志书目著录医籍汇考[M].北京：人民卫生出版社，1994：471.

148 日·丹波元胤.《医籍考》卷五十五[M].北京：学苑出版社，2007：422.

149 薛清录.中国中医古籍总目[M].上海：上海辞书出版社，2007：279.

150 李经纬.中医人物词典[M].上海：上海辞书出版社，1988：192.

应方》集成年代的上限，当在明天顺（1457~1464）之后。

《万应方》集成年代的下限，可依据其引用、出版与收藏的相关信息。该书最早被李时珍《本草纲目》（1578）引用。最早著录《万应方》的《万卷堂书目》卷首载朱睦㮮《万卷堂家藏艺文自记》，该记撰于隆庆庚午（1570）。又，该书首次由明叶氏作德堂刊行，该堂是明嘉靖间福建建阳的一家书坊，所刻医书有《新刊经验治痘活法》5卷（明·程鸣元著，10行20字[151]）及《活幼口议》（元演山省翁撰，12行20字，1545年刻[152]）。《新刊经验治痘活法》的版式与《万应方》全同。由此可见《万应方》的刻成也当在嘉靖中期前后。综上所述，《万应方》的集成之年，当在明天顺及嘉靖之时，约1459~1545年之间。《中国中医古籍总目》将成书年标为1644年是错误的。

据《万应方》卷首题署，集者为孙天仁，号探玄子。从其号及《万应方》的内容来看，孙氏显然是道家人士。故《本草纲目》引用该书时，又或称"孙探玄《集效方》"、"孙真人《集效方》"。至于"容山"，可能是地名，也可能是孙天仁的字。容山作为山名，一在今广西容县，一在今四川合江县。明代有"容山长官司"，治所在今贵州湄潭县东[153]。这些地方都属西南偏远之地，是否是孙天仁故里或修炼隐居之地，尚需寻找更可靠的依据。《万应方》成书年代既在1459~1545年之间，则孙氏亦当生活在这一时段之内。

孙天仁《万应方》传世虽少，但孙天仁《集效方》却因被《本草纲目》引用而广传其名。令人费解的是，《本草纲目》又引用了张三丰《仙传方》[154]，此书不见古今书目记载，很容易被作为另一种书对待。但只要了解了《万应方》的构成，就可以知道上述两书名实际上均包括在《万应方》一书中。

二、《万应方》构成及内容

《万应方》虽仅4卷，但令人惊奇的是其前两卷收录了宋、元、明数种罕见医书。底本无目录，其结构不易一目了然，今依次略述如下。

1. 卷一《张三丰真人秘传仙方》

《万应方》卷一首为"五行论"，看似一篇论文，但该文之后末却载有"张三千（丰）真人仙方序终"。此序后有5页道家色彩极为浓厚的论说，包括"阴阳变化论序·钟吕二仙语论"、"三丰真人像"（缺图）等，并有永乐间明成祖寻找张三丰的敕令。其中提到奉敕寻访张三丰的大臣胡荧（濙）于永乐二十年九月十一日，"行至武当山南岩宫，道士李由延方丈内，得遇三丰真人"。真人从袋内取出秘奥二十四方，

151 瞿冕良. 中国古籍版刻辞典 [M]. 济南：齐鲁书社，1999: 257.

152 薛清录. 中国中医古籍总目 [M]. 上海：上海辞书出版社，2007: 593.

153 史为乐. 中国历史地名大辞典 [M]. 北京：中国社会科学出版社，2005: 2234.

154 明·李时珍.《本草纲目》卷一 [M]. 北京：人民卫生出版社，1982: 18、19.

说是他在元代时与天台山一石匣中发现药方一本，记二十四，于是收讫，用来修合济人。此后才进入《张三丰真人秘传仙方》正题。

《张三丰真人秘传仙方》有方24首，其方名多冠以神道之词，如"冲虚至宝丹、神仙失笑散、神授如圣饼子……"，且多数药方有一段介绍此方来源的文字，其传说涉及汉、唐、宋、元神仙道家人物。但方中之药，大多还是寻常医家常用之品。此24方后，又有"续附补养延寿诸方"，收录药方26首。这50首药方，就是《张三丰真人秘传仙方》主体内容。若将此卷单行，确可以作为一种独立的书。李时珍以《张三丰仙传方》为名将此书单独著录，其实并不妥当。因为此书并无单行本，若不了解《万应方》构成，则很难寻找到《张三丰仙传方》的原始文献。

李时珍采录《万应方》卷一之方共8首，其中5首属于前24首仙方，3首属于续补诸方。这八首药方是：治风虫牙痛的神仙失笑散，治一切痈疽的钟离济世散，治眼目障翳的神仙玛瑙饼，治害眼冷泪的真人碧雪膏（《纲目》误作"碧云膏"），治痈疽发背的紫花地丁膏（以上见前24首仙方）；治男女诸虚的坎离丸，助土益元的伐木丸，补脾滋肾的补脾养胃散（以上见续补诸方）。李时珍引这8首方时，误把紫花地丁膏、坎离丸、补脾养胃散3方注出《孙氏集效方》。

2. 卷二收元、明5种子书

《万应方》卷二收书5种，宛如一本小丛书。这5本书是《医科世系节要》、《伤寒十劝》、《伤寒杂抄》、《伤寒冰鉴杀车槌法》、元·杜本《伤寒冰鉴辩（辨？）舌论》。

《医科世系节要》：未署作者名。历代书志均未见记载。该书在讲述行医者须具备"十全"、"三德"基本素质外，重点是列举了"十三代明医"、"八斋十三科"。所谓"十三代明医"，即有史以来至唐代的13位主要明医：伏羲、神农、轩辕、岐伯、扁鹊、秦越人、淳于（意）、徐文理（伯）、华佗、王叔和、张仲景、巢氏（元方）、孙思邈。"八斋十三科"的主旨是介绍医学13种分科，比较奇特的是各分科前均冠以"××斋"字样，如：全仲斋方脉科、守益斋伤寒科、守益斋杂症科、稽昔斋内科、稽昔斋外科、精微斋妇人科、慈幼斋小儿科、稽昔斋针灸科、吹用斋眼科、立本斋咽喉口齿科、神明斋金镞科、神明察（斋）祝由科、神明斋收禁科，又名产科。各科内容介绍的道家色彩浓厚，并多次提到明初道士邵以正所编《青囊杂纂》（1459），及明藩王（宁献王）朱权（1378~1448）所撰的《寿域神方》。在十三科介绍之后，有简短总结，末署"游涧斋"之名。要之，《医科世系节要》一书是明天顺间的一种从道家角度归纳的医学历史与分科，因而被孙天仁收入《万应方》。

《伤寒十劝》：这是南宋李子建所撰的简易医书。李氏认为"伤寒本无恶证，皆是妄投药剂所致"，因此撰此文，列举伤寒最容易被流俗所误的十个方面，故名"十劝"。该书篇幅很小，故少有单行。收入万历间《医统正脉全书》的《类证活人书》卷第二十二即《伤寒十劝》。《万应方》最晚刊行于嘉靖间，因此该书收录的《伤寒十劝》早于《医统正脉全书》。

"伤寒杂抄"：在《伤寒十劝》与《伤寒冰鉴杀车槌法》之间，有七八页伤寒杂抄内容。可考者有"发汗法、取汗法、转下法、取吐法、水渍法、葱熨法、蒸发"一篇，抄自元·危亦林《世医得效方》[155]卷一"伤寒撮要"一节。其后又有20余方，仅个别方剂后面注明出《袖珍方》（明初李恒撰），余皆出处不详。

《伤寒冰鉴杀车槌法》：将这部分内容与陶华《伤寒六书·杀车槌法》对照，可知二者实为同一书。据现代校点本《伤寒六书》介绍，该书最早的刊本为嘉靖元年（1522）刻本，存中华医学会上海分会图书馆（仅《伤寒琐言》）。但经校点者实地查访，该本已经亡失。校点本依据的是步月楼《正脉全书》本[156]，但其中的《杀车槌法》的引言文字，大大少于《万应方》所引。例如《万应方·杀车槌法》引言称："吾传伤寒，深有厥旨。脉证则随道合神机，用药则随手取应效的本语录，随身备用，发挥指示，乃无余蕴，诚为养生济世之至宝也。名曰《冰鉴》，又名《杀车槌法》。盖车者，恶鬼之名也；槌者，攻击之器也。伤寒传变莫测，而死生系反掌之间，以是法治是病，必求以中其情。若持是器而杀是鬼，非刃非剑，非弓非矢，一击而即令齑粉，使无遁形，亦犹鉴之照物而妍蚩莫逃也，故又曰《冰鉴》……"这段文字语意明确，更重要的是，该引言解释了"杀车槌"的含义。此外《万应方·杀车槌法》中的内容也与《正脉全书》本有一定的差异，因此，此本可为校勘陶华之书提供重要参考。

元·杜本《伤寒冰鉴辩舌论》：这是《万应方》卷二所引唯一出示作者名的书籍。该子书前有至正辛卯（1351年）杜本序。《伤寒冰鉴辩舌论》只收了24舌法（杜本所撰），未收敖氏《金镜录》12舌。杜氏之书是舌诊史上具有标志意义的著作。《万应方》所收属于较早的杜氏书传本。此本为墨线图，文字亦与今题为元·敖氏原撰、杜本增补的《敖氏伤寒金镜录》略有不同，可为舌诊研究者提供重要素材。

上述诸子书的内容各异，但以伤寒类的书居多，医方的内容反而较少，这与总书名《神速万应方》并不合拍。大概本卷药疗内容太少，故李时珍《本草纲目》未加引用。《万应方》卷三、四全为药方，因此又被李时珍引录。

3. 卷三、四《孙氏集效方》

《万应方》卷三、四分科列方，其内容及风格表明这两卷属于同一种书，但卷首并无总书名，只是在第三卷之末载"孙氏集效方卷之三"。这一行字是解决李时珍《本草纲目》出示"孙天仁《集效方》"的重要依据。底本日本抄本的首册封背有日文手书："第三卷末ニ孙氏集效方トアリ。孙氏集效ハ本纲附方ニ在ト覺ユ可考。"此当为收藏者所批，特意提示卷三末有《孙氏集效方》，可供考察《本草纲目》

155　元·危亦林.世医得效方，卷一 [M].上海：上海科学技术出版社，1964: 18-19.

156　明·陶节庵撰，黄瑾明，傅锡钦点校.伤寒六书 [M].北京：人民卫生出版社，1990: 3-4.

附方项中引录的"孙氏集效"。能意识到这惟一的卷名与《本草纲目》所引书有关，需要有深厚的文献功底。因此该批语可能出自多纪氏家族，甚至可能就是在底本中钤有私章"廉夫氏"的多纪元简（即丹波元简，《医籍考》作者丹波元胤之父）。

《万应方》卷三、四全为药方，按内科、外科、中风门、大麻风、妇人科、小儿科、（杂）证科、祝由科、收禁科分类。每类之前或有论说，共出药方（除外符咒方）326首。李时珍《本草纲目》引用了多种《集效方》，其中标明属于"孙天仁"、"孙氏"、"孙探玄"（一处误作"孙真人"）的《集效方》（2处简作《集效》，1处误作《集效良方》）共63处。将《纲目》所引方逐一与《万应方》所收方剂对照，除4方未能寻到外，可以明确引自《万应方》卷三、四的药方59首（去重复则为57首），其中包括引自卷一《张三丰真人秘传仙方》的药方3首。这一数字表明，《本草纲目》的"孙天仁《集效方》"就是《万应方》卷三、四《孙氏集效方》。而且可以肯定，《纲目》所引《张三丰仙传方》与《孙氏集效方》同处一书，否则不会将其中3方标为《孙氏集效方》。

以上数据表明，《本草纲目》约引用了《万应方》近1/5的药方，这么高的引用次数，说明《万应方》是李时珍非常看重的一本参考书。《万应方》（尤其是卷三、四的《孙氏集效方》）所载方剂有大有小，《本草纲目》为了以方证药，主要引用的是偏小的药方，尤其是含有一般方书少用药物的药方，引用的频率更高。《孙氏集效方》中这类方剂比较多，其中包括较多的草药或偏方，多不见于当时一般的医方书。因此，该书不仅可以作为研究方剂者之用，也可以为研究药物者提供若干民间草药的资料。

三、结语

明·孙天仁集《三丰张真人神速万应方》。最早著录于明·朱睦㮮《万卷堂书目》（1570），曾被李时珍《本草纲目》（1578）分别以"张三丰《仙传方》"、"孙天仁《集效方》"为名大量引用。本文依据日本东京国家博物馆所藏元禄三年（1600）抄本，考得此抄本乃据明嘉靖间作德堂首刊本复抄，约成书于1459～1545年之间。该书4卷，首卷为《张三丰真人秘传仙方》，即李时珍所引"张三丰《仙传方》"。卷二收录宋·李子建《伤寒十劝》、元·杜本《伤寒冰鉴辩舌论》明·陶华《伤寒冰鉴杀车槌法》、明·佚名氏《医科世系节要》等书，具有较高的文献价值。卷三、四为《孙氏集效方》，收方326首，即李时珍所引"孙天仁《集效方》"。该书具有较高的文献研究价值，也可为临床或药学研究提供参考。

（原载：《中医文献杂志》2014年第4期）

《天宝单方药图》考略

郑金生

唐代《天宝单方药图》题为明皇（李隆基）撰，成书于天宝年间（742~755），是一部图文并茂的实用药物图谱，它虽然没有唐《新修本草》那样有名，但却因为对宋代《本草图经》的编写有直接的影响，而在本草发展史上占有一定的地位。

苏颂在《本草图经·序》中专门提到此书："(唐)明皇御制，又有《天宝单方药图》、皆所以叙物真滥，使人易知：原诊处方，有所依据。"[157]可知此书发挥着辨药、用药两方面的作用。至北宋时，唐代诸多的药物图谱丧失殆尽，"虽鸿都秘府，亦无其本"。只是因为宋代朝廷向全国征集佚散古籍的明智之举，才侥幸搜罗到《天宝单方药图》残本一卷，使宋人编修本草时可资借鉴。故苏颂感慨地说："天宝方书，但存一卷。类例粗见，本末可寻。宣乎！圣君哲辅留意于搜集也。"宋《本草图经》的类例很明显受到该书的影响，例如合药图、图经及单方于一帙，即效法此书，这一点有苏颂明文引用的该书条文可以为证。

那么，苏颂究竟引用了多少该书的内容呢？他是否转绘过该书的药图呢？如果《天宝单方药图》的药图被苏颂转绘而留存下来的话，那将是现知今存最早的药图了。要弄清这一令人倍感兴趣的问题，看来只有先分析被苏颂引用过的该书残存的内容了。

苏颂明文引用了《天宝单方药图》的白菊、连钱草、水香棱三药，今可分别见于《证类本草》草部卷六菊花、卷九积雪草和莎草条下（以下凡将此三药并称时简作"草部《天宝》三药"）。比较这三药的全部文字，可见其行文次序、用词格套及内容特色均相一致，由此可知苏颂几乎是将其药条文全部照引入《本草图经》的。今取一药以示其例：

"连钱草：味甘，平，无毒。元生咸阳下湿地，亦生临淄郡、济阳郡池泽中。甚香，俗间或云圆叶似薄荷。江东吴越丹阳郡极多，彼人常充生菜食之。河北柳城郡尽呼为海苏。好近水生，经冬不死。咸、洛二京亦有，或名胡薄荷，所在有之。单服疗女子小腹痛。又云：女子忽得小腹中痛，月经初来，便觉腰中切痛连脊间，如刀锥所刺，忍不可堪者。众医不别，谓是鬼疰，妄服诸药，终无所益，其疾转增。审察前状相当，即用此药：其药夏五月正放花时即采取，

157　苏颂.本草图经·序.见：重修政和经史证类备急本草 [M]. 北京：人民卫生出版社，1957：26.

暴干，捣筛为散。女子有患前件病者，取二方寸匕，和好醋二小合，搅令匀，平旦空腹顿服之。每日一服，以知为度。如女子先冷者，即取前件药五两、加桃人二百枚、去皮尖，熬捣为散，以蜜为丸如梧子大，每日空腹以饮及酒下三十丸，日再服，以疾愈为度。忌麻子、荞麦。"

草部《天宝》三药的条文，有许多极为明显的共同特点：在内容方面，该书最突出的特点是对产地及各地别名记述尤详，且各药只出一个主治，并使用单味药为主进行治疗，对制剂和服用方法的介绍则不厌其详。行文体例更加特别：整个药条分两大块。前一部分的行文次序是药名、性味良毒、产地生境及形态、别名，最后点一句主治。后一部分首列该主治疾病的症状，次叙药物采集时月及加工方法，再谈制剂和服用法，最后是服药禁忌。本草书中像这样介绍药物的可以说是只此"一家"，别无相似者。

在用词方面，有特异性的是：介绍产地时首先指出"元生"某某地，再说其他产地；且凡是带有行政区划名的地名，不像宋《本草图经》似的多用"州"、"军"，而全都用的是"郡"。"郡"在宋代以后已经不是区划名了。这说明《天宝单方药图》确实是唐代之书，它在介绍产地时注重比较大的地名。

根据以上特点，我们能不能发现《本草图经》中还引用了其他《天宝单方药图》的内容呢？能！李时珍已认定了两味药是来自该书的[158]。在水英、紫堇二药之下，李时珍均直接注明其某些内容出自《天宝单方药图》，但他却没有出示他的依据。其实，只要根据草部《天宝》三药条文的特点，我们就可以轻而易举地认定《本草图经》外草类的水英、丽春草、紫堇（图1）三药均属于《天宝单方药图》（以下凡将此三药并称时简作"外草类《天宝》三药"）。

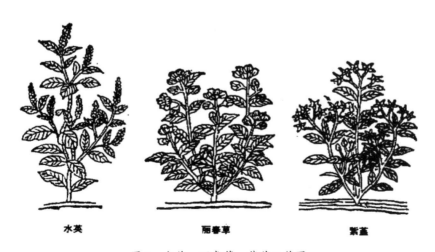

水英　　　　　　丽春草　　　　　　紫堇

图1　水英、丽春草、紫堇三药图

158　李明珍. 本草纲目, 卷16. 水英, 卷26, 紫堇, 北京：人民卫生出版社，1979: 1084、1635.

它们的内容和行文与草部《天宝》三药如出一辙。试以水英为例。

"水英：味苦，性寒，无毒。元生永阳池泽及河海边，临汝人呼为牛菌草，河北信都人名水节，河内连内黄呼为水棘，剑南、遂宁等郡名龙移草。蜀郡人采其花合面药。淮南诸郡名海荏，岭南亦有，土地尤宜，茎叶肥大，名海精木，亦名鱼津草，所在皆有。单服之，疗膝痛等。其方云：水英。主丈夫妇人无故两脚肿满，连膝胫中痛，屈伸急强者，名骨风。其疾不宜针剂及灸，亦不宜服药，唯单煮此药浸之。不经五日即差，数用神验。其药春取苗，夏采茎叶及花，秋冬用根。患前病者，每日取五六斤，以水一石，煮取三斗，及热浸脚，兼淋膝上，日夜三四，频日用之，以差为度。若肿甚者，即于前方加生椒目三升，加水二大斗，依前煮取汁，将淋疮肿，随汤消散。候肿消，即摹粉，避风乃良。忌油腻、蒜、生菜、猪、鱼肉等。"

稍加比较，就知道这三味药与草部《天宝》三药一样，出自《天宝单方药图》。其中个别药在细微处与它药略有小异，但对判断其出处毫无影响。李时珍没有注明是出自《天宝单方药图》的丽春草就是一例。其文如下。

"丽春草：味甘，微温，无毒。出檀嵎山川谷。檀嵎山在高密界。河南淮阳郡，颖川及谯郡，汝南郡等，并呼为龙芊草，河北近山邺郡，汲郡名曩兰艾，上党紫团山亦有，名定参草，亦名仙女蒿。今所在有。甚疗瘤黄，人莫能知。唐天宝中因颖川杨正进名医尝用有效。单服之，主疗黄疸等。其方云：丽春草，疗因将息伤热，变成瘤黄，通身壮热，小便黄赤，眼如金色，面又青黑，心头气痛，绕心如刺，头旋欲倒，兼肋下有痃气及黄疸等，经用有验。其药春三月采花，阴干，有前病者，取花一升，捣为散，每平朝空腹取三方寸匕，和生麻油一盏，顿服之。日惟一服，隔五日再进，以知为度。其根疗黄疸。患黄疸者，捣根取汁一盏，空腹顿服之，服讫，须臾即利三两行，其疾立已。一剂不能全愈，隔七日更一剂，永差。忌酒、面、猪、鱼、蒜、粉、酪等。"

此条中"元生"二字为"出"字，另有一句介绍单方来源的文字，与它药不同。但前者无伤大雅，后者反而可以说明《天宝单方药图》中的有些方剂来自各地名医所献。其中的"唐"字可能是苏颂所加，但这对判断该药出处并无妨碍。综观此药全部文字，可以断言其出自《天宝单方药图》。

因为外草类《天宝》三药是整个药条照引，未与其他时代的东西混述，因而更能反映《天宝单方药图》的原貌。例如，外草类《天宝》三药中，在后一部分叙说单方的文字之前，药名重复出现一次，这说明一个重要的问题，即原书的文字前后两大块是分开的，否则无须重出药名。联系其书名"单方药图"，可以想见原书各药前一部分的文字属于"药图"的解说（即所谓图经），后一部分文字属于"单方"。虽然我们现在还无法臆测原书究竟是什么模样，但根据当时典籍多为卷轴而非册页，我们可以认为现存的该书各药文字有一部分（即性味、产地、别名等）随图，另一部分（即单方部分）则单独书写。苏颂引文时为了把这两部分联结起来，在草部《天宝》三药中用"又云"、在外草类《天宝》三药用"其方云"作为衔接词。由此，我们可以认为，新考出的外草类《天宝》三药对了解原书形貌有更为重要的意义。

再进一步推考，我们就可以发现连外草部《天宝》三药的药图也是来自《天宝单方药图》的，并非宋时人的原作。

众所周知，宋《本草图经》的图文主要是在向全国各地征集来的药物资料的基础上编绘而成的，因而绝大多数药图之前标有地名。《本草图经》外草、外木蔓类共有药一百种，这一百个药的图名之前没有出示地名的唯独只有外草类《天宝》三药，这难道能是一种巧合？这三幅药图在风格上是一致的，均图示在地面上生长着的药用植物，主茎位于图的中线上，构图左右较匀称等。它们与绝大多数其他外草类药图的风格不相一致，只有"资州生爪菜"等一两个药图有些相似。

光凭图名和图形风格就能下此结论吗？当然不能。我们还可以结合文字进行考察。《本草图经》所谓"外草"，乃因这些草类药是不见于《嘉祐本草》草部的新的种类，故而置于卷末，称为外草。苏颂在记述外草类药物时，其行文亦有一定的格式和用语（如总是先述产地，几乎全用"州"，"军"之名，绝无用"郡"者，再介绍性味、主治、别名、形态、采收、用药法等），寥寥数语。因极易与《天宝单方药图》的文字相区别，故无须繁引，如果说外草类《天宝》三药的图也是来自宋时征集所得，那么按朝廷敕令，在"逐件画图"的同时，必须"一一开说著花结实、收采时月、所用功效"（图经本草奏敕），绝不可能只贡药图，不加说明文字。既有说明文字，按苏颂编书的宗旨（"参用古今之说，互相发明"），也不可能只字不录，连贡图地名也不标明。我们在外草《天宝》三药中寻不到任何宋代掺杂的实际内容，因此，综上所述，今存于《本草图经》的外草类《天宝》三药的药图，应该是苏颂将《天宝单方药图》原彩色药图转绘成墨线图而来的。

如果笔者这一考证结论能得到海内外学者的认可，那么，我们就可以宣称唐代至少还有三幅药图被辗转留存到今天。

笔者在结论中之所以用"至少"这个词，是因为还无法认定草部《天宝》三药的图是不是也来自其原书。不错，今本《证类本草》这三种药的药图中均有图名之前不标地名者，但其风格和外草类《天宝》三药之图有些不同。此外，因白菊、积雪草、莎草是常用药，各地完全有可能征集到药图，而不像外草类药物那样少为人知（外草类《天宝》三药的原植物科属学名至今不是很清楚）。相反，《天宝单方药图》的水香棱虽然名称独特，但因其图文可考为莎草，苏颂还是将其录于莎草条。笔者并不排除草部《天宝》三药中没有州名的那三幅图确是《天宝》原图的可能性，但因没有特别有力的证据，为了立论稳妥，暂不作定论。其他问题，例如：《天宝单方药图》残存的一卷难道就只有六味药吗？它还有没有其他内容被苏颂引用？对这些疑问，笔者实无定见。

发现宋《本草图经》中有录自唐代的药图这一事实本身，其意义并不仅仅在于把今存药图的历史往前提了三百年。它还提示在《本草图经》中尚存在来自不同时代、不同来源的药图。例如宋初《开宝本草》中提到："按广州送丁香图，树高丈余。"那么，苏颂在编写《本草图经》的时候会不会用上这个药图呢？今存于《证类本草》中的"广州丁香图"，是不是就是宋初征来的那幅图呢？再广而推之，为什么《本草图经》中会有一些药图不出示地名？诸如此类的问题，只有更深入地研究《本草图经》才可能有答案。

（原载《中华医史杂志》1993年第23卷第3期）

青霞子及《宝藏论》考

郑金生

《宝藏论》是一部道家著作，以往在中医药界，对其研究很不够，许多问题有待考查。

一、关于青霞子其人、其书

青霞子一名，目前所查文献，多见于宋人之书。其中北宋·唐慎微《证类本草》多处引有青霞子及其道家修炼之书。

1.《证类本草》所引青霞子及其著作

《证类本草》以"青霞子"为文献出处的条目计有17处，其中单独引"青霞子"有12条[159]（见于卷三、四），引"青霞子《金液还丹论》"2条（均见于卷四）[160]，引"青霞子《宝藏论》"（均见于卷五）3条[161]。

此外，《宝藏论》在《证类本草》中共引用了11次，其中《宝藏论》与"青霞子"分别见引于一药之下者有5条[162]，《宝藏论》单独引用有3条[163]。只有2条是以"青霞子《宝藏论》"的形式被引用。《金液还丹论》未见单独或与"青霞子"分别见引的情况。

---

159 见宋·唐慎微：《证类本草》卷3丹砂、云母、玉屑、石钟乳、曾青、紫石英；卷4石硫黄、雌黄、灵砂、磁石、阳起石、孔公蘖。

160 见宋·唐慎微：《证类本草》卷4金屑、银屑。

161 见宋·唐慎微：《证类本草》卷5砒霜、硇砂、铅。

162 见宋·唐慎微：《证类本草》卷3丹砂、玉屑、曾青，卷4雌黄、金屑。

163 见宋·唐慎微：《证类本草》卷3消石、卷4雄黄、生银。

《证类本草》所引的青霞子《金液还丹论》、青霞子《宝藏论》，固然可以作为青霞子撰有《金液还丹论》《宝藏论》的依据，但从《证类本草》的方式（青霞子大写，书名小写）也可以理解为青霞子引用了《金液还丹论》《宝藏论》二书。要判断《金液还丹论》《宝藏论》是否是青霞子所撰，必须结合书目的记载才能最后确定。

2. 青霞子及其著作的相关史料

考青霞子相关著作的书目著录，宋元时期有如下记载。

北宋《崇文总目》卷九："青霞子《龙虎金液还丹通元论》一卷"，卷十："青霞子宝藏论一卷"[164]。

南宋·郑樵《通志艺文略》卷六十七：青霞子《龙虎诀妙简》一卷，青霞子《宝藏论》三卷苏元明号青霞子　青霞子《授茅君歌》一卷。青霞子，晋太康时人[165]。

元·脱脱《宋史艺文志》卷二百五：青霞子《旨道篇》一卷，又《龙虎金液还丹通玄论》一卷，《宝藏论》一卷；青霞子《丹臺新录》九卷[166]。

元·马端临《文献通考》卷二百二十五：《龙虎通玄要诀》一卷：晁氏曰：苏元朗撰。以古诀《龙虎经》《参同契秘》《金碧潜通诀》，其文繁而隐，故纂其要为是书。李邯郸家本题云青霞子隋开皇时人，不出名氏，岂元朗之号邪？[167]

将上述宋元书目所载，结合《证类本草》所引，可以判断青霞子《龙虎金液还丹通元论》（或简为《金液还丹论》《龙虎通玄要诀》）一卷、青霞子《宝藏论》一卷，应该是两本书。《证类本草》在引用时，卷三、四常将《宝藏论》、"青霞子"分别引用于同一药条下，卷五才出现"青霞子《宝藏论》"。这一现象，我推测可能是《宝藏论》中既汇集了前人的资料，也有"青霞子"自己的按语或增补内容，故分别引用。到卷五才完整地引用作者名与书名。

能作为青霞子撰有《宝藏论》旁证的另一条史料，是宋·赵希弁《郡斋读书后志》在《宝藏畅微论》一书中提到："青霞君作《宝藏论》三篇。"[168]这说明在北宋以前，确实存在有题为"青霞子"或"青霞君"所撰的《宝藏论》。其内容为"变炼金石"亦确凿无疑。其年代大约在唐末五代或更早一些，但很难说是晋、隋间的作品。

至于青霞子《授茅君歌》一卷（《通志艺文略》）、青霞子《旨道篇》一卷（《宋史艺文志》），因与医药无关，姑且不论。又青霞子《丹臺新录》九卷（《宋史艺文志》），仅与《本草纲目》所载"青霞子《丹臺录》"有关，下文还将专门讨论，此处不赘。

164　见《四库全书》史部，目录类，经籍之属，《崇文总目》卷9、10.

165　见《四库全书》史部，别史类，通志，卷67.

166　见《四库全书》史部，正史类，宋史，卷205.

167　见《四库全书》史部，政书类，通制之属，文献通考，卷225.

168　《四库全书》史部，目录类，经籍之属，《郡斋读书志·后志》卷二：《宝藏畅微论》三卷。右五代轩辕述撰。青霞君作《宝藏论》三篇，著变炼金石之诀。既详其未善，因刊其谬误，增其缺漏，以成是言。故曰《畅微》，时年九十，实干亨二年也。

除此以外，清代的《罗浮山志会编》及《广东通志》对青霞子记载尤详，其中提到青霞子即苏元朗，其中青霞子的著作，除前面所谈的《龙虎金液还丹通元论》《宝藏论》等书之外，还有《太清石壁记》等书，对此宜再追溯其史料之源。

3. 清《罗浮山志》相关史料溯源

明代及其以前的史料对青霞子并无详细记载。然清代对青霞子的记载反而详备起来。其中清·郝玉麟《广东通志》卷五十六记载。

> "隋·苏元朗，不知何许人。尝学道于句曲，得司命真秘，遂成地仙。生于晋太康时。隋开皇中来居罗浮，年已三百余岁。隐青霞谷修炼大丹，自号青霞子。作《太清石壁记》及《所授茅君歌》。又发明太易丹道为《宝藏论》。时弟子朱真人服芝得仙，元朗复著《旨道篇》示之。自此道徒始知内丹矣。又以古文《龙虎经》《周易参同契》《金碧潜通秘诀》三书文繁义隐，乃纂为《龙虎金液还丹通元论》。内视九年，道成冲举而去。谷中有伏虎石。"[169]

上述隋·苏元朗事迹，又是在清·宋广业《罗浮山志会编》基础上复加修润而成[170]。宋广业是康熙间人，他虽然没有去过广东罗浮山，但其序言中介绍说乃取山志，按图据说，以想象为卧游，因此，宋氏所撰的隋·苏元朗事迹，实际上是综合古籍所载，再加构想而成。

关于青霞子即隋·苏元朗一说，在唐代及其以前的史料中还没有查到记载。最早记载青霞子姓氏的是郑樵《通志艺文略》，该书在"青霞子《宝藏论》"条下注云："苏元明，号青霞子。"又在"青霞子《授茅君歌》"条下注云："青霞子，晋太康时人。"将这两条综合起来，似乎苏元明号青霞，晋太康（280~289）时人。

此外，前引马端临《文献通考》中又记载"晁氏曰"，认为《龙虎通玄要诀》的作者即"苏元朗"，且云"李邯郸家本题云：青霞子隋开皇时人，不出名氏。岂元朗之号邪？《文献通考》所引"晁氏"，当为南宋《郡斋读书志》的作者晁公武。但其所引"晁氏曰"的文字，却不见于今本《郡斋读书志》。即便此说确实出自晁公武，也只能表明晁氏所见的史料认为青霞子是隋开皇时（589~617）人，有可能是《龙虎通玄要诀》的作者"苏元朗"（或作"苏元明"）。

但在《罗浮山志》中，认定青霞子即苏元朗，且认为其号是"隐青霞谷修炼大丹，自号青霞子"。至于青霞子生活年代的两种相差300来年的矛盾说法（一说是晋太康时人，一说是隋开皇时人），在《罗浮山志》中被糅合起来，成为"生于晋太康时。

169　见《四库全书》史部，地理类，都会郡县之属，广东通志，卷56.

170　清·宋广业.罗浮山志会编［M］，胡道静等.藏外道书：第19册，成都：巴蜀书社："（苏元朗）居青霞谷，修炼大丹，自号青霞子。作《太清石壁记》及所授《茅君歌》，又发明太易丹道，为《宝藏论》。弟子从游者闻朱真人服芝得仙，竞论灵芝春青、夏赤、秋白、冬黑，惟黄房独产于嵩高，远不可得。元朗笑曰：'灵芝在汝八景中，盍向黄房求诸？谚云，天地之先，无根灵草，一意制度，产成至宝，此之谓也。'乃著《旨道篇》示之，自此道徒始知内丹矣。又以《古文龙虎经》《周易参同契》《金碧潜通秘诀》三书，文繁义隐，乃纂为《龙虎金液还丹通元论》，归神丹于心炼。"

隋开皇中来居罗浮，年已三百余岁"。

关于青霞子的著作，《罗浮山志》提到有《旨道篇》《所授茅君歌》《宝藏论》《龙虎金液还丹通元论》，均可见于前述宋代书志所载。仅《太清石壁记》，来源于更早的《新唐书艺文志》。该书记载："晋苏元明《太清石壁记》三卷，乾元中剑州司马纂，失名。"[171] 这一记载确实令人费解，既称是"晋苏元明《太清石壁记》"，为什么又说是"乾元中剑州司马纂"？乾元（758~760）乃唐代年号，距离晋代已经数百年。有鉴于此，南宋·郑樵《通志艺文略》直接著录"《太清石壁记》一卷，晋苏元明撰。"[172] 但《崇文总目》则回避了作者的问题，仅著录"《太清石壁记》三卷。"[173] 由此看来，虽然《太清石壁记》早在《新唐书艺文志》已经见诸著录，但其作者始终扑朔迷离。

《太清石壁记》今仍存世，见于《道藏》"洞神部·众术类·兴字号"，三卷，题为"楚泽先生编"[174]。北宋《证类本草》卷三石钟乳条下引此书的《太清石壁记》"炼钟乳法"[175]，可证明乃取自《道藏》的《太清石壁记》。此书作者为"楚泽先生"，是否即《唐书艺文志》乾元间佚名的剑州司马？尚无可考。但即便认为《太清石壁记》就是《唐书艺文志》所载之书，也没有证据认为晋代苏元明就是青霞子。有可能《罗浮山志》作者注意到《唐书艺文志》或《通志艺文略》记载的"晋苏元明《太清石壁记》"，于是结合宋代书志所载"苏元明，号青霞子"，认定青霞子撰有《太清石壁记》，而没有顾及《道藏》已经明确指出《太清石壁记》的作者是"楚泽先生"而非青霞子。《证类本草》所引乃据《道藏》本的《太清石壁记》，故没有说明其作者。因此在本草书中，并不牵涉到有青霞子著《太清石壁记》的问题。

明·李时珍《本草纲目》中记载的青霞子相关书籍有：青霞子《丹臺录》、轩辕述《宝藏论》《太清石壁记》。关于这些书籍的来源，是另一个需要考证的问题。

二、《本草纲目》所引青霞子相关资料的考证

本着先易后难的原则，先谈《太清石壁记》，再谈青霞子《丹臺录》，最后讨论轩辕述《宝藏论》。

171 《四库全书》史部，正史类，（宋）欧阳修《新唐书》，卷五十九.

172 《四库全书》史部，别史类，通志，卷六十七.

173 《四库全书》史部，目录类，经籍之属，崇文总目，卷九.

174 《四库全书》子部，道家类，（明）白云霁《道藏目录详注》，卷三，洞神部·众术类·兴字号：太清石壁记三卷，楚泽先生编.太乙金英神丹方，造大还丹方，黄帝九鼎丹方，六一泥法，飞丹禁忌法，飞丹发火吉日，召霆丹法，石硫黄丹法，八石丹方，五灵丹方，八神丹方，三使丹方，召霆丹法，朱砂霜法，金银二粉法，造内丹法，造硫黄水炼法，铁液丹法，朝霞丹法，光明丽日丹法，凌霄丹法，炼钟乳法，作铁粉法，疗病状法，服八石丹法，水炼云母法，并《丹经秘要口诀》.

175 宋·唐慎微《证类本草·玉石部上品》卷三石钟乳：《太清石壁记》炼钟乳法：《太清经》云：取好细末，置金银瓯器中，瓦一片密盖瓯上，勿令泄气，蒸之自然化作水。

1.《太清石壁记》

李时珍《本草纲目·引据古今经史百家书目》出《太清石璧记》一书名（误将"壁"引作"璧"），并注明出自"旧本"（即《证类本草》）所引。但在正文中，李时珍虽然从《证类本草》转引了《太清石壁记》的"炼钟乳法"，却没有出示《太清石壁记》书名，而是直接引用其中的《太清经》"炼钟乳法"。[176]因此，《本草纲目》与《证类本草》一样，不存在将《太清石壁记》作为青霞子著作的问题。

2. 青霞子《丹臺录》

《丹臺录》这一书名，在《本草纲目》中凡两见：一见于《本草纲目·引据古今经史百家书目》[177]，一见于《本草纲目·历代诸家本草》[178]。在后一出处中，李时珍将"青霞子《丹臺录》"作为"金石草木可备丹炉"之类的书籍。但在《纲目》正文之中，却不见引用《丹臺录》一书。尽管《纲目》正文数引"青霞子"之药论，然核对文献来源，皆属转引《证类本草》中的"青霞子"言论（详见下文），并没有明确属于《丹臺录》的内容。

考历史上确有《丹臺录》一书，但并非出自青霞子。

据《说郛》所存唐·柳宗元《龙城录》记载，晋哀帝（362~364在位）著有《丹臺录》三卷[179]。然而《龙城录》乃南宋·王铚（性之）伪作[180]。唐以前文献及书目均未见提到《丹臺录》一书，至宋人著作中，则屡见引用该书。例如宋·祝穆《方舆胜览》[181]、邓牧《洞霄图志》[182]、赵与时《宾退录》[183]等书均提到《丹臺录》，其内容乃杂记神仙家故事，并未涉及炼丹术。明代书中也提到《丹臺录》记载壶公姓谢名玄[184]。据上述宋、明诸书所引该书若干内容，大致可推测此《丹臺录》乃南朝至南宋之间的书，其作者

176　明·李时珍：《本草纲目·金石部·石类上》卷九：〔慎微曰〕《太清经》炼锺乳法：取好细末置金银器中，瓦一片密盖，勿令泄气，蒸之，自然化作水也。

177　明·李时珍《本草纲目·序例》卷一："引据古今经史百家书目：青霞子《丹臺录》"。

178　明·李时珍《本草纲目·序例》卷一　历代诸家本草：……《庚辛玉册》〔时珍曰〕宣德中，宁献王取崔昉《外丹本草》、土宿真君《造化指南》、独孤滔《丹房鉴源》、轩辕述《宝藏论》、青霞子《丹台录》诸书所载金石草木可备丹炉者，以成此书。

179　《四库全书》子部，杂家类，杂纂之属，《说郛》，卷二十六上柳宗元《龙城录》：晋哀帝著书深闻至理：晋哀帝（362-364在位）着《丹青符经》五卷《丹台录》三卷.青符子即神丘先生也，深闻至理.近世有胡宗道海上方士得其术。

180　《四库全书》附，四库全书总目，钦定四库全书总目，卷一百四十四：龙城录二卷浙江巡抚采进本旧本题唐柳宗元撰、宋葛峤始之柳集中．然《唐艺文志》不著录．何薳《春渚纪闻》以为王铚所伪作．《朱子语类》亦曰柳文后《龙城录杂记》，王铚之为也……又《四库全书总目提要》在《墨庄漫录》条下亦称"他如辨《碧云騢》为魏泰作，辨《龙城录》《云仙散录》为王铚作，皆足资考证。"

181　《四库全书》史部，地理类，总志之属，宋·祝穆《方舆胜览》，卷二十六：云阳山在茶陵县《丹台录》：黄初平自号赤松子，治于南岳之阳，即此地有松高百丈。

182　《四库全书》史部，地理类，古迹之属，宋邓牧撰《洞霄图志》，卷五：归一许真君：许迈……初上书弃妻，即孙骠骑之女，妻有书答之，载《丹臺录》中．其后妻亦入山得道。

183　《四库全书》子部，杂家类，杂考之属，宋赵与时《宾退录》，卷六：……《夷坚乙志》又载方朝散为玉华侍郎事甚详．方之名不著于世，故不录《真诰》《丹臺录》诸书所载。

184　明·徐应秋《玉芝堂谈荟》卷14"仙人鬼神姓名"，明·王世贞《弇州四部稿·续稿》卷159"周义山传"。

不明，更无将青霞子题为该书作者的记载。因此，无论从作者还是《丹臺录》的内容来看，此书都不可能是《本草纲目》所引的"青霞子《丹臺录》"。那么李时珍所载的"青霞子《丹臺录》"从何而来？最大的疑点是来源于"青霞子《丹臺新录》"。

元·脱脱《宋史艺文志》著录了"青霞子《丹臺新录》九卷"[185]。此书与青霞子《丹臺录》仅一字之差，确有可能与李时珍所引属于同一书。但元·脱脱主持编写的《宋史艺文志》并不严谨,错误很多。其史料主要来源是《郡斋读书志》《直斋书录解题》《通志艺文略》等宋代书志。因此，有必要追溯其史料来源。

经查在南宋·郑樵《通志艺文略》（1161）中，同样记载了《丹臺新录》九卷[186]，其作者是"夏有章"。关于夏有章，虽然正史无名，但在多种宋代书籍中提到此人。据宋·欧阳修《文忠集》中记载，夏有章是北宋庆历五年（1045）前后之人[187]。郑樵著《通志艺文略》的时代在此后仅百余年，故其著录应该是可信的。

《丹臺新录》一书今已无存，但在宋末元初王应麟《玉海》中，却多次引用了《丹臺新录》一书所载的历代宫、堂、庭、阁、馆、阙、园、池等名称。[188]《玉海》乃类书，所引资料均按朝代先后排列，凡是前朝都列出朝代名，唯独《丹臺新录》不出朝代，且置于所有史料之末。因此《丹臺新录》宋代人所撰，应该没有疑问的。其内容不过是记载楼台庭阁，与炼丹无关。所谓"丹臺"，乃道家指神仙居住之地，故该书被列入道家书。

如此看来，《本草纲目》所言"青霞子《丹臺录》"，确有可能是误引《宋史艺文志》的青霞子《丹臺新录》一名。《纲目》正文不见引用该书，说明此书李时珍并未亲见，只能是据书目臆测而定。但《宋史艺文志》所载，却是《通志》所载夏有章《丹臺新录》之误。造成这种错误的原因，有可能是《通志》在夏有章《丹臺新录》之前，还著录了"《金液指掌论》一卷，苏元素撰;《得一歌》一卷"。青霞子名苏元朗，与苏元素只有一字之差。这可能是《宋史艺文志》将《丹臺新录》误著录为青霞子撰的原因。

综上所述，宋以前的《丹臺录》，并非青霞子撰。《通志艺文略》所载北宋·夏有章《丹臺新录》九卷，被《宋史艺文志》误著录为"青霞子《丹臺新录》九卷"。

185　《四库全书》史部，正史类《宋史》卷二百五："青霞子丹臺新录九卷……右道家附释氏神仙类凡七百十七部二千五百二十四卷。"

186　《四库全书》史部，别史类，〈通志艺文略〉卷六十七"道家"：金液指掌论一卷苏元素撰　得一歌一卷　丹臺新录九卷。夏有章撰。

187　《四库全书》集部，别集类，（宋欧阳修撰）文忠集，卷九十七：论凌景阳三人不宜与馆职奏状，庆历五年（1045）……又闻夏有章、魏廷坚等亦皆得旨，将试馆职。此二人者皆有赃污，著在刑书,此尤不可玷辱朝化……

188　《四库全书》子部，类书类，《玉海》，卷158"历代宫名"：丹臺新录所载：易迁、七业、上清、西紫、清上、太霞、太素、繁玉、琅华、沧浪、玉；卷161"历代堂名"：丹臺新录所载：高晖堂郁绝宇；卷162"历代庭名"：丹臺新录所载：太霞、瓠瓜；卷162"历代阁名"：丹臺新录所载：金阁；卷165"历代馆名"：丹臺新录所载：金庭、紫微；卷168"历代院名"：丹臺新录所载：东华九灵上清琳房高晨寝琼室；卷170"历代阙名"：丹臺新录所载：龟、高清、紫；卷171"历代园名"：丹臺新录所载：阆、瑶玉、圃……"历代池名"：丹臺新录所载：蘂渊、琼池。

此二书均不见存世，据其佚文，此二书均记载神仙家相关的故事，与炼丹术无关。李时珍《本草纲目》所载的"青霞子《丹臺录》"，乃承袭《宋史艺文志》之误，其正文并未引用该书内容。在《证类本草》中，数引"青霞子"之文，且有12处引"青霞子"而不出其书名。李时珍有可能是想弥补这一不足，遂依据《宋史》所载，臆测青霞子有《丹臺录》一书。

3.《宝藏论》及相关书籍

《证类本草》所引的"青霞子"及《宝藏论》，有不少为《本草纲目》转载。比较二书所引关系如下表。

	《证类本草》	《本草纲目》	备注
1	**卷三云母**……**青霞子**：云母久服，寒暑难侵。		
2	**卷三曾青**：**青霞子**：爽神气。		
3	**卷三紫石英**……**青霞子**：紫石英，轻身充肌。		
4	**卷四石硫黄**：**青霞子**：硫黄散癖。		
5	**卷四雌黄**：**青霞子**云：雌黄，辟邪去恶。		
6	**卷四灵砂**……**青霞子**：灵砂若草伏得住火成汁不折，可疗风冷。用作母砂子匮为银，若把五金折不成，汁不堪。		
7	**卷四磁石**：**青霞子**：磁石毛，治肾之疾。		
8	**卷四阳起石**：**青霞子**：阳起，治肾之疾。		
9	**卷五砒霜**：**青霞子《宝藏论》**云：砒霜，若草伏住火煅，色不变移，镕成汁，添得者，点铜成银。若只质枯折者，不堪用。		
10	**卷五硇砂**……**青霞子《宝藏论》**硇砂，若草服伏住火不碎，可转制得诸石药，并引诸药，可治妇人久冷。硇砂为五金贼也，若石药并灰霜伏得者，不堪用也。		
11	**卷五铅**……**青霞子《宝藏论》**云：黑铅草伏得成宝，可点铜为银，并铸作鼎，养朱砂住得火，养水银住火，断粉霜住火。		
12	**卷四"金屑"**：**青霞子《金液还丹论》**：金未增年。又黄金破冷除风。	**卷八"金"**：(金屑)破冷气，除风。青霞子。	
13	**卷四"银屑"**：**青霞子《金液还丹论》**：银破冷除风。	**卷八"银"**：破冷除风。青霞子。	
14	**卷三玉屑**：**青霞子**：玉屑一升，地榆草一升，稻米一升。三物，取白露二升，置铜器中煮米熟，绞取汁。玉屑化为水，名曰玉液。以药内杯中。美醴，所谓神仙玉浆也。	**卷八"玉"**：〔青霞子曰〕作玉浆法：玉屑一升，地榆草一升，稻米一升，取白露二升，铜器中煮，米熟绞汁。玉屑化为水，以药纳入，所谓神仙玉浆也。	

	《证类本草》	《本草纲目》	备注
15	**卷三丹砂**：**青霞子**：丹砂，自然不死，若以气衰血散，体竭、骨枯，入石之功，稍能添益，若欲长生久视，保命安神，须饵丹砂。且八石见火，悉成灰烬，丹砂伏火，化为黄银，能重能轻，能神能灵，能黑能白，能暗能明，一斛人擎，力难升举，万斤遇火，轻速上腾，鬼神寻求，莫知所在。	**卷九"丹砂"**：〔青霞子曰〕丹砂外包八石，内含金精，禀气于甲，受气于丙，出胎见壬，结块成庚，增光归戊，阴阳升降，各本其原，自然不死。若以气衰血败，体竭骨枯，八石之功，稍能添益。若欲长生久视，保命安神，须饵丹砂。且八石见火，悉成灰烬；丹砂伏火，化为黄银。能重能轻，能神能灵，能黑能白，能暗能明。一斛人擎，力难升举；万斤遇火，轻速上腾。鬼神寻求，莫知所在。	其中《纲目》所引"丹砂外包八石……各本其原"一段，乃误把《证类》所引《太清服炼灵砂法》条文错作"青霞子"之文。
16	**卷三"石钟乳"**：青霞子：补髓添精。	**卷九"石钟乳"**：补髓，治消渴引饮。青霞子。	《纲目》化裁糅入《证类》所引《伤寒类要》"治舌瘇，渴而数饮"内容。
17	**卷四"孔公蘖"**：青霞子：蘗，轻身充肌。	**卷九"孔公蘖"**：轻身充肌：青霞子。	

上表中《证类本草》所引17条与青霞子有关的条文，只有6条被《本草纲目》转引。这17条中，有2条"青霞子《金液还丹论》"，李时珍都曾转引，但只引"青霞子"，而不提《金液还丹论》。还有3条"青霞子《宝藏论》"，李时珍都没有转引。其中卷五"铅"条《证类本草》引了"青霞子《宝藏论》"，《本草纲目》引了"《宝藏论》"，内容则完全不一样。

根据上述比较，可知在《本草纲目》中，凡所引"青霞子"的内容，都属于转引《证类本草》而来，并没有新的内容，更没有可能属于《丹臺录》的文字。

《本草纲目》引用了与《证类本草》所引同名的《宝藏论》，两书引用的情况见下表。

	《证类本草》	《本草纲目》	备注
1	**卷三丹砂**：《宝藏论》：朱砂若草伏住火，胎包在籍，成汁可点银为金，次点铜为银。		
2	**卷三玉屑**：《宝藏论》：玉玄真者饵之，其命无极，令人举身轻飞，不但地仙而已。然其道迟成，服一二百斤乃可知也。玉，可以乌米酒及地榆酒化之为水，亦可以葱浆水消之为粘，亦可饵以为丸，可烧为粉服，一年已上，入水中不濡。		

	《证类本草》	《本草纲目》	备注
3	**卷三曾青**：《宝藏论》：曾青若住火成膏者，可立制汞成银，转得八石。		
4	**卷三消石**：《宝藏论》：消石，若草伏而斤两不折软，一切金、银、铜、铁硬物，立软。		
5	**卷四雌黄**：《宝藏论》：雌黄伏住火，胎色不移，鞲熔成汁者，点银成金，点铜成银。		
6	**卷四雄黄**：《宝藏论》：雄黄，若以草药伏住者，熟炼成汁，胎色不移；若将制诸药成汁并添得者，上可服食，中可点铜成金，下可变银成金。		
7	**卷四金屑**：《宝藏论》：凡金有二十件：雄黄金、雌黄金、曾青金、硫黄金、土中金、生铁金、熟铁金、生铜金、鍮石金、砂子金、土碌砂子金、金母砂子金、白锡金、黑铅金、朱砂金，已上十五件，惟只有还丹金、水中金、瓜子金、青麸金、草砂金等五件是真金，余外并皆是假。	**卷八"金"**：〔时珍曰〕《宝藏论》云：金有二十种。又外国五种。还丹金，出丹穴中，体含丹砂，色尤赤，合丹服之，希世之宝也。麸金出五溪、汉江，大者如瓜子，小者如麦，性平无毒。山金出交广南韶诸山，衔石而生。马蹄金乃最精者，二蹄一斤。毒金即生金，出交广山石内，赤而有大毒，杀人，炼十余次，毒乃已。此五种皆真金也。水银金、丹砂金、雄黄金、雌黄金、硫黄金、曾青金、石绿金、石胆金、母砂金、白锡金、黑铅金，并药制成者。铜金、生铁金、熟铁金、鍮石金，并药点成者。已上十五种，皆假金也，性顽滞有毒。外国五种，乃波斯紫磨金、东夷青金、林邑赤金、西戎金、占城金也。	《纲目》所引增补外国五种金，内容大大增多。
8	**卷四生银**：《宝藏论》云：夫银有一十七件：真水银银、白锡银、曾青银、土碌银、丹阳银、生铁银、生铜银、硫黄银、砒霜银、雄黄银、雌黄银、鍮石银，惟有至药银、山泽银、草砂银、母砂银、黑铅银五件是真，外余则假。银坑内石缝间有生银迸出如布线，土人曰老翁须，是正生银也。	**卷八银**：〔时珍曰〕《宝藏论》云：银有十七种。又外国四种。天生牙，生银坑内石缝中，状如乱丝，色红者上。入火紫白如草根者次之，衔黑石者最奇，生乐平、鄱阳产铅之山，一名龙牙，一名龙须，是正生银无毒，为至药根本也。生银生石矿中，成片块，大小不定，状如硬锡。母砂银，生五溪丹砂穴中，色理红光。黑铅银，得子母之气。此四种为真银。有水银银、草砂银、曾青银、石绿银、雄黄银、雌黄银、硫黄银、胆矾银、灵草银，皆是以药制成者；丹阳银、铜银、铁银、白锡银，皆以药点化者，十三种皆假银也。外国四种：新罗银、波斯银、林邑银、云南银，并精好。	《纲目》所引增补外国四种银，内容增多，且行文变更较大。
9	**卷五硇砂**：青霞子《宝藏论》硇砂，若草服伏住火不碎，可转制得诸石药，引诸药，可治妇人久冷。硇砂为五金贼也，若石药并灰霜伏得者，不堪用也。		

本草纲目研究札记

	《证类本草》	《本草纲目》	备注
10	**卷五砒霜**：青霞子《宝藏论》云：砒霜，若草伏住火煅，色不变移，镕成汁，添得者，点铜成银。若只质枯折者，不堪用。		
11		**卷八赤铜**：〔时珍曰〕《宝藏论》云：赤金一十种：丹阳铜、武昌白慢铜、一生铜、生银铜，皆不由陶冶而生者，无毒，宜作鼎器。波斯青铜，可为镜。新罗铜，可作钟。石绿、石青、白、青等铜，并是药制成。铁铜以苦胆水浸至生赤，煤熬炼成而黑坚。锡坑铜大软，可点化。自然铜见本条。	
12		**卷八自然铜**：〔时珍曰〕按《宝藏论》云：自然铜生曾青、石绿穴中，状如寒林草根，色红腻，亦有墙壁。又一类似丹砂，光明坚硬有棱，中含铜脉，尤佳。又一种似木根，不红腻，随手碎为粉，至为精明，近铜之山则有之。今俗中所用自然铜，皆非也。	
13	**卷五铅**：青霞子《宝藏论》云：黑铅草伏得成宝，可点铜为银，并铸作鼎，养朱砂住得火，养水银住火，断粉霜住火。	**卷八铅**：〔时珍曰〕《宝藏论》云：铅有数种：波斯铅，坚白为天下第一。草节铅，出犍为，银之精也。衔银铅，银坑中之铅也，内含五色。并妙。上饶乐平铅，次于波斯、草节。负版铅，铁苗也，不可用。倭铅，可勾金。	
14		**卷八铁**：〔时珍曰〕《宝藏论》云：铁有五种：荆铁出当阳，色紫而坚利；上饶铁次之；宾铁出波斯，坚利可切金玉；太原、蜀山铁顽滞；刚铁生西南瘴海中山石上，状如紫石英，水火不能坏，穿珠切玉如土也。	
15		**卷十六"鹿蹄草"**：按轩辕述《宝藏论》云：鹿蹄多生江广平陆及寺院荒处，淮北绝少，川陕亦有。苗似堇菜，而叶颇大，背紫色。春生紫花。结青实，如天茄子。可制雌黄、丹砂。	
16		**卷十七泽漆**：〔时珍曰〕……今考《土宿本草》及《宝藏论》诸书，并云泽漆是猫儿眼睛草，一名绿叶绿花草，一名五凤草。……五月采汁，煮雄黄，伏钟乳，结草砂……	
17		**卷二十六"紫堇"**：今按轩辕述《宝藏论》云：赤芹即紫芹也，生水滨。叶形如赤芍药，青色，长三寸许，叶上黄斑，味苦涩。其汁可以煮雌、制汞、伏朱砂、擒三黄。号为起贫草。	
18		**卷二十七马齿苋**：〔时珍曰〕……《宝藏论》及《八草灵变篇》并名马齿龙芽，又名五方草，亦五行之义。	
19		**卷二十七藜**：〔时珍曰〕《宝藏论》云：鹤顶龙芽，其顶如鹤，八九月和子收之，入外丹用。	

从上表可知，《证类本草》共引用了11条含《宝藏论》的条文，《本草纲目》也引用了11条含《宝藏论》的条文，但只在3味药物之下，两书都引用了《宝藏论》。也就是说，《证类本草》所引的11条《宝藏论》，有8条未被《本草纲目》引用。同样，《本草纲目》所引的11条《宝藏论》，有8条不见于《证类本草》。

问题是，有三味药两书同时都引有《宝藏论》，其内容是否相同呢？

其中《证类本草》卷五"铅"条所引的"青霞子《宝藏论》"，与《本草纲目》卷八"铅"条所引的"《宝藏论》"，内容完全不同。说明这两书所引的"《宝藏论》"并非是完全相同的一种书。

另外，在《证类本草》卷四"金屑"与"生银"所引的《宝藏论》，与《本草纲目》卷八"金"与"银"条所引的《宝藏论》，内容却有相同之处，也有不同之处。其区别是：《本草纲目》所引的内容比《证类本草》所引的内容大大增多，例如"金"条多了外国五种金，"银"条多了外国四种银，且部分文字也有出入。这一现象表明：《本草纲目》所引的《宝藏论》，确实与《证类本草》所引同名书有关，但其内容却有增补。

对这一现象的解释，在于这两书的作者并不相同。《证类本草》所引的是"青霞子《宝藏论》"，而《本草纲目》所引的是"轩辕述《宝藏论》"（见《本草纲目》卷1"历代诸家本草"、"引据古今经史百家书目"，卷16"鹿蹄草"，卷26"紫堇"）。

关于"青霞子《宝藏论》"与"轩辕述《宝藏论》"的关系，目前可以查到的最早的史料，是前面已提到的南宋·赵希弁《郡斋读书志·后志》。该书卷二记载："《宝藏畅微论》三卷。右五代轩辕述撰。青霞君作《宝藏论》三篇，著变炼金石之诀。既详其未善，因刊其谬误，增其缺漏，以成是言。故曰《畅微》。时年九十，实乾亨二年也。"这条史料后来被《文献通考》转引[189]，但题为"晁氏曰"，其实这并不是晁公武所载。至于清·梁廷楠《南汉书·列传第八》所载[190]，则与《郡斋读书志·后志》《文献通考》所载多同，很明显是取自此二书。

至此可以得出以下结论。

《证类本草》所引的是青霞子《宝藏论》，《本草纲目》所引的是轩辕述《宝藏畅微论》。

轩辕述是五代末、宋初之人，年九十，卒于乾亨二年（980），其时北宋立国已20年。

---

189 《四库全书》史部，政书类，通制之属，《文献通考》，卷二百二十二：《宝藏畅微论》三卷：晁氏曰：五代轩辕述撰．青霞君作《宝藏论》三篇，著变炼金石之诀．既详其未善，因刊其谬误，增其阙漏，以成是书，故曰畅微．时年九十，实乾亨二年也。

190 清·梁廷楠《南汉书·列传第八》载有："轩辕述，乾亨（亨）时人．精通岐黄术，治病多奇验，远近争趋之．尤好读前代医学诸书，自能具卓识，不胶执古人成说．常居孜孜著作，老而不倦．先是，青霞君作《宝藏论》三篇，著变炼金石之诀，述既病其未善，因为刊去谬误，博采以补其缺，为《宝藏畅微论》三卷，成书时，年已九十矣．寻卒，所遗书，医家争宝之。"

《宝藏畅微论》是在《宝藏论》基础上扩充而成，因此内容更为丰富。其中涉及多种可以伏炼丹石的草药，这也正是唐末五代炼丹术的特征。

根据《本草纲目》所引的内容，可以推测李时珍确实是引自《宝藏畅微论》原书。但他没有使用该书的全名，只简称《宝藏论》。明末方以智《物理小识》里也引用过"轩辕述《宝藏论》"，但可能是转引《本草纲目》之文。清代的《御定骈字类编》《御定佩文韵府》都引用了"轩辕述《宝藏论》"[191]。所引内容则并非出自《本草纲目》。因此，可以推测：轩辕述《宝藏畅微论》直到清前期仍然存世，也常被简称为"轩辕述《宝藏论》"。

《本草纲目》正文从未引青霞子《丹臺录》，连可以确定为青霞子所撰的《宝藏论》都没有转引。至于《丹臺录》，古代虽有此书，但《宋史》中的"青霞子《丹臺新录》"实际上是《通志》夏有章《丹臺新录》的误引。《本草纲目》又承其误，将《丹臺录》视为青霞子所撰。

又，《证类本草》所引的青霞子及其书，均是宋·唐慎微所引，不是出自《图经本草》。《本草纲目》仅转引了部分唐慎微所引的青霞子药论，但其重心是轩辕述《宝藏（畅微）论》。

值得注意的是，轩辕述的著作本应为《宝藏畅微论》，但《本草纲目》引用时，有的只写《宝藏论》，有的作"轩辕述《宝藏论》云"（如卷16草部"鹿蹄草"条和卷26菜部"紫堇"条）。这些内容是李时珍从轩辕述的著作中直接引用的。但青霞子是否即苏元朗，或者苏元明，已经无法考证清楚。苏元明是晋代人，苏元朗是隋代人。所有认为青霞子即苏元朗的史料都不很确定，清代《罗浮山志》的资料已经很晚，多属缀联想象而成，难以为据。因此，只能认为青霞子《宝藏论》大概是唐末五代或更早一些时的著作，却无法认定就是晋·苏元明或隋·苏元朗的著作。

191　《四库全书》子部，类书类，御定骈字类编，卷一百三十六：轩辕述宝藏：半两钱即紫金今用赤铜和金为之；御定佩文韵府，卷一之一：又轩辕述宝藏论：古云半两钱即紫金今用赤铜和金为之。

第三卷

字词释证

关于《本草纲目》异体字取舍的研究

张志斌　郑金生　于大猛　李　强　侯酉娟　郑文杰

中医药文献大量是古籍，均用繁体字表达，且用字很不规范。在用繁体字进行古籍整理时，就会遇到非常棘手的异体字规范问题。以《本草纲目》（此后简称《纲目》）为例，经初步研究，有异体字800多组，涉及1500多个字。由于《纲目》对中医药学的重大影响，对这些异体字如何进行取舍，直接影响到中医药古籍整理的用字原则及药名与病证名的规范研究。

由于《纲目》是明代著作，其用字反映了自古以来相关名词的继承与变迁，也部分反映李时珍个人的观点。因此，并不能简单地按照适宜于现代中国大陆使用的《通用规范汉字表》[1]（以下简称《规范字表》）或参考台湾"教育部"《常用国字标准字体表》（以下简称《标准字表》）来进行取舍。为了既能达到一定程度的规范，又不违背古籍整理之存真原则，我们经过调查、研究、专家咨询，除了参考《说文解字》《康熙字典》《汉语大字典》《辞源》《辞海》等多种公开发行的辞书外，还重点参考了其他由文字学专家专为古籍整理制定的内部使用繁体异体字规范字表，如《中华书局新字形及异体字统改字表》（以下简称《中华书局表》）及《中华大典异体字规范字表》[2]（以下简称《中华大典表》），并充分尊重《纲目》李时珍的用字习惯，综合以上各种因素，初步制定出本课题《本草纲目影校对照》的异体字取舍原则。现讨论于下，以求得各位专家及同道的宝贵意见。

一、基本原则

所谓"基本原则"，亦即在任何一类古籍整理的基本情况下均可使用者，一般无须特殊说明。

1. 异体从正

这里所说的"异体"，意义窄于一般所言者，指古代《说文解字》等权威字书中的正字与现代各种规范字表选定相同的规范正字及其相应的异体字。同时，还必须与李时珍的用字习惯没有明显冲突，则将异体字从正而改。

字例：妙与玅。《纲目》用"妙"字很多，"玅"字少用，且均与"妙"（美好、

1　教育部，国家语言文字工作委员会 . 通用规范汉字表，国务院办公厅秘书局，2013.

2　中华大典四川编辑处 . 中华大典异体字规范字表，中华大典办公室，1995.

精微）同义。据《汉语大字典》引据，在此含义中，"妙"读miào，《广雅·释诂》："妙，好也。"《正字通·女部》："妙，精微也。"其他意义的"妙"（如遥远、年少，读作miǎo）未见《纲目》使用。"玅"在古代有两读音。读yāo时意义为"急戾"（见《说文·弦部》）、"小意"（见《类编·玄部》）。此含义之"玅"出现虽早，但不见于《纲目》所用。"玅"只有读miào时，义与妙通。如《玉篇·玄部》："玅，今作妙，精也。"[3]可见自古以来，"妙""玅"同具美好意义。《康熙字典》"妙"字下注称"别作玅"。[4]现代《通用规范汉字表》《中华书局表》及《中华大典表》均以"妙"为正字，将"玅"作为异体字废除。结合这两字在《纲目》中的使用情况，并无歧义，故从正而统作"妙"。

2. 俗讹从正

凡古字书与今语言工具书一致认定的俗字、讹字，均改为正字。若古代之俗字，《规范字表》又列为异体，则即便《纲目》多用，也必须改俗从正。

字例：風与凬。"風"，《说文·風部》："風，八風也。……凡風之属皆从風。""凬"乃"風"字俗字，《宋元以来俗字谱》收录"凬"字。[5]《纲目》中以"風"字为多，偶尔亦可见"凬"字。《中华大典表》规定"風"为正字，将"凬"作为异体字废除。《规范字表》规定"風"为"风"的繁体字，无异体字，未收"凬"字。《中华书局表》亦未收"凬"字。今从正而统一作"風"。

二、特殊情况

这是一类涉及中医药的书籍，具体地说，是涉及《纲目》一些相对特殊的用字情况而相应采用一类选字原则。

1. 名从主人

"名"指人名字号、地名、药名等专用名词；"主人"是指此名的拥有者。所谓"名从主人"，是指此类名词即便有不合《规范字表》正字，亦不加改动。

字例：升与昇。"昇"，《重修广韵·十六蒸》："昇，日上，本亦作升。《诗》云：'如日之升'。俗加日。"[6]此表明古代即将"昇"作为"升"的俗字。《纲目》凡上升之义均作"升"。《规范字表》规定"升"为正字，无繁体字，将"昇"字作为异体字废除。二字无歧义，一般可从正改。但人名韩保昇、昇玄子等，则必须保留原字。另如《规范字表》规定"址"为正字，而将"阯"作为异体字废除，但地名"交阯"必须使用原字。

在名从主人这一类用字中，药名是最为突出，尤需加以注意的一类。因此对于

3　汉语大字典编辑委员会.汉语大字典 [M].成都：四川辞书出版社 , 1995: 1030, 287.

4　清·张玉书，陈廷敬等 .《御定康熙字典》卷六 "女部"，文渊阁《四库全书》经部小学类字书之属 , 28.

5　刘玉刚 .中华字海 [M].上海：上海古籍出版社 , 2008: 121.

6　宋·陈彭年等 .《重修广韵》卷二 "十六蒸"，文渊阁《四库全书》经部小学类字书之属 , 54.

药名,除黄柏（栢）、羌（羗）活等一类异体从正之外,我们又单独附加一些取舍原则。①误名改正：有违药物命名原意，或明显变更原始药名用字，容易产生歧义或多音者，均需改回正名。如：白及（白芨）、黄蘗（黄蘖）等。②别名从本：药物正名之外的别名、俗名、处方用名等，依然服从"名从主人"原则，依从底本，不予统一。如：硫黄～流黄、芒消～芒硝，等。③译名从音：外来药物的译名，尊重原译名用字，不求统一。如：密陀僧～没多僧、燕脂～臙脂～臙肢～胭支等。④习用从俗：《纲目》中少数误名或俗名，习用日久，积重难返，只能从俗，视为正名或别名。例如"毛茛"，《证类本草》原作"毛茛"，《纲目》误作"毛茛"，此误名沿用至今，无法再改回"毛茛"，只能将错就错。

2. 释从主人

"释"指李时珍对某字或某药的解释；"主人"就是作释者李时珍。所谓"释从主人"是指某字若被李时珍认定为正字，即便与古今正字不同，一律不改，以保持作者的原意。

字例：筍与笋。"筍"，《说文·竹部》："筍：竹胎也。"此为本字。"笋"，《集韵·准韵》："筍，竹胎也。或作笋。"说明"笋"是后起的异体字。《规范字表》规定"笋"为正字，把"筍"作为异体字废除。《中华大典表》分别收入"筍"与"笋"两个正字。而《纲目》两字均用，且有明显的区别。对"竹筍"极力主张用"筍"字，以符合竹笋生长特性。但凡非竹胎之嫩芽，则用"笋"字，如菰笋、芦笋。可见李时珍对不同的"笋"，用字不同。因此，必须保留两个字形，以体现李时珍的用意。

《纲目》中此类特色用字不止一二，如：鰕～蝦、柹～柿、卮～栀，等等。这是李时珍的特色。若有违时珍原意，则不像是原汁原味的《纲目》。

3. 行业用字

中医药行业多用的某些字，若改动，则将明显地影响字义，失去中医药的特色，则不能予以改动。

字例1：剉与锉。"剉"，《说文·刀部》："剉，折伤也。"后作"挫"《说文·金部》："锉，鍑也。"指小釜，完全没有锉磨的含义。[7]梁代《玉篇·刀部》定义为："剉，去芒角也，斫也。"[8]即为砍、切之义。古代作为"锉刀"、"锉磨"之义的"锉"字多用"错"、"铝"、"鑢"、"鑪"等字。[9]较少用"锉"。但《规范字表》规定"锉"为正字，将"剉"作为异体字废除，此实不妥。"剉"基本作为动词用，有砍、切之义。而现代"锉"则多指名词锉刀，或指动词用锉刀锉磨物体，完全没有砍与切的意思。《纲目》中有213个"剉"字，均为"砍"、"切"之义，而并非"锉磨"。凡"锉磨"之义，多

7　汉·许慎撰，宋·徐铉校订.说文解字（简本）[M].上海：上海教育出版社，2003:116, 388.

8　梁·顾野王.《重修玉篇》卷十七"刀部"，文渊阁《四库全书》经部小学类字书之属，7.

9　宗福邦，陈世铙，萧海波.故训汇纂[M].北京：商务印书馆，2003:2369, 2374, 2389.

用"错"字。如《纲目》"犀"条：角"错屑，入杵臼"；"鹿"条："凡用鹿角、麋角，并截段错屑"；"麋"条：角"刮去皮，错屑"，等等。只有一处用"锉"，见《纲目·羚羊》：角"铁锉锉细"[10]。因此，"剉"，作为药物炮制的一种方法，属中医行业特色用字，绝对不能用"锉"字取代。

字例2：炸与煠。"炸"(zhá)作为一种食物烹调方法，其义起源很晚，属晚近错字，尚未见于任何古字书。今《汉语大字典·火部》："炸，烹调方法，把食物放在沸油中弄熟。"[11]这是现代最普遍的意义。《辞海》释"煠(zhá)"，仅云"同'炸'。"[12]《中华字海》更明确定义："煠，同炸，把食物放在煎开的油里弄熟。"[13]此种释义有以今律古之嫌。《规范字表》规定"炸"为正字，无异体字，未收"煠"字。因此现代很多中医药古籍整理将"煠"径改为"炸"。但"煠"在古代并非只有油炸一义。《故训汇纂》罗列的"煠"字含义就有两类。一读yè，义为"爚也"（见《广雅·释诂二》等），形容光亮；二读zhá，义为"汤煠"（见《广韵·洽韵》）、"瀹也"（见《博雅》）、"菜入汤为煠"（见《札朴》卷九）。[14]后者意义类似今"焯"字，即沸水中一捞即出。《本草纲目》"煠"出现数十次，既有油炸之义，更多的是汤焯含义。前者如卷九"水银粉"条："麻油二两煠熟"；后者如卷51"羚羊"条：羊肺"沸汤微煠过，曝干为末。"因此，不加区分地将"煠"径改为"炸"有悖中医行业用字惯例。

4.《纲目》用字

此条专门针对《纲目》用字不同于《规范字表》正字的情况。往往有这样的情况，《纲目》采用的是古之正字，而在《规范字表》则被当作异体字废除。而《规范字表》中所规定的正字，可能在古代属于俗字，且《纲目》完全不用。如此则依从《纲目》。

字例1：拏与拿。据《汉语大字典》"拏"字释义：《说文·手部》："拏，牵引也。从手奴声。"最初义为"牵引"。《玉篇·手部》："拏，手拏也。"引申为"持拿"。"拿"，《正字通·手部》："拏，拘捕罪人曰拏，俗作拿。"[15]可见古代"拏"为正字，"拿"为俗字。《规范字表》规定"拿"为正字，将"拏"作为异体字废除。《中华大典表》将二字分别收入，不互为异体字。而《纲目》中无"拿"字，均作"拏"。《纲目》用字在当时是对的，不用俗字。我们若改"拏"为"拿"，违反了当时的正规用法，反而不对了。今从《纲目》用字，仍作"拏"。至于药名"坐拏草"，名从主人，就更不能作"坐拿草"了。

此类《纲目》用字也不在少数，如："牀"不当改作"床"，"稭"不当改作"秸"

10 明·李时珍.《本草纲目》卷51，明金陵胡承龙刻本，11，22，28，18.

11 汉语大字典编辑委员会.汉语大字典（三卷本）[M].成都：四川辞书出版社，1995：2196.

12 辞海编辑委员会.辞海[M].上海：上海辞书出版社，2008：4597.

13 刘玉刚.中华字海[M].上海：上海古籍出版社，2008：957.

14 宗福邦，陈世铙，萧海波.故训汇纂[M].北京：商务印书馆，2003：1364.

15 汉语大字典编辑委员会.汉语大字典（三卷本）[M].成都：四川辞书出版社，1995：1847，1864.

等，均为李时珍选择了古字书之正字，与当今的《规范字表》不同者，要尊重李时珍的用字，不能随便改成现在的所谓正字。

也有这样的情况：古代正字符合今《规范字表》的选择，但李时珍的用字习惯则与此不同。例如整部金陵版《纲目》中，只能见到"痹"、"陰"，而见不到"痹"、"陰"。若使用繁体来整理李时珍著作，则仍然尊重李时珍原意。"痹"字不改为"痹"，"陰"字不改为"陰"，等等。

5. 歧义从本

所谓"歧义"，是指当今《规范字表》对异体字中的正字选择可能与古代字书相符或不相符，互为异体两个字的字义一致或不能相互完全覆盖，但是在《纲目》中则肯定表达不同的字义。这样的情况则从本字，而不予改动。

字例1：秕与粃。秕，《说文·禾部》："秕，不成粟也。从禾比声。"[16] "粃"，《玉篇·米部》："粃，不成谷也，俗'秕'字"。[17]《规范字表》规定"秕"为正字，将"粃"作为异体字废除。看起来，古今字书对这个字的认识是相对一致的。然而，《纲目》"秕"与"粃"是完全不同义的两个字，"秕"指"瘪麦"、"瘪豆"，而"粃"仅用于药名"米粃"，指"精米上细糠"。对于这样的特殊释义，必须予以保留，今从底本。

字例2：妒与妬。妒，《说文·女部》："妒，妇妒夫也。"可见，"妒"为"忌妒"一义之本字。"妬"，《玉篇·女部》："妬"同"妒"。然而，《释名·释疾病》："乳痈曰妬，妬，褚也，气积褚不通至肿溃也。"[18]这说明"妬"有另一特定的"乳痈"含义，即"妒"与"妬"的字义并非完全相同。《规范字表》规定"妒"为正字，把"妬"作为异体字废除。《中华书局表》与《中华大典表》均未对此二字进行统一。由于"妬"字为医家所用，因此"妒""妬"二字在《纲目》则有了歧义，不能一概从改。

字例3：喫与吃。喫，《说文·口部》："喫，食也。从口契声。"作为"食"之义，"喫"为本字。《说文·口部》又云："吃，言塞难也。从口气声。"[19]可见，"吃"之本义为"口吃"，而作为"食"乃后起之义。《规范字表》规定"吃"为正字，而将"喫"字作为异体字废除。《中华书局表》与《中华大典表》均作为两个不同的字来处理。《纲目》中作为"食"之义，多数用"喫"，而"吃"则多作"口吃"之义。今各从本字，不予改动。药名"羊不喫草"尤其不能改。

16　汉·许慎撰，宋·徐铉校订.说文解字（简本）[M].上海：上海教育出版社，2003, 187.
17　梁·顾野王.《重修玉篇》卷十五"米部"，文渊阁《四库全书》经部小学类字书之属，9.
18　汉·刘熙.《释名》卷八"释疾病"，文渊阁《四库全书》经部小学类训诂之属，2.
19　汉·许慎撰，宋·徐铉校订.说文解字（简本）[M].上海：上海教育出版社，2003, 38、35.

三、讨论

《本草纲目影校对照》既为现代出版物，按说应该尽可能对所使用的文字进行规范。但实际上，目前最具有文字规范权威性的《规范字表》也大致是为中国现代文字规范而制定的，并未多考虑整理古籍的特殊需要。《规范字表》收入的异体字大大少于古籍所载，对正字的选择也不尽符合古代字书的标准。另外，目前可供参考各种公开颁布或内部发行的各种字表，也常有相互矛盾之处。

鉴于《本草纲目》是明代医书，整理该书并非要新做一部现代繁体字著作，因此，必须考虑所选择的用字要符合当时的标准及古籍原作者的用字习惯，以期"整旧如旧"，不丢信息。不然，做出来就不属于原作者原时代的古籍了。因此，除了符合以上各条原则者外，凡各种参考资料均未见收入，或者古今各种字书意见相左，难以确定的异体字，在专家的建议下，一般服从古籍整理的存真原则，各从原字。另外，作为《规范字表》前身文件之一的《第一批异体字整理表》，1955年发布时，中华人民共和国文化部、中国文字改革委员会联合通知也明确指出："从实施日起，全国出版的报纸、杂志、图书一律停止使用表中括弧内的异体字，但翻印古书须用原文原字的，可作例外。"在这个意义上说，我们整理出版李时珍《纲目》，对原书异体字使用情况进行甄别，作合理取舍，也是有据可循。

另外，根据当代校勘古籍通例，凡通假字、避讳字、古今字一般不改。而古籍常见相近字形讹误，例如：己巳已、瓜爪、燥躁、棟棟等，有一定的规律性，均可依其上下文义取用正字。由于此类文字，不在选用正、异体字讨论范围，讨论从略。

《本草纲目》由于是一部被称百科全书的中医古籍，代处明季，承前启后，学跨医药，涉猎广泛，可以作为一个典型的用字研究范例。除了一般的异体从正、俗讹从正、校点通例之外，名从主人、释从主人、行业专用、本书专用等原则，均可提供于一般的中医药古籍作选字参考。

关于《本草纲目》金陵本缺笔讹字的考订

张志斌　郑金生

李时珍《本草纲目》（此后简称《纲目》），问世以来，世间所用该书的主流版本经历了一个"轮回"。金陵本（1593）是《纲目》的初刻本。十年之后，地方官刊的江西本继出。该本刻工精美，很受欢迎。例如明末制锦堂本虽然主体是金陵本原版木，但扉页上却标榜"江西原板"。明末钱蔚起改换药图，刻工亦佳，流传甚广。该版在张绍棠本问世（1885）之前的二百三十年间成为主要版本。然而再改药图、重加校勘的张绍棠本甫一行世，即风靡全国，迅速取代了钱本，成为清末民初的主要版本。直到20世纪50年代，影印《纲目》依然以张本为底本，而不知道该本有改换药图之弊。随着《纲目》研究的深入进行，学术界发现钱本、张本药图严重失真，虽然刻工很好，但学术质量较差。故自20世纪70年代后期以来，由于金陵本最能体现李时珍原意，原版日益受到推崇。刘衡如先生校点纲目之初，底本尚为江西本。但此后的校点、影印本则大多采用金陵本。金陵本又宛如重回初刊之时，翘首杏林。

然而金陵本毕竟是万历间一家很不起眼的私家书坊所刻。当代中国古籍版刻辞典虽然记了该坊主胡承龙一笔[20]，却列不出该坊除《纲目》而外还刻过什么书。金陵本是李时珍在世时开刊的唯一版本，其珍贵自不待言。就其刻工技术整体而言，金陵本在万历间虽非上乘，但也不算低劣。说该本质量不属上乘的理由之一，是其刻写存在许多粗疏之处。其中，最为明显的就是缺笔讹字过多。依照我们《本草纲目影校对照·凡例》，这一类字需要改误加注。经不完全统计，此类由缺笔导致的讹字约为375个，约为614频次。大致可以分为两大类。

一、缺偏旁

金陵本中缺偏旁的讹字约为230个，390频次。包括各种不同的偏旁45个，其中最为多见的"氵"，涉及"汁、汗、汲、池、汪、泄、河、沸、波、洞、洗、洛、洲、津、浙、酒、消、海、浴、浮、清、淹、液、淡、湖、湘、测、湯、滑、滋、渾、蒲、滚、溏、溢、滓、銅、漸、漱、滯、澍、瀂、滲、潔、潮、潤、潰、澄、藺、潞、濃、澼、濟、濯、濾、瀫、瀝、瀨、瀛、灌、瀹"等61个字，其次是"艹"，涉及"芷、草、荻、菁、萊、菜、葶、落、萱、蒔、蒿、蓉、蒻、蔽、蕉、蕻、蕩、遠、薑、臺、藍、蘼、藿、蘆"等24个字。

例如，卷十《阳起石》条的附方有治"元气虚寒，精滑不禁，大腑唐世，手足厥冷。"其中"唐世"一词在《纲目》他处出现过三次，均指唐代，与此处文义显然不符。按此方出处，核实《济生方》，在《虚损》篇中，检到此处乃为"溏泄"二字，均缺漏了偏旁。又如，卷四十《蝎》条附方所载"蚲螂散"中有一味药叫"兵郎"。虽然时珍未给此方出处，但上一方出"《圣惠》"。故核查《太平圣惠方》，卷七《治肾脏冷气卒攻脐腹疼痛诸方》中果然有"蚲螂散"，此药为"槟榔"，还是缺漏偏旁惹的祸。

当然，缺偏旁的讹字亦非全都这么简单。比如卷三十九《竹蜂》条引"六占云"，查古籍无此书。追索其引文之源，方知出《白孔六帖》卷十六《蜜》条。"占"字

20　瞿冕良.中国古籍版刻辞典 [M]. 济南：齐鲁书店，1999: 413.

乃"帖"字缺"巾"也。又卷八《银》条云："其生银，俗称银笋、银牙者也，亦曰出山艮。"江西本将"艮"径改作"银"。然"艮"字也可能是"良"字缺首笔之误。考《溪蛮丛笑》有"出山银"："西溪接靖州，境出铅，以中有银，银体差黑，未经坯销，名出山银。"有此旁证，才可确定"出山银"一名无误。再如卷五十一《猬》条，载治"痘后风眼"："用刺胃胆汁，用簪点入，痒不可当，二三次即愈。"其中，"刺胃胆汁"之"胃"字很可疑。但江西本、钱本、张本均同。人卫本和华夏本径改为"猬"，上科本仍作"胃"，而均未出注。据李时珍所注此条文献出"董炳《集验方》"。考董炳乃明代人，其书名全称为《避水集验方》，撰成于隆庆元年（1567），明、清时尚存，今已佚。只能根据金陵本每多缺略偏旁的讹误规律，参详文义，当改作"猬"，并应出注说明。

二、缺笔画

比缺偏旁更为难以考证的是缺笔画的讹字。如上节举例可以看出，缺偏旁讹字留下往往是原字的声符，虽然已非原意，但大多循音可寻原字的踪迹。而缺笔画则常常是原字的踪迹无存，需要深入考查才能纠错。因此，本文将多费笔墨在缺笔画讹字的讨论方面。

金陵本中缺笔画讹字约为145个，224频次。大致包括缺首笔、缺末笔、缺其他笔画三种情况。

1. 缺首笔

缺首笔的情况比较常见。如卷十五《番红花》之别名作"撒法即"。此药名为外来药译音。阿拉伯语音zefiran、jafrana，英语为saffran。故《饮膳正要》译作"咱夫兰"，《本草品汇精要》译作"撒馥兰"。所以，"撒法郎"才是相对准确的音译药名，"即"当为"郎"之缺笔之误。其误始自明代王玺《医林集要》。

又如，卷十二《甘草》有"时珍曰"："故陶弘景言，古万亦有相恶相反，乃不为害。"此句语义不通，"万"字可疑。核《证类本草》引《陶隐居序》中有此话："今检旧方用药，亦有相恶、相反者，服之乃不为害。"明显的，"万"字乃"方"字缺首笔之误。此误较明显，在江西本中便得到了更正。而另一处同样的错误，就没这么容易辨别了。

金陵本卷一《历代诸家本草》介绍《本草拾遗》时有一句话："仰天皮、灯花、败扇之类，皆万家所用者。若非此书收载，何从稽考？"其中"万"字为简体，江西本径改为"萬"。此后，贻误至今。此句粗看可通，然细思其文，又未必然。灯花、败扇乃废弃之物，"万家"取作何用？仰天皮乃阴湿地之地衣草（卷二十一），岂能为"万家"所用？只有了解金陵本刻字好缺笔之弊，参考另一"万"字误例，才能意识到此"万"字或为"方"字之误。"方家"此处指医者，其用仰天皮、灯花、败扇为药则顺理成章。

认识到金陵缺笔之弊，许多问题就相对容易解决。如卷一《历代诸家本草》中提到"时珍曰：按《十家姓》，大姓出东莱。""十家姓"何足成书？而古书中亦未见有名"十家姓"者，书名肯定有误。但原书究竟是百家姓还是千家姓？据考《千家姓》乃明洪武间吴沉所编，又兼金陵本刻字好缺首笔，则可判定此"十"字乃"千"字之误。仔细核实金陵本的其他"千"字，"千"字缺首笔误为"十"字，在金陵本并非孤例。卷十八《预知子》条引"大明"："治一切病，每日吞二七粒，不过三十粒，永瘥。"看似通顺，稍加思考还是不对，每日吞二七粒，三十粒不过是两天的量，能使一切病永瘥？核实《证类本草》引《日华子》原文，果真当为"三千粒"。其中之"十"字亦为"千"缺首笔之误。同样，卷十一《石流青》条有"在扶南南三十里"语，当作"三千里"，同是缺笔讹误。

2. 缺末笔

缺末笔的字也不少，可能是一笔，也可能是多笔。例如，卷五十一《麢羊》条云：羚羊角"不可单用，须要不折元对"，如此坚硬之物，如何能"折"，而不折元对，又为何意？核《证类本草》所引"雷公"，"须要不拆原对"，"折"乃"拆"缺末笔之误。又如卷十一《绿矾》条附方，有治"趾甲内生疮，恶内突出"，据原出处《医方摘要》卷九，此"内"字乃是"肉"字缺末两笔所致。

缺末笔还有更为令人困惑的情况就是缺部分末笔。比如卷十五《续断》条，引《本经》主治："久服益气刀"，何为"气刀"。既是来自于《本经》，考查相对容易，核实结果，原作"气力"，末笔缺了第一笔上面的部分。同是这样的另一个例子，带有误字的句子文义成立，辨别的困难就大得多，以至于一直以讹传讹，得不到纠正。卷四十九《鬼车鸟》条，时珍引《岭表录》云此鸟"飞鸣而过，声如刀车鸣"。"刀车"是什么车？其声为何类鸟鸣？《岭表录异》未见此句。而《酉阳杂俎》卷十六《鬼车鸟》作"力车"。后世除《纲目》之外，《尔雅翼》《草木子》等均引作"力车"。力车者，古代木轮之人力车，运行中会发出咯咯声，与鸟鸣相类。

3. 缺其他笔画

其他缺笔的情况就更为复杂了。如叱（吒）、口（因）、禾（采）、下（不）、上（止）、西（酉）、因（困）、卯（卵）、呆（杲）、呆（果）、全（金）、易（昜）、沽（活），等等，此类误字有约80个，116频次。

比较典型的例子是"茛"字缺笔而成"茛"。卷四《百病主治药·牙齿》载有用"山柰、茛菪子"治虫蜃蚀牙。药中没有"茛菪子"，据卷七《莨菪子》条，得知此药名中"茛"字为"莨"字缺笔所误。

其实，《纲目》金陵本中还有一个与此完全相同的错误，这就是毛茛。《纲目》卷十七《毛茛》条云出《拾遗》。然而，《证类本草》引《拾遗》，没有毛茛，只有毛莨。

茛与茛，也正是一点之差。李时珍为其注音作"艮"，所以，这应该是李时珍的引用错误，而不是刻工的问题。但是，由于李时珍的崇高威望与巨大影响，这一错误如今已经得到公认，成为一个正确的药名。反倒是其原名"毛茛"被认为是错的。

做完《本草纲目影校对照》，我们将金陵本的缺笔讹字按上面的两大类整理成两个一览表。希望不仅能对《纲目》研究起到警示作用，还可以对古籍研究中的同类情况，发挥启示作用。

《本草綱目》金陵本缺筆訛字統計表 *

張志斌　鄭金生

一、缺筆畫訛字統計表

1. 缺首筆（包括：缺首筆、缺部分首筆、缺首若干筆）（39字，68次）

序號	正字	訛例	來源	頻次
1-1	九	几（九）漏，雖有九名	卷四，九漏	1
1-2	力	久服益氣刀（力）	卷十五，續斷	2
		飛鳴而過，聲如刀（力）車鳴	卷四十九，鬼車鳥	
1-3	土	上（土）者，冲氣之所生	卷一，氣味陰陽	5
		取膽暴乾，以充上（土）貢	卷四十三，蚺蛇	
		上（土）菌《拾遺》	卷二十八，土菌	
		先撒沙上（土）一把	卷四十三，白花蛇	
		以上（土）蘇煎，含咽	卷四十八，鴿	
1-4	大	似蒺藜葉而闊人（大）	卷十二，黄耆	7
		人（大）凡病則氣滯而餒	卷十四，香附子	
		人（大）便利一二行	卷十七，大黄	
		紅皮人（大）蘿蔔一枚	卷十二，人參	
		極人（大）羌活有白如鬼眼者	卷十三，獨活	
		人（大）補不足	卷十四，當歸	
		腹中痛，因人（大）利十餘行	卷三十五，訶黎勒	
1-5	千	在扶南南三十（千）里	卷十一，石流青	3
		不過三十（千）粒，永瘥	卷十八，預知子	
		按《十（千）姓》，大姓出東萊	卷一，歷代諸家本草	
1-6	丸	日加一丸，至四十凡（丸）	卷十一，礬石	1
1-7	王	土（王）孫：黄芪、猢狲、牡蒙	卷二，藥名同異	2
		牡蒙：紫參、土（王）孫	卷二，藥名同異	
1-8	天	雀甕《本經》即大（天）漿子	卷三十九，目錄	2
		太陽土《綱目》大（天）星土	卷七，目錄	
1-9	天	天花粉、人（天）門冬	卷一，標本用藥式	2
		附子、人（天）雄毒	卷，獨活	

---

*：原文为繁体字，保留原貌。

序號	正字	訛例	來源	頻次
1-10	夫	丈大（夫）脐腹痛 妊娠尿血，取大（夫）爪燒灰	卷四十六，蚌 卷五十二，爪甲	2
1-11	午	干（午）前以肉與兒食	卷四十八，伏翼	1
1-12	方	燈花、敗扇之類，皆万（方）家所用 古萬（方）亦有相惡相反	卷一，歷代諸家本草 卷十二，甘草	2
1-13	未	即當木（未）堅时飲之	卷十，石中黃子	1
1-14	末	塗酥炙黃爲不（末） 以甘菊花木（末）、青鹽末， 用生蔓菁子木（末） 桑耳熬焦擣木（末） 槐耳燒存性爲木（末） 參苓平胃木（末）一升	卷二十四，大豆 卷三十，木瓜 卷二十六，蕪菁 卷二十八，木耳 卷二十八，木耳 卷四十七，鶩	5
1-15	正	口眼喎斜……即漸止（正）	卷五十，牛	1
1-16	古	占（古）方多用鹽紙者 占（古）者日在北陸而藏冰	卷三十九，蠱 卷五，夏冰	2
1-17	右	補石（右）腎命門	卷三十四，沉香	1
1-18	白	絕柔曰（白） 以曰（白）苦瓠殼烟熏之 故字從曰（白）巾	卷十一，消石 卷三十，櫟實 卷三十八，帛	3
1-19	主	王（主）天行熱病	卷四十二，蚯蚓	1
1-20	百	白（百）草霜 大樹下子至曰（百）斛	卷十七，百草霜 卷三十一，荔枝	2
1-21	吐	頓服取工（吐），乃吐痰之聖藥	卷四，痛風	1
1-22	同	司（同）恒山服，吐痰飲	卷四，眩暈	1
1-23	吒	西方抹羅矩吒（吒）國	卷三十四，龍腦香	1
1-24	志	堅筋骨强志（志）	卷三十五，杜仲	1
1-25	即	撒法即（郎）	卷十五，番红花	1
1-26	矣	至八九年則八九曰失（矣）	卷十七，鬼臼	1
1-27	味	甘温之木（味）以補土而生金	卷十二，人参	1
1-28	季	李（季）春五日而兔目	卷三十五，槐	1
1-29	采	米（采）得燎去毛 （葉）凡米（采）得	卷十四，香附子 卷三十，枇杷	2
1-30	治	並冶（治）風熱頭痛 近世遂火鍊冶（治）爲常服丸散	卷四，头痛 卷十一，石硫黃	2
1-31	真	楊氏《頤貞（真）堂經驗方》	卷五十二，秋石	1
1-32	理	埋（理）如石膏，生山石間	卷十一，石流赤	1
1-33	稍	梢（稍）增减 此物梢（稍）有毒	卷一，歷代諸家本草 卷五十，驢	2
1-34	徧	偏（徧）身生丝	卷五十，羊	1
1-35	遂	栗逐（遂）莖汁一鎰	卷十一，石硫黃	1
1-36	稭	麻楷（稭）灰、麦稈灰	卷四，瘰瘤疣痣	1
1-37	糭	端午糉（糭）尖	卷三，瘧	1
1-38	鼀	據《爾雅》，蟾、黽（鼀）俱列魚類	卷四十二，鼀	1
1-39	鷳	大者謂之鶋鷳（鷳）	卷四十七，鶋鷳	1

2. 缺末筆（包括：缺末筆、缺末若干筆）（26字，40次）

序號	正字	訛例	來源	頻次
2-1	十	入豬膽一（十）枚 李市一（十）貼視之 鹽豉煮食，一（十）日一作	卷十五，青蒿 卷四十六，蚌 卷五十，豕	3
2-2	下	大腸一（下）血	卷三十四，柏	1
2-3	凡	儿（凡）羸瘦者不可食 儿（凡）修事，須去白膜一層	卷二十九，棗 卷三十，橘	2
2-4	及	乃（及）暖服葱豉粥 乃（及）凝則相着	卷五十，阿膠 卷十，石膽	2
2-5	子	爛取芡了（子），藏至困石 按抱朴了（子）云	卷三十三，芡實 卷四十四，嘉魚	2
2-6	叉	葉似栝樓葉，但無又（叉）缺	卷十八，王瓜	1
2-7	中	充肌膚，滑口（中）	卷二十七，芋	1
2-8	玉	乃趙王（玉）困方也	卷五十二，人屎	1
2-9	术	木（术）直律切	卷十二，术	1
2-10	氏	氏（氐）冬《別錄》	卷十六，款冬花	1
2-11	肉	鼻窒，是陽明濕熱，生瘜内（肉） 棗内（肉）丸黍米大 趾甲内生瘡，惡内（肉）突出 甲疽……其内（肉）自消	卷四，鼻 卷十一，礜石 卷十一，綠礬 卷十二，黃耆	4
2-12	坯	胭脂坏（坯）子十文，研勻	卷十七，甘遂	1
2-13	拆	折（拆）片投水中，與水同色 不可單用，須要不折（拆）元對	卷十一，凝水石 卷五十一，麢羊	2
2-14	苞	結苟（苞）外有青刺	卷三十三，芡實	1
2-15	盲	洗青肓（盲）眼	卷三十六，桑	1
2-16	泌	大学士李干遇方士柳沁（泌）	卷九，水銀	1
2-17	音	菴䕡，立（音）淹閭	卷十五，菴䕡	1
2-18	桌	於病人卓（桌）燒烟 瓷盒盛之，安卓（桌）子上	卷十四，艻蓄 卷三十四，乳香	2
2-19	豉	燒末，豆（豉）汁服	卷四，產後	1
2-20	崖	藝法如种瓜……陽岸（崖）陰林	卷三十二，茗	1
2-21	晝	書（晝）日煩躁不得眠，夜而安静 夜合書（晝）疏	卷十七，附子 卷十八，何首烏	2
2-22	閑	《乘閉（閑）方》	卷四十，蜘蛛	1
2-23	飲	停痰宿食（飲）	卷三，痰飲	1
2-24	鈴	正黑者爲鈶（鈴）下	卷四十九，治鳥	1
2-25	漬	取汁清（漬）米作烏飯 下血成痔……熱清（漬）三五度 熱湯三斗……稍熱清（漬）之	卷三十六，南燭 卷二十二，稻 卷十一，食鹽	3
2-26	齋	侯延慶《退齊（齋）閑覽》 节齐(齋)曰：陰虛火旺勿用	卷一，經史百家書目 卷十二，人參	2

3.其他缺筆（包括不屬於上面兩種情況的其他缺筆情況）（80字，116次）

序號	正字	訛例	來源	頻次
3-1	踈	小者名踈（踈）水	卷四十四，石首魚	1
3-2	止	消痰上（止）嗽	卷十八，白藥	7
		上（止）霍亂後吐逆不止	卷二十二，稻	
		上（止）血定痛生肌	卷二十八，丝瓜	
		貼痛处，即上（止）	卷三十八，草鞋	
		滑痢不上（止）	卷三十九，五倍子	
		上（止）水道，黑髭髮	卷三十五，訶黎勒	
		因病化虎，擒之乃上（止）	卷五十二，人傀	
3-3	王	工（王）英《杏林摘要》	卷一，醫家書目	2
		唐石泉公工（王）方慶	卷三十五，厚朴	
3-4	不	暴得吐逆下（不）下食	卷九，滑石	3
		令人下（不）睡	卷十六，龍珠	
		下（不）及療，數日必死	卷三十九，蜂蜜	
3-5	玉	至硬如土（玉）	卷十，霹靂碪	1
3-6	末	以赤石時木（脂末）半兩塗遍	卷四十八，伏翼	1
3-7	去	潔古用云（去）脾經積血	卷三十六，枳	1
3-8	生	《生土（生）編》	卷二十八，冬瓜	1
3-9	禾	禾（采）摘微研（桑葉）	卷三十六，桑	1
3-10	穴	秋冬藏六（穴）導引，故靈而多壽	卷四十七，水龜	1
3-11	寺	睦州楊士（寺）丞女	卷九，石膏	1
3-12	吒	喉痹呲（吒）腮	卷二十二，稻	1
3-13	因	舌脹出口……口（因）以小刀劙之	卷十二，玄參	1
3-14	自	是調其血而汁白（汗自）出也	卷三十四，桂	1
3-15	米	制搗以雜木技（米投）水中	卷十八，黃環	1
3-16	州	密川（州）九仙山	卷九，石膏	2
		《南川（州）異物志》	卷十，慈石	
3-17	汗	威靈仙……取汁（汗）	卷三，痓風	11
		草薢……取汁（汗）	卷四，頭痛	
		厚蓋取汁（汗）	卷十一，石硫黃	
		衄血汁（汗）出	卷十二，紫參	
		熱酒冲服，取汁（汗）即愈	卷十六，地膚	
		煮汁三升服取汁（汗）	卷十六，連翹	
		是謂調其血而汁（汗）自出也	卷三十四，桂	
		病後虛汗及眠中流汁（汗）	卷三十五，杜仲	
		稍服取汁（汗）	卷五十，豕	
		汁（遇汗出）擦之	卷四，胡臭	
3-18	汞	解永（汞）粉，銀朱毒	卷十八，土茯苓	1
3-19	赤	于腫上四圍亦（赤）處盡塗之	卷十，麥飯石	3
		莖亦（赤）葉青，大似荊芥	卷十六，地膚	
		莖亦（赤）有刺，开花淡黃色	卷三十六，伏牛花	
3-20	西	《西（酉）陽雜俎》	卷八，古鏡	1
3-21	困	熱病後十日食之，即發因（困）	卷二十六，韭	3
		其人必因（困）倦，法當補陽生陰	卷十二，人參	
		小兒脾風多因（困）	卷十二，人參	

序號	正字	訛例	來源	頻次
3-22	肝	肝（肝）屬木，当浮而反沈	卷九，浮石	1
3-23	卵	女勞復，卵（卵）縮入腹絞痛 其生也，或以翼孚卵（卵） 鸛常入水冷，故取以壅印（卵）令熱	卷三，傷寒熱病 卷四十七，卷前 卷十，特生礜石	3
3-24	忍	心（忍）：酒煮丸服	卷三，痔漏	1
3-25	莓	併入《唐本》豬膏毋（莓）	卷十五，豨薟	1
3-26	枝	生海底作技（枝）柯狀	卷八，珊瑚	1
3-27	析	折（析）族區類，振綱分目 如此辨折（析）	卷十二，卷前 卷十八，蓬藥	2
3-28	味	氣味（味）：辛平无毒	卷二十九，桃	1
3-29	杲	杲（杲）曰：防風能制黃耆	卷十二，黃耆	1
3-30	果	张杲（果）《丹砂秘訣》 杲本（果木）：蜀椒解鬱结	卷一，經史百家書目 卷三，諸氣	2
3-31	金	《全（金）光明經》 乳癰腫毒全（金）黃散 全（金）挺腊茶二两	卷一，經史百家書目 卷十七，大黃 卷三十六，酸棗	3
3-32	沫	水一升，煮令沐（沫）出	卷二十九，杏	1
3-33	注	主毒風頭，洩汪（注）	卷二十一，紫給	1
3-34	此	紫石華……一名芘（此）石華	卷十一，附錄諸石	1
3-35	枹	是抱（枹）罕草，最佳	卷十二，甘草	1
3-36	易	從木，易（易）聲	卷三十五，柳	1
3-37	垡	用耕垈（垡）土燒赤	卷四十四，鱘魚	1
3-38	活	姑沽（活），《別錄》：味甘温无毒	卷二十一，雜草	1
3-39	耆	力不及白水者（耆）	卷十二，黃耆	1
3-40	莨	山柰、莨（莨）菪子	卷四，牙齒	1
3-41	秔	颗小，無秔（秔）米者妙	卷三十五，無食子	1
3-42	蚖	形圓而扁，毒與虵（蚖）同 一名虵（蚖）蛇，無二種也	卷四十三，蝮蛇 卷四十三，蝮蛇	2
3-43	師	《梅帥（師）方》	卷二十九，桃	1
3-44	釜	金（釜）墨、黃丹，並塗重舌	卷四，口舌	1
3-45	衰	産後腹痛，頻産血氣衰（衰）冷	卷十四，澤蘭	1
3-46	菀	女苑（菀）：治面黑	卷四，面	1
3-47	鳥	沙洲大烏（鳥）山出者佳	卷九，滑石	.1
3-48	疵	白附子……疵（疵）皯，酒和貼之	卷四，面	1
3-49	痒	主足上風瘡濕庠（痒）	卷四，諸瘡上	1
3-50	粟	大如胡桃，小如栗（粟）豆 秋结子如小栗（粟）	卷九，雄黃 卷十三，吉利草	2
3-51	開	紙封一重，百日乃門（開）	卷三十七，茯苓	1
3-52	間	今東門（間）有煎澤草，名蘭香 茯苓、茯神，馬問（間）為之使 馬問（間）为之使	卷十四，蘭草 卷二，相須相使相畏 卷三十七茯苓	3
3-53	絞	豬肚……以水洗，布紋（絞）乾	卷五十卷，豕	1
3-54	夢	孫光憲《北萝（夢）瑣言》	卷四十五，水龜	1

序號	正字	訛例	來源	頻次
3-55	棟	用桃、柳、槐、椿、揀（棟）五枝	卷三十九，蜜臘	1
3-56	楊	楊慎《丹鉛録》……據揚（楊）説	卷四十九，伯勞	1
3-57	賈	按買（賈）誼《新書》云	卷四十，水蛭	1
3-58	頓	和温酒頃（頓）便瘥	卷三十，胡桃	1
3-59	睡	得唾（睡），汗出而愈	卷十二，人參	1
3-60	暍	夏月喝（暍）死	卷十六，蓼	1
3-61	傷	金瘡、癰傷（傷）、折跌	卷十五，續斷	1
3-62	痱	皮上多庳（痱）磊	卷四十二，蟾蜍	1
3-63	梁	其人體肥膏粱（梁）而多憂鬱 梁（梁）《別録》 膏粱（梁）藜莧，腸胃天淵	卷十八，牽牛子 卷二十三，目録 卷五十二，方民	3
3-64	經	《禽紅（經）》所謂朱鷺是也	卷四十七，鷺	1
3-65	瑶	唐珤（瑶）《經驗方》	卷二十一，蛇眼草	1
3-66	裹	以布染，乘熱果（裹）之	卷二十五，醋	1
3-67	標	在陸曰瞕，音摽（標）	卷四十六，貝子	1
3-68	樗	以無顛草、挎（樗）合餌之	卷八，雲母	1
3-69	蜴	蚖蜴（蜴）《爾雅》	卷四十，蛏蝪	1
3-70	瑩	皎瑩（瑩）如雪	卷五，甘露	1
3-71	菆	最大者名蘢菆（菆）	卷十六，馬蓼	1
3-72	盦	便毒腫痛……以石菖蒲生研盒（盦）之	卷四十四，鯬鯠	1
3-73	塵	《揮塵（塵）餘話》	卷一，經史百家書目	1
3-74	闊	水楊葉圓闍（闊）而尖	卷三十五，柳	1
3-75	糟	仍以濁酒并槽（糟）作餅食之	卷四十三，白花蛇	1
3-76	鎖	其坑常封銷（鎖）	卷十，砒石	1
3-77	瘤	石疽，狀如痤痹（瘤）而皮厚	卷三十六，楮	1
3-78	璧	《事類合璧（璧）》	卷四十七，鸚鵡	1
3-79	醴	酉（醴）者，一宿初來之酒酪也	卷四十八，雞	1
3-80	蘗	和麥蘗（蘗）五升作塊	卷十五，葈耳	1

二、缺偏旁訛字一覽表（230字，390次）

序號	偏旁	正字	訛例	來源	頻次
1	广	灰	以火焙（灰培）之，厚二寸	卷九，雄黄	1
2	艹	筠	曲節草生均（筠）州	卷十五，曲筠草	1
3		簻	以魚簄（簻）竹及海獺皮解之	卷四十四，海鷂魚	1
4		簡	《集間（簡）方》 梁間（簡）文帝《勸醫文》 《集間（簡）方》	卷十二，貫衆 卷二十五，麴 卷四十四，石首魚	3
5	刂	劑	消堅磨積之齊（劑）	卷三十五，巴豆	1

序號	偏旁	正字	訛例	來源	頻次
6		仁	用大麻二（仁）一盒	卷十二，黃耆	1
7		仙	有仙人見……山（仙）人曰	卷三十四，松	1
8		仲	張中（仲）景《金匱方》 張文中（仲）《葡（備）急方》	卷五，地漿 卷二十八，槐	2
9		任	壬（任）子季服伏苓	卷三十七，茯苓	1
10		似	此物大體與石膏相以（似） 蓋二字相以（似），故誤耳 銳以（似）羊角……名羊角蕉 葉以（似）馬蓼 松花……拂取正以（似）蒲黃 葉以（似）柳華 柳與水楊全不相以（似） 樹以（似）棘而大 藏器之説以（似）亦近是	卷九，方解石 卷十，礜石 卷十五，甘蕉 卷十六，海根 卷三十四，松 卷三十五，無食子 卷三十五，柳 卷三十七，石刺木 卷四十一，木蝱	9
11		何	母可（何）以得長壽	卷三十六，五加	1
12		但	旦（但）云生山中陰穴中	卷十，綠青	1
13	亻	例	與芩、蘗等諸苦藥列（例）稱	卷十三，黃連	1
14		便	《十更（便）良方》	卷十九，水萍	1
15		食	《良（食）鑑》	卷二十四，黃大豆	1
16		荷	用苛（荷）葉一枚	卷三十三，蓮藕	1
17		倦	體卷（倦）肌瘦	卷三十九，蜜臘	1
18		側	生……泉水之則（側）。	卷二十八，芝	1
19		偏	從中春上陽結實，故扁（偏）補人衛氣 矯枉過扁（偏）矣	卷十八，菟絲子 卷五十，狗	2
20		備	張文中（仲）《葡（備）急方》	卷二十八，槐	1
21		傅	並塗専（傅）	卷三，疝癪	1
22		傑	張桀（傑）《子母秘録》	卷二十六，菘	1
23		僞	爲（僞）者皆以沙參……作亂之 阿魏无真，以其多爲（僞）也	卷十二，人參 卷三十四，阿魏	2
24		僧	密陀曾（僧）、膽礬	卷二十八，苦瓠	1
25		僻	生山辟（僻）處者，有毒殺人	卷二十八，香薷	1
26		儒	《需（儒）門事親》 張子和《需（儒）門事親》	卷十八，威靈仙 卷三十五，皂莢	2
27		冰	陰劑柔勝，積若凝水（冰） 四肢水（冰）冷 覺冷如水（冰）	卷一，五味偏勝 卷八，鉛丹 卷二十八，茄	3
28		次	欠服（次以）杏仁、蘿蔔子丸服	卷三，喘逆	1
29	冫	冷	令（冷）即易之 動宿令（冷）癥癖病 令（冷）痛如虎咬 諸蟹性皆令（冷） 煅存性，候令（冷）爲末	卷二十六，蘿 卷三十三，甜瓜 卷三十四，樟 卷四十五，蟹 卷四十八，伏翼	5
30		洌	井泥不食，井列（洌）寒泉食	卷五，井華水	1
31		凋	凌冬不周（凋）	卷三十六，石南	1

序號	偏旁	正字	訛例	來源	頻次
32	氵	凉	中其毒者，京（凉）水……解之 氣味……一云京（凉）	卷三十二，蜀椒 卷四十四，鱣	2
33		減	皆可點化，不咸（減）三黄 禁食牛乳……大咸（減）藥力 水酒鍾半，煎咸（減）半 以微火煎咸（減）半 湯咸（減）頻添熱水 令茹之，妨果咸（減）半	卷九，爐甘石 卷十二，仙茅 卷十五，紅藍花 卷二十八，苦瓠 卷三十四，松 卷四十九，鼺	6
34		凝	白如疑（凝）脂 其疑（凝）結如粉者爲餘粮 疑（凝）乾如石者爲石中黄 待欲疑（凝），入麝香 疑（凝）結有沙者为沙糖 遇溫則散，遇凉則疑（凝） 初若桃膠，後乃疑（凝）結	卷九，滑石 卷十，太一餘粮 卷十，太一餘粮 卷十一，朴消 卷三十三，沙糖 卷三十六，紫荆 卷三十七，琥珀	7
35	阝	限	以病盡爲艮（限）	卷三十六，郁李	1
36		鄴	張匡業《鄴》《行程記》	卷一，經史百家書目	1
37	土	地	血見愁：茜草、也（地）錦地 猶是桂陽也（地）界	卷二，藥名同異 卷八，密陀僧	2
38		城	又有南成（城）石，無根 脅成（城）縣出脅石 自武成（城）來	卷八，紫石英 卷九，滑石 卷十二，仙茅	3
39		埏	沙土延（埏）埴成者	卷七，沙鍋	1
40		域	《壽或（域）方》 北庭即今西或（域）火州也 《壽或（域）神方》 《壽或（域）神方》 西或（域）七寶，此其一也	卷十，代赭石 卷十一，硇砂 卷二十六，菫 卷二十八，絲瓜 卷四十六，車渠	5
41		埤	陸佃《卑（埤）雅》	卷十五，蓍	1
42		堪	氣味俱惡，不甚（堪）入藥食	卷五，井泉水	1
43		墨	小者如黑（墨）石子 陳霆《黑（墨）談》 樹皮浸水磨黑（墨），有光采 京黑（墨）灰……各一錢	卷九，無名異 卷二十二，胡麻 卷三十六，蠟梅 卷三十八，絹	4
44		壅	以衣雍（壅），勿令泄氣	卷二十五，酒	1
45		壜	水五升，入曇（壜）内浸一宿	卷十七，半夏	1
46	扌	掖	出夜（掖）縣	卷九，滑石	1
47		搬	爲般（搬）運之功耳	卷三十七，茯苓	1
48		搐	每以少許畜（搐）鼻中 注鼻中畜（搐）之	卷十，曾青 卷五十二，溺白垽	2
49		搦	甚則搐弱（搦）	卷三，痙風	1
50		撚	爲末，紙然（撚）點之	卷二十八，苦瓠	1
51		擦	大豆，炒，搜酒察（擦）牙 明礬，入麝香，察（擦）牙	卷四，唇 卷四，口舌	2
52		攝	《聶（攝）生方》	卷三十五，棬樞	1

序號	偏旁	正字	訛例	來源	頻次
53	扌	攤	酒調成膏，難（攤）貼之	卷三十四，没藥	1
54		攪	化蠟入砒，用柳條覺（攪） 以雞子白覺（攪）和	卷十，砒石 卷四十二，蚯蚓	2
55	艹	芷	白止（芷）乃金之精	卷三十六，紫荆	1
56		草	天蛇，乃早（草）間花蜘蛛也	卷三十五，秦皮	1
57		荻	狄（荻）管卷成筒	卷九，雄黄	1
58		菁	根黑色，如蔓青（菁）而細 蕪青（菁）子一兩	卷十五，飛廉 卷五十，豕	2
59		菜	昆布生登、來（菜）者	卷十九，昆布	1
60		菜	痰熱，草采（菜）	卷四，眩暈	1
61		葶	亭歷（葶藶）六兩	卷四十六，海蛤	1
62		落	頭風眩運，髮洛（落）有痰 臀膜……久久自洛（落） 癲風髮洛（落）	卷四，眩運 卷四，眼目 卷四，諸瘡上	3
63		萱	同宣（萱）草根爲末	卷十七，射干	1
64		薜	口臭……時（薜）蘿、葫荽	卷四，口舌	1
65		蒿	高（蒿）之無子者	卷十五，牡蒿	1
66		蓉	芙容（蓉）葉末	卷三十六，木芙蓉	1
67		蒻	口臭……蒲弱（蒻）、茴香 白弱（蒻）蜜而節節生莖	卷四，口舌 卷三十三，蓮藕	2
68		蔽	以敝（蔽）其身	卷三十九，原蠶	1
69		蕉	蓋鳳尾焦（蕉）也 其木剛利如鐵……惟中焦（蕉）則易敗爾	卷三十一，無漏子 卷三十一，桃椰子	2
70		奧	即是此間蘡奧（奧）	卷三十三，葡萄	1
71		盪	下胎衣，無推湯（盪）之峻	卷九，五色石脂	1
72		薳	何遠（薳）《春渚紀聞》 何遠（薳）《春渚紀聞》 何遠（薳）《春渚紀聞》	卷一，經史百家書目 卷十七，海芋 卷四十三，鹽龍	3
73		薑	同畺（薑）飲，治反胃 熱米湯入畺（薑）汁一匙 以生畺（薑）汁淹一宿 畺（薑）七片，棗一枚	卷三，反胃 卷十四，香附子 卷十四，香附子 卷十七，附子	4
74		薹	狗骨頭灰、芸薹（薹）子等分	卷五十，狗	1
75		藍	監（藍）田出美玉	卷八，玉	1
76		藶	亭歷（葶藶）六兩	卷四十六，海蛤	1
77		藿	同霍（藿）、丁香末服	卷十四，藿香	1
78		蘆	益食加鵒，須煎盧（蘆）朴	卷一，十劑	1
79	口	吐	在表者因土（吐）而得汗	卷五十，牛	1
80		吼	音聲鳴孔（吼）	卷三，邪祟	1
81		味	黃石脂……忌卵末（味） 本草云朴消未（味）辛 未（味）盡更易	卷二，相須相使 卷十一，朴消 卷二十六，乾薑	3
82		咽	過因（咽）即吐涎	卷三十五，皂莢	1

序號	偏旁	正字	訛例	來源	頻次
83		啜	食無薑蒜，不能一瘲（啜）	卷十三，升麻	1
84		喫	服时先契（喫）羊肉兩臠	卷三十五，皂莢	1
85		喉	金瘡折瘍，侯（喉）齒 侯（喉）痺不語	卷十六，牛膝 卷三十四，桂	2
86		嗜	北人耆（嗜）蒜宿坑	卷二十六，蒜	1
87		嗽	五味子……止欶（嗽） 百藥煎……斂肺劫欶（嗽） 主肺損吐血欶（嗽）血 點少許，欶欶（嗽）自落	卷三，欶嗽 卷三，欶嗽 卷三，吐血衂血 卷四十四，鯽魚	4
88		嘔	温水調灌，不大區（嘔）吐	卷三十五，皂莢	1
89	口	噓	虛（噓）沸湯則手可探物	卷五十二，人氣	1
90		噉	俗人作虀以敢（噉）魚鱠 俗作果子敢（噉）之 味辛，敢（噉）之以當薑蓼	卷二十六，葫 卷三十一，菴摩勒 卷三十六，木天蓼	3
91		嘯	能作呼肅（嘯）聲，不見其形	卷五十一，狒狒	1
92		嚼	人爵（嚼）一塊，飲水三呷 爵（嚼）數片即止 白豆蔻……爵（嚼）之酒下 狗肝……煮爵（嚼） 爵（嚼）之戟人咽喉 生薑湯一鍾，細爵（嚼）送下 口中仍爵燕（嚼）杏仁去毒	卷三，瘟疫 卷三，諸氣 卷三，噦啘 卷三，狂惑 卷十七，鳶尾 卷三十，胡桃 卷三十六，紫荆	7
93	山	炭	無名異……又如石灰（炭） 狀如黑石灰（炭）	卷一，十劑 卷九，無名異	2
94		嶺	荔枝生領（嶺）南及巴中	卷三十一，荔枝	1
95	巾	帖	《六占（帖）》云	卷三十九，竹蜂	1
96		後	夏至炎（後）采	卷三十五，漆	1
97	彳	御	《卸（御）藥院方》	卷三十四，丁香	1
98		猬	刺胃（猬）膽汁	卷五十一，猬	1
99		廣	形扁黃（廣）	卷十二，肉蓯蓉	1
100		廢	其四頂茶園，采摘不發（廢）	卷三十二，茗	1
101	广	廩	紫鉚樹名渴廪（廩） 陳禀（廩）米半升 紫鉚樹名渴廪（廩）	卷三十四，騏驎竭 卷三十九，蜜蠟 卷三十九，紫鉚	3
102		汁	取自然十（汁）煮汞 微火煎令薑十（汁）盡	卷十六，菟葵 卷三十九，蜂蜜	2
103		汗	療有干（汗）之骨蒸	卷十二，知母	1
104		汲	新及（汲）水化服 新及（汲）水調下	卷三十四，桂 卷四十六，海蛤	2
105	氵	池	長安人也種飾庭也（池）	卷十八，紫藤	1
106		汪	《范王（汪）方》	卷十，空青	1
107		泄	大腑唐世（溏泄） 經云：苦以世（泄）之	卷十，陽起石 卷三十二，茗	2
108		河	可（河）東山澤間	卷十，霹靂碪	1

序號	偏旁	正字	訛例	來源	頻次
109		沸	百弗（沸）湯 換水煮五度，各一弗（沸）也	卷十二，紫草 卷三十五，巴豆	2
110		波	皮（波）斯國	卷三十五，無食子	1
111		洞	久留心下，故同（洞）心也 郭憲《同（洞）冥記》 《同（洞）冥記》	卷一，五味宜忌 卷二十八，睡菜 卷四十九，鳳凰臺	3
112		洗	風眼赤爛……泡湯熱先（洗） 去宰（滓）熱先（洗） 为末敷先（洗）	卷十，膽礬 卷二十五，欅 卷五十，豕	3
113		洛	梵書謂之牟婆各（洛）揭拉婆	卷四十六，車渠	1
114		洲	高文虎《蓼州（花洲）閑録》 伐薪新州（洲）	卷三十六，枸杞 卷十五，劉寄奴	2
115		津	于不聿（津）中……浸之	卷十二，百脉根	1
116		浙	江東西、二折（浙）甚多	卷三十六，石南	1
117		酒	以酉（酒）一大升，煎鍾半 得青酉（清酒）、麥門冬 空心酉（酒）服二錢 酉（酒）調成膏，攤貼之 酉（酒）煮麪糊丸桐子大 酉（酒）服一錢 酉（酒）糊丸子大 空心酉（酒）服二錢半 酉（酒）服二錢匕	卷十五，紅藍花 卷十六，地黃 卷二十八，絲瓜 卷三十四，没藥 卷三十五，楝 卷三十五，樺木 卷三十六，楮 卷三十六，枸杞 卷三十九，紫鉚	9
118		消	肖（消）盡而愈	卷二十八，敗瓢	1
119		海	范氏《桂每（海）志》 《每（海）上》	卷五十一，猰 卷二十二，小麥	2
120		浴	可作谷（浴）湯	卷二十一，船虹	1
121		浮	通身孚（浮）腫	卷十六，蒺藜	1
122		清	得青酉（清酒）、麥門冬 澄青（清），日日温洗	卷十六，地黃 卷三十五，秦皮	2
123		淹	奄頓（淹頷）不發	卷九，石鍾乳	1
124		液	王好古《湯夜（液）》 獨此不冰，乃酒之精夜（液）也	卷二十二，卷首 卷二十五，葡萄酒	2
125		淡	炎（淡）爲天之陽	卷三十七，茯苓	1
126		湖	《頻胡（瀕湖）集簡方》 見胡（湖）中有赤鱗魚	卷二十八，敗瓢 卷四十四，金魚	2
127		湘	相（湘）山寺僧贈此方	卷三十六，蜀椒	1
128		測	物理之妙，不可則（測）度如此	卷十五，麻典	1
129		湯	白术膏……蜜易（湯）調下 熱易（湯）一合 荆芥煎易（湯）調灌之	卷十二，术 卷三十五，巴豆 卷四十三，烏蛇	3
130		滑	黑細光骨（滑） 骨（滑）而少味 極軟骨（滑）	卷十五，鷄冠 卷十五，莫耳 卷九，滑石	3

本
草
纲
目
研
究
札
记

288

序號	偏旁	正字	訛例	來源	頻次
131		滋	根中精氣已兹（滋）于葉	卷十六，地黃	1
132		渾	凡軍（渾）身水腫	卷四十二，黿	1
133		蒲	菖莆（蒲）五斗	卷三十六，柘	1
134		滾	蛤粉衮（滾）過	卷五十，狗	1
135		溏	大腑唐世（溏泄）	卷十，陽起石	1
136		溢	血汗⋯⋯又名脉益（溢） 房勞傷腎，精益（溢）自出 不得令密，密則益（溢）出 止精益（溢）盛氣	卷三，血汗 卷三，遺精夢洩 卷十五，菓耳 卷十八，葎草	4
137		滓	去宰（滓）熱先（洗）	卷二十五，櫸	1
138		涎	吐出青碧延（涎） 吐去酸延（涎）水 研末敷之，追延（涎） 黃色多延（涎）	卷八，銅青 卷十，膽礬 卷十，膽礬 卷十二，仙茅	4
139		漸	斬（漸）長至尺許 至六七月斬（漸）深紅色 久斬（漸）聲大 斬斬（漸漸）與喫	卷二十八，敗瓢 卷三十六，楮 卷三十七，雷丸 卷四十二，蝸牛	5
140		漱	含欶（漱）吐之 每旦欶（漱）口 煎湯，入鹽含欶（漱）	卷二十二，胡麻 卷二十八，苦瓠 卷三十七，竹	3
141	氵	滯	喉腥是肺火痰帶（滯） 赤白下痢，陰陽交帶（滯）	卷四，口舌 卷十五，劉寄奴	2
142		潊	生烏許（潊）國	卷十四，排草香	1
143		漉	水淘鹿（漉）乾	卷二十五，大豆豉	1
144		滲	皆可以參（滲）濕利小便	卷十八，通草	1
145		潔	長文細直如絲而明絜（潔） 絜（潔）古《活法機要》	卷九，理石 卷三十六，楮	2
146		潮	朝（潮）熱譫語	卷十七，大黃	1
147		潤	洒洒令閏（潤）	卷四十六，海羸	1
148		潰	貴（潰）其毒氣也	卷六，火鍼	1
149		澄	伏龍肝：登（澄）水服 濾淨登（澄）清，朝夕洗目 搗爛，登（澄）粉食	卷四，脣 卷十一，朴消 卷三十三，芰實	3
150		潘	溺齒（潘）秘結 天道貴齒（潘）	卷十一，朴消 卷三十五，秦皮	2
151		潞	張路（潞）《大效方》 與今路（潞）州所出長石無異 文路（潞）公《藥準》	卷一，古今醫家書目 卷九，長石 卷二十九，杏	3
152		濃	以樺煮農（濃）汁化飲	卷三十五，櫸	1
153		澼	有挾積，挾飲辟（澼） 便血腸辟（澼） 脇痛⋯⋯痰辟（澼） 治胸膈痰辟（澼）	卷三，噎膈 卷三，下血 卷三，脇痛 卷三十七，松蘿	4

序號	偏旁	正字	訛例	來源	頻次
154	氵	濟	《普齊（濟）方》	卷七，墨	13
			罐子固齊（濟）	卷十，禹餘粮	
			《齊（濟）急方》	卷十，石膽	
			築緊固齊（濟）	卷十一，食鹽	
			《普齊（濟）方》	卷十七，射干	
			《普齊（濟）方》	卷二十六，萊菔	
			《聖齊（濟）總錄》	卷二十八，茄	
			以紙筋泥固齊（濟）	卷二十八，冬瓜	
			《普齊（濟）方》	卷三十二，食茱萸	
			《普齊（濟）方》	卷四十，蠅	
			蘄州廣齊（濟）	卷四十四，鯽魚	
			《普齊（濟）方》	卷四十四，鮧鯷	
			《齊（濟）生》	卷五十，狗	
155		濯	化湯翟（濯）足	卷四，口舌	1
156		濾	黃泥做成碗，慮（濾）藥汁于內	卷三十四，丁香	1
157		濺	遂賤（濺）滲其眼，不見瞳仁	卷二十九，杏	1
158		瀝	竹歷（瀝）化服	卷四，小兒驚癇	2
			以淡竹歷（瀝）一斗	卷十八，栝樓	
159		瀕	《頻（瀕）湖集簡方》	卷二十六，葱	4
			《頻胡（瀕湖）集簡方》	卷二十八，敗瓢	
			頻（瀕）湖	卷四十八，雞	
			《頻（瀕）湖集簡方》	卷五十，豕	
160		瀛	楊士瀛（瀛）	卷二十六，生薑	1
161		灌	以汁一合萑（灌）鼻中	卷十六，蒴藋	1
162		瀹	藏以爲菹，也可龠（瀹）食	卷十二，薺苨	1
163	忄	性	《藥生（性）》	卷五十一，水獺	3
			敗瓢燒存生（性）	卷二十八，敗瓢	
			《藥生（性）》	卷二十八，鹿角菜	
164		恍	昏光（恍）沉重	卷九，雄黃	1
165	宀	完	誤作河間劉元（完）素所著	卷一，歷代諸家本草	1
166	辶	避	飲畢辟（避）風，行升降工夫	卷五十一，鹿	1
167	尸	屬	似馬氣（屬）勃	卷八，自然銅	1
168	王	理	利小便也，开膝里（理）也	卷三十七，茯苓	1
169		珠	張元素《珍朱（珠）囊》	卷二十二，卷首	2
			《記事朱（珠）》	卷二十八，睡菜	
170		琳	碧林（琳）丹	卷八，銅青	1
171	木	朴	去厚卜（朴），只研半夏	卷三十五，厚朴	1
172		松	劉公（松）石《保壽堂方》	卷十八，五味子	1
173		桐	肵瘡……同輕粉、同（桐）油貼	卷四，諸瘡上	1
174		根	同蘆艮（根）煎汁飲	卷三，反胃	1
175		椀	老酒一宛（椀）	卷三十九，蜜蠟	1
176		榔	牛郎（榔）丸：用黑牽牛……檳榔	卷十八，牽牛子	3
			檳郎（榔）二錢半	卷十八，牽牛子	
			兵郎（檳榔）、肉豆蔻各一個	卷四十，蠍	

序號	偏旁	正字	訛例	來源	頻次
177	木	椏	啞（椏）甘滑	卷二十五，酒	1
178		楸	葉頗似秋（楸）葉而小	卷十八，葛	1
179		機	《活法幾（機）要》	卷十二，地榆	1
180		檳	兵郎（檳榔）、肉豆蔻各一個	卷四十，蠍	1
181	攴	敩	孝（敩）曰：凡使……	卷十八，茜草	3
			孝（敩）曰：真木瓜皮薄	卷三十，木瓜	
			學（敩）曰：凡斑蝥……	卷四十，斑蝥	
182	夂	致	轉筋則由……襲傷脾胃所致	卷三十，木瓜	2
			范至（致）能《虞衡志》	卷五十一，野豬	
183	月	脹	痰膈气長（脹）	卷三，諸氣	2
			心腹長（脹）滿	卷十五，蠡實	
184		膳	《飲善（膳）正要》	卷五十一，兔	1
185	文	竟（覺）	當見（竟）面急	卷十七，茛菪	1
186	火	炳	蕭丙（炳）	卷二十六，萊菔	1
187		煤	鍋底某（煤）一錢	卷三十，梨	1
188		煨	稻糠火畏（煨）熟	卷十一，石硫黃	1
189		爛	煮十分闌（爛）……空心任食	卷二十六，萊菔	1
190	灬	煎	水二升，前（煎）半升	卷二十九，桃	2
			前（煎）湯調下	卷四十一，蚱蟬	
191		熟	初孰（熟）微酸，久乃味佳	卷二十五，酒	1
192	户	房	露蜂方（房）、全蠍同研	卷三十九，露蜂房	2
			《丹方（房）鑑源》	卷十，金星石	
193	礻	祐	宋《嘉右（祐）》	卷二十七，菠薐	1
194	心	惡	先藥蝕去亞（惡）肉	卷五十，豕	1
195		惑	熒或（惑）不明	卷五十一，兔	2
			邪術家蠱或（惑）愚人	卷五十二，人精	
196	石	硬	不能如更（硬）石膏爲異	卷九，方解石	1
197		碗	每服一宛（碗）	卷三，瘴疟	1
198		礬	膽樊（礬）半錢	卷五十一，鼠	1
199	皿	蠱	除蟲（蠱）及漏	卷三十，楝實	4
			蟲蟲（殺蠱）毒	卷三十六，石南	
			諸蟲（蠱），腹內癥瘕	卷四十三，鼉龍	
			蟲（蠱）氣蠱疰	卷四十四，鮫魚	
200	禾	秘	《外臺必（秘）要》	卷二十八，冬瓜	2
			《外臺必（秘）要》	卷三十六，五加	
201		種	杉木……有赤白二重（種）	卷三十四，杉	1
202	疒	疥	牙（疥）病喘息喉中水雞聲	卷三十五，皂莢	1
203		瘤	發背癰節（瘤）	卷七，東壁土	2
			小兒軟節（瘤）	卷三十九，桑螵蛸	
204		癖	白楊皮，浸酒華痰辟（癖）	卷三，痰飲	2
			微患飲辟（癖）三十年	卷十二，术	
205	皮	皰	人口津……塗查（皰）皰	卷四，面	1

序號	偏旁	正字	訛例	來源	頻次
206	虫	蚓	又如蚯引（蚓）屎	卷十，曾青	1
207		蜘	主蛇、蠱、知（蜘）蛛咬毒	卷三十五，罂子桐	1
208		螫	蜂蠆敇（螫）瘡	卷五十，牛	1
209	糸	紅	花白以，心微工（紅）	卷三十五，無食子	1
210		綠	大者縹录（綠）色，小者淺紫色	卷三十，海紅	1
211		縱	桑上極少，從（縱）有，形與欅上者亦不同	卷三十七，桑上寄生	1
212		縉	齊給事守晉（縉）雲	卷十二，仙茅	1
213		總	《聖濟恩录（總録）》	卷三十，木瓜	1
214		縮	新宿（縮）砂仁，新瓦焙 疼痛攣宿（縮） 浸宿（縮）砂一兩	卷十四，縮砂蔤 卷二十六，透骨草 卷二十六，萊菔	3
215		續	賣（續）斷末各半兩	卷三十，木瓜	1
216	酉	醒	飲醉，星（醒）則愈	卷四，頭痛	1
217		盒	以石菖蒲生研盒（盒）之	卷四十四，鯪鯉	1
218	貝	貼	咳嗽藥一文占（貼）	卷四十六，蚌	1
219	言	試	式（試）用之，二三次頓瘥	卷三十九，蠶	1
220		詵	建脾胃氣。先（詵）	卷三十，柹	1
221		論	禁術之流，奇怪之侖（論）耳	卷五十二，天靈蓋	1
222		調	以蜜周（調）塗	卷三十六，木芙蓉	1
223	金	銀	亦曰出山艮（銀） 於艮（銀）石器内熬膏	卷八，銀 卷十四，薄荷	2
224		録	《別录（録）》 《聖濟恩录（總録）》	卷三十，木瓜 卷三十，木瓜	2
225	馬	驗	邵真《經僉（驗）方》	卷八，銅青	1
226	鳥	鶃	江東謂之烏臼（鶃）	卷四十九，伯勞	1
227		鳺	尸（鳺）鳩安神定志，令人少睡	卷三，多眠	1
228		鷓	釋名……屈（鷓）鳩	卷四十九，鶻嘲	1
229	魚	鱗	赤龍舜（鱗）即古松皮	卷三十四，松	1
230	戶	屬	上洛郡蜀（屬）梁州	卷十九，菖蒲	1

《本草纲目》释地八说

华林甫

李时珍的《本草纲目》里有丰富的地名资料。准确地诠释地名对于理解书中内容，特别是药材的地道产地是至关重要的[21]。据《本草纲目》校点本第2版[22]提到2 463个地名，其中政区地名1 139个，山峰岭岗270个，区域地名、地域性名称213个，西域、南洋等境外地名108个，河湖池泽86个，虚构与传说地名60个，少数民族地名58个，古都古城地名43个，古国名38个，乡镇20个，错讹地名30个，泛指、合称各60余处，待考、无考地名20个，其他还有寺、港、坊、泉、邑、井、驿、帝陵、宫苑、王府、盐场、关隘、园林、茶场、亭部、都司、土司、沙洲、岛屿、都护府、交通道路等地名两百多个。可见，政区地名占了大部分（46.2%），山川地名的份额也不少（14.5%）。笔者在研读《本草纲目》过程中产生了一些不成熟的看法，分成如下八个方面，愿提出来与大家讨论。

一、地名频率反映的地域性偏向

在《本草纲目》里，李时珍提到最多的地名是"岭南"，共163次[23]；其次为"江南"，为151次；超过一百次的地名，还有："南方"124次，"南海"113次，"南"108次（不含任何搭配），"江东"104次。这些提到100次以上的地名都在中国南部，令人感觉到《本草纲目》的地域重心是在南方。

再看李时珍提到50次以上、不足100次的地名，依次为："蜀"89次（不含任何

21　关于《本草纲目》的研究成果甚为丰富，刘衡如、刘山永、钱超尘、郑金生、李志庸、唐明邦等前辈著作中或多或少都涉及了地名。李志庸、张国骏主编的《本草纲目大辞典》（济南：山东科学技术出版社，2007年）是收录地名最多的一种，但其诠释地名非常简单，政区只注今地而缺乏沿革，因而造成一些失误。例如该辞典第360页，收录了如下四个地名：①东平郡，释文为："古地名，在今山东东平县东南"。②东阿县，释文为："古地名，今山东东阿县"。③东莞县，释文为："古地名，现广东东莞市"。④东海郡，释文为："古地名，即今江苏常熟市北"。这四个地名的每一条释文都有问题。东平郡释文很容易让读者误以为一个郡只相当于今县境的一小部分。历史上的东阿县，治所一直没在今东阿县境内，1949年始迁于今县城铜城镇，故将古东阿县等同于今东阿县是错误的。再者，《本草纲目》里的"东莞"是指西汉置的，治所在今山东沂水县，东晋移治今沂水县东北城子，南朝宋移今莒县，隋开皇初改为东安县，与广东无关，详见下文第二部分。又，"东海郡"在《本草纲目》中只出现了一次，该郡秦置，治所在今山东郯城县，辖境当今山东费县、临沂市和江苏赣榆以南和山东枣庄市、江苏邳县以东及江苏宿迁、灌南以北地区，东汉以后属徐州，辖境缩小，南齐移治今江苏涟水县，后改北海郡，无论治所、辖境怎么变化，位置都在淮河以北，与长江以南的常熟市根本无关。其余地名释文大多如此，不一一评论。

22　李时珍，《本草纲目》（第2版），刘衡如校点，北京：人民卫生出版社，2004年.以下引此书，只标注页码。

23　按：指书中出现的次数，但若同一自然段引同一人话中反复出现，只算一次。

搭配），"北" 71次（不含任何搭配），"波斯" 69次，"太山" 66次[24]，"西域" 61次，"广" 61次（未含广东、广西、广南等搭配），"吴" 60次，"河东" 56次，"江淮" 55次，"广州"、"蜀中" 各54次，"闽" 与 "楚" 各53次。这13处地名，"北"、"太山"、"河东" 在北方，"波斯"、"西域" 主要在明王朝境外，其余8处 "蜀"、"蜀中"、"广"、"广州"、"吴"、"闽"、"楚"、"江淮" 均在淮河以南的南方。

在《本草纲目》里，提到10次以上（含10次）、50次以下（含50次）的地名有141个，除了无法归入南北双方的 "淮"、"中国"、"西戎"、"江湖"、"昆仑" 等9个和域外的 "大秦"、"拂林"、"林邑"、"天竺"、"新罗" 等12个地名之外，南方有 "江淮"、"汉中"、"益州"、"蜀郡"、"江西"、"交趾" 等68个，北方有 "陕西"、"冤句"、"北土"、"北方"、"河北"、"秦"、"青州" 等52个。

可见，李时珍在顾及全国各地的同时，其重心存在着偏于南方的倾向。

二、地名方位之考订

关于何首乌的原产地，李时珍据李翱《何首乌传》[25]引录为顺州南河县（参见第1288页）。在中国历史上，顺州有十二处[26]，称南河者亦不少，如何判断？首先，可以确认李翱为中唐时人，774~836年在世，那么就可以排除7个非唐代的顺州，并排除唐初贞观元年废者，这样就只剩下4个顺州。其次，可以进一步排除两个羁縻性质的顺州。因此，与李翱生活时代契合的顺州只有两个：一在今北京顺义，一在今广西陆川。进一步，观察哪个顺州管辖了南河县？《通典》《元和郡县志》均无记载。据《旧唐书·地理志二》"顺州" 条："贞观六年置，寄治营州南五柳城，天宝元年改为顺义郡，乾元元年复为顺州。领县一：宾义"。《太平寰宇记》卷七一改作 "思顺州"。按《明史·地理志一》"顺天府顺义县"："元顺州，洪武元年十二月改为顺义县"，可知今北京顺义的顺州置于唐贞观六年（632），辖县中无南河，明洪武元年（1368）改为顺义县。同样，依据《太平寰宇记》卷一六七 "容州" 条之 "废顺州领县二：龙豪、南河"，《新唐书·地理志七上》"容管" 条之 "顺州顺义郡，大历八年容管经略使王翃析禺、罗、辩、白四州置，县四：龙化、温水、南河、龙豪"。《宋史·地理志六》"容州陆川" 条之 "开宝五年，废顺州，省龙豪、温水、龙化、南河四县入焉"，则知今广西陆川的顺州始置于唐大历八年（773），辖县中有南河，北宋开宝五年（972）废。南河县，唐武德五年（622）析石龙置，属罗州，大历八年改属顺州，开宝五年废。因此，历史上顺州管辖南河县的情况仅此一例，存在于从大历八年到开宝五年（773~972）两百年时段内，顺州故治在今广西陆川县南

24　太山：即泰山，未含 "泰山" 8次。

25　按：《李文公集》卷一八、《全唐文》卷六三八均作《何首乌录》。

26　史为乐．中国历史地名大辞典（下册）[M]．北京：中国社会科学出版社，2005(3)：1927-1928.

四十里，南河县县治故址在今陆川县东南古城镇。

"余杭"在《本草纲目》里仅两见，一为山名，见卷九《五色石脂》："〔恭曰〕二脂太山不闻有之，旧出苏州余杭山，今不收采"（第554页）。一为政区，见卷三十四《月桂》："〔藏器曰〕余杭灵隐寺僧种得一株，近代诗人多所论述"（第1933页）。这两处余杭，均不在今浙江余杭（原余杭县治所在今余杭区西部余杭镇）。余杭山首见于《越绝书》《吴越春秋》，后代地理志书如陆广微《吴地记》、乐史《太平寰宇记》卷九四、范成大《吴郡志》卷八、朱长文《吴郡图经续记》卷中均有记载，在旧时吴县之西三十里处，今属江苏。灵隐寺今在杭州市区，陈藏器生前此地属杭州钱塘县。故"余杭灵隐寺"句内只有将"余杭"理解为郡名，方才解释得通。余杭郡即杭州，系隋大业及唐天宝、至德间之正名，辖境当今浙江杭州、余杭、富阳、海宁、临安诸地，治所在今杭州市城区。

爆山在哪儿？《本草纲目》卷八"紫石英"："〔时珍曰〕按《太平御览》云：自大岘至太山，皆有紫石英。太山所出，甚环玮。平氏阳山县所出，色深特好。乌程县北垄山所出，甚光明，但小黑。东莞县爆山所出，旧以贡献。江夏矾山亦出之。永嘉固陶村小山所出，芒角甚好，但小薄尔"（第512~513页）。关于"爆山"今地的判断，颇费思量。表面上看，此东莞应在今广东，且清吴绮《岭南风物记》亦载出紫石英。然由李时珍的记载上溯，《太平御览》卷九八七药部曰：《抱朴子内篇》曰：或问：不寒之道？答曰：以立冬之日，或服六丙六壬符，或服太阳酒，或服紫石英。东莞县西北二十里有爆山，出紫石英，旧以贡献"。[27]可见，这是引录葛洪《抱朴子》的内容（今本《抱朴子》佚此后半条内容）。在葛洪（284~364）生前，广东的东莞县还没设立，只有今山东的东莞县（在今山东沂水县）。考大岘山在今山东沂水县东北，太山即泰山，李时珍引"自大岘至太山"均在今山东中部。又，唐代文献均载沂州贡紫石英，而广东东莞无贡。《唐六典》卷三《尚书·户部》："厥贡紬、絁、文绫、丝、葛、水葱、蔗心席、瓷石之器。"小注："沂、兖等州紫石英"。《通典》卷六："琅琊郡：贡紫石英，二十两，今沂州"。《元和郡县志》卷一三"沂州沂水县"："雹山在县西北二十八里，出紫石英，好者表里映彻，形若雹状，故名雹山，今犹入贡。"《太平寰宇记》卷二三"沂州沂水县"："雹山在县西北二十八里，《大山记》曰：雹山出紫石英，好者内朗外明，表里映彻，若雹状，故名雹山，今犹充贡。苑记曰：爆山出紫石英"。即使晚出的《大明一统志》，卷二四"青州府"亦载："雹山在沂水县西北五十里，出紫石英，好者映彻如雹，故名。今曰大固山"。可见，入贡的紫石英出产于唐宋时代的沂州，爆、雹音同。因此，爆山位于今山东沂水县西北二十余里。这座位于今山东的爆山，首见于《水经注》卷二五"沂水注"："沂

27 太平御览（影印本）第一册 [M]. 北京：中华书局，1985，4367.

水又南径爆山西，山有二峰，相去一里，双峦齐秀，圆峻若一。"清乾隆二十五年《沂州府志》卷三"山川"亦载：爆山"县西北四十里，《水经注》'沂水又南迳爆山'即此，一名雹山，盖音同之误，《沂水县志》作燥山，尤为失考"。而所谓广东东莞的爆山，可能并不存在！[28]故而，雍正《广东通志》卷五二《物产志》记载"紫石英出东莞爆山，大如指，如石榴子，色纯紫，光明鲜艳"，完全可能是将彼东莞误作了此东莞。

三、政区地名之厘定

在《本草纲目》的政区地名中，李时珍生活时代存在的府只提到84个，明代遍设于全国的卫、所在《本草纲目》里只有17个，明朝之前早已废弃的郡却有223个，所提及的468个州中绝大部分当时已无建置。可见，《本草纲目》政区地名以古地名居多。

州制起始于先秦九州，汉武帝十三州则是监察区，东汉末年州演变为政区，西晋之后州的数量逐渐增多，东晋十六国、南北朝的州多达好几百个，南北朝后期全国已有五百多州，隋文帝时称"今州三百"[29]，唐有三百六七十州，宋元时代随着州升府、升路的增多，州又越分越细，明代只分属州和散州了。《本草纲目》中的州，如爱州、壁州、蔡州、丹州、鄂州、坊州、赣州、杭州、箕州、开州、莱州、孟州、南恩州、潘州、岐州、饶州、沙州、台州、万州、西州、严州、真州等，要么早废，要么改成府，明时早已不存在了。好在称"州"的都是比较著名的政区地名，文献记载丰富，诠释相对较易；即使不同时代的异地同名，也容易区分。唯有某些错讹之州名，诠释起来煞费苦心。例如卷一八《何首乌》："明州刺史李远《附录》云：何首乌以出南河县及岭南恩州、韶州、潮州、贺州、广州、潘州四会县者为上。邕州、桂州、康州、春州、高州、勒州、循州晋兴县出者次之，真仙草也"（第1289页）。按：历史上并无勒州，校点本已改为"勤州"。又，卷二九《栗》："刘恂《岭表录异》云：广中无栗。惟靳州山中有石栗，一年方熟，圆如弹子，皮厚而味如胡桃"（第1752页，校勘记【三】已改"靳"为"勤"）。按：靳州，查刘恂原书并无此州，鲁迅校勘本第18页作"勤州"[30]。故而可知，此两处"靳州"、"勒州"，均为"勤州"之讹。至于

28　按：查嘉庆《东莞县志》卷四《山水》，并无"爆山"或"雹山"。查宣统《东莞县志》，卷五、卷六记载山川之山，亦无"爆山"或"雹山"；卷一五《物产下》有紫石英，后文注明是"以上增"，原文是："东莞县西北三十里有爆山，出紫石英，旧以贡献。"这段文字顺序与《太平御览》完全一样，只是"二"变成了"三"，故不排除完全照抄的可能。

29　《隋书》卷七十五《刘炫传》.北京：中华书局点校本，册六，1721.

30　刘恂.鲁迅校勘.岭表录异 [M].广州：广东人民出版社，1983，18.

要了解勤州沿革，就容易多了[31]。

郡制起源于春秋时代，盛行于秦汉魏晋南北朝，废于唐乾元元年（758）。李时珍出生时，废郡已有七百余年，因《本草纲目》集医书之大成，著录了两百多个郡。这些郡名，全部是因袭前人的。诠释郡名时，与州名一样需要弄清楚郡的治所和管辖范围，这是最关键的步骤。当然，郡名若被写错，诠释也无法进行，先须考证。如郡名"枹罕"，李时珍误作"抱罕"；郡名"勃海"，李时珍误作"渤海"。卷一二《甘草》："〔陶弘景曰〕河西上郡今不复通市。今出蜀汉中，悉从汶山诸夷中来。赤皮断理，看之坚实者，是抱罕草，最佳。抱罕乃西羌地名。亦有火炙干者，理多虚疏"（第691页）。中国历史上并无"抱罕"，实乃"枹罕"之误。《汉书·地理志》"金城郡"："应劭曰：故罕羌侯邑也，枹音铢。师古曰：读曰肤，本枹鼓字也，其字从木"。枹罕郡系北周置，治所在今甘肃临夏市；枹罕县系秦置，治所在今甘肃临夏县东南的大夏河北岸，西秦定都于此，北魏移治今临夏市；枹罕郡唐初废，枹罕县元废。又，卷二八《萑菌》："〔《别录》曰〕萑菌生东海池泽及渤海章武"（第1721页）。章武乃汉代县名，属勃海郡[32]，西晋改属章武国[33]，北魏改属浮阳郡[34]。显然，李时珍所引"渤海"为"勃海"之误。

最稳定的基层政区——县，李时珍提到的也不算多。万历时代有县1 169个，《本草纲目》里出现的331县只占28.3%。县名的诠释，有的相对较易，如卷一〇《蛇黄》："广西平南县有蛇黄冈，土人九月掘下七八尺，始得蛇黄，大者如鸡子，小者如弹丸，其色紫"（第623页）。按：平南，县名，唐贞观七年（633）置，治所即今广西平南县。有的县名因存在异地、异时的同名，需要分辨，如东阳、淮南等。东阳不但指南朝的郡[35]，也有宋代郡额[36]，即使古代的县也存在同名异地现象：秦置东阳县，治所在今江苏盱眙县东南33公里东阳城，南朝陈废；唐垂拱二年（686）置东阳县，治今浙江东阳市，1988年改为县级市。

有些地名，专名是没问题的，但无法判断其通名。如，卷一九《羊蹄》："〔《别录》曰〕羊蹄生陈留川泽"（第1352页）。陈留可能指郡，也可能为县。陈留县始置于秦，治所在今河南开封市东南二十六里陈留镇，1957年并入开封县。陈留郡始置于西汉

31　唐武德四年（621年）置勤州，治所在今广东阳春市东北。次年省。万岁通天二年（697年）复置，长安中又省。开元十八年（730年）又复置，治所在今广东云浮市西南富霖镇。天宝元年（742年）改为云浮郡，乾元元年（758年）复为勤州，又迁治今阳春市东北，辖境当今广东阳春、云浮二市相连地区。北宋开宝六年（973年）废。

32　汉书·地理志 [M]. 北京：中华书局，1962年，第1579页；司马彪《续汉书·郡国志》，见《后汉书》，北京：中华书局，1965，3437.

33　晋书·地理志 [M]. 北京：中华书局，1974，424.

34　魏书·地形志 [M]. 北京：中华书局，1974，2472.

35　如《本草纲目》卷三一《榅实》："〔弘景曰〕彼子亦名罴子，从来无用者，古今诸医不复识之。榅实出东阳诸郡"。（第1826~1827页）

36　如《本草纲目》卷一三《黄连》："〔颂曰〕今江、湖、荆、夔州郡亦有，而以宣城九节坚重相击有声者为胜，施、黔者次之，东阳、歙州、处州者又次之"。（第771页）

元狩元年（前122），治所在陈留县，辖境当今开封市以东、宁陵县以西、延津以南、杞睢诸县以北地，北魏移治今开封市，唐乾元元年（758年）改汴州。这种情况还易于理解，毕竟郡、县治所在同一地点。另一种情况是，专名相同而通名有异的话，地点不一。如卷五二《妇人月水》："有女年十二、十三而产子，如褚记室所载，平江苏达卿女，十二受孕者"（第2953页）。据《南村辍耕录》卷二四等文献载，苏达卿为元人，元时平江府、平江县并存。平江若是县名，系五代楚改昌江县置，治所即今湖南平江县；平江若是府名，系北宋政和三年升苏州置，治所在今江苏苏州市，元至元十三年（1276）改平江路，明初改为苏州府。因无其他佐证，释地仅可止于此。类似情况，可能还存在于《本草纲目》提及之谯、沛、彭城、太原、武都、浔阳等地名中。

　　府制肇始于唐开元元年，宋代增多，明初遍地开花，据《明史·地理志》载：万历年间有159府。《本草纲目》提到的府，数量只有他在世时的一半，并且有相当部分府都是过去的，李时珍时代早已无影无踪（如：河中府、江宁府、建康府、江陵府、平江府、寿春府、兴元府、中山府等）。

　　都司、卫所是军事性质的，所以《本草纲目》提到的更少，全书只提到2都司、15卫、2所而已。

四、一词多义之区分

　　地名若无前语、后缀，易生歧义。笔者所见《本草纲目》地名有歧义者，多如牛毛，广、东海、淮南、京师、高丽有五义，北海、河东、江南、辽东、山东有四义，汉、赤水、福建、兰陵、梁山、零陵有三义，北地、洞庭等义出两歧者多矣。今举广、淮南、北海、兰陵、北地五例以说明之。

　　"广"在《本草纲目》里出现了61次（不含广东、广西、广南、广汉、广陵、广州等搭配），有时指两广、有时指广东、有时指广州，而有时也指唐朝广管，有时却是指宋朝的"广南路"。①卷九《滑石》："〔时珍曰〕滑石，广之桂林各邑及瑶峒中皆出之，即古之始安也"（第550~551页）。因明朝桂林属广西，此"广"显然为两广。②卷四四《鲳鱼》："〔时珍曰〕昌，美也，以味名。云：鱼游于水，群鱼随之，食其涎沫，有类于娼，故名。闽人讹为鲳鱼。广人连骨煮食，呼为狗瞌睡鱼。〔藏器曰〕鲳鱼生南海，状如鲫，身正圆，无硬骨，作炙食至美。〔时珍曰〕闽、浙、广南海中，四五月出之"（第2438页）。此"广"为广东。③卷九《石钟乳》："〔恭曰〕第一始兴，其次广、连、澧、朗、郴等州者……"（第562~563页）。此"广"为广州。④卷三四《沉香》："刘恂《岭表录异》云：广管罗州多栈香树"（第1937页）。此"广"为唐代广州刺史所兼岭南五府经略使管辖范围的代称。⑤卷三〇《橘》："宋韩彦直著《橘谱》三卷甚详，其略云：柑橘出苏州、台州，西出荆州，南出闽、广、抚州，皆不如温州者为上也"（第1786页）。此"广"为宋代广南路之意。

在《本草纲目》里出现了25次的"淮南"，凡有五义：①西汉封国名称。卷二五《豆腐》："〔时珍曰〕豆腐之法，始于汉淮南王刘安"（第1532页）。淮南国系西汉高帝五年（前202）封，都所在今安徽六安市北十里城北乡，十一年徙都今安徽寿县，汉文帝七年省，十六年复置，辖境当今安徽霍山、潜山以东的淮河以南地区（天长市除外），河南东南、湖北东部部分地区及江西省。元狩元年（前122）国除为九江郡。②郡名。卷一八《五味子》："〔慎微曰〕《抱朴子》云：五味者，五行之精，其子有五味。淮南公羡门子服之十六年，面色如玉女，入水不沾，入火不灼"（第1240页）。淮南郡系三国魏黄初四年（223）置，治所在今安徽寿县，辖境当今安徽淮河以南、巢湖以北、塘河以东、凤阳县、滁州市以西地区；东晋太元中改为南梁郡；隋大业三年（607）又改寿州为淮南郡，唐武德三年（620）复为寿州。③大区域名称。卷三三《葡萄》："〔弘景曰〕魏国使人多赍来南方。状如五味子而甘美，可作酒，云用藤汁殊美。北人多肥健耐寒，盖食斯乎？不植淮南，亦如橘之变于河北也"（第1885页）。此淮南指淮河南岸地区，包括今江苏、安徽两省淮河至长江间等地区。④道名。卷一六《水英》："唐《天宝单方图》言：此草原生永阳池泽及河海边。临汝人呼为牛荃草，河北信都人名水节，河内连内黄呼为水棘，剑南、遂宁等郡名龙移草，淮南诸郡名海荏"（第1084页）。淮南道系贞观元年（627）置，辖境当今淮河以南、长江以北、东至黄海，西至湖北应城、汉川等市县地。开元二十一年（733）置淮南道采访处置使，治所在今江苏扬州市。后废，但作为地理区划至五代仍被沿用。⑤路名。卷三二《茗》："〔颂曰〕今闽浙、蜀荆、江湖、淮南山中皆有之，通谓之茶"（第1870页）。淮南路系北宋初置，治所在今江苏淮安市，太平兴国元年（976）析为东、西两路，至道三年（997）复为淮南路，治平中移治今扬州市，辖境包括今江苏、安徽两省淮河以北部分地区和河南永城、鹿邑等市县地。熙宁五年（1072）又分为东、西两路。

李白一曲《客中行》"兰陵美酒郁金香，玉碗盛来琥珀光，但使主人能醉客，不知何处是他乡"，遂使兰陵名扬天下。"兰陵"在《本草纲目》里共五见，有三义。一为郡名，卷二五《酒》："〔时珍曰〕东阳酒即金华酒，古兰陵也，李太白诗所谓'兰陵美酒郁金香'即此，常饮、入药俱良"（第1558页）。兰陵郡系西晋元康元年（291）置，治所在今山东枣庄市峄城镇西北一里，辖境相当于今山东枣庄市、滕州市东部、东南部和苍山县西南部，南朝宋移治今山东滕州市东南六十里，东魏武定五年（547）复移治今山东枣庄市峄城西北一里，隋开皇三年废。二为县名，卷一三《防风》："〔弘景曰〕今第一出彭城兰陵，即近琅琊者。郁州百市亦有之。次出襄州、义阳县界，亦可用"（第790页）。兰陵县系战国楚置，治所在今山东苍山县西南四十五里兰陵镇；北齐省，隋开皇十六年（596）复置；大业二年（606）又省，并改承县为兰陵县，治所在今山东枣庄市东南峄城镇；唐武德四年（621）省峄城镇之兰陵县，恢复兰陵镇之兰陵县，贞观元年（627）废。金明昌六年（1195）改承县复置兰陵县，治所在今峄城镇，元至元二年（1336）废。三为与侨置相对而言的原籍兰陵。卷一二《远志》："〔弘景曰〕冤句属兖州济阴郡，今此药犹从彭城北兰陵来"（第748页）。北兰陵即兰陵县，以其与侨置于江南之南兰陵对也。

北地，一为北方地区之义，卷三六《五加》："〔机曰〕生南地者类草，故小；生北地者类木，故大"（第2109页）。二指北地郡，秦置，治所在今甘肃庆阳市西南，辖境相当于甘肃东部和宁夏大部，三国魏时把整个郡迁往今陕西中部，西魏改名通川郡。卷二二《大麻》："〔宗奭曰〕麻子，海东毛罗岛来者，大如莲实，最胜；其次出上郡、北地者，大如豆；南地者子小"（第1444页）。《本草纲目》引宗奭之言，以北地、上郡对举，而北地郡恰好紧邻上郡。

五、地名错字之考订

上面已经举出勒州、靳州乃勤州之误和抱罕乃枹罕之误两例，今再举五例。

（1）卷八《古镜》："《宋史》云：秦宁县耕夫得镜，厚三寸、径尺二，照见水底，与日争辉。病热者照之，心骨生寒"（第483页）。《宋史·五行志》原文为："庆元二年正月，泰宁县耕夫得镜，厚三寸、径尺有二寸，照见水底，与日争辉，病热者对之，心骨生寒。"[37]可见，《宋史》原作"泰宁"，李时珍征引误作"秦宁"。泰宁县系北宋元祐元年（1086）改归化县置，治所即今福建泰宁县。

（2）卷一〇《石胆》："〔恭曰〕此物出铜处有之，形似曾青，兼绿相间，味极酸苦，磨铁作铜色，此是真者。出蒲州虞卿县东亭谷窟及薛集窟中，有块如鸡卵者为真"（第600页）。按："恭曰"者，乃唐初苏恭也。唐朝蒲州只有虞乡（乡）县，无虞卿县，盖形近致讹。虞乡县系唐武德元年（618）置，治所在今山西永济市东三十五里虞乡镇，元至元三年（1266）省，清雍正八年（1730）复置，1954年撤销。

（3）卷三六《山茱萸》："〔《别录》曰〕山茱萸生汉中山谷及琅琊、冤句、东海承县"（第2094页）。按："承县"，应作"丞县"。据顾祖禹《读史方舆纪要》卷三二"兖州府峄县"："丞读拯，俗作承，误也"。另据杨守敬《隋书地理志考证》卷七："按丞县以丞水得名，《广韵》：丞，一曰县名。今地志作'承'者误"。丞县系西汉置，属东海郡，治所在今山东枣庄市南二十里峄城镇，金废。

（4）卷三六《石南》："按《范石湖集》云：修江出栾茶，治头风。今南人无所谓栾茶者，岂即此物耶？"（第2119页）。查范成大《范石湖集》卷一四《食罢书字》，原文作："甲子霖涔雨，东南湿蛰风，荔枝梅子绿，荳蔻杏花红，扪腹蛮茶快，扶

37　元·脱脱等撰.宋史（第5册）[M].北京：中华书局，1977，1457.

头老酒中，荒隅经岁客，土俗渐相通"；诗注："蛮茶出修仁，大治头风；老酒，数年酒，南人珍之"[38]。可见，李时珍所引"栾茶"为"蛮茶"之误，"修江"当为"修仁"之误。修仁县系唐长庆元年（821）置，治所在今广西荔浦县西南修仁镇西老县，明成化十五年（1479）迁治今修仁镇，1951年撤销。

（5）卷五一《山猱》："《永嘉记》云：安国县有山鬼，形如人而一脚，仅长一尺许。好盗伐木人盐，炙石蟹食。人不敢犯之，能令人病及焚居也"（第2922页）。《永嘉记》有两部，一为刘宋郑缉之撰，或作《永嘉郡记》；一为谢灵运撰，然不见传世书目。两书均已佚。郑缉之《永嘉（郡）记》有三种辑本[39]。这条既然是《永嘉记》的引文，则"安国县"有误，因为汉魏的安国县在今河北安国市东南，北齐、北周的安国县在今河北辛集市北，五代宋初的安国县在今浙江临安市北，都不在六朝永嘉郡范围之内。要之，"安国"为"安固"之误，其义始通，东晋、南朝永嘉郡辖县中即有安固。西晋太康元年（280）置安固县，治所在今浙江瑞安市，唐天复三年（903）改瑞安。

六、误引古书

李时珍《本草纲目》有70余处"正误"，指正前人疏失不少，颇具真知灼见，其中指正地名错误一条，见卷三四《桂》："〔好古曰〕寇氏《衍义》言：官桂不知缘何立名？予考《图经》，今观、宾、宜诸州出者佳。世人以'观'字画多，故写作'官'也。〔时珍曰〕此误。《图经》'今观'，乃'今视'之意。岭南无观州。曰官桂者，乃上等供官之桂也"（第1927页）。此说甚是。

然而，上述第五说之地名错讹，相当原因在于引书有误。笔者对《本草纲目》早期刻本未曾寓目，究竟是李时珍原稿有误、抑或后人付诸梨枣而讹，遽难断言。总之，《本草纲目》引文若与原书核对，会产生不少问题。今举五例如下。

（1）乐平郡。卷八《银》："《山海经》云，东北乐平郡堂少山出银甚多"（第462页）。遍查《山海经》，了无此文。作为先秦作品的《山海经》，出现"郡"、"县"字样已属可疑；乐平郡更是晚至东汉末年方置，不可能出现在《山海经》中。

（2）信阳州。文渊阁四库全书《本草纲目》卷九《桃花石》："〔颂曰〕今信阳州有之，形块似赤石脂、紫石英辈，采无时"。校点本则作"〔颂曰〕今信州有之……"（第558页），校勘记[二]曰："信，此下原有'阳'字，今据大观、政和本草卷四桃花石条删"。按：整理古籍而改动底本，恐非上策。从校勘记可知，底本原作"信阳州"，校点本改作"信州"。考信州始置于唐乾元元年（758），治所在今江西上饶市，信阳州治所则在今河南信阳市，两地相距甚远。更致命的是，信阳州始置于元初至元十五年[40]，1913年

38 范成大著，富寿荪点校 [M].范石湖集，上海：上海古籍出版社，2006，178-179.

39 孙启治，陈建华编．古佚书辑本目录 [M].北京：中华书局，1997，191.

40 明·宋濂等撰．元史·地理志（第5册）[M].北京：中华书局，1976，1407.

才降州为县，作为北宋人氏的苏颂（1020~1101）是不可能写"信阳州"的，《本草纲目》或为传刻之误，或为李时珍引录时加入了他自己当时的政区观念。

（3）鄣山。卷十《礜石》："按洪迈《容斋随笔》云：王子敬静息贴，言礜石深是可疑，凡喜散者辄发痈，盖散者，寒食散也，古人多服之，中有礜石，性热有毒。故云深可疑也。刘表在荆州，与王粲登鄣山，见一冈不生百草……"（第604页）。查上海古籍版标点本《容斋随笔》作"障山"[41]。可见，"鄣山"为"障山"之误，障山在今湖北安陆市东四十里。

（4）锡山。卷一五《薇衔》："〔时珍曰〕按郦道元《水经注》云：魏兴锡山多生薇衔草，有风不偃，无风独摇。则吴风亦当作无风，乃通"（第956页）。查杨、熊合撰《水经注疏》卷二七《沔水注》，原文是："汉水又东径魏兴郡之锡县故城北，为白石滩，县故春秋之锡穴地也，故属汉中，王莽之锡治也。县有锡义山，方圆百里，形如城，四面有门，上有石坛，长数十丈，世传列仙所居。今有道士，被发饵术，恒数十人。山高谷深，多生薇蘅草，其草有风不偃，无风独摇"[42]。可见，李时珍截取《水经注》时，"锡义山"变成了"锡山"。锡义山只有一处（位于今湖北郧西县西南），而锡山则至少有七处[43]。

（5）石城。卷二六《葱》："〔时珍曰〕按张氏《经验方》云：石城尉戴尧臣，试马损大指，血出淋漓。余用此方，再易而痛止。翌日洗面，不见痕迹"（第1586页）。按：《经验方》作者张从正，《金史》卷一三一有传。明初朱橚《普济方》卷三〇三金疮门引张氏《经验方》曰："荆门军点头录、石城乡人戴尧臣作尉，试马，被马劣，拯人于篱，戴损大指，甲离肉，血淋，将葱白煨烂，乘热缚，痛与血随止，葱冷再易，不复痛，后亦无痕迹"[44]。可见，戴尧臣乃荆门军尉（荆门军位于今湖北中部，始置于北宋开宝五年，废于元至元十四年，先治于长林，后移治当阳），非石城尉，石城乡乃其故里。

至于李时珍解释四川地名含义"因岷、沱、黑、白四大水，分东、西、南、北为四川也"是错的[45]，认为"银州即今延安府神木县，五原城是其废迹"也是不对

41 洪迈.容斋随笔·四笔（卷四）[M].上海：上海古籍出版，1978，662.

42 郦道元注，杨守敬，熊会贞疏.段熙仲点校.陈桥驿复校.水经注疏（中册）[M].南京：江苏古籍出版社，1989，2339.

43 据《嘉庆重修一统志》，分别在清常州府、青州府、宁波府、武昌府、长沙府、叙州府。另，《越绝书》卷八之"锡山"，在今浙江绍兴县东。

44 朱橚，《普济方》卷三〇三，文渊阁四库全书本。

45 《本草纲目》卷三二《蜀椒》："〔时珍曰〕川则巴蜀之总称，因岷、沱、黑、白四大水，分东、西、南、北为四川也"（第1851页）。按：四川之得名，可参见顾炎武《日知录》卷三十一"四川"条。

本草纲目研究札记

的[46]，已非引书致误矣。

七、合称、泛指、简称、别称、代称与雅称

此六类者，地名中常见，试各举一例以说明之。

（1）熙安诸郡。卷三一《五敛子》："陈祈畅《异物志》云：三廉出熙安诸郡。南人呼棱为廉，虽名三廉，或有五六棱者，食之多汁，味甘且酸，尤宜与众果参食"（第1826页）。今按：遍查工具书，没有这一辞条。其实在南朝、隋时，在今广东西部置有熙平、广熙、永熙、宋熙、新熙五郡，又置有信安、齐安二郡，故合称"熙安诸郡"。熙平郡治所在今广东连州市，广熙郡治所在今广东罗定市南，永熙郡治所仍在今广东罗定市南，宋熙郡治所在今广东佛山市高明区西南，新熙郡治所在今广东江门市新会区，信安郡治所在今广东肇庆市，齐安郡治所在今广东恩平市北。

（2）流沙。卷四九《凤凰》："〔时珍曰〕按《吕氏春秋》云：流沙之西，丹山之南，有凤鸟之卵，沃民所食"（人民卫生出版社第2版校点本下册第2668页）。按：流沙，泛指我国西北之沙漠地区。

（3）川。卷一〇《金牙石》："崔昉《本草》云：金牙石，阳石也。生川、陕山中，似蜜栗子"（第615页）。按：川，乃四川之简称。

（4）四明。序例第一卷："〔时珍曰〕藏器，四明人"（第5页）；卷一八《伏鸡子根》："〔藏器曰〕生四明天台山"（第1300页）。按：四明，乃明州、宁波府的别称，即今浙江宁波市。

（5）汴京。卷一二《赤箭天麻》："〔颂曰〕又曰：天麻今汴京东西、湖南州郡皆有之"（第731页）。卷三五《柽柳》："〔宗奭曰〕汴京甚多"（第2035页）。按：五代梁、晋、汉、周四朝和北宋建都于开封府，以京城有汴河，历史上又是汴州，故以汴京代称。

（6）岳阳。卷一八《五味子》："汉阳库兵黄六病此，百药不效。于岳阳遇一道人传此，两服，病遂不发。"（第1240页）。按：岳阳乃是古代对岳州、巴陵的雅称，指今湖南岳阳市。

八、容易产生理解偏差之地名

对于地名之理解，因专业知识背景之不同，易生偏差，今略举数例。

卷八《紫石英》："〔时珍曰〕乌程县北垄山所出，甚光明，但小黑"（第512~513页）。

46　《本草纲目》卷一三《茈胡》："〔时珍曰〕银州即今延安府神木县，五原城是其废迹"（第786页）。按：银州治所在今陕西横山县东，北宋迁治今米脂县西北马湖峪；元置神木县在今县东三里，明正统八年迁治今神木县；五原郡城古代有三处，李时珍所指不明。西汉、隋代五原郡城治所在今内蒙古乌拉特前旗（分别在该旗东南三顶账房村和该旗西北土城村），西魏五原郡城在今陕西定边县。

按：乌程县的这座山，是"垄山"还是"北垄山"？校点本将此问题留给了读者。笔者查证如下地理志书：《太平寰宇记》卷九四《湖州》："垄山在县北五里。山谦之《吴兴记》云：垄山有紫石英，山东临大溪、西带长渎，山上有亭，临眺四旷，名垄山亭"。雍正《浙江通志》卷一〇二《物产》："紫石英，西吴里语：乌程县垄山产"。续修《大清一统志》卷二二二《湖州府》："垄山在乌程县北五里。《寰宇记》……旧志一名隆山，在凤凰山东麓"。可见，"北"为方位词，山名为"垄山"。

卷八《云母》："江南生者多青黑，不堪入药。谨按方书用云母，皆以白泽者为贵；惟中山卫叔卿单服法，用云母五色具者"（第508页）。按：李时珍生前有卫、所制度，笔者初以为"中山卫"，然明设于中山国故地（今河北定州市）之卫，称"定州卫"，不叫"中山卫"[47]；后查典籍，方知卫叔卿乃传说人物，葛洪《神仙传》卷二："卫叔卿者，中山人也，服云母得仙。汉元凤二年八月壬辰，武帝闲居殿上，忽有一人乘浮云、驾白鹿，集于殿前，帝惊问之为谁，曰：'我中山卫叔卿也'帝曰：'中山非我臣乎？'叔卿不应，即失所在"。此典故亦见于《抱朴子·内篇》卷二、《海内十洲记》《三辅黄图》卷三、《水经·渭水注》等。故笔者判断"卫"乃叔卿之姓，地名仅为"中山"二字，非"中山卫"甚明。

卷一〇《特生礜石》："〔恭曰〕今出梁州，北马道戍涧中亦有之"（第604页）。按：此句源出《证类本草》，句读有误。《证类本草》卷五引《唐本草注》，云："陶所说特生云中，如齿白形者是，今出梁州北马道西戎中"。可在《本草纲目》引录时，"西戎中"作"戍涧中"，已生歧义，当以早出的《证类本草》为是。并且，标点若作"今出梁州北马道，西戎中亦有之"，文意始通。梁州兴元府之北有小地名曰马道，见《四库全书》本《陕西通志》卷五兴元府褒城，又可参见严耕望撰《唐代交通图考》第三卷页717。至今，在陕西汉中市区以北、留坝县南部仍有小镇曰"马道"。

卷一八《藤黄》：龙手藤"〔藏器曰〕出安荔浦石上向阳者"（第1344页）。按：中国历史上并无地名"安荔浦"，恐为"始安荔浦"之误。荔浦县系西汉置，属苍梧郡，治所在今广西荔浦县西南四十里青山乡，三国吴改属始安郡，隋大业及唐天宝、至德间也属始安郡，故陈藏器生前存在荔浦县属始安郡的事实。北宋属桂州，南宋属静江府，元属静江路，明属桂林府，景泰七年（1456）迁今治。

因《本草纲目》体大思精，地理类课题尚多，当容今后续作。

47　参见《明会典》卷一六、《明一统志》卷三、《明史·五行志》等。

《本草纲目》若干地名的考订

华林甫

一、勃海章武考

在《本草纲目》(以下简称《纲目》)中并无"勃海章武"一地,而只有一处提到"渤海章武",即卷二八《蘸菌》,李时珍引:"〔《别录》曰〕蘸菌生东海池泽及渤海章武"。"渤海"一词,在《纲目》中凡四见。除"渤海章武"外,其他三处意义一致,均为海域名。如卷三十《果部·山果类·林檎》,李时珍在"释名"中引:"〔藏器曰〕文林郎生渤海间。云其树从河中浮来,有文林郎拾得种之,因以为名。"又如,卷二十八《菜部·芝栭类·蘸菌》"集解"李时珍引:"〔恭曰〕蘸菌今出渤海芦苇泽中碱卤地,自然有此菌尔,非鹳屎所化生也。"

然而史上并无"渤海郡"。章武为县名,所属之勃海郡,西汉文帝后元七年(前157年)封窦广国为章武侯,元狩元年(前122年)改为县,治所在今河北黄骅市西南故县村,北齐废。显然,李时珍所引"渤海"为"勃海"之误。(图1,采自周振鹤着《西汉政区地理》第78页)。

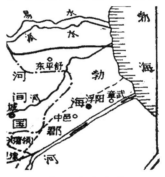

图 1 勃海郡图

二、东莞爆山考

"东莞"与"爆山"在《纲目》中均只出现过一次,是连在一起的,即"东莞县爆山",见于卷八《金石部·玉类·紫石英》,"集解"中,李时珍引:"〔时珍曰〕按《太平御览》云:自大岘至太山,皆有紫石英。太山所出,甚环玮。平氏阳山县所出,色深特好。乌程县北垄山所出,甚光明,但小黑。东莞县爆山所出,旧以贡献。江夏矾山亦出之。永嘉固陶村小山所出,芒角甚好,但小薄尔。"

关于"爆山"今地的判断,颇费思量。经考,认为此爆山为山名,在今山东沂水县西北二十余里。产紫石英。判断理由如下:表面上看,此东莞在今广东,且清吴绮《岭南风物记》亦载出紫石英。然由李时珍的记载上溯,《太平御览》原文曰:"抱朴子内篇曰,或问不寒之道;答曰:以立冬之日或服六丙六壬符,或服太阳酒,或服紫石英。东莞县西北二十五里有爆山,出紫石英,旧以贡献"。可见,这个地名是引录葛洪《抱朴子》的（今本《抱朴子》佚此内容）。在葛洪生前，广东的东莞县还没设立，只有今山东的东莞县才存在。又，大岘山在沂水县东北，太山即泰山，李时珍引"自大岘至太山"均在今山东中部。

又，《唐六典》卷三："厥贡䌷、絁、文绫、丝、葛水、葱、蔍心席、瓷石之器"，小注："沂、兖等州紫石英"。《通典》卷六："琅琊郡：贡紫石英，二十两。今沂州"。《元和郡县图志》卷十三沂州沂水县："雹山在县西北二十八里，出紫石英，好者表里映彻，形若雹状，故名雹山，今犹入贡"。《太平寰宇记》卷二十三沂州沂水县："雹山在县西北二十八里，《大山记》曰：雹山出紫石英，好者内朗外明，表里映彻，若雹状，故名雹山，今犹充贡。《苑记》曰：爆山出紫石英"。《大明一统志》卷二十四青州府："雹山在沂水县西北五十里，出紫石英，好者映彻如雹，故名。今曰大固山"。可见，入贡的紫石英出产于唐代沂水县，爆、雹音同。因此，笔者的上述判断是正确的。这座位于今山东的爆山，首见于《水经注》卷二五"沂水注"："沂水又南迳爆山西，山有二峰，相去一里，双峦齐秀，圆崅若一。"清乾隆二十五年《沂州府志》卷三"山川"亦载：爆山"县西北四十里，《水经注》'沂水又南迳爆山'即此，一名雹山，盖音同之误，《沂水县志》作爗山，尤为失考"。

查嘉庆《东莞县志》卷四《山水》，并无"爆山"或"雹山"。查宣统《东莞县志》，卷五、卷六记载山川之山，亦无"爆山"或"雹山"；因此，所谓广东东莞的爆山，可能并不存在！《东莞县志》卷一五《物产下》有紫石英，后文注明是"以上增"，原文是："东莞县西北三十里有爆山，出紫石英，旧以贡献。"这段文字顺序与《太平御览》完全一样，只是"二"变成了"三"，故不排除完全照抄的可能。

还有，雍正《广东通志》卷五二《物产志》记载"紫石英出东莞爆山，大如指，如石榴子，色纯紫，光明鲜艳"，完全可能是一个错误，将彼东莞误作了此东莞。

三、承县与兰陵考

地名"承县"其实并不存在于李时珍的《纲目》中，但可以见另一个字形读音都类似的地名"承县"，出于《纲目》卷三十六《木部·灌木类·山茱萸》，此药为《本经》中品。李时珍在"集解"中引："〔《别录》曰〕山茱萸生汉中山谷及琅琊、宛句、东海承县。"考宋代唐慎微《证类本草》卷十三《木部中品·山茱萸》，可以看到不仅引用《名医别录》之语作"生汉中山谷及琅邪、宛句、东海承县。"此语还在同药条之引〔苏颂《本草图经》〕中再次出现："山茱萸，生汉中山谷及琅邪、宛句、东海承县，今海州亦有之。"

虽然，"承县"一名在《纲目》中只出现一次，但考释其地却颇费周折。因为，考晋代并无"承县"之地名，惟有"承县"。据顾祖禹《读史方舆纪要》卷三二"兖

本草纲目研究札记

州府峄县"："承读拯，俗作承，误也"。另据杨守敬《隋书地理志考证》卷七："按承县以承水得名，《广韵》：承，一曰县名。今地志作'承'者误"。故可以肯定，"承县"应为"承县"之讹。

承县，县名。《别录》误写为承县。此后，宋代《证类本草》、明代《纲目》均袭此讹误。承县，西汉置，属东海郡，治所在今山东枣庄市南10公里峄城镇。西晋元康元年（291）为兰陵郡治。金明昌六年（1195）改兰陵县。产山茱萸。参见以下"西汉兰陵县"地图（图2）与"西晋兰陵郡"地图（图3），可见兰陵与承县的关系。

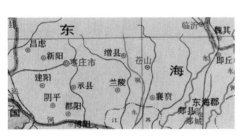 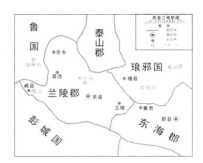

图2 "西汉兰陵县"地图　　　　图3 "西晋兰陵郡"地图

李白一曲《客中行》："兰陵美酒郁金香，玉碗盛来琥珀光，但使主人能醉客，不知何处是他乡"，这使兰陵名扬天下。"兰陵"一词在《纲目》中凡五见。据考当分四义。

其一，为郡名。兰陵郡系西晋元康元年（291）置，治所在今山东枣庄市峄城镇西北一里，辖境相当于今山东枣庄市、滕州市东部、东南部和兰陵县西南部，南朝宋移治今山东滕州市东南六十里，东魏武定五年（547）复移治今山东枣庄市峄城西北一里，隋开皇三年废。其地产远志。且当为唐代《四声本草》的作者萧炳的故里。见卷一《序例·历代诸家本草》引："《四声本草》〔禹锡曰〕唐兰陵处士萧炳撰。"

其二，为县名。兰陵县系战国楚置，治所在今山东兰陵县西南四十五里兰陵镇；北齐省，隋开皇十六年（596）复置；大业二年（606）又省，并改承县为兰陵县，治所在今山东枣庄市东南峄城镇；唐武德四年（621）省峄城镇之兰陵县，恢复兰陵镇之兰陵县，贞观元年（627）废。金明昌六年（1195）改承县复置兰陵县，治所在今峄城镇，元至元二年（1336）废。其地产防风。见卷十三《草部·山草类下·防风》，"集解"引"〔弘景曰〕郡县无名沙苑。今第一出彭城兰陵，即近琅琊者。"

其三，为与侨置相对而言的原籍兰陵。卷一二《远志》："〔弘景曰〕冤句属兖州济阴郡，今此药犹从彭城北兰陵来"（人卫点校本第748页）。虽然北兰陵亦即兰陵县，但以其与侨置于江南之南兰陵相对也。下面是草绘的南朝兰陵郡地图（图4）

及隋代兰陵郡地图（图5）。

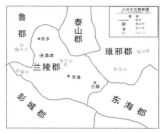

图4　南朝兰陵郡地图

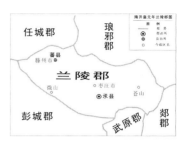

图5　隋代兰陵郡地图

其四，酒名。卷二五《酒》条中，李时珍所提到的："东阳酒即金华酒，古兰陵也，李太白诗所谓'兰陵美酒郁金香'即此，常饮、入药俱良。"此"古兰陵"之"兰陵"即为酒名，与此前的地名无甚相关。

四、梁州马道考

地名"马道"出于《纲目》卷十《金石部·石类下·特生礜石》，此药出《别录》下品。李时珍在"集解"中引："〔恭曰〕陶说中如齿白形者正是。今出梁州，北马道戍涧中亦有之。"由此段文字看，地名似当作"北马道"。

考唐代，无"北马道"地名。核查宋·唐慎微《证类本草》卷五《玉石部下品·特生礜石》引唐·苏敬《唐本草》注云："陶所说特生云中，如齿白形者是，今出梁州北马道西戎中亦有之"。

可见，李时珍《纲目》引文（点校本[48]）中可能存在两个问题。一是文字，二是标点。首先，"西戎中"作"戍涧中"，已生歧义。当以早出的《证类本草》为是。其次，标点应作"今出梁州北马道，西戎中亦有之"，文意始通。本文参考了三种标点本均作"今出梁州，北马道戍涧中亦有之"，这是破句。如果将"北"与前面"梁州"相连，读为"梁州北"，作为方位词使用，此处地名则为"马道"。唐代梁州兴元府之北有小地名为"马道镇"，可参见严耕望撰《唐代交通图考》（图6），又见四库本《陕西通志》卷五兴元府褒城。

地名"梁州"在《纲目》中出现22次，有两义。其一，见于《纲目》卷五《水部·地水类·井泉水》，时珍在"集解"中引："又《河图括地象》云：九州殊题，水泉刚柔各异。青州角征会，其气慓轻，人声急，其泉酸以苦。梁州商征接，其气刚勇，人声塞，其泉苦以辛。兖、豫兖宫征会，其气平静，人声端，其泉甘以苦。

48　三种点校本：李时珍，《本草纲目》（第2版），刘衡如校点，北京：人民卫生出版社，2004，604；刘衡如、刘山永等编著，北京：华夏出版社，2009，425；柳长华主编，中国中医药出版社，2007，368.

雍（雍州）、冀（冀州）商羽合，其气驷烈，人声捷，其泉咸以辛。"此"梁州"为《尚书·禹贡》中的九州之一，范围为今西岳华山之南的所有地域。在《本草纲目》此义出现3次，产井泉水、方民、石砮。其二，即见于上面所提到的"特生礜石"云："今出梁州北马道"，等等。此为州名。三国魏景元四年（263）置，治所在今陕西勉县东旧州铺，西晋太康三年（282）移治今陕西汉中市东，辖境当今陕西秦岭以南，大巴山-巫山以西，四川青川、江油、中江、遂宁和重庆市璧山、綦江等县市以东地区及贵州桐梓、正安等县地。其后治所屡有迁徙，先后治今安康市西北、今汉中市西北大钟寺、今城固县东等地。南朝宋元嘉十一年（434）还治南郑县。隋大业三年（697）省。唐武德元年（618）复置，辖境当今陕西汉中、城固、南郑、勉县等市县及宁强县北部地区。兴元元年（784）升为兴元府。产理石、石胆、特生礜石、续断、石龙刍、常山、钓藤、菖蒲、梁、葫、辛夷、漆、榉、樗鸡、地胆、豕、牛黄、麢羊。《纲目》"梁州"此指凡18次。

唐代之州名梁州及其北之小地名马道，参见严耕望撰《唐代交通图考》第三卷页717。

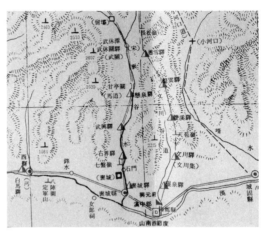

图 6　唐代梁州北马道镇图

五、南海考

"南海"作为地名在《本草纲目》出现在百次以上，加上还有"南海火洲"、"南海诸国"，意义非常复杂。经逐个考查，南海共有以下若干含义。

（1）南海，区域名称，指今南中国海。此义共82次。如卷八《金石部·玉类》"珊瑚"："〔恭曰〕珊瑚生南海，又从波斯国及师子国来。""青琅玕"条：《总龟》云：生南海石崖间，状如笋，质似玉。"如此，《纲目》中记载南海产阳火、阴火、自然灰、青琅玕、珊瑚、殷蘖、浮石、慈石、扁青、婆娑石、石蟹、石蛇、蓬砂、石硫黄、胡黄连、钗子股、高良姜、豆蔻、白茅香、瓶香、鼠藤、落雁木、风延母、香蒲、昆布、越王余算、水靳、紫菜、石莼、石花菜、荔枝、槟榔、皋芦、桂、天竺桂、蜜香、钓樟、研药、乳香、海桐、苏方木、海红豆、竹黄、紫钟、海蚕、青蚨、蛱蝶、鼍龙、鲳鱼、牛鱼、鲛鱼、章鱼、海鹞鱼、鱼虎、海马、水龟、蠵龟、鼊龟、朱鳖、蟹、鲨鱼、真珠、海蛤、车螯、贝子、珂、海螺、寄居虫、海镜、郎君子、鸡、鹎、雀、鸩、底野迦、犀、豪猪、灵猫、黄鼠。

（2）南海，郡名。秦始皇三十三年（前214）置，治所在今广东广州市。此义共计11次。秦、汉之际地入南越国，西汉元鼎六年（前111）灭南越国复置，辖境相当今广东滃江、大罗山以南，珠江三角洲及绥江流域以东。其后渐缩小。隋开皇九年（589）省，大业三年（607）改番州复置，治所在今广州市。唐武德四年（621）改为广州，天宝元年（742）改为南海郡，乾元元年（758）又改为广州。如卷三十四《木部·香木类·桂》时珍引："〔弘景曰〕南海即是广州。"卷三十五《木部·乔木类·诃黎勒》时珍引："《岭南异物志》云：广州法性寺有四五十株，子极小而味不涩，皆是六路。每岁州贡，只以此寺者。寺有古井，木根蘸水，水味不咸。每子熟时，有佳客至，则院僧煎汤以延之。其法用新摘诃子五枚，甘草一寸，破之，汲井水同煎，色若新茶。今其寺谓之干明古寺，尚在，旧木犹有六七株。南海风俗尚贵此汤，然煎之不必尽如昔时之法也。"据《纲目》记载，此郡产盐、补骨脂、海桐、诃黎勒、龙眼、桂、蚕、牡蛎、真珠、贝子。

（3）南海，地域名称。泛指今东南亚一带及其海域甚至远至印度洋的海域。此义凡10次。如卷十一《金石部·卤石类·石硫黄》时珍引："〔颂曰〕今惟出南海诸番。岭外州郡或有，而不甚佳。"据《纲目》记载，南海产珊瑚、石硫黄、水松、摩厨子、降真香、安息香、龙脑香、桐木、犀、白鼠等。

（4）南海，区域名称。专指今岭南地区。此义凡5次。如卷十四《草部·芳草类·茉莉》："〔时珍曰〕末利原出波斯，移植南海，今滇、广人栽莳之。"据《纲目》记载，此区域产盐、茉莉、睡菜、人面子等。

（5）南海，地域名称。指西海（今青海湖）之南。此义凡5次。如卷十一《金石部·卤石类·戎盐》："〔时珍曰〕本草戎盐云，北海青，南海赤，而诸注乃用白盐，似与本文不合……所谓南海、北海者，指西海之南北而言，非炎方之南海也。"据《纲目》载此地载产盐。

（6）南海，区域名称。泛指南方各族居住地。此义惟1次。如卷一《序例·历代诸家本草》引："〔禹锡曰〕《南海药谱》二卷，不著撰人名氏，杂记南方药物所产郡县及疗疾之功。"

（7）南海诸国，地域名称。同于上一义。《纲目》中"南海诸国"凡3见。如卷三十一《果部·夷果类·毗梨勒》引："〔恭曰〕毗梨勒出西域及南海诸国、岭南交、爱等州，戎人谓之三果。"据《纲目》记载，南海诸国产大腹子、毗梨勒、胡椒。

（8）南海，海域名称。指今东海而言。此义亦惟1次。如卷十一《金石部·卤石类·石硫黄》引："《庚辛玉册》云：硫黄有二种：石硫黄，生南海琉球山中；土硫黄，生于广南。"此海域产石硫黄。

（9）南海火洲，地域名称。指今东南亚一带的火山岛。此义亦1次。卷五十一《兽部·鼠类·火鼠》："李时珍云：出西域及南海火洲。其山有野火，春夏生，秋冬死。

鼠产于中，甚大。"按：《钦定康熙字典》卷三十六"又火鼠，《神异经》出西域及南海火洲山有野火鼠，人取其毛绩之，号火浣布。"清代杭世骏《三国志补注》（卷1第24页）："又东方朔《神异经》曰南荒之外有火山，长三十里，广五十里，其中皆生不烬之木。火中有鼠……《吴录》曰：日南北景县有火鼠，取毛为布烧之而精，名火浣布。"据此，南海火洲当为今东南亚一带的火山岛。

《本草纲目》释病十策

张志斌

自2008年至2012年，我曾经接受德国柏林Charité医科大学文树德教授的邀请，参与他所主持的国际合作课题《本草纲目辞典》（英文版）的编纂工作，负责其中的病证名词中文词条的选词与撰写。回国之后，又着手准备依据我国专书辞典的要求撰写中文版的《本草纲目词典》，关于病证名词这一部分仍然由我撰稿。现将多年的工作体会与同道分享。

由于《本草纲目》（以下简称《纲目》）是一部集大成的本草学著作，其中的病证相关名词非常复杂。不仅是病名涉及多个时代，同一病名可能有多个不同的名称；而且在长期的发展中已经发生词义变化的名词，也在这一著作中不加说明地同时出现。因此，在阅读与理解方面存在许多问题。对于研究，也造成许多困难。更为棘手的是这些名词湮没在190万字的行文中，只能逐字逐句地分辨。在研究中，笔者采用以下对策，试图对遇到的问题加以解决。现将之分享于同道，并请明者指正。

一、明确相关研究背景

众所周知，《纲目》是一部伟大的中医本草学著作，也是一部古代的百科全书，涉及的学科面很广。此书一出，就引起了极大的关注，至今各种相关研究极多。但是，相对于《纲目》病证名词研究工作来说，则非常遗憾，同类研究很少，可以引起注意的只有两部著作。

其一，是由李志庸、张国骏主编，由山东科学技术出版社于2007年出版的《本草纲目大辞典》，收录了约1 150个病证相关名词，侧重于较为通用的名词。不仅是相对于《本草纲目》中4 000多条病证相关名词来说，体量显然过小。而且，此书着重于病证名词的一般解释，与其他工具书没有区别。如，关于"鬼胎"（第916页）一词，其释义如下：

《本草纲目》主治第3卷邪祟（安息香）（9）。病名。出《诸病源候论》卷四十二。①属癥瘕一类病证。因妇人素体虚弱，七情郁结，气血凝结不散，冲任经脉壅滞不行所致。《傅青主女科》："腹似怀妊，终年不产，甚则二三年不生者，此鬼胎也。其人必面色黄瘦，肌肤消削，腹大如斗。"治宜调补正气为主，继以攻积之药。方用荡鬼汤(《傅青主女科》：人参、当归、大黄、雷丸、川牛膝、红花、丹皮、枳壳、厚朴、桃仁)或雄黄丸(《证治准绳》：雄黄、鬼白、莽草、丹砂、巴豆、獭肝、蜥蜴、蜈蚣)。②指假孕而言。包括气胎、血胎、痰胎等。③相当于葡萄胎。《萧山竹林寺女科·鬼胎》："月经不来，二三月或七八月，腹大如孕，一日血崩下血泡，内有物如虾蟆子，昏迷不省人事。"治宜气血双补，方用十全大补汤。本病相当于葡萄胎或侵蚀性葡萄胎，需或中西医结合治疗。

这段文字，与李经纬、邓铁涛、余瀛鳌等主编《中医大辞典》，人民卫生出版社1995年第一版（第1111页）、2005年第二版（第1266页），"鬼胎"条基本相同，三个释义及所引词证均同于《中医大辞典》。姑且暂不评论这三个释义是否合于李时珍对于"鬼胎"的理解。仅就词证引用来说，作为一般性中医工具书的《中医大辞典》在选择上也许可以有较大的自由度，而为明代著作《纲目》病证名词释义的《本草纲目大辞典》，引用清代著作《傅青主女科》与《竹林寺女科》作为词证，则显然不合适。其他条目，亦大致如此，在此不多做枚举。故如果要做一部《纲目》专书辞典，此书参考价值不大。

其二，是由日本木村康一新校注，由东京春阳堂1979年出版的《新注校定国译本草纲目》，收录了约1 250个病证名词。从名词数量，也远远达不到《纲目》涉及的范围。从释义方面来说，此书作为一部专以日本国民为读者群体的著作，其关于病证名词的简单注文则完全是校注者对《纲目》病证名的"和式"理解，如"鬼注"释为"即瓦斯中毒之类"；"时气温疫"释为"即肠窒扶斯之类"；"鬼胎"释为"畸胎"。不仅与李时珍的理解无关，甚至与一般的中医理解也相去甚远。所以，此书的参考价值也很小。

计划对《纲目》中的病证相关名词做一次相对透彻而系统的研究，就要求涉及"全部病证名词"，不能回避任何以往未被注释过的生僻古病名。而且，必须依照史源学的原则，既是"《本草纲目》辞典"，课题研究就应该体现出这些名词在《纲目》中涵义与存在状况。由于《纲目》中既有自明以往的历代原著引用，又有李时珍本人的理论阐述，所以，这种状况有三个层次：其一，是某一病证名出现之初的原始本意；其二，这一病证名在历史传承中的演变过程；其三，李时珍对中医病证的个人理解。到目前为止，包括中国国内，仍尚未有过同样广度及深度的研究。作为《辞典》的话，还要求，要将这些内容以最简洁、最明确的语言表达出来。

二、确认《辞典》条目的表达形式

在德国工作期间，为了达到课题负责人文树德先生简单明确的表达要求，经过多次改进，最后将病证名词研究定为四项内容：①汉文词条名，②在《纲目》中的使用频次，③释义，④文献备考。

其中，"释义"包括三项内容，多义词的每一个义项释义，都要包括此三项内容。①定性：要明确，不同义项，可分"❶❷❸……"（一级）及"①②③……"（二级）罗列不同的定性词。②解释：要简洁明了，着重解释名词的内涵，不涉外延，不能借用引文取代解释，也不能假手其他现代著作。③词证：是最能体现史源学观点的一个部分。所谓史源学就是一门寻考史料来源的学问。因此，每个词的每一个义项，均要求同一义项可能的最早出处。同时，根据史源学创始者陈垣教授的观点："引书不论朝代，则每因果倒置。"所以，不言而喻，作为《纲目》名词的词证，应该是1578年之前的医著。极少数的特殊例外，也起码应该是相近时期（即明亡以前）能够体现李时珍同期观点的著作。

主词条还包括该病证名在《纲目》中的同义词罗列。参见条解释一项可以省略，只注明"即某条。参见某条"。

文献备考，要包括体现每一个义项的词证文献与《纲目》原文，以及该名词在出处与《纲目》之间词义变化的相关文献。但"文献备考"是供研究用的，在词条文稿中并不出现。所以，实际上每一个词条在文稿中体现出来的内容是五项：①汉文词条名，②在《纲目》中的使用频次，③定性，④解释，⑤词证。其中最重要的工作是：选词、频次统计与释义。

三、注释名词的选择

形式定下来后，遇到的首要问题是怎么将相关的病证名词从《纲目》中选择出来。这种选择关系到以下两个方面，即相关注释名词的选择与主词的选择。由于中医病证名词的特殊性，与病因病机、症状，甚至治法等名词相互交叉，很难完全予以区分。在为英文版词典选词时，为了使西方人能够理解中医病名，实际操作的时候，必须以病证相关名词作为一个选择范畴。

在《纲目》"百病主治药"中被作病名提出来的，不足200个，而《纲目》的病证相关名词远远不止这个数量，绝大多数的名词淹没在浩瀚的行文中。为了能够达成课题组的要求，做到基本没有遗漏，选词工作分成三步来走。

1. 第一步

通读全文，不经任何选择地筛出《纲目》中全部的病证相关名词及词组，注录页码。关于重复的问题、系统的问题、单义性的问题均不予考虑，只是以笔画来排列，做成一个病名索引，选出相关名词及词组18 000多个。

如：二三十年头风不愈（1167）、二阴不通（1315）、二便不利（1119）、二便不通〔61、239(2)、240(3)、633、675、1138、1196、1207、1257、1275、1394、1412、1748、2055、2230〕、二便不通胀急（1040）、二便不禁（86）、二便闭（240）、

二便关格〔239(2)、1043、1615、2018、2051、2542〕等。

2. 第二步

参考《纲目》"百病主治药"疾病分类（过于繁杂，达113类，且分类粗细不均衡，概念等级不划一），重新进行区分类别，合并或去除重复，共分为28类。如"风、火热（包括暑、温、瘟、瘴）、寒冷、水湿、干燥、消渴、肿满鼓胀、虚劳（包括尸鬼疰蛊）、癫痫痉狂、淋癃便秘"等。

必须说明的是，这种分类方法并不体现严格的中医学科分类体系。实际上，《纲目》中的病证名词都是古病证名，也不可能根据现代意义上的学科体系对其进行分类。另外，由于本课题成果的体现形式——"《本草纲目》辞典"出版时是按英文字母排列，对病证的分类系统没有要求。这个病证分类只是为了方便课题研究的一个中间过程。所以，分类时只考虑三个因素：一是针对《纲目》病证名词的实际情况，有什么做什么；二是类别的面要相对宽泛，以便于使所有的相关名词都能有类可归；三是类别之间要有相对明确的界限，以避免名词在各类之间的循环重复。

经过分类整合之后，筛选出病证名词近6000多个。

3. 第三步

按类别对每一个名词进行《纲目》原文核实与考察，选出基础性名词及词义增加（或缩小）之复合名词。如"疮"、"阴疮"（阴部、阴证可能发生歧义，且阴部为人体特殊部位）。去除在基础性名词之外，没有词义变化的复合病证名，如"脚疮、足疮、手疮、体疮……"，在基础性名词"疮"释义明确之后，这些名词只是与身体部位的名称进行组合，其中心词本意不变，所以，不必逐一重复。又如"小儿阴疮"、"妇人阴疮"，在"小儿"、"妇人"与"阴疮"一词的"1+1"释义之外，也没有形成什么新的特殊意义，也不必重复收入。同时，去除非典型、无词义变化的复合病证词组。如痹厥，在《纲目》中出现仅1次，原文说"古方治风毒痹厥诸酒"，已分别收"痹"与"厥"。这一步与名词的释义同步进行。

最后进入课题研究的名词约4500个左右。

四、主词（正名）的选择

根据名词释义的单义性原则，当一个概念有多个名称时，确定一个名词作为正名，其他名词则作异名。作为正名的名词，在我们课题研究中，被称为主词条，异名则作为参见词条。如何来选择主词，在研究中是颇费心思的问题。各种目的不同的名词释义课题，可能有不同的选择标准。经过反复的慎重思考与讨论，我们决定参考以下几个因素。

1. 使用频次高

以在《纲目》使用频次最高的名词作为主词，这是选择的第一个原则。因为，这是一个可以量化的标准，比较明确而容易掌握，并有利于在整个课题研究中保持统一的标准。例如"腹胀"、"肚胀"属概念相同。"腹胀"使用次数为126，"肚胀"使用次数为9，则选择"腹胀"作为主词。

根据这个标准所选择的主词，有时候可能与《纲目》"百病主治药"中所选择的病名不完全相同。例如"难产"与"产难"，在《纲目》中概念相同。"难产"被使用91次，"产难"被使用53次。虽然在"百病主治药"中作为病名的是"产难"，为了保持标准的一致性，本课题还是选择了"难产"作为主词。

2. 义项单纯、释义明确

有时候，某词使用的频次很高，但是义项很多，或作为组词成分的情况很复杂，不适宜作为主词。选择的第二个原则就是释义明确，不易产生歧义。如"泻"出现的频次是918，"泄"出现的频次是863，但是，它们的义项都很复杂，可能是病证名，也可能是症状名，还可能是治法名，还可以组成各种各样相关词组。作为"粪便稀薄，排便次数增加"这一症状，或以此为主要表现的病证，我们选择词义比较明确而单纯的"泄泻"作为主词，虽然它在《纲目》中的使用频次明显少于前两个词。

3. 偶然的例外

在课题研究中，以上标准也有很偶然的例外，当然，这种例外是较为无奈的姑且行为。例如，"丁疮"与"疔疮"在《纲目》是概念相同。"丁疮"使用频次为27，"疔疮"使用频次为58。按照以上原则，毫无疑问，应该选择"疔疮"做主词。但是，由于在手头可以查到的唐宋以前中医古籍（古版本及其影印本），一直没有找到"疔"字，从《黄帝内经素问》开始，《诸病源候论》、两部《千金》《外台秘要》《太平圣惠方》《圣济总录》等均作"丁疮"。明代《普济方》现存的最早版本，也就是《四库全书》本，这是经过清人校改的版本，其中的"疔"字是否原书面貌已难以确定（因为《诸病源候论》四库本"丁疮"已被改为"疔疮"）。所以，如果选择"疔疮"作为主词，竟然找不到一个合适的词证。无奈之下，改选"丁疮"作为主词，并以此处理"丁"与"疔"；"丁肿"与"疔肿"等同类的名词。当然，这符合"史源学"的原则，但不符合本课题以使用频次多为主词的原则，小原则服从大原则，在本课题中属于一个例外。

五、名词使用频次的统计

在计算机时代，频次的统计交给计算机做，应该是一件很简单的事。但是，《纲目》中的病证名词却是非常复杂，它不像药名、地名、人名、书名那样单纯，表达某一病证名词的一个字或若干个字，在《纲目》行文中往往有很多组合。在各种组合中，相同的文字，可以是完全不同意思。

因此，频次统计中有两件事必须做。其一，分离病证名。其二，手动识别。

1. 分离病证名，避免重复统计

在病证名中，有一些名词属于基础性名词，通过不同组合，产生许多派生词、复合词。例如"疮"就是一个基础性的病证名词，《纲目》中有很多以疮为基础的名词，如"疮疡、疮肿、疮头、疮根、疱疮、脓疮、烂疮、金疮、蚀疮、杖疮、冻疮、针疮、灸疮……"很多，又如"风癣"与"白癜风癣"、"牛皮风癣"等，每一个名词，都有它本身的特殊意义，要将这些名词逐一分离，分别统计。尽量做到每一个名词只统计一次，避免重复多次的统计。

在这个过程中，有少量基础性名词由于排除过于繁琐，频次不予统计，如"风"、"寒"、"热"、"下"等。这对于课题研究来说并没有影响。因为使用频次的统计只是为了说明这个词在《纲目》中被使用的程度，这一类词则肯定是常用词。

2. 手动识别，排除非病证名词组

某一病证名词所用的一个字或若干个文字出现在《纲目》行文中，有时候与这一病证名有关，有时候并没有关系。计算机只能统计出这个文字，或若干个文字连在一起时，在《纲目》中出现的频次。在此基础上，还必须通过人工手动来完成另一项识别工作，即辨别这个文字结构，是病证相关名词，还是某词组中的文字成分。例如，"气喘"这两个字：当它出现在"高年气喘"中，是一个病证名；当它出现在"气喘不止"中，是一个症状名。这二者均进入频次统计。但是，当它出现在"上气喘息"中时，则是"上气"与"喘息"组成的词组中的文字成分，与"上气"相关，与"喘息"相关，但与"气喘"无关。我们姑且将"上气喘息"称为"非气喘词组"，必须排除。不然的话，就可能造成"气喘"使用频次统计不准确，以及同一文字的重复计数。

例如，"气喘"计算机统计出现频次为80，通过手动识辨，排除："上气喘急[8]，肺气喘急[5]，上气喘促[4]，上气喘咳[3]，上气喘息[2]，上气喘嗽[2]，水气喘促[2]，痰气喘急[2]，痰气喘嗽[2]，上气喘逆[1]，水气喘急[1]，心气喘满[1]，肺气喘咳[1]，肺气喘嗽[1]，肺气喘满[1]，痰气喘息[1]，乏气喘促[1]，痰气喘咳[1]，短气喘咳[1]，脚气喘嗽[1]，少气喘脆[1]"，凡42次。得出"气喘"作为病证相关名词在《纲目》中的使用频次为[80-42＝38]。

可见，这种排除有时候令人沮丧，计算机给出一个数字，经过《纲目》（190万字）全文手动识别之后，所剩无几。但是，无论如何，我们课题落实的全部病证名词，都经过了这样的手动识别，才得出它的相对准确的使用频次。

六、名词的一般释义

在中医历史上，病证名词内涵是在变化着的。因此，《纲目》病证名词的释义选择原则，一个首要的原则是必须符合李时珍对该名词的理解。

如上所说，病证名词在《纲目》中的存在状态有三个层次。要相对准确而又不遗漏不同义项地选择一个病证名词的释义，必须弄清楚此词在《纲目》中的每一个存在，处于哪一个层次。这就需要无一缺漏地考核每一病证名词在《纲目》中的全部语言环境。虽然在使用频次统计中经过了手动识别，但这些"非XX词组"依然存在《纲目》行文中，必须进行又一次全文相关检索，归纳出全部义项。

这种检索有时候非常艰辛而又似乎无效。比如，"下"在《纲目》中出现8032次，它有时候是一个症状，有时候是一个治法，但更多的时候，不过是一个完全与病证无关的方位词。但是，为了使释义没有遗漏，必须逐一精读所有这8032个"下"字的相关文字，最后确认作为病证名词之"下"的相关义项。

七、一词多义的选择

病证名词的义项，必须通过以上没有遗漏的考察才能决定。如有多个义项，必须罗列其每个义项。

有的名词，从字面看来貌似单义词，比如病名"下痢"，看来就是痢疾的同义词。但实际上，在《纲目》中它有两个意思。一是痢疾，如"赤石脂"主治中说："疗腹痛肠澼，下痢赤白"，这无疑就是痢疾。但是，在"刘寄奴草"主治中说："破血下胀，多服令人下痢。"这就显然只是一般的腹泻，而不是痢疾了。

还有某些名词，使用的频次并不太高，但释义却颇为复杂。作为一项严谨的研究，则必须将它的每个义项都条列清楚。

如"下泄"在《纲目》的计算机查找频次是15，排除2条"非下泄词组"（吐下泄痢[1]，在下泄出[1] ），使用频次为13。包含了4个义项：①症状名。见《黄连-附方》："气痢后重：里急或下泄，《杜壬方》姜连散。"②病证名。见《鸡卵白-主治》："止烦满咳逆，小儿下泄，妇人产难。"③病机名。见《百病主治方-阴吹》："妇人胃气下泄，阴吹甚喧，宜猪膏煎乱发化服。"④治法名。见《朴消-发明》："《内经》云：咸味下泄为阴。"在释义中必须全部反映出来。

八、李时珍独特观点的选择

李时珍在《纲目》中有时候对病证名的理解是相对独特的，可能不同于以往经典医著中的观点。此类，根据具体情况，有几种不同的释义选择方式。

一般来说，本课题做的《纲目》辞典，李时珍的观点，应该是第一选择。这种选择可能遇到三种情况：其一，李时珍之前的医家是一种观点，而李时珍持不同的观点；其二，李时珍之前医家的观点就有不同，而李时珍与其中某一种相同；其三，李时珍之前医家观点各不相同，李时珍又提出新的观点。

1. 李时珍观点与前人不同时的选择

例如，"脏疟"一词，《纲目》云引自《济生方》，但实际上，其引文与原文有很大的不同，"脏疟"一词亦仅见于所谓的"引文"，而不见于原文。《济生方·诸疟门》云："七枣汤，治五脏气虚，阴阳相胜，作为痎疟，不问寒热先后，与夫独作、叠作、间日，悉主之。"《纲目·附子》作："脾寒疟疾：《济生方》云：五脏气虚，阴阳相胜，发为脏疟，寒多热少，或但寒不热，宜七枣汤主之。"无论从病证名称，还是释义上来说，李时珍提出的都已不再是《济生方》的观点，而是他本人的见解。故本课题的选择是："脏疟：病证名。指五脏气虚所致，以寒多热少，或但寒不热为主要表现的疟疾病证。"

2. 李时珍同于某一前代观点时的选择

例如"鬼胎"一词，在《纲目》中的使用频次为10。在《纲目》之前，鬼胎就有三种意思。

其一，《诸病源候论》卷四十二："若荣卫虚损，则精神衰弱，妖魅鬼精，得入于脏，状如怀娠，故曰鬼胎也。"指是的假孕。

其二，《太平圣惠方》卷七十七："治妇人经脉不通，癥块胀满，腹有鬼胎方。""治妇人虚羸，有鬼胎癥块，经候不通方。"泛指癥瘕。

其三，《女科百问》卷下："雄黄丸，治妊娠是鬼胎，致腹中黑血数下，腹痛。（雄黄、鬼臼、莽草、丹砂、巴豆、獭肝、蜈蚣、蜥蜴)⋯⋯服后当下痢，如不痢加至三丸，初下清水，次下虫如马尾状无数，病极者下蛇虫，或如虾卵鸡子，或如白膏，或如豆汁，其病悉愈。"特指能"次下虫如马尾状无数"、"或如虾卵鸡子"之特殊癥病，相当现代所言之葡萄胎。

考察《纲目》中全部相关条文，均为泛指癥瘕之意，故本课题的释文为："鬼胎：病证名。泛指妇女经闭腹大，状如怀孕之癥瘕病证。"

3. 李时珍提出的新观点

例如"牡疟"一词，最早见于《金匮要略》卷上。其文曰："牡蛎汤，治牡疟。"未言"牡疟"之寒热多少的问题。此后各书提出观点参差不同。《千金要方》卷十云："蜀漆散，多寒者牡疟也，治之方。"《外台秘要》卷五则将"牡"字改成了"牝"字，提出："多寒者名牝疟，牡蛎汤主之方。"直至《普济方》卷197："病者寒多不热，但惨戚振栗，病以时作。此以阳虚阴盛，多感阴湿，阳不能制阴，名曰牡疟。"

但是李时珍在《纲目》"常山蜀漆"条中明确提出："牡疟独热：不冷者。"因此，我们在为"牡疟"做释义时，选择李时珍的观点："牡疟：病证名。指独热不寒，或热重寒轻之疟疾病证。"

九、不同释义的兼收并蓄

李时珍在有本人独特观点的同时，又较为准确地引用了保留以往观点的原著引文，这样的情况下，则兼收若干种不同的观点。例如，"五疸"，《金匮要略》卷中记载了：黄疸、酒疸、谷疸、女劳疸、黑疸。《肘后方》卷四云："疸病有五种，谓黄疸，谷疸，酒疸，女疸，劳疸也。"将女劳疸与黑疸分开，后世各家，大多持这一观点。《本草纲目·百病主治药》中，李时珍有自己的观点："黄疸：有五，皆属热湿。有瘀热，脾虚，食积，瘀血，阴黄。"但是，在《纲目》"豕-脂膏"条中，李时珍提出其"主治"为："除五疸、水肿，生毛发。时珍。"而实际上，此"五疸"之说来自同条"附方"："五种疸疾：黄疸、谷疸、酒疸、黑疸、女劳疸。黄汗如黄檗汁，用猪脂一斤，温热服，日三，当利乃愈。《肘后方》。"可见，保留了原来的葛氏观点。因此，本课题对"五疸"的释义，并列了以上两种观点。

以上两个原则基本上可以处理释义选择的问题，则是偶然会有例外。这种例外，大多是由引文不严，导致文字理解方面的歧义，这种情况，则应该予以排除。例如，"断产"一词。在《纲目》中使用频次为13，有三个意思。

其一，"马槟榔"条："欲断产者，常嚼二枚，水下。久则子宫冷，自不孕矣。汪机。"看起来，意为中止育龄妇女的生育能力。

其二，"附子"条："断产下胎：生附子为末，淳酒和涂右足心，胎下去之。《小品方》。"看起来，意为中止妊娠。

其三，"印纸"条："妇人断产无子，剪有印处烧灰，水服一钱匕，效。藏器。"看起来，是治疗不孕。

核实原文：外台秘要（卷第三十四）："《小品》断产方。……又，疗妊身欲去之，并断产方。……又方：附子二枚捣为屑，以淳苦酒和涂右足，去之大良。"证类·印纸（引《本草拾遗》）："主令妇人断产无子。剪有印处烧灰，水服之一钱匕，神效。"可见，这些原文全部都是"中止育龄妇女的生育能力"的意思，其他意思只是李时珍引文时有所改动而产生的歧义，应当排除。

十、错误病证名的释义处理

李时珍是一个伟大的中医学家、本草学家，以及生物学家，但是，《纲目》是一部太大的著作，伟人也可能犯错。本着实事求是的原则，不为古人讳，如《纲目》中的病证名明显有错，则在释义予以纠正。

如"大白蚁"一词，在《纲目》中出现一次。《纲目》"茗"条"茶子附方"段云："头脑鸣响，状如虫蛀，名大白蚁。以茶子为末，吹入鼻中，取效。杨拱《医方摘要》。"

核实原文,《医方摘要》卷三云："头内有虫蛀响声，名天白蚁。用茶子细末，吹入鼻中，效。"可见，"大白蚁"有可能是"天白蚁"的误抄。核查同时代前后的其他医书，如稍前之《医学纲目》（1389）卷十五："头内如虫蛀响，名天白蚁。用茶子细末，吹鼻中。"稍后之《张氏医通》（1695）卷五："头内如虫蛀响者，名天白蚁……丹方：用茶子为细末，吹鼻中。"可以认为，"大白蚁"是《纲目》时引文的错误。这个错误也有可能是刻书时的缺笔所造成。

十一、小结

《纲目》中的病证相关名词,有其特殊性。本研究采用：①汉文词条名,②在《纲目》中的使用频次,③释义,④文献备考等四项内容来表达。

其中,汉文名词的选择,经过文本通读普选（约18000个）、分类精选（约6000个）,到最后定稿（约4500个）。正名主词的选择主要根据同义词在《纲目》中的使用频次而定,其次考虑选择义项单纯,释义明确者作为主词。使用频次的统计,则要注意分离病证名,避免重复统计。每一个名词,都必须通过全文手动识别来排除非病证名词词组。释义的选择,则根据所选释名词在《纲目》中的全部语言环境,确定义项。一词多义,以①②③……分别列举。不同释义,以李时珍的理解为第一选择。同时,要注意排除歧义与错误。根据史源学原则,词证尽可能选择同一义项的最早出处。一般不能晚于《纲目》出版年（1578）。

《本草纲目》若干病名的考订

张志斌

一、"大白蚁"考

"大白蚁"一词,在《纲目》中出现一次。《纲目》"茗"条"茶子附方"段云："头脑鸣响,状如虫蛀,名大白蚁。以茶子为末,吹入鼻中,取效。杨拱《医方摘要》。"核实原文,《医方摘要》卷三云："头内有虫蛀响声,名天白蚁。用茶子细末,吹入鼻中,效。"可见,"大白蚁"有可能是"天白蚁"的误抄。

核查同时代前后的其他医书,如稍前之（1389）《医学纲目·胆腑病·头风痛》（卷十五）："〔丹〕头内如虫蛀响,名天白蚁。用茶子细末,吹鼻中。"

又如稍后之（1695）《张氏医通·诸痛门·头痛》（卷五）："天白蚁,头内如虫蛀响者，名天白蚁。多属于火，亦有因痰湿在上者。丹溪云，瘦人皆属于火。宜薄荷、栀子、茯苓、甘草、细辛、川芎、黄芩、石膏、芽茶之类。肥人皆属湿痰。半夏、茯苓、枳实、黄连、天麻、胆星、苍术、黄柏、芽茶之类。戴复庵云：头中鸣响，有虚有实。实者用凉膈散、礞石丸下夺之。虚者非独参、保元、六味、八味、茸朱丹、鹿茸丸等药调补不应也。丹方，用茶子为细末，吹鼻中。盖响属火，茶子轻清，行清道，散遏伏之火故也。凡头风药中必用茶引，即此可悟。"

《杂病源流犀烛·身形门·头痛源流·头风》（卷二十五）："有头脑鸣响，状如虫蛀，名曰天蚁者，宜茶末子吹鼻，效。"

至此，基本可以确定，《纲目》中的"大白蚁"是"天白蚁"的误抄。那么，天白蚁又是什么意思呢？

查《本草纲目大辞典》既无"大白蚁"一词，亦无"天白蚁"一词。而《中医大辞典》"天白蚁"有四义："天白蚁病名。①即脑鸣。见《医学纲目·头风痛》。详该条。②指喉癣经久失治，霉烂起腐，旁生小孔如蚁蛀蚀。预后多不良（《中医临证备要》）。③指咽喉病伴有鼻部糜烂者。如《疡医大全》卷十七：咽喉内生疮鼻孔俱烂，此名天白蚁。④泛指一切咽喉疾患之出现伪膜者，都可称作天白蚁，包括白喉在内。"（第196页）

事实上，《纲目》中提到"大（天）白蚁"只有一条，因此，只有一个意思。根据《纲目》原文："头脑鸣响，状如虫蛀，名大白蚁。"得出以下结论。

大白蚁[1]　病证名。指以头中鸣响如虫蛀为主要表现的病证。《本草纲目·茗》：引《医方摘要》卷三"头内有虫蛀响声，名天白蚁"作"头脑鸣响，状如虫蛀，名大白蚁"。这一病名应该是一个传抄或刻版错误。除《本草纲目》之外，包括《医方摘要》在内的其同期或稍晚的医著，如楼英《医学纲目》卷十五、张璐《张氏医通》卷五，均作"天白蚁"。

二、"鬼胎"考

病名"鬼胎"最早出现在隋代病证学专著《诸病源候论》中，其卷四十二："若荣卫虚损，则精神衰弱，妖魅鬼精，得入于脏，状如怀娠，故曰鬼胎也。"既只是"状如怀娠"而"精神衰弱"，那么指的应该是假孕。

至北宋方书《太平圣惠方》提出与上述临床表现完全不同的第二种观点。其卷七十七载："治妇人经脉不通，癥块胀满，腹有鬼胎方。"以及"治妇人虚羸，有鬼胎癥块，经候不通方。"以经脉（候）不通、腹部癥块，体质虚羸为特点，应该是泛指妇女癥瘕。

南宋妇科学著作《女科百问》卷下，载有"雄黄丸"，由雄黄、鬼臼、莽草、丹砂、巴豆、獭肝、蜈蚣、蜥蜴组成，此方："治妊娠是鬼胎，致腹中黑血数下，腹痛。"充分值得注意的是，方后阐明了患者服药后的反应："服后当下痢，如不痢加至三丸，初下清水，次下虫如马尾状无数，病极者下蛇虫，或如虾卵鸡子，或如白膏，或如豆汁，其病悉愈。"可见，此病有如下特点：停经如妊娠，阴道不规则出血，血色黑，伴腹痛。服药后，阴道排出物或有清水、或如白膏、或如豆汁，夹有马尾状、虫状、虾卵状物。根据这些描写生动详细的症状特征，可能判断，此病相当现代所言之葡萄胎。

那么在《纲目》中，鬼胎是什么意思呢？下面不妨把《纲目》中关于"鬼胎"的内容集中在一起，来分析一下（表1）。

表1 《纲目》各卷"鬼胎"内容一览表

序号	卷次	篇	药（类）	内容	意思
1	三	百病主治药	邪祟	安息香：心腹恶气，鬼疰，魍魉，鬼胎，中恶魔寐。常烧之，去鬼来神。	癥瘕
2	四	胎前	堕生胎	安息香：下鬼胎。	癥瘕
3	四	胎前	堕生胎	芫花根：下鬼胎癥块，研末一钱，桃仁汤下。内产户，下胎。	癥瘕
4	一三	草部	山慈姑	万病解毒丸……中风中气，口紧眼歪，五癫五痫，鬼邪鬼胎，筋挛骨痛，并暖酒下。……王璆《百一选方》。	癥瘕
5	一七	草部	芫花（附方）	鬼胎癥瘕：经候不通。芫花根三两剉，炒黄为末。每服一钱，桃仁煎汤调下。当利恶物而愈。《圣惠方》。	癥瘕
6	二五	谷部	曲（小麦曲）	落胎，并下鬼胎。《日华》。	癥瘕
7	三四	木部	安息香（主治）	邪气魍魉，鬼胎血邪，辟蛊风痛，霍乱风痛，男子遗精，暖肾气，妇人血噤，并产后血运。大明。	癥瘕
8	四一	虫部	葛上亭长（主治）	通血闭癥块鬼胎。余功同斑蝥。时珍。	癥瘕
9	四一	虫部	葛上亭长（附方）	经脉不通：妇人经脉不通，癥块胀满，腹有鬼胎。用葛上亭长五枚，以糯米和炒，去翅足，研末。分三服，空心甘草汤下。须臾觉脐腹急痛，以黑豆煎汤服之，当通。《圣惠方》。	癥瘕
10	五〇	兽部	狗宝（集解）	［时珍曰］……此皆志局于物，用志不分，精灵气液，因感而凝形，正如孕女感异像而成鬼胎之类，非祥也，病也，有情之无情也。	癥瘕

从以上这些资料中可以看到临床特点，就是闭经与腹腔肿块，因此均属于妇女癥瘕的可能范畴内，没有其他两种疾病的可能。

李经纬、邓铁涛等主编的《中医大辞典》，收入鬼胎的三个意思。其释义如下。

鬼胎 旧病名。出《诸病源候论》卷四十二。①属癥瘕一类病证。因妇人素体虚弱，七情郁结，气血凝结不散，冲任经脉壅滞不行所致。《傅青主女科》："腹似怀妊，终年不产，甚则二三年不生者，此鬼胎也。其人必面色黄瘦，肌肤消削，腹大如斗。"治宜调补正气为主，继以攻积之药。方用荡鬼汤（《傅青主女科》：人参、当归、大黄、雷丸、川牛膝、红花、丹皮、枳壳、厚朴、桃仁）或雄黄丸（《证治准绳》：雄黄、鬼臼、莽草、丹砂、巴豆、獭肝、蜥蜴、蜈蚣）。②指假孕而言。包括气胎、血胎、痰胎等。

③相当于葡萄胎。《萧山竹林寺女科·鬼胎》:"月经不来,二三月或七八月,腹大如孕,一日血崩下血泡,内有物如虾蟆子,昏迷不省人事。"治宜气血双补,方用十全大补汤,或中西医结合治疗。[49]

现已刊行的《本草纲目大辞典》中关于"鬼胎"(第916页)一词释义与此基本相同,三个释义及所引词证均同于《中医大辞典》。

综上所述,本考证得出以下结论。

鬼胎[10]　病证名。指妇女经闭腹大,状如怀孕之癥瘕病证。《太平圣惠方》卷七十七:"治妇人经脉不通,癥块胀满,腹有鬼胎方。"参见"癥瘕"。

相关说明:①虽然"鬼胎"一词最早见于《诸病源候论》。但其说之意为"假孕",与《纲目》中的意思不同,故不取。作为"癥瘕"一义,最早见于《太平圣惠方》。②虽然"鬼胎"一词古有三义,但《纲目》中惟见一义,因此,作为专注于《纲目》释病研究,惟取一义。

三、"转胞"考

在1997年发布的《中华人民共和国国家标准　中医临床诊疗术语——疾病部分》将"转胞"划归为妇产科专门病名,定义为"妊娠疾病":"15.29　转胞:多因肾虚或气虚,胎气下坠,压迫膀胱,水道不利所致。以妊娠期间小腹胀急而小便不能自解为主要表现的妊娠疾病。"其同义词为"妊娠小便不通"。这应该反映了现代中医临床对此病的认识。

此病名最早见于东汉医著《金匮要略》。此书卷(卷下)"妇人杂病脉证并治第二十二"载:"问曰:妇人病饮食如故,烦热不得卧,而反倚息者,何也?师曰:此名转胞,不得溺也,以胞系了戾,故致此病。但利小便则愈,宜肾气丸主之。"值得注意的是,此病虽然在"妇人病"中提出,但放在"杂病"中,而不是放在此书的"妊娠病"中。此书已经后人整理,但起码可以反映当时的人们尚不强调"转胞"与妊娠的关系。

在现存汉晋隋唐时期的医书中,大致只在少数的三种著作中,可以见到这一病名。如在约成书于唐代苏敬的《唐本草·乱发》中有注云:"乱发灰,疗转胞,小便不通,赤白痢,哽噎,鼻衄,痈肿,狐尿刺,尸疰,丁肿,骨疽杂疮。古方用之也。"

稍后,又在同为唐代的孙思邈《千金翼方》卷五"妇人"中,再次见到这一病名:"治丈夫妇人转胞不得小便八九日方。滑石(一两,碎),寒水石(一两,碎),葵子(一升)。右三味,以水一斗煮取五升,服一升,即利。"此时同样值得注意的是,虽然

49　李经纬,邓铁涛,余瀛鳌,等主编. 中医大辞典 [M]. 北京:人民卫生出版社,1995 年第一版,1111;2005 年第二版,1266.

转胞一名也在孙氏"妇人方"中出现，但他则提出了"丈夫妇人转胞"，更为明确地说明这并非是一个专门的妇科疾病，男性也可以患转胞。果然，在同书第十九卷中的"杂疗"方中，延续了《唐本草》用"乱发灰疗转胞"的治法。

真正将"转胞"与妊娠紧密联系起来的，是南宋医家陈无择。他在《三因极一病证方论》卷之十七"小便病证治"中指出："凡妊娠胎满逼胞，多致小便不利者，或心肾气不足，不能使胞冷，清浊相干，为诸淋病；或胞系了戾，小便不通，名曰转胞。又胎满，尿出不知时，名遗溺。治之各有方。"实际上，这就提出了关于转胞这一病名的两个含义：其一为妊娠胎满逼胞而致小便不利或不通，这惟见于孕妇，因而是妇产科的特发病；其二胞系了戾，也即为膀胱不利所致的小便不通，这就不一定只见于妇人。这一观点也可在同书卷九"发灰散"主治中见到，其方"疗转胞，通大小便"，未言发于妇人。也是在这部著作中，指出此前治疗转胞三个最典型的方子，即《金匮要略》之八味丸、《唐本草》之"发灰"、《千金翼方》之葵子散。此后，陈无择的观点被南宋以至清代的医家广泛接受，转胞之病一般均保留两义。

在流传过程，也有将转胞称为"转脬"，也许"转脬"更能说明此病的病机更为着重于膀胱不利。如与《本草纲目》成书时代相仿的《医学入门》一书卷四《外集·杂病》中说："盖膀胱虽主水道，而肺金为水之化源也。脬系转戾，脐下并急而痛，小便不通，名曰转脬。"并将此病分为热、气、忍尿、阴虚、阳虚等不同证候区别立法治疗。"有因热逼或强忍不便，气逆脬转者，二石散加车前子、木通等分，水煎，外用炒盐熨脐，冷即易之。因气者，先用良姜、葱白、苏叶煎汤，熏洗小腹、外肾、肛门，拭干伸脚仰卧，后用葵子、赤茯苓、赤芍、白芍等分，入盐一字，煎调苏合香丸服之。忍尿疾走及忍尿饱食者，二陈汤探吐。忍尿入房者，补中益气汤提之，阴虚两尺脉绝，服诸滑利药不效者，肾气丸；阳虚者，八味丸，或附子、泽泻等分，灯心煎服，此危证也，体薄性急人多有之。"

那么，《本草纲目》中的情况如何？"转胞"凡11见，"转脬"凡16见。如《纲目·乱发·主治》引《唐本草》："烧灰，疗转胞，小便不通，赤白痢，哽噎，痈肿，狐尿刺，尸疰，疗肿骨疽杂疮。"提到"转胞"。如《纲目·凝水石·附方》引《永类方》："男女转脬：不得小便。寒水石二两，滑石一两，葵子一合，为末，水一斗，煮五升。时服一升，即利。"由于内容太多，在此则不一一引述。逐条考查《纲目》中全部27条相关内容，全部未曾提与妇女妊娠的关系。更值得注意的是，《纲目·衣鱼·附方》有云："小便转胞不出，纳衣鱼一枚于茎中。"这显然是指男性。

至于"转胞"与"转脬"两个名词之间，主词的选择，频次是一个参考指标，明显以"转脬"的频次为高。另一方面，凡"转胞"大多出现在引文中，而"转脬"则大多出现在《纲目》的自撰文中。如在第三、第四为"百病主治药"两卷，完全是李时珍及其团队的自撰文字。在此两卷中，"转脬"出现9次，而"转胞"只出现1次。

另外，在《纲目·豕脬·发明》中载："〔时珍曰〕猪胞所主，皆下焦病，亦以类从尔。蕲有一妓，病转脬，小便不通，腹胀如鼓，数月垂死。一医用猪脬吹胀，以翎管安上，插入廷孔，捻脬气吹入，即大尿而愈。此法载在罗天益《卫生宝鉴》中，知者颇少，亦机巧妙术也。"核查其书，在卷十七"胞痹门"罗氏提出："良法治小便不通，诸药不效或转胞至死危困，此法用之，小便自出而愈。用猪尿胞一个，底头出一小眼子，翎筒通过，放在眼儿内，根底以细线系定，翎筒子口细杖子观定，上用黄蜡封尿胞口。吹满气七分，系定了，再用手捻定翎筒根头，放了黄蜡，塞其翎筒，放在小便出里头，放开翎筒根头。手捻其气透于里小便即出。大有神效。"可见，罗氏原称"转胞"，但时珍引作"转脬"。

根据以上三个理由，可以推测，李时珍主张此病名以"转脬"为宜。

综上所述，得出以下结论。

（1）这一病名的词义古今发生了较为明显的变化，汉唐时期单纯指膀胱不利之小便不通；至南宋开始生出新义：为妊娠妇由增大的胞宫逼迫膀胱而使小便不通，宋元明清一直两义并行。至现代国标中，将此病定位于"妊娠疾病"，而将膀胱不利引起的小便不通，定名为"癃闭"。

（2）李时珍只取其汉唐古义，未涉及妇女妊娠与此病的关系。

（3）《纲目》中取"转脬"一名多于"转胞"，在时珍自撰文中尤其明显。因此主词条选择"转脬"，而"转胞"作为参见条。两条分别撰写如下。

转脬[16]　病证名。指因胞系（尿道）不畅而致小便不通，膀胱胀急疼痛之病证。《医学入门》卷4："脬系转戾，脐下并急而痛，小便不通，名曰转脬。"又称转胞。

转胞[11]　病证名。即转脬。《金匮要略》卷下："此名转胞，不得溺也，以胞系了戾，故致此病。"参见"转脬"。

四、牡疟、牝疟考

牡疟与牝疟实际上应该是以牡牝之阴阳来说明疟之寒热。"牡疟"一词最早见于《金匮要略》卷上。在"疟病脉证并治第四"有载："牡蛎汤，治牡疟。"仲景未言"牡疟"之寒热多少。因此而后世对于牡疟有寒热之不同的论述。

"牝疟"一词最早则见于唐代之《外台秘要》。此书卷第五"牝疟方二首"记载："仲景《伤寒论》：牝疟，多寒者名牝疟，牡蛎汤主之方。"与"又疗牝疟，蜀漆散方。"这样两个治牝疟方。因为用的还是"牡蛎汤"，且又云来自于"仲景伤寒论"，可见其实此"牝疟"乃王焘改"牡疟"而成，可以理解为是古代医家疟疾之牡牝之争中的一种论述。

在《外台秘要》之前，还可见讨论牡疟一病是孙思邈的《千金要方》。此书卷十《伤寒方下·温疟第十五》亦载有两个方子。其一，"蜀漆散，多寒者牡疟也，治之方。"其二，"牡蛎汤，牡疟者多寒治之方。"而在隋代病证专著中却没有关于"牡疟"或"牝疟"的记载。那么，将三书记载的方剂对照如下表（表2）。

表2　三书所载"牡蛎汤"与"蜀漆散"对照表

方名	金匮要略	千金要方	外台秘要
牡蛎汤	无	牡蛎、麻黄（各四两），甘草（二两），蜀漆（三两，无以恒山代之）	牡蛎（四两，熬），麻黄（四两，去节），甘草（三两炙），蜀漆（三两，若无用常山代之）
蜀漆散	蜀漆（洗去腥），云母（烧二日夜），龙骨（等分）	蜀漆、云母、龙骨（等分）	蜀漆（洗去腥），云母，龙骨。上三味等分

可见，《外台秘要》的两个治疗"牝疟"的方子均来源于前代治疗"牡疟"的方。蜀漆散来自于《金匮要略》，牡蛎汤来自于《千金要方》。事实上，《千金要方》中的"牡疟"并非字误，而确实就是孙氏对偏于寒性之疟疾的称谓。因为，在同书，对于偏于热性的疟疾则另有名称，称为"瘅疟"与"温疟"。但是牡为阳，牝为阴，而热属阳，寒属阴，所以，称疟疾之"多寒者"为牡疟，并不符合中医的传统理论的认识。因而《外台秘要》改"牡"为"牝"，则更为符合理论论述的需要。此后效仿者较多，不论"牡疟"，只谈"牝疟"。

如宋代陈无择《三因极一病证方论》在卷六"疟病外所因证治"中，提出来寒疟、温疟、瘅疟、湿疟、牝疟为"五种疟疾"。其中，关于"牝疟"的论述为："桂姜汤，治牝疟，寒多微热，或但寒不热。"姜桂汤用"柴胡（八两），桂心（一两），黄芩（三两），牡蛎、甘草（炙）、干姜（炮，各三两），栝蒌根（一两）"组成。其所论五种疟疾中无"牡疟"。又如，元代罗天益《卫生宝鉴》卷十六亦如此，他在"疟病脉证并治"中说："疟疾多寒者。名曰牝疟。蜀漆散主之。"

一直到明代，在李时珍之前，只要提到"牡疟"，还是遵循原说。如明代楼英《医学纲目》卷六《阴阳脏腑部》云："疟多寒者，名曰牡疟，蜀漆散主之。"朱橚《普济方》卷一百九十七《诸疟门》："病者寒多不热，但惨戚振栗，病以时作。此以阳虚阴盛，多感阴湿，阳不能制阴，名曰牡疟。"

综上所述，至李时珍之前，关于"牡疟"与"牝疟"的论述有两种情况，一是多寒者牡疟；二是改"牡"为"牝"则不言"牡"。

这种情况在李时珍《纲目》中才得到改变。在《纲目·常山蜀漆·附方》中同时提到牡疟与牝疟："牝疟独寒：不热者。蜀漆散：用蜀漆、云母煅三日夜、龙骨各二钱，为末。每服半钱，临发日旦一服，发前一服，酢浆水调下。温疟又加蜀漆一钱。张仲景《金匮要略》。牡疟独热：不冷者。蜀漆一钱半，甘草一钱，麻黄二钱，牡蛎粉二钱，水二锺，先煎麻黄、蜀漆，去沫，入药再煎至一锺，未发前温服，得吐则止。王焘《外台秘要》。"其中关于《外台秘要》的引文，明显是经过改动的，将原文之"多寒者牝疟"，改成了"牡疟独热不冷者"。这应该就是李时珍本人的观点。

综上所述，得出以下结论。

牡疟[3]　病证名。指热重寒轻的疟疾病证。《本草纲目·常山蜀漆》：引《外台秘要》卷五"多寒者名牝疟"作"牡疟独热不冷者"。参见"疟疾"。

牝疟[3]　病证名。指寒重热轻的疟疾病证。→疟疾。《外台秘要》卷五："牝疟，多寒者名牝疟，牡蛎汤主之方。"参见"疟疾"。

附1 :《中医大词典》(第873页)："牡疟　病证名。疟疾之一。出《金匮要略·疟病脉证并治》。牡系牝字之讹。详牝疟条。"

体会：言"牡系牝字之讹"显然有失武断，没有任何依据可以说明《金匮要略》中"牡"字是讹字。何况《金匮要略》原书中连牡疟之寒热都没有提到，何"讹"可言？仲景所拟之"蜀漆散"就是用来治"牡疟"的。后人也许用各种方法去考证"牡疟"之义，但不能随意改动张仲景本人提出的主治。

附2 :《本草纲目大辞典》没有"牡疟"条，也没有"牝疟"条。但有"牝疟多寒方"与"牡疟独热方"两个辞条，如下。

第482页 : **牝疟多寒方**　方剂名。《本草纲目》金石部第八卷云母。【方源】《金匮要略》。【组成、用法】云母烧二日夜，龙骨、蜀漆烧去腥，等分为散，未发前，浆水服半钱。【功用主治】牝疟多寒。

第483页 : **牡疟独热方**　方剂名。《本草纲目》草部第十七卷常山、蜀漆。【方源】《外台秘要》。【组成、用法】蜀漆一钱半、甘草一钱、麻黄二钱、牡蛎二钱，水二锺。先煮麻黄、蜀漆，去沫，入药再煎至一锺，未发前温服，得吐则止。【功用主治】牡疟独热。

体会：所谓"牝疟多寒方"与"牡疟独热方"都不见于《纲目》，可见到"牝疟多寒"与"牡疟独热"，是作为方药的主治病证提出来的。治疗"牝疟多寒"的方剂名，时珍明言为"蜀漆散"，而治疗"牡疟独热"的方剂时珍未出方名，经过核实，实际上就是唐代孙思邈《千金要方》之牡蛎汤。

将《纲目》原文之"牡疟独热"误成"牝疟独热"，则混淆了《纲目》中由李时珍提出的阴阳寒热十分清晰的"牡疟"与"牝疟"新观点。

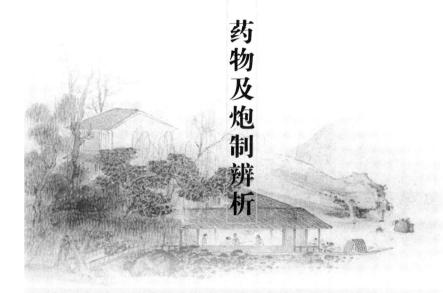

第四卷 药物及炮制辨析

葵类药物与动植物研究札记

邬家林

"葵"从"癸"，癸为天干的第十位，用于第十的代称。癸紧接下一轮天干，周而复始。古人认为癸与天干相始终，使呈轮回状。《说文解字》称癸"像水从四方流入地中之形"，积水处类圆而水道四射。

最早于《神农本草经》记载的葵，即因其叶类圆如轮盘状，脉纹四射而得名。其叶类圆如轮盘状脉纹四射的植物很多，故古人将葵视为一类，《唐本草》称："葵有数种"，《图经本草》称："葵有蜀葵、锦葵、黄葵、终葵、菟葵，皆有功用。"均为一类叶形类圆，脉纹四射而质柔滑可食用的草本植物。葵与中国人的饮食文化相关。

《本草纲目》（以下简称《纲目》）收载葵（冬葵）、蜀葵、黄蜀葵、菟葵之外，另收有葵名称的药物还有龙葵、防葵、落葵、蒲葵数种。

中国植物之带"葵"称的尚有与叶形类圆或质柔滑可食性能相关的锦葵科、落葵科及毛茛科菟葵属、天葵属，菊科向日葵属、三七草属，秋海棠科秋海棠属的某些植物。现撮要归纳如下。

一、《本草纲目》记载的葵药

1. 葵

葵为锦葵科锦葵属植物冬葵*Malva crispa* Linn.，又名葵菜、冬苋菜、冬寒菜、滑菜。

葵为历史悠久的药食两用植物。《灵枢·五味》"五菜"以葵居首，《神农本草经》将葵列为上品，《齐民要术》将葵列为蔬菜首篇。

古诗中多有葵的描述，如《古乐府·长歌行》："青青园中葵，朝露待日晞。"陆机《园葵诗》："种葵北园中，葵生郁萋萋。朝荣东北倾，夕颖西南晞。"说的都是庭园种植的葵菜情况。

葵为一二年生草本，种植季节不同，又可分为春葵、秋葵和冬葵。《纲目》："四五月种者可留子；六七月种者为秋葵；八九月种者为冬葵，经年收采；正月复种者为春葵，然宿根至春亦生。"最晚的叫终葵，又叫露葵。

唐代以后，大量新菜种发展起来，葵菜逐渐衰落。到了明代，它逐渐退出日常餐席，种食者减少，五菜之主已渐为白菜、青菜之类取而代之。

李时珍在《纲目》中说："古者葵为五菜之主，今人不复食之，故移入此。"即从菜部移入草部，不再把它当作蔬菜对待了。又说："葵菜，古人种为常食，今种之者颇鲜……今人不复食之，亦无种者。"

吴其濬在《植物名实图考》中批评了李时珍对葵菜种与食的论断，指出："（葵）为百菜之王，志书亦多载之，李时珍谓今人不复食，殊误。以一人所未食而曰今人皆不食，抑何过于自信耶？"

湖南中医学院教授周一谋也著文赞同吴其濬对李时珍认为葵"今人不复食之，亦无种者"的批评（周一谋等：冬葵是菜不是草，《纲目》补正，中医古籍出版社，1993：103）。看来，李时珍是说过了头，不是"今人不复食之，亦无种者"，而是今人食之者渐少，种者亦鲜，虽不为首，但仍为常用蔬菜之列。

2. 菟葵与天葵

菟葵为锦葵科锦葵属植物野葵*Malva verticillata* Linn.或其变种中华野葵*Malva verticillata* Linn.var. *chinensis* (Mill.)S.Y.Hu，又名鸭脚葵、冤葵、旅葵、棋盘菜、著葵。

《本草纲目》在菟葵项下误将毛茛科的天葵和锦葵科的野葵撮合在一起，引文中既有野葵也有天葵的记述。此种混淆的问题，本人已作澄清［邬家林：菟葵的本草考证，中药材，1991,14（3）：45］。《纲目》所引《唐本草》记述"苗如石龙芮，而叶光泽，花白似梅，其茎紫黑，煮啖极滑，所在下泽田间皆有，人多识之"的菟葵即是锦葵科锦葵属植物野葵。另《纲目》在葵的集解项下所述"最小者名鸭脚葵"也是指野葵。

野葵与冬葵为同属近缘植物，冬葵为一二年生草本，叶较大型，叶片肾形至圆形，叶缘3~5浅裂，两面无毛，花冠淡白色至淡红色。野葵与之相似，不同在野葵为二年生草本，叶5~7中裂至深裂，两面被糙毛或近无毛。

中华野葵叶浅裂，裂片圆形；花簇生于叶腋，花梗不等长，其中有1花梗特长，长达4厘米，因此与野葵不同。

野葵和中华野葵产全国各省区，北自吉林、内蒙古，南达四川、云南，东起沿海，西至新疆，青海，不论平原和山野，均有野生。种子、根和叶能利水滑窍，润便利尿，下乳汁，去死胎；鲜茎叶和根可拔毒排脓，疗疔疮疖痈。嫩苗也可供蔬食。

《本草品汇精要》所绘彩色天葵图，似为开白花的黄蜀葵。

天葵为毛茛科天葵属植物天葵*Semiaquilegia adoxoides*（DC.）Makino，又名紫背天葵、雷丸草、夏无踪、小乌头、老鼠屎草、旱铜钱草。

天葵是多年生小草本植物，地下有似如雷丸的类球形块根。其块根有小毒，不可食用，入药能清热解毒、消肿止痛。应与锦葵科锦葵属植物野葵严格区别。

《本草图经》在冬葵项下虽提及"《尔雅》所谓蔠，菟葵是也，亦名天葵。"但未细说。

《纲目》在"菟葵"中提到的"天葵"、"雷丸草"，引述《郑樵通志》所谓"状如葵菜，叶大如钱而厚，面青背微紫，生于崖石。"又引《古今灵验》所谓桑下念咒，口嚼菟葵涂手后，有蛇虫伤者，手摩即愈的道家神说，以及道家炼丹所用之天葵，说的就是毛茛科天葵属植物天葵。

看来，李时珍没有把葵类各药的关系搞清楚。正如赵学敏在《本草纲目拾遗》中批评的那样，是"濒湖本未识菟葵，且亦不识天葵"，故将二者混淆起来了。

20世纪，日本学者松村任三《植物名汇》以毛茛科植物*Eranthis pinnatifida* Maxim.为菟葵。以后，《本草新注》仅据《新修本草》所载菟葵称"苗如石龙芮，而叶光泽"即认为此种。当时中国的植物分类学者盲目跟从，误将*Eranthis*属的中文名，称为菟葵属，有待修正。

《唐本草》所载菟葵称"苗如石龙芮，而叶光泽，花白似梅，其茎紫黑，煮啖极滑，所在下泽田间皆有，人多识之。六月、七月采茎叶，爆干入药"综观全文，可见菟葵是一种苗如石龙芮，叶光，花白，茎紫，田间皆有，人多识之的野葵，并非苗如石龙芮，叶光，花黄，仅分布于中国东北或西南局部山地，人多不识，药食不用的毛茛科*Eranthis*属植物。

查毛茛科*Eranthis*属植物我国产三种。

菟葵*Eranthis stellata* Maxim.根状茎球形，叶片圆肾形，三全裂。花葶高达20厘米，萼片黄色。在我国分布于辽宁、吉林。生山地林中或林边草地阴处。在朝鲜北部和苏联远东地区也有分布。白花菟葵*Eranthis albiflora* Franch.似菟葵，但萼片白色。产四川宝兴。浅裂菟葵*Eranthis lobulata* W. T. Wang似菟葵，但叶片轮廓五角形，三浅裂。产四川汶川海拔3100米山地草坡。

3. 蜀葵与锦葵

蜀葵为锦葵科蜀葵属植物蜀葵*Althaea rosea* (Linn.) Cavan，又名一丈红、戎葵、吴葵、卫足葵、胡葵、棋盈花。

蜀葵为二年生直立草本，高达2米，茎枝密被刺毛。花单瓣或重瓣，有紫、粉、红、白等色。在中国分布很广，华东、华中、华北均有。由于原产中国，四川最早发现，故名"蜀葵"。又因其株高可达丈许，花多为红色，故名"一丈红"。嫩叶及花可食，皮为优质纤维，全株入药，有清热解毒、镇咳利尿之功效。世界多地有栽培供观赏。

李时珍《纲目》称："蜀葵，处处人家植之。春初种子，冬月宿根亦自生。苗嫩时亦可茹食。叶似葵菜而大，亦似丝瓜叶，有坡叉。过小满后长茎高五、六尺，花似木槿而大，有深红、浅红、紫黑、白色、单叶、干叶之异，昔人谓其疏茎密叶，翠萼艳花，金粉榴心者，颇善状之。惟红、白二色入药，其实大如指头，皮薄而扁，内仁如马兜铃仁及芜荑仁，轻虚易种。"

蜀葵"苗嫩时亦可茹食"，《嘉祐本草》列入菜部。李时珍将其移入草部是恰当的，因为人们用它主要的目的不是作菜，而是作观赏和入药。

古人咏葵的诗句很多，如：

唐·陈标："眼前无奈蜀葵何，浅紫深红数百窠。能共牡丹争几许，得人嫌处只缘多。"

宋·王镃："片片川罗湿露凉，染红才了染鹅黄。花根疑是忠臣骨，开出倾心向太阳。"

宋·陆游："翩翩蝴蝶成双过，两两蜀葵相背开。"

明·尹耕："娇鸟歌春燕，名花放蜀葵。况逢风日丽，不禁出游迟。"

宋·葛天民："小亭终日坚幽丛，兀坐无言似定中。苍藓静连湘竹紫，绿阴深映蜀葵红。"

锦葵为锦葵科锦葵属植物锦葵*Malva sinensis* Cavan.或圆叶锦葵*Malva rotundifolia* Linn.，又名荆葵，钱葵，金钱紫花葵。

锦葵常附记于蜀葵项内。《图经本草》曰："蜀葵似葵，花如木槿花，有五色。小花者名锦葵，功用更强。"《纲目》亦未单列，在"蜀葵"集解项下称："一种小者名锦葵，即荆葵也，《尔雅》谓之荍，其花大如五铢钱，粉红色，有紫镂纹，掌禹锡补注本草谓此即戎葵，非矣。然功用亦相似。"看来古人有可能误将蜀葵和锦葵视为一种，只是大小不同而已。

4. 黄蜀葵

黄蜀葵为锦葵科秋葵属植物黄蜀葵*Abelmoschus manihot* (Linn.) Medic.，又名棉花葵、黄芙蓉、金花葵。

黄蜀葵为一年或多年生直立草本，茎被黄色刚毛。叶掌状深裂，两面疏被长硬毛。花大，淡黄色，内面基部紫色。黄蜀葵不仅可以入药，还可以从茎秆中提炼植物胶作为食品添加剂，在食品工业中可用做增稠剂、稳定剂和乳化剂。种子、根和花药用，功能清热解毒，润燥滑肠。

《嘉祐本草》将黄蜀葵与蜀葵混为一物，列入菜部。李时珍认为"黄蜀葵别是一种"将其单列并移入草部是恰当的。

黄蜀葵易与蜀葵和黄秋葵混淆。《本草衍义》曰："黄蜀葵花，与蜀葵别种，非为蜀葵中黄者也，花心下有紫檀色。摘之，剔为数处，就晒干之，不尔即烂。"

黄秋葵*Abelmoschus esculentus* (Linn.)Moench，又名咖啡黄葵、秋葵，是从印度引进的一种食用植物，其幼果可食，形若辣椒，淡甜滑腻。黄秋葵较黄蜀葵低矮，常具有侧枝，茎叶上的硬毛稀疏，叶片上裂片较少，下部叶浅裂至中裂，上部叶深裂，花朵较小。

近有以黄秋葵、淫羊藿、红景天、人参、海椰子等为原料，经加工提取制作的产品"葵力果胶囊"，声称具有补肾壮阳功能。

5. 龙葵与龙珠

龙葵为茄科茄属植物龙葵*Solanum nigrum* L.，又名苦葵、老鸦眼睛草、老鸦酸浆草、黑姑娘、黑茄。

龙葵出自《药性论》。《唐本草》："龙葵，所在有之，即关、河间谓之苦菜者。叶圆，花白，子若牛李子，生青熟黑。但堪煮食，不任生啖。"《本草图经》："龙葵，旧云所在有之，今近处亦稀，惟北方有之，北人谓之苦葵。叶圆，似排风而无毛，花白，实若牛李子，生青熟黑，亦似排风子。老鸦眼睛草生江、湖间，叶如茄子叶，故名天茄子。"《纲目》在龙葵的集解项称："龙葵、龙珠，一类二种也，皆处处有之。四月生苗，嫩时可食。"《纲目》在龙珠的集解项又称："龙葵、龙珠，虽以子之黑赤分别，其实一物二色，强分为二也。"

龙葵的叶并不是《唐本草》所述"叶圆"，而是《本草图经》所述"如茄子叶"。《唐本草》称龙葵"但堪煮食，不任生啖"，因生啖味苦。煮食则苦味去除，略显柔滑，这或许是命以葵名的原因。

龙葵为茄科茄属植物，该属植物的果实均为黑色，并无赤色者，说明李时珍的观察可能有误。茄科龙珠属植物的龙珠 *Tubocapsicum anomalum* (Franch.et Sav.) Makino，从形态上与龙葵有近似之处，功用为清热解毒，除烦热，亦与《纲目》的记载相符。确实有结红果的龙葵，《中国植物志》记载有红果龙葵（红葵）*Solanum alatum* Moench.，那是龙葵属的另一种植物，而不是李时珍所述"一物二色"。红果龙葵产河北（栽培）、山西、甘肃、新疆、青海。生长于山坡及山谷阴处或路旁，海拔950~1200米。也分布于欧洲。所以，李时珍所说的"龙珠"，或许包括龙珠属的龙珠与茄属的"红果龙葵"都在内。

龙葵含龙葵碱（solanigrine）、澳茄胺（oslasodine）、龙葵定碱（solanigridine）。龙葵碱作用类似皂苷，能溶解血细胞。过量可引起头痛、腹痛、呕吐、腹泻、瞳孔散大、心率先快后慢、精神错乱，甚至昏迷等中毒表现。曾有报道小孩食未成熟的龙葵果实而致死亡（与发芽马铃薯中毒相同）。

6. 落葵

落葵为落葵科落葵属植物落葵 *Basella alba* L.，又名藤葵、木耳菜、豆腐菜、紫角叶、潺菜。

落葵始载《名医别录》，《纲目》列为菜类柔滑类，并对其植物形态和应用有很好的记述。

落葵叶含有多种维生素和钙、铁，栽培作蔬菜，也可观赏。全草供药用，为缓泻剂，有滑肠、散热、利大小便的功效；花汁有凉血解毒作用，能解痘毒，外敷治痈毒及乳头破裂。果汁可作无害的食品着色剂。

7. 防葵

防葵始载《神农本草经》上品，但其后各本草多有防葵误狼毒之说，《本草纲目》虽在防葵的发明项指出："狼毒之防葵，其来亦远矣，不可不辨。"但李时珍没有具体的辩解，且仍然列于毒草类的狼毒之后。

防葵一药，近代基本未见使用，其原植物究竟是什么？长期以来未有定论。日本学者仅依据本草附图，曾将本草所载防葵的原植物考订为伞形科前胡属海滨前胡 *Peucedanum japonicum* Thunb.，陶耀武等并根据药名与别名，产地分布，药材性状及功效综合分析，认为防葵为伞形科独活属短毛独活 *Heracleummoellendorffii* Hance［陶耀武等：防葵的原植物考订，中药材，1997,20(12)：639］，有一定的道理。近有人认为防葵即地锦 *Euphorbia humifusa* Willd.或斑地锦 *Euphorbia maculata* L.[1]，值得注意。

8. 蒲葵

蒲葵为棕榈科蒲葵属植物蒲葵 *Livistona chinensis* (Jacq.)R.Br.，又名扇叶葵、葵扇木。蒲葵为常绿乔木。高可达20米。树干直立,粗大。叶阔,肾状扇形,直径1米以上,掌状多裂，先端下垂。生长在热带和亚热带地区。蒲葵四季常青，树冠伞形，叶大如扇，是热带、亚热带地区重要绿化树种。可用其嫩叶编制葵扇，老叶制蓑衣等。

《纲目》服器部载有"蒲扇"，并指出："岭南以蒲葵为之。"《岭南采药录》记载蒲葵叶柄于新瓦上煅灰冲服，或炒香煎水饮，能治血崩。

9. 凫葵（莕菜）

凫葵为龙胆科莕菜属植物莕菜 *Nymphoides peltatum*（Gmel.）O. Kuntze。别称凫葵、水葵、荇菜、莕等。

《诗经·泮水》："思乐泮水，薄采其茆。"《尔雅》释曰："茆，凫葵。叶团似蓴，生水中。今俗名水葵。"《唐本草》载为"凫葵"，《本草图经》曰："凫葵即荇菜也，旧不着所出州土，云生水中。今处处池泽皆有之。叶似蓖麻而小薄，茎涩，根甚长，花黄色，水中极繁盛。"《纲目》莕菜条称："凫喜食之,故称凫葵。……可捣敷诸肿毒，火丹游肿。"凫为雁鸭科一种水鸟，俗称野鸭。

莕菜叶团似蓴，故以葵称。因生水中，故又名水葵。

二、《本草纲目》未载的葵药和具葵称的动植物

1. 向日葵

向日葵为菊科向日葵属植物向日葵 *Helianthus annuus* L.，又名丈菊，迎阳花，朝阳花、转日莲、向阳花、望日莲、太阳花。

向日葵原产美洲，约在明朝时引入中国，中文名原称丈菊，最早见载明·王象晋《群芳谱》："丈菊，一名迎阳花，茎长丈余，秆坚粗如竹，叶类麻，多直生，虽有旁枝，只生一花，大如盘盂，单瓣色黄，心皆作窠如蜂房状，至秋渐紫黑而坚。取其子种之甚易生。花有毒能堕胎"《植物名实图考》有转载。《岭南采药录》记载，

1 王德群．神农本草经图考 [M].北京：北京科学技术出版社，2017.

向日葵根治跌打损伤，红肿。《中国药用植物图鉴》记载向日葵叶与花作苦味健胃药。向日葵的花盘药用称葵花盘、葵房，功能清热化痰，凉血止血。向日葵的茎髓药用称葵秆心，可健脾利湿止带，用花可清热解毒，消肿止痛。向日葵的种子药用称葵子、葵瓜子、葵花籽，可降血脂，驱杀蛲虫。

2. 洛神葵

洛神葵为锦葵科木槿属植物玫瑰茄*Hibiscus sabdariffa* Linn,玫瑰茄原产南亚热带，我国台湾最先引种。因其花橙红，花萼肉质，宿存，玫瑰红色，十分艳丽，故以中国中古时期传说中的一位妖艳神女洛神相比，别称洛神葵。现福建、广东、香港和云南引入栽培。是美化环境的观赏植物。嫩叶、幼果腌渍后可食。红色肉质花萼味甘酸，可提炼含有红色素的果胶，是理想的果汁、果酱等食品的染色剂。肉质花萼泡茶饮，有活血祛瘀的功效。

3. 紫背天葵

紫背天葵为秋海棠科秋海棠属植物紫背天葵*Begonia fimbristipula* Hance，又名红天葵、红水葵、天葵秋海棠、散血子。紫背天葵叶近圆形，略似葵，面青背紫故名。产浙江、江西、湖南、福建、广西、广东、海南和香港。生于山地山顶疏林下石上、悬崖石缝中。全草入药能解毒、止咳、活血、消肿。茎叶可以食用。裂叶秋海棠*Begonia palmate* D.Don在广西又名红天葵。《植物名实图考》记载为红孩儿。

4. 紫背天葵菜

紫背天葵菜为菊科三七草属植物红凤菜*Gynura bicolor* DC。因叶背紫红得名，又名两色三七草、血皮菜、红番苋、红背菜。茎叶可以食用，但因含有吡咯啶类生物碱，具有肝毒性，可导致肝脏小静脉闭塞，食用需谨慎。根和茎叶药用有消暑散热、清心润肺的功效。

5. 天竺葵

天竺葵一名洋葵，为牻牛儿苗科天竺葵属植物天竺葵*Pelargonium hortorum* Bailey。天竺葵属约250种，分布于热带地区，主产地为非洲南部。本属植物适应性强，花色鲜艳，花期长，中国各大城市均有引种栽培供观赏用。本属植物具浓烈香气，特别是香叶天竺葵*Pelargonium graveolens* L'Hér.，可提取天然色素和精油。香叶天竺葵在云南已形成蒸馏Geranial香叶醇的产业。

6. 天湖葵

天湖葵为伞形科天胡荽属植物天胡荽*Hydrocotylesibthorpioides* Lam. 天胡荽习生水湿地，适应性极强，匍匐茎四散，生长快，在短时间之内就覆盖地面，形成草坪。在水中也能生长，可作为观赏性水草，是一种优良的地被和湖面绿化植物，又因其叶似葵，故在水草界习称为"天湖葵"。

《纲目》草部石草类记载的石胡荽，本来是指"生石缝及阴湿处小草……气辛熏不堪食,鹅亦不食之"的鹅不食草[菊科石胡荽属石胡荽*Centipeda minima* (L.) A.Br. et Ascher.],但又把唐·孙思邈《千金方》在"繁蒌"条附记的"别有一种近水渠中温湿处,其状类胡荽,亦名鸡肠菜,可以疗痔病"的天胡荽,当是一种误会。天胡荽能清热解毒、利尿消肿,石胡荽能通鼻气、利九窍,二者不能混淆。

7. 葵叶茑萝

葵叶茑萝为旋花科茑萝属植物掌叶茑萝*Quamoclit sloteri* House.。葵叶茑萝是一种叶似葵,掌状深裂的茑萝属观赏植物。

8. 青天葵

青天葵为兰科芋兰属植物毛唇芋兰*Nervilia fordii* (Hance) Schltr.。《岭南采药录》记载:"青天葵,产连州,山岩石壁上有之。叶如小葵,根有小肉粒如珠。"块茎药用治瘰疬,和肉煎汤服或炒食;理痰火咳血,消火疮,水煎服;浸酒治内伤。

9. 葵花大蓟

葵花大蓟为菊科蓟属植物葵花大蓟*Cirsium souliei* (Franch.) Mattf.。这种植物的叶基生,莲座状,头状花序近无梗,集生于莲座状叶丛中,总体形态与向日葵的花盘相似,故名。《中华本草》记载,全草药用能凉血止血;散瘀消肿。

10. 葵花白菜

葵花白菜为十字花科植物甘蓝*Brassica oleracea* L.var,*capitata* L.的别名。甘蓝形态与向日葵的花盘相似,故名。此别名首见于《植物名实图考》。

11. 葵菘

葵菘为菊科植物天名精*Carpesium abrotanoides* L.的别名。天名精幼叶似菘菜而花序似向日葵,故有葵菘的别称。《新修本草》"天名精"条记载的"葵松"别名,恐为葵菘之误。

12. 葵蓬菜

葵蓬菜是伞形科积雪草属植物积雪草*Centella asiatica* (L.) Urban的别名。积雪草的叶片外形与葵叶略为相似,故有葵蓬菜的别名。此别名首见于《生草药性备要》。

积雪草为常见清热利湿,解毒消肿草药。《纲目》称:"研汁,点暴赤眼良。"

13. 葵叶大黄

葵叶大黄为蓼科大黄属植物掌叶大黄*Rheum palmatum* L.的别称,因其叶掌状分裂外形与葵叶略为相似得名。

14. 葵叶报春与棕榈科其他具葵称的植物

报春花科报春花属Primula植物葵叶报春*Primuja malvacea* Franch.、黄葵叶报春*Primula saturata* W. W. Smith et Fletcher及葵叶报春组Sect. Malvacea的其他植物均具有类似锦葵科植物葵*Malva crispa* Linn.一样的圆形叶片,故带有"葵"名。

15. 鱼尾葵与棕榈科其他具葵称的植物

鱼尾葵为棕榈科鱼尾葵属植物鱼尾葵 *Caryota ochlandra* Hance.，因其叶裂片的形态酷似鱼尾而得名，中国亚热带地区有分布。该种树形美丽，可作庭园绿化植物。基诺族民间以根和茎治感冒，发热，咳嗽。此外，棕榈科鱼尾葵属Caryota、刺葵属Phoenix、蒲葵属Livistona、丝葵属Washingtonia、散尾葵属Chrysalidocarpus若干植物的中文名也带有葵的称呼。

16. 猴葵(鹿角菜)

猴葵为褐藻类鹿角菜科鹿角菜属植物鹿角菜Pelvetia siliquosa Tseng et C. F. Chang.，本种为黄海的特有海藻。藻体红褐色，鹿角状分枝。功效软坚散结，镇咳化痰。《纲目》所述的鹿角菜是红藻类的海萝Gloiopeltis furcata(Post. et Rupr.)J. Ag.，故应注意不要与本种褐藻类鹿角菜混淆。

17. 海葵

海葵是腔肠动物（刺胞动物）门，六放珊瑚亚纲，海葵目（*Actiniaria*）多种动物的总称，是一类具有美丽的葵花状触手的海洋动物。虽然海葵目动物看上去很像葵花，但其实是捕食性动物，有些海葵本身是透明的，产生黄褐色乃至红、绿等的色彩是靠共生藻和本身的色素生成，因而主要还是以光合作用来提供能源。这种无脊椎动物没有骨骼，锚靠在海底岩石和珊瑚上，能和多生物共生。

钩吻药名辨析

邬家林

钩吻*Gelsemium elegans* (Gardn. & Champ.) Benth.为马钱科钩吻属常绿木质藤本，全株均无毛。叶片膜质，卵形、卵状长圆形或卵状披针形，花密集组成顶生和腋生的三歧聚伞花序，花冠黄色，漏斗状，内面有淡红色斑点，5~11月开花，7月至翌年3月结果。

钩吻分布于中国江西、福建、台湾、湖南、广东、海南、广西、贵州、云南等省区。印度、缅甸、泰国、老挝、越南、马来西亚和印度尼西亚等也有分布。模式标本采自中国香港。

钩吻是一种古老的中药，最早记载于《神农本草经》，为破积拔毒，祛瘀止痛，杀虫止痒。外用主治疥癞，湿疹，瘰疬，痈肿，疔疮，跌打损伤，风湿痹痛，神经痛。

钩吻是一种剧毒中药。中毒之临床表现视中毒药量大小及种类而不同。药量小者先出现消化系统症状，继而出现神经系统症状，药量大者可迅速出现昏迷、严重呼吸困难、呼吸肌麻痹窒息死亡。消化系统表现口腔及咽喉灼痛、恶心、呕吐、腹胀痛、腹水。神经系统表现：眩晕、眼睑下垂、吞咽困难、四肢麻木、无力、肌震颤、言语不清、烦躁不安、昏迷、抽搐、角弓反张、死亡。呼吸、循环系统表现：呼吸先快后慢，不整，呼吸衰竭；心慌，心率先快后慢，心音低，血压下降。其他表现：皮肤变黑、发热、瞳孔散大、复视、视物不清。

钩吻这种剧毒中药的名称从古至今极为混乱，不同的地区、不同的本草文献有不同的称呼，导致中毒，甚至死亡的事件时有发生，不得不辨。

一、钩吻的别名众多

1.《本草纲目》记载钩吻的别名

野葛（《本经》），秦钩吻、除辛、毒根（《吴普本草》），固活（《别录》），胡蔓草（《图经》），断肠草、藤黄、冶葛、烂肠草、火把花（《纲目》）等11个。

2.《中药大辞典》记载钩吻的别名

野葛（《本经》），秦钩吻、毒根（《吴普本草》），冶葛、胡蔓草（《南方草木状》），黄野葛（《千金方》），除辛（《蜀本草》），吻莽、断肠草（《梦溪笔谈》），黄藤、烂肠草（《纲目》），朝阳草（《生草药性备要》），大茶药、虎狼草（《岭南采药录》），梭葛草（《福建民间草药》），黄花苦晚藤（《广西药植图志）,黄猛菜（《广西中药志》），大茶藤、大炮叶（《中国药植图鉴》），苦晚公、荷班药（《岭南草药志》），发冷藤、大茶叶、藤黄（《广西药植名录》），大鸡苦蔓、羊带归、梭桛（《南方主要有毒植物》）等27个。

3.《中华本草》记载钩吻的别名

野葛、秦钩吻、毒根、冶葛、胡蔓草、黄野葛、除辛、吻莽、断肠草、黄藤、烂肠草、朝阳草、大茶（柴）药、虎狼草、梭葛草、黄花苦晚藤、黄猛菜、大茶藤、大炮叶、苦晚公、荷班药、发冷藤、大茶叶、藤黄、大鸡苦蔓、羊带归、梭桛、狗角花、山砒霜、梭葛、大王茶等31个。

4.《中国植物志》记载钩吻的别名

野葛（《唐本草注》），胡蔓藤（《南方草本状》），断肠草（《梦溪笔谈》），烂肠草（《本草纲目》），朝阳草（《生草药性备要》），大茶药（《岭南采药录》），大茶藤（《中国药用植物图鉴》），荷班药（《岭南草药志》），猪人参（《广西中药志》），狗向藤（广东大埔），柑毒草（福建），猪参（台湾），大茶叶（广西），文大海（云南傣语）等14个。

二、钩吻名称的分类整理与辨析

1. 钩吻、秦钩吻、吻莽

钩同钩,《康熙字典》引《玉篇》:钩,铁曲也。《注》:钩,亦兵器也。似剑而曲,所以钩杀人也。陶弘景释曰:钩吻,言其入口则钩人喉吻。或言吻作挽字,牵挽人肠而绝之。《神农本草经》到《本草纲目》《中华本草》等主要本草和中药典籍均以"钩吻"为正名。

钩吻产中国南方而不产秦地,秦钩吻之"秦"并非指北方的秦地,可能是指秦始皇派兵攻南越各国而实现大秦一统后的岭南地区。吻莽是以八角科的有毒木本植物莽草(狭叶茴香)*Illicium lanceolatum* A. C. Smith借喻钩吻之毒而得名。莽草既然为木本,何缘谓之草? 这可能是古人早期草木未分,习以"草"来概括整个植物的缘故,如"神农尝百草"的"草"即是如此。近有人"直截了当地理解,云其植物有钩,钩人之吻。——神农之钩吻,即常用之钩藤也"即认为钩吻为一种无毒的茜草科植物钩藤*Uncaria rhynchophylla*(Miq.)Miq. ex Havil.)这种大胆的揣测,本人不敢苟同。

2. 胡蔓藤、胡蔓草、胡蔓、大鸡苦蔓、黄花苦晚藤、苦晚公

"胡"本是中国古代对北疆或西域民族的称呼,而钩吻产中国南方江西、福建、台湾、湖南、广东、海南、广西、贵州、云南等省区,北方不产,因此这里的胡称是不恰当的。本植物花叶均具苦味,故有苦蔓、苦晚的称呼。作者认为这里的胡当为近音字"苦"。蔓、藤是指本植物为蔓状藤本。本是藤为什么又称为草,大概也是以"草"来概括所有植物的缘故。"晚"恐为"蔓"语音转换的讹称。因此,这一组名称的正确称呼应为"苦蔓藤"。

3. 断肠草、烂肠草

断肠草一名始于宋·沈括《梦溪笔谈》。《梦溪笔谈》卷三药议记载:"余尝到闽中,土人以野葛毒人及自杀或误食者,但半叶许入口即死,以流水服之,毒尤速,往往投杯已卒矣。经官司勘鞫者极多,灼然如此。余尝令人完取一株观之,其草蔓生,如葛;其藤色赤,节粗,似鹤膝;叶圆有尖,如杏叶,而光厚似柿叶;三叶为一枝,如菉豆之类,如生节间,皆相对;花黄细,戢戢然一如茴香花,生于节叶之间。《酉阳杂俎》言'花似栀子稍大',谬说也。根皮亦赤。闽人呼为吻莽,亦谓之野葛;岭南人谓之胡蔓;俗谓断肠草。"此断肠草之称与陶弘景释钩吻"或言吻作挽字,牵挽人肠而绝之"的意思相近似。

断肠草一名还可能与神农死于钩吻的传说有关。相传当年神农尝百草,遇到了一种叶片相对而生的藤子,开着淡黄色小花。他摘了几片嫩叶放到口中品尝,刚嚼碎咽下,就毒性大发,还没来得及吃解毒药,神农的肠子已断裂。这种令神农断肠

而死的植物，就被人们称为断肠草。

《本草纲目》释名钩吻称："入人畜腹内，即粘肠上，半日则黑烂，又名烂肠草。"

实际上，钩吻素的主要作用是抑制呼吸中枢和运动神经，中毒后心跳和呼吸会逐渐放缓，四肢肌肉也失去控制，最终因为呼吸系统麻痹死亡。中毒初期表现口咽灼烧，腹痛难耐，感觉像是肠子被斩断了一样，其实肠子并没有断，也没有烂。传统医学认为心与小肠互为表里，心的伤害会使小肠有所反应。人们常以"愁肠寸断"、"断肠人在天涯"、"想你想断肠"来描述这种痛苦、悲伤、忧愁、思念至极的心情。这大概就是许多毒性药草带有"断肠草"称呼的逻辑所在。

根据不完全的统计，全国各地带有断肠草称呼的有毒植物竟然有下列14科39种之多。

八角科

（1）野八角*Illicium simonsii* Maxim.

（2）红毒茴*I.lanceolatum* A. C. Smith

毛茛科

（3）北乌头*Aconitum kusnezoffii* Reichb.

（4）伏毛铁棒锤*A.flavum* Hand.-Mazz.

（5）芹叶铁线莲*Clematis aethusifolia* Turcz.

罂粟科

（6）白屈菜*Chelidonium majus* Linn

（7）椭果绿绒蒿*Meconopsis chelidoniifolia* Bureau & Franch.

（8）大叶紫堇*Corydalis temulifolia* Franch.

（9）鸡血七*C. temulifolia* subsp. *aegopodioides* (Lévl. et Van.) C. Y. Wu

（10）地锦苗*C. sheareri* S. Moore

（11）石棉紫堇*C. shimienensis* C. Y. Wu

（12）金顶紫堇*C. flexuosa* subsp. *omeiana* (C. Y. Wu et H. Chuang) C. Y. Wu

（13）黄根紫堇*C. flexuosa* subsp. *pseudoheterocentra* (Fedde) Liden

（14）金钩如意草*C. taliensis* Franch.

（15）师宗紫堇*C. duclouxii* Lévl. et Van.

（16）平武紫堇*C. pingwuensis* C. Y. Wu

（17）长距紫堇*C. longicalcarata* H. Chuang et Z. Y. Su

（18）无囊长距紫堇*C. longicalcarata* var. *nonsaccata* Z. Y. Su

（19）南黄堇*C. davidii* Franch.

（20）大海黄堇*C. feddeana* H.Lév.

（21）变根紫堇*C. linstowiana* Fedde

（22）刻叶紫堇*C. incisa* (Thunb.) Pers

（23）紫堇*C. edulis* Maxim.

（24）尿罐草*C. moupinensis* Franch.

（25）蛇果黄堇*C. ophiocarpa* Hook. f. et Thoms.

（26）小花黄堇*C. racemosa* (Thunb.) Pers.

（27）黄堇*C. pallida* (Thunb.) Pers.

（28）臭黄堇*C. foetida* C. Y. Wu et Z. Y. Su

豆科

（29）小花棘豆*Oxytropis glabra* (Lam.) DC.

瑞香科

（30）狼毒*Stellera chamaejasme* L.

卫矛科

（31）雷公藤*Tripterygium wilfordii* Hook. f.

龙胆科

（32）蔓龙胆*Crawfurdia maculaticaulis* C. Y. Wu ex C. J. Wu

夹竹桃科

（33）羊角拗*Strophanthus divaricatus* (Lour.) Hook. & Arn.

萝藦科

（34）古钩藤*Cryptolepis buchananii* Roem. et Schult.

（35）牛角瓜*Calotropis gigantea* (Linn.) Dry. ex Ait. f.

茄科

（36）天仙子*Hyoscyamus niger* Linn.

醉鱼草科

（37）密蒙花*Buddleja officinalis* Maxim.

木犀科

（38）密花素馨*Jasminum coarctatum* Roxb.

秋海棠科

（39）秋海棠*Begonia grandis* Dryand.

4. 发冷藤

中毒后各人的反应是不完全相同的，部分人在腹泻，腹痛的同时会感觉发冷，故有人将这种藤本植物呼为发冷藤。

5. 黄藤、藤黄、黄猛菜、黄花苦晚藤、黄野葛

这组名称都带有"黄"字，应是钩吻黄色花重要特征的反映。藤黄可能是黄藤名称的颠倒。

6. 大茶药、大茶藤、大茶叶、大茶（柴）药、大王茶

大茶药一名首见于《岭南采药录》，其他的大茶藤、大茶叶等都是大茶药一名的引申。钩吻的主要功能是外用涂擦疮疥，而绝不是可以当茶喝的。《雷公炮炙论》早已指出："钩吻治恶毒疮效。其地精杀人。采得后捣绞自然汁入膏中用，勿误饵之。"

这组名称中的"茶"字，应是"搽"的误写。这一字之差，延续至今，未作纠正，害了多少人的性命！

7. 野葛、冶葛、黄野葛、梭葛草、虎狼草

葛为豆科藤本植物葛*Pueraria lobata*(Willd.)Ohwi，其蔓及根的皮部纤维细长柔韧，为上古先民制作"葛麻"以编制"葛衣"、"葛巾"的原料植物。其根块榨出的白液沉淀出葛粉食用或药用。《神农本草经》葛根列为中品。《本草纲目》"葛"条虽指出"葛有野生，有家种"但没有将葛野生者称为野葛。《中国植物志》曾将*Pueraria lobata*的中文名称"野葛"，《中国药典》"葛根"条亦跟随称其来源植物为野葛，功能解肌退热，生津止渴，透疹，升阳止泻，通经活络，解酒毒。用于外感发热头痛，项背强痛，口渴，消渴，麻疹不透，热痢，泄泻，眩晕头痛，中风偏瘫，胸痹心痛，酒毒伤中。

钩吻藤蔓的皮部纤维并不发达，与葛的特性和功效并无关系。故有人怀疑自《神农本草经》以来就都把"猲"字误写成"葛"了。《康熙字典》引《集韵》称："猲gé（~狚）巨大的狼。猲xiē一种短嘴的猎狗。"总之，猲是一种凶恶的动物，正如《岭南采药录》将钩吻别称"虎狼草"一样，是否以凶恶动物的名称来比拟剧毒植物了，值得进一步研究。

8. 火把花

《本草纲目》释名钩吻称："滇人谓之火把花，因其花红，而性热如火也。"又在"集解"项下称："时珍又访之南人云，钩吻即胡蔓草，今人谓之断肠草是也。蔓生叶圆而光。春夏嫩苗毒甚，秋冬枯老稍缓，五六月开花似柳花、数十朵作穗。生岭南者花黄，生滇南者花红。"这里是李时珍访之南人时搞混了。钩吻花黄，而同样具有断肠草别称，生滇南，花红，性热如火者应是的火把花，是卫矛科植物昆明山海棠*Tripterygium hypoglaucum* (Levl.) Hutch.。

9. 黄猛菜、山砒霜

这组别名是以"砒霜"之毒来比喻钩吻剧毒，以"猛"来形容其毒性之猛烈。

10. 猪参、猪人参

《唐本草》记载："人或误食其叶者，皆致死，而羊食其苗大肥，物有相伏如此，若巴豆，鼠食则肥也。"现今华南地区常用作中兽医草药，对猪、牛、羊有驱虫功效。这种对人类产生致命的毒药，小剂量地使用在畜禽时却有促进动物生长，猪增加食欲的作用。故钩吻在中国东南沿海及岭南地区被当地群众称为"猪参"、"猪人参"。这种促进动物生长，猪增加食欲的作用是钩吻的直接作用还是驱除肠道寄生虫后的

间接效果，有待进一步研究。

11. 除辛、朝阳草、大炮叶、荷班药、羊带归、梭柙

这组别名尚不明其命名的根据。

总而言之，中药名称的混乱，是造成中药同名异物、同物异名混乱现象的直接原因，应建立中药及其原植物中文名的命名法规，大力加强中药名称的研究整理。

李时珍论皂荚问题的探究

邬家林

一、李时珍论皂荚

李时珍在《本草纲目》皂荚一药的"集解"项写道："皂树高大。叶如槐叶，瘦长而尖。枝间多刺。夏开细黄花。结实有三种：一种小如猪牙；一种长而肥厚，多脂而粘；一种长而瘦薄，枯燥不粘。"这是李时珍对皂荚树形态特征的一段短小精悍而形象生动的描述，与现代植物形态学和植物生理学对皂荚的认识基本一致。

李时珍对皂荚树的叙述不是引自前代本草，因为前代本草并无这样的文字。由此可见，这是李时珍对皂荚花期和果期均作了实地观察，而且有可能对多株皂荚树作过不止一次地观察或调查，这才能够对荚果的多型性有所了解。而对皂荚果实多型性的认识至今是许多人，甚至是专业人员不了解或者了解不多的问题。

二、李时珍论皂荚的曲解

1962年，我在中药课程教学备课中发现教材中记载猪牙皂和皂角是两个不同植物的果实。但在商品中发现皂角混有类似猪牙皂的果实，而在猪牙皂商品中又混有皂角的混淆现象。联想起我幼年时家乡所见，一株高大的皂荚树结果形态多种多样，有大有小，有直有弯，而且每年有所不同。因为我每年都要去树下捡拾皂荚回家给母亲用来洗衣服，所以看得仔细。于是我在中药课程教学中提出怀疑，认为中药的猪牙皂和皂角不是两种不同植物结的果，而是一种植物结的不同形态的果实。

为了查证这个问题，我首先查考了文献。当时国内几乎所有的有关植物和药物的权威著作，如《中国树木分类学》（1937）、《中国主要植物图说——豆科》（1955）、《江苏南部种子植物手册》（1959）、《中国高等植物图鉴》（1972）、《中药志》（1959）《中华人民共和国药典》（1963）等，都认为猪牙皂和皂角是两种不同的植物：皂荚

Gleditia sinensis Lam.，猪牙皂*Gleditsia officinalis* Hemsl.。特别是我当时很崇信的，由中国医学科学院药物研究所编著的《中药志》，在猪牙皂项下，引述了《本草纲目》的相关记载，认为"李时珍所述的三种皂荚，其一为皂荚，一为猪牙皂。另一种因未收到此类标本，不知系何物。"并分别给皂荚和猪牙皂原植物以不同的植物学名。这就把李时珍在皂荚项说"结实有三种"曲解为三个不同种的植物了。

查其根本原因，皂荚植物命名*Gleditsia sinensis* Lam.（1786）后，英国植物学家Hemsley仅根据Henry在我国四川省巫山南部采到的两份具短小而弯曲果实的皂荚标本，建立了猪牙皂新种*Gleditsia officinalis* Hemsl.（1892）。早年，一个外国人对中国皂荚树生长发育的复杂情况不甚了解的情况下，采到与皂荚*Gleditsia sinensis*正常果实不同的具果标本。另一个外国人看到标本上的果实明显不同，就命名了一个新的物种，虽有不妥，但似乎是可以谅解的。可是，我国的植物工作者，对自己国家的植物未作深入的了解，盲目引证和信任外国人的观点，甚至曲解我国古人的相关记载，却是很不恰当的。

三、皂荚与猪牙皂关系的探究

1. 实地调查

为了查清皂荚与猪牙皂关系，1973~1975年，我利用出差、探亲等机会或利用课余时间，先后到四川的8个市县，观察了68株皂荚树，其中有21株既结大皂角又结牙皂。通过现场观测和对树的主人的采访，记录了这21株树的生长发育和结果的变化规律，并采集了大量的凭证标本，并在当地药材和土产收购部门调查收集了大量的皂角和猪牙皂商品样本。

调查研究的结果证实：皂荚为豆科高大乔木，树龄可达300~600年，高可达30米。茎枝上具刺，刺粗壮而多分枝。叶与槐树的叶类似，为一回羽状复叶，小叶长卵形，前端锐尖。4~6月开花，花小，杂性（单性与两性花同株），黄白色，组成总状花序。

杂性花在不同花中的发育易受多种环境因素如衰老、受伤、大小年现象等的影响，故其结荚多少及形态变异较大，产生多型性果实：有的花雄蕊发育而雌蕊退化形成"雄花"，满株"雄花"者称为"雄株"，不结果实，通常刺多；有的花雄雌蕊均发育形成"两性花"。两性花中雌蕊的发育程度也各不相同：雌蕊的发育正常者，果实为长带状，果肉肥厚，种子饱满；发育不良者果实瘦薄，种子常不饱满；有的花甚至不正常发育成短小弯曲呈猪牙状，内无种子的畸形不育果实。基本符合李时珍对皂荚"结实有三"的记述。

我调查研究观测到的认识与李时珍对皂荚的论述基本相同，不同只是我采用了现代植物形态学、分类学和植物生理学的方法和观念，有了观测数据和凭证标本。

2.《中国药典》审稿会

1975年，国家药典委员会为《中国药典》新版起草的文稿，发给各地药检所征求意见。正值我去成都市药检所查阅皂荚标本，看完后和中药室的冯主任交换意见时，和他谈起我作了皂荚与猪牙皂关系的调查，展示一些调查的记录。他说他刚看过新版药典的征求意见稿，仍然是1963年版的写法，认为猪牙皂是豆科植物猪牙皂 *Gleditsia officinalis* Hemsl.的干燥成熟果实。冯主任认为我的调查很有意义，他向国家药典委员会提议，邀请我参加不久将在成都举行的药典审稿会，介绍我对猪牙皂植物来源的新看法。隔不多久，我接到了参会的邀请。

1975年4月，国家药典委员会在成都召开审稿会，我带上关于皂荚与猪牙皂关系的调查的资料和凭证标本去报到。大会报告后开始分组讨论，我详细地介绍了我的调查结果，展示了我全部的凭证标本，引起了很大的反响。有人表示赞同，也有人质疑。来自四川医学院的一位专家表示怀疑：难道英国著名的植物分类学家的猪牙皂新种命名有错误？我们四川医学院内也有皂荚树，多年来没有人对其分类地位提出过质疑，难道我们大学的多位教授的认识也有错？我在当天会后，会同小组的一个年轻人赶去四川医学院，在院招待所后侧的一株皂荚树下，捡拾到大小不同的荚果二十余枚，其中有典型的大皂荚和典型的猪牙皂。第二天开会时，我们俩向大家展示了刚捡拾到的同一株皂荚树结的多型荚果，大家感到十分惊讶。先前提出质疑的专家承认，原来是大家都没有仔细认真的观察和分析，却盲目地相信了外国专家的意见。最后，到会的植物学和生药组的专家们都认为我提出看法理由充分，证据充足，建议按此意见修改药典原有的写法。在总结会上，国家药典委员会办公室主任杨岱说："这次审稿会上除了对文字和编排上的修改意见之外，最重要的是提出了对猪牙皂植物来源的修改，这是来自峨眉山一所中专学校的一位年轻教师邬家林提出来的，值得大家学习。"

3.《植物分类学报》编委会的来信

国家药典委员会办公室主任杨岱觉得《中国药典》对植物来源的修改涉及植物分类学的问题，需得到中国科学院植物研究所的认可才好。于是将成都会议上提出的问题反映到中国科学院植物研究所，得到了他们的认可，他们主办的《植物分类学报》编辑部很快向我所在的"四川省峨眉中药学校"来信，希望学校促请我将皂荚与猪牙皂关系的调查研究写就一篇学术论文，提交学报发表。我把题为"猪牙皂与皂荚的关系"的论文写好，并按《国际植物命名法规》要求，对猪牙皂的拉丁学名作了归并处理。

论文发出后，《植物分类学报》编辑部很快送交专家审查通过。《植物分类学报》1975年3期发排时，编辑部特别加了"编者按"称："基层的同志深入实际，进行调查研究，不是以几张干标本来划分种类，而是总结群众的新鲜经验，依据大量活生生的植物的比较，恢复了猪牙皂与皂荚关系的真相，澄清了分类学上的一个问题，在学术和生产上都有一定意义，很有水平。值得赞扬与提倡。猪牙皂是我国常用的药物，本来是皂荚树上的一种不正常的果实，却被一个外国的专家只根据从中国得到一鳞半爪的标本，定为新种发表。这一错误延续了八十年之久，未被纠正，岂非咄咄怪事！这一事实难道不足以引起我国植物分类学工作者的深思吗？"

得到了植物分类学的权威认可，国家药典委员会终于在《中国药典》1977年版将上版药典记载的"猪牙皂为豆科植物猪牙皂 *Gleditia officinalis* Hemsl.的干燥成熟果实"修改为"猪牙皂为豆科植物皂荚 *Gleditia sinensis* Lam.的干燥不育果实。"

4.《中国植物志》和《中国药典》新版对猪牙皂植物来源的确认

1975年在《植物分类学报》发表"猪牙皂与皂荚的关系"的论文之后，我对猪牙皂与皂荚的研究没有停止。1985年，我在国家"七五"科技攻关项目"常用中药材的品种整理和质量研究"中，得到了"猪牙皂、皂角与皂角刺的品种整理与质量研究"子项。我在之前研究的基础上开展了皂荚资源和市场调查，品种考证，化学分析和质量控制研究，进一步巩固和扩展了研究成果，得到了多方面的验证，经受了时间的考验。

中国豆科植物分类专家陈德昭教授在主编1988出版的《中国植物志》第39卷豆科（1）时，审查并引用了《植物分类学报》1975年13卷3期以"四川省峨眉中药学校"名义发表的"猪牙皂与皂荚的关系"的观点，正式将 *Gleditia officinalis* Hemsl.处理为 *Gleditia sinensis* Lam.的异名。并指出："所谓猪牙皂实即本种，其所结之短小、弯曲而无种子的果荚，原是一类不正常的果实。"

《中国药典》至今的各版，一直沿用了1977年版首肯的意见。不仅是对我猪牙皂与皂荚关系研究成果的肯定，也是对李时珍的皂荚英明论断的肯定。

"青黏"考

郑金生

"青黏"见于正史记载，是华佗授给其弟子樊阿的养生方"漆叶青黏散"的主药之一。自古以来以萎蕤（玉竹）为青黏之说较多，但非定论。明代《灵寿丹方》所载青黏即十大功劳一说为考其来源提供了新思路。

一、萎蕤（玉竹）说

"漆叶青黏散"首见于晋·陈寿《三国志·魏志》，云华佗弟子樊阿"求可服食益于人者。佗授以漆叶青黏散：漆叶屑一升，青黏屑十四两，以是为率。言久服去三虫、利五藏、轻体，使人头不白。阿从其言，寿百余岁。漆叶处所而有，青黏生于丰沛、彭城及朝歌云"。刘宋·裴松之注："《佗别传》曰：青黏者，一名地节，一名黄芝。主理五藏，益精气。本出于迷入山者，见仙人服之以告佗。佗以为佳，辄语阿。阿又秘之。近者人见阿之寿而气力强盛，怪之，遂责阿所服。因醉乱误道之，法一施人，多服者皆有大验。"[2]陈寿生活的时代距华佗才几十年，所载之方药名、剂量皆全，不像是虚无的传说。

稍后著名道家人物葛洪在他的《抱朴子·内篇》再次提到华佗所授服食方："漆叶、青蘘，凡弊之草，樊阿服之，得寿二百岁，而耳目聪明，犹能持针以治病。此近代之实事，良史所记注者也。"[3]这说明葛洪认为漆叶青黏散在当时确有其事，因此才能被"良史"记载。不过葛洪记载的药名是"青蘘"而非"青黏"。青蘘和漆叶在当时乃"凡弊之草"，可见并非珍稀难得之物。

可惜无论陈寿还是葛洪，都没有描述青黏（或青蘘）的形态，只出示了产地。到刘宋时裴松之所引的《华佗别传》才提供了青黏的两个别名，这就给考证带来了很大的困难。古代本草对这一见诸正史的药物自然不会放过。最早对此药来源提出意见的是唐代药学家陈藏器。他认为："《魏志·樊阿传》：青黏一名黄芝，一名地节。此即萎蕤，极似偏精。本功外主聪明，调血气，令人强壮。和漆叶为散，主五藏，益精，去三虫，轻身不老，变白，润肌肤，暖腰脚。惟有热不可服。晋·稽绍有胸中寒疹，每酒后苦唾，服之得愈。草似竹，取根、花、叶阴干。昔华佗入山，见仙人所服，以告樊阿，服之寿百岁也。"[4]

陈藏器在提出以上意见之前，引用了苏敬《唐本草》考证女萎、萎蕤的文字："苏又云：女萎与萎蕤不同。其萎蕤一名玉竹，为其似竹；一名地节，为其有节。"可见促使陈藏器认定青黏即萎蕤的依据，乃萎蕤和青黏有着同一个别名"地节"。至于陈氏所引晋·稽绍服药之验来自何处，已经无法追溯原始文献。

陈藏器上述意见是在讨论女萎与萎蕤二名是否属同一药的时候发表的。按陈藏器的意见，女萎与萎蕤"更非二物"。对此观点，北宋《本草图经》的作者苏颂不以为然："陈藏器以为更非二物，是不然矣。此女萎性平，味甘；中品女萎味辛，性温。性味既殊，安得为一物？又云：萎蕤一名地节，极似偏精，疑既青黏，华佗

2 晋·陈寿撰，宋·裴松之注. 三国志·魏志 [M]. 北京：中华书局。

3 晋·葛洪. 抱朴子·内篇。

4 宋·唐慎微. 经史证类备用本草，卷 6 引 "陈藏器云"，北京：人民卫生出版社。

所服漆叶青黏散是此也。然世无复能辨者，非敢以为信然耳。"苏颂认为，陈氏能把性味不同的药物混为一谈，又凭萎蕤一名地节，就怀疑萎蕤就是华佗所服漆叶青黏散中的青黏，这样的结论令人不敢相信。此外，苏颂在干漆一药下再次谈到青黏。他在引述了《华佗传》内容之后说："其后无复有人识青黏。或云即黄精之正叶者。"[5]

苏颂一再声明：后世不再有人能辨识青黏。对当时出现青黏来源的某些说法，苏颂非常审慎，用"或云"来表示只是一家之说。截止北宋之时，对青黏只有两种说法，一是陈藏器推论的萎蕤（玉竹），另一种是苏颂提到的"黄精之正叶者"。陈藏器的玉竹说一个致命之点，是该药之性不符。"有热不可服"、治"胸中寒疹"的药物，自然是温热之性，但古本草均记载萎蕤（玉竹）甘平，近代玉竹还常用来滋养胃阴，显然并非温热之药。清《本草崇原》还认为玉竹"阴病内寒此为大忌"。至于"黄精之正叶"的说法，也没有更多的依据。但不管是玉竹还是正叶黄精，它们都是百合科植物。

下此以往，明代李时珍《本草纲目》"萎蕤"条对古代青黏争议表示了他个人的意见："苏颂注黄精，疑青黏是黄精，与此说不同。今考黄精、萎蕤性味功用大抵相近，而萎蕤之功更胜。故青黏一名黄芝，与黄精同名；一名地节，与萎蕤同名。则二物虽通用亦可。"[6]其中的"此说"指陈藏器之说。李时珍根据玉竹、黄精性味功用相近，青黏的两个别名"黄芝"、"地节"又分别是黄精和玉竹的别名，因此认为黄精、玉竹都不妨用作青黏。李时珍此说对后世影响较大。

清初陈士铎《本草新编》在前人意见的基础上，径称萎蕤"一名玉竹，即华佗所食漆叶青黏散中之青黏也"，并举楚大中丞林天擎"曾服此方，年七旬而须髯如漆。问其服食方法，二味各等分，子午卯酉之时，各服三分，数十年如一日也。"[7]又，清初《本草崇原》"萎蕤"条也把玉竹作青黏，并云："青黏，茎叶青翠，根汁稠黏也……性柔多脂，最难干"[8]。如此难干、难研碎之物是否是可作散屑之青黏，并非无疑。清人杨友敬对"漆叶青黏散"有新的发挥："青黏世无能识，或云黄精之正叶者，或云即萎蕤也。然吾乡有两老儒，先后服此皆致殒。或云漆叶乃五加皮叶，《本经》名豹漆也。里有兵子，臂痛不能挽弓，或教用萎蕤一斤，五加皮四两，浸酒饮，尽一卣，健旺胜常。"[9]但此说无论致殒还是健旺，都关乎漆叶究竟是漆树之叶还是五加皮之叶，与玉竹并无直接关系。若认定漆叶即漆树之叶，出现副作用是可能的。但如果漆叶是五加科植物五加皮之叶，肯定能发挥一定的治疗作用。

要之，在古代本草中，青黏为萎蕤说虽然有些赞同者，但多数本草学家对此仍

5　宋·唐慎微.经史证类备用本草,卷6引"陈藏器云"。

6　明·李时珍,刘衡如校点.本草纲目（第2版）[M].北京：人民卫生出版社,2004:724.

7　清·陈士铎.本草新编,卷三,萎蕤。

8　清·张志聪,高世栻.本草崇原,卷上。

9　清·杨友敬.本草经解要附余·考证。

持审慎态度，或直云难信，或略而不顾。医书《灵寿丹方》中提供了青黏的另一种来源，希望能引起现代学者的关注。

二、十大功劳说

《灵寿丹方》(1588)为明代道家陈楚良所撰。该书仅出陈氏祖传"群仙灵寿丹"一方（药36味）。陈氏根据本草所载及其祖、父平日所谈，对36味药逐一为之注解。"青黏"是其中的一药，解说如下：

"青黏、枢、极：青言其叶之色也，黏谓煮其汁可和胶以黏物也。子赤者名朱枢，取其木为定方之针盘，可知真午向，故能补心。子黑色者名玄极，为定方针之外盘，可知真子向，故能补肾补胆也。其叶深青光泽，凌冬不凋，能补肝胆。叶有数角，角尖有刺甚锐，人取其茂枝以覆食，鼠畏刺而不敢犯者是也。根皮色黄，能补脾；根肉色白，能补肺。刮取枝干根皮和叶煮汁和作胶，能生擒诸鸟，故华佗名此为青黏也……阿所服乃彭城山中产者。秋视其子之赤、黑，各并其根干上之皮，同其子叶，入石臼打碎，焙干为末。又以其根干之去皮者切片，用长流水入砂釜中煎汁数次为膏，以和丸。杭、绍人呼此根为十大功劳，谓其能补精益髓，坚骨壮筋，止吐血，治劳嗽，除盗汗，绝梦遗，健足力，多子嗣，久服聪耳明目，长生不老。樊阿以漆叶青黏叶共为细末，长流水调服之。此方不用漆叶者何哉？漆乃檀桓之所恶也。青黏之根一名黄芝，言其皮色黄而功与芝同。又名地节，言其根极长而入土至深，将尽地之厚以为节也。"[10]

这是医书中第一次详细描述青黏形态。与此相近的植物有冬青科枸骨，小檗科阔叶十大功劳。其中叶片"深青光泽，凌冬不凋"；"叶有数角，角尖有刺甚锐"，与枸骨叶全同，十大功劳叶片近似（小叶两侧有数个刺状锯齿）。又，果实有赤、黑两种，则枸骨之果色赤，十大功劳之果蓝黑色。又，"根皮色黄"，此与十大功劳同（断面黄色）；"根肉色白"则是枸骨根的特点。至于"刮取枝干根皮和叶煮汁和作胶，能生擒诸鸟"，也是枸骨的特性。《本草纲目》早就指出："人采其木皮煎膏，以粘鸟雀，谓之粘稠。"[11]陈楚良认为此特点是"华佗名此为青黏"的来由。此外，陈氏还提到："杭、绍人呼此根为十大功劳。"核诸清代多种本草，江南确实将枸骨称为十大功劳（见下文）。综合陈楚良所述青黏形态，其来源当以枸骨为主，也可能将叶形近似的小檗科十大功劳混列其中。

若说青黏就是枸骨，为什么枸骨晚到《本草纲目》才单独立条？这是因为在《神农本草经》上品补养药"女贞"条中，多种具有叶"凌冬不凋"特征的木本植物还

10　明·陈楚良.武林陈氏家传仙方佛法灵寿丹.//北京大学图书馆藏善本医学丛书[M].北京：中医古籍出版社，12-16.

11　明·李时珍,刘衡如校点.本草纲目（第2版）[M].北京：人民卫生出版社，2004:2104.

未能细加区分。至梁·陶弘景时，也只知道女贞"叶茂盛，凌冬不凋，皮青肉白……其树以冬生"，且云"《仙经》亦服食之。俗方不复用，市人亦无识者。"但符合以上特性的植物不止一种。"凌冬不凋"的特性使此类植物很早就被《仙经》作为服食品，医家倒不常用，药家也不能辨识。《唐本草》第一次提到女贞"叶似枸骨及冬青树等。其实九月熟，黑似牛李子"。唐·陈藏器又进一步描述了枸骨："树如杜仲，皮堪浸酒，补腰脚令健……木肌白似骨，故云枸骨"。由此可知，唐代药家才逐渐区分女贞、冬青与枸骨，这三种药都有可能被作为《神农本草经》的"女贞"。明以前本草书中，经常在"女贞"药条中讨论多种特征相近的植物。例如宋·苏颂《本草图经》"女贞"条下提到："枸骨木多生江、浙间，木体白似骨，故以名。"直到李时珍《本草纲目》，枸骨才被正式独立设条，并详细描述了其形态："狗骨树如女贞，肌理甚白。叶长二三寸，青翠而厚硬，有五刺角，四时不凋。五月开细白花。结实如女贞及菝葜子，九月熟时绯红色，皮薄味甘，核有四瓣。"[12]也提到其木皮煎膏可粘鸟雀，但却没有把这一特性与"青黏"联系起来。

"礼失求诸野"，这类事也常出现在医药史上。许多古老的疗法和有效药物一直在民间流传。青黏大概就是其中一例。明·陈楚良家传数百年的灵寿丹方中，不仅记载了青黏的形态，也有完备的炮制粉碎法，并称其有良好的补精益髓，坚骨壮筋功效。明末清初倪朱谟《本草汇言》"枸骨刺"条称该药可以去风湿，活血气，利筋骨，健腰脚，并介绍了治痰火久不愈、妇人诸血蓄聚证及一切风湿腰脚不利的用法[13]。清初张璐《本经逢原》则认为，《本经》中的女贞实"味偏寒滑，脾胃虚人服之，往往减食作泻"。女贞功效失实，是因为"《本经》枸骨主治误列此味之下，后世谬认女贞有补中安五脏之功"。[14]

换言之，张璐认为《本经》女贞的主治功效原属枸骨。张氏在枸骨条记载："枸骨一名猫儿刺，俗名十大功劳。"他把《本经》女贞的功效全部挪给了枸骨。并称"其木严冬不凋，叶生五刺，其子正赤。允为活血散瘀、坚强筋骨之专药，又为填补髓脏，固敛精血之要品，仅见丹方，不入汤丸。"这和陈楚良所载相符。张氏还提到："今方士每用数斤去刺，入红枣二三斤熬膏蜜收，治劳伤失血、痿软，往往获效"。[15]

《冷庐医话》卷五："杨希洛《本草经解要考证》谓萎蕤、漆叶治阴虚，兼令人有子，即华佗漆叶青黏散，青黏世无能识，或云黄精之正叶，或云即萎蕤也，然吾乡有两老儒，先后服此方皆致殒。或云漆叶乃五加皮叶，《本经》名豺漆也，里有兵子臂痛不能挽弓，或教用萎蕤一斤，五加皮浸酒饮尽，自健旺胜常，岂古方正尔，

12　明·李时珍，刘衡如校点．本草纲目（第2版）[M]．北京：人民卫生出版社，2004: 2103.

13　明·倪朱谟．本草汇言，卷十枸骨刺。

14　清·张璐．本经逢原，卷三。

15　同上，枸骨条。

《纲目》殆误附漆树耶？漆本有毒，《本经》久服轻身，及《抱朴子》通神长生，皆难信。有割漆人误覆漆，遍体疮，至莫救，向在中山亲见，况服食乎？陶弘景云'生漆毒烈'是也。古无用叶者，故气味缺，《纲目》殆因古方臆立主治耳。余按：以五加皮叶为漆叶，前此所未闻，然二物气类迥别，是以应验亦殊，明理之士，自当舍漆叶而取五加皮。究之古方药品，最宜详审，不可过信前人之说，为所误也。"

枸骨叶是民间著名的苦丁茶原料，清·赵学敏《本草纲目拾遗》名为"角刺茶"。该药下记载："出徽州，土人二三月采茶时，兼采十大功劳叶，俗名老鼠刺，叶曰苦丁，和匀同炒焙成茶。"此茶"味甘苦，极香，兼能逐风活血。绝孕如神。"[16]清·陆以湉《冷庐医话》记载周某"患遍体发细瘰甚痒，以枸骨叶煎汤代茶服之获痊"。陆氏在引述多家本草的记载之后，感慨地说："盖其功用至宏，而医者概不以入汤剂，屈此良药矣。"[17]其实用枸骨叶制成苦丁茶，比一般汤剂更方便，不算委屈此药。

综上所述，明·陈楚良所述青黏，实为枸骨。因叶形近似，也曾混入小檗科十大功劳。枸骨叶青、皮黏的特性用于解释青黏一名，殊为允当，其功能用法也都符合青黏的记载。枸骨在本草书中单独立条虽晚，但其"凌冬不凋"的特性，使之可能与其他同具此特性的植物一起，以"女贞实"之名载入《神农本草经》，作为"轻身益气，不老延年"的上品药。枸骨在民间流传不绝的种种补养用法是支持青黏即枸骨的重要依据，这比仅凭别名来认定青黏即玉竹要可靠得多。

附言：著名的"漆叶青黏散"之所以一直无法应用，一是漆叶的毒性不适合服食，二是青黏的来源无法确定。今若从清人杨友敬之说，漆叶即是五加皮（豺漆）之叶，又取青黏即枸骨说，将枸骨与五加皮作为"漆叶青黏散"的原料，进行现代实验及临床研究，也许是发掘这一古方的新途径。

从唐代底野迦到宋代人工牛黄

郑金生

底野迦是唐代传入的外来成药。今或有将此药名作为鸦片异名的记载[18、19]，这是不够准确的。

英国人李约瑟在《中国科学技术史》中专门介绍了底野迦[20]。他说此药是古代和

16　清·赵学敏．本草纲目拾遗（卷六）[M]．上海：商务印书馆，1995：258．

17　清·陆以湉．冷庐医话（卷五）"药品"[M]．北京：中医古籍出版社，1999：149-150．

18　范行准，胡方考．中华医学杂志[J]．1936：22（12）：1243．

19　江苏新医学院．中药大辞典[M]．上海：上海人民出版社，1977：1640．

20　Joseph Needham: Science and Civilisation in China. P. 204-205. Cambridge at the University Press. 1954.

中世纪早期西方药物学家的一种万应药。公元前275年，苟勒丰的尼肯特(Nicander of Colophon)将它作为解毒药，医治各种动物咬伤所引起的中毒症。但是旁杜斯国王米特里达斯(Mithridetes)萌起制造一种万能解毒药的念头，用很多种[21]混合成分制成底野迦(theriaca)。其中包括胆、没药、鸦片和大麻等。夏德(Tr.Hirth)藏有一篇1506年写的《本草》手稿，其中有一幅彩图，画着献给皇帝的红黑色的底野迦药丸[22]。据此可知底野迦实系一种红黑色多种成分制成的药丸，虽含有鸦片，但并非单纯的鸦片制剂。国人尚志钧在谈到鸦片传入中国时，也认为底野迦仅是含阿片的制剂[23]。

　　唐代初期，随着中外陆路贸易的发展，像底野迦这样一种在当时西方风行一时的名贵药，也被输入中国。《旧唐书》记有"拂林国，一名大秦……乾封二年(667)遣使献底也迦[24]。"据考证，拂林国（波斯语Farang）即指东罗马帝国及西亚地中海沿岸诸地[25]。但在显庆四年（659）成书的《新修本草》却已经收载此药，云："底野迦，味辛苦，平，无毒。主百病，中恶客忤邪气，心腹积聚。出西戎。"又注云："彼人云用诸胆作之，状似久坏丸药，赤黑色。胡人时将至，此甚珍贵试用有效。"所记产地形态与李约瑟所述一致。说明此药在七世纪初已常进口，并经我国医家试用，补以性味功效，载入我国第一部药典。

　　《新修本草》通过向"彼(胡)人"调查，得知其组成中有"诸胆"，这与李约瑟介绍的成分之一相合，但未言及其他成分。所谓"主百病"也与西方作万能解毒药有关，经试用后按中药体系补记了性味功效。另据日本人丹波元简《医賸》所引，尚可"治眼疾。龙树菩萨眼论摩顶膏方中用之。云西番者，状如驼胆。"《医方类聚》引《五脏论》云："底野迦善除万病。"《职方外纪》曰："里亚迦，能治百病，尤解诸毒。有试之者，先觅一毒蛇咬伤，毒发肿胀，乃以药少许咽之，无弗愈者，各国甚珍异之"[26]。这些功效大多与西方所记吻合。然在成分方面，却仅知与"胆"有关。

　　唐《新修本草》的底野迦条文被宋代诸官修本草所保留。此外，苏颂《图经本草》在牛黄条下提到了底野迦："又有底野迦，是西戎人用诸胆和合作之。状似久坏丸药，赤黑色。今南海或有之。"说明此药宋代从海路仍有输入，但已是"或有之"[27]，不如唐代频繁。苏颂为什么在牛黄条叙述底野迦呢？从《图经本草》体例推测，可能是苏颂认为"诸胆"中应包括牛胆，故附在牛黄条下叙述。

　　21　Б. Д. 彼得罗夫著. 任育南等译：医学史. 107 页. 人民卫生出版社，1957.（记有芳香鸦片剂 Tepuak. 恐亦指底野迦，据称包含 70 多种成分.）李约瑟 [见 (3)] 记底野迦多时达 600 种成分。

　　22　Joseph Needham: Science and Civilisation in China. 204-205. Cambridge at the University Press. 1954.

　　23　尚志钧. 阿片输入中国考 [J]. 人民保健，1959，(6): 573.

　　24　后晋·刘昫等. 旧唐书（卷 198）[M]. 北京：中华书局，1975: 5315.

　　25　冯承钧，陆峻岭. 西域地名 [M]. 北京：中华书局．1980: 27.

　　26　日·丹波元简. 医賸 [M]// 皇汉医学丛书 13 册. 上海：世界局书，1936: 92.

　　27　宋·唐慎微. 重修政和经史证类备用本草（卷 16）[M]. 北京：人民卫生出版社，1957: 370.

然而到了南宋，陈衍在《宝庆本草折衷》牛黄条下却有新的叙述："艾原甫又言有猪胆合为牛黄，其色赤，皆不可用也"。[28]按南宋·艾原甫著有《本草集议》，此乃"遴选近要药物，会集唐慎微、寇宗奭诸书，复以己意，发越叙括条品，考订精详，议论明整"。因此所记"猪胆合为牛黄，其色赤"不大可能是笔误。即便"诸胆"有可能误为"猪胆"，但以各种胆汁合为牛黄，也不见于前代本草。尽管这种人工牛黄并未得到当时医家的认可(所谓"皆不可用")，但却明确反映了南宋有人以此作为牛黄代用品使用过。这种人工牛黄的制作，有可能是受苏颂在牛黄条引述底野迦由"诸胆"合成的启示。宋代中成药盛行，牛黄用得很多，《太平惠民和剂局方》中用牛黄的成药就有15种。因此，在这种情况下，人们创制人工牛黄的愿望是可以想见的。

近代制取人造牛黄，据记载有两种方式。一是利用牛胆汁浸膏制成人造牛黄[29]，另一种是分析牛黄所含成分，然后从猪胆或牛胆汁中抽提各成分，按一定比例合成[30]。由于猪胆汁每毫升含胆红素40~60毫克，比牛胆汁所含胆红素高出6~7倍，因此利用猪胆可以解决原料供应的困难。对于后一种方式，宋代还不可能有此技术。但利用胆汁浸膏制取人造牛黄，在古代却是完全可能的。我国从南北朝至隋唐，就已有卓越的"煎丸"技术[31]。将易得的猪胆汁浓缩成红色的牛黄代用品，就宋代制药水平来说并不困难。这种人工牛黄的颜色，与多种原料混成的赤黑色底野迦药丸也有着明显的差别。

众所周知，我国至迟在北宋(11世纪)已能从人尿中提得相当纯净的性激素结晶制剂秋石[32]。其工艺比猪胆合为牛黄复杂得多。我国古代也有用自制代用品取代外来药品的例子。如"质汗"一药，《开宝本草》云："……出西蕃，如凝血。蕃人煎甘草、松泪、柽乳、地黄并热血成之。"可是唐《外台秘要》就有"近效土质汗"(益母草膏)的记载。宋·林亿也说："今以益母成煎，故谓之土质汗也。"[33]这是由于益母功效与质汗相近，故相替代。以此观之，猪胆合为牛黄代用品，在临床使用方面也应有其相似之点。《外台秘要》引深师疗青盲方就曾以猪胆煎成丸，云"猪胆一枚，一味，微火煎之，可丸如黍米，内眼中食顷良"。联想到《龙树菩萨眼论》摩顶膏中也用底野迦治目疾，这是否启示了猪胆煎丸的制成呢？猪胆汁苦寒清热解毒，与牛黄的作用并不相悖。近代以猪胆汁等合成的人造牛黄，经实践证明确有与牛黄相近似的功效。古代用胆汁合和以代牛黄是有其医疗实践作为基础的。也可能与人们了解到

28　南宋·陈衍：宝庆本草折衷，卷15, 492号药．元刻本。

29　日·石坂音治、堀正由：人造牛黄的制法．特许公报．1956(转引自刘寿山．中药研究文献摘要，107)。

30　天津市药品检验所、药物研究所：人造牛黄，综述与讲座。

31　冉小峰．中药丸剂的起源和发展 [J]．中药通报，1959, (1)：25．

32　阮芳赋．性激素的发现 [M]．北京：科学出版社，1979: 118-134．

33　唐·王焘．外台秘要（卷29）[M]．北京：人民卫生出版社，1955: 779．

牛黄生成于牛胆囊有关（陶弘景："今人多皆就胆中得之"。）

综上所述，底野迦并非单纯鸦片制剂，我国宋以前只知此药含有"诸胆"。从宋代制剂水平和对胆汁及牛黄的认识程度来看，《宝庆本草折衷》所记"猪胆合为牛黄"一语，并非虚妄，这一过程很可能受底野迦由"诸胆"合成的启示。

应该补充指出的是，明代《本草品汇精要》和《本草纲目》在引述底野迦时，均将《新修本草》的"诸胆"改为猪胆（《本草品汇精要》还补记了收贮、气、臭等内容）。这种改动是属于笔误还是有意的纠正，尚难论定。但因《本草纲目》影响很大，所以李约瑟据《本草纲目》，认为我国的底野迦"猪胆是其成分之一"，其实宋以前记载并非如此。

李约瑟据我国本草书一直将底野迦摆在不重要的位置，认为中国人相当轻视拜占庭的万应药，显示出中国人具有令人钦佩的怀疑精神[34]。如果从底野迦传入我国的历史看来，可以看出古代医药家对外来药既不排斥，也不盲从，立足于实践。并善于从外来成药中得到启示，用易得的原料制成某些药物的代用品。从唐代的底野迦到宋代的人工牛黄，体现了我国人民可贵的实践精神。

本文承王孝涛老师指正，深表谢意。

（原载：《中成药研究》1982所第34卷第2期：34~35.）

莂 藤 考

郑金生

《唐本草》孔志约序云："乃复采杜蘅于及己，求忍冬于络石；舍陟厘而取莂藤，退飞廉而用马蓟。承疑行妄,曾无有觉；疾瘵多殆,良深慨叹。"其中提到的"莂藤"，至今无人考证其来源。

孔志约提到的这四组药物,有三组都是属于形态混淆（杜蘅—及己、忍冬—络石,飞廉—马蓟）,那么"陟厘"与"莂藤"是出于什么原因将它们列在一组呢？"陟厘"来源尽管有种种说法，但没有问题的是，它是生于水中或水边的苔类（或藻类、蕨类）植物。"莂藤"虽不明来源，但从"藤"字来看，这是形态相差很大的藤本植物，两者不可能存在形态混淆的问题。

前三组药在相应的药物之下，古代本草都提到它们的来源混淆问题，独陟厘药下，丝毫没有谈到与之混淆的藤类药。然而《唐本草》序言作为药物来源"承疑行妄"

34　Joseph Needham: Science and Civilisation in China. 204-205. Cambridge at the University Press. 1954.

的例证，这组药应该存在非常明显的问题，不至于过于偏僻琐屑。为了揣测其原因，只能将《证类》卷九"陟厘"一药反复阅读琢磨，希望从中找到线索。

陟厘药条关于其来源用途，陶弘景只有一句话："此即南人用作纸者，方家惟合断下药用之。"而在《唐本草》中，则完全不谈治疗，只谈一个问题：陟厘是苔纸的来源。其文如下。

"唐本注云：此物乃水中苔，今取以为纸，名苔纸，青黄色，体涩。《小品方》云：水中麤苔也。《范东阳》方云：水中石上生，如毛，绿色者。《药对》云：河中侧梨。侧梨、陟厘，声相近也。王子年《拾遗》云：张华撰《博物志》上晋武帝，嫌繁，命削之，赐华侧理纸万张。子年云：陟厘，纸也，此纸以水苔为之，溪人语讹，谓之侧理也。"

苔类植物能否作为主要原料造纸？这是造纸史上一个存而未决的问题。现代专家用试验证明纯用苔类或藻类是无法造成纸张的，所谓苔纸，只是在其他原料的纸浆中掺入苔类或藻类，造成纹理颜色上的艺术感。这种苔纸据考在晋代比较盛行。至唐代则退居剡藤纸之后了。

唐李肇《国史补》下记载："纸则有越之剡藤、苔笺，蜀之麻面、屑末、滑石、金花、长麻、鱼子、十色笺。"其中的"剡藤"是指越之嵊县剡溪流域出产的藤类植物，用这种藤制造的纸，在唐代非常兴盛。唐诗人皮日休诗云："宣毫利若风，剡纸光如月。"这种白光如月的剡纸又叫白藤纸。唐李肇《翰林志》云："凡赐予、征召、宣索、处分曰诏，用白藤纸。"李肇《国史补》又云："白纸之妙者，越之剡藤。"可见唐代的白藤纸，就是剡纸。因此"剡纸"最受唐人的追捧。这种纸直到宋代还依然盛行。所以苏东坡有诗云："剡藤开玉版。"

以上简短引述，说明一个问题，陟厘与剡藤，作为造纸原料，至唐代处于此起彼落的时期。所以在《唐本草》注主要精力是引述陟厘与造纸，以及与"侧理纸"的关系。侧理纸盛行于晋代，所以晋武帝赐张华侧理纸万张。但陟厘并不是制造这种纸的主要原料，充其量是个添加剂。这种纸颜色是青黄色，体涩不光滑。到了唐代，以剡藤为原料制成的剡纸白如玉，光如月，成为新的高级纸品。有鉴于此，可以认为，"舍陟厘而取蒳藤"，指的是在造纸原料上，蒳藤取代了陟厘。古老的苔纸屈居于剡纸之下，引起了孔志约的感慨。"蒳"与"剡"字形相似，因此，初步认为"蒳藤"可能是"剡藤"的传写之误。

357

旋覆花汤中的"新绛"考

郑金生

"新绛"见于《金匮要略》旋覆花汤（方组：旋覆花三两,葱十四茎,新绛少许）。旋覆花汤在叶天士《临证指南》及清代诸家医方中常见使用,治络瘀肝着之症确有疗效。但此汤中的"新绛"究系何物? 清代方书常将"新绛"写作"猩绛"。这当然与《金匮》原文不合。1949年以前曾有取清代官员所戴红缨帽上的红色丝线充作"猩绛"的。然汉代之方何以得用清人帽缨入药? 足证其非。旧时认为猩绛正品是以真丝线染猩猩血晒干而成,今难考其源。但猩猩已属难得,取血染丝,如何能供临床所需? 所以过去常用颜料将人造丝及麻线染成红色,又分广猩绛、细猩绛两种规格（主产浙江虎丘）,实属自欺欺人。中华人民共和国成立后已取缔。那么现在"新绛"当用何物,实有加以考求的必要。

可是历史上有的医家连旋覆花汤也表示怀疑,他们就更不谈及新绛了。考旋覆花汤两见于《金匮要略》,一主肝着,一治妇人半产漏下。《医宗金鉴》在肝着条注云："'旋覆花汤主之'六字,与肝着之病不合,当是衍文。"又注妇人半产漏下："此条详在《伤寒论》辨脉法篇,错简在此。旋覆花汤一句,亦必是错简。半产漏下,则气已陷,焉有再用旋覆花下气之理。"日·多纪元简附和说："旋覆花汤,徐（彬）程（林）诸家为妇人杂病中方,然《千金》不载,《金鉴》为衍文,今从之。"近人陆渊雷亦从之。

按肝着症旋覆花汤宋校原注为："臣亿等校诸本,旋覆花汤皆同"(程林认为"同"恐"阙"字讹。但因此处有汤名无方组,即使作"阙"字解,也不能认为连汤名亦缺。否则,诸本皆缺,此汤名又从何来?),说明当时诸本都有此汤。临床用以治肝着确效,故不能说"不合"。至于此汤在妇人杂病篇,"千金不载",也不能引以为据。因为《千金方》之时,"江南诸师秘仲景要方不传",孙思邈所收《金匮》内容本系残卷。又半产漏下,瘀阻可知,行气祛瘀,并无不可。比旋覆花治结气而通血脉,虽云下气,不同于枳朴。故《医宗金鉴》的推衍,实为一家之言。况时隔千年,又怎能处处要求仲景用药合乎后世的框框呢? 笔者考诸本草,苏颂云："张仲景治伤寒,汗后心下痞坚,噫气不除,有七物旋覆代赭汤；杂治妇人有三物旋覆汤。"故至少在宋代校正《金匮》时,旋覆花汤确已有之。结合前引林亿校肝着之语（苏颂、林亿同在北宋校正医书局,所见多善本）可知后世"衍文"、"错简"之说不过是臆测。即便"错简",也不过是顺序错乱,并不能确认此汤汉代没有,故"新绛"仍应考求。

对旋覆花汤不疑的诸家，在"新绛"的解释方面，却又见仁见智。今择要列于下：赵以德："新绛疑是绯帛也。凡丝皆理血，血色红，用绛尤切于活血。"周扬俊："取有色无质者，能入藏血之地而不著耳。"尤在径："绛帛，入肝理血……"唐容川："惟新绛乃茜草所染，用以破血，正是治肝经血着之要药"。陈伯坛："新绛着水便赤，具有血色之华，且绛为草本，少许作汤服，则脉道之色如纁染，其去瘀生新之效力何待言？"黄树曾："新绛乃红蓝花所染绯帛，是治肝经血着之要药。"等。也有一些书对此回避而不谈。上列诸说以新绛为"绛帛"或"绯帛"影响较大。

考本草未载"新绛"，也无名"绛"之植物。陈藏器另记有"故绯帛"，云可治疗肿等。《金匮》治马坠及一切筋骨损伤方，也用了"绯帛如手大，烧灰"。倘以为新绛即是绯帛，等于说一药两名，这在仲景书中确为罕见。结合药名、用法、主治来看，两者应该有所差异。

汉·许慎《说文解字》释"绛"云："大赤也，从糸，夆声，古巷切"（又"绯：帛赤色也，从糸，非声，甫微切"）。故作为药物的"绛"，似可认为是绛（大赤）色的丝织物。古代用什么染绛呢？《名医别录》云："茜草……可以染绛。"今考古专家对汉代丝织物所做的化学分析，可知染料中有茜草素（alizarine）和靛蓝（indigotin），前者当由茜草（Rubia tinctorium）而来。《史记·货殖列传》云："千亩卮茜……此其人，皆与千户侯等。"魏·孟康注："茜草、栀子，可用染也。"故汉代用茜草染绛，应该是很普遍的。所谓"新绛"，大概是指茜草初染，尚未经洗涤使用之丝织物。用于煎剂，其起作用的似乎主要是茜草之汁（也可能包括染色时配料）。

按茜草有"止血、内崩下血"（《别录》）之功。《素问·腹中论》用四乌贼骨一蘆茹(即茜草)治"血枯"、"有所大脱血"。因此，茜草对于旋覆花汤的主治是完全符合的。唐容川认为新绛是"茜草所染"并非虚妄。那么，有无用茜草提取物(如马蓝中取青黛)作新绛的可能性呢？从所示用量为"少许"来看，也许有可能，但尚无进一步的旁证，待考。此外，像茜草历史悠久，疗效可靠的药，为什么张仲景不使用呢？这的确费解。会不会仲景借"新绛"而发挥茜草之功呢？现已难知仲景原意。但从汉代广用茜草染绛，可知"新绛"一物与茜草的联系是比较明确的。

但是，"绛"与"绯"均是红色(据《说文》所释稍有差异)，能够染红的也并非茜草一物。茜草另一名称为"染绯草"(《蜀本图经》)晋·徐广释"茜"云："茜，音倩，一名红蓝，其花染缯赤黄也"。此处将茜作红蓝花是不对的，但说明红花在晋也用于"染缯赤黄"。其他文献记载红花可染真红，且多用制胭脂。《博物志》云，红花为张骞所得。红花作为药物在本草书中首见于宋《开宝本草》，可见它的使用历史远不如茜草悠久。用以染丝的记载也不如茜草多(考古研究多未提及)。仲景书中已用红蓝花，是否还有必要再用其染织物？当然，从红花功效来看，用于旋覆花汤其理不悖。但若论与新绛的关系终不如茜草染绛更为贴切。

古代染红之物可能还有，因记载不多，不予罗列。其使用也肯定不如上述二药广泛。

要之，"新绛"当指茜草等初染的丝织物。旧时以红缨或"猩绛"等伪品混充是不切合实际的。清代诸家所用"猩绛"也可能是伪品。但他们多配加活血化瘀药，因此旋覆花汤仍然取效。笔者初步认为，现在似可用茜草以代"新绛"，既不悖古方，又切实用。区区管见，请同道批评。

（原载：《辽宁中医杂志》1982年第1期）

紫草茸名实功效考辨

卢穗万　郑金生

紫草茸今用作紫矿（矿原作铆，一种虫胶）的别名[35]甚至正名[36]，一般认为不能将紫草的绒状物[37]来充本品。但古人亦有对紫矿（虫胶）作为紫草茸颇持异议者[38]。对紫草茸为何不属紫草，反为紫矿虫胶的处方用名，紫草茸（紫矿）作为治痘神药始自何时，其治痘与紫草有何关联等问题，本文试加考辨如下。

一、宋代兴起的紫草茸源于紫草

考紫草治痘，肇始于唐·韦宙（？~866年）《独行方》，而通行于北宋。此可见于北宋·苏颂《本草图经》（1058）所载："（紫草）古方稀见使。今医家多用治伤寒时疾，发疮疹不出者，以此作药，使其发出。韦宙《独行方》治豌豆疮，煮紫草汤饮，后人相承用之，其效尤速。"[39]《证类本草》所引的《经验后方》就用了紫草治"婴儿童子患疹豆"[40]。至于紫草茸一名的使用，最晚见于北宋·钱乙《小儿药证直诀》的紫草散。紫草散系用钩藤钩子、紫草茸各等分，用于发斑疹[41]。下此以往，用紫草茸治疗痘疹热疮者甚为多见。此外北宋末《圣济总录》治脑风摩顶油方用到

35　刘寿山.中药研究文献摘要（1820-1961年）[M].北京：科学出版社，1975：647.

36　江苏新医学院.中药大辞典[M].上海：上海人民出版社，1977：2365.

37　祝之友，严铸.紫草茸临床性效考释[J].中国中药杂志，1990，（9）：54.

38　唐笠山.吴医汇讲（卷三）[M].乾隆五十七年刊本：12.

39　苏颂.本草图经.见：重修政和经史证类备用本草（卷八）[M].北京：人民卫生出版社，1957：209.

40　苏颂.本草图经.见：重修政和经史证类备用本草（卷八）[M].北京：人民卫生出版社，1957：209.

41　钱乙.小儿药证直诀（卷下）[M].北京：人民卫生出版社，1991：96.

紫草茸[42]；南宋·杨士瀛《仁斋直指方》治热疮之紫草膏，亦用紫草茸[43]；刘昉《幼幼新书》更是多处引录含有紫草茸的方剂。

宋代兴起的紫草茸，应该属于紫草类药材，其证据有二：其一是当时紫矿在本草书中尚与麒麟竭（血竭）混在一条，很少用于临床。苏颂云："（紫矿）今医方亦罕用，惟染家所须耳。"[44]不仅宋代紫矿未曾如紫草一样广泛用于痘疹，就是在明代集大成的《本草纲目》（1578）中，也找不到紫矿有治痘疹的记载。其二是距宋代不远的元·曾世荣《活幼心书》（1294）直接指明紫草茸是植物而非虫胶："戴氏方名紫草茸饮，后人讹传此方，缺其茸字。盖茸者春月才生之芽，色泽而红嫩，得阳气之使然。以类触类，所以用发豆疮，故效。"[45]这里所说的戴氏，是指宋徽宗（1101~1125）时的侍御医戴克臣（尧道），其生活时代与钱乙相同，且均为御医。因此，可以说北宋末出现的紫草茸原本是指紫草的嫩芽。下至明清，多数医药家沿用此说。例如明·李时珍节引曾世荣《活幼心书》云："紫草性寒，小儿脾气实者犹可用，脾气虚者反能作泻。古方惟用茸，取其初得阳气，以类触类，所以用发痘疮。今人不达此理，一概用之，非矣"[46]清初张志聪亦明确地指出："又有如麒麟竭者，谓之紫草茸。非也，乃紫矿耳。"[47]可见历史上认为紫草茸为植物而非虫胶的医家甚多，兹不赘引。

凭以上两点，可认定紫草茸至少在明代中期以前确源于紫草，而非紫矿。

二、紫草茸误作紫矿别名的由来

有人认为紫草茸变为紫矿药始于清代以后[48]，其实这一演变还更早。笔者从数百种医药书中检索到50多种书的数十首医方中用到了紫草茸，但可以肯定其所云紫草茸为紫矿者，首推明万历二十九年（1601）谭应梦"真似宜辨论"一文所载。

该文系紫草茸专论，收在明·邱柳樊《痘疹神应心书》中。谭应梦乃一地方官，并非医家。其论紫草茸，起因于他的一段亲身经历：公元1601年，谭氏的儿子患痘几死，郡民刘文光用九味神功散抢救得活。后刘氏要求加用紫草茸，谭氏又刚好有几年前他人所赠之紫草茸，此正是刘氏所需。据载"止摅三分调下，立见生发红活"，余毒尽解。事后谭氏询问刘文光之术所出，刘云出邱柳樊。于是谭氏将邱氏书刻印，冠以《痘疹神应心书》之名，并附其文"真似宜辨论"，讲述紫草茸治痘的经过。

42　赵佶.圣济总录.卷15.脑风[M].北京：人民卫生出版社，1982：408.

43　杨士瀛.仁斋直指方.卷24.诸疮[M].福州：福建科学技术出版社，1989：640.

44　苏颂.本草图经[M]//重修政和经史证类备用本草（卷十三）.北京：人民卫生出版社，1957：321.

45　曾世荣.活幼心书.卷中.明本论·疮疹二十六[M].宣统庚戌武昌医馆刻本：46.

46　李时珍.本草纲目（卷十二）[M].北京：人民卫生出版社，1982：673.

47　张志聪.侣山堂类辨[M]//张志聪医学全书.北京：中国中医药出版社，1999：1078.

48　祝之友，严铸.紫草茸临床性效考释[J].中国中药杂志，1990，（9）：54.

谭氏所见紫草茸，"色淡红，出乌思藏，着大树枝梗上，如白蜡，然竟不辨其何树。先时价如金"[49]。这种如"白蜡"的紫草茸显然是紫矿而非紫草。谭氏在当地"遍问之名医，或直云不知，亦或以紫草对"，可见当时一般医生根本就不知道有虫胶类的紫草茸。谭氏认为南方没有这种紫草茸（紫矿），故一般"都误以沉黎之紫草皮丝为茸矣"[50]，所以专门作文一篇以记此药。

此外，清·叶大椿《痘学真传》（1732）记载紫草茸（紫矿）亦较详细："紫草茸古本不见，近刻但在紫草项下注明'紫草茸，染手者为佳'，竟不知别有一种。余幼时见世叔华泓卿家有紫草茸，为发痘神丹，乃其高祖学士鸿山公使外国带归者。余取而藏之。每遇血热毒痈，失血烦闷，顶陷不起，痘疔肿胀，于清解药中，研加四、五分，无不神效。惜乎方书不载，不敢擅增本草。近见《神应心书》独标紫草茸色淡红，出乌思藏，着大树枝上，如白蜡，其价如金……此渤水谭应梦屡获其效，并请正西番贡僧之语。至近时亦知茸非紫草之嫩苗，复误认胭脂渣即是紫草茸，此说更谬。"[51]由此可知，清代民间确实有人将紫草茸（紫矿）作为治痘神丹。《痘疹神应心书》中最早的紫草茸（紫矿）的专论，当为该药的传布起了一定的作用。但即便如此，直到清代中期，医药书中对紫草茸（紫矿）的记载仍然稀见。清代著名本草学家赵学敏据叶大椿的记载，怀疑叶氏所说的紫草茸"似紫矿，亦无的解。以其亲试历效，故存其说，以俟后之博访"[52]。可见紫草茸（紫矿）的使用在历史上并不普遍。

上记虫胶类紫草茸的特点有二，一是外形如白蜡，二是用量极少（3~5分）。其用量少恐怕与从国外进口、价格高昂（"价如金"）有关。如果根据这两个特点去检查宋以后医书所用紫草茸，可知绝大多数医书所载的紫草茸都是紫草类（其用量少则数钱，多则数两）。

入清后虫胶类的紫草茸应用得多起来。虽然有张志聪等医家起而为之辨，指出不能将紫矿称之为紫草茸[53]，但仍然阻止不住紫草茸（虫胶）的使用。20余年后，张璐《本经逢原》（1695）首次在本草书中正式将紫草茸作紫矿别名[54]，紫草茸转移为紫矿遂记录在案。张璐又在《张氏医通》中再次明确指出："原夫紫草茸，本名紫矿，乃蚁穴麒麟竭树脂凝结而成。不但可以活血起胀，兼得虫毒，攻发内陷之邪最锐，且无咸寒过润作泻之虞。"[55]但是，紫矿和紫草一属虫胶，一属草根，两者形态除色紫近似外，别无共同之处，是什么原因将它们联系起来的呢？

49　谭应梦.真似宜辨论 [M]// 樊如柏.续刻简易验方.卷六·删订痘疹神应书全集.明刊清印本:17.

50　谭应梦.真似宜辨论 [M]// 樊如柏.续刻简易验方.卷六·删订痘疹神应书全集.明刊清印本:17.

51　叶大椿.痘学真传（卷 8）[M].嘉庆庚辰书业堂刻本:21.

52　赵学敏.本草纲目拾遗（卷 5）[M].北京：人民卫生出版社，1957:125.

53　张志聪.侣山堂类辨 [M]// 张志聪医学全书北京：中国中医药出版社，1999: 1078.

54　张璐.本经逢原（卷四）[M].北京：中国中医药出版社，1996: 218.

55　张璐.张氏医通（卷十五）[M].北京：中国中医药出版社，1999: 509.

清·张璐《本经逢原》有一种推测"紫矿：即紫草茸……其功倍于紫草，故以紫草茸呼之，实非紫草同类也"[56]。他又在《张氏医通》中再次称"盖缘紫矿之功，甚于紫草，故有紫草茸之名，其实非一物也"[57]。这一说法毫无道理。前已考证，宋代兴起的紫草茸完全属紫草。紫矿在明代后期才用于治痘。医家为什么要选用已经先期存在的药物名作其别名呢？即便其功效胜过紫草，尽可用"赛紫草"之类的名字，为什么单单选用紫草"茸"来命名呢？张璐的说法完全不合中药命名的规律，乃臆测而已。

笔者在孤本《宝庆本草折衷》找到了另一种解释。该书为南宋陈衍所撰。陈氏辨析血竭与紫矿不同时，云紫矿"《杨氏方》用为末，沸汤调服以止血崩"，可见这是一味好药。然其时紫矿出产于南海及国外，比较难得，于是"今薄夫以紫草茸团以胶物，贯以木枝，伪以为矿"[58]。紫矿是紫胶虫分泌在树枝上的胶质，采集时一般将长有紫胶的枝条剪下。南宋作伪的"薄夫"用紫草茸和其他胶类混合，粘在树枝上，颜色和形状都类紫矿。据此，笔者认为这是紫草茸（植物）和紫矿产生联系的重要证据。

宋代以后，社会上医药分家已很普遍。"卖药者两只眼，用药者一只眼"（《本草蒙筌》），药家既知药物来源，又知其功效。当医生开出紫草茸治痘时，药家将冒充紫矿实为紫草茸的药品来应付处方，是没有错的。紫草茸不过是伪紫矿的原料，而后人竟把真紫矿也称为紫草茸，此可谓"假作真时真亦假"了。这种作伪现象，至少延续到清初。张志聪《侣山堂类辨》中提到："（紫矿）产于异域，殊不易得。近有市利之徒，以伪物假充，索价甚厚。非徒无益，而反害之，不若用草之为当也。"[59]清代伪紫矿是怎样作伪的，不可得知。但据此可以推想，明清时虫胶类的紫草茸，实际上很少有真品。而伪造色紫的紫矿虫胶，除了紫草茸（植物）以外，别无他物可任此用了。

三、紫草茸当为紫草根皮加工成的茸状物

紫草茸一名，按中药以"茸"命名的规律，可以有两种情况。一为植物初生的纤细柔软物（如茵陈蒿别名茸蒿，鼠曲草别名茸母），鹿茸的命名亦取此义。"茸"又与"绒"通，故植株碾成绒状（如艾绒）者也可称"茸"。

前已提及，元·曾世荣《活幼心书》曾指出紫草茸是"春月才生之嫩芽"[60]。明·李

56　张璐.本经逢原（卷四）[M].北京：中国中医药出版社，1996：218.

57　张璐.张氏医通（卷十五）[M].北京：中国中医药出版社，1999：509.

58　陈衍.宝庆本草折衷（卷十三）[M].郑金生等辑校本.北京：人民卫生出版社，1991：86.

59　张志聪.侣山堂类辨[M]// 张志聪医学全书.北京：中国中医药出版社，1999：1078.

60　曾世荣.活幼心书.卷中.明本论·疮疹二十六 [M].宣统庚戌武昌医馆刻本：46.

时珍《本草纲目》沿袭此说，谓"其根头有白毛如茸"。龚廷贤《万病回春》有"嫩紫草茸"一名[61]。此后清·张志聪《侣山堂类辨》（1607）更加肯定："夫所谓茸者，即初生之蒙茸。非紫草之外，另有茸也"[62]。刘若金《本草述》云："修治：凡资入药，去根取茸，取其初发阳气，用发痘疮也。"[63]《吴医汇讲》中也遵曾世荣之说，认定"痘科所用紫茸，即紫草之嫩苗也"[64]。

综上诸说，可知紫草茸为紫草嫩苗一说，源自曾世荣。然而这种紫草茸在药店是否确有其物，不无疑问。因为最早提出嫩苗说的曾世荣指出："但罕得嫩茸，后以紫草头仅半寸代之，即与茸初萌处同类"[65]。曾氏在《活幼心书》紫草茸饮方中的紫草茸下也有注解曰："无嫩苗，取近芦半寸者代。"[66]可见，真正的紫草地上茸状嫩苗极为罕见，实际运用是紫草根头半寸的部位。但这哪里是什么紫草嫩苗，分明是紫色的紫草根。当然，若直接用根，又与紫草无别，因此，药家最恰当的做法是将此紫草碾成绒（茸）。

这一点也可由南宋陈衍的记载作为反证。既然"以紫草茸团以胶物，贯以木枝，伪以为矿"[67]，那么这种紫草茸无论如何不可能是紫草带白毛的嫩苗。紫草嫩苗绝对伪造不成紫色的紫矿。前已提及，要想用合适的紫色植物伪造紫矿，除了紫草根皮，别无他物。紫草因其根色紫而得名，自《名医别录》以来，均采根入药。古代判断紫草根的优劣，以"色苍紫，皮皱肉白者佳"[68]为标准。紫草随植物种的不同，药材形状虽略有不同，但其皮部一般都呈紫色，有鳞片。其中软紫草皮部尤为疏松，鳞片成条状，常重叠十几层，极易剥落成碎条。用这样的根皮碾成茸状、加胶粘合，伪造成紫矿，自然可蒙人一时。

用紫草根皮作紫草茸，事实上从明到清，都一直存在。前述的谭应梦"真似宜辨论"一文中，就提到南方"都误以沉黎之紫草皮丝为茸矣"[69]。紫草皮丝，正是紫草根皮的条状鳞片。因为民间确实有紫草根皮做成的紫草茸，因而南宋·陈衍《宝庆本草折衷》所说的紫矿伪品，显然也是用这样的紫草茸制成。

笔者认为，元代曾世荣说的紫草嫩苗为紫草茸一说，是基于药物象形比类理论，取其初生之气，如同茵陈蒿之取嫩苗，此物罕见。但民间伪造紫矿的紫草茸，应当是紫草根皮。明代药家生产的紫草茸，也确实是用紫草根皮加工而成的，并非是紫

61　龚廷贤.万病回春.卷七.北京：中国中医药出版社，1999：430.

62　张志聪.侣山堂类辨 [M]// 张志聪医学全书.北京：中国中医药出版社，1999：1078.

63　刘若金.本草述.卷七.嘉庆十五年还读山房重刻本.95.

64　曾世荣.活幼心书.卷中.明本论·疮疹二十六 [M].宣统庚戌武昌医馆刻本：46.

65　曾世荣.活幼心书.卷中.明本论·疮疹二十六 [M].宣统庚戌武昌医馆刻本：46.

66　曾世荣.活幼心书.卷下.卷三 [M].宣统庚戌武昌医馆刻本：83.

67　陈衍.郑金生等辑校.宝庆本草折衷（卷十三）[M].北京：人民卫生出版社，1991：86.

68　李中立.本草原始.卷二.明杨素卿刻本：48.

69　谭应梦.真似宜辨论 [M]// 樊如柏.续刻简易验方.卷六·删订痘疹神应书全集.明刊清印本：17.

草的地上植株。

以上事实表明，伪品紫矿如果用于治痘产生疗效，那应该归功于紫草，而不是紫矿。

以上考证提示，紫矿之所以被用于治痘，当得益于用紫草茸作伪、后来又袭用紫草茸一名所致。紫矿在古代就作为止痛、止血、活血消肿的药物，用于治疗痘疮并非禁忌。明以后用其治痘，主要是借其活血、解毒之力，清除未尽之余毒，因而获效，被当作治痘神丹。紫草为治痘疹专药，不仅有千余年的经验，而且也被近代众多的临床和实验所证实。因此，治痘疹应该是紫草的主要功效。古代虽然将紫草加工成茸，但其作用应该没有太大差别。有鉴于此，建议今后不再用紫草茸作紫矿的别名。紫草（或紫草茸）与紫矿当各尽其能，区别运用。

四、小结

本文考证紫草茸从宋代开始用于治痘疹，原系用紫草初生嫩苗。但因紫草嫩苗罕见，故实际上采用的是紫草根（根头半寸）。此种紫草茸用量较大，明清方书亦多沿用。据此，古方所用紫草茸绝大多数源于紫草。南宋出现用紫草茸（紫草根皮碾成的茸状物）和胶一起伪造紫矿（虫胶类）的现象，明代亦以紫草根皮为紫草茸。笔者认为，明代后期紫草茸逐渐被移作紫矿的别名，起因于用紫草茸伪造紫矿。紫矿有紫草茸一名，因之也逐渐用于治痘。根据上述考证，本文认为紫草茸不宜再用作紫矿的别名，二者当区别运用。

（原载：《中国中药杂志》2001年第26卷第8期）

对烟草传入及药用历史的考证

郝近大

烟草最初传入我国当在明嘉靖末至万历初年（1565~1575）。《滇南本草》和《植物名实图考》对茄科植物烟草的记载有误；烟草的药用是其燃烧时释放的烟气，而不是将其茎叶直接入药。

烟草自传入我国之日起，即受到中医药界人士的广泛重视。首次记载烟草历史及其药用功效的，亦为本草学著作。但从近年来有关的药学著作及论文来看，在关于烟草的传入年代、最初记载及药用等方面，仍然存在着某些值得商榷之处。

一、烟草传入我国的最初年代

对于烟草的传入历史感兴趣的人很多，特别是在20世纪30~40年代。在《晨报》《益世报》等各大报刊上，发表了一批探讨烟草史的争论文章。一时众说纷纭，甚至有人推测我国唐宋之际即有烟草传入栽培。在这些文章中引证资料翔实而最具说服力的莫过于吴晗先生的《烟草初传入中国的历史》[70]一文。中华人民共和国成立后吴晗先生又发表了《谈烟草》[71]一文，其中主要观点仍与前文同，认为烟草是在17世纪初年才传入我国的。

吴晗先生在《谈烟草》一文中指出：“明末名医张介宾（景岳）在他的著作中，第一次提到烟草的历史和故事。”张介宾记述烟草的著作为《本草正》，收于《景岳全书》[72]中。此书的撰写年代未有明确记载，据近人考证[73]，是书约撰于1636年前后。通过笔者的查证，认为这一结论是可信的。事实上，在此之前已有几部记载烟草的著作。现存可查考的有明·倪朱谟刊行于1624年的《本草汇言》[74]。烟草载于卷五，卷首绘有烟草的墨线图，线条清晰可辨，特征基本与茄科烟草相符。在条文内，汇集有明万历年间（1573~1620）二位学人有关烟草的记述。一为：“沈氏曰：烟草生江南浙闽诸处，今西北亦种植矣。初春下子，种莳喜肥粪。其叶深青，大如手掌，夏初作花，形如簪头，四瓣合抱，微有辛烈气，藕合色，姿甚娇嫩可爱。其本茎长五、六尺，秋中采收，晒干，细切如丝。缕成穗装入筒口，火燃吸之，烟气入口鼻，通达百骸万窍。闽中石马镇产者最佳。”另一为：“门吉士曰：此药气甚辛烈，得火燃。取烟气吸入喉中，大能御霜露风雨之寒，辟山岚鬼邪之气，小儿食此能杀疳积，妇人食此能消癥痞。北人日用为常，客至即燃烟奉之，以申其敬”。

沈氏的具体生卒年及著作情况，今已无从查考。但据沈氏所云，从“烟草生江南浙闽诸处”至“今西北亦种植矣”，其间自应有一相当长的传播过程。“闽中石马镇产者最佳”，亦非短时间内所能得出的比较结果。

而门吉士，据同书其他条引文注为明万历皇朝的御医，所引条文注明引自门氏著作之稿本，但书名未载。门氏之生卒年据现有资料亦无以得证，但从《本草汇言》卷十五“西瓜”条及卷十九“红铅”条所引门吉士语皆有：“按李氏《纲目》发明言（云）……”，故可以认为门氏的著作约撰于1596~1620年之间，即16世纪末至17世纪初。若言烟草是在17世纪初才传入我国，此时北方居民以烟为日用之常的情景

70　吴晗.烟草初传入中国的历史 [J].益世报.1935年5月28日.

71　吴晗.谈烟草 [J].光明日报.1959年10月28日.

72　张介宾.景岳全书.卷四十八（影印本）[M].上海：上海科学技术出版社，1959: 926.

73　黄汉儒.关于张景岳生平及著作的若干考证 [J].中华医史杂志，1983, 13（3）: 145.

74　倪朱谟.本草汇言.清顺治二年（1645）重纂刊本。

则绝不可能发生。另一方面，尽管嗜烟之习俗在世界各地传播之快，但从当时我国的社会背景来看，一种外来事物，在一个相当大的地区内要达到民间用之以待客的风俗习惯之程度，亦不是短期内所能形成的。

张介宾在《本草正》第77条"烟"中云："此物自古未闻，近自我明万历时，出于闽广之间……求其习服之始，则向以征滇之役师旅深入瘴地，无不染病，独一营安然无恙。问其所以，则众皆服烟，由是遍传。"[75]这就提供了一条重要线索，即吸烟始自征滇的部队。据笔者查考，自明洪武十五年（1382）明军平定云南全境设云南府以来，滇内各方土司及缅甸蛮夷所酿战事时有发生，明王朝多次从内地调遣军队入滇，以平息边疆之乱。据《明史》卷314~315记载[76]，万历十一年（1583）神宗皇帝下诏，调南京坐营中军刘綎、武靖参将邓子龙率兵入滇，平定岳凤勾结缅人所致之祸。此次为万历年间明军征滇的最晚记载。此后滇境内虽仍有战事出现，但未有大规模征滇之师。故笔者认为，张介宾所云"征滇之役"，绝不会晚于刘綎、邓子龙征滇之时。

烟草是经几条路线传入我国的。最主要而又较早的路线是由菲律宾传至闽粤，及由日本经朝鲜传至东北。烟草为美洲印第安人最早应用，经哥伦布等人传至欧洲，1543年由西班牙人传入吕宋即菲律宾[77]并广泛种植。据《明史》记载[78]，明嘉靖年间，我国在吕宋的侨民达数万人之多，且吕宋至台湾及漳、泉等地甚近，侨民们经常往返于大陆、台湾、吕宋之间，故在此期间由侨民将烟草带回家乡种植则是完全有可能的。清·章穆在1813年所撰《调疾饮食辨》云："自有明中叶以前，中国无吃烟者，成化（1487）而后，自东洋吕宋国阑入中土，名淡巴菇"[79]。

成书于日本正德三年（1713）的《和汉三才图会》中云："按烟草天正年（1573~1586）中，南蛮商舶始贡此种，以植于长崎东土山"[80]。此书的成书年代离烟草初传入日本之时相去百余年，其记载当是可信的。另据毛氏著文引征日人考察资料表明[81]，西班牙人将烟草由菲律宾传入日本之际（1560~1580），以海上风浪险恶、曾避居于台湾南端之恒春，将烟草留在当地种植。毛氏并通过调查证明恒春及台东一带居民栽培烟草最早，其方法亦最为先进。由此可知，烟草传入我国应在传入日本之前。同时，台湾很可能是我国种植烟草最早的地区之一。

上述诸条引文及查证，均来自不同的角度及地区，但通过综合考察不难看出，

75　张介宾 . 景岳全书 . 卷四十八（影印本）[M]. 上海：上海科学技术出版社，1959: 926.

76　张廷玉 . 明史 . 卷三一四 ~ 卷三一五（校点本）[M]. 北京：中华书局，1959.

77　李璠 . 中国栽培植物发展史 [M]. 北京：科学出版社，1984: 156.

78　张廷玉 . 明史·外国四·吕宋（校点本）[M]. 北京：中华书局，1959.

79　章穆 . 调疾饮食辨（卷一下）[M]. 清道光三年（1823）经国堂刊本。

80　和汉三才图会 . 卷十六（影印本）[M]. 日本新典社，1980: 46.

81　毛一波 . 烟草考原 [N].

它们所能证明的烟草初传入我国的年代，是基本相吻合的。因此笔者认为，烟草最初传入我国的年代是在明嘉靖末至明万历初（1560~1575）的一段时间内。

二、关于《滇南本草》中的野烟

《滇南本草》是一部记录云南草药的地方性本草著作，大约成书于1450年前后。书中记有一种药物"野烟"[82]，据《中药大辞典》著录[83]，此"野烟"即茄科植物烟草 *Nicotiana tabacum* L.，并认为收载烟草最早的本草为《滇南本草》。直至1984年5月召开的"中国药学会历代本草考证学术讨论会"上发表的"历代本草茄科中草药的考证——烟草的考证"一文，仍持同样看法[84]。

首先从年代上看，烟草传入我国是在16世纪中，而撰于15世纪中的《滇南本草》如何能收载在其后才出现的药物，且此时尚在哥伦布发现美洲大陆之前。

再考《滇南本草》"野烟"条所云："性温，味辛麻，有大毒。治热毒疔疮，痈疽搭背，无名肿毒，一切热毒疮"，"附案：昔一人生搭背，日久不溃，将死。名医诊视皆言死症，俱不下药。后一人授以此草，疮溃调治全愈。后人起名气死名医草。以单剂（煎服）为末酒合为丸，人名清龙丸。"从这段文字可以看出，《滇南本草》所记野烟的主治功效及服食方法与明清各家本草所载完全不同。若治热毒疔疮及一切热毒恶疮，性温之药似难有此功，且凡患热毒疔疮者，多为阳强多燥多火所至，亦实非温热药所宜。同时这里所记野烟是以煎剂或丸剂而内服的，据分析烟草中含有大量可致人死亡的烟碱，事实上若以未加任何处理的烟叶煎汤或为末和酒而内服，绝对不可能收到起死回生的功效，而作用只能相反。

20世纪70年代云南组织的《滇南本草》整理小组，对书中所记每一种药物均给予考证，表明"野烟"实为桔梗科植物 *Lobelia seguinii* Levl. et Vant.，在云南民间将其称作大将军，红雪柳、红野莴笋，也有野烟之名，其性味苦寒，功在祛风止痛，清热解毒。

通过以上诸条，可以认为《滇南本草》之"野烟"绝非茄科植物烟草。故最早收载烟草的本草著作应为倪朱谟的《本草汇言》。

那么为什么会有人将野烟误认为烟草呢？笔者认为其根源乃起于清代吴其浚之《植物名实图考》。在该书卷二十三毒草类记有"野烟"，文曰："野烟即菸，处处皆种为业。滇南多野生者，园圃中亦自生，叶粘人衣，辛气射鼻。《滇本草》：味辛麻，性温，有大毒。治疗疮痈疽发背，已见死症，煎服或酒合为丸，名青龙丸，又名气

82　兰茂.滇南本草（卷二）[M].务本堂。

83　江苏新医学院编.中药大辞典（下册）[M].上海：上海科学技术出版社，1977：1912.

84　山东省中医药研究所.历代本草茄科中草药的考证——烟草的考证[J]// 中国药学会历代本草用药核实学术会议资料.1984.

死名医草……昔时谓吸多烟者或吐黄水而死，殆皆野生，录此以志其原"。并绘有一张十分清晰的植物图，据此图完全可以确认为是茄科植物烟草。同时文中除所引《滇本草》内容之外的文字亦确系指茄科烟草无疑。吴氏所言"滇南多野生者"，很可能是自园圃中泛溢出而变成野生的茄科烟草品种。但吴氏硬将《滇本草》中野烟的内容，扣在菸的名下，并直言："野烟即菸"。众所周知，吴其浚做过云南巡抚，本草学之造诣亦颇精深，所撰之《植物名实图考》更以引证文献翔实，绘图逼真而著称于世，故对后世无疑具有相当的权威性。但对烟草吴氏却犯了张冠李戴的错误，以致贻误后人。

三、关于烟草的药用

烟草自传入我国之日起，即受到中医药学家的重视，首先记载烟草历史的即为本草学著作。至清末以前的300多年时间内，收载烟草的古籍不下几十家。但直至近世一些记载烟草的药学专著中，对烟草的性味、功用主治及毒性似有模糊不清之处，使人易生误解，且因烟草之大毒，实有明正之必要。

如《中药大辞典》下册[85]，1912页。

烟草：

[基原]为茄科植物烟草的叶。

[性味]辛、温，有毒。

[功用主治]行气止痛，解毒杀虫。治食滞饱胀……

[用法与用量]内服：煎汤、捣汁或点燃吸烟。

[宜忌]……《本草正》："此物性属纯阳，善行善散……及气虚气短而多汗者，皆不宜用。"

根据以上著录，可以使人认为烟草的叶子即可作为药物内服。但细考诸家本草所言，绝无此意。

《本草汇言》将烟草列入毒草部，引门吉士语："此药气甚辛烈，得火燃。取烟气吸人喉中，大能御霜露风雨之寒……"[86]。

《本草正》将其列入湿草部，第77条曰："烟草味辛气温，性微热，升也，阳也。烧烟吸之能醉人，用时惟吸一二口，若多吸之，令人醉倒……吸时须开喉，长吸咽下，令其直达下焦。其气上行则能温心肺，下行则能温肝脾肾"[87]。

《本经逢原》将其列入火部，曰："烟草之火方书不录，惟朝鲜志见之。始自闽人吸以祛瘴，向后北人借以辟寒。今则通行环宇。岂知毒草之气燻灼脏腑，游行经

85　江苏新医学院编.中药大辞典（下册）[M].上海：上海科学技术出版社，1977: 1912.

86　倪朱谟.本草汇言[M].清顺治二年（1645）重摹刊本。

87　张介宾.景岳全书.卷四十八（影印本）[M].上海：上海科学技术出版社，1959: 926.

络，能无壮火散气之虑乎？"[88]

《本草洞诠》将其列入毒草部，曰："烟草主治寒湿痹，消胸中痞膈……烟气入口直循胃脉而行，自内达外，四肢百骸无所不到。"[89]

《食物本草会纂》将其列入火部，曰："味辛温，有毒。治风寒湿痹，滞气停疾，利头目，去百病……凡食烟者，将烟纳入烟管大头内，点火烧吸，满口吞烟，顷刻而周一身，令人通体俱快"[90]。

《本草纲目拾遗》将其列入火部，汇集了当时的众家之说，对烟的作用及服用方法基本与上述相同[91]。同时收载一些外用方，如：治脚气，金疮出血，毒蛇咬伤及辟臭虫等。

除以上6部本草外，笔者还查考了《本草备要》[92]《本草从新》[93]《本草求真》[94]《调疾饮食辨》[95]等本草中有关烟草的记述，就其内服药用而言，均是指烟草燃烧释放出的烟气，而无一处提到烟草的叶片可直接作药内服。

此外，笔者还查阅了明清以来的大量方书及医案，以究其是否有临床应用的记载。结果除少数方书记述外用方外，如：《种福堂公选良方》以鲜烟叶汁浸松香，晒干与他药共配见睍膏外用，治鹤膝风、历节风等症[96]，亦未能见到以烟叶内服的临床应用实例。

鉴于烟草对人体的强烈毒性作用，且中医临床极少应用，故笔者认为：今后的中药学著作中，以不收录烟草为宜；若从中医的观点论及烟草对人体的作用论，似以"烟草火"之名更为确切。

蒙中国中医研究院中药研究所高晓山、谢宗万二位研究员指导，谨表谢意。

（原载：《中华医史杂志》1987年第17卷第4期）

88　张璐.本经逢原（卷一）[M].清乾隆间金阊书业堂刊本。

89　沈穆.本草洞诠（卷九）[M].清顺治十八年刊本.本衙藏版。

90　沈李龙.食物本草会纂（卷一）[M].清道光八年金陵致和堂藏版。

91　赵学敏.本草纲目拾遗（卷二）（校点本）[M].北京：人民卫生出版社，1983: 22.

92　汪昂.本草备要（卷一）（铅印本）[M].上海：商务印书馆，1918: 61.

93　吴仪洛.本草从新（卷二上）[M].清乾隆六十年（1795）仁和堂重刊本。

94　黄宫绣.本草求真（校点本）[M].上海：上海科学技术出版社，1959: 118.

95　章穆.调疾饮食辨（卷一下）[M].清道光三年（1823）经国堂刊本。

96　叶天士.种福堂公选良方（校点本）[M].北京：人民卫生出版社，1960: 52.

本草药物丛考

王家葵

本文对58组药物进行简要考订。包括：

1）丹砂；2）云母；3）玉屑；4）玉泉；5）石钟乳；6）矾石；7）消石、朴消；8）芒消；9）玄明粉；10）滑石；11）石胆；12）空青、曾青、白青、扁青、绿青、肤青、铜青；13）禹余粮、草禹余粮；14）太一余粮、石中黄子；15）白石英、菩萨石；16）紫石英；17）青石、赤石、黄石、白石、黑石脂等；18）无名异、婆娑石；19）车渠、车螯；20）钉棺下斧声；21）雄黄、雌黄；22）石硫黄、石流青、石流赤；23）食盐、戎盐、大盐、光明盐；24）水银、水银粉、灵砂；25）石膏、理石、长石、方解石、凝水石；26）金屑、银屑、生银；27）磁石、玄石；28）阳起石；29）蜜陀僧、铅丹、粉锡、铅霜；30）铁精、铁浆、秤锤、铁华粉、生铁、铁粉、铁落、钢铁、铁、马衔、车辖；31）太阴玄精、卤鹹；32）执日取天星上土；33）伏龙肝、铛墨、煅灶灰；34）石灰、白垩、冬灰；35）礜石、特生礜石、苍石、握雪礜石、砒霜；36）硇砂、蓬砂；37）赤铜屑、自然铜；38）代赭；39）浆水、热汤；40）青琅玕；41）花乳石；42）黄精、女萎葳蕤、女萎；43）昌蒲、白昌；44）菊花；45）人参；46）天门冬、麦门冬；47）甘草；48）干地黄；49）术；50）菟丝子、松萝；51）牛膝、狗脊；52）茺蔚子；53）防葵、狼毒、蒿茹；54）柴胡、前胡；55）独活、羌活；56）升麻；57）车前、泽泻；58）木香、蜜香、兜木香。

1. 丹砂

丹砂即是朱砂，矿物学名辰砂cinnabar，化学成分HgS。辰砂矿分布我国南方广大地区，唐代开始以湖南辰州（沅陵）、锦州（麻阳）产者最有名，因此得名"辰砂"。

《本草经》谓丹砂"杀精魅邪恶鬼"，这可能源于远古时代先民对血样赤色物质的敬畏。二里头夏商遗址出土的玉器、铜器都包裹有丹砂；商原出土的甲骨，也有部分用丹砂涂饰。汉代以后，道士主要使用丹砂图画符箓，则显然与《本草经》的记载有关。

古人相信丹砂是上品仙药，"久服通神明，不老，轻身，神仙"。葛洪在《抱朴子内篇·金丹》中解释说："凡草木烧之即烬，而丹砂烧之成水银，积变又还成丹砂，其去凡草木亦远矣，故能令人长生。"由此提出"假求于外物以自坚固"的成仙理论。

丹砂是三方晶系的矿物，硬度2~2.5，完全粉碎需要借助"水飞"之法。操作的时候，相当严肃，不仅道书《太上八帝玄变经》要求"勿令妇人见"，医书《雷公炮炙论》也说："于一静室内，焚香斋沐，然后取砂。"

《证类本草》还转录了两种有关丹砂的"特殊制药法"。一法，从鸡窝窃取待孵化的鸡卵一枚，在顶部敲小孔，将丹砂装入其间，以纸封固，放回鸡窝，候小鸡出壳，取出丹砂蛋，细研如粉，服之据说能够乌髭鬓。又一法，以丹砂拌饭饲鸡，收集鸡粪，曝干为末，温清酒送下，用来治疗心腹宿疾。前者似乎主要是物理变化，后者则还有生化反应参与。

丹砂对神仙家有极大的吸引力，葛洪"以年老，欲炼丹以祈遐寿。闻交阯出丹，求为句漏令"。（《晋书·葛洪传》）可是按照儒家的意见，丹砂与石胆、雄黄、礜石、磁石合称"五毒"，专门用来治疗疮疡，见郑玄注《周礼》。同样一件物事，观点分歧如此之大，真所谓"道不同不相为谋"。但无论如何，服用任何类型的汞化合物都不安全，《本草衍义》说"生朱砂初生儿便可服"，万万不能相信。

2. 云母

云母是一类含水的层状铝硅酸盐矿物，因含有Fe、Mn、Li、Mg、Cr等元素而呈现各种颜色，矿物学上一般分为白云母与金云母-黑云母两个亚族。古人也根据云母的外观和颜色，将之分为各种名目，王嘉荫《本草纲目的矿物史料》对各色云母作了归类。

《本草经》之云液、磷石，据陶弘景形容，云液"黄白晶晶"，磷石"皎然纯白明澈"。认为皆是白云母muscovite，化学组成$KAl_2(Al \cdot Si_3O_{10})(OH)_2$。《本草经》之云英，色黄白而多青，为锂云母lepidolite，化学组成$KLi_{1.5}Al_{1.5}[Al \cdot Si_3 O_{10}]（F, OH）_2$。《本草经》之云珠，色青黄而多赤，为金云母phlogopite，化学组成$KMg_3 [Si_3AlO_{10}](OH，F)_2$。

值得注意的是，陶弘景引《仙经》描述云母，"向日视之，色青白而多黑"。葛洪《抱朴子内篇·仙药》也说："五色并具而多黑者名云母。"这种带黑色光泽的云母实为黑云母biotite，化学组成$K(Mg，Fe^{2+})_3(Al，Fe^{3+})Si_3O_{10}(OH，F)_2$。

不过到了唐代，云母还是以白云母常用，日本正仓院所藏云母即为白云母muscovite。宋代苏颂更明确说："生土石间，作片成层可折，明滑光白者为上，江南生者多青黑色，不堪入药。"又说："医方所用正白者，乃磷石一种耳。"都排斥biotite，而专用muscovite。

直到唐代，云母都是能够"轻身延年，悦泽不老，耐寒暑，志高神仙"的上品仙药。云母令人长生的"理论依据"与丹砂类似，葛洪解释说："他物埋之即朽，著火即焦，而五云以纳猛火中，经时终不然，埋之永不腐败，故能令人长生也。"（《抱朴子内篇·仙药》）在《神仙传》中，葛洪提到宫嵩，此人"服云母，数百岁有童子之色，后入纻屿山仙去。"话虽如此，寇宗奭警告说："云母，古虽有服炼法，今人服者至少，谨之至也。"

3. 玉屑

玉是美好的东西，可美好的东西就一定要想方设法吃进肚子，实在有点不可思议。

《周礼·天官·玉府》云："王齐，则共食玉。""齐"即是"斋"，这句是说周王斋戒的时候，玉府提供食用玉。郑玄注云："玉是阳精之纯者，食之以御水气。"又引郑司农（郑众）的意见："王齐当食玉屑。"

玉屑按照《名医别录》的正解，当"屑如麻豆服之"。麻豆的大小不详，陶弘景说"捣如米粒"，或许可参。至于为何要把玉弄得不大不小，而不径直碾成细粉，据《新修本草》解释："屑如麻豆服之，取其精润脏腑，滓秽当完出也。"换言之，食玉屑排玉屑，无所谓吸收。《新修》还告诫说："又为粉服之者，使人淋壅。"淋是小便不畅，壅是大便不通，若服用玉粉，出现后一种不良反应的机会恐怕要大些。

周王服玉的原因，郑玄说"食之以御水气"，这大约是根据《大戴礼记·劝学》"玉者，阳之阴也，故胜水"，敷衍而来。但本草不仅不言玉屑有胜水燥湿的功效，反而说其能够"除胃中热、喘息、烦满、止渴"，皆与"胜水"相反。本草又说玉屑"久服轻身延年"，这恐怕才是周王食玉的真正目的。

服食玉屑已见于先秦文献，《离骚》有句云："折琼枝以为羞兮，精琼爢以为粮。"王逸注："精，凿也。爢，屑也。粮，粮也。《诗》云：乃裹糇粮。言我将行，乃折取琼枝，以为脯腊，精凿玉屑，以为储粮。饮食香洁，冀以延年也。"汉代尤其流行服食玉屑，李善注《文选·西京赋》引《三辅故事》云："武帝作铜露盘，承天露，和玉屑饮之，欲以求仙。"

孙诒让作《周礼正义》，不相信《周礼》这部儒家经典会涉及神仙服食家的内容，于是曲解说："食玉者，殆即以玉饰食器，若玉敦、玉豆之类是欤？"见解未免迂腐。

4. 玉泉

从《本草经》到《新修本草》，玉泉皆冠全书之首，《证类本草》玉泉则被列在丹砂、云母，及《名医别录》药玉屑之后。因为《新修》之后，经历了《蜀本草》《开宝》《嘉祐》的修订，而这些著作全部亡佚，所以玉泉位置的调整是否唐慎微所为，没有确切的证据。不过，玉泉在本草中地位的下降，确与历代本草家对其名实认识不清有关。

《本草经》论玉泉"久服耐寒暑，不饥渴，不老神仙"，并说，如果生前未食，则"临死服五斤，死三年色不变"——这样的功效未免有点像"福尔马林"了。

玉泉究竟是液体还是固体，大致有两派意见。陶弘景认为玉泉就是玉之一种，他说："此当是玉之精华。白者质色明澈，可消之为水，故名玉泉。今人无复的识者，惟通呼为玉尔。"又引张华云："服玉用蓝田毂玉白色者。"按，《文选》卷四张衡《南都赋》李善注引张华《博物志》云："欲得好毂玉，用合浆。"又据《山海经·南山经》

说："堂庭之山多水玉。"郭璞注："水玉，今水精也。相如《上林赋》曰：水玉磊砢。赤松子所服，见《列仙传》。"检《列仙传》云："赤松子，神农时雨师也，服水玉，以教神农。"以上材料相互勾连，因为古代玉是"石之美者"的泛称，陶弘景所说的"縠玉"，或许就是"水玉"，亦即水晶crystal，而非玉石jade或软玉nephrite。至于如何将固体的縠玉消化成水，可以参看葛洪的《抱朴子内篇》。

不过我确实对陶弘景把玉泉释为固体的縠玉不以为然。除了"玉泉"的名称本身就意味着液体以外，消化縠玉需要用酸，如《抱朴子内篇·仙药》中使用地榆酒即是酸性。《道藏·三十六水法》将玉粉置华池中化为水，华池一般认为是醋酸或者稀硝酸。由这样的方式制作出来的"玉泉"或者"玉浆"，恐怕没有人能够一口气饮五斤，临死的人更加不行。

玉泉或许不需要特别的解释，就是指产玉处的泉水。此即《开宝本草》引别本注说："玉泉者，玉之泉液也。"至于强调"仙室玉池中者为上"，不过是神仙家故弄玄虚罢了。

5. 石钟乳

石钟乳又名钟乳石stalactite，是碳酸钙的沉淀物，与水垢的成分类似（水垢除了碳酸钙以外，还含有氢氧化镁）。钟乳成为"仙药"，有一个渐变过程。

《本草经》并没有提到石钟乳有久服长生的功效，故森立之辑《本草经》将其列为中品，可称只眼独具。但汉代也非完全没有服食钟乳者，《列仙传》说："卭疏能行气练形，煮石髓而服之，谓之石钟乳。"《名医别录》遂为钟乳添上"久服延年益寿，好颜色，不老，令人有子"的功效，并告诫说："不炼服之，令人淋。"不过六朝以来炼丹的事几乎完全被道士包揽，而道士们更看重铅汞在炉燧中的变化，如石钟乳之类的钙化物并不太受重视。陶弘景云："《仙经》用之少，而俗方所重，亦甚贵。"应该是事实。

不知何故，唐代人特别嗜好此物。《新修本草》将石钟乳由中品调整为上品；孙思邈《千金翼方》卷二十二记载有"飞炼研煮钟乳及和草药服疗"处方六首；《外台秘要》卷三十七、三十八为《乳石论》上下两卷；柳宗元有一篇《与崔连州论石钟乳书》，赞扬钟乳之精美者："食之使人荣华温柔，其气宣流，生胃通肠，寿善康宁，心平意舒，其乐愉愉。"

我怀疑六朝隋唐单独服用钟乳，或许是由魏晋间人服食寒食散的习惯演变而来。据余嘉锡的意见，寒食散即是《千金翼方》卷二十二所载之"五石更生散"，其组成有紫石英、白石英、赤石脂、钟乳、石硫黄等。寒食散配方复杂，毒性亦大，后遂减省为单用钟乳一物。

尽管服食家奢言钟乳的养生作用，但与寒食散一样，益阳事（增强性功能）才是主要目的。白居易的诗说："钟乳三千两，金钗十二行。妒他心似火，欺我鬓如霜。

慰老资歌笑，销愁仰酒浆。眼看狂不得，狂得且须狂。"自注云："（牛）思黯自夸前后服钟乳三千两，甚得力，而歌舞之妓颇多。"苏轼说得更清楚："无复青黏和漆叶，枉将钟乳敌仙茅。"仙茅便是益阳的要药，取与钟乳相对，明其作用相同也。

6. 矾石

本草矾石的种类甚多，其名实可参《神农本草经研究》，此处专门讨论"礬"字的变迁。

《说文》没有"礬"字，在1972年武威旱滩坡出土的汉代医药简牍中，此字写作"樊"，唐代龙门药方洞石刻药方（此药方因为与北齐师道兴造像镌刻在一起，所以前人一直认为是北齐之物）也写作"樊"。今宋刻本《玉篇》石部有"礬"字，但不敢保证这是梁代顾野王编书时的原状，还是后世增修时所添补。宋代字书《广韵》《集韵》皆有"礬"字，宋刻文献多数也使用此字。晚近"礬"简化为"矾"。

令人感兴趣的是，在日本古医书《本草和名》《医心方》中，"礬（樊）石"皆写作"樊石"。不特如此，和写本《新修本草》中也是这样的写法，如卷四石流黄条中两处"樊石"。其实，写作"樊石"可能更符合此物得名的本源。礬石乃是烧石而成，《本草图经》说："初生皆石也，采得碎之，煎炼乃成礬。"《本草纲目》解释更清楚："礬者燔也，燔石而成也。"以常用之白礬为例，明礬矿石主要是$KAl_3(SO_4)_2(OH)_6$，经过煅烧，生成$KAl(SO_4)_2$，这是白礬之粗品，经水溶浸，浓缩析出含结晶水的白礬$KAl(SO_4)_2 \cdot 12H_2O$，即药用之明礬。

"礬"字又与"礜"字形近，在文献中经常混淆。随举一例，明《正统道藏》之《上清明鉴要经》，其中"神仙除百病枕药方"，经文称使用毒药八种以应八风，这八种毒药之一为"礬石"。礬石显然是无毒之品，参校《云笈七籤》卷四十八"神枕法"引用此篇，乃知原文应是"礜石"。《证类本草》也有类似的错误。本条唐慎微引《异苑》："魏武北征蹋顿升岭，眺瞩见山岗不生百草。王粲曰：是古冢，此人在世服礜石，而石生热蒸出外，故卉木焦灭。即令发看，果得大墓，内有礜石满莹。"这一故事出于《异苑》卷七，《艺文类聚》《太平御览》等均有引用，皆作"礬石"，其实都是"礜石"之讹，不特唐慎微误引也。

7. 消石、朴消

以下是《证类本草》消石、朴消两条的大字经文，黑体为《本草经》，楷体为《别录》。

消石，味苦、辛；寒、大寒；无毒。**主五脏积热，胃胀闭。涤去蓄结饮食，推陈致新。除邪气。**疗五脏十二经脉中百二十疾，暴伤寒，腹中大热。止烦满消渴，利小便及瘘蚀疮。**炼之如膏，久服轻身。**天地至神之物，能化成十二种石。一名芒消。生益州山谷及武都、陇西、西羌。采无时。

朴消，味苦、辛；寒、大寒；无毒。**主百病，除寒热邪气，逐六府积聚，**

结固留癖。胃中食饮热结，破留血闭绝，停痰痞满，推陈致新。**能化七十二种石。炼饵服之，轻身神仙**。炼之白如银。能寒能热，能滑能涩，能辛能苦，能咸能酸。入地千岁不变。色青白者佳，黄者伤人，赤者杀人。一名消石朴。生益州山谷有咸水之阳。采无时。

两条的内容实在是大同小异。但如果仔细区分《本草经》文与《别录》文，便能发现：消石条的《别录》文其实是化裁朴消条的《本草经》文而成；朴消条的《别录》文则出自消石条的《本草经》文。我们因此能判断，消石条"能化成十二种石"，其实是"能化七十二种石"的讹写，《本草品汇精要》《本草纲目》消石条皆作"能化七十二种石"，是正确的。

张璐《本经逢原》认为这两条的《本草经》文，药名与具体内容错简。他说："（朴硝）向错简在硝石条内，今正之。详治五脏等证，皆热邪固积，决非硝石所能。"又说："（硝石）诸家本草皆错简在朴硝条内，详化七十二种石，岂朴硝能之。"张璐因此将《本草经》朴消条修订为："主五脏积热，胃胀闭。涤蓄结饮食，推陈致新。除邪气。"而将消石条修改为："主百病，除寒热邪气，逐六府积聚，结固留癖。能化七十二种石。"

张璐的意见十分正确。他的看法不仅可以解决消石、朴消的名实纠纷，尤其有益于研究《名医别录》的编辑过程。关于《名医别录》的来历，《新唐书·于志宁传》说："《别录》者，魏晋以来，吴普、李当之所记。其言华叶形色，佐使相须，附经为说。故弘景合而录之。"但后世学者对此颇有不同看法，具体情况可参看尚志钧等著《历代中药文献精华》。消石、朴消条恰好为"附经为说"提供了佐证。

《名医别录》的作者显然注意到消石、朴硝两条《本草经》文之文不对题。这位作者也试图加以矫正，但他似乎又拘泥于汉代以来经学家皆遵循的"注不破经，疏不破注"的传统，不愿意在注文中直接批评本经（即经文原本），乃自以为得计地将朴消条的《本草经》内容以"附经为说"的方式补充到消石条，而将消石的《本草经》文以同样方式补充到朴消条，结果弄成一种不伦不类的样子，从而制造出更大的麻烦。

由陶弘景在消石、朴消条后的注释来看，他并不明白其中的曲折，因此表现出很大的困惑。消石条陶弘景说："疗病亦与朴消相似，《仙经》多用此消化诸石，今无正识别此者。顷来寻访，犹云与朴消同山，所以朴消名消石朴也。如此则非一种物。"朴消条说："《仙经》惟云消石能化他石，今此亦云能化石，疑必相似，可试之。"既然如此，《名医别录》之成书应该在陶弘景之前，陶弘景作《本草经集注》乃是以《名医别录》为蓝本，进行调整增删。

既明此段经文混淆的原委，则有关消石、朴消名实问题的争论也迎刃而解。

我们之所以赞同张璐错简之说，关键在于"消石"毫无疑问是因为能够消化诸石而得名。《正统道藏》中有一篇《三十六水法》,正与陶弘景消石条注释说"化消石法,在《三十六水方》中"相合。此经包括制作四十余种"水"的五十余首处方,大约三分之二的处方都使用了消石。这种"消石"应该是硝酸盐。又根据《别录》说消石有利小便的作用,陶弘景说有一种消石,"强烧之,紫青烟起",则证明其为硝酸钾KNO_3。至于朴消,《别录》说其"推陈致新",这与大黄条《本草经》云"荡涤肠胃,推陈致新"一样,都是描述泻下作用,故确定朴消为具有容积性泻下作用的硫酸钠Na_2SO_4或硫酸镁$MgSO_4$。

8. 芒消

如前所论,《本草经》消石、朴消条错简。据《政和证类本草》消石"一名芒消"为黑字《别录》文,而《大观证类本草》南宋刘甲刻本,此四字却是白字《本草经》文。又考《新修本草》说:"消石,《本经》一名芒消,后人更出芒消条,谬矣。"因此判定消石"一名芒消"确实为《本草经》文。

回到错简的思路,则经文的原貌其实是朴消"一名芒消"。既然《本草经》已经记录了消石与芒消,魏晋名医们为何又画蛇添足式的单独列一条芒消呢?这仍然是名医恪守"注不破经"的缘故。如上条所见,名医"附经为说"以后的消石、朴消条文已经面目全非,别创芒消实非得已。所以,芒消条的经文基本是合并《本草经》消石条与《别录》朴消条而成。

芒消,味辛、苦,大寒(芒消、消石、朴消性味皆同)。主五脏积聚,久热胃闭,除邪气(见《本草经》消石条)。破留血,腹中痰实结搏,通经脉(见《别录》朴消条)。利大小便及月水,破五淋(新增)。推陈致新(《本草经》消石、《别录》朴消)。生于朴消(新增)。

这种情况在《名医别录》中并非孤例,木部上品之牡桂、菌桂均为《本草经》药,两物名实含混不清,《别录》遂在两条之外另立"桂"条。

芒消是朴消的精制品,故《别录》说"生于朴消"。朴消或许是指以硫酸钠为主的硫酸盐矿(芒硝矿)的粗矿石,这种朴消溶解重结晶,能够得到含水硫酸钠$Na_2SO_4 \cdot 10H_2O$的晶体。此结晶初形成时呈放射性麦芒状,因此得名"芒消",若结晶时间足够长,麦芒将逐渐变为短棱柱状或立方状结晶,这便是所谓的"马牙消"或者"英消"。《开宝本草》对这一过程的描述最清楚:"以暖水淋朴硝,取汁炼之,令减半,投于盆中,经宿乃有细芒生,故谓之芒消也。又有英消者,其状若白石英,作四五棱,白色莹澈可爱,主疗与芒消颇同,亦出于朴消,其煎炼自别有法,亦呼为马牙消。"

9. 玄明粉

玄明粉是一个充满道教色彩的药物。"玄明"本来是晦暗不明之意,《吕氏春秋·有始》云:"冬至日行远道,周行四极,命曰玄明。"后来则用来指代神明,《淮南子·兵略训》云：“与玄明通，莫知其门，是谓至神。”《云笈七籤》卷21以“玄明恭庆天”为三十六天之一。根据唐慎微的记载，玄明粉是唐玄宗时终南山道士刘玄真献给李隆基者。

利用泻药来健身长寿，实在是一个很奇怪的想法。据刘玄真说：“臣按《仙经》修炼朴消，号玄明粉，止服此药，遂无病长生。”刘说，服用玄明粉后，“七日内常微泻利黄黑水涎沫等”，“如未通宣，更以汤一碗或两碗，投之即验”。这些情况都符合容积性泻药硫酸钠Na_2SO_4的作用特点。今天所用的玄明粉是芒硝风化脱水而成，刘玄真所介绍的方法则是煅烧脱水：“朴消二斤，须是白净者，以瓷炉一个叠实，却以瓦一片盖炉，用十斤炭火一煅，炉口不盖，著炭一条，候沸定了，方盖之。复以十五斤炭煅之。放冷一伏时，提炉出药，以纸摊在地上，盆盖之一伏时，日晒取干。入甘草二两，生熟用，细捣罗为末。”

唐慎微引用刘玄真献玄明粉的故事，大字标题为“唐明皇帝”，这显然不是书名，在现存古籍中也未能检得相同文字，不过从内容和行文特点来看，应该与本书云母、雄黄两条所引《明皇杂录》同一出处，皆可以补今本之缺。

玄明粉虽然是《嘉祐本草》“新补”，《证类》有小字说：“见《药性论》并《日华子》。”既然玄明粉在唐玄宗时代始为世所知，那么，《证类》中的《药性论》应该不是初唐甄权的著作，其年代应在唐玄宗以后，五代《日华子本草》问世之前。正统《道藏》洞神部有一卷道经《太上卫灵神化九转丹砂法》，篇末附录“造玄明粉法”，较刘玄真的方法尤繁，年代也应该在此以后。

10. 滑石

陶弘景云：“滑石，色正白，《仙经》用之以为泥。”“泥”即是六一泥，用于丹鼎固济密封，其组成各部丹经说法不一，可参看陈国符《中国外丹黄白法考》。除本条外，《本草经集注》提到可以作六一泥的物质尚有三种：白石脂，“《仙经》亦用白石脂以涂丹釜”；铅丹，“惟《仙经》涂丹釜所须”；牡蛎，“丹方以泥釜”。

陶弘景又说：“又有冷石，小青黄，性并冷利，亦能熨油污衣物。今出湘州、始安郡诸处。初取软如泥，久渐坚强，人多以作家中明器物。”这种“冷石”或许是《山海经》中的“泠石”，字形相近，遂致讹误。《山海经·西山经》云：“号山，多泠石。”郭璞注：“泠或音金，未详。”郝懿行笺疏云：“《说文》泠本字作淦，云泥也。盖石质柔软如泥者。今水中土中俱有此石也。”今按，郝说甚是。《山海经·中山经》两处提到“冷石”（鹿蹄之山、柴桑之山），其实也是“泠石”之讹。据《说文》“泠”字有两意，一指水入船中，一指泥。泠石乃是似泥之石，与《集注》冷石“初取软如泥，久渐坚强”的特征正合，故疑同是一物。

滑石有软硬两种，硬滑石即矿物学之滑石talc，为单斜晶系或斜方晶系的硅酸盐矿物，分子式为$Mg_3(Si_4O_{10})(OH)_2$。滑石硬度虽低，但并不呈泥状。被陶弘景形容为"初取软如泥,久渐坚强"的滑石,其实是黏土质滑石,或称为"软滑石",化学组成大致是$Al_2O_3 \cdot 2SiO_2 \cdot 2H_2O$。日本正仓院藏有唐代滑石标本,化学分析证实也是软滑石。

冷石亦有同名者,《本草图经》引《吴录·地理志》及《太康地记》云:"郁林州布山县多虺,其毒杀人,有冷石可以解之。石色赤黑,味苦,屑之著疮中,并以切齿,立苏,一名切齿石。"这种色黑而能解毒的"冷石",则非软硬滑石之任何一种。《证类本草》又引《南越志》云:"脊城县出脊石,即滑石也。土人以为烧器,以烹鱼。"此恐怕是用来烧制低温陶的高岭土。

11. 石胆

石胆是铜盐,极有可能是带结晶水的硫酸铜,即是胆矾$CuSO_4 \cdot 5H_2O$。

《本草经》说石胆"能化铁为铜成金银",空青条说"能化铜铁铅锡作金",曾青条说"能化金铜",这些都是铜盐,通过置换反应获得单质铜。经文强调"成金银",乃是制作药金的意思,或许可以视为汉代水法炼丹(金)术的孑遗。魏晋时期,这种简单法术已经不太灵光,所以《名医别录》记载矾石(胆矾)"能使铁为铜",而不再奢谈"成金银"的事情。齐梁陶弘景的认识更加清楚,矾石条陶说:"鸡屎矾不入药,惟堪镀作以合熟铜。投苦酒中,涂铁皆作铜色,外虽铜色,内质不变。"这实际上是宋代湿法炼铜的鼻祖。

《宋史·食货志》记有浸铜之法:"以生铁锻成薄片,排置胆水槽中,浸渍数日,铁片为胆水所薄,上生赤煤,取刮铁煤入炉,三炼成铜。大率用铁二斤四两,得铜一斤。饶州兴利场、信州铅山场各有岁额,所谓胆铜也。"《宋史·艺文志》著录有张潜撰《浸铜要略》,应该是湿法炼铜的专书,可惜已经失传。

石胆也是炼丹家常用之品,《别录》记其"生羌里句青山,二月庚子辛丑日采"。《太平御览》引《吴普本草》略同。石胆是矿物,为何需要指定在"二月庚子、辛丑"两日内采挖,具体原因不得而知,或许是炼丹方士出于建除吉凶上的考虑。炼丹家的秘术不欲使外人知,往往隐晦其说,故在《本草经》《别录》中石胆又有毕石、黑石、棋石、铜勒诸别名,陶弘景补充说:"《仙经》一名立制石。"而据《黄帝九鼎神丹经诀》,石胆、立制石却又是铅丹的隐名。该经卷一专门强调说:"下愚治调,直用山中立制石,实非也。真人曰:石胆皆出铅中。凡人愚昧,治调神药,反用羌里石胆,非也。去道万里,为药故不成也。"所谓"羌里石胆",正与《别录》云石胆"生羌里句青山"相合,两书年代应该接近。

12. 空青、曾青、白青、扁青、绿青、肤青、铜青

"青"字从"生"、从"丹"。《说文》云:"青,东方色也,木生火。从生、丹。丹青之信,言必然。"段玉裁注:"俗言信若丹青,谓相生之理有必然也。援此以说从生丹之意。"许慎的意思是说,"青"代表东方,属木;"丹"赤色,代表南方,属火。

按照五行相生的原则，木生火，故"生"与"丹"（代表火）构成"青"字。这一解释太过迂曲，恐怕也违背造字的本意。盖五行学说流行于战国，而此前"青"已经写成这个样子。如毛公鼎是西周器，大约作于周宣王（前827~前782）时，铭文"静"字中之"青"，写法也是从"生"、从"丹"。

徐灏《说文解字注笺》的意见似较有道理，徐云："此以青之字义取于东方之木，又因木生火以为文。而字形并无木与火，乃以丹代火，遂谓生丹为青。义殊迂折。戴氏侗曰：'石之青绿者。从丹，生声。'是也。灏按，丹沙、石青之类，凡产于石者，皆谓之丹。《大荒西经》有白丹、青丹；张衡《东京赋》'黑丹石缁'是也。盖丹为总名，故青从丹，生声。其本义为石之青者，引申之，凡物之青色，皆曰青矣。"

简要言之，丹为赤色之石，青为青色之石。初文"青"是否还含有青可以变化为"丹"之意，因无确证，不敢臆断。至于朱骏声《说文通训定声》说"青"或从生、从井，"草木始生，其色同青，故从生"。其说恐非。

我以为，"丹青"本来专指矿物来源的颜料。对于植物来源性颜料而言，与"丹"颜色相近的是"朱"，《说文》云："朱，赤心木。"与"青"近似的颜色是"蓝"，《说文》云："蓝，染青草也。"矿物颜料较植物颜料保存久远，故许慎说"丹青之信"，即谓其颜色明艳，不易磨灭。《后汉书·公孙述传》云："陈言祸福，以明丹青之信。"也是这个意思。

《证类本草》以"青"为名的玉石部药物有始见于《本草经》的空青、曾青、白青、扁青、肤青，见于《名医别录》的绿青，以及《嘉祐本草》新补的铜青。

以上诸青都是铜盐，除铜青以外，绝大多数都是呈青色或蓝色的铜矿石。章鸿钊《石雅》将之分为石青与石绿两类：石绿即孔雀石malachite，为碱式碳酸铜 $CuCO_3 \cdot Cu(OH)_2$，空青、曾青、绿青皆属此类；石青系蓝铜矿aurite，常与孔雀石共生于铜矿中，成分亦是碱式碳酸铜，分子式为 $2CuCO_3 \cdot Cu(OH)_2$，扁青、白青即属此类。此外，肤青虽是《本草经》药，但陶弘景已不识其物，陶说："俗方及《仙经》并无用此者，亦相与不复识。"故章鸿钊没有讨论，《本草纲目》将肤青附在白青条，称为"绿肤青"，或许可以据以认为是蓝铜矿。铜青则是铜器在空气中受潮后被氧化表面所生的碱式碳酸铜，俗称铜绿、铜锈。铜青的成分与孔雀石同，也可以在铜器表面涂以醋酸人工制得。

诸青都疗目疾，其中以空青常用。《本草经》谓空青"主青盲，明目"，《别录》说"疗目赤痛，去肤翳，止泪出"。《日华子》云："（空青）内有浆，酸甜，能点多年青盲、内障、翳膜，养精气。其壳又可摩翳也。"《本草图经》云："古方虽稀用，而今治眼翳障，为最要之物。"《本草衍义》云："空青，功长于治眼。仁庙朝，尝诏御药院，须中空有水者，将赐近戚，久而方得。其杨梅青，治翳极有功，中亦或有水者，其用与空青同，第有优劣耳。"

眼科疾病甚多，如果按照《药性论》的说法，"瞳人破者，再得见物"，简直神奇得令人不可思议。按，沙眼是由沙眼衣原体引起的一种慢性传染性结膜角膜炎，结膜表面粗糙不平，形似沙粒，故名沙眼。沙眼除了可抗感染治疗外，结膜上的滤泡和乳头状增生可以使用硫酸铜棒来腐蚀。我以为，诸青所含之碱式碳酸铜，所起的也是类似硫酸铜的作用，其治疗范围应该只限于沙眼。《名医别录》说"疗目赤痛，去肤翳，止泪出"，所描述的，可能就是沙眼。

至于宋代将空青之类奉为治疗翳障的神药，或许是由《本草经》"主青盲"的功效附会而来。"青盲"，《本草经》孙星衍辑本作"眚盲"，二者不是一种疾病，"青盲"或指青光眼，"眚盲"则是白内障之类。无论是青光眼还是白内障，诸青都未见有确切疗效。

13. 禹余粮、草禹余粮

《本草经》有禹余粮，又有太一余粮，陶弘景亦觉得费解，他根据禹余粮一名白余粮，生东海池泽及山岛中，推测禹余粮是一种植物。陶弘景说："南人又呼平泽中有一种藤，叶如菝葜，根作块有节，似菝葜而色赤，根形似薯蓣，谓为禹余粮。言昔禹行山乏食，采此以充粮，而弃其余。此云白余粮也，生池泽。复有仿佛。"太一余粮，一名石脑，生太山山谷，陶弘景说："或疑今石者，即是太一也。"

这种草本禹余粮应该是百合科菝葜属（Smilax）植物。尽管陶弘景对禹余粮、太一余粮有这样的看法，但他并没有改动《本草经》经文，直到唐代陈藏器，始遵循陶的意见，在《本草拾遗》草部增列草禹余粮一条（见《证类》卷十一）。陈藏器说："（禹余粮）注陶公云：南人又呼平泽中一藤如菝葜为余粮，言禹采此当粮。根如盏连缀，半在土上，皮如茯苓，肉赤味涩，人取以当谷，不饥，调中止泻，健行不睡。云昔禹会诸侯，弃粮于地，化为此草，故名余粮。今多生海畔山谷。"

李时珍认为，陶弘景所说草本禹余粮、陈藏器所说草禹余粮，以及《本草图经》在猪苓条提到的刺猪苓（苏颂说："今施州有一种刺猪苓，蔓生，春夏采根，削皮焙干。彼土人用傅疮毒，殊效。"）同是一物，故合并在土茯苓条，载入《本草纲目》卷十八。李时珍云："土茯苓，楚、蜀山箐中甚多。蔓生如莼，茎有细点。其叶不对，状颇类大竹叶而质厚滑，如瑞香叶而长五六寸。其根状如菝葜而圆，其大若鸡鸭子，连缀而生，远者离尺许，近或数寸，其肉软，可生啖。有赤白二种，入药用白者良。"按照李时珍的描述，这种土茯苓与今用者差别不大，应该就是百合科植物光叶菝葜 *Smilax glabra* Roxb.。

此外，麦门冬一名禹余粮，见《名医别录》；薅草亦名禹余粮，见《博物志》。这两种都与菝葜属的禹余粮同名异物。

14. 太一余粮、石中黄子

太一是早期神仙方士信仰的神祇，后来纳入道教体系。太一传说是神农之师，

《北堂书钞》卷一百五十八引《神农本草》佚文有"神农稽首再拜问于太一"云云，《艺文类聚》《太平御览》引文亦有"太一子"云云，这些内容皆不见于今传本的《神农本草经》，应该是早期太一信仰的孑遗。今本《本草经》既有禹余粮，又有太一余粮。禹余粮条说："炼饵服之不饥，轻身延年。"太一余粮条："久服耐寒暑，不饥，轻身。飞行千里，神仙。"而太一余粮功效之神奇，更在禹余粮之上，也是突出太一之意。故陈藏器解释云："太一者，道之宗源。太者大也，一者道也，大道之师，即禹之理化。神君，禹之师也。师常服之，故有太一之名。"

张衡《南都赋》云："太一余粮，中黄毂玉。"《文选》李善注引《本草经》曰："太一禹余粮，一名石脑，生山谷。"《博物志》曰："石中黄子，黄石脂。"太一余粮和今天所用的禹余粮一样，是褐铁矿limonite的结核，主要含碱式氧化铁FeO(OH)。《南都赋》中提到的"中黄"，确如李善注为石中黄子，此物载于《新修本草》，谓其为"禹余粮壳中未成余粮黄浊水也，出余粮处有之"，与《博物志》说为黄石脂不同。按，陈藏器引张司空云："还魂石中黄子，鬼物禽兽守之，不可妄得，即其神物也。"其文异于李善所引《博物志》，未详孰是。

《抱朴子内篇·仙药》将石中黄子列在太乙禹余粮之次，葛洪说："石中黄子，所在有之，沁水山为尤多。其在大石中，则其石常润湿不燥，打其石有数十重，乃得之。在大石中，赤黄溶溶，如鸡子之在其壳中也。即当饮之，不饮则坚凝成石，不复中服也。法正当及未坚时饮之，既凝则应末服也。破一石中，多者有一升，少者有数合，可顿服也。"根据这样的描述，王嘉荫认为此是褐铁矿结核空隙处的含水物，打破以后，水分挥发，逐渐变成坚硬的石头或石粉。说见《本草纲目的矿物史料》。

15. 白石英、菩萨石

《本草经》与五行有关的药物共四组：五色石英、五色石脂、五色芝以及五参。除五参组的五行色彩不够鲜明外，其余三组皆有深刻的五行学说的烙印。

青赤黄白黑五芝（另有紫芝，单独讨论）在《本草经》中各自一条，根据颜色所属五行各自具有五味之一；各自补益五脏之一；各自出产五岳之一。部分条文还有"仁恕"、"智慧"、"忠信和乐"等明显与"五常"（仁、义、礼、智、信）相关的内容。

五色石脂《本草经》并在一条，全名是"青石、赤石、黄石、白石、黑石脂等"，并说："五石脂，各随五色补五脏。"《吴普本草》分别称为青赤黄白黑符，《别录》各自一条。

石英亦有青赤黄白黑五色，或许如陶弘景说，除白石英外，"其四色英，今不复用"，故《本草经》仅列载白石英，其他四色英为《别录》文，附录在白石英条："其黄端白棱名黄石英，赤端名赤石英，青端名青石英，黑端名黑石英。"五色石英与五行的原始关系已难详考，不过《别录》说白石英"味辛，疗肺痿"，《吴普》说赤石英"味苦,补心气",也应该与五石脂一样,含有"各随五色补五脏"的意思。《日华子》年代虽晚,亦秉承《本草经》之遗意,说:"其补益随脏色而治。青者治肝；赤者治心；黄者治脾；白者治肺；黑者治肾。"

石英为石英矿quartz的矿石,主要成分是二氧化硅SiO_2。《别录》说:"大如指,长二三寸,六面如削,白澈有光。"所指当该是石英中纯度较高,呈六方柱状的水晶crystal。水晶通常无色透明,若含有微量的铁、铝、锰等,可呈现各种颜色,此即上文提到的五色石英。

《嘉祐本草》新增菩萨石,出自《日华子》,《证类》补引《杨文公谈苑》云:"嘉州峨眉山有菩萨石,多人采得之。色莹白,若太山狼牙石、上饶水晶之类。日光照之有五色,如佛顶圆光。"这也是水晶,"日光照之有五色",乃是描述光的散射现象。

16. 紫石英

如果只看白石英与紫石英,认为紫石英就是紫色之石英,或紫色之水晶,并没有任何不妥。但如果留意到《本草经》与五行有关的四组药物,除五色石脂,其余三组,在青赤黄白黑五色之外,都另有一个紫色药物,即紫石英、紫芝和紫参,与前面五色药物共成六色。这应该不是巧合,但由此形成的六色石英、六色芝、六参药物组,依托于汉代或汉代以前的哪种认识模式,实在不得而知。

古代似乎在以"五"为基调的认识模式以外,还存在一个围绕数字"六"进行的思维系统,其中比较典型的是六合、六爻、六律、六甲、六腑。《汉书·律历志》说:"天六地五,数之常也。天有六气,降生五味。夫五六者,天地之中合,而民受以生也。故日有六甲,辰有五子,十一而天地之道毕。"话虽如此,"五"、"六"两套体系并不太能够调和,比如同样表示方位的五方与六合,前者缺乏上下的空间概念,后者没有观察者所处的中央位置。相对而言,音乐中的"五音六律"与医学中的"五脏六腑",尚能基本协调"五"与"六"。分析紫石英、紫芝两条,除了可以猜测汉代的"六色"是青、赤、黄、白、黑、紫以外,其他一无所知。或许属于尚未圆融的"五"、"六"联合认识体系吧。拈出疑难,以待知者。

就药物名实而言,紫石英确实是紫色的石英,即三方晶系的紫水晶amethyst,晶体呈六方双锥、六方柱聚形。但今天药用的紫石英则是萤石fluorite,成分主要是氟化钙CaF_2。为等轴晶系矿物,晶体呈立方体、八面体、十二面体,透明或者不透明,具玻璃样光泽,常呈浅绿、紫色或紫黑色。两条证据表明萤石不是古代的紫石英:①《岭表录异》说:"随其大小皆五棱,两头如箭镞。"《本草衍义》云:"白石英,状如紫石英,但差大而六棱。"章鸿钊指出:"紫石英本六棱,有时亦减为五,盖面缺而棱亦不全也。其言两头如箭镞,则非弗石(即萤石)尤明。"②萤石有荧光,此特征一般不会被古人忽略。

17. 青石、赤石、黄石、白石、黑石脂等

尽管《证类本草》将药物产地刻作黑字《名医别录》文，五色石脂条恰好可以证明产地其实是《本草经》的内容。《本草经》五色石脂共为一条，除末句"生南山之阳山谷中"被刻作黑字外，其余皆为白字《本草经》文。而《别录》五色石脂为独立的五条，各有产地：青石脂生齐区山及海崖；赤石脂生济南、射阳及太山之阴；黄石脂生嵩高山；白石脂生泰山之阴；黑石脂出颍川阳城。既然《本草经》与《别录》意见不统一，那么《本草经》五色石脂后"生南山之阳山谷中"，只能是《本草经》原文，而非后代名医添附。

儒家以五色土代表五方，祭祀五帝，此五色土自古出于徐州。《尚书·禹贡》云："（徐州）厥贡惟土五色。"《汉书·郊祀志》亦云："徐州牧岁贡五色土各一斗。"五色石脂似乎无关于儒家的祭祀活动，而与道教有一定关联。《吴普本草》云："五色石脂，一名青赤黄白黑符。""符"本来是符节，在道教则指符箓。道书《太上灵宝五符序》卷下有东西南北及中央戊己灵宝符命五张，五色石脂或许是早期道教图绘这类五方符时的专用颜料，因此有青符、黄符、赤符、白符、黑符诸别名。至于陶弘景在五色石脂条的注释中说："今俗用赤石、白石二脂尔。余三色脂有而无正用，黑石脂乃可画用尔。"不言石脂可以画符箓，或是流派不同的缘故。盖灵宝经属于灵宝派，陶弘景则是茅山上清派也。

诸家本草皆强调五色石脂的止泻功效，其原始来源应该与止泻药蒙脱石montmorillonite一样，为高岭土黏土矿物。因其层纹状结构及非均匀性电荷分布，对消化道内的病毒、病菌及其产生的毒素、气体有固定和抑制作用，使其失去致病性，并能在胃肠道黏膜表面形成保护层，保护胃肠黏膜不受致病因子的损伤。五色石脂皆是高岭石kaolinite，主要为水化硅酸铝，一般呈白色，即白石脂；若杂含有氧化亚铁FeO，呈赤红色，为赤石脂；含有少量氢氧化铁Fe(OH)$_3$，呈黄色；含有锰、镁、钡等元素，则可出现其他颜色。

18. 无名异、婆娑石

无名异自大食国（今阿拉伯的广大地区）舶来，《开宝本草》云："出大食国，生于石上，状如黑炭，蕃人以油炼如鳖石，嚼之如饧。"宋代有关无名异的记载甚多，《宋史·大食传》谓淳化四年（993）、大中祥符四年（1011）大食所献方物皆有"无名异一块"。《梦溪笔谈·补笔谈》卷下，熙宁中阇婆国使人入贡方物，其中有摩娑石与无名异，沈括说："无名异，色黑如漆，水磨之，色如乳者为真。"此外，《岭外代答》《诸蕃志》亦提到大食诸国出无名异。

虽然不能断言无名异在宋代始传入中国，但其进口时间也不会太早。《雷公炮炙论·序》云："无名止楚，截指而似去甲毛。"原注："无名异形似玉柳石，又如石灰，味别。"故《炮炙论》的成书年代应在无名异传入以后，所以苏颂在《本草

图经》滑石条委婉指出："雷敩虽名隋人，观其书乃有言唐以后药名者，或是后人增损之欤？"无名异即属于"唐以后药名"。

无名异舶来以后，中国亦有冒称"无名异"的矿物出现，《图经》说："今广州山石中，及宜州南八里龙济山中亦有之。黑褐色，大者如弹丸，小者如墨石子。"章鸿钊根据苏颂的描述，并结合采购所得实物标本，断定无名异为软锰矿的矿石，主要组成为二氧化锰MnO_2。

今所用无名异确实如章说为二氧化锰矿石，但其性状与大食国舶来者差别甚大。宋岘研究认为，无名异乃是阿拉伯语木乃伊（mūmiyā）的译音。对照阿维森纳（980~1037）所著《医典》，药物木乃伊的性状、功效皆与无名异近似，故认为宋代进口的无名异实为软沥青maltha。宋岘的研究见《中华医史杂志》1994年第3期，亦见所撰《古代波斯医学与中国》。

《图经》无名异条又提到婆娑石，谓其"生南海，解一切毒"。这种一名"摩挲石"的药物亦是舶来品，王嘉荫认为是含黄铁矿的绿色板岩，其说不差，但很可能与无名异一样，是舶来中国后的品种变异。其在原产地仍然应如宋岘所说，为具有解毒作用的黑琥珀（煤玉）。

19. 车渠、车螯

车渠条《海药本草》引《西域记》云："重堂殿梁檐皆以七宝饰之。"七宝是佛教名词，《翻译名义集》卷三谓七宝有二种："一者七种珍宝，二者七种王宝。"第一类"七宝"又有四种说法："《佛地论》云：一金；二银；三吠琉璃；四颇胝迦，五牟呼婆羯洛婆，当砗磲也；六遏湿摩揭婆，当玛瑙；七赤真珠。《无量寿经》云：金、银、琉璃、颇梨、珊瑚、玛瑙、砗磲。《恒水经》云：金、银、珊瑚、真珠、砗磲、明月珠、摩尼珠。《大论》云：有七种宝，金、银、毗琉璃、颇梨、砗磲、玛瑙、赤真珠。"不管依哪种说法，车渠都是七宝之一。

车渠亦写作砗磲，为砗磲科砗磲属（Tridacna）各类砗磲的壳。砗磲是双壳类海洋生物中形体最大者，直径可在1米以上，主要分布在印度洋和西太平洋水域，最初因中国少见，所以被误认为矿物。《广雅·释地》砗磲与玛瑙并列，皆被归为石之次玉者一类。《艺文类聚》卷八十四引魏文帝《车渠碗赋》，其序云："车渠，玉属也。多纤理缛文，生于西国，其俗宝之。"《海药本草》引晋吕静的《韵集》也说："生西国，是玉石之类，形似蚌蛤，有文理。"

其实，宋代人已知车渠为海洋生物。《梦溪笔谈》卷二十二云："海物有车渠，蛤属也，大者如箕，背有渠垄，如蚶壳，故以为器，致如白玉。生南海。"但不知何故，掌禹锡修订《嘉祐本草》，受李珣的影响，将车渠补入玉石部上品。其后唐慎微作《证类本草》，明代刘文泰编修《本草品汇精要》，皆袭误而不察，直到《本草纲目》才将之由玉石部移到卷四十八介部。

《证类》卷二十二有车螯，系唐慎微从马刀条新分出者。唐慎微新拟的条文说："车螯是大蛤，一名蜃，能吐气为楼台，海中春夏间依约岛溆，常有此气。"《国语·晋语》云："雀入于海为蛤，雉入于淮为蜃。"注："小曰蛤，大曰蜃，皆介物，蚌类也。"这便是传说中吐气形成海市蜃楼的"蜃"，其原动物是砗磲科砗蚝属的砗蚝*Hippopus hippopus*。

20. 钉棺下斧声

医学摆脱巫术以后，逐渐独立，并竭力回避与巫术曾经有过的联系。《史记》中仓公有"六不治"之论，其中"信巫不信医"一条，在由巫术向医学演进中，具有里程碑样的意义。陶弘景兼有道士身份，而在《本草经集注·序录》中却有这样的言论："病亦别有先从鬼神来者，则宜以祈祷祛之。虽曰可祛，犹因药疗致愈。"这与伏尔泰所说："我们相信念咒可以毁掉一群绵羊，如果加上砒霜的话。"实在有异曲同工之妙。

《本草拾遗》是很特殊的一部本草，作者除了辨正《本草经集注》和《新修本草》的疵谬以外，尤其注意撷拾两书的遗逸，增补了大量药物。陈藏器增补的药物主要有两类，一类是隋唐之际进口的外来药，另一类是当时民间习用之品，后者之多数带有浓厚的巫医色彩。

唐宋时代，太医院虽然还有禁咒祝由科，但主流本草、方书皆以记录客观药物、处方为主。因此掌禹锡编《嘉祐本草》，虽然参考了《本草拾遗》的内容，但对书中与巫术有关的药物一律摈除。唐慎微与掌禹锡的立场不同，《证类本草》将这些药物全数收录。

陈藏器之重视巫术药物，可以视为文化上的返祖现象。唐慎微收录之，似乎只是出于好奇和求全的考虑，而并没有探究条文的具体内容，而是简单地按照药物玉石、草木、鸟兽、虫鱼等属性，将之胡乱分配在《证类本草》各卷中。所以"枷上铁钉"、"自经死绳"等，赫然出现在上品，"寡妇床头尘土"被归在中品。

《本草拾遗》所载药物中巫术色彩最浓者，或许要推收入《证类》玉石部上品的"钉棺下斧声"，原文说："钉棺下斧声之时，主人身弩肉。可候有时，专听其声，声发之时，便下手速捺二七遍，以平也。产妇勿用。"此条《本草纲目》未收，清顾世澄撰《疡医大全》卷十八有消瘤法云："俟人家入殓时钉棺，斧声敲一下，以手按瘤一下，斧声歇亦止，其瘤自消。"尚存本条的遗意。记录在此，以供巫术研究者参考。

21. 雄黄、雌黄

雄黄、雌黄皆是砷矿。雄黄realgar为二硫化二砷As_2S_2，矿石多呈橘红色；雌黄orpiment为三硫化二砷As_3S_2，矿石多呈柠檬黄色。雄黄与雌黄共生，最初或许是因为颜色的差异，而被分别命名为"雄"与"雌"。至于说雄黄生山之阳名"雄"，雌黄生山之阴而名"雌"，如《名医别录》言"（雌黄）与雄黄同山，生其阴"，则是传闻之讹。

不仅雄黄、雌黄共生，砷矿还与辉锑矿、辰砂矿共生。因为雄黄与丹砂颜色相近，又存在共生关系，早期认识不足，乃有混淆现象。《吴普本草》解释雄黄的得名说："山阴有丹，雄黄生山之阳，故曰雄，是丹之雄，所以名雄黄也。"一部北魏时代的道经《洞神八帝元变经》（见正统《道藏》正一部）在讨论"真丹砂"时也说："此药出雄黄中，然与雄黄少异。其形色黄明润泽，胜于雄黄，不甚有熏黄之气，然犹是雄黄之类。"陶弘景在《本草经集注》中专门提到这种混淆情况，丹砂条说："俗医皆别取武都、仇池雄黄夹雌黄者，名为丹砂，方家亦往往俱用，此为谬矣。"雄黄条说："始以齐初凉州互市（即与北朝的边境贸易），微有所得，将至都下，余最先见于使人陈典签处。捡获见十余片，伊辈不识此是何等，见有夹雌黄，或谓是丹砂，示吾，吾乃示语，并又属觅，于是渐渐而来。好者作鸡冠色，不臭而坚实。若黯黑及虚软者，不好也。"较之一般的炼丹家，陶弘景的矿物学知识确实称得上专门。

雄黄、雌黄皆微有大蒜样气味，焚烧则气味更浓，虫蛇是否厌恶这样的气味，似乎没有确证，但古人一直传说雄黄能够避蛇。《抱朴子内篇·登涉》云："昔圆丘多大蛇，又生好药，黄帝将登焉，广成子教之佩雄黄，而众蛇皆去。今带武都雄黄，色如鸡冠者五两以上，以入山林草木，则不畏蛇。"因避蛇，又推而广之，《本草经》乃说："杀精物恶鬼，邪气，百虫毒，胜五兵。"所以雄黄是除朱砂以外，道士画符的另一种重要颜料。《别录》又提到，雄黄服食能够"悦人面泽"，此则口服微量砷剂，皮肤变得红润光泽的现象。

22. 石硫黄、石流青、石流赤

石硫黄系天然硫黄矿石，早期文献皆写作"石流黄"，《证类本草》则改写为"硫"。《本草经集注》有名无用类别有石流青与石流赤二物，见《证类》卷三十，尚作"流"。从名称来看，石流（硫）黄、石流青、石流赤似乎也是由五行得名，甚至可能还有"石流白"、"石流黑"，如《雷公炮炙论》提到："凡使，勿用青赤色及半白半青、半赤半黑者。"这或许就是所谓的"石流白"、"石流黑"。但既然"陶弘景不识，今医博识人亦不识"（《新修本草》语），自然也就无从推考了。《本草纲目》将石流赤、石流青安排在金石部卷十一石硫黄之后，并分别解释说："此即硫黄之多赤者，名石亭脂。""此硫黄之多青色者。"未免强作解人。王嘉荫认为含硒的硫带赤色，即是石流赤，且聊备一说。

硫黄为炼丹家所需，故《本草经》说"能化金银铜铁奇物"，但如苏颂所注意到的："谨按古方书未有服饵硫黄者。本经所说功用，止于治疮蚀，攻积聚冷气，脚弱等，而近世遂火炼治为常服丸散，观其制炼服食之法，殊无本源。"苏颂的意见十分正确，服食硫黄的习惯的确开始于唐代。李肇《唐国史补》卷中云："韦山甫以石流黄济人嗜欲，故其术大行，多有暴风死者。"《旧唐书·裴潾传》称"宪宗（唐宪宗

806~820在位）季年，锐于服饵，诏天下搜访奇士"，裴潾上疏谏曰："伏见自去年已来，诸处频荐药术之士，有韦山甫、柳泌等，或更相称引，迄今狂谬，荐送渐多。"因此知士大夫服硫黄的习惯开始于元和年间，而其危害可举诗歌为证。张祜《硫黄》诗："一粒硫黄入贵门，寝堂深处问玄言。时人尽说韦山甫，昨日余干吊子孙。"韩愈也是受害者，白居易《思旧》诗有句："退之服硫磺，一病讫不痊。"

针对硫黄的毒性，晚唐《药性论》乃说："石硫黄，有大毒，以黑锡煎汤解之。"黑锡（铅）是否能解毒不得而知，《局方》黑锡丹用硫黄补阳，配以黑锡，应该是受此说的影响。

23. 食盐、戎盐、大盐、光明盐

《本草经》已有戎盐、大盐、卤鹹，皆是盐卤之类，不知为何，《名医别录》又为"盐"单独开列了一个条目。或许与《本草经》朴消、消石外《别录》新增芒消，《本草经》牡桂、菌桂外《别录》新增桂一样，都是魏晋名医不满意于《本草经》的叙述而另起炉灶者。

新增的"盐"条在《本草经集注》中的原貌不得而知，《新修本草》将之安置在米部下品，至《开宝本草》乃将其移到玉石部中品，并改名为"食盐"。《证类本草》因循无变化，《本草纲目》则将"大盐"合并入"食盐"条。

食盐根据来源和提取制作方法可以分海盐、湖盐、井盐、岩盐诸类，其成分都是氯化钠NaCl。大盐即是粗盐，《新修》说："大盐，即河东印盐也，人之常食者是。形粗于末盐，故以大别之。"《天工开物》解释说："凡引水种盐，春间即为之，久则水成赤色。待夏秋之交，南风大起，则一宵结成，名曰颗盐，即古志所谓大盐也。以海水煎者细碎，而此成粒颗，故得大名。"《新修》新增光明盐："生盐州五原盐池下。凿取之，大者如升，皆正方光彻。一名石盐。"《图经》说："阶州出一种石盐，生山石中，不由煎炼，自然成盐，色甚明莹，彼人甚贵之，云即光明盐也。"这是结晶完好的透明盐砖，成分也是氯化钠。

戎盐因出于戎羌（今西北的广大地区）而得名，《别录》记载："生胡盐山，及西羌北地，酒泉福禄城东南角。"戎盐药用最早见于《五十二病方》，治瘿病提到"赣戎盐若美盐盈雕"，这句的意思是说，用戎盐或美盐一小杯，满满地堆放在臀部。"戎盐"与"美盐"可以替换，因知戎盐是精制食盐一类。《魏书·崔浩传》北魏明元帝拓跋嗣赐崔浩"水精戎盐一两"，这种戎盐似乎也是前述"光明盐"之类。

但更多的文献则将戎盐解释为一种较粗的盐。陶弘景引李当之云："戎盐味苦，臭。是海潮水浇山石，经久盐凝著石取之。北海者青，南海者紫赤。"这是以自然附着礁石的海盐为戎盐。《新修》说："其戎盐即胡盐，沙州名为秃登盐，廓州名为阴土盐，生河岸山坂之阴土石间，块大小不常，坚白似石，烧之不鸣炸尔。"这似乎是自然析出的盐碱，"鸣炸"疑是形容钾盐燃烧时的爆裂声，"烧之不鸣炸"，即

不得含有钾盐的意思。日本正仓院保存有唐代戎盐标本，为褐色粉状物，除主要含氯化钠外，尚杂有硫酸钙、硫酸镁、硫酸钠等，考其组成，似最能与《新修》的记载相吻合。

此外，见于正统《道藏》洞神部众术类唐代丹经《金石簿五九数诀》云："戎盐，出郭三十里高崖下，自然流出，非人能造。尝之不咸，不蜇人口。若是真者，累卵即知好恶。一云：出戎州，色青白者上。未穷其本，何者是真。此道用之，与河东关内颗盐对试用之，戎盐全胜诸盐。既知如此，须贵戎盐。"这段材料正是《新修本草》意见的发挥，句中"出郭"，应是"出廓州"之讹。

有关戎盐的文献甚多，其中两条令人费解。《太平御览》卷八百六十五引《淮南万毕术》云："盐能累卵。"注："戎盐涂卵，取他卵置其上，即累也。"《集注》药物七情表前小序也说："戎盐累卵，獭胆分杯。"方以智《物理小识》卷七解释说："戎盐累卵法，即青盐紫盐之类，以水化之，涂鸡子，则累之而不堕。"如说则戎盐的水溶液能够起黏合剂的作用，似乎不太可能。"戎盐累卵"或许是形容戎盐成块，累累如卵，因乏确证，只能存疑。

王羲之《十七帖》有云："戎盐乃要也，是服食所须。"姚萧诗"家作道民输斗米，身惟服食乞戎盐"即咏此。戎盐为炼丹家重视，主要用来调制六一泥固济丹鼎，丹方亦用之，但未闻有单独服食戎盐者。据《本草纲目》戎盐条引张果《玉洞要诀》云："赤戎盐出西戎，禀自然水土之气，结而成质。其地水土之气黄赤，故盐亦随土气而生。味淡于石盐，力能伏阳精。但于火中烧汁红赤，凝定色转益者，即真也。亦名绛盐。"则王羲之所服的或许是这种"赤戎盐"。不过据陶弘景说，魏国所献虏盐有九种，其中赤盐、驳盐、臭盐、马齿盐四种"并不入食"，《宋书·张邵传》《北史·李孝伯传》等记载皆相同，亦存疑。

24. 水银、水银粉、灵砂

水银特殊的理化性质引得古人无比好奇。水银具有金属样的光泽和很高的比重，却例外地在常温下呈液态，"水银"之名因此而来。水银又可以溶解多种金属元素如金银等，并形成合金，被称为"汞齐"。《本草经》说"杀金银铜锡毒"，陶弘景说"甚能消化金银使成泥"，皆是此意。而最令古人觉得神奇的是丹砂与水银间的转换。《本草经》丹砂条言"能化为汞"，水银条云"熔化还复为丹"。丹砂化汞，加热即能获得；还复为丹，则需要烦琐的步骤。陶弘景说："还复为丹，事出《仙经》。"遵照今天多数化学史研究者的意见，早期炼丹术文献所说的"还复为丹"，其实是水银氧化生成的红色的氧化汞HgO，而非真正的丹砂（硫化汞）。

或许在炼丹家眼中，硫化汞与氧化汞的区别并不重要，他们感兴趣的是银白色流动的水银，经过炉燧变化，重新变成了红色固态的物质。他们把这种物质称为"还丹"——即是"还复为丹"的简写——并认为生命将因还丹而得到延续。葛洪是炼丹术的积极倡导者，他针对王充《论衡·道虚》说："发白，虽吞药养性，终不能黑。黑青不可复还，老衰安可复却？"即"万物变化，无复还者"的命题，利用丹砂水银互变为例进行驳斥。《抱朴子内篇·金丹》说："丹砂烧之成水银，积变又还成丹砂。"又说："世人少所识，多所怪。或不知水银出于丹砂，告之终不肯信。云丹砂本赤物，从何得成此白物。又云丹砂是石耳，今烧诸石皆成灰，而丹砂何独得尔。此近易之事，犹不可喻，其闻仙道，大而笑之，不亦宜乎。"

按照赵匡华先生在论文"中国古代炼丹术及医药化学中的氧化汞"中的意见（见《自然科学史研究》1988年第4期），中国炼丹术记载确切的人造硫化汞处方，是见于隋代苏元朗《太清石壁记》卷上的太一小还丹方。此丹别名太精丹、朝景丹、凝霞丹、落晖丹，方用水银一斤，石硫黄五两为原料，具体操作如下。

"研石硫黄为末，以白厚纸承之，取于炭火上炙。硫黄镕滴水中，弃前纸。如此三遍炼之，秤五两。又取新瓷瓶可二升已下，内外通有油（釉）者，以黄土细筛，和石灰纸筋相为泥，泥瓶子外，可厚三分，曝干。又取一新瓷盏子，令与瓶子相当，内有通油者，还以前泥泥盏外，亦厚三分许，曝干为瓶盖。又令铁床子锅脚与瓶底相当，坐瓶子于床子上。又作风炉，高于瓶子五寸许，四面各去瓶子五寸，砖瓦和泥作炉，下开四风门，待干用。又先以水银下瓶子中，微火温之令暖。又取一铛子，镕硫黄令如水，倾水银瓶子中，搅之少时，待冷，水银便如碎锡，可以为块。遂以前盏子盖之，还用前泥密固济，下炉中，即以微火傍瓶四边，炙之令固济处干。炉渐热，加火。初文后武，令称瓶上火色紫焰出时声动，其火令心虚，稍稍添炭，如此百夜，渐渐退火寒之，开看其丹并着瓶子四边及上盖，其丹状如石榴子，紫黑色。水中研泛之，取细者，色过光明砂，红赤非常。"

制作硫化汞的方法一直在教内秘传，直到宋代，唐慎微才将其收入《证类本草》。这种人造丹砂被命名为"灵砂"，制作方法较《太清石壁记》有所简化改良："水银一两，硫黄六铢，细研，先炒作青砂头，后入水火既济炉，抽之如束针纹者，成就也。"

在水银条陶弘景还提到汞粉："烧时飞著釜上灰，名汞粉，俗呼为水银灰，最能去虫。"汞粉即氯化亚汞$HgCl$，《嘉祐本草》收载，正名水银粉，别名轻粉、峭粉、腻粉。炼丹家制作汞粉的处方甚多，以《本草纲目》卷九所载的制法最简易，李时珍云："用水银一两，白矾二两，食盐一两，同研不见星，铺于铁器内，以小乌盆覆之。筛灶灰盐水和，封固盆口。以炭打二炷香，取开，则粉升于盆上矣。其白如雪，轻盈可爱。一两汞，可升粉八钱。"

需要注意的是，各种方法制得的水银粉，除含有氯化亚汞外，往往混有毒性剧烈的氯化高汞$HgCl_2$。氯化高汞一般认为即是《本草纲目》中的粉霜，但《纲目》制作粉霜的工艺有二，其中第一法乃是用真汞粉再次升华结晶，按照张觉人在《中国炼丹术与丹药》中的意见，其生成物仍为氯化亚汞，只是更加纯粹而已，并非氯化高汞。

25. 石膏、理石、长石、方解石、凝水石

植物药的古今品种混淆，早为本草研究者注意，矿物药名实变化相对较小，石膏则是例外。从《本草经集注》到《本草纲目》，将近千年时间，十余位本草学者为兹聚讼，而古代石膏究竟为何物，仍然没有定论。只好把与石膏相混乱的矿物并列在一起，试为讨论。

（1）石膏与长石、理石。三者都见于《本草经》，《别录》说理石"一名肌石，如石膏，顺理而细"。这种理石应该是呈纤维集合体的天然石膏，因作纤维状解理而得名。理石的成分为硫酸钙，属于软石膏$CaSO_4 \cdot 2H_2O$一类。长石一名方石，《别录》说："理如马齿，方而润泽，玉色。"长石日本正仓院保存有标本，为硬石膏$CaSO_4$之成层片状者。关于长石，李时珍的意见是正确的："长石即俗呼硬石膏者，状似软石膏而块不扁，性坚硬洁白，有粗理起齿棱，击之则片片横碎，光莹如云母、白石英，亦有墙壁，似方解石，但不作方块尔。"

有意思的是，《新修本草》同意长石似石膏，却坚持说理石不似石膏。长石条苏敬说："此石同石膏而厚大，纵理而长，纹似马齿，今均州辽坂山有之。土人以为理石者，是长石也。"理石条说："皮黄赤，肉白，作针理纹，全不似石膏。"又说："市人或刮削去皮，以代寒水石，并以当礜石，并是假伪。"礜石条苏敬提到这种理石的特征："今市人乃取洁白细理石当之，烧即为灰，非也。"究竟是《新修》的石膏别是一物，还是《新修》的理石、长石各是一物，不好断言。

（2）石膏与方解石。方解石是《别录》药，陶弘景认为即是长石，陶说："按《本经》长石一名方石，疑是此也。"唐代开始，方解石与石膏混淆。《新修》石膏条说："石膏、方解石，大体相似，而以未破为异。今市人皆以方解石代石膏，未见有真石膏也。石膏生于石旁，其方解石不因石而生，端然独处，大者如升，小者若拳，或在土中，或生溪水，其上皮随土及水苔色，破之方解，大者方尺。今人以此为石膏，疗风去热虽同，而解饥发汗不如真者。"《雷公炮炙论》专门指出："凡使，勿用方解石。方解石虽白，不透明，其性燥。若石膏出剡州茗山县义情山，其色莹净如水精，性良善也。"《日华子》径言石膏一名方解石："（石膏）通亮，理如云母者上，又名方解石。"《本草图经》完全混淆于石膏与方解石概念之中不能自拔，苏颂说："今详石膏既与方解石肌理、形段、刚柔皆同，但以附石、不附石，岂得功力相异也。但意今之所用石膏方解者，自是方解石，石膏乃别是一物尔。今石膏中，时时有莹澈可爱，有纵理，而不方解者，好事者或以为石膏。然据本草，又似长石。又有议者以谓青石间，往往有白脉贯澈，类肉之有膏肪者，为石膏，此又本草所谓理石也。然不知石膏定是何物。今且根据市人用方解石，然博物者亦宜坚考其实也。"

方解石成分主要为碳酸钙$CaCO_3$，三方晶系矿物，晶体多为菱面体，有完全解理，可沿三个不同的方向劈开，因此得名方解石。硬石膏$CaSO_4$属斜方晶系矿物，三组解理面互相垂直，可分裂成盒状小块，两者因此混淆。纯净的硬石膏无色透明，称为透明石膏，上面引文中强调类似于方解石而通亮、莹净如水晶、莹澈可爱的石膏，或许是此。

（3）石膏与凝水石。凝水石也是《本草经》药，一名白水石，一名寒水石，《别录》说："色如云母，可析者良，盐之精也。"按照陶弘景的意见，这种凝水石"碎之亦似朴硝"，其原矿物当是芒消$Na_2SO_4 \cdot 10H_2O$的天然结晶。含水结晶硫酸钠溶解时能够吸热，故陶弘景说："此石末置水中，夏月能为冰者佳。"因为凝水石出在产盐地区，常与石膏共生，唐代开始便有混淆。《新修》说："此石有两种，有纵理、横理，色清明者为佳。或云纵理为寒水石，横理为凝水石。"李时珍坚持凝水石是盐根的主张，将之列在盐卤类，并说："诸家不详本文盐精之说，不得其说，遂以石膏、方解石指为寒水石。唐宋以来，相承其误，通以二石为用。"今正仓院寒水石标本果然为方解石$CaCO_3$，可见李时珍的判断是正确的。尽管如此，药用凝水石的名实却没有因为李时珍的发现而改变，今天入药的寒（凝）水石有南北两种，北寒水石为硫酸钙（石膏），南寒水石为碳酸钙（方解石）。

26. 金屑、银屑、生银

《证类》金屑条唐慎微引《宝藏论》，记述各种金的名色："凡金有二十件：雄黄金、雌黄金、曾青金、硫黄金、土中金、生铁金、熟铁金、生铜金、输石金、砂子金、土碌砂子金、金母砂子金、白锡金、黑铅金、朱砂金，以上十五件，唯只有还丹金、水中金、瓜子金、青麸金、草砂金等五件是真金，余外并皆是假。"生银条记述各种银的名色："夫银有一十七件：真水银银、白锡银、曾青银、土碌银、丹阳银、生铁银、生铜银、硫黄银、砒霜银、雄黄银、雌黄银、输石银，唯有至药银、山泽银、草砂银、母砂银、黑铅银五件是真，外余则假。银坑内石缝间有生银迸出如布线，土人曰老翁须，是正生银也。"

上面提到的各种金银，伪造者占了大半，这些被称为"药金"、"药银"的东西，主要是锌铜合金、砷铜合金，以及汞的各种合金，尤以前两者常见。锌铜合金又称"输石金"，这可能是从波斯炼金术士手中传来的方法。用菱锌矿（碳酸锌$ZnCO_3$，又称炉甘石）与铜密闭加热，形成金色的锌铜合金。砷铜合金一般以含砷的矿石如雄黄、雌黄为原料，也可以使用砒霜与铜形成合金。若合金的含砷量在10%以下，呈金黄色，超过10%则为银白色。

炼丹家除了秘制金丹大药以外，将各种贱金属变炼成金银，也是他们的重要目标。据《抱朴子内篇·黄白》说："至于真人作金，自欲饵服之致神仙，不以致富也。"道士不服用真金银的原因，除了价格昂贵以外，葛洪说："化作之金，乃是诸药之精，胜于自然者也。"

《证类本草》金屑、银屑皆出于《别录》，所用悉为真金、真银，非炼制所得者。但与葛洪药金银胜于真金银的观点不同，《别录》说金屑"服之神仙"，银屑"久服轻身长年"。后世医家均告诫入药不得使用药金银，如寇宗奭在银屑条说："世有术士，能以朱砂而成者，有铅、汞而成者，有焦铜而成者，不复更有造化之气，岂可更入药。既有此类，不可不区别。"

27. 磁石、玄石

磁石本名"慈石"，"慈"是慈母之意。《吕氏春秋·精通》云："慈石召铁，或引之也。"高诱注："石，铁之母也。以有慈石，故能引其子。石之不慈者，亦不能引也。"郭璞《慈石赞》也说："慈石吸铁，母子相恋也。"《名医别录》说磁石"生慈山山阴，有铁处则生其阳。"看似无稽之谈，却是古人对事物的认识方式之真实写照。

磁石是磁铁矿magnetite的矿石，主要成分为Fe_3O_4，此毫无疑问者。而《本草经》磁石一名玄石，《别录》另列有玄石条。据武威旱滩坡出土汉代医简"大风方"中，同时使用兹（即慈的省文）石、玄石，也证明磁石、玄石为两物。今以没有磁性的铁矿石为玄石，应该没有问题。不过，《别录》说玄石"生太山之阳，山阴有铜，铜者雌，玄者雄"，与磁石的条文对观，是否暗示玄石是传说中一种能吸铜的物质，没有确证，且备一说。

磁石是"慈母"，故《别录》说"炼水饮之，亦令人有子"，这或许是今天"磁化水"的先声。除此而外，磁石的很多问题都与物理学有关。

物理学用磁感强度来表示磁性强弱，单位是高斯，《雷公炮炙论》则用一种别致的方法来度量之。《炮炙论》说："一斤磁石，四面只吸铁一斤者，此名延年沙；四面只吸得铁八两者，号曰续采石；四面只吸得五两以来者，号曰磁石。"

《梦溪笔谈》卷二十四第一次记载了磁偏角的存在，而谈论指南针的具体制作，则以年代稍后的《本草衍义》为详细。寇宗奭说："磨针锋则能指南，然常偏东不全南也。其法取新纩中独缕，以半芥子许蜡，缀于针腰，无风处垂之，则针常指南。以针横贯灯心，浮水上，亦指南，然常偏丙位。"有关磁偏角的原理，沈括感叹"莫可原其理"，寇宗奭则解释说："盖丙为大火，庚辛金受金其制，故如是，物理相感尔。"当时人的认识局限使然，也无可厚非。

28. 阳起石

按照《本草经》的意见，阳起石主治阴痿不起。此石生阳起山，山在济南，一名卢山、云山、药山、阳起山。究竟是山因产阳起石得名，还是石因出阳起山得名，已经难于索考。如果是先有阳起山的话，这块石头的神奇的"伟哥"样作用，则大有可疑，完全有可能是因为山名附会而来。另外，阳起石《别录》一名"羊起石"，这究竟是本名"羊起石"讹变成"阳起石"；还是本名"阳起石"，讳言性事遂改称"羊起石"，同样不得而知。不过这种属于硅酸盐矿的透闪石tremolite，或阳起石石棉

actinolite asbestos，迄今为止确实没有药理学家能够证明其果然具有治疗勃起功能障碍的作用。

阳起石在宋代十分有名，《宾退录》卷十据《元丰九域志》等记载，宋代齐州（济南）岁贡阳起石十斤。苏颂也说："今齐州城西惟一土山，石出其中，彼人谓之阳起山。其山常有温暖气，虽盛冬大雪遍境，独此山无积白，盖石气熏蒸使然也。山惟一穴，官中常禁闭。至初冬，则州发丁夫，遣人监视取之。岁月积久，其穴益深，才凿他石，得之甚艰。以色白肌理莹明若狼牙者为上。亦有夹他石作块者，不堪。每岁采择上供之，余州中货之，不尔，市贾无由得也。"

按照阴阳观念，既有"阳起石"，则当有"阴起石"。阴起石之说不知起于何时，清岳濬等修《山东通志》卷二十四物产记载："阳起石，（出）历城县西十里药山，山南产阳起石，山北产阴起石。"奇怪的是，古代医书中并没有检得使用"阴起石"者，倒是明唐顺之著《武编前集》卷五有"九老仙师兵甲遁法白云神水"制作法——这是配合火药装在火铳中的"秘密武器"——处方用"阳起石、阴起石二物真正者"。今天药用的阴起石为滑石片岩阴起石actinolitum brevifibrum，这是一种短纤维的石棉类矿石，一般与阳起石混用，并无区别。

29. 蜜陀僧、铅丹、粉锡、铅霜

"铅"又写作"鈆"，故炼丹家以"金公"隐射之。《本草纲目》卷8引《土宿真君本草》云："金公变化最多：一变而成胡粉；再变而成黄丹；三变而成密陀僧；四变而为白霜。"

胡粉《本草经》名粉锡，一名解锡。古人不太区别铅与锡，铅一名黑锡，故铅粉亦名粉锡。陶弘景说："即今化铅所作胡粉也。"《开宝本草》也说："《本经》呼为粉锡，然其实铅粉也。"铅粉为碱式碳酸铅$2PbCO_3 \cdot Pb(OH)_2$，其色白腻，多作绘画用白色颜料以及化妆品。铅粉的使用历史悠久，考古研究者证实，秦陵兵马俑的白颜料即是铅粉。《释名》卷四云："胡粉。胡，糊也。脂和以涂面也。"故知所谓"胡粉"，并非舶来之意。

黄丹《本草经》名铅丹，一名铅华。陶弘景说："即今熬铅所作黄丹也。"在炼丹家眼中，铅与汞有着同样重要的地位，其中一项原因是，铅与汞一样，炉燧生成物存在红白之间的转化，同样可以得到红色，乃至红紫色的"丹"——铅丹，成分为四氧化三铅Pb_3O_4。

密陀僧最初是外来物，《新修本草》云："形似黄龙齿而坚重，亦有白色者，作理石纹。出波斯国，一名没多僧，并胡言也。"这是天然密陀僧矿石，成分为氧化铅PbO。据宋岘的意见，密陀僧与没多僧皆系波斯语墨尔达商（mordasang）的汉字音译。中国早期炼丹家获得的"黄丹"成品中可能也混杂有氧化铅，但他们似乎不太能够分别。如陶弘景在粉锡条提到："其有金色者疗尸虫弥良。"这种粉锡不是

白色的碱式碳酸铅，也不是红色的四氧化三铅，而是金色的氧化铅。《黄帝九鼎神丹经诀》卷一说"乃取胡粉烧之令如金色"，亦是此物。至宋代则有密陀僧的专门制法，文见《本草图经》，不繁录。

白霜即是铅霜，为醋酸铅$C_4H_6O_4Pb\cdot H_2O$。《图经》铅条记其做法："其法以铅杂水银十五分之一，合炼作片，置醋瓮中密封，经久成霜，亦谓之铅白霜。"此法当由《黄帝九鼎神丹经诀》卷十七所载"玄白法"简化而来，乃知铅霜便是炼丹家所称的"玄白"。

30. 铁精、铁浆、秤锤、铁华粉、生铁、铁粉、铁落、钢铁、铁、马衔、车辖

旧时铁器是主要生产工具，故受重视程度甚高，《证类》卷四正文有铁类药物11条，尚不包括铁矿石。这11条可以分为4类：①冶铁之半成品、成品如生铁、钢铁，以及笼统称呼之铁；②冶铁之附加产品如铁精、铁落；③出于医药目的的特殊制成品如铁浆、铁华粉、铁粉；④铁制品正文只有秤锤、马衔、车辖，而附注中引陈藏器、日华子，细小条目甚多，这些物件往往因其实际使用属性而获得各种治疗功效，基本可归纳为交感巫术。

其中生铁、钢铁之类，今天已经失去神奇感，故极少有作为药物使用者。铁精、铁落皆见于《本草经》。铁精按照陶弘景的说法："铁精出煅灶中，如尘，紫色轻者为佳，亦以摩莹铜器用之。"铁落据《新修》说："铁落是煅家烧铁赤沸，砧上煅之，皮甲落者。"铁落使用历史久远，《素问·病能论》以生铁落为饮治疗怒狂之疾。

铁浆、铁华粉、铁粉，并是专门制备供药用者。陶弘景以铁落为铁浆，陶说："铁落是染皂铁浆。"尽管后世苏敬、陈藏器等皆不以为然，但《别录》说铁落"一名铁液，可以染皂"，陶弘景所说的可以作染料的"铁落铁浆"，或许与《本草拾遗》提到的针砂同是一物。陈藏器说："针砂，性平，无毒。堪染白为皂，及和没食子染须至黑。"针砂是作针时磨下的碎屑，用酸处理便能得到可溶性铁盐，即可用作染料。

由于多数本草家都不同意陶的看法，铁浆的制作于是异说纷呈。《新修》的铁浆最简便："诸铁疗病，并不入丸散，皆煮取浆用之。"陈藏器说法不同："铁浆，取诸铁于器中，以水浸之，经久色青沫出，即堪染帛成皂。"宋代陈承又别创一说："铁浆即是以生铁渍水服饵者。日取饮，旋添新水。日久铁上生黄膏，则力愈胜，令人肌体轻健。唐太妃所服者，乃此也。若以染皂者为浆，其酸苦臭涩安可近，况为服食也。"诸家各执一词，孰是孰非已难确考，所幸今天几乎不再使用"铁浆"，其名实究竟云何，不论可耳。

铁粉乃是以钢铁为粉，与针砂接近，今亦不用。

铁华粉别是一物，《开宝》记载作铁华粉法云："取钢煅作叶，如笏，或团，平面磨错令光净，以盐水洒之，于醋瓮中，阴处埋之一百日，铁上衣生，铁华成矣。刮取，更细捣筛，入乳钵研如面，和合诸药为丸散。此铁之精华，功用强于铁粉也。"

生成物应该是醋酸铁。唐慎微引《经验后方》："以经使铧铁四斤，于炭火内烧令通赤，投于醋中，如此七遍，即堪打碎如棋子大，以水二斗浸，经二七日，每于食后服小盏。"也是醋酸铁。至于所附《日华子本草》铁胤粉，其生成物恐怕是氧化铁。本草说铁华粉"养血气"，又引《经验后方》说："治心虚风邪，精神恍惚，健忘。"似乎可以认为是用铁剂治疗缺铁性贫血的有效方案。

铁器《证类》正文只有三条，皆《开宝》所增，《本草纲目》统称为"诸铁器"，记有铁杵、铁秤锤、铁铳、铁斧、铁刀、大刀环、剪刀股、故锯、布针、铁镞、铁甲、铁锁、钥匙、铁钉、铁铧、铁犁鑱尖、车辖、马衔、马镫。

针对这些古怪物件，李时珍解释说："旧本铁器条繁，今撮为一。大抵皆是借其气，平木、解毒、重坠，无他义也。"

所谓"平木"，是五行中金克木之意。《纲目》引《集玄方》治误吞竹木，"秤锤烧红，淬酒饮之"。陈藏器更加玄妙，"故锯，无毒。主误吞竹木入喉咽，出入不得者。烧令赤，渍酒中，及热饮并得。"故锯即使用过的锯子，治疗竹木入喉，除了金克木的寓意外，还包括锯子能锯断竹木的比象。

铁器"解毒"，用者不多，《本草拾遗》云："刀刃，主蛇咬毒入腹者。取两刀于水中相磨，饮其汁。""两刀于耳门上相磨敲作声，主百虫入耳，闻刀声即自出也"大约属于此类。

至于"重坠"一项，主要用来催产。铁杵、秤锤、铁斧并用来下胎，李时珍又发明用铁铳催生之法，《本草纲目》云："铁铳，催生。烧赤，淋酒入内，孔中流出，乘热饮之，即产。旧铳尤良。"

31. 太阴玄精、卤鹹

太阴玄精生盐池中，李时珍说"玄精是卤鹹津液流渗入土，年久结成石片，片状如龟背之形"。《梦溪笔谈》卷二十六对此描述最详："太阴玄精，生解州盐泽大卤中，沟渠土内得之。大者如杏叶，小者如鱼鳞，悉皆六角，端正如刻，正如龟甲。其裙襴小堕，其前则下剡，其后则上剡，正如穿山甲，相掩之处全是龟甲，更无异也。色绿而莹彻，叩之则直理而折，莹明如鉴，折处亦六角，如柳叶。火烧过则悉解折，薄如柳叶，片片相离，白如霜雪，平治可爱。此乃禀积阴之气凝结，故皆六角。"章鸿钊分析玄晶石的样品，认为是石膏$CaSO_4 \cdot 2H_2O$晶体。王嘉荫则根据结晶形状，认为是单斜晶系的矿物钙芒硝$Na_2SO_4 \cdot CaSO_4$。两说都可存，而据《图经》说"解池又有盐精，味更咸苦"，似乎还混有氯化镁$MgCl_2$一类。

卤鹹载于《本草经》，其名实也说法不一。"鹹"今皆简化作"咸"，李时珍则说："鹹音有二，音咸者，润下之味，音减者盐土之名。后人作硷、作醶，是矣。"《本草经》谓卤鹹"生河东盐池"，陶弘景戎盐条注云："今俗中不复见卤鹹，惟魏国所献房盐即是河东大盐。……房中盐乃有九种……黑盐疑是卤鹹。"又引李当之云："卤鹹即是人煮盐釜底凝强盐滓。"《新修本草》则不以陶说为然："卤鹹既生河东，河东盐不釜煎，明非凝滓。此是碱土，名卤鹹，今人熟皮用之，斯则于碱地掘取之。"食盐条《本草图经》云："并州两监末盐，乃刮碱煎炼，不甚佳，其咸盖下品所著卤鹹。"可谓异说纷呈，但所指大致都是含有氯化镁的盐卤。

唐代道经《金石薄五九数诀》收载有太阴玄精和卤鹹，有关太阴玄精的描述与本草类似，而卤鹹则不同，经云："卤鹹，出同州东北，可十七八里陂泽中，亦是盐根。形似河东细小颗盐，味苦而不咸。本方无何方处，世人错用平泽中地生白软之气，将为卤咸，深为误矣。"该书以太阴玄精为盐根，并说卤鹹"亦是盐根"，且"苦而不咸"，明其为较纯粹之氯化镁。

32. 执日取天星上土

本条出《本草拾遗》，其文曰："执日取天星上土，和柏叶、熏草，以涂门户，方一尺，盗贼不来。《抱朴子》亦云有之。"末句"《抱朴子》亦云有之"，或是唐慎微所加的按语。《抱朴子内篇·微旨》有云："常以执日，取六癸上土，以和百药熏草，以泥门户，方一尺，则盗贼不来。"据《淮南子·天文训》云："未为执，主陷。"执日即是干支纪日的未日。至于《本草拾遗》说"取天星上土"，《抱朴子》谓"取六癸上土"，据《抱朴子内篇·登涉》云："凡六甲为青龙，六乙为逢星，六丙为明堂，六丁为阴中也。"又说："凡六癸为天藏，六己为地户也。"托名张良的《阴符经》注释也说："六癸为天藏，可以隐伏也。"故疑《证类本草》引陈藏器"天星"或为"天藏"之讹。

《本草拾遗》中巫术来源的药物甚多，其中多数行为都可以通过弗雷泽提出的交感巫术理论获得解释。比较直观的例证是"天子耤田三推犁下土"，不仅能"安神定魄强志"，更有"入官不惧，利见大官"的奇效。再比如近年颇受诟病的"寡妇床头尘土"，陈藏器说："主人耳上月割疮，和油涂之效也。"所谓"耳上月割疮"，其实就是婴幼儿常见的好发于耳郭后沟的外耳湿疹。尘土大约能够起到收敛，减少渗出的作用，何以专用取自寡妇床头上者，今天虽然不明其理由，但总不出交感巫术相似律或接触律两端。按照今天的认识水平，揭露这类巫术药物之荒谬属性，比较容易。

相对而言，如"执日取天星上土"这类建立在术数逻辑基础上的操作，因为披上了术数的外衣，讨论起来更具有现实意义。如果同意本条也出于巫术思维，那么，同样建立在术数基础上的中医理论体系，也就无悬念地属于巫术范畴——这显然是国粹保存派所不愿意看到的——正因为此，他们刻意把术数从巫术中剥离出来，标榜其具有"前科学"或者"超科学"性，而淡化其原始思维属性。

33. 伏龙肝、铛墨、煅灶灰

伏龙肝又称灶心土，陶弘景说是"对釜月下黄土"。按，"釜月"一词未见有确切的解释，据萧炳《四声本草》云："釜月中墨，一名釜脐上墨。"因此"釜月"应该就是"釜脐"的意思，指釜爨底部正中心位置。

陶弘景又说："以灶有神，故号为伏龙肝，并以迁隐其名尔。"祀灶的习俗渊源甚古，《礼记·祭法》灶为七祀之一，郑玄注："小神居人之间，司察小过，作谴告者尔。"《论语·八佾》云："与其媚于奥，宁媚于灶。"《庄子·达生》云："沈有履，灶有髻。"司马彪云："灶神其状如美女，著赤衣，名髻也。"这些文献所讨论的都是灶神与祀灶，但并无助于解释灶心土何以得名"伏龙肝"。

《后汉书·阴识传》李贤注引《杂五行书》云："灶神名禅，字子郭，衣黄衣，披发，从灶中出。然知其名呼之，可除凶恶。宜市猪肝泥灶，令妇孝。"这是所见文献中"灶"与"肝"的唯一联系之处。《本草纲目》因此说："按《广济历·作灶忌日》云：伏龙在不可移作。则伏龙者，乃灶神也。《后汉书》言：阴子方腊日晨炊而灶神见形。注云：宜市买猪肝泥灶，令妇孝。则伏龙肝之名义，又取此也。临安陈舆言：砌灶时，纳猪肝一具于土，俟其日久，与土为一，乃用之，始与名符。盖本于此。"

《证类本草》与灶有关的几个药物体例安排颇有费解之处。铛墨为《开宝本草》新增药物，单列一条，但不解《嘉祐本草》为何将《四声本草》之"釜月中墨"附录在伏龙肝条，而不归并入本条。煅灶灰系《别录》药，亦单列一条，《嘉祐》附录《本草拾遗》之灶突后黑土、灶中热灰，但不解唐慎微何以将"百草霜"即"灶额上墨"的资料附录在本条。更奇怪的是《本草图经》将伏龙肝、灶额上墨（百草霜）、铛下墨、梁上尘、屋尘煤等数条完全合并在石灰条中讨论。

34. 石灰、白垩、冬灰

石灰即烧石成灰，于谦诗"千锤万凿出深山，烈火焚烧若等闲"便是此意。《博物志》卷四云："烧白石作白灰，既讫，积著地，经日都冷，遇雨及水浇即更燃，烟焰起。"《本草经集注》亦说："今近山生石，青白色，作灶烧竟，以水沃之，即热蒸而解末矣。"张华、陶弘景所描述的都是石灰石limestone（成分$CaCO_3$）烧成生石灰quicklime（成分CaO），生石灰遇水溃解成熟石灰hydrated lime（成分$Ca(OH)_2$），并释放出大量热能的过程。

《本草经》"石灰一名恶灰"，陶弘景说"俗名石垩"。考《证类》引《本草经》有白垩，森立之《本草经考注》据《新修本草》《本草和名》及《医心方》改为"白恶"，并认为石灰条陶注提到的石垩"似是白恶之灰，故名恶灰，可证古白恶亦不作'垩'也"。森说有理。且《别录》白垩（恶）一名白善，正是针对"白恶"立言。因此《本草经》中的白恶，应该就是石灰石。或许是传写的原因，"白恶"讹写成了"白垩"。"垩"训为白土，《山海经·西山经》"大次之山其阳多垩"句郭璞注云："垩似土，色甚白。音恶。"

白垩是白色的高岭石kaolinite，亦即前面五色石脂条中的白石脂，与《本草经》

之白恶为石灰石limestone本不相涉，但后世本草误"白恶"为"白垩"以后，自陶弘景以降，皆以白土、白陶土为说，殊失白恶（石灰石）之本意。

冬灰是草木灰，主要成分为K_2CO_3，因为具有弱碱性，故可以用来洗涤衣物。《礼记》云："冠带垢和灰请漱，衣裳垢和灰请浣。"陶弘景说："此即今浣衣黄灰尔，烧诸蒿藜，积聚炼作之。"尽管各种草木都可以作灰，但《本草经》以藜灰为冬灰的别名，《新修》云："冬灰本是藜灰，余草不真。"藜科藜属（Chenopodium）、碱蓬属（Suaeda）植物的枝叶都可以烧灰制碱，尤其以后者纯正，这或许就是古代正宗的"冬灰"。

35. 礜石、特生礜石、苍石、握雪礜石、砒霜

礜石有毒，《说文》云："礜，毒石也，出汉中。"《山海经·西山经》说："（皋涂之山）有白石焉，其名曰礜，可以毒鼠。"因为可以药鼠，所以白礜石《吴普本草》一名鼠乡，特生礜石《别录》一名鼠毒。

礜石、特生礜石、苍石皆可以确定为砷黄铁矿arsenopyrite，又名毒砂，化学组成为FeAsS。这种矿石常呈银白色或灰白色，久曝空气中则变为深灰色，此所以有白礜石、苍礜石、苍石、青分石诸名。

按照王奎克"五石散新考"中的意见，礜石是五石散或称寒食散的重要成分。《诸病源候论》卷六记服寒食散五候："人进食多，是一候；气下，颜色和悦，是二候；头面身痒搔，是三候；策策恶风，是四候；厌厌欲寐，是五候也。"这些现象皆符合慢性砷中毒的特征，王奎克解释说："这五候，进食多是消化系统机能加强的现象；面上气色变好是血象和营养情况有改进的现象，这是初服时的疗效，是好的方面。至于全身皮肤发痒、怕风和昏昏欲睡，则已经是慢性中毒，皮肤和神经中枢发生病变的现象。"对于礜石条《别录》说："火炼百日，服一刀圭。不炼服，则杀人及百兽。"王奎克在"砷的历史在中国"一文中的解释也很有道理："礜石在空气中氧化或缓慢加热时，会生成有毒的砷酸铁（$FeAsO_4$）。高温煅烧时，则所含的砷和硫分别成为气态的氧化砷和二氧化硫被除去，剩下的残渣主要是无毒的氧化铁（Fe_4O_3）。但这残渣中会含有少量尚未分解的礜石或新生成的砷酸铁。当以残渣入药时，这少量的砷化合物就可以起无机砷剂的作用，例如促进红细胞增生，杀灭疟原虫等。"（两篇文章皆载赵匡华主编《中国古代化学史研究》）

五石散服后浑身燥热，需进冷食，故又名寒食散。从旧传五石散组成药物来看，钟乳、白石英、紫石英《本草经》皆标"温"或"微温"；石硫黄《本草经》"温"，《别录》"大热"；赤石脂《本草经》"平"，《别录》"大温"。不特如此，按照现代药理研究，这些物质确不足以引起机体发热，或令服用者产生温热感。礜石则不同，不仅《本草经》谓其"大热"，《别录》补充"生温熟热"，毒理学也证实，慢性砷中毒可出现中枢神经感觉异常，外周神经病变则引起四肢灼热感。因此王奎克五石散以礜石

为主药的意见，确有见地。

礜石药性之"大热"，本是砷中毒的生理学反应，后竟逐渐讹变为"热能"的物理学概念，由此附会各种传说。《博物志》卷三云："鹳，水鸟也，伏卵时则不鸣，卵冷，取礜石用绕卵，以时助燥气。"（《四库全书》本如此，《证类本草》引作："鹳伏卵时，取礜石周围绕卵，以助暖气。方术家取鹳巢中礜石为真也。"）陶弘景说："生礜石纳水中令水不冰，如此则生亦大热。"刘敬叔《异苑》卷7说："魏武北征蹋顿升岭，眺瞩见山岗不生百草。王粲曰：是古冢，此人在世服礜石，而石生热蒸出外，故卉木焦灭。即令发看，果得大墓，内有礜石满莹。"前面矾石条已经指出，引文中"礜石"为"礜石"之讹。埋藏有礜石之地，居然热气蒸腾，寸草不生，这实在是夸大其词。果如其说，那么砷矿区就该是不毛之地了。

除礜石、特生礜石、苍石外，《新修》增加握雪礜石，苏敬说："出徐州西宋里山，入土丈余，于烂土石间，黄白色，细软如面。"如果按照药名"礜石"进行推论，这应该是以粉末状态产出的天然砷华arsenolite（成分As$_2$O$_3$）。但令人困惑的是，《证类》标明握雪礜石"无毒"，且和写本《新修本草》也作"无毒"，这就不应是传写讹误，或许如王嘉荫在《本草纲目的矿物史料》中说，这种握雪礜石实为高岭石一类。

握雪礜石是否为砷华只能存疑，但《开宝本草》增附的砒霜确实是As$_2$O$_3$。这种砒霜有两个来源，一是含砷矿石加工而成，一是天然砷华，尤以前者较为普遍。早期砒霜是炼丹家炉燧的产物，如《千金要方》卷十二中太一神精丹的生成物即是砒霜。发展到宋代，如陈承《本草别说》云："今市人通货者，即取山中夹砂石者，烧烟飞作白霜。"这是利用升华法取霜，甚为简易。明代《天工开物》记载，湖南衡阳以土窑烧砒，年产量"一厂有造至万钧者"。

36. 硇砂、蓬砂

硇砂最早为炼丹家所用，《道藏》本《丹方鉴源》卷上说："（硇砂）谓之金贼，能制合群药之中使也。亦有制雄雌（黄）之力也。"《庚道集》卷四以辰锦朱砂、精光硇砂、西朋砂、针砂为"四砂"。《证类》本条后引用《宝藏论》《太清伏炼灵砂法》《丹房镜源》，乃至《本草衍义》，皆涉及硇砂在炼丹术中的应用，文烦不录。

《新修》谓硇砂"出西戎"，据《隋书·西域传》，康国、龟兹皆出铙（硇）砂；《新唐书·地理志》记安西大都护府土贡硇砂。硇砂以出高昌（今新疆吐鲁番）北庭山者最有名，称"北庭砂"。宋姚宽《西溪丛语》卷下说："北庭山中出硇砂，山中常有烟气涌起，而无云雾，至夕光焰如炬火，照见禽鼠皆赤。采硇砂者著木底鞋，若皮为底者即焦。有穴出青泥，出穴即变为砂石，土人取以治皮。"核检道书，唐代已重视北庭砂，《金石簿五九数诀》云："硇砂，但光明映彻者堪用。云火山有，不如此北亭（庭）者最为上好。"按，硇砂为氯化铵（NH$_4$Cl）矿，主要出产在火山熔岩的岩穴中，此记载尤其肯定硇砂的名实古今未变。

《新修》又言硇砂"可为焊药"，氯化铵涂在焊接面上，受热分解成NH_3和HCl，其中NH_3具还原性，可以清除金属表面的氧化膜；HCl可与金属氧化物起复分解反应生成金属氯化物，后者沸点较低，易气化挥发，也能起到清洁焊接面的作用。

除硇砂外，硼砂也可以作焊药。《本草图经》云："今人作焊药乃用鹏砂。"此即《嘉祐》之蓬砂，今名硼砂，系硼酸盐矿物，主要成分为四硼酸钠（$Na_2B_4O_7 \cdot 10H_2O$）。硼砂在焊接面受热熔化为玻璃状物，熔体中含有酸性氧化物B_2O_3，可溶解金属氧化物，洁净焊接面。

《金石簿五九数诀》别有天明砂，似亦为硼砂，录文备参："天明砂，出波斯国，堪捍（焊）五金器物。此药尤多假伪，但自试之，辨取真伪。口含无苦醋酸咸好，青白色，烧之不沸，汁流如水，粘似胶粘，即真矣。若烧有紫烟气烧上有漆者，并是真也。可择而用之。"

37. 赤铜屑、自然铜

古代金属焊接方式有铸焊、煅焊、钎焊三种，其中钎焊受加热条件的局限，主要是软钎焊，以熔点较低的金属如铅、锡作为焊接剂。铜的熔点在千度以上，似不可能作为焊条，可不知为何，铜却被医家臆想为"焊接"骨齿的妙品。

《新修》有赤铜屑，即单质铜，陈藏器是以铜接骨的"发明人"。《本草拾遗》云："赤铜屑，主折伤，能焊人骨及六畜有损者。取细研酒中温服之，直入骨损处。六畜死后，取骨视之，犹有焊痕。"《日华子》也附和说，铜屑"接骨焊齿"。唐慎微引唐张鷟《朝野佥载》，更为铜屑接骨提供疗效证明："定州人崔务，坠马折足。医者令取铜末和酒服之，遂痊平。及亡后十余年改葬，视其胫骨折处，有铜束之。"

《开宝本草》新载自然铜，功效也是"疗折伤，散血止痛，破积聚"。按其描述"生邕州山岩中出铜处，于坑中及石间采得，方圆不定，其色青黄如铜，不从矿炼，故号自然铜"。这应该与"狗头金"一样，是铜元素的自然集合体。后来《本草图经》也如此说，这代表宋代官方的意见。苏颂专门指出："今市人多以锡石为自然铜，烧之皆成青焰如硫黄者是也。此亦有二三种：一种有壳如禹余粮，击破其中光明如鉴，色黄类输石也；一种青黄而有墙壁，或文如束针；一种碎理如团砂者，皆光明如铜，色多青白而赤少者，烧之皆成烟焰，顷刻都尽。今药家多误以此为自然铜，市中所货往往是此。"《图经》所指责的伪品自然铜，即锡石，实为等轴晶系的黄铁矿pyrite（FeS_2）或四方晶系的黄铜矿chalcopyrite（$CuFeS_2$）。《雷公炮炙论》提到的石髓铅、方金牙恐怕都是这类矿石。

随着时间推移，这类被苏颂斥为伪品的锡石（主要是黄铁矿），渐渐取代天然单质铜而成了自然铜的药用主流，后者居然也具有"续筋接骨"的奇效，不能不令人怀疑。

38. 代赭

古人很早就注意到赭与铁共生，《管子·地数》说："山上有赭者，其下有铁。"

代赭即是赤铁矿hematite矿石，成分为Fe_2O_3，因产代郡，故名代赭。作代赭用的赤铁矿石，一般是鲕粒状、豆状、肾状的集合体，这类矿石表面有圆形乳头状的突起，故《本草图经》说"其上文头有如浮沤丁者为胜，谓之丁头代赭。"

与"丹"一样，"赭"也是赤色。《说文》云："赭，赤土也。"《山海经·西山经》"白华而赤实，其状如赭"句，郭璞注："赭，紫赤色也。"《别录》说代赭"赤红青色，如鸡冠有泽"，《新修》提到代赭"紫如鸡肝"，《本草衍义》说"赤紫色者佳"，代赭的实物也是暗红褐色，这或许就是"赭"字所指代的标准色泽。

《本草经》说代赭"杀精物恶鬼"，与丹砂条说"杀精魅邪恶鬼"一样，皆源于初民对赤色的敬畏。《山海经·西山经》云："其中有流赭，以涂牛马无病。"郭注云："今人亦以朱涂牛角，云以辟恶。"也是巫术思维的表现。

《伤寒论》有旋覆代赭汤，用代赭重镇胃气上逆；《和剂局方》有震灵丹，取其色红，收敛止血。代赭常用剂量10~30克，一般要求打碎先煎。《中药大辞典》中的一条资料需要引起注意："可用代赭石代替硫酸钡作为X线胃肠造影剂，并认为无毒。但经测定赭石中含砷盐的量，约为1/10万以上，已大大超过硫酸钡，也超过了药典上许可标准。小鼠每日服2g，到第7天时，100%死亡。死前动作迟钝，肌肉无力及间发性痉挛，最后共济失调或瘫痪，呼吸缓慢而死亡。家兔每日服5g，多在第12天死亡，个别到第14天死亡。中毒症状与小鼠相似，死后解剖见肺及肠黏膜充血，肝表面有部分坏死。"代赭煎剂没有见如此剧烈的毒性，可能是有毒物质溶出不多的缘故，但有些丸剂以代赭为衣，其安全性值得怀疑。

39. 浆水、热汤

与酒一样，浆也是一种粮食酿造而成的饮料，滋味略酸。《周礼·天官·酒正》云："辨四饮之物，一曰清，二曰醫，三曰浆，四曰酏。"郑玄注："浆，今之酨浆也。"孙诒让《周礼正义》博引群书，于兹解说甚详。《说文》"浆，酢浆"，"酨，酢浆"。《礼记·内则》郑玄注亦云："浆，今之酨浆也。"唐贾公彦疏："此浆亦是酒类，酨之言载，米汁相载，汉时名为酨浆也。"孙诒让的意见是："浆酨同物，累言之则曰酨浆，盖亦酿糟为之，但微酢耳。"

《齐民要术》卷九载有作寒食浆法，其略云："以三月中清明前，夜炊饭，鸡向鸣，下熟热饭于瓮中，以向满为限。数日后便酢，中饮。"直到明代，浆水的做法亦无变化，《本草蒙筌》卷五云："节择清明，熟炊粟饭。乘热投磁缸内，冷水浸五六朝，味渐酸而生白花，色类浆，故名浆水。"至于作浆之米，当依《嘉祐》说："粟米新熟，白花者佳。"

浆水作为饮料，古已有之。《释名·释饮食》云："浆，将也。饮之寒温多少，与体相将顺也。"浆水作为药物使用，大约可举《梁书》"（陆）襄母尝卒患心痛，医方须三升粟浆"为最早。但不知为何，此物至宋代才被收入《嘉祐本草》。更荒谬者，掌禹锡把浆水安排在玉石部，后继的本草大家唐慎微袭误而不察，李时珍将之改列在水部，陈嘉谟则改列在米谷部中。

热汤即沸水，亦《嘉祐本草》新补。上古火耕水耨，用热汤除杀杂草，见《礼记·月令》。又用热汤煮茧，《淮南子·泰族训》云："茧之性为丝，然非得工女煮以热汤而抽其统纪，则不能成丝。"此即本条提到的"缫丝汤"。本条又有"燖猪汤"，即杀猪用来烫去猪毛的沸水。大约宋代开始讲究"百沸汤"，如《五灯会元》卷十二有云："点茶须是百沸汤。"其后医家亦用之，《本草纲目》遂以"百沸汤"为热汤的别名。

本卷另有《别录》药"地浆"，乃是掘地添水，搅水澄清而得，与浆水无关。另有《本草拾遗》记载之"温汤"，乃是温泉，与热汤无关。

40. 青琅玕

琅玕的名实需要按年代来讨论。先秦文献中"璆琳琅玕"常相连并，《尔雅·释地》云："西北之美者，有昆仑虚之璆琳琅玕焉。"琅玕与璆琳一样，皆指美玉、美石。

汉魏琅玕多作饰品，《急就篇》"系臂琅玕虎魄龙"；张衡《四愁诗》"美人赠我青琅玕，何以报之双玉盘"（《御览》卷七百五十八引，今本《文选》作"金琅玕"）；三国曹植《美女篇》"头上金爵钗，腰佩翠琅玕"。这种用作佩饰的琅玕多为珠状，《说文》云："琅，琅玕，似珠者。"《禹贡》"璆琳琅玕"句，孔安国传："琅玕，石而似珠者。"郑玄注："琅玕，珠也。"郭璞注《尔雅》也说："琅玕，状似珠也。"既明汉代的琅玕是珠或珠状物，则与《本草经》青琅玕"一名石珠"，《别录》"一名青珠"相合，所指应是同物。不仅如此，《本草经》又说青琅玕"生蜀郡平泽"，检《初学记》卷27引《华阳国志》云："广阳县，山出青珠。"广阳县约在今茂县、汶川一带。左思《蜀都赋》也言岷山出产"青珠黄环"，皆与《本草经》吻合。

与青珠性状特征最接近的矿物是绿松石turquoise，而如章鸿钊《石雅》所注意者，此石非四川所产，故章以绿青（孔雀石）为青珠，即青琅玕。其说可参。

唐代的青琅玕既非绿松石，也非绿青，而是琉璃。《新修》云："琅玕乃有数种色，是琉璃之类，火齐宝也。且琅玕五色，其以青者，入药为胜。"《急就篇》颜师古注："琅玕，火齐珠也。"故《嘉祐本草》将《本草拾遗》之琉璃，《日华子》之玻璃附录此条。

《本草图经》又不以《新修》之论为然，而以珊瑚为青琅玕。苏颂引《异鱼图》云："琅玕青色，生海中。云海人于海底以网挂得之，初出水红色，久而青黑，枝柯似珊瑚而上有孔窍如虫蛀，击之有金石之声，乃与珊瑚相类。"所绘青琅玕药图即是珊瑚。《本草纲目》遵用其说，乃将《拾遗》石栏干（珊瑚）并入青琅玕条。

41. 花乳石

花乳石一名花蕊石，此石因为《和剂局方》的花蕊石散而著名。花蕊石散是治疗一切金疮跌扑，产后血症，乃至猫狗咬伤的妙方。方用硫黄四两、花蕊石一两，密封瓦罐中，置四方砖上，用炭周匝围绕，煅炼经宿，候冷研细而成。为了增加严肃性,《局方》特别要求"砖上书八卦五行字",并画图示意。《老学庵笔记》卷2记载,王圣美接待辽使,前一日头部受刀伤,不能见客,于是托言头风,辽使知道内幕,因调戏说:"曾服花蕊石散否?"可见花蕊石散疗伤的效果已经传播到了辽朝。

《本草图经》为花蕊石列有专条,云:"花乳石,出陕州阌乡县。体至坚重,色如硫黄,形块有极大者,人用琢器。古方未有用者,近世以合硫黄同煅,研末敷金疮,其效如神。"《嘉祐本草》云:"出陕华诸郡,色正黄,形之大小方圆无定。"《本草衍义》云:"今出陕华间,于黄石中间有淡白点,以此得花之名。今惠民局花乳石散者是。此物陕人又能镌为器。"这些描述与今天以白云石ophicalcite,即属于变质岩类的蛇纹大理岩为花乳石,并不太符合。

值得注意的是,元明之际所称的花蕊石另有其物。传说文人刻印开始于元代的王冕,所用材料即是花蕊石。明初刘绩《霏雪录》卷上云:"初无人以花药石刻印者,自山农(指王冕)始也。"其中"花药(藥)石"或是"花蕊(蘂)石"之讹。明郎瑛《七修类稿》卷二十四说得更清楚:"图书(即印章)古人皆以铜铸,至元末,会稽王冕以花乳石刻之,今天下尽崇处州灯明石,果温润可爱也。"这种作为印材的花乳石,在矿物学上称为叶腊石pyrophyllite,是黏土矿物的一种,分子式$Al_2Si_4O_{10}(OH)_2$。叶腊石质地细腻,硬度较白云石低,非常容易雕镌,这或许才是真正的花乳石。

附带一说,《新修》之桃花石,据《南海药谱》云:"其状亦似紫石英,若桃花,其润且光而重,目之可爱是也。"似乎也是叶腊石。

42. 黄精、女萎葳蕤、女萎

黄精一名重楼,《后汉书·陶谦传》说,笮融依于陶谦,在徐州"大起浮屠寺,上累金盘,下为重楼"。这种"重楼"建筑的形状,不妨参照《证类本草》解州黄精的药图来理解:轮生的叶子,仿佛是每一层的飞檐,而直立的茎,则是中心刹柱。但如此一来,重楼便成了翠堵波(佛塔)的结构,不知古建筑学家是否同意。另外,《新修》将植物蚤休称为重楼,后者虽然只有两重,但上大下小,塔的特征更加明显。

通过对"重楼"的讨论,我们因此能够确定黄精为百合科*Polygonatum*属中多叶轮生的几个品种,主流植物很可能就是今天的黄精*P. sibiricum*,并同意谢宗万先生的意见,《证类》所绘滁州黄精、解州黄精和相州黄精,皆是本品。需要说明者,《本草图经》说黄精"叶如竹叶而短,两两相对",这并不是指所谓的对叶黄精*P. oppositifolium*,因其主要分布在西藏和四川的少数地区。苏颂所说,仍然是指*P. sibiricum*轮生叶片之两两相对。不过,《食疗本草》说"(叶)不对者名偏精",陈藏器也说:"其叶偏生不对者名偏精,功不如正精。"则似指叶互生的多花黄精*P. cyrtonema*,从药图看,《证类》之永康军黄精似此。

道教以黄精为仙药,本条引有《仙经》《博物志》《抱朴子》《神仙芝草经》《灵芝瑞草经》《稽神录》等，皆盛赞黄精久服耐老难饥、神仙不死的奇效。可令人奇怪的是，《本草经》并没有收载黄精，而且本条的《别录》文不书产地，仅有"生山谷"字样，确实不像《本草经》文混入《别录》中者。尤其可怪的是，从《五十二病方》《武威医简》，乃至《伤寒杂病论》，都没有使用黄精。而《列仙传》则有修羊公服食黄精；《太上灵宝五符序》卷中说霍山赤城内有数千家种植黄精；《医心方》卷26引《太清经》谈论服食黄精等。或许可以断言，以上文献均晚于《本草经》成书之东汉早期也。

《本草经》无葳蕤而有女萎，《别录》无女萎而有葳蕤，陶弘景认为女萎即葳蕤，遂将二者合并为一条，《证类》遂以"女萎葳蕤"为标题。陶弘景将女萎与葳蕤合并的原因，应该主要根据别名和功效。《吴普本草》云："委萎，一名葳蕤，一名王马，一名地节，一名虫蝉，一名乌萎，一名荧，一名玉竹。"《尔雅》云："荧，委萎。"《别录》云："葳蕤，一名荧，一名地节，一名玉竹、一名马薰。"另外，《太平御览》卷九百九十三引《本草经》云："女萎一名左眄，一名玉竹。"尽管"女萎"不同于"委萎"，但综合上述引文，确实看出"委萎"与"葳蕤"在名称上的一致性。在功效上，《吴普》记委萎的功效云："治中风，暴热，久服轻身。"《本草经》女萎条也说："主中风，暴热……久服……轻身不老。"二者显然相同。

《尔雅》"荧，委萎"郭注："药草也。叶似竹，大者如箭竿，有节。叶狭而长，表白里青。根大如指，长一二尺，可啖。"《吴普》说委萎："叶青黄，相值如姜。"陶弘景说："今处处有，其根似黄精而小异，服食家亦用之。"《雷公炮炙论》说："凡使，勿用钩吻并黄精，其二物相似。萎蕤只是不同，有误疾人。萎蕤节上有毛，茎斑，叶尖处有小黄点。"由此知这种葳蕤也是*Polygonatum*属植物，但与黄精相比，是叶互生，根状茎较细，结节不明显的几种植物。《证类》所绘滁州葳蕤，大致可以认为是玉竹*P. odoratum*或小玉竹*P. humile*。

《新修》不同意陶弘景的看法，苏敬在草部中品另立女萎条，并描述说："其叶似白蔹，蔓生，花白子细。荆襄之间名为女萎，亦名蔓楚。"此女萎在《证类》卷八，并绘有药图。但仔细研究这幅女萎图片，与卷六女萎葳蕤条舒州女萎的药图完全一样，据《本草图经》云："今滁州、舒州及汉中皆有之。"故确定舒州女萎应是《图经》原图，而《证类》卷8的女萎图可能是唐慎微或《证类》的出版商根据前图添绘。需要指出的是，近代植物学家根据苏敬的描述，此将这种蔓生女萎考订为毛茛科植物*Clematis apiifolia*，这或许有道理。但《证类》卷六之舒州女萎，以及卷八之女萎药图，均显示该植物为直立草本，单叶互生，与毛茛科女萎蔓生草本，三出复叶，小叶有不明显3浅裂，边缘有锯齿的情况完全不同。因此，认为女萎自古以来便是*Clematis apiifolia*的观点，恐怕过于武断。

43. 昌蒲、白昌

昌蒲见《证类》卷六，白昌载《证类》卷三十有名未用品中。有关昌蒲名实研究甚多，谢宗万先生的意见可以成为定论：《本草经》昌蒲为天南星科植物Acorus calamus，此即后世所称之水菖蒲或泥菖蒲，亦即白昌；《别录》昌蒲条强调"一寸九节者良"，此为同属石菖蒲A. tatarinowii，这是后世菖蒲主流品种。另有溪荪，为同属菖香菖蒲A. macrospadiceus。

昌蒲品种如上述，其得名尚有讨论的余地。昌蒲植物最早的专名，既非"昌"，也非"蒲"。"昌"字的本意为美言，金文"昌"字的下半与小篆一样也是"曰"，便是证明。"蒲"按《说文》的解释，则是一种可以织席的水草，《诗经》泽陂、鱼藻诸篇皆显示这种"蒲"是香蒲科Typha属的水生植物。至于昌蒲的初名，按后世注家的意见，大约是《楚辞》中的"荃"和"荪"。但汉代王逸只将这两个字训为香草，并不特指昌蒲。

许慎以"茚"为昌蒲，《说文》云："茚，昌蒲也。从艸，卬声。"茚在早期文献中没有找到使用实例，故是否昌蒲的初名，只能存疑。不过，《本草经》昌蒲一名昌阳，《淮南子·说林训》称"昌羊"，昌阳（羊）急呼即为"茚"。而"茚"与"昌"上古音同在阳部，或相假借，遂以"昌"为"茚"，应有此可能。《左传·僖公三十年》"飨有昌歜"，《周礼·天官·醯人》提到"昌本"，《吕氏春秋·任地》言"昌始生"。以上诸"昌"皆是"茚"，即昌蒲。至于汉代将"昌"与"蒲"相连成为"昌蒲"一词，或许是为了强调"茚"的形态特征与大家熟知的"蒲"类似。

说到昌蒲植物，还有一个关于昌蒲花的古怪问题。《太平御览》卷九百九十九引《风俗通》云："菖蒲放花，人得食之，长年。"另外，《南史》记梁武帝的母亲，"方孕，忽见庭前菖蒲花光采非常，惊报侍者，皆云不见。后曰：常闻见菖蒲花者当富贵。因取吞之，是月生武帝。"《太平御览》卷一百六十八又引后魏《典略》云："孝文帝南巡至新野，临潭水而见菖蒲花，乃歌曰：两菖蒲，新野乐。遂建两菖蒲寺以美之。"这几条都形容昌蒲花之难得一见，诗人遂因此吟咏，如《玉台新咏》有"菖蒲花，可怜闻名不曾识"之句；唐人绝句《古相思》也说"十访九不见，甚于菖蒲花"。但Acorus属植物叶状佛焰苞内肉穗状花序上密生黄色小花，并非难见，何以传讹如此，百思不得其解。

另外，昌蒲的花为黄色，而《抱朴子内篇·仙药》云："菖蒲生须得石上，一寸九节已上，紫花者尤善也。"Acorus属植物也没有紫色花，吴其濬《植物名实图考》卷18有一段解释："沈存中谓荪即今菖蒲，而《抱朴子》谓菖蒲须得石上，一寸九节，紫花尤善。菖蒲无花，忽逢异萼，其可遇不可必得者耶？然《平泉草木记》又谓茅山溪中有溪荪，其花紫色，则似非灵芝天花，神仙奇药矣。若如陶隐居所云，溪荪根形气色，极似石上菖蒲，而叶如蒲无脊，俗人误呼此为石上菖蒲。按其形状，乃似今之吉祥草，不入药饵。沈说正是。隐居所谓俗误，而《抱朴子》乃并二物为一汇耶？《离骚草木疏》引证极博，不无调停。诗人行吟，徒揣色相；仙人服饵，尤务诡奇；隐居此注，似为的矣。"这种吉祥草是百合科植物*Reineckea carnea*，穗状花序，苞片膜质，淡褐色或带紫色。吴其濬的意见很有道理，古代文人骚客，乃至部分本草作者，并不真正接触植物，仅仅凭书上的只言片语，便信以为实，遂致错谬。

关于昌蒲的功效，《本草经》谓其"开心孔"，此用《孟子》"心之官则思"之意，故后文说"久服不忘，不迷惑。"《道藏》中有一卷《神仙服食灵草菖蒲丸方》，篇中有景龙、大历等年号，又引《上清经》，当是唐代上清派道士所作，称昌蒲为"水之精，神仙之灵草，大圣之珍方"，并提到"服昌蒲，博览群书，日夕无倦"。除此之外，《证类》引《肘后方》记扁鹊治中恶卒死（休克），"捣菖蒲生根，绞汁灌之"，或者"菖蒲末吹鼻中"。这可以引来作为《史记·扁鹊列传》治虢太子尸厥的注释。其原理可能与所含α-细辛醚（α-asarone）嗅盐样的苏醒作用有关。

44. 菊花

服食菊花的历史可以追溯到屈原，"朝饮木兰之坠露兮，夕餐秋菊之落英"，这是《离骚》中的句子，脍炙人口者。"菊"并非菊花之本字，《尔雅》"大菊，蘧麦"，《说文》同。据郭璞注，蘧麦即是瞿麦，一般认为即石竹科植物*Dianthus superbus*。可是瞿麦无论是流苏状的花瓣，还是线状披针形的叶片，实在想象不出有哪一点与菊科的菊花，由管状花和舌状花聚生的头状花序，边缘有短刻锯齿的叶片，存在相似之处，居然被古人呼为"大菊"。

不仅"大菊"令人迷惑，《说文》中另外两个与菊花有关的字，也众说纷纭。"蘜，日精也，以秋华。"《别录》菊花一名日精。如此则"蘜"为菊花字。"蘜，治墙也。"据《尔雅》"蘜，治墙"郭注："今之秋华菊。"则"蘜"同样也是菊花字。后人用了很多办法来调和这两个字，其中较别致的说法见《初学记》卷二十七引周处《风土记》曰："日精、治蘠，皆菊之花茎别名也。"森立之《本草经考注》进一步发挥说："言华谓之日精，茎谓之治蘠也。"认为"蘜"为花名，其茎则名"蘜"。森说不无道理，《周礼·秋官·蝈氏》："掌去鼃黾，焚牡蘜，以灰洒之则死。"郑注："牡蘜，蘜不华者。"所谓"蘜不华"，或许可以理解为茎叶。话虽如此，今本文献并未严格区分"蘜"、"蘜"、"鞠"、"菊"字。

早期菊花以黄色为正，《礼记·月令》云："季秋之月，鞠有黄华。"植物学家认为这就是今天的野菊花*Dendranthema indicum*。此植物挥发油含量较高，苦味浓郁，汉代以来的服食家不取为正品，《博物志》卷四云："菊有二种，苗花如一，唯味小异，苦者不中食。"苦者即*D. indicum*，陶弘景谓之苦薏，今药用称为野菊花。与之相对的是甘菊花，即后来广泛栽植的庭院植物菊花*D. morifolium*。

《抱朴子内篇·仙药》云："南阳郦县山中有甘谷水，谷水所以甘者，谷上左右皆生甘菊，菊花堕其中，历世弥久，故水味为变。其临此谷中居民，皆不穿井，悉食甘谷水，食者无不老寿，高者百四五十岁，下者不失八九十，无夭年人，得此菊力也。故司空王畅、太尉刘宽、太傅袁隗，皆为南阳太守，每到官，常使郦县月送甘谷水四十斛以为饮食。此诸公多患风痹及眩冒，皆得愈，但不能大得其益，如甘谷上居民，生小便饮食此水者耳。"《后汉书》卷三十二注引《荆州记》也载有这段文字，唯"甘菊"作"芳菊"，从品种来看，也应该是*D. morifolium*。《嘉祐本草》乃据这两段文字新立"菊花水"条，见《证类》卷五。

在服食家眼中，甘菊不仅花可食，水可饮，其根茎叶实，也是服食的妙品。《别录》说："正月采根，三月采叶，五月采茎，九月采花，十一月采实。"《太上灵宝五符序》卷中"延年益寿方"有详细的解说："春三月甲寅日日中时采更生，叶也。夏三月丙寅、壬子日日中时采周盈（一方云周成），周盈者，菊之茎也。秋三月庚寅日晡时采日精，日精者，菊之华也。常以冬十月戊寅日平旦时采神精，神精者，一曰神花，一曰神英，菊之实也。无戊寅者，壬子亦可用也。冬十一月、十二月壬寅日日入时采长生，长生者，菊之根也。一方云，十一月无壬寅，壬子亦可用也。"

*D. morifolium*中有白色者，名白菊花，《抱朴子内篇·金丹》之刘生丹法用到此物，陶弘景云："又有白菊，茎叶都相似，唯花白，五月取。亦主风眩，能令头不白。"后世遵用其说，渐渐以白菊花为药用正品，今按产地则分杭白菊、亳白菊、滁白菊、怀白菊等，皆为正宗。其中怀白菊历史最久，可以据前引《荆州记》追溯到南阳白菊，《本草衍义》也专门提到邓州白菊。至于其他几种白菊，皆较怀白菊晚出。

45. 人参

在《中药材品种沿革及道地性》中，对"上党人参"的名实变迁已有详细讨论，此处不再重叙，仅对宋代人啧啧称赞的"紫团参"问题作一些补充。

紫团山在潞州壶关县东南，大约从晚唐开始，紫团山出产的人参逐渐有名。《全唐诗》卷六百二十五陆龟蒙《奉和袭美谢友人惠人参》有句云："五叶初成椴树阴，紫团峰外即鸡林。"同书卷六百三十五周繇《以人参遗段成式》云："人形上品传方志，我得真英自紫团。"北宋紫团参地位更高。《开宝本草》说："潞州太行山所出，谓之紫团参。"王安石病哮喘，需要紫团山人参，其《赠张康》诗云："手中紫团参，一饮宽吾亲。"另据《梦溪笔谈》卷九记载，王安石还曾拒绝薛师政所馈紫团参，并夸口："平生无紫团参，亦活到今日。"此外，苏轼诗《紫团参寄王定国》也脍炙人口。

今详考文献及图例，这种紫团参既非五加科人参*Panax ginseng*，也非《中药材品种沿革及道地性》认为的桔梗科党参*Codonopsis* sp.，而另有其物，理由如下。

金·刘完素《黄帝素问宣明方论》卷九仙人肢丸，元·王好古《医垒元戎》卷12紫苑丸，皆在处方中同时使用紫团参与人参。此从医方使用角度证明紫团参非人参。南宋杨万里《诚斋集》卷二十有《紫团参》诗云："新罗上党各宗枝，有两曾参果是非。入手截来花晕紫，闻香已觉玉池肥。旧传饮子安心妙，新捣珠尘看雪飞。珍重故人相问意，为言老矣只思归。"用真假曾参来比喻新罗人参（朝鲜参）与上党人参（紫团参），这代表普通人的看法。

《证类》绘有威胜军人参图，穗状花序，单叶互生，无地下部分（《绍兴本草》此条增绘根状茎）。据《宋史》卷二百七十一云："太平兴国二年，诏于潞州北乱柳石围中筑城，名威胜军。"壶关遂由威胜军节度，故此威胜军人参即是紫团山人参。复考《证类》卷8之晋州紫参药图，地上部分完全同于此威胜军人参，地下根状茎与《绍兴本草》相同。根据《本草图经》对这种紫参的描述："苗长一二尺，根淡紫色如地黄状，茎青而细，叶亦青似槐叶，亦有似羊蹄者。五月开花，白色似葱花，亦有红紫而似水荭者。根皮紫黑，肉红白色，肉浅而皮深。"此即蓼科植物拳参Polygonum bistorta.，因其根皮紫褐色，故名紫参，这便是宋代鼎鼎大名的紫团参的原植物。

46. 天门冬、麦门冬

杜诗"江莲摇白羽，天棘蔓青丝"，后一句历代注家聚讼纷纭，乃至有改为"天棘梦青丝"者。按，天门冬一名颠棘，《尔雅》云："髢，颠蕀。"郭注云："细叶有刺，蔓生，一名商蕀。《广雅》云女木也。"据《说文》云："髢，髪也。"故《尔雅》以"髢"称颠棘，乃是形容天门冬纤弱的叶状枝婆娑的样子，杜甫诗中"蔓青丝"三字，实暗用《尔雅》与《说文》。至于"天棘"一名，确实不见于唐以前文献（此所以宋人为之聚讼），但究竟是老杜为了和上句"江莲"对仗工整，生造词汇，还是偶然误记，不得而知。《本草纲目》据此为天门冬增加别名"天棘"，李时珍的解释殊近情理："或曰天棘，《尔雅》云：髢，颠蕀也。因其细叶如髢，有细棘也。颠、天，音相近也。"

天门冬种类甚多，《本草图经》云："今处处有之。春生藤蔓，大如钗股，高至丈余，叶如茴香，尖细而疏滑，有逆刺，亦有涩而无刺者。其叶如丝杉而细散，皆名天门冬。"百合科Asparagus属植物的叶退化为鳞片状，枝条变为绿色的叶状枝，叶状枝极细小，如攀援天门冬A. brachyphyllus，其叶状枝4~10枚成簇，长4~12~20毫米，粗仅0.5毫米，"天棘蔓青丝"，真是一点也不夸张。另外，朱熹诗："高萝引蔓长，插楥垂碧丝。西窗夜来雨，无人领幽姿。"也是描写这类蔓生的天门冬。

按照古人的命名习惯，有天门冬，则可以有地门冬与之对应，但据《抱朴子内篇·仙药》，地门冬仍是天门冬的别名，堪与天门冬并称的，却是麦门冬。麦门冬为百合科Ophiopogon属植物，基生叶密丛，禾叶状。两种门冬在植物形态上的唯一相似，便是二者的根都膨大呈纺锤状，只是前者大如手指（《图经》语），后者细如穬麦（陶弘景语）而已。麦门冬是因为块根大小形状似穬麦而得名，那天门冬会不会因为块根较大，而被唤作"天"门冬呢？

47. 甘草

甘草是古代重要的解毒药，《本草经》只有"解毒"二字，《别录》补充说："解百药毒，为九土之精，安和七十二种石，一千二百种草。"《本草图经》云："诸方用之最多，又能解百毒，为众药之要。"并引孙思邈论曰："有人中乌头、巴豆毒，甘草入腹即定。方称大豆解百药毒，尝试之不效，乃加甘草为甘豆汤，其验更速。"（原文见《千金要方》卷二十四，苏颂引用有节略）古人声称能够解毒的药物有甘草、荠苨、大小豆汁、绿豆汁、蓝汁，乃至地浆水、人粪汁、童子便等肮脏的东西——后者或许通过催吐，排除胃中尚未吸收的毒物，减轻中毒反应——至于其他的药物，除了甘草以外，解毒作用实属可疑。

药理研究证实，甘草煎液口服，能提高动物对多种毒素的耐受力，是一种非特异性的解毒剂。甘草中含甘草酸（glycyrrhizic acid），因其甜味是蔗糖的250倍，故又名甘草甜素（glycyrrhizin），含量约在5%~10%。甘草甜素在肝脏分解为甘草次酸（glycyrrhetinic acid）和葡萄糖醛酸，后者可与含羧基、羟基的物质结合，使之失活，从而发生解毒作用；前者则具有肾上腺皮质激素样作用，可提高机体对毒素的耐受力。由甘草的解毒作用证实，药用甘草自古便是豆科*Glycyrrhiza*属植物，品种没有变异。

甘草被中医称为"国老"，处方使用频率极高，除了调和药性、解毒、止咳、补养脾胃等作用外，还被用来治疗消瘦。如《证类》引《外台秘要》治瘦疾："甘草三两炙，每旦以小便煮三四沸，顿服之。"又引《金匮玉函经》治小儿羸瘦："甘草二两炙焦，杵为末，蜜丸如绿豆大，每温水下五丸，日二服。"这也是利用甘草甜素的皮质样激素作用，通过刺激食欲，或许能够暂时达到改善症状的效果，但必须注意，长期使用甘草制剂，会严重干扰水盐代谢，出现"假性醛固酮增多症"，表现为水肿、低血钾、高血钠，并引起高血压。

48. 干地黄

栀子是古代最主要的植物源性黄色染料，除此而外，姜黄、黄檗、地黄等也是黄色素的来源之一，如《齐民要术》卷五种地黄法提到："讫至八月尽九月初，根成，中染。"《尔雅》："苄，地黄。"《说文》同。推测地黄或是因其提供黄色素的部位在地下（块根）而得名。

如天门冬条提到古人的命名思路，大约在五代，地黄居然也因其名称中的"地"字，而枝蔓出天黄、人黄的概念。《日华子本草》云："生者水浸验，浮者名天黄，半浮半沉者名人黄，沉者名地黄。沉有力，佳；半沉者次；浮者劣。"不仅苏颂同意此说，苏轼《小圃五咏·地黄》乃取以入诗："沈水得稚根，重汤养陈薪。"赵次公即引《日华子》为注，查慎行补注又引罗愿《尔雅翼》云："地黄以沉者为良，宜其以地为名。而苄字又从下，亦趋下之义也。"按，鲜地黄饱含汁液，无论大小，比重都在1以上，所谓浮和半浮半沉，完全是想当然的说法，揆其本意，不过是强调地黄以块质坚重为上品。

地黄不仅是医家的良药，也是神仙家的服食妙品。前引苏诗开篇即说："地黄饲老马，可使光鉴人。"这句的典故见《太平御览》卷八百九十七引《抱朴子》："韩子治以地黄、甘草哺五十岁老马，以生三驹，又百三十岁乃死。"《本草经集注》提到："淮南七精散用之。"据《云笈七签》卷74有"太上肘后玉经方八篇"，其中乾方（第一方）为"天父地母七精散"，但组成药物中没有地黄，故非是。复检《普济方》卷二百六十三别有引自《圣惠方》的七精散，据称能"除百病，明耳目，延年却老"，其方用：茯苓（天之精），地黄花（土之精），桑寄生（木之精），菊花（月之精），竹实（日之精），地肤子（星之精），车前子（雷之精），凡七物，以应日月星辰。据地黄条陶注提到："《仙经》亦服食，要用其华。"卷七地肤子条《图经》云："神仙七精散云，地肤子星之精也。"皆与此"七精散"相合，应即"淮南七精散"。

49. 术

道教服食植物甚多，术也是其中一种。菊科茅苍术*Atractylodes lancea*是茅山特产，故东晋发源于江苏茅山的上清派，特别重视术的养生神仙作用。作为上清派传人，陶弘景在《本草经集注》中对术有大段论述。

还在陶弘景之前，东晋道书《真诰》卷六有一篇紫微夫人《服术叙》，专门提到："夫术气则式遏鬼津，吐烟则镇折邪节。强内摄魂，益血生脑，逐恶致真，守精卫命。飡其饵，则灵柔四敷，荣输轻盈；服其丸散，则百病瘳除，五藏含液，所以长远视久而更明也。"这正是陶弘景注引《仙经》云"亦能除恶气，弭灾疹"之张本。

陶注又说："丸散煎饵并有法。"其法见《真诰》卷十："成治术一斛，清水洁洗令盛。讫，乃细捣为屑，以清水二斛合煮令烂。以绢囊盛，绞取汁，置铜器中，汤上蒸之。内白蜜一斗。大干枣去核，熟细捣，令皮肉和会。取一斗，又内术蜜之中，绞令相得如𩛱状。日食如弹丸三四枚，一时百病除，二时万害不伤，三时面有光泽，四时耳目聪明。三年颜如女子，神仙不死。又法。成术一斛，水盛洗，洗乃干，干乃细捣为屑。大枣四斗，去核乃捣令和合。清酒五斗，会于铜器中，煎搅使成饵状。日服如李子三丸，百病不能伤，而面如童子，而耐寒冻。又法。术散五斤，茯苓煮三沸，捣取散五斤。右二物合和，更捣三千杵，盛以密器。旦服五合，百灾百毒百疫不能犯，面童而壮健。久服，能飞越峰谷，耳聪目明矣。"陶弘景也制作这类术煎、术散等制剂，自己服用并赠送他人。如庾肩吾文集中有《答陶隐居赍术煎启》和《答陶隐居赍术蒸启》，即是收到陶弘景赠品后的答辞。

陶注又说："昔刘涓子接取其精而丸之，名守中金丸，可以长生。"守中乃是辟谷之法，《抱朴子内篇·杂应》说："炼松柏及术，亦可以守中。"《圣济总录纂要》卷二守中丸有白术，但主治"风头眩脑转目系急，忽然倒仆"，相差较远。《太平惠民和剂局方》卷三守中金丸用苍术，"理中焦不和，脾胃积冷，心下虚痞，腹中疼痛"。据蕤核条陶注："《仙经》以合守中丸也。"由此知陶弘景所说的守中丸或守中金丸，其中除有术外，还有蕤核，今存两方皆非。

50. 菟丝子、松萝

《尔雅》云："唐，蒙，女萝。女萝，菟丝。"又"蒙，玉女。"《楚辞·九歌》："若有人兮山之阿，被薜荔兮带女萝。"《诗经》"茑与女萝，施于松上"，又"爰采唐矣，沫之乡矣"。由此引起注释家对菟丝、女萝聚讼。《本草经》有菟丝子，又有松萝，对排解争论颇有帮助。

《本草经》菟丝子"一名菟芦"，《名医别录》"一名菟缕，一名唐蒙，一名玉女，一名赤网，一名菟累"，又描述说"蔓延草木之上，色黄而细为赤网，色浅而大为菟累。九月采实，暴干。"按，松萝为藻菌共生的地衣植物，没有子实可供采收，由此知菟丝子即是旋花科Cuscuta属植物，完全没有问题。田野常见的是C. chinensis，色浅而大者或是日本菟丝子C. japonica。《本草经》松萝"一名女萝"，此即松萝科植物Usnea diffracta之类。陶弘景解释说："东山甚多，生杂树上，而以松上者为真。《毛诗》云：茑与女萝，施于松上。茑是寄生，以桑上者为真，不用松上者，此互有同尔。"这一见解很有道理，松萝附生于云雾带（fog belt）松柏类植物、阔叶树或木质藤蔓植物之上，而并非仅寄生于松树。至于《诗经》说"茑与女萝，施于松上"，这个"茑"是寄生科植物，桑寄生一类，松科植物非其宿主。说茑（桑寄生）"施于松上"，属于诗人的比兴，难于完全坐实者。同样的情况亦见于《古诗十九首》中"与君为新婚，菟丝附女萝"两句，此并不是言菟丝附生于女萝，因为这是不可能的事情，不妨理解为妾身嫁与夫婿，从此便如菟丝、若女萝，依附宿主不分离。后来李白的《古意》有句，"君为女萝草，妾作兔丝花"，也是源于对"菟丝附女萝"的误解。

至于菟丝与茯苓的关系，另有一番纠结，茯苓条专门讨论，此不赘言。

51. 牛膝、狗脊

本草之淫羊藿、羊踯躅，乃是因动物食用以后的反应得名，而如牛膝、狗脊等名称的由来，则缘于植物之某一部分与动物器官象形。

陶弘景说牛膝："其茎有节似牛膝，故以为名也。"《本草图经》也说："春生苗，茎高二三尺，青紫色，有节如鹤膝，又如牛膝状，以此名之。"这应该就是今用之苋科植物牛膝Achyranthes bidentata。狗脊也是如此，《新修本草》说："此药苗似贯众，根长多岐，状如狗脊骨。"《本草图经》也说："其茎叶似贯众而细，其根长而多歧，似狗脊骨，故以名之。"狗脊为蕨类植物的根茎自无问题，今以蚌壳蕨科的Cibotium barometz为正品，该植物根茎表面密被光亮的金黄色茸毛，故又名金毛狗脊。

可注意的是两药的功效。《本草经》谓牛膝主治"膝痛不可屈伸"，《名医别录》说狗脊"坚脊，利俯仰"。这是巫术之交感互渗，还是确切疗效，值得探究。

不妨征引两段古人对牛膝、狗脊作用原理的认识。"牛，性顺之物也。亦大力之物也。膝之为用，承上以接下，如坤之承乾，盖顺而健矣。此药根下行，而能引伸，力之大而健可知。膝司承接，力怯而弗任，则不可屈伸。用体性之至顺极健者疗之，自无不济。膝名既同，药治最合。"这是卢之颐《本草乘雅半偈》中对牛膝的议论。邹澍《本经续疏》解释狗脊的作用说："凡兽之脊，负重者坳帖而不饶，行远者平挺而矢发，绝力者穿突而倾前。狗则便儇狡捷之尤也，故其脊坳突随时，折旋任意。奔窜则挺，捕逐则倾。回转如风，蹲起如浪。乃草之根有以似其形，则能通关节可知矣。"

取类比象在本草中屡见不鲜，如鼠尾草治鼠瘘，马勃疗马疥之类。古人认识局限，实不必深加责备，但今天仍津津乐道牛膝治膝关节疾病，狗脊治强直性脊椎炎，确实是一种悲哀。

52. 茺蔚子

《诗经》"中谷有蓷"，根据注释家的意见，"蓷"是益母草，但这种"益母草"究竟是唇形科的*Leonurus japonicus*（益母草），还是同科*Lagopsis supina*（夏至草），甚或同科之*Prunella vulgaris*（夏枯草），研究者有不同看法。

其实，汉代以后的古人已经弄不清"中谷有蓷"中的"蓷"究竟是何物，资料繁多，不必逐一引录，郝懿行在《尔雅义疏》"萑，蓷"条综述说："《说文》云：蓷，佳也（从段本改）。《诗》中谷有蓷。《传》作：蓷，雏也。雏与佳同（佳加艸，误）。《释文》引《韩诗》云：蓷，茺蔚也。《正义》引陆玑《疏》云：旧说及魏博士济阴周元明皆云庵闾，是也。《韩诗》及《三苍》说，悉云益母。故曾子见益母而感。引《本草》云：益母，茺蔚也，一名益母。故刘歆曰：蓷，臭秽。臭秽即茺蔚也。又引李巡曰：臭秽草也。是臭秽即茺蔚之转声，蓷又茺蔚之合声也。"

似乎可以认为，多数古代注家同意"蓷"为一种唇形科植物，但也有认为是菴闾子或其他者。在音韵学上，"茺蔚"急呼为"蓷"，据《本草经》茺蔚子一名益母，前引各家也注意这一别名，但没有深究得名的缘由。

益母草之得名"益母"，当与其常用于产后诸疾有关。《肘后方》用益母草"治一切产后血病，并一切伤损"。《新修本草》也说："下子死腹中，主产后血胀闷。"药理研究证实，*Leonurus*属植物含益母草碱（leonurine），对妊娠子宫和产后子宫都有兴奋作用，故可用于产后止血和子宫复旧。此外，益母草碱被认为具有间接雌激素样作用，而具雌激素作用的物质能够美容润肤，这恰好与《本草图经》记载"唐天后炼益母草泽面法"吻合。*Lagopsis*属、*Prunella*属皆未见含有益母草碱的报道，因此从功效来看，这种一名益母的茺蔚，只能是*Leonurus*属植物，比如*L. japonicus*或*L. sibiricus*之类。

53. 防葵、狼毒、茴茹

防葵、狼毒、茴茹三物皆载于《本草经》。其中茴茹据陶弘景描述："色黄，初断时汁出凝黑如漆，故云漆头。次出近道，名草茴茹，色白，皆烧铁烁头令黑以当漆头，非真也。叶似大戟，花黄，二月便生。"按其所说，当是大戟科 *Euphoriba fischeriana* 或同属植物。茴茹药用历史悠久，《素问·腹中论》写作"蘆茹"，王冰注引本草"主散恶血"，当即此物。或说蘆茹为茜草，而茜草名"茹蘆"，显然不同。且《本草经》云茴茹"排脓恶血"，与王冰注相合；此外，《证类本草》将《素问》注附录于本条，皆可作为佐证。

茴茹后世罕用，《本草纲目》狼毒条说："狼毒出秦晋地，今人往往以草茴茹为之，误矣。"以茴茹冒充狼毒，并不开始于明代，据《正仓院药物》，日本正仓院所藏唐代狼毒药材，经鉴定即为大戟科 *Euphoriba* 属植物，由此见茴茹混狼毒，由来已久。这种狼毒后来称为"狼毒大戟"，或"白狼毒"。

狼毒《本草经》谓其有大毒，"杀飞鸟走兽"。狼毒的得名，或据《岁华纪丽》"狼山毒草"条引《山海经》云："狼山多毒草，盛夏鸟过之不能去。"认为即是狼山之毒草的省称。但据《续汉书·郡国志》朱提县条注引《南中志》："西南二里有堂狼山，多毒草，盛夏之月，飞鸟过之不能得去。"乃知"狼山"云云，并不是《山海经》佚文；而"狼山"的全称是堂狼山，在今云南省，皆与狼毒无关。

狼毒生秦亭山，陶弘景说"亦出宕昌"，经谢宗万先生调查，甘肃武威、宕昌所产狼毒为瑞香科 *Stellera chamaejasme*，今称"瑞香狼毒"，或"红狼毒"。

陶弘景在描述狼毒的时候，专门提到"蝮蛇食其根，故为难得"，后世本草皆不以为然。《新修本草》云："秦陇寒地，原无蝮蛇。复云数亩地生，蝮蛇食其根，谬矣。"而现代动物学证实，棕色田鼠 *Microtus maudarinus* 喜食瑞香狼毒的块根，而田鼠又是蝮蛇的食物，于是有"蝮蛇食其根"的传说。此更证明瑞香狼毒确系古用狼毒品种。

与狼毒、茴茹为下品毒药不同，在《本草经》中防葵属于"久服坚骨髓，益气轻身"的上品或中品药。可据陶弘景说，防葵与狼毒同根而相似，但狼毒沉水，此则不沉。不仅陶弘景这样说，此前《博物志》说"房葵与狼毒相似"；此后的《雷公炮炙论》也说："凡使，勿误用狼毒，缘真似防葵，而验之有异，效又不同，切须审之，恐误疾人。"

防葵的植物形态，历代记载分歧较大，但没有一种接近于瑞香科或者大戟科植物。《吴普本草》说："茎叶如葵，上黑黄。二月生根，根大如桔梗，中红白。六月花白，七月八月实白。"《新修本草》并叙述得名的缘由："其根叶似葵花子根，香味似防风，故名防葵。"《本草图经》云："其叶似葵，每茎三叶，一本十数茎，中发一干，其端开花，如葱花、景天辈而色白。根似防风，香味亦如之，根据时采者乃沉水。"

从《证类本草》所绘的"襄州防葵"药图看，似乎是一种伞形科植物。

防葵的名实不易确定，只能提出一些线索。《名医别录》专门指出："（防葵）中火者不可服，令人恍惚见鬼。"李时珍也很注意这句话，《本草纲目》还引陈延之《小品方》作为参证："防葵多服令人迷惑，恍惚如狂。"在莨菪条李时珍又说："莨菪、云实、防葵、赤商陆，皆能令人狂惑见鬼者，昔人未有发其义者，盖此类皆有毒，能使痰迷心窍，蔽其神明，以乱其视听故耳。"方以智《物理小识》卷12也说："莨菪子、云实、防葵、赤商陆、曼陀罗花，皆令人狂惑见鬼。"

所谓"令人恍惚见鬼"，系指药物的致幻作用，应该没有问题，但究竟是何种植物，仍需研究。《别录》及《吴普》皆说防葵一名"利茹"，其读音与茼茹相近，如果这种防葵也是大戟科*Euphoriba*属或瑞香科*Stellera*属之某一植物，不排除其含有某种致幻成分。至于这种有致幻作用的"防葵"与《本草经》记载的防葵之间是何关系，尚不得而知。

54. 柴胡、前胡

今用柴胡为伞形科*Bupleurum*属植物，品种研究基本清楚。唐代以来所谓"银州柴胡"，以及后来新兴品种石竹科银柴胡*Stellaria dichotoma* var. *lanceolata*的问题已澄清；柴胡药用部位以根为主，也没有争议。需要讨论的是柴胡的功效。

《本草经》说柴胡"主心腹，去肠胃中结气，饮食积聚，寒热邪气，推陈致新"，《名医别录》补充"除伤寒心下烦热，诸痰热结实，胸中邪逆，五脏间游气，大肠停积水胀及湿痹拘挛"。其中"推陈致新"四字尤其需要注意，《本草经》《别录》仅在消石、朴消、芒消、大黄，以及柴胡、前胡条用到这个词。在大黄、芒消等而言，推陈致新显然是描述其强大的泻下作用，而此作用对今天所用的伞形科柴胡、前胡来说，确实不具有，令人疑惑。其实，柴胡功效古今不一致，寇宗奭在《本草衍义》中已含蓄地提出疑问："茈胡，《本经》并无一字治劳，今人治劳方中，鲜有不用者。"

前胡是《别录》药，陶弘景说："似茈胡而柔软，为疗殆欲同。"柴胡条说："状如前胡而强。"今用前胡为伞形科*Peucedanum*属植物，与*Bupleurum*属的柴胡并不相似，倒是《别录》记载前胡的功效"治伤寒寒热，推陈致新，明目"，与柴胡一致。从《证类本草》药图看，江宁府柴胡与江宁府前胡几乎一样，二者可能都是*Bupleurum*属的*B. scorzonerifolium*之类。尽管如此，依然无助于解释柴胡、前胡"推陈致新"的作用。

值得注意的是，《别录》说柴胡"叶一名芸蒿，辛香可食"，陶弘景注引《博物志》云："芸蒿，叶似邪蒿，春秋有白蒻，长四五寸，香美可食。"另外，《齐民要术》卷十芸条引《仓颉解诂》也说："芸蒿叶似斜蒿，可食，春秋有白蒻，可食之。"今之柴胡、前胡叶苗皆不做食用，似乎也暗示当时品种与后世用者不同。

55. 独活、羌活

在《本草经》中，羌活是独活的别名。所谓"羌活"，揆其本意，当是羌地出产的独活。此物《本草经》还有别名叫"护羌使者"，这应该是指汉王朝设置的"护羌校尉"的使者；而《名医别录》别名"胡王使者"，这又似乎是站在羌地少数民族的立场了。"护羌使者"与"胡王使者"两个名称针锋相对，十分有趣。

其实陶弘景已经注意到独活与羌活的不同，《本草经集注》说："此州郡县并是羌地，羌活形细而多节，软润，气息极猛烈。出益州北部西川为独活，色微白，形虚大，为用亦相似，而小不如，其一茎独上，不为风摇，故名独活。"陶所描述的羌活，与今羌活商品药材"蚕羌"的特征非常接近，蚕羌的原植物主要为羌活*Notopterygium incisum*，挥发油含量较高，与《集注》所说"气息极猛烈"相符。至于陶氏所称的独活，从药材性状和植物特征分析，可能是伞形科*Heracleum*属植物，或即后世所称的牛尾独活一类。

尽管陶弘景从药材性状上区分了羌活与独活，但并不认为二者在临床功效上有多大的差别，《本草经集注》"诸病通用药"疗风通用及治齿病药项下，均只列独活，而无羌活之名。与汉晋时期羌活、独活不分不同，在唐代医方中，不仅羌活、独活的运用有区别，如《千金要方》中既有以独活为主药的独活汤、独活酒、独活寄生汤，也有以羌活为主药的羌活汤、羌活补髓汤等，同时还出现了一些羌活、独活同用的处方。年代稍晚的《药性论》中更分别论述了羌活、独活的性味功效。显然，自唐代开始，羌活、独活始正式分化为两种药物。

令人遗憾的是，尽管《新修本草》已经指出"疗风宜用独活，兼水宜用羌活"，可是宋代的本草，乃至明代《本草纲目》，都一味崇古，不能实事求是，依然将羌活附录在独活条。稍有例外的是《本草品汇精要》，把羌活独立出来，而遗憾的是，此书当时未能刊印，故影响不大。这种尊经守旧的思想，应该是制约医学发展的原因之一。

56. 升麻

升麻在《证类本草》中被刻为《名医别录》文，但《本草经》多数辑本都加以采录。

《汉书·地理志》益州郡有收靡县，李奇注："靡，音麻。即升麻，杀毒药所出也。"《续汉书·郡国志》写作"牧靡"，引李奇注："靡音麻。出升麻。"从字形来看，"收"与"牧"相似，很可能是传写之误，二者应该是一正一讹。究竟原文是"牧靡"，讹成"收靡"，再转音成"升麻"；还是原文是"收靡"，亦作"升麻"，讹写成"牧靡"。因为早期文献中"牧靡"与"收靡"两见，故说法有二。一说"牧靡"是"牡麻"之音转，即大麻科大麻*Cannabis sativa*的雄性植株；多数学者则认为"收靡"为药物升麻，即毛茛科植物升麻*Cimicifuga foetida*。今以后说为妥当，还可结合本草记载补充证据。文献强调"收（牧）靡"是一种解毒药，如《酉阳杂俎》说："牧

本草纲目研究札记

麾，建宁郡乌句山南五百里，牧麾草可以解毒。百卉方盛，乌鹊误食乌喙中毒，必急飞牧麾上，啄牧麾以解也。"与本草谓升麻"主解百毒，杀百精老物殃鬼，辟温疫，瘴气、邪气、蛊毒，入口皆吐出"相吻合；除了"收麾"与"升麻"音近而外，本草升麻一名"周麻"，周麻也可能是收麾的音转。由此确定，药物"升麻"之得名，并非如李时珍言"其叶似麻，其性上升，故名"，而是因产于"收麾县"而命名。

经言升麻"生益州山谷"，此物一直以西南出产者为道地。收（牧）麾县《华阳国志·南中志》作"升麻县"，云："山出好升麻。"《水经注》卷三十六云："绳水又东，涂水注之。水出建宁郡之牧麾南山。县山并即草以立名。山在县东北乌句山南五百里，山生牧麾，可以解毒，百卉方盛，鸟多误食乌喙，口中毒，必急飞往牧麾山，啄牧麾以解毒也。"所谓"收麾"县，即今云南省昆明市寻甸回族彝族自治县，这应该是药用升麻的原初产地。由此亦可知，最早的药用升麻为西南出产的*C. foetida*，而不是后来所用的，主要分布东北地区的关升麻即大三叶升麻*C. heracleifolia*。

57. 车前、泽泻

车前是车前科植物*Plantago asiatica*或*P. depressa*或*P. major*之类，泽泻是泽泻科植物*Alisma plantago aquatica*。有意思的是plantago既是车前的属名，又是泽泻的种名。planta在拉丁语中是脚掌、鞋底的意思，这可能是形容两类植物卵形叶片，叶脉轮廓分明，因而得名。无独有偶，车前、泽泻的中国古名也与鞋有关。

车前一名芣苢，《诗经》"采采芣苢"即是此物。《尔雅》"芣苢，马舄。马舄，车前。"郭璞注："今车前草。大叶长穗，好生道边，江东呼为虾蟆衣。"《名医别录》别名"胜舄"。泽泻一名水泻、一名及泻、一名鹄泻。《诗经》"言采其蕢"，陆玑即释为泽泻。《尔雅》"蕍，蕮。"郭注："今泽蕮。"按，"舄"专指木履，亦是鞋的泛称，《广雅》云："舄，履也。"泽泻的"泻"，或写作"蕮"，其本字都是"舄"。与拉丁文planta一样，也是描绘叶形鞋底状。

车前名"马舄"，"马"有大的意思，这或许是说*Plantago major*，即大车前。泽泻名"水蕮"，当是说其似"马舄"，而生在水中。在古代文献中，车前、泽泻虽然有陆生、水生之区别，毕竟叶形近似，所以注释家也有混淆。如"采采芣苢"句，《太平御览》引《韩诗外传》说："芣苢，伤夫有恶疾也。"又说："芣苢，泽舄也。"应该就是这种情况。

至于郭璞释《尔雅》"蕢，牛脣"为一种"如续断，寸寸有节，拔之可复"的植物；《韩诗》说芣苢为木名，实如李。皆是同名异物，与今车前、泽泻不同。

车前、泽泻除了别名有共同之点，按《本草经》的说法，二者都是"久服轻身"的神仙妙品。《本草经》说泽泻久服"能行水上"，陶弘景补充说："《仙经》服食断谷皆用之。亦云身轻，能步行水上。"车前子《本草经》仅说"久服轻身耐老"，陶弘景引证《仙经》云："《仙经》亦服饵之，令人身轻，能跳越岸谷，不老而长生也。"

58. 木香、蜜香、兜木香

菊科木香、川木香与马兜铃科青木香之间的关系及变迁沿革，在《中药材品种沿革及道地性》中论述甚详，并提到汉代魏晋从永昌进口的"木香"，很可能是今用瑞香科植物沉香 *Aquilaria agallocha*。除书中举出的证据外，还可以补充一条意见。木香一名"蜜香"，《本草拾遗》木部有"蜜香"，谓其"生交州，大树节如沉香"，引《异物志》说："树生千岁，斫仆之，四五岁乃往看，已腐败，惟中节坚贞是也。树如椿。"从描述来看，这种植物就是沉香，《本草图经》意见十分明确，苏颂在沉香条说："交州人谓之蜜香。"

《本草拾遗》草部另有"兜木香"，功效"烧去恶气，除病疫"，引《汉武帝故事》说："西王母降，上烧兜木香末。兜木香，兜渠国所献，如大豆，涂宫门，香闻百里。关中大疫，疫死者相枕，烧此香，疫则止。"陈藏器说："此则灵香，非中国所致，标其功用，为众草之首焉。"这是陈藏器根据传说收载的一种香药，《法苑珠林》《太平御览》引《汉武故事》皆作"兜末香"，未知孰是。如果"兜木香"文字不误的话，可以解为兜渠国出产的木香。但又说"如大豆"，也不排除这种兜木香是几种香料的混合品。《古乐府》云："氍毹毵毲五木香，迷迭艾纳与都梁。"梁代吴筠《行路难》仿效这样的句式说："博山炉中百和香，郁金苏合及都梁。"那前一句中的"五木香"，就跟后一句的"百和香"一样，也是复合香料。

《本草图经》引《修养书》云："正月一日取五木煮汤以浴，令人至老须发黑。"又引徐锴注云："道家谓青木香为五香，亦云五木。道家多以此浴，当是其义也。"王观国《学林》认可此说，谓："古药方有五香散，而其方中止用青木香，则五木香乃青木香也。"其说恐误，《云笈七籤》卷四十一引《三皇经》："凡斋戒沐浴，皆当盥汰五香汤。"五香为兰香、荆花、零陵香、青木香、白檀。又引《太上七晨素经》沐浴用的五香为鸡舌香、青木香、零陵香、薰陆香、沉香五种。皆非仅用青木香而称"五香"或"五木香"者。

418

《本草纲目》部分药物性味及毒性讨论

梅全喜

《本草纲目》是我国明代伟大的医药学家李时珍历经30余年编撰而成，书中采用了文献考证、实地调查、标本采集、临床观察等多种研究方法，系统总结了我国16世纪以前的用药经验，全面继承了我国古代药物学的成就。该书纠正古代本草的谬误，修改古代本草中不合时宜的内容，补充新发现和新研究的成果，特别是书中纠正了过去本草学中的对中药认识、炮制及应用等方面的若干错误，对中药安全合理应用做出重要贡献。但由于该书成书年代较早，难免出现一些遗漏和错误，为了让人们更好地参考应用此书，本文对《本草纲目》中部分药物的性味及毒性存在问题的记载讨论如下，以供读者参考。

一、《本草纲目》部分药物性味问题

《本草纲目》在部分药物的性味记载上存在一些错误和不足，现对其部分药物性味讨论如下。

1. 雄黄

石部第九卷雄黄条载其性味为"苦、平，寒"。

讨论：雄黄始载于《神农本草经》，谓其性味"苦平寒"，时珍承其所说，实属不当。时珍于雌黄条载过"性山之阴，故曰雌黄"、"雌黄、雄黄同产，但以山阴山阳受气不同分别"的论点。中医理论认为"雄为阳、雌为阴"，"向阴则热，背阴则寒"，"寒凉属阴、温热属阳"，从中医理论看雄黄当属温性药。古代本草亦有谓其性温味辛的记载，如《名医别录》载："味甘、大温" [97]，《药性论》载："辛、有大毒"，《本草经疏》载云："察其功用，应是辛苦温之药"。近代及现代的医药专著如《中药大辞典》《中药学》(高等医药院校教材)《中国药典》(1990年版)等均载其"辛、温"。因此，时珍认为雄黄性味"苦、平，寒"不尽妥当，雄黄应为"辛，温"药。

2. 薄荷

草部第十四卷薄荷条载其性味："辛、温"。

讨论：薄荷始载于唐《新修本草》，谓其性味为"辛、温"，时珍承其所说，实属不当。首先看看薄荷在古今的应用，李杲《用药法象》为"清头风、除风热"，《药品化义》载"祛除诸热之风邪"，《医学衷中参西录》载"一切风火郁热之疾皆能治之"。现代应用与古代相同，主要取其宣散风热、清头风、透疹之功，临床多用于风热感冒、风温初起、头痛目赤等，可见薄荷古今临床多用于治疗热性疾病，当属凉性药。其次从古今本草载述看薄荷亦为凉性药，如《本草求真》载："辛、凉"，《本草正义》载："(薄荷)决非温药，故洁古直谓之辛凉"。《中药大辞典》《中药学》《全国中草药汇编》《中国药典》等现代专著也都载为"辛、凉"，故薄荷属"凉"性药无疑。

3. 野菊花

草部第十五卷野菊花条载其性味："苦、辛、温"。

讨论：野菊花功能清热解毒，临床多用于治疗痈疽疔疮，咽喉肿痛，目赤红肿

---

97 陶弘景集，尚志钧辑校. 名医别录 [M]. 北京：人民卫生出版社，1986: 99.

等热症。中医理论认为凡能治疗热症的药物当属寒性或凉性药，故从其功能与临床应用看野菊花当属凉性药。从本草书籍记载看也都是将其归为凉性药。如《本草汇言》载："味苦、辛，气凉"，《中药大辞典》载："性味苦辛、凉"。《中药学》载："苦辛、微寒"。《中药志》载："味微苦辛，性凉。有疏风清热、解毒消肿、凉肝明目的功能"[98]。故野菊花当属"苦、辛、微寒"之性味。

4. 牡蒿

草部十五卷牡蒿条载其性味："苦、微甘，温"。

讨论：牡蒿始载于《名医别录》，谓其"味苦、温"，时珍沿袭了《别录》的"温"性之说，当予纠正。从文献记载看，清·汪绂在《医林纂要》中首先提出了与《纲目》相反之性，谓牡蒿"辛、苦、寒"，现代本草文献对牡蒿"性"的记载主要是"寒"或"平"，如《中药大辞典》载其性"寒"，《全国中草药汇编》载其性"平"，但无本草载其性"温"，可见后世本草已否定其性"温"之说。从牡蒿的功能主治看也当属"寒"性药。《陆川本草》载："驱风发散，解表退热"。《四川中药志》载："能清血热、肝热、退潮热"。《湖北中草药志》载"清热、解暑、凉血，止血"[99]。《中药大辞典》《全国中草药汇编》等亦有"清热"功能之记载，且多用于热性病症。中医理论认为只有寒性或凉性药才具有清热功能，故从其功能和应用看牡蒿当属"寒"性药。

5. 马钱子

草部十八卷番木鳖条载其性味："苦、寒"。

讨论：马钱子是《纲目》首载的，时珍谓其性寒似有不妥，值得商榷。从其作用和应用看马钱子应属温性药，因为①马钱子具有祛风寒湿痹作用。风寒湿痹的病因是受寒邪、湿邪所致。《中药材手册》载其治"风寒湿痹，腰膝痛产寒腿"[100]，很明显只有温性药才能用于治疗这些寒性疾病；②具有强壮作用。中药具有强壮作用的药物一般为温性药，如巴戟天、五加皮等；③具有中枢兴奋作用。其主要成分士的宁为中枢神经兴奋剂。中医理论认为温性药一般具有温里、散寒、助阳作用，能使机体机能兴奋，而寒性药一般具有清热、解毒、镇静作用，能使机体机能受到抑制。因此，马钱子应属"温"性药。

6. 山豆根

草部十八卷载山豆根性味："甘、寒"。

讨论：山豆根始载于《开宝本草》，谓其"甘、寒"，时珍沿袭其说，然《纲目》之后，本草著作多载其味苦。明《本草汇言》载："苦寒清肃"，

98　中国医学科学院等.中药志（四册）[M].北京：人民卫生出版社，1988: 270.

99　湖北省卫生局.湖北中草药志（二）[M].武汉：湖北人民出版社，1982: 570.

100　卫生部药政局.中药材手册 [M].北京：人民卫生出版社，1959: 268.

清《本草正义》载:"《开宝本草》虽谓气味甘寒,然其实甚苦"。现代中药专著对山豆根的来源记载不一,《中国药典》(1990年版)为豆科植物越南槐*Sophora tonkinensis*;《全国中草药汇编》《中药大辞典》则载为豆科柔枝槐*S. subprestrata*及防己科蝙蝠葛*Menispermum dahuricum*,亦有地方习用品、代用品为豆科木蓝属的多种植物,但无论是正品、习用品或代用品均为"苦"味药,而无一品种是"甘"味,实际上在时珍之前即有"苦"与"甘"之争。沈括在《梦溪笔谈》中就指出过"山豆根,味极苦,本草言味甘,大误矣",时珍将这一观点收入《纲目》中,但他未采纳味"苦"的观点,实是疏误。山豆根当属"苦、寒"药。

7. 稻米

谷部二十二卷稻米项载其性味:"苦、温"。

讨论:稻米主含淀粉。淀粉系多糖类物质,且稻米含有其他单糖类,因此,稻米应是甘味无疑,祖国医学认为,甘味多质润而善滋补,这与稻米补中益气、健脾和胃的作用是相一致的,从中医学理论看稻米也应属"甘"味。中医认为温性属阳,人体是一个阴阳平衡的有机体,若稻米为温性,人们长期食用定将会破坏机体阴阳平衡,使体内骤"热","热郁化火"使机体生病,事实上人们长期食用不仅没有生病,相反能强身健体,抵抗疾病,因此,稻米绝不会是"温"性的,而应是"平"性的。古人对此早有认识,《本草经疏》认为"稻米乃人所常食,为五谷之长,人相赖以为命者也,其味一甘而淡、其性平而无毒",现代的一些专著也都认为其性味甘、平,故时珍谓其"苦、温"是错误的。

8. 南瓜

菜部第二十八卷南瓜条载其性味:"甘、温"。

讨论:时珍载本品"甘、温",虽有不少医者附和,但多为人云亦云者,民间多视此物为寒性,古今文献也有异议者,如《随息居饮食谱》载:"早收者甘、温,晚收者甘、凉"[101]。《食物中药与便方》载:"甘、寒,无毒"[102]。另《中药大辞典》载其有消炎、解毒作用,治疗烫火伤,因此可见南瓜为甘凉之品。前人曾说过夏月瓜果皆性凉,以供人去暑也,南瓜亦是夏月之品,怎能例外呢!亦有人认为其含糖量丰富而定为温性,南瓜含糖量为1.3%,热量6千卡,而甘寒之品的西瓜含糖却高达4.2%,热量为22千卡,可见此说不妥,故南瓜性味为"甘、凉"。

9.枸杞子

木部三十六卷枸杞子项载其性味:"苦、寒"。

讨论:祖国医学认为苦味药多燥性,具泄热、燥湿作用,甘味药多质润,具补益、和中作用,枸杞子质润,具滋补肝肾,益精明目作用,与甘味作用相一致,而

101　清・王士雄撰.随息居饮食谱 [M].南京:江苏科学技术出版社,1983:62.

102　叶橘泉.食物中药与便方 [M].南京:江苏科学技术出版社,1980:193.

与苦味相差甚远。从中医归经看，中医认为"苦味多入心经"、"入肝经者酸味也"，而枸杞子是入肝经，故从归经看其有"酸"味属性。从其化学成分看，枸杞子主含糖分，为20%~40%，还有各种氨基酸、有机酸等，当为"甘、酸"味。从其应用看本品非寒性，而是一个平补肝肾的常用药，古今专著多有记载，如《药性论》云"甘、平"；《保寿堂方》云："此药性平，常服能除邪热"。现代的一些专著如《中药大辞典》、《中国药典》(1990年版)、《中药学》等均载其性味"甘、平"或"甘、微酸、平"故时珍载其"苦、寒"实属不当。

二、《本草纲目》部分药物毒性讨论

《本草纲目》在部分药物的毒性记载上存在一些错误，一些有毒的药物载为无毒，而另一些无毒的药物却载为有毒，现提出讨论如下。

1. 金

金石部第八卷，金条载其"有毒"。

讨论：金即黄金，硬度2.5~3，熔点1063℃，化学性质稳定，不溶于酸，即使在高温下也不与氧、氢、氮、碳化合，在空气中极稳定，人体基本上不吸收，所以，就其本身而言并无毒性可言，古代一些本草即有此认识，如《大明日华本草》《本经逢原》等均明确载其"无毒"。古代部分本草载其有毒可能与古代常见的"吞金自杀"有关，现代研究证明"吞金自杀"并非金中毒，而是因为金的比重过大，坠压肠，使肠穿孔而致，并非金本身有"毒性"所致。

2. 铅及铅类药物

金石部第八卷，铅条、铅霜条、粉锡条、铅丹条均载"无毒"。

讨论：铅的主要成分为金属铅，铅霜为醋酸铅，粉锡为碱式硅酸铅，铅丹为四氧化三铅。铅可从肠进吸收，部分进入血循环，并能迅速被肝、肾、肺、脑等组织吸收，大部分转移到骨骼，对各组织形成毒性，其中以造血系统，神经系统和血管方面的病变最明显，可致溶血、腹绞痛、脑组织水肿、血栓形成等。铅中毒量为2~3克，致死量50克，连续服用铅丹5~10克可致急性中毒，每日摄入0.1克/公斤的碳酸铅即能引起慢性中毒，故铅及铅类药物是有毒的。

3. 丹砂、灵砂、水银粉等汞类药物

金石部卷九，丹砂条、灵砂条、水银粉条项下载其"无毒"。

讨论：丹砂又称朱砂，主要成分硫化汞，灵砂则为人工制成的硫化汞，水银粉即轻粉，为粗制氯化亚汞，均为含汞类药物。汞是一种原浆毒物，汞盐可经消化道及皮肤吸收，吸收后对内脏毒性很大，汞离子与各器官的组织蛋白结合形成汞蛋白，从而使细胞发生营养不良性改变，甚至坏死，汞在体内与各种酶的巯基有特异的亲和力，能抑制许多酶的活性，能引起中枢神经和自主神经功能紊乱，故可引起

汞毒性震颤,腐蚀性胃肠炎、坏死性肾病，周围循环衰竭等，甚至死亡。汞的中毒量为0.1~0.2克，致死量为0.3~0.5克，故轻粉的致死量为2~3克，可见其毒性是很大的。现代的一些药学均载汞类药物为有毒之物，近年来，亦有临床报道服用朱砂等含汞类药物中毒，甚至致死的病例[103]，故《纲目》载其无毒是不妥的。

4. 马鞭草

草部卷十六，马鞭草条下谓其"无毒"。

讨论：现代研究表明马鞭草所含马鞭草苷与马鞭草醇，在化学及药理方面均很相似，对交感神经末梢小剂量兴奋，大剂量抑制，有拟副交感神经作用。所含强心苷有类似洋地黄的作用，大剂量使用均对人体有一定毒性。本品内服可出现恶心、呕吐、腹痛、头昏、头痛等不良反应，大量中毒后，可出现乏力、胸闷、气短、心动过缓、期前收缩等。有报道2例疟疾患者服新鲜马鞭草约4两，药后疟疾得控，但却出现中毒症状，给予阿托品治疗才愈[104]。此外，本品内服和注射给药可致过敏性休克、甚至死亡。[105]其实对于本品的毒性古代本草早有认识，《药性论》《本草图经》《本草蒙筌》，《药鉴》等均载其"有毒"或"有小毒"，现代文献亦有载其有"小毒"者[106]，故应对其毒性有所认识，以免临床应用时出错。

5. 半边莲

草部卷十六，半边莲条下载其"无毒"。

讨论：尽管《纲目》及部分本草载其"无毒"，但其实际存在的毒性不容忽视。半边莲全株有毒，其毒性成分为山梗菜碱，服用过量可引起流涎、恶心、腹痛、腹泻、头痛、抽筋、呼吸困难、血压下降、瞳孔散大，最后因呼吸及心脏麻痹死亡。其临床中毒情况时有报道，现代的一些阐述中药毒性及中毒急救的书籍如赵棣华编《中草药中毒急救》,安徽医学院编《中毒急救手册》,马兴民编《中草药急性中毒与解救》、广东经济作物队编《南方主要有毒植物》等专著均载其有毒，因此，半边莲并非像《纲目》所载为"无毒"，而是有一定毒性的药物，故在临床应用时务必注意使用剂量，以防发生中毒事故。

6. 泽漆

草部卷十七，泽漆条下载"无毒"。

讨论：时珍认为泽漆无毒，并在《纲目》发明项下载"药亦无毒、可作菜食"，这与古今文献记载相悖。《大明本草》、《唐本草》、《本经逢原》均载其"有小毒"，现代文献《中药大辞典》《中药学》(高校教材)、《新华本草纲要》等均载其"有毒"，"乳

103　梅全喜.《本草纲目》补正 [M].北京:中医古籍出版社,1993:1；江苏新医学院.中药大辞典 [M].上海:上海科学技术出版社,1986:2330.

104　赵棣华.中草药中毒急救 [M].成都:成都电讯工程学院出版社,1989:54.

105　马兴民.中药中毒急救指南 [M].西安:陕西科学技术出版社,1987:276.

106　卫生部药政局.中药材手册 [M].北京:人民卫生出版社.1959:268.

汁有大毒"[107]。可见,古今对泽漆"有毒"的认识是一致的。从临床应用看本品也是有毒的,临床上如剂量稍大,即可产生面色黄白、四肢乏力、头昏、呕吐等中毒反应,《中草药中毒急救》在总结泽漆临床中毒反应时指出:"泽漆……有毒,误服此乳白汁液后,口腔、食道、胃黏膜均可引起发红,呈糜烂现象,有恶心、呕吐、腹泻、腹痛,严重者可引起脱水及形成酸中毒"。因此,泽漆是"有毒"中药。

7. 马钱子

草部卷十八,番木鳖条载其"无毒"。

讨论:番木鳖亦称马钱子,含有生物碱1.5%~5%,其主要成分是番木鳖碱(士的宁),有较强的毒性,成人用5~10克即可发生中毒现象,30克可致死亡。北京药检所等对临床使用马钱子中毒情况进行了调查,发现含马钱子量较高的中成药如九分散、疏风定痫丸,舒经活络丹等,在服用剂量过大时,均发生过中毒反应,中毒反应一次服用量折合士的宁含量为7.78~12.3mg[108]。曾有报道用本品治疗白喉,总剂量达50.54mg时引起中毒,亦有报道服马钱子7粒中毒致死的病例[109]。古今的医药专著均载其"有毒"或"有大毒"。国务院公布的《医疗用毒性药品管理办法》将马钱子列入毒性中药实行专项特殊管理。因此,马钱子是"有毒"药。

8.藤子

草部卷十八,藤子条载其"无毒"。

讨论:榼藤子为豆科植物榼藤Entada phaselidesdl的种子。近年来,从其种仁中已分离出2种晶形有毒皂苷:榼藤子皂苷A和B,对哺乳动物可引起溶血。3.5~2 mg/kg可使血压急剧下降,肠容积增加,显示内脏血管扩张,小肠子宫平滑肌被抑制,最后死于呼吸衰竭。《南方主要有毒植物》中载有误食榼藤子种仁过多引起中毒的症状及解救方法。因此,榼藤子是一种有毒药物,对其毒性应引起重视。

9. 银杏

果部三十卷,银杏条下载其"无毒"。

讨论:银杏又称白果,据《中药大辞典》载:"(银杏)有毒,白果中毒,古代即有记载,近来亦屡有报道"[110]。据《中毒急救手册》载:"婴儿连食7枚左右即可致死,3~7岁小儿连食30~40枚则发生严重中毒现象,甚至死。白果所含有机毒素能溶于水,毒性强烈,因其毒性遇热能减小,故生食者中毒更著。中毒症状的主要表现为中枢神经系统损害及胃肠道反应"[111]。古今许多医药著作均记述了银杏的毒性,因此,时珍载其无毒的确是不妥。

107　吴征镒.新华本草纲要(二)[M].上海:上海科学技术出版社,1991:386.

108　北京药品生物制品检验所.马钱子用量安全限度的初步研究[J].新医药学杂志,1973(6):35.

109　江苏新医学院编.中药大辞典[M].上海:上海科学技术出版社,1988:293.

110　江苏新医学院编.中药大辞典[M].上海:上海科学技术出版社,1986:684.

111　安徽医学院.中毒急救手册[M].上海:上海科学技术出版社,1978:207.

10. 樟脑

木部卷三十四，樟脑条载其"无毒"。

讨论：古今医药著作多载其"有毒"，明《本草品汇精要》载其"有小毒"，《中药大辞典》载其："内服0.5~1.0克可引起眩晕、头痛、温热感，乃至兴奋、谵妄等，2克以上在暂时性的镇静状态后，即引起大脑皮层的兴奋，导致癫痫样痉挛，最后由于呼吸衰竭而至死亡，内服7~15克或肌肉注射4克可致命"[112]。可见樟脑是有毒的。

11. 芦荟

木部卷三十四，芦荟条载其"无毒"。

讨论：清《本经逢原》载："芦荟苦寒，有小毒"。据《中毒急救手册》载："内服本品剂量过大可致中毒，亦有作为堕胎药服而致中毒"。[113]《中草药急性中毒与解救》载："含毒性成分为芦荟甙及芦荟泻甙，常用量5分~1钱，中毒量3~5钱，如服用过量能刺激胃肠黏膜，引起消化道一系列毒性反应"。此外，《南方主要有毒植物》《中草药中毒急救》等均载其"有毒"或"有小毒"，故芦荟当是"有毒"药。

12. 椋木

木部卷三十六，椋木条载其"无毒"。

讨论：椋木为杜鹃花科植物马醉木 *Pierispolita*，是一种有明显毒性的植物，其枝、叶、花均有毒，其毒性成分为椋木毒素 Androme dotoxin($C_{31}H_{50}O_{10}$) 和 Asebotin ($C_{22}H_{26}O_{10}$)。中毒症状为呕吐、昏迷、血压下降、呼吸中枢麻痹、运动神经末梢麻痹、肌肉痉挛、瘫痪等。这种药物因其毒性很强，今已不用于内服，只用于煎水外洗治疥癣之类。因此，《纲目》载其"无毒"是错误的，应予补正。

车前子三种炮制法与所宜剂型的比较研究

于大猛

车前子的炮制品种在现行《中国药典》记载中只有盐炒一种，很多同仁误认为这种方法自古有之。岂知盐炒车前子只是开始于清末民国初年，至今仅有百年的历史。而对于在漫漫历史长河中长期居于主流地位的炒制法与酒制法，似乎已被淡忘。本文旨在分别阐述车前子的三种炮制方法及所宜剂型，并进行比较，兹分述如下。

112　江苏新医学院. 中药大辞典 [M]. 上海：上海科学技术出版社，1988: 2959.

113　安徽医学院. 中毒急救手册 [M]. 上海：上海科学技术出版社，1985: 725.

一、古代车前子炮制法简述

从汉唐时期方书中有关车前子的记述可以发现，当时多是生用，剂型以蜜丸为主。如东晋·葛洪《肘后备急方》卷六记载的治内障方[114]（熟地、麦冬、车前子）、唐·孙思邈《备急千金要方》卷十六记载的治膈热方[115]（苦参、玄参、麦冬、车前子）等。宋金元时期车前子的炮制出现了酒制与炒制。如金·刘完素《宣明论方》卷十记载的断痢散[116]仅以一味车前子炒香研末冲服。南宋·陈言《三因极一病证方论》卷五记载的炒车前子[117]，南宋·严用和《济生方》卷四记载的酒蒸车前子[118]等。至明代，李时珍在前人炮制经验总结的基础上，创造性地提出了入汤液宜炒制，入丸散宜酒制的观点。其在《本草纲目》卷十六车前子修治项下记载："〔时珍曰〕凡用须以水淘洗去泥沙，晒干。入汤液，炒过用；入丸散，则以酒浸一夜，蒸熟研烂。作饼晒干，焙研"[119]。在古代这种将单味药物的炮制方法与制剂相关联的情况并不常见。明清两代医家多遵从李时珍的车前子炮制经验，对具体的炮制方法多有发挥，如明·缪希雍《先醒斋医学广笔记》卷四记载的米泔浸蒸、清·吴谦《医宗金鉴》卷七十四记载的酒炒等。并最终由清·汪昂《本草备要》总结为："酒蒸捣饼，入滋补药；炒研，入利水泄泻药"。[120]清·陈复正《幼幼集成》卷二首次记载了盐炒，并在民国其间形成共识，其影响直至今天。

综观车前子的炮制历史，《本草纲目》记载的入汤液宜炒制，入丸散宜酒制的观点在其中起到了承前启后的作用。

二、入汤液宜炒制

由于车前子粒非常细小，小粒车前子（平车前）较大粒车前子（车前）更加明显，且质地疏松。但是生车前子粉碎并不是件容易的事，用药碾子只能将其压成扁平稍碎的形状，其似乎有一种韧性，难以成粉状。古人发现用炒法能够使车前子易于粉碎从而容易煎出有效成分。由于车前子在炒制过程容易焦煳，古代对本品的炒制方法也是非常地讲究。

关于清炒。宋代《太平惠民和剂局方》卷上载车前子："凡使须微炒燥方入药用，

114 东晋·葛洪撰，沈澍农校注.肘后备急方 [M].北京：人民卫生出版社，2016: 219.

115 唐·孙思邈撰，刘更生，张瑞贤等点校.千金方 [M].北京：华夏出版社，1993: 236.

116 王军等点校.金元四大家医学全书 [M].北京：天津科学技术出版社，1994: 88.

117 南宋·陈言撰，王咪咪校注.三因极一病证方论 [M].北京：人民卫生出版社，2007: 96.

118 南宋·严用和，重辑严氏济生方 [M].北京：中国中医药出版社，2007: 101.

119 明·李时珍撰，刘衡如，刘山永，钱超尘，郑金生校注.本草纲目研究 [M].北京：华夏出版社，2009: 737.

120 清·汪昂撰，郑金生整理.本草备要 [M].北京：人民卫生出版社，2005: 89.

如只焙干亦可用"[121]。指出了炒车前子的要求是"微炒燥"。即火候要轻。张锡纯《医学衷中参西录》卷一载："车前子能利小便，而骤用之亦无显然功效。惟将车前子炒熟（此药须买生者自家经手炒，以微熟为度，过熟则无力）。"[122]

关于瓦焙与隔纸焙。宋·朱瑞章《卫生家宝产科备要》卷二载："水淘洗令净，控，焙干，隔纸焙"。古代用焙法的目的是让药物缓慢加热，使药物能够均匀加热至所需火候，同时不至于焦烟。隔纸焙一般用铫子，铫子是一种带柄有嘴，煮开水熬东西用的器具。在宋代主要是石质的，也有陶质的。明代则出现了铁质与铜质的。用于隔纸焙的铫子应该是石质或陶质的。从收藏家马未都先生展示的宋代石质铫子的形制看，类似于现代的浅砂锅，锅边有三个用于穿铁丝的孔，还有一个用于出水的浅嘴。由于现代已经找不到宋代铫子的复制品，笔者找到一个与之形制相近的砂锅，锅底平坦，只是没有三个孔和浅嘴。剪桑皮纸铺于锅底，上面放生车前子。用微火加热，用小平铲均匀翻动车前子，很快车前子手抓即热，翻动加速，能听到轻微的爆裂声，纸色渐黄，停火。将车前子倒出后仔细观察，能看到少量车前子在不时跳动，这是由于药物爆裂产生的动力现象。需要指出的是，至药物焙好，桑皮纸的颜色只是浅黄色，并非是焦色。这是区别于《本草纲目》记载消石的炮制："隔纸炒至纸焦为度。"消石的隔纸炒的火候要求是"纸焦为度"。其温度要远高于焙车前子的温度。隔纸焙车前子的方法是古代炮制高超智慧的体现。至于宋·朱瑞章《卫生家宝产科备要》卷二记载的车前子"瓦焙"。用瓦片替代铫子，没有了纸作为媒介，其火候较难掌握，可以认为是隔纸焙的简化处理方法。

对比清炒法与隔纸焙法，发现清炒后的车前子用药碾子碾压后仍然难以粉碎，而隔纸焙的车前子很容易粉碎。可见隔纸焙法要优于清炒法。

车前子炒制的目的，第一是为了容易煎出有效成分，是古人"逢子必炒"炮制习惯的体现。第二取其"主气癃止痛，利水道小便，除湿痹"[123]（《神农本草经》）之功。正如清·汪昂《本草备要》载："炒研，入利水泄泻药。"

三、入丸散宜酒制

明·李时珍《本草纲目》记载车前子的酒制法非常复杂："以酒浸一夜，蒸熟研烂。作饼晒干，焙研"。笔者发现，这段话实际上是转引自宋·陈自明《妇人大全良方·辨识修制药物法度》："先用温水淘洗去泥沙，捏干。以好酒浸四五日，蒸四五次，研令极烂，捏成饼子，焙干方可为末。"[124]

121　宋·太平惠民和剂局，刘景源整理．太平惠民和剂局方 [M]．北京：人民卫生出版社，2006: 317.

122　张锡纯．医学衷中参西录（上册）[M]．河北：河北科学技术出版社，1985: 138.

123　马继兴．神农本草经集注 [M]．北京：人民卫生出版社，2013: 51.

124　宋·陈自明撰，王咪咪整理．妇人大全良方 [M]．北京：人民卫生出版社，2006: 4.

笔者取车前子1公斤，加300毫升黄酒，拌匀。刚加酒时车前子表面会有黏液，非常滑手，放置一夜，再次搅拌时则没有那么明显的柔滑感。放到笼屉上蒸1个小时，尝之已不垫牙，说明车前子已熟。本来以为车前子蒸后水汽很大，会像一锅粥一样。没想到蒸后仅接近笼屉边上的部分有些黏，其他部分均比较疏松，用手抓松手即散。用药碾子碾压后车前子较容易结在一块，这时用手揉搓成饼状，放到竹匾上晾干。大约放置3天，车前子已经干燥。其间没有长毛霉变，这点与制作菟丝子饼易生霉变不同。取干燥的车前子饼置砂锅上，隔纸焙。焙的过程中没有明显的爆裂声，只是车前子的颜色不断加深，饼的形态有所改变。由饼上散落的小颗粒由于与纸接触得多，会有些发焦，这时车前子已焙好。取出后，用药碾子研成粉末状。

经过实际操作发现无论是隔纸焙还是酒制，用药碾子均很容易粉碎。通过酒制后的车前子粉呈棕黄色，而前述隔纸焙研的车前子粉颜色明显要浅，呈棕褐色。

车前子酒制的目的是取其补益的功效。自《名医别录》记载："强阴益精，令人有子，明目疗赤痛"。[125]后世对本药的认识就与《神农本草经》记载的利水通淋的功效产生分化。王好古综合二者功效，认为能利小便而不走气，与茯苓同功。在宋代《太平惠民和剂局方》收载了被苏颂称为奇方的驻景丸后，车前子的补益之功更加突出。该方主治"肝肾俱虚，眼常昏暗，多见黑花，或生障翳视物不明，迎风有泪，久服补肝肾增目力"。[126]方由车前子、熟地黄、菟丝子三味药组成。其中车前子需"酒洗净，酒蒸焙"。可见其炮制方法与《本草纲目》记载的相同。综观历代含有车前子的丸散剂型，多具补益的功效。正如清·汪昂《本草备要》载："酒蒸捣饼，入滋补药"[127]。

四、盐制宜商榷

历史上记载最早将车前与盐联系到一起的是明·鲍山《野菜博录》卷二载："食法：采嫩苗叶，煠熟水浸去涎沫，淘净，油盐调食"。这仅是将车前草当作野菜的食用方法。与用盐作为辅料的炮制方法不同。

车前子用盐制的方法最早见于清·陈复正《幼幼集成》卷二载："青盐水炒七次"。该书作者陈复正（1736~1795）为清代儿科名医。后世医家仅有清末名医张乃修(字聿青，1844~1905)习用。在其弟子整理的《张聿青医案》中，涉及车前子的次数共26次，其中标明用盐水炒者达16次[128]。另外在清·通意子《贯唯集》中有两处记载，该书是汇集清代名医叶天士、曹仁伯、何元长三人医案于一册。通过查阅三位医家

125　明·李时珍撰，刘衡如，刘山永，钱超尘，郑金生校注.本草纲目研究 [M].北京：华夏出版社，2009: 737.

126　宋·陈自明撰，王咪咪整理.妇人大全良方 [M].北京：人民卫生出版社，2006: 184.

127　清·汪昂撰，郑金生整理.本草备要 [M].北京：人民卫生出版社，2005: 89.

128　清·张乃修.张聿青医案 [M].北京：人民卫生出版社，2006: 91.

的医案并没有盐炒的记载。所以其记载可能有误。遍览清代名医医案，如《临证指南医案》《吴鞠通医案》《续名医类案》《柳选四家医案》《寓意草》《眉寿堂方案选存》《丁甘仁医案》《陈莲舫医案》《花韵楼医案》等。均未见到盐炒的记载。可见，在清代，盐炒车前子只是陈复正与张乃修二位医家的个人用药习惯，并没有形成业界共识。

笔者请教国医大师金世元教授，金老回忆在其学徒时药铺用的都是盐车前子。同样的问题请教山东省年近九旬的姜保生老药师，所得到的答案与金老相同。可见，车前子炮制方法的改变应该是在民国期间。其滥觞很可能是源于清末名医张乃修。张氏毕生勤于临床，经验丰富，尝旅居沪上十余年救奇难大症无数，医名大振，从游者甚众。秦伯未先生谓其"论病处方，变化万端，不株守一家言。"[129]。后医家效仿其用药亦可理解。

对于传统盐炒车前子的方法，金世元教授传授的经验是车前子炒至有爆裂声时，喷洒盐水，炒干。山东姜保生老药师传授的方法是盐水拌车前子，拌匀后润透，刚拌时车前子表面会有黏液，放置一会滑润感会明显减轻。由于车前子会粘在一起，所以炒前要把润好的车前子放置到铁筛子上向下压，这样车前子会松散开。炒时炒出腥膻味即可。

盐炒属于炮制学的加辅料炒。中药用盐作为炮制辅料的历史悠久，始载于刘宋时期雷敩所著的《雷公炮炙论》。而认识到盐味咸入肾的观点在《内经》中就有记载，如《素问·宣明五气》载："咸入肾"。按照一般的理解，将这二者联系到一起，认为车前子盐炒入肾会增效观点的形成本来很容易。但是令人惊奇的是在两千多年的中医药发展历史中，盐车前子的应用历史只有百余年。笔者认为，将盐炒法作为对于李时珍入汤剂宜炒制的观点的发展并没有错误，但是在历版《中国药典》记载的车前子炮制方法仅在1977版中有清炒法。其余均为盐炒。由此也导致临床医生处方必写盐车前子，药房进货必进盐车前子。在一些中成药如济生肾气丸、五子衍宗丸等亦违反传统配本而使用盐车前子。似乎不用盐车前子就显得不合正统，不守规矩。这种置传统的车前子炮制方法于不顾，简单地自上而下，整齐划一地使用盐车前子的现象是否妥当，值得商榷。

五、结语

综上所述，通过对车前子三种炮制方法的比较发现，《本草纲目》对车前子入汤液宜炒制、入丸散宜酒制的方法在车前子的炮制历史中起到了承前启后的作用。对后世产生了较大的影响，发展出炒研入汤剂利尿，酒制入丸散补益的观点。丰富

---

129 秦伯未. 清代名医医案精华 [M]. 北京：人民卫生出版社，2005: 89.

了传统中药的炮制理论。盐炒法虽然可以视为对传统炒法的发展，但是对于近百年以来舍弃车前子的传统炮制方法，全面用盐炒的现象应予以注意。建议恢复车前子的传统炮制方法。

菟丝子酒制法探讨

于大猛

酒制菟丝子在古代一直是菟丝子的主流炮制品种。南朝·陶弘景《本草经集注》指出本品"宜丸不宜煮，得酒良。"[130]制作丸剂首先要将药物粉碎，菟丝子坚硬异常，《本草从新》卷五载："古人困难于磨细。"[131]纵观菟丝子酒制法的炮制历史，发现古人在粉碎与酒制的结合方面，积累了丰富的经验。现将研究结果报道如下。

一、酒浸法为渊薮

酒浸法最早见于唐·孙思邈《备急千金要方》卷一："凡菟丝子暖汤淘汰去沙土，干漉，暖酒渍，经一宿，漉出，曝微白，捣之。不尽者，更以酒渍经三五日乃出，更晒微干，捣之须臾悉尽，极易碎。"[132]

文中"凡菟丝子暖汤淘汰去沙土，干漉。"指的是药物的净制，即用温水洗去菟丝子中的沙土后，沥干水分。"暖酒渍，经一宿，漉出。"笔者取菟丝子若干用黄酒浸泡一夜，沥干。文中"曝微白"三个字非常让人费解。因为菟丝子色深黄，浸泡一夜后沥干，再晒。颜色并没有什么改变。可见色"微白"并不是晒的结果。那么什么时候会出现"微白"的颜色，抑或是古人记载错了呢。在操作后面的"捣之"时，笔者找到了答案，晒干的菟丝子置铜缸子中捣后，表面的深黄色的硬皮会去掉，里面呈青灰色。这种颜色与深黄色的菟丝子相比会显得有些"微白"。所以，这句话的语序应该是"曝，捣之微白。"

另外，笔者操作时，曾认为古人"酒浸—晒干—捣"的方法有些啰唆，可以省略"晒干"这一工序，即"酒浸—捣"。原因是酒浸后趁着菟丝子稍软直接捣岂不更容易，如果等到晒干后菟丝子会重新变硬，捣起来会更费力。但是在笔者实际的操作过程中遇到问题。即菟丝子酒浸后沥干仍是潮湿的，用铜缸子捣时会呈饼状，由于有部分菟丝子是捣不碎的，这部分菟丝子混在药饼中难以分出。导致后续的操作"不尽者，

130 明·李时珍撰，刘衡如，刘山永，钱超尘，郑金生校注. 本草纲目研究 [M]. 北京：华夏出版社，2009: 844.

131 清·吴仪洛撰，朱建平，吴文清点校. 本草从新 [M]. 北京：中国中医药出版社，2013: 86.

132 唐·孙思邈撰，刘更生，张瑞贤等点校. 千金方 [M]. 北京：华夏出版社，1993: 8.

更以酒渍经三五日乃出"难以进行。如果这时再进行自然晒干，晒的时间明显要比酒渍后直接晒干耗费的多。而且饼状的菟丝子很容易变质，其必须要晒干后才能再捣，这时没有捣碎的部分过罗才可以筛出来。可见，无论是花费的时间还是药物的质量均是不划算的。发现这个问题后，笔者重新按照古人"酒浸—晒干—捣"的工序进行操作。酒浸后的菟丝子晒干后再用铜缸子捣。大约有一半的药物会直接捣碎。接下来就可以直接进行下一道工序的操作。可见，古人"晒干"这道工序是不能省略的。

对于没有捣碎的菟丝子的操作方法是："更以酒渍经三五日乃出，更晒微干，捣之须臾悉尽，极易碎。"[133]可以发现，这次是用"酒"，而非第一次用的"暖酒"。时间上要用"三五日"，而非第一次的"一宿"。这是因为第一次操作的主要目的是去掉菟丝子的硬皮，而第二次操作的主要目的捣碎内部的髓质。实际操作中很顺利地就将剩余的菟丝子全部捣碎了。

宋·王怀隐《太平圣惠方》卷九十四记载了著名的神仙饵菟丝子法："菟丝子一斗。以酒一斗。浸良久。漉出曝干。又浸。令酒尽为度。上件药。捣细罗为散。"[134]这种方法是将《备急千金要方》的两步操作方法合而为一。即酒浸后晒干，反复操作，直至酒尽，然后再捣成细粉。那么为什么不一次在酒中浸透呢？这个问题清·吴仪洛《本草从新》卷五给出了很好的答案："然酒浸之久，往往味变酸臭。"[135]这种方法的工作效率恐怕还是不如《备急千金要方》的反复操作法。

宋代的方书如《仁斋直指方》《类编朱氏集验医方》《秘传眼科龙木论》等在菟丝子项下均要求"酒浸烂"。这是一个很难掌握的标准，"烂"应该是浸泡极软的意思。那么如何掌握浸泡透的时间呢？因为过短则泡不透，过长则酒变酸臭。对此，可以从宋·唐慎微《证类本草》卷四找到答案："酒浸十日。"十日在夏天亦很容易味变酸臭，对此，唐慎微给出的方法是"水淘，焙干，为末。"即十日后立即用清水淘洗以免发酵，并用火焙干从而缩短了晒干的时间。

明·李时珍非常推崇《备急千金要方》的方法，其在《本草纲目》卷十八菟丝子修治项下载："凡用以温水淘去沙泥，酒浸一宿，曝干捣之。不尽者，再浸曝捣，须臾悉细。"[136]这段话的内容可以视为《备急千金要方》方法的简述。

后世的方法虽然出现很多，但基本的方法仍不出《备急千金要方》之藩篱。

133　唐·孙思邈撰，刘更生，张瑞贤等点校．千金方 [M]．北京：华夏出版社，1993：8.
134　宋·王怀隐等编，郑金生，汪惟刚，董志珍校．太平圣惠方 [M]．北京：人民卫生出版社，2016：2104.
135　清·吴仪洛撰，朱建平，吴文清点校．本草从新 [M]．北京：中医古籍出版社，2001：86.
136　明·李时珍撰，刘衡如，刘山永，钱超尘，郑金生校注．本草纲目研究 [M]．北京：华夏出版社，2009：844.

二、酒蒸与酒炒法缩短炮制时间

由于酒浸法浸泡的时间过长，容易酸臭。后世在《备急千金要方》的基础上发展出了酒蒸法。如宋《太平惠民和剂局方·指南总论》（此下简称《局方》）载："先以水洗，澄汰去沙土了，却以好酒浸一昼夜，漉出，蒸过，乘热杵为粗末，焙干，然后入药同捣，捣之不尽者，更以渍，经三五日乃出，更晒微干，捣之，须臾悉尽，热即易碎。"[137]可以看出，文中的方法主体上仍是继承了《备急千金要方》的方法。只是在酒浸后增加了"蒸过，乘热杵为粗末，焙干"。

笔者实际操作时，取菟丝子4斤，用黄酒3斤浸泡。浸一昼夜后，沥出的黄酒仅有半斤。浸入菟丝子里及沾在表面的黄酒达2斤半。比较《局方》与《备急千金要方》浸泡菟丝子的时间发现，前者为"一昼夜"，后者为"一宿"。《局方》的时间明显要长，浸入药物中的黄酒也明显增多。沥尽黄酒后。下一步是"蒸"。关于蒸的时间，《局方》并没有明确说明。考虑到菟丝子的坚硬程度，蒸的时间应该长些。但是也不宜像制作熟地黄那样达到两天两夜，因为后面还有后续操作的工序，没有必要一次完成。综合以上考虑，笔者分别在笼屉圆汽后1小时、2小时、3小时、4小时、5小时分别取菟丝子乘热捣碎。从颜色变化上看，菟丝子本身是深黄色，酒浸后颜色加深，随着蒸的时间的延长，菟丝子的颜色便不断加深，第1个小时呈黄褐色，第2个小时呈深黄褐色，第5个小时就呈棕褐色了。蒸的过程中空气中散发着醇厚的酒香，夹杂着少许酸味，有点像制作酒女贞子的味道，非常好闻。

下一步"乘热捣为粗末。"由于菟丝子酒浸后直接捣，容易成饼。笔者曾推断酒浸后再蒸水分增加，更容易成饼。但是为何《局方》说"捣为粗末"呢？实际操作的结果是，发现无论在蒸制的哪个时间段取出的菟丝子，均可用药碾子粉碎成粗末，完全没有一点成饼的意思。这样的结果让笔者非常诧异。而且蒸的时间越长，菟丝子碾的越细。接下来是"焙干"。焙干的工序缩短了晾晒的时间，也减少了霉变的概率。笔者用隔纸焙法，焙法的目的是祛除菟丝子中的水分。焙的过程中能够听到轻微的爆裂声，系没有碾碎的菟丝子的声音，手捻觉干燥即可。笔者对于笼屉圆汽后1~5小时的各批菟丝子焙干后粉碎，发现各个批次的菟丝子均可粉碎得较细，过40目罗后，粗粉大约占细粉的1/10。只是随着蒸的时间延长，粉碎的时间也会稍有减少。笔者认为蒸的时间控制在2~3个小时为宜，既能蒸透，又不太费火力。对于没有粉碎的粗粉，《局方》沿袭了《备急千金要方》的酒浸法的程序。"更以渍，经三五日乃出，更晒微干，捣之，须臾悉尽。"即酒浸3~5天后晒微干，再捣，就全部粉碎了。实际操作也验证了《局方》的记载。《局方》的酒蒸法中包含着焙法，

---

137 宋·太平惠民和剂局，刘景源整理.太平惠民和剂局方[M].北京：人民卫生出版社，2006: 316.

均为加热的方法。通过加热可以促使菟丝子易于粉碎,故《局方》指出："热即易碎"。

李时珍吸收了《局方》的经验,并进行了改进。《本草纲目》卷十八"菟丝子"修治项下载:"又法:酒浸四五日,蒸曝四五次,研作饼,焙干再研末。"[138]即较《局方》增加了酒浸的时间,由"一昼夜"到"四五日"。增加了蒸的次数,由"一次"到"四五次",这种反复的"蒸曝"较一次完成更容易粉碎。

另外,宋·洪遵《洪氏集验方》卷三苁蓉茸附丸中记载:"酒浸两宿,炒令半干,捣作饼子,焙干。"这种方法的前半部分仍取法《备急千金要方》,只是将原法的"曝"改为"炒"。炒法缩短了干燥的时间。由于炒的程度只是"半干",有利于后面"捣作饼子"。下一步是"焙干",笔者在用隔纸焙时发现虽然菟丝子已经有爆裂声,手捻已经很干了,但是用药碾子仍很难完全粉碎。至于明·楼英《医学纲目》卷二十八载:"酒浸三日,焙干别研。"其方法与《洪氏集验方》相近,只是将省去了"炒令半干,捣作饼子",即酒浸后直接用砂锅隔纸焙干再研,遇到的问题仍然是难以完全粉碎。只能过罗后再次用酒浸重复操作。

可见,酒蒸法与酒炒法较酒浸法虽然缩短了炮制的时间,但是仍存在着工作效率低,粉碎不充分的不足。

三、酒煮制饼法的疑惑

酒蒸与酒炒法缩短了炮制的时间,但是炮制周期仍要1周左右时间。为了更好地提高工作效率,古人发明了酒煮制饼法。

如南宋·杨倓《杨氏家藏方》卷十五载:"好酒煮软,焙七分干,砂盆研,焙干。"[139]用黄酒煮菟丝子,"煮"的火候标准是"煮软",何为"煮软"？笔者曾认为是指菟丝子煮至吐丝为度,即露出黄白色卷旋状的胚,形如吐丝。这也是菟丝子的鉴别要点。实际操作中发现这种预设的标准是错误的。用黄酒直接煮菟丝子,沸腾后半个小时没有变化。时间加到1个小时、2个小时,最后加到3个小时仍没有变化。放置一夜后,第二天继续煮1个小时,还是没有吐丝。笔者深为不解,甚至怀疑菟丝子的真伪,仔细辨别确实为正品。取同批次菟丝子用清水煮半个小时即吐丝。换了另外一个批次的菟丝子重复上述操作得到的结果亦相同。可见,原书"煮软"的标准并不是"吐丝"。笔者重新试验,用黄酒煮菟丝子半个小时,用手指按压药物表面,发现已经发软。取出菟丝子,用砂锅焙七成干。由于煮的时间比较短,菟丝子表面的黏液不多,所以用砂锅焙的过程中并不怎么粘锅。下一步是"砂盆研",药房中常用的是比较小的研钵,"砂盆"很少见。笔者曾在上海中医药博物馆见到一个如脸盆大小的研钵,

138　明·李时珍撰,刘衡如,刘山永,钱超尘,郑金生校注.本草纲目研究[M].北京:华夏出版社,2009:845.

139　南宋·杨倓.杨氏家藏方[M].北京:人民卫生出版社,1988:74.

钵杵足有拳头那么大。这么大的研钵虽然提高了工作效率，但是确实很费力气。研后菟丝子呈饼状，再用砂锅焙干。最后笔者用炮制好的菟丝子用药碾子很容易就粉碎了。

酒煮法并不能使菟丝子吐丝，而明·李中梓《本草征要》卷三载："酒煮令吐丝，打作饼，烘干再研，即成细末。"[140]可见，该书记载的炮制方法与《杨氏家藏方》相近。但是从"酒煮令吐丝"的描述看，李中梓并没有实际操作过。而《杨氏家藏方》中记载的"煮软"可以看出作者是有实践经验的。

明·张洁《仁术便览》卷四与明·罗周彦《医宗粹言》卷六记载的方法与《杨氏家藏方》相近。区别是《仁术便览》提前将菟丝子用黄酒浸泡了三宿，增加了浸泡的时间，有利于减少下一步煮药的时间。《医宗粹言》用黄酒煮菟丝子的时间长达一昼夜，即便是这样，菟丝子仍不会吐丝，煮的汤自然也不会太黏。所以确实能够煮那么久而不糊锅。但是煮制过程中蒸发的黄酒过多，笔者估计1斤菟丝子煮1天，耗费的黄酒不止10斤。

酒煮法固然较酒蒸法与酒炒方提高了工作效率，但是仍不能减少蒸、炒之后"制饼"的工序。无论是《杨氏家藏方》的"七分干"，还是《洪氏集验方》的"半干"，均需保留部分水分，以便于"制饼"。而"制饼"的工序在酒煮法中最为费力费时，而且与前面的酒煮法不相连贯。为了解决这个问题，古人创造性地发明了酒浸水煮制饼法。

四、酒浸水煮制饼法为集大成

清·吴仪洛《本草从新》卷五载："酒浸一宿。煮令吐丝。捣成饼。烘干再研。则末易细。"[141]笔者实际操作，用黄酒浸泡菟丝子一夜，稍沥干，用清水煮，加水量以没过药物10厘米为宜。水过少则不易吐丝，水过多则下一个制饼的工序费时较长。笔者因为有酒煮不吐丝的经验，所以担心酒浸后再煮恐怕不容易吐丝。实际上，清水煮菟丝子似乎并没有受酒浸的影响，大概半个小时左右就吐丝了。这时药物的黏度增加，用平铲贴着锅底搅动以免糊锅。吐丝后的菟丝子明显较酒煮者松软，此时用研钵将其捣成饼也相对较容易。"制饼"的目的是为了易于焙干，但是菟丝子吐丝后的黏度不足以使其自然成饼，因此，"捣"的工序还是少不了的。将菟丝子饼用砂锅焙干，再用药碾子粉碎。

上述方法利用了菟丝子水煮吐丝后发黏的特征，创造性地将酒浸、水煮与制饼三法连贯起来，一气呵成。是菟丝子酒制法之集大成者，亦是菟丝子酒制法中之最优者。

关于近代中医界使用菟丝子饼的情况，年近九旬的山东姜保生老药师曾言："解

140　包来发主编.李中梓医学全书[M].北京：中国中医药出版社，1999: 129.

141　清·吴仪洛撰，朱建平，吴文清点校.本草从新[M].北京：中医古籍出版社，2001: 86.

放前中药铺里没有卖炒菟丝子的，卖的都是菟丝子饼"。姜老传授的菟丝子饼的制作方法是：将菟丝子用水煮，煮至吐丝后继续用铲子搅动，尽量让水分蒸发，菟丝子会越来越黏。酌加少量的面粉及黄酒。再搅拌至铲子快搅不动时，将药物平摊到木板上成饼状。大约一指厚。等到菟丝子饼稍干能挺身时，用刀切成小块，晾干。姜老的方法特色一是将《本草从新》的"酒浸"改为在成饼时加入黄酒。提高了黄酒的利用效率，因为酒浸后经过长时间的煎煮后黄酒也挥发殆尽。二是添加了少量的面糊。增加了药物的黏度，省去了《本草从新》"制饼"的工序。添加了面糊的菟丝子饼的黏度异常得强，笔者操作时发现，第二天即能与覆有菟丝子饼的木板粘起来而不掉。曾经有一次因为院子里的风太大，将铺着菟丝子饼的木板掀翻，菟丝子仍牢牢地粘在木板上。

五、结语

综上所述，菟丝子酒制法，以《备急千金要方》为代表的酒浸法为渊薮，后世诸法均不出此藩篱。酒蒸法与酒炒法缩短了炮制的时间，但是前者工序较为复杂。后者则粉碎不充分。酒煮法进一步缩短了炮制的时间，但是由于酒煮菟丝子并不能吐丝，制饼还是需要用砂盆研，工序上不能连贯。作为集大成者的酒浸水煮制饼法，利用了菟丝子水煮吐丝后发黏的特征，创造性地将酒浸、水煮与制饼三法连贯起来，一气呵成。姜老传授的酒菟丝子饼制法则将酒浸水煮制饼法中的"酒浸"工序放在最后，减少了酒在煮的过程中的蒸发，省去了制饼的工序，提高了生产效率。现行部分省市如北京、山东、贵州等地的《中药炮制规范》中，菟丝子饼的制作方法与姜老经验近似，但是仅存在于《规范》之中，市场上并没有相关品种。笔者曾以制作的酒菟丝子饼请教国医大师金世元教授，金老仔细端详良久，感叹道："这个好，这个好，已经有几十年没有见过这个了。"目前，将作为历代菟丝子酒制法中之集大成者的酒菟丝子饼弃之不用，实在是可惜！

《本草纲目》阿胶三等分类法探讨

于大猛

《本草纲目》记载阿胶的上、中、下三等分类法在历代本草文献中独树一帜。与后世将阿胶用皮简单地划分为驴与非驴的二分法迥然不同。在当前驴皮供应紧张，阿胶产量不足的形势下，重新审视《本草纲目》阿胶三等分类法有着现实的参考意义。

一、阿胶上、中、下三等分类法简述

阿胶的来源据现行《中国药典》为驴皮熬制而成。但是在古代文献中记载阿胶的来源并非只限于驴皮。其中最具代表性的医家是李时珍，其在《本草纲目》卷五十记载："时珍曰：凡造诸胶，自十月至二三月间，用牛、水牛、驴皮者为上，猪、马、骡、驼皮者次之，其旧皮、鞋履等物者为下。"[142]

可见，李时珍认为诸皮均可熬制阿胶，只是有质量的差别。将牛皮、驴皮列为上等阿胶，将猪马骡驼列为中等阿胶，旧皮、鞋履等物列为下等阿胶。《本草纲目》阿胶的上、中、下三等分类法是客观的，并未简单地将阿胶分为真与假。并将牛皮与驴皮并列为上等的阿胶。这对后世有着重要影响。

二、上等的牛皮与驴皮

《本草纲目》卷五十载："大抵古方所用多是牛皮，后世乃贵驴皮。"从文献考证看，最早的阿胶确实是用牛皮制作的。《名医别录》载："出东平郡，煮牛皮作之，出东阿"[143]。宋·苏颂《本草图经》指出牛皮与驴皮"二皮亦通用"[144]。明代医家亦持此观点。如明·倪朱谟《本草汇言》卷十八："必取乌驴皮或乌牛皮，洗刮净，去毛"[145]。

那么后世牛皮为什么逐渐退出了历史，医家独崇驴皮呢？宋·苏颂《本草图经》载："然今牛皮胶制作不甚精，但以胶物者，不堪药用之。"文中"牛皮胶制作不甚精"一句，成为后世以驴皮为贵的主要依据。这点是有疑问的，从理论上及笔者亲制熬制经验中体会，牛皮厚重，其出胶率远高于驴皮，工艺上更易掌握。但是为何用牛皮熬制的阿胶会出现工艺上的欠缺？

要解决这个问题，就得先探讨古代的耕牛保护制度。自西周"诸侯无故不杀牛"开始，为了在农业生产中保证有足够的畜力，中国历代王朝的法律中均有以"禁止私杀牛"的内容。有相应的屠宰标准和审批手续，无论是牛的主人还是他人，私屠乱宰耕牛都是犯罪行为，要受到法律的制裁。这一制度的实施是为了保证有足够的耕牛以满足农业生产的需要。[146]

可见，在古代，由于法律约束，要得到一张毛色油亮厚实的牛皮几乎是不可能的。而古代制作阿胶的牛皮只能是老病不堪为用者，甚至是马鞍、靴子等物。用这样的牛皮熬制的阿胶无论制作工艺再精湛，所得到的阿胶质量仍不佳。所以"牛皮

142　明·李时珍撰，刘衡如，刘山永，钱超尘，郑金生校注.本草纲目研究 [M].北京：华夏出版社，2009: 887.

143　梁·陶弘景.尚志军辑校.名医别录 [M].北京：人民卫生出版社，1986: 112.

144　宋·苏颂.尚志军辑校.本草图经 [M].北京：学苑出版社，2017: 85.

145　明·倪朱谟.郑金生等点校.本草汇言 [M].北京：中国中医药出版社，2013: 184.

146　魏殿金.中国古代耕牛保护制度及其对后世的影响 [J].南京财经大学学报，2007(06): 95.

胶制作不甚精"的原因，不在工艺，而在于原材料。

另外，驴传入中原的时期，是在春秋战国。当时很珍贵，汉武帝时，驴被视为"奇畜"，放养在皇帝的花园——上林苑。至西汉·陆贾《新语》载："驴、骡、象、琥珀、珊瑚，山生水藏，择地而居。"[147]可见在当时驴的数量还是相当少，仅作为珍稀物种观赏。至东汉，驴传入内地的数量开始增加。但是地区分部不均，以至在唐·柳宗元的《黔之驴》中记述的贵州地区驴还很少见。由此可见，在《本经》与《别录》的汉代，驴并不是一个入药的对象。

《本草纲目》所记载上等阿胶首选的牛皮与驴皮，由于牛皮从法律上是禁止的，而由于宋元明清时期驴的繁殖数量剧增，同为农耕工具的驴在法律上并没有过多限制。人们可以根据季节选择春板与冬板。对皮毛的颜色与成年与否进行挑选。这种由牛、驴共用到专用驴皮的嬗变是中医的被动选择。这也就是《本草纲目》载"大抵古方所用多是牛皮，后世乃贵驴皮"[148]的原因。

主观上得不到优质的牛皮以致"制作不甚精"，客观上有驴作为单一原料亦无不可。在中医历史上就出现了一种诋毁牛皮的风潮。如明·缪希雍《神农本草经疏》卷十六："此药多伪造，皆杂以牛马皮、旧革鞍靴之类，其气浊秽，不堪入药"。[149]清·张志聪、高世栻《本草崇原》载："设用牛皮及黄明胶并杂他药者，慎不可用。余尝逢亲往东阿煎胶者，细加询访，闻其地所货阿胶，不但用牛马诸畜杂皮，并取旧箱匣上坏皮及鞍辔靴屐一切烂损旧皮皆充胶料"。[150]缪氏与张氏均将《本草纲目》作为阿胶原料的上、中、下三等顺序打乱，将上等的牛与中等的马、下等旧革鞍靴箱等并提，即将阿胶原料简单分为驴与非驴两类。这是不严谨的，也不符合历史发展的规律。但是，这种影响沿袭至今。

三、中等的马皮、骡皮、驼皮、猪皮

《本草纲目》卷五十记载："猪、马、骡、驼皮者次之。"即将马、骡、驼、猪四种家畜的皮并列为中等阿胶。在探讨阿胶用皮时学者往往忽略了马皮，其实马皮煮胶的历史远较驴皮时间久远。早在《周礼》中就有马胶的记载："鹿胶青白、马胶赤白、牛胶火赤、鼠胶黑、鱼胶饵、犀胶黄。"南北朝的贾思勰认为马皮为煮胶中最次的原料，甚至不如破皮、履鞋底等旧皮。究其原因是"皮薄毛多，胶少，倍费樵薪。"[151]（《齐民要术》卷九）。况且马作为战争与农耕、运输的工具，其所受到

147　汉·陆贾撰，庄大钧校点.新语[M].沈阳：辽宁教育出版社，1998：57.

148　明·李时珍撰，刘衡如，刘山永，钱超尘，郑金生校注.本草纲目研究[M].北京：华夏出版社，2009：1832.

149　明·缪希雍.神农本草经疏[M].上海：上海古籍出版社，1991：724.

150　张瑞贤，常章富编.本草名著集成[M].北京：华夏出版社，1998：1055.

151　南北朝·贾思勰.齐民要术[M].北京：中华书局，2015：1183.

的保护较牛更为严格。对于骡与驼,《齐民要术》亦将二者与马并列为煮胶最次的原料。所以在古代文献中几乎找不到应用马、骡、驼煮胶的相关记载。

1976年山东平阴阿胶厂,在阿胶制胶工艺的基础上,研制成功以猪皮作为原料的"新阿胶"。"新阿胶"的产生,固然有其特定的经济历史背景,但是不可否认的是它符合《本草纲目》阿胶三等分类法的中等阿胶的记载。仲景治疗少阴热化症的猪肤汤,其制作方法与传统阿胶的制法相近,《伤寒论·少阴病》"猪肤一斤,以水一斗,煮取五升,去滓,加白蜜一升、白粉五合,熬香,和令相得,温分六服。"可以称猪肤汤为"液体的阿胶"。

四、下等的旧皮、鞋履等物

《本草纲目》卷五十记载:"旧皮、鞋履等物者为下。"这种以各种旧皮为原料煮胶的方法并不是李时珍首创。如南北朝·贾思勰《齐民要术》卷九《煮胶》载:"破皮、履鞋底、格椎皮、靴底、破帗靷,但是生皮,无问年岁久远不腐烂者,悉皆中者。"[152]文指出已经使用过的旧皮,无论使用多久,只要不腐烂者就可以用来煮胶。与新皮煮胶的区别是:"然新皮胶色明净而胜,其陈久者固宜不如新者"。即新皮煮胶较旧皮颜色明亮而洁净。另外需要强调的是一定要用"生皮",即"其脂韧盐熟之皮则不中用。"究其原因,"譬如生铁一经柔熟,永无镕铸之理,无烂汁故也。"即经过鞣制的"熟皮"煮不出多少胶汁。

可见,《本草纲目》记载的旧皮、鞋履等物,应该指的是生皮。其与新皮的区别仅是胶色没有那么明净而已。后世明·缪希雍《神农本草经疏》卷十六载:"旧革鞍靴之类,其气浊秽,不堪入药"。清·张志聪、高世栻《本草崇原》载:"取旧箱匣上坏皮及鞍辔靴屦一切烂损旧皮皆充胶料"。其实用这种类皮料只要是生皮,用来煮胶是没有问题的。符合《本草纲目》下等阿胶的标准。

五、结语

综上所述,《本草纲目》记载的阿胶上、中、下三等分类法在历代本草文献中独具匠心。对于上等阿胶,既传承了最早的阿胶是用牛皮的经验,又提出牛皮与驴皮通用。当然,随着经济的发展,除猪皮外,我们已经不可能再选择马、骡、驼类的中等阿胶,更不会选择旧皮鞋履类的下等阿胶。

同为上等阿胶的驴皮胶与牛皮胶,现在的地位大相径庭。一方面,驴皮胶市场严重供不应求,已经到了海外大量找驴的程度。市价10年提升40倍,几近成奢侈品,患者深以为苦。另一方面,牛皮胶(黄明胶)医者少有人识,甚至《中国药典》亦

152 南北朝·贾思勰. 齐民要术 [M]. 北京:中华书局,2015: 1183.

未收载，放着市场上大量质优价廉的牛皮不用非常可惜。

因此，重新审视《本草纲目》阿胶三等分类法，恢复牛皮胶的历史地位，有着现实的参考意义。

《本草纲目》矿物药炮制的文献出处情况探讨

郑文杰

《本草纲目》[153]并非炮制专著，但李时珍十分重视中药炮制技术，每种药物"修治"项下专列炮制内容，收录了南北朝以来的大量炮制文献，并提出了自己的见解。除"修治"外，李时珍在"附方"项下亦有针对不同组方的炮制方法。

李时珍对161种矿物药按自然属性进行分类，分为金、玉、石、卤石4类。其中"修治"项下，有42种矿物药的炮制内容出自《雷公炮炙论》《日华子诸家本草》《本草经集注》等13部文献资料。而在"附方"中，许多药物的炮制又根据组方的不同而有不同的炮制方法，其炮制内容来自《普济方》《千金方》《太平圣惠方》《仁斋直指方》《太平惠民和剂局方》等63部方书。现将炮制内容中所集录的文献资料整理如下。

一、在"修治"中的记载（表）

李时珍在"修治"条目下详细记载了前人的炮制技术，并增加自己的观点。表1汇总了"修治"项中药物炮制方法的出处。

表1 "修治"中矿物药炮制文献出处

炮制记载	文献出处	炮制药物
敩曰	南朝·雷敩《雷公炮炙论》	自然铜、密陀僧、云母、丹砂、水银、雄黄、雌黄、石膏、滑石、五色石脂、石钟乳、磁石、代赭石、太一余粮、曾青、砒石、凝水石、消石、石硫黄、矾石
大明曰	宋·日华子《日华子诸家本草》	阳起石、金牙石、蛇黄、消石
弘景曰	梁·陶弘景《本草经集注》	银（银屑）、玉（玉屑）、禹余粮
《抱朴子》曰	晋·葛洪《抱朴子》	云母、雄黄、消石
恭曰	唐·苏敬《唐本草》	银（银屑）、玉（玉屑）
慎微曰	宋·唐慎微《证类本草》	灵砂、石钟乳
宗奭曰	宋·寇宗奭《本草衍义》	磁石、硇砂
颂曰	宋·《图经本草》	铅霜
藏器曰	唐·陈藏器《本草纲目拾遗》	玉（玉泉）

---

153 李时珍. 本草纲目（校点本）[M]. 北京：人民卫生出版社，2004.

炮制记载	文献出处	炮制药物
青霞子曰	宋？青霞子《丹台录》	玉（玉泉）
胡演曰	宋？胡演《升炼丹药秘诀》	云母
思邈曰	唐·孙思邈《千金食治》	雄黄
禹锡曰	宋·掌禹锡《嘉友补注本草》	井泉石
时珍曰	明·李时珍《本草纲目》	银（银屑）、赤铜（赤铜屑）、自然铜、铅、铅霜、云母、紫石英、丹砂、水银粉、粉霜、灵砂、雄黄、石膏、五色石脂、炉甘石、阳起石、代赭石、砒石、礞石、食盐、朴消、消石、硇砂、石硫黄、矾石

二、在"附方"中的记载

在"附方"中，不同矿物药在治疗不同病证时炮制方法也有所区别，现将涉及到炮制的矿物药及出处汇总如下（表2）。

表2　"附方"中矿物药炮制文献出处

文献来源	年代·作者	药物	治疗病证
《普济方》	明·朱橚	铅	揩牙乌髭
		铅丹	伏暑霍乱
		铅丹	寒热疟疾
		铁锈	疔肿初起
		诸铁器（铁秤锤）	喉痹肿痛
		滑石	伏暑水泄
		五色石脂	小便不禁
		阳起石	阴痿阴汗
		蛇黄	血痢不止
		蛇黄	肠风下血
《太平圣惠方》	宋·王怀隐	白石英	石水腹坚
		禹余粮	冷劳肠泄
		硇砂	积年气块
《千金要方》	唐·孙思邈	铁落	小儿丹毒
		云母	风疹遍身
		雄黄	癥瘕积聚
		河砂	人溺水死
《千金翼方》	唐·孙思邈	白石英	风虚冷痹
《仁斋直指方》	宋·杨士瀛	慈石	大肠脱肛
		代赭石	急慢惊风
		石胆	痔疮热肿
		绿矾	腋下胡气
《卫生易简方》	明·胡濙	自然铜	心气刺痛
		炉甘石	目暗昏花
		炉甘石	烂弦风眼
《杨氏简便方》	明·杨起	粉锡	血风臁疮
		铜青	杨梅毒疮

文献来源	年代·作者	药物	治疗病证
《杨氏简便方》	明·杨起	井泉石	痔漏肿痛
《集玄方》	明·著者佚名	诸铁器(铁秤锤)	误吞竹木
		炉甘石	齿疏陷物
		石灰	夏月痱疮
《集验方》	晋·著者佚名	铅丹	吐逆不止
杨氏《产乳集验方》	唐·杨归厚	绿矾	小儿疳气
孙氏《集效方》	明·孙天仁	铅丹	远近臁疮
《集简方》	明·李时珍	银（银屑）	风牙疼痛
《太平惠民和剂局方》	宋·官修方书	五色石脂	冷痢腹痛
		石硫黄	金液丹
《圣济录》	宋·宋徽宗	诸铁器（铁铧）	小儿伤寒
		丹砂	辟瘴正阳
《子母秘录》	唐·张杰	粉锡	小儿无辜
		铁	小儿燥疮
《肘后方》	晋·葛洪	铅丹	寒热疟疾
		礜石	风冷脚气
《三因方》	宋·陈言	铅丹	寒热疟疾
		石膏	口疮咽痛
《儒门事亲》	金·张子和	浮石	疳疮不愈
		阳起石	丹毒肿痒
《张文仲备急方》	唐·张文仲	粉锡	寸白蛔虫
		禹余粮	崩中漏下
《胜金方》	宋·著者佚名	禹余粮	赤白带下
		石胆	口舌生疮
《摘玄方》	明·张用谦	钢铁（针砂）	脾劳黄病
		石灰	酒积下痢
《保幼大全》	宋·著者佚名	代赭石	婴儿疟疾
		矾石	小儿胎寒
《经验方》	佚名	矾石	伏暑泄泻
陈日华《经验方》	宋·陈日华	石膏	妇人乳痈
《邵真人方》	明·邵应节	粉锡	黄水脓疮
《邵真人经验方》	明·邵应节	石灰（水龙骨）	血风臁疮
《陆氏积德堂方》	宋·民间书目	自然铜	暑湿瘫痪
《积德堂方》	宋·民间书目	石膏	刀疮伤湿
《仁存堂方》	元·孙仁存	铅丹	温疟不止
《应急良方》	明·胡文焕	古文钱	腋下胡臭
《乾坤生意》	明·朱权	钢铁（针砂）	湿热黄疸
《德生堂方》	明·著者佚名	钢铁（针砂）	水肿尿少
《日华本草》	年代不详	紫石英	痈肿毒气
《何氏方》	南宋·何翔	丹砂	产后癫狂
《丹溪方》	明·著者不详	石膏	食积痰火
《保寿堂方》	明·刘天和	石膏	胃火牙疼
《宣明方》	金·刘完素	石膏	风邪眼寒

文献来源	年代·作者	药物	治疗病证
《李楼奇方》	明·李楼	石膏	水泻腹鸣
《玉机微义》	明·徐彦纯	不灰木	阴毒腹痛
《食治养老方》	明·洪楩	五色石脂	老人气痢
《御药院方》	元·许国桢	炉甘石	目暴赤肿
刘长春方	明·刘渊然	炉甘石	烂弦风眼
《通妙邵真人方》	明·邵以正	炉甘石	下疳阴疮
洁古《保命集》	金·张洁古	石灰	产后儿枕
寇氏《衍义》	宋·寇宗奭	石灰	中风口喝
《医方摘要》	明·杨拱	石灰	偏坠气痛
《活人心统》	明·吴球	石灰	痰核红肿
《济生方》	宋·严用和	阳起石	元气虚寒
倪维德《原机启微集》	明·倪维德	慈石	眼昏内障
《寿域方》	明·朱权	代赭石	慢肝惊风
《斗门》	宋·著者佚名	代赭石	肠风下血
《活幼口议》	元·曾世荣	石胆	小儿齿疳
葛可久《十药神书》	元·葛可久	花乳石	花蕊石散
《元遗山方》	金·元好问	石燕	齿疏不坚
《危氏得效方》	元·危亦林	蛇黄	暗风痫疾
《灵苑方》	宋·沈括	蛇黄	惊风痫疾
《活幼全书》	明·钱大用	蛇黄	小儿项软
《生生编》	明·著者佚名	矾石	湿头疮
《永类方》	元·李仲南	绿矾	烂弦风眼
洁古《活法机要》	金·张洁古	绿矾	脾病黄肿
赵原阳真人《济急方》	明·赵原阳	绿矾	酒黄水肿
《救急方》	明·赵季敷	绿矾	食劳黄病
谈野翁《试效方》	明·谈野翁	绿矾	走马疳疮

    表2中,《杨氏简便方》,作者为杨起。杨起,明代医家,字文远,生平欠详。著有《简便单方》《名医验方》,未见行世。

    《集验方》记载了治疗吐逆不止的碧霞丹。此碧霞丹同《肘后备急方》[154]卷四"治卒胃反呕啘方第三十"载《经验方》的碧霞丸炮制方法一致。其成书年代应早于《肘后备急方》,著者不详。

    《经验方》记载了治疗伏暑泄泻的玉华丹。玉华丹出自明代庄应祺《补要袖珍小儿方论》,书成于明永乐年间,故《经验方》应成书于此后,年代为明代,根据李时珍书目的记载,这一时期的《经验方》众多,成书年代及存佚情况未能进行考证。

    《集简方》,即李时珍撰《濒湖集简方》[155]。

    刘长春方、刘长春经验方,书名为《济急仙方》,为明初道士刘渊然所作。

154 葛洪原著,王均宁校点.肘后备急方[M].天津:天津科学技术出版社,2005:113.

155 张梁森重订.李时珍濒湖集简方[M].武汉:湖北科学技术出版社,1986:90.

《丹溪方》，据书名，此书为收载朱丹溪的医方书。李时珍在引书目录中记载的丹溪医方有卢和《丹溪纂要》《丹溪医案》、杨珣《丹溪心法》、方广《丹溪心法附余》《丹溪活套》、程充《丹溪心法》，上书皆为明代医方书。《丹溪方》成书具体年代应在明代或明代以前。

（原载：《中华医史杂志》2015年第45卷第4期）

第四卷 药物及炮制辨析

第五卷

足迹花絮

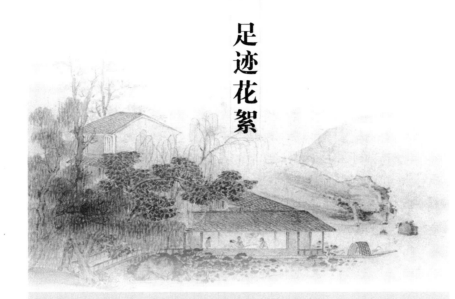

疑义相与析

——中德学者探讨《本草纲目》问答录

文树德　郑金生　张志斌

编者按：Prof. Paul U. Unschuld（中文名"文树德"）是德国柏林洪堡大学Charitè医科大学教授，著名的汉学家、医史学家、翻译家，一生以向西方传播中医药传统文献为己任，已将多种中医药经典古籍翻译成西文。郑金生研究员，中国中医科学院中国医史文献研究所前所长，擅长于本草历史文献研究，已整理出版多种大型中医药古籍丛书。二位教授合作研究中医药已20多年。近两年（始于2017年7月），文树德教授致力于《本草纲目》英译，为此他们的书信交流更为频繁。两年来，我一直关注着二位学者的日常学术讨论。这些讨论完全是自由的，丝毫没有发表之准备，只是私人间的交流。然而，正是因此，更能真切地反映出二位教授严谨的学风与深厚的功底。这些内容均与《本草纲目》相关，而且特别能够反映出西方学者在翻译《本草纲目》时语言方面的难点与关注重点。今特地选摘二位学者从2017年7月至2019年2月的探讨问答（共包括340多个问题），按时顺序，由远而近，编辑成文，以飨读者。为了还原两位学者探讨交流的真实性，以下按时间顺序，每个月标注时间为一大段，每次交流的问题作为一小段，每小段问题标注序号。问题或多或少，悉据二位学者探讨交流实际情况而定。问题中带灰色底色的文字，是文树德提问的重点。下面，二位学者的自由探讨就开始了。

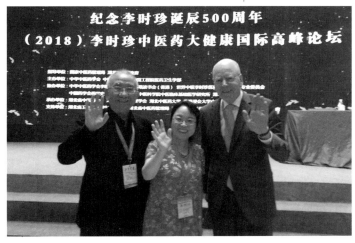

图1　文树德、张志斌、郑金生（从右至左）参加李时珍诞辰500周年纪念大会

Dear Prof. Zheng Jinsheng,

Today I have finished my first round of translating juan 47 through 52 of BCGM, and I am going through the text a second time now. I have marked numerous passages that I may need your assistance.I know that you are very busy to finish your manuscripts. Naturally, I can wait. Still, I may send you my questions, and if you have time to respond, I shall certainly be most grateful.

Best,

PUUnschuld

Dear Prof. Paul U. Unschuld，您好！

您如果翻译中遇到问题，从现在起，可以发给我，我有时间就逐步回答您。因为我马上要进入到《本草纲目详注》的编写。您提的问题，可以有益于我知道哪些地方需要注释。

我知道您现在特别希望我们俩在一起，那样的话，咱们双方可以互相促进。但是我们都老了，没有条件像过去那样朝夕与共。好在还有email，我想还是可以随时交流的。如果您开始用微信，我们还可以随时对话呢。

老郑　2017-6-30

2017年7月

问：（1）Here now is a question：故宋玉小招云：鹄酸臇凫煎鸿鸧。景差《大招》云：炙鸹蒸凫黏鹑陈。I am sure this is very easy, but I am not sure whether I understand this line correctly.

答：您提的问题："故宋玉《小招》云：鹄酸臇凫煎鸿鸧。景差《大招》云：炙鸹蒸凫黏鹑陈"。宋玉、景差，都是人名。《小招》《大招》是《楚辞》里的两篇赋的名称。

"鹄酸臇凫煎鸿鸧"，是《小招》里的一句话。原文作"鹄酸臇凫，煎鸿鸧些。""些"是语气助词，没有意义。所以李时珍删除了这个字，只说"鹄酸臇凫煎鸿鸧"。"鹄酸"，据闻一多校，当作"酸鹄"。"酸"为酸的调料，醋、梅汁都属于酸味的调料。"鹄"指天鹅（ Cygnus spp.）。所以"酸鹄"即"酸浆（烹调的）天鹅"。"臇凫"，其中的"臇(juàn)"，即少汁的羹。"凫"，指野生鸭类（ Anas spp.）。所以"臇凫"即"煮成羹的野鸭"。"煎鸿、鸧"，其中的"鸿"可以有两种解释：若说"鸿雁"，则此"鸿"是一种形体比较大的雁（ Anser cygnoides，或 A. caerulescens）；若说"鸿鹄"，则是前面说的天鹅。因为此句里前面已经提到了"鹄"，那么这里的"鸿"应该指"雁"。"鸧"是鹤科动物，现代有人考证为涉禽白枕鹤 Grus vipio。所以"煎鸿、鸧"的意思是"用油煎炒的鸿与鸧"。

"炙鸹蒸凫黏鹑陈"：是《大招》里的一句话，原文是"炙鸹烝凫，黏鹑鰤只。"李时珍把没有意思的"只"字删除了。"鸹"，乌鸦。"凫"，野鸭、"鹑"，鹌鹑（*Coturnix coturnix*）。"炙""蒸"您都知道。"黏"（qián），燂也。意思与现代的"涮羊肉"的"涮""烫"意思差不多。"陈"，陈列、摆出来。

"炙鸹蒸凫黏鹑陈"，意思是：火烤乌鸦，蒸熟野鸭，烫熟鹌鹑摆（出来）。

问：（2）"自元入我朝，常赋犹有鹙鸹之供献"？

答："赋"是征收的意思。这句话的意思是：从元代到明代，经常性的征收（物中），还有（向朝廷）供献的"鹙鸹"。"鹙鸹"即鹳科涉禽秃鹳 *Leptoptilos javanicus*。

问：海青鹘、青鶹、海东青？国风？

答：您问的"海青鹘"，又名"海东青鹘"（见卷四十八"燕"）、"青鶹"（见卷四十八"鶹"）、"海东青"（见卷四十八"鶹"）。是鹰科（Accipitridae）鶹属的一种猛禽，今名白尾海雕（*Haliaeetus albicilla*）。"海青"的"青"是取"青雕"之名。"海""海东"是因为"出辽东"而得名。据卷四十九"鶹"条记载，"青鶹"中"最俊者谓之海东青"。

又，关于"国风"，这是一个没有专门书籍的名称，是《诗经》三大组成部分（风、雅、颂）之一。"国"是周代所封的国家，"风"是指民俗歌谣、诗歌等。所以过去没有专门给它写一条。现在补一条可以吗？

国风[1]* 《诗经》组成部分之一。或单称《风》。采十五国之风（民俗歌谣），分160篇。《纲目·鹙》引此名。

问：（1）What does "yin" mean here: 忌阴人、鸡、犬见。《十便良方》（卷四十八）。

答："阴人"就是妇人。女人。"阳人"就是男人。《纲目》中常见此词。古代制药都不许女人参观。

问：（2）What does 不可见肉 mean here？

鸡骨哽咽。活鸡一只打死，取出鸡内金洗净，灯草裹，于火上烧存性。竹筒吹入咽内，即消，不可见肉。摄生方。

答：不可见肉：有两种解释：或疑"肉"字衍，应该删除。或疑此药末只宜吹骨鲠处，不可接触并伤及他处皮肉。因为能化骨鲠的药，也能腐蚀皮肉。

问：（3）And another: 煅红出毒。Does 出毒 mean the "poison of pi shi"，or the poison of heat？

As in 新瓦焙脆，出火毒？Does that mean "wait until it has cooled down"？

答：煅红出毒：将鸡胵骨、砒石放在一起，用火锻之后，再放置冷却，以排除药物的火毒。这里的"出毒"，不光指"砒石"之毒。凡是经过锻炼的药品，都

---

*：凡名词后所跟的方括号，其中数字表示该名词在《本草纲目》中出现的频次。

不能直接使用，都要放置冷却一个晚上，甚至放在阴冷的土地上，让它们慢慢把药中火毒排出去，这个过程就叫"出毒"。您说的"新瓦焙脆，出火毒"是否是"wait until it has cooled down"，"cooled down"是一个出火毒的过程，但"出火毒"是"cooled down"的目的。所以"出火毒"最好不要直接翻译成"wait until it has cooled down"。建议可以翻译成"(cooled down for) 出火毒"。

Here are some more questions, all of BCGM juan 48:

问：（1）当下诸寒癖，讫，以白粥食之。

答：这句话要注意前面的"当下"，意思是"应当排下各种寒癖"。明白这句话的意思，那"讫"就好理解了。意思是："等寒癖都下完了"，再用米粥给病人吃。"讫"就是结束了，完了的意思。

问：（2）俗以鸡除门户。

答："除"有"辟除""驱逐""解免"的意思。全句的意思是：用鸡来驱除门户（外的邪祟之物）。

问：（3）竹筒吹入咽内，即消，不可见肉。

答：上封信我已经解答了这句话。不可见肉，有两种解释：或疑"肉"字衍，应该删除。或疑此药末只宜吹骨鲠处，不可接触并伤及他处皮肉。因为能化骨鲠的药，也能腐蚀皮肉。

问：（4）又感应志云：五酉日。

答：采用干支记日，每一个周期60天中，有五个"酉日"，即乙酉、丁酉、己酉、辛酉、癸酉。中国古代数术法，巽为风，鸡属巽。故在五个酉日，烧鸡毛，扬灰以求风，属于同类相招。

问：（5）将五蒲蛇二条，竹刀切与食。

答："五蒲蛇"是一种蛇的名字，仅见于明代《发明证治》一书，不知道是什么蛇，无法考证。

问：（6）良久，取热粪封之。取讫，使伏于患人床下。

答：据《证类》卷十九丹雄鸡，"讫"字原作"热"。这可能是李时珍有意地改动。这句话的意思是：……将鸡的热粪密封包裹起来。包好了之后，将[热粪包]放在病人的床底下。

问：（7）合扬千遍，乃饮。

答：这句话在《肘后方》里，原文是"清酒五升，鸡白屎一升，捣筛，合和扬之千遍，乃饮之。"意思是：用清酒五升，又取鸡白屎一升，捣细，过筛。然后把清酒与鸡白屎混合在一起，搅动、播扬（鸡屎酒）1000次，然后饮用这酒。"扬"，是一个动作，有往上抛洒的意思。

问：（8）李察院亮卿。

答：这个人物应该已经写了。我这里是有的。其姓名李亮卿，察院是小官名。李亮卿[1]　南宋绍兴间（1131~1163）人。任平江（今属湖南）察院。有治齿不生方。原出《百一选方》，《普济方》引时未示出处。《纲目·鸡》转引时遂谓出《普济方》。

问：（9）可作虎魄神物。

答："虎魄"即"琥珀"，古代被作为"神物"（神奇之物）。《别录》记载用鸡蛋做成假的琥珀。在这句话的后面，紧跟着有陶弘景的解释："【弘景曰】用欲鷇子，黄白混杂者，煮作之，极相似，惟不拾芥尔。"就是说用孵过的鸡蛋，[其中的]鸡蛋黄、鸡蛋白已经混杂起来了，然后煮熟，就很像琥珀了。（这种假琥珀）就是不能够吸引细小的芥子而已。

问：（10）和豆淋酒服。

答："豆淋酒"，《纲目》记载有两种做法，一种是"用大豆三升熬熟，至微烟出，入瓶中，以酒五升沃之，经一日以上。"第二种是"用黑豆炒焦，以酒淋之，温饮。"总之是用大豆炒熟，然后用酒浸或以酒淋豆，这种酒就叫"豆淋酒"。许多药方都要求用这种酒去服用。

问：（11）著米酢，煻火顿沸，取下更顿。

答："著"就是"加"，"煻火"，就是热灰火（刚烧完木材，剩下的灰还是很热的，但温度不算太高）。"顿"，也写作"燉"或"炖"，即小火慢煮。这句话的意思是：加米醋，用热灰火煮开，（然后将锅）取下来，（歇一会儿）再继续慢煮。

问：（12）勤洗即易生肌。忌发物。

答："发物"就是可以"引发旧疾"，或"引发风疾"的东西。例如虾、鲤鱼、芫荽、公鸡等。

问：（13）雉始鸲（雏）。

答："鸲"（qú）与"雊"（gòu）通假。"雊"在《说文》中的意思就是："雄雌鸣也。雷始动，雉鸣而雊其颈。"《纲目》该句后面一句"谓阳动则雉鸣而勾其颈也"就是解释"雉始鸲"的。意思是："[春天阳气动的时候]，雉开始（为求偶）鸣叫了"。

问：（14）邛有旨鹝是矣。

答："邛有旨鹝"：出《诗经·陈风·防有鹊巢》。"邛"，小山丘。"旨"，美、好。鹝yì，古代一般的解释是"通鷊（yì）。草名，即绶草。"但李时珍把此诗句放在"吐绶鸡"下，说明他认为"鹝"不是一种植物，而是"吐绶鸡"的别名。所以，《纲目》中的"邛有旨鹝"一句，意思是"山上有美好的鹝鸟。"

问：Legendary divine sorcerer, also called Shi Er 实毦, Yao Er 瑶毦, and Yao Qu 瑶毦 in various sources. According to the *Gu jin zhu* 古今注 (2) he was able to bring all types of demons under his control. After catching one, he would use a stick made of soapberry wood to kill it. LSZ takes this story over in SE *wu huan zi* 无患子 but erroneously renders the sorcerer's name Yao Qu [1], a mistake that was corrected in later editions of the *BCGM*.

瑶眊：大观、政和本草卷十四无患子条同。御览卷九五九无患条引崔豹古今注作"实眊"，字书无"实"，疑是"宝"之异体字，今本古今注卷下第八正作"宝眊"。张本同。

I now see that the BCGM lists him as 瑶眊 in three characters. Please help: which is correct？

答：关于《纲目·无患子》提到的"瑶眊"一名，我们在新校正的该书下加了一个注解：

瑶眊：《证类》卷十四无患子引唐代《酉阳杂俎》及《本草拾遗》均同。《御览》卷九百五十九无患引《古今注》作"实眊"。今本《古今注》卷下问答释义：一本同《御览》，一本作"宝眊"。事涉人名，无从考证，姑仍其旧。

您问我"瑶眊"、"实眊"、"宝眊"三个词哪一个对，我认为这是一个无法解决的问题。咱们校点的是《本草纲目》，那我们就用"瑶眊"作为正名，如果校点是《太平御览》，那就以"实眊"作为正名。不能随便修改《本草纲目》。

理由是：李时珍依据的是宋代的《证类本草》，《证类本草》里引用了两种唐代的书（《酉阳杂俎》《本草拾遗》），而且《酉阳杂俎》是通过北宋初官修的《开宝本草》引录的。因此，不能怀疑此书引文的可靠性。

《太平御览》也是北宋初的官修书，它的引文也是比较可靠的。今本《古今注》虽然有"实眊"、"宝眊"不同的记载，但也不能说它们就是错的。

这是一个神巫的名字，没有办法通过其他办法来证实哪个名词是对的。所以还是按照各书的记载比较合适，不必要改动《本草纲目》所引的这个人的名字。

问：（1）May I ask for your kind assistance with the following items - all marked yellow.

生姜温酒磨服。

答："磨服"，是指把药物研磨之后服用。例如这句话，就是将生姜，加上温酒，在一个粗糙的容器里像研墨一样研磨，这样的话，磨出来的东西就是酒和生姜汁了。将这样磨出的汁液喝下去，就叫"磨服"。

问：（2）每服一丸，煎生姜酒磨化，猛口热吞。

答："磨化"，就是通过研磨而使药物粉碎化开，与上说"磨服"意义差不多。"猛口"，就是"猛然一口"的意思，也就喝一大口，就像您喝啤酒一样，第一口就喝下半瓶，这就叫"猛口"。

问：（3）以五朝酒醇调下。

答："五朝"，就是五天。"酒醇"就是"酒醅"，俗称"酒浮"。意思是用米酿酒，不要过滤掉酒糟的酒，就叫"酒醇"。"五朝酒醇"，就是"（酿酒经过）五天的（未过滤的）酒"。

问：（4）霍乱不通，How can "Cholera" be associated with "no passage"？

答：特别要注意，这里的霍乱，不能翻译成"Cholera"，霍乱一词，到清代中期以后才具有"Cholera"意思。在此以前的"霍乱"，属于干霍乱，可以不出现泄泻，只出现呕吐或干呕。这样的霍乱，自然会出现"不通"的症状。请参考张教授的霍乱病名的解释。

问：（5）术云……

答："术"就是懂得方术的人，或者叫"术士"。

问：（6）又有白雀，纬书以为瑞应所感。

答："纬书"相对于"经书"而言。这类书主要出现在汉代，汉代方士宣扬符箓、瑞应。占验一类的书。一般辞典都能查到它的含义。"瑞应"，"瑞"是祥瑞、吉祥；"应"是回应、报应等。古代以为帝王修德，时世清平，天就降祥瑞以应之，谓之瑞应。所以"又有白雀，纬书以为瑞应所感"，这句话的意思是：又有"白雀"（白色的鸟雀），纬书认为是吉祥的征兆而产生的。

问：（7）目如擘椒。

答："擘"就是掰开，"椒"是花椒。花椒的种子又黑又亮。这是形容麻雀的眼睛像果壳已经张开的花椒种子一样（又黑又亮）。

2017年8月

Here are just 3 questions from juan 50 of today:

问：（1）在畜属水，在卦属坎，在禽应室星。I have not found the name 室星 in the dictionary.

答："在禽应室星"这句话里，"禽"指所有的动物。《说文·内部》："禽，走兽总名。""星"，是指二十八宿。"二十八宿"是古代中国的天文名词。其中每一宿都有一个走兽的名字。在《纲目》中，这样的句式出现过4次：卷四十三诸蛇："蛇在禽为翼火"；卷四十八雉："雉在禽上应胃土"；卷五十猪："在禽应室星"；卷五十狗："在禽应娄星"；二十八星宿的名字是：

东方青龙七宿：角、亢、氐、房、心、尾、箕(jī)；

南方朱雀七宿：井、鬼、柳、星、张、翼、轸(zhěn)；

西方白虎七宿：奎、娄(lóu)、胃、昴(mǎo)、毕、觜(zī)、参(shēn)；

北方玄武七宿：斗(dǒu)、牛、女、虚、危、室、壁。

这二十八宿动物名是：

东方称青龙：角木蛟、亢金龙、氐土貉、房日兔、心月狐、尾火虎、箕水豹；

南方称朱雀：井木犴、鬼金羊、柳土獐、星日马、张月鹿、翼火蛇、轸水蚓；

西方称白虎：奎木狼、娄金狗、胃土雉、昴日鸡、毕月乌、觜火猴、参水猿；

北方称玄武：斗木獬、牛金牛、女土蝠、虚日鼠、危月燕、室火猪、壁水貐。

猪是"室火猪"，所以说："在禽应室星"。"室星"二字在一般的辞典是查不到的。懂得了动物与二十八宿的对应关系，以后遇到这样的句式就都可以理解为"某动物对应于某星宿"。

问：（2）凡肉有补，惟猪肉无补，人习之化也。

答："习化"也是一个词，意思是习惯。《管子·七法》"渐也，顺也，靡也，久也，服也，习也，谓之化。"这句话里的"人习之化也"，意思是：凡是肉都认为有补，只有猪肉（被认为）没有补的作用，这是由于人们习惯了（吃猪肉，感觉不到它能补益）。

问：（3）酒下，当利出酒布袋也。

答："酒布袋"就是盛酒用的袋子，简称"酒袋"。古代也因此把能吃很多饭的人叫"饭囊"，能喝很多酒的人叫"酒袋"。患酒积、酒症病的人都很能喝酒，嗜酒成癖，好像他们的身体里面藏着个酒布袋似的，喝酒不怕多。《普济方》用甘遂、猪项肉配合，治疗酒癥、酒积病，服药后就会引起泻下，"当利出酒布袋"，意思是药物引起的泻下，可以把此病的病根子也泻出来。这里的"酒布袋"，不是说肚子里有一个"酒布袋"，而是用"酒布袋"比喻成身体里的酒积病根。

问：（1）酒五合，煎五上五下。

答：这里的上、下，是指煮沸了酒，当它沸腾起来叫"上"，退火之后不沸腾了叫"下"。中国人把水沸腾叫"开"，水开一次叫"上"，水不沸腾叫"下"。五上五下，就是酒经过五次沸腾的意思。

问：（2）牙疳危急。猪肝一具煮熟，蘸赤芍药末任意食之。后服平胃散二三贴，即效。节要。

答：随着《本草纲目》校勘与研究的深入进行，我们发现了一些在德国研究中所未发现的问题。以后这样的问题会越来越多。在人名、书名方面，我发现过去有的名词搞错了，有的遗漏了。您引的"节要"是江西本所改，金陵本作"即要"。我们现在正在编撰《本草纲目引文溯源》，每一条引文都要追溯其原始出处。此方溯源结果，出《医林集要》，故"即要"为"集要"之音误。

问：（1）如作盒生粥食之。

答："盒"，覆盖；"生"，新鲜的物品。"盒生粥"，就是将刚煮好的粥，覆盖在新鲜的肉片上，这样的粥就叫"盒生粥"。如果是鱼片，现代叫"生滚鱼片粥"。

问：（2）待五更初温熟，取开饮酒，食腰子。

答："取开"，就是把泥封的瓷瓶口打开。"饮酒"与"食腰子"，是打开瓶子盖以后的动作。

问：（3）于糖火中煨熟。

答：这个"糖"字是错的，江西本作"煻"，义长。"煻火"，就是烧柴炉中热灰里剩余的火。这样的煻火，温度不是很高，可以慢慢煨熟。煻：①名词：灰中的火。也叫"煻煨火"。如：煻灰——带火的灰。②动词：用灰中的火慢慢烘烤。如：煻糁——用灰中的火烘烤制成的一种食品。

问：（1）酿黄糯米蒸捣为丸。

答：这句话省略了几个字。完整的表达法应该是：酿黄糯米（和猪肚一起）蒸，（然后糯米与猪肚共同）捣为丸。意思是：将酿制过的黄糯米，和猪肚放在一起蒸熟，然后再把这两样东西捣烂做成丸子。

问：（2）洗净切作生。

答：这句话有三个动作：洗净、切，作生。"作生"，就是做成生肉片。如果是生鱼，也叫作生鱼片。总之，不需要加火烧熟、直接生吃的食品，就叫"作生"。

问：（3）胎至九月消息。

答：古代的"消息"意义与现代不同。这句话里，"消息"是调养的意思。全句话的意思是：怀孕到了第九个月，要调养。

问：（1）脏寒泄泻：体倦食减。用猪大脏一条。

答："大脏"就是"大肠"的意思。

问：（2）疝气坠痛？

答："坠"是下坠。这里意思是：疝气发作，疼痛，而且觉得疼痛部位有下坠感。

问：（3）用猪胞一枚，连尿，去一半，留一半

答：全句意思是：用猪的膀胱，连同膀胱里的尿。但尿要去掉一半，留着一半。

问：（4）以粉傅之Which powder？

答：这种粉，不是谷物的淀粉，是药物的粉末，这种药粉的组成与制法见下文"又粉法"。原书的方剂是：《外台秘要》卷二十六"著碯砂方四首"《救急》邂逅著碯砂损阴方：猪蹄（一具，擘破）、浮萍草（三两），右二味以水三大升，煮取半升，去滓，以瓶子盛汁，内阴瓶中渍之。冷即出，拭干，便傅后药粉之。又粉法：蔷薇根皮、黄蘗（各三分）、朴消、蛇床子（各一分）、甘草（二分，炙）。右五味捣为散，用前法浸洗后，以粉疮上，亦不甚痛，慎风。

问：（1）擦落耳鼻。

答：这句话原文是：《普济方》卷五十三"耳聋诸疾"治擦落耳鼻（出《经验良方》）：用头发入罐子，盐泥固济，煅过，为细灰末，乘急以所擦落耳鼻，蘸灰缀定，以软绢帛缚定愈。"据上下文，"擦落耳鼻"是耳朵、鼻子被砍削下来。如果这里用"擦"字的"摩擦""揩擦"的意义是说不通的。耳鼻不易被"揩擦"下来，严寒擦落耳鼻只是传说，此方里也没有这个意思。古代与"察"与"擦"音近。郑玄注《礼记·乡饮·酒义》："察，或谓杀"。因此，疑此处的"擦"字乃与"察"通，故"擦落"，可以理解为耳鼻被砍削下来。

问：（2）道家以犬为地厌。

答："厌"，意思是讨厌、厌弃。道家认为，有些动物对人不好，应该舍弃，不能吃。这样的动物，如果是地上的走兽（如犬），就叫"地厌"，如果是天上飞的，就叫"天厌"（如"雁"）。因为属于道家所"厌"，所以这样的动物也可以用来驱除鬼邪。

问：（3）戊戌酒。

答：《纲目》中的"戊戌酒"、"戊戌丸"，都是以黄狗作为主药。"戊"，《说文·戊部》："五行，土生于戊，盛于戌。"《论衡·物势》："戌，土也，其禽犬也。"五行之中，土属黄色。故"戊戌"，就是"黄犬"的隐名。制成的药酒、丸用"犬"作名字，很不好听，故用"戊戌"代指黄犬。

问：（4）拔白：白犬乳涂之。

答："拔白"就是拔去白头发，将药涂或填在拔去头发的孔内，这样的治疗方法在《纲目》中出现了十几次。

问：（5）用黑狗胆一个，半干半湿剜开，以篦子排丸绿豆大。

答："狗胆"，指狗的胆囊，里面有浓稠的胆汁。此句说取一个黑狗的胆囊，胆囊的内外半干、半湿，然后将胆囊挖一个洞，（取出其中半干、半湿的胆汁），用篦子（一种类似梳子、但齿更密集的工具）（将胆汁）分离成绿豆大的小丸子。

其中的"排"，也有写作"挑"的，都是说用篦子做胆汁丸的动作。

问：（6）白狗粪煮铜。

答：这是过去炼丹术的一种方法。据说用某些物质和铜在一起煮，就会变成银子。白狗粪据说就是能"煮铜为银"的一种东西。

问：（1）毦毛。

答："毦"是"泠"之误。可据《礼记·内则》"羊泠毛而毳"改。泠：郑玄注："泠毛，毛长总结也。"意思是：羊毛团结如毡，且毛的头部聚结。这样的羊特别膻。

问：（2）以仲景羊肉汤减水。

答：意思是用张仲景的"当归生姜羊肉汤"，但煮汤的时候不要放那么多水。

问：（3）下米煮粥。

答："下米"，就是"放米"。在锅里放上米，加水煮粥。

问：（4）脾横爪赤：经外奇穴名？

答：不是经外奇穴名。这段话《纲目》的记载是这样的："脾横爪赤。煎羊脂摩之。外台。"但实际上此方出自《备急千金要方》卷十五"脾虚实第二"，原文如下："治脾横方，若赤黑发如瓜大：煎羊脂摩之。"由此可见，"爪赤"是李时珍的简约，其中"爪"字是"瓜"字的错误。所以，根据《千金方》原文，"脾横"是一个病名，其症状是出现肿胀，外表颜色赤黑，肿胀部位像瓜（一般指甜瓜Cucumis）那么大。为什么叫"脾横"，查了很多资料，没有准确的解释。按中医的说法，脾的位置是横在胃络（包着胃的络脉）前面，也就是相当于胸前的"心口窝"部位。因此"脾横"可能是以发病的部位来命名。其症状可以有赤黑色的像瓜（一般指甜瓜）的肿胀，这很像是从内部发出的痈。因为文字描述简单，所以目前无法判断是什么样的病。

问：（1）理聤耳，并署竹刺入肉。

答："理 聤耳"意思是治疗"聤耳"。"聤耳"是中医病名，即耳中生脓汁。

问：（2）同屋上悬煤。

答："屋上悬煤"就是老式民房的房梁上悬挂的灰尘。《本草纲目》有这味药，名梁上尘、乌龙尾等。

问：（3）尾上旁广。

答：应该读为"尾上 旁广"。意思是这种羊的尾巴上（肉很多、肥厚，显得）很宽。"旁广"就是往两边扩展得很宽。

问：（4）其皮蹄可以割桼。

答："其皮蹄可以割桼"，据《说文·羊部·羍》，当为"蹄皮可以割桼"，请改正。"桼"即是"漆"的异体字。"割漆"，就是将漆树的皮划开，取其汁为漆。所以"其蹄皮可以割桼"，意思是这种羊的蹄子外皮（非常坚利），可以用来割漆。

问：（1）武丞相在蜀时 Unidentifiable ？

答：武丞相[1] 唐大臣。即武元衡（758~815）。唐代诗人、政治家。字伯苍。缑氏（今河南偃师）人。人称武相国。《旧唐书》有传。唐李绛《兵部手集方》载治武相胫疮单方。《证类·白马茎》引此方，《纲目·马》转引之，称其为"武丞相"。

问：（2）驳驴屎。

答：驳，fù，原意是公马，见《广韵》。这里的"驳驴屎"与前一句的"牝驴屎"相对为文，意思是"公驴屎"。

问：（3）谐声。

答：谐，合也。"谐声"，就是发音与X一样。例如"骡古文作赢。从马，从赢，谐声。"意思是"骡"的发音与"赢"lúo一样。

问：（4）头骨埋于午地，宜蚕。

答：《论衡·物势》："午，火也，其禽马也。"可见午和马是有联系的。按干支与方位的对应关系，午，南方也。见《汉书·王莽传上》颜师古注。所以"午地"，就是南面的地方，可以是住地的南面，也可以是山的南面。

问：（5）水蟥虫。

答："蟥"就是蚂蟥、蛭。"水蟥虫"就是水里的蚂蟥、水蛭。

问：（1）以木棍安板。

答：这个方的原方字数很多，见下。"以木棍安板"，句子过短，不容易理解。按原方文字是这样的："以木棍长三尺五寸，安拐头，下钉一圆板，安于竹筒内"。意思是，用一根长3.5尺的木棍，安装一个"拐头"（拐杖前面的一个附件，图2），然后在拐头处钉一快小圆形木板。用这样的东西去捣竹筒里的牛奶（图2）。现代的拐头，安装在拐杖头部。

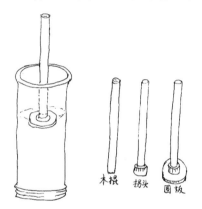

图2　竹筒与木棍（安装捣奶
器具的步骤）

《神隐》卷上"山居饮食"：用牛奶，下锅滚二三沸，舀在盆内，候冷定，面结成酪皮，将酪皮锅内煎油出，去粗，舀在碗内，即是酥油。

一法：用竹筒约长三尺，装牛奶于内约七分满，以木棍长三尺五寸，安拐头，下钉一圆板，安于竹筒内，捣半曰，候沫出，撇于盆内，聚多下锅煎，撇去焦沫，即成酥油。如奶多，用缸桶壜盛造亦可。

问：（2）除冷利。

答：意思消除或治疗属于寒性的下利。冷利，指腹泻或痢疾属于寒性者，例如泻下东西清冷，没有酸臭味。没有鲜血，患者平素怕冷，不能吃冷食等。

问：（1）蕲州 侯屠: is this, Butcher Hou from Qi zhou or Mr.Hou Tu from Qi zhou？

答：Butcher Hou from Qi zhou是对的。"侯"是姓，"屠"是职业，一般指杀猪、杀牛的人。

问：（1）漏肉脯毒。

答：此方的原始文献如下。根据原文，可知此"漏肉脯毒"是"郁肉"、"漏脯"两种有毒的肉类。"郁肉"是在密封的器皿中过了夜的肉；"漏脯"是茅草房子上掉下来的脏水沾过的干肉。这两种肉都可能有毒。

《肘后备急方》卷七"治食中诸毒方第六十六"：食郁肉，谓在蜜器中，经宿者，及漏脯，茅屋汁沾脯，为漏脯，此前并有毒：烧人屎，末，酒服方寸匕。

问：（2）去皮麸。

答：此句应该是"杏仁去皮、麸炒"，即将杏仁去掉外层红色的皮，然后用麦麸相拌后，在锅里炒过。

问：（1）苌弘死忠 Chang Hong: not in our dictionary？

答：这一条是后补的。可能这次不能进入《本草纲目辞典》了。

苌弘（？～前492）[1] 周代官员。《左传·哀公三年》载其事。《庄子·外物》载神话传说，云其死后血化为碧玉。《纲目·人血》亦载此传说。

问：（2）此汴梁李提领。

答：这一条是后补的。

李提领[1] 宋代官吏。佚名。汴梁（今河南开封）人。《纲目·溺白垩》有治走马牙疳方，云"此汴梁李提领方"。未示出处。查南宋《百一选方》、明《普济方》均有类似药方，然未提及"李提领"事。待考。

问：（3）先搘大锅一口于空室内，上用深瓦甑接锅口，以纸筋杵石灰泥甑缝并锅口，勿令通风。

答："搘"（zhi），即挂、支。"先搘大锅"，意思是把一口大锅支起来，也就是在大锅下面，用砖石把锅架空，以便烧火。

"以纸筋、杵、石灰、泥、甑缝、并锅口"："纸筋"，就是用水浸湿、捣成糊状的纸。"泥"是动词，即抹泥糊住或堵塞。"甑缝"就是锅与甑接缝的地方。整个这段话的意思是：把水浸捣烂的纸筋和石灰在一起捣烂，然后用这种东西去堵塞锅与甑接缝的地方，以及锅的边缘，不要让它漏气。

问：（4）直指秋石丸。

答："直指"是《仁斋直指方》的简称。

问：（5）肿胀忌盐。

答：患肿胀病的人忌讳饮食中有盐。

问：（6）空心醋汤下 "vinegar or hot water"？

答："醋汤"，就是加了醋的开水。

问：（7）稀稠成煎，瓶收，日点数次。或以乳浸黄连，蒸热洗之。

答："稀稠成煎"就是将人乳磨了古铜钱的汁液，再去煎煮，让这种汁液的稀稠程度如"膏煎"一样。其中的"煎"，是一个剂型的名字，类似现代的"流浸膏"（liquid extract），既不是固体，又很难快速流动。

蒸热洗之：是说把乳汁浸黄连，然后放到蒸笼里蒸热，然后取乳汁点洗眼睛。

问：（8）一等旁门性好淫。

答："一等"，就是"有一种"的意思。"旁门"就是"左道旁门"的意思，也就是指非正道的邪术。"性好淫"，就是说这种邪术的本性是喜好淫邪。

问：（1）白饮。

答：凡"饮服"，都是指开水或水。白饮，就是白开水，或不加任何东西的水。

饮：辞典里有酒浆的意思，但本草似乎不止此义，兹集之。

霍乱烦躁:黄粱米粉半升，水升半，和绞如白饮。

为丸，空心白饮服十丸，极效。

传尸尸疰，鬼气伏连，久瘵劳疟，寒热无时者，烧令黑，研细，白饮和服，亦合丸散用。《开宝》。

又有须酒服者、饮服者、冷服者、热服者。（郑：酒与饮对立，即非酒的水饮，也就是汤水。）

同蝉蜕、桑花末，米饮服。（郑：特定的米汤，而非未煮过的汁液。）

饭伤寒多食，复作发热。烧末饮服。（郑：水服，或开水服。）

藘茹湿泄，作饮服。（郑：煮汤服。）

同昆布、凫茈、海螵蛸、荔枝殼煎饮服。（郑：煮汤、煮水服。）

铁落平肝去怯，善怒发狂，为饮服，下痰气。（郑：煮汤、煮水服。）

胡粉熟蒸，熬令色变，以饮服半钱。

寒水石煅为末，等分，每用粥饮服一钱半。

牛胆汁和丸梧子大。先食以麦饮服五丸。

（高良姜）下气益声，好颜色。煮饮服之，止痢。藏器。

白茯苓半两，为末。每陈粟米饮服三钱。

（家茵陈）方家少用，但可研作饮服之。

吐泄烦渴。谷精草烧存性，用器覆之，放冷为末。每冷米饮服半钱。

栝楼泥固煅存性研三钱，糯米饮服，曰再服。

（松叶）细切，以水及麪饮服之。

（诃黎勒）叶 ［主治］下气消痰，止渴及泄痢，煎饮服（煮汤）。

止肠风泻血，痢后热渴，作饮服之（熬汤）。

蜜丸梧子大。食后麦门冬饮服四丸（麦门冬汤）。

痘疮稠密：不拘大人小儿。生犀，于涩器中,新汲水磨浓汁冷饮服之（冷开水）。

浆饮服二钱，治咽喉（酸米酒浆汤）。

饮，酒浆也。《周礼·天官》"膳夫掌王之食饮膳羞"，郑玄注。

水流入口为饮《易·需·象传》："君子以饮食宴乐"。

古人称汤药为饮子：杜甫《寄韦有夏郎中》："饮子频通汗"。

问：（2）水火升降。

答：这里就是指用火烧、将水煮沸。

问：（3）金丝硫黄。

答：硫黄以色黄为正。此"金丝"是形容优质硫黄。

问：（4）肿胀忌盐。只以秋石拌饮食。待肿胀消，以盐入罐煅过，少少用之。摘玄方。

I understand the wording, but I do not understand the meaning. Usually, these recipes begin with the description of a disease. Is 忌盐 here part of the disease？

答：《纲目》虽然经常将病名作大字标题，但也有例外，不是四个大字就是病名。这里的"肿胀忌盐"，就是谈患肿胀病应该注意的事项。意思是，如果人患肿胀的时候，不能吃盐，只能以"秋石"拌在饮食里。等到肿胀消除之后，才能用盐放在罐子里火煅之后，少少的用一点。"秋石"是人尿里的提取物，有点咸味，但不是矿物盐，所以可以在肿胀的时候使用。

2017年10月

问：（1）容成子羔 Unidentifiable person？

答：这是个很复杂的问题。就是说"容成子羔服而羽化"可以有两理解。但李时珍只取了其中的一种理解。即将"容成 子羔"作为一个人名。不过这个人名从来没有在以前的文献里出现过。您可以翻译成人名，因为这是李时珍的书。但《千金方》的原文也可理解为"容成子 服用了麋角膏，从而羽化"。"羔"即是"膏"的俗写。"羔服"就是将麋角做成膏以后服用。我把后来考证后写成的人名附在此后。

容成子羔[1] 唐代传说中人物。《千金方》卷19"麋角丸"提到"容成子羔服而羽化"。此句可解为"容成子 服用了麋角膏，从而羽化"，亦可解为"容成子羔 服用麋角丸而羽化"。《纲目·麋》转引时作"容成 子羔 所服者……子羔服之羽化"，即将"容成子羔"作为一人之名。查古代除《千金方》及转引其书者外，未见有记载"容成子羔"一名者。容成子据载为黄帝时人，有道知律，曾为黄帝的乐师。或载容成子为周灵王时人。子羔为春秋末人，与孔子同时，未见其有服食药物事。此二人似均与服麋角丸无关。

问：（2）伽耶出北户录。Jia Ye not in our dictionary？

答："伽耶"不是书名、人名，是药物名。大象一名"伽郍"。《纲目》错成"伽耶"。

问：（3）平居诲于阗行程记。Ping Juhui and Tian xing cheng ji not in our dictionary。

答："平居诲"是人名。《于阗行程记》是书名。其中"于阗"是地名，"行程记"是记录去（于阗）路上的事情。

平居诲　五代后晋人。《新五代史》作高居诲。曾官金州防御判官，天福三年至七年（938~942）曾随张匡邺出使于阗，归著《于阗国行程记》，《纲目》引作《行程记》，但误作者为张匡邺。见"于阗国行程记"条。

于阗国行程记　笔记。出《宋史艺文志》。一作《于阗国行程录》。五代后晋·平居诲（一作高居诲）撰。天福三年至七年(938~942)，鸿胪卿张匡邺出使于阗，判官平居诲随行。归后平居诲记其途中所见山川诸国之事，而成此书。原书佚，宋·苏颂《本草图经》引其佚文。《纲目》出此书目，简称《行程记》，误作者为张匡邺。正文除转引《本草图经》外，硇砂增引本书之文一条。然考其文，可能是糅合唐·王延德《高昌纪行》及《明一统志》的内容而成。见"平居诲"、"张匡邺"条。

问：（4）则其神死而渊为陵。then the spirit will die and the pool turns into an earthen mound？

答：根据上下文，这里的"神"就是此句前所说的"水怪"，具体来说也是后面"注云"所说的"龙、罔象之类"。当然，您翻译成"spirit"（魔鬼）也是可以的，但最好加个注解是指什么样的"spirit"。"渊"是深涧、深水潭，pool太浅。"陵"与"渊"相对，表示深水潭没有了，反而变成了一座山。"earthen mound"会被误解为"陵墓"，不能表达原来与"渊"对立的意思。

2017年11月

问：（1）亦可同糯米、法麹酿酒服。

答：就是说将腽肭脐这味药，和糯米（一种有黏性的大米）、法麹（使用了酵母菌的面粉，可以做面包或馒头）在一起酿酒服用。

问：（2）其皮上自有肉黄毛，一穴三茎。

答："肉黄毛"就是肉质的毛，"一穴三茎"，就是一个毛孔里有三根毛。

问：（3）昆仑家以弓矢射之。Families/experts in the Kun lun (mountains)？

答："昆仑家"，唐代称呼居住在郁林州（今属广西）以南海岛、皮肤黝黑的一个民族。擅长渔猎。唐·张籍《昆仑儿》诗就是描写了他们的居住地、服饰、外形与皮肤。

问：（4）亦主驴马虫颡，及牛疫疾。

答：驴、马的一种病。"虫颡"指鼻腔深部脓肿，鼻出脓沫、鼻梁肿起。古人认为由虫蚀引起。

问：（5）川椒炒去汗、目各一分。

答：将"川椒"炒，炒到外皮不再冒出水汽（这个过程叫"去汗"）。"目"指川椒的种子，又称"椒目"。

问：（6）又桓宽盐铁论以独为猵，群为獭，如猿之与独也。

答："猵"、"獭"都是"水獭"类动物的称呼。李时珍认为形体大的叫"獭"或"猵"。《盐铁论》却将单个的"獭"称之为"猵"、成群的"獭"才叫"獭"。这就好像"猿"与"独"，都是猴类，但有不同的称呼。《纲目》卷五十一"猕猴"云："似猴而长臂者，猿也"；"似猿而大，能食猿、猴者，独也"。

问：（7）次骨而入。

答：我们有注解：次：《齐东野语》卷二十"山獭治箭毒"作"刺"。所以这个字应该是"刺"的错字。

问：（8）方士多以鼠璞、猴胎伪之。

答："鼠璞"是指还没有干（dry）的老鼠。《战国策》卷5"周人谓鼠未腊(xī)者璞"。"腊(xī)"就是干肉的意思。

问：（9）涂纸上吹干，spread on a paper and blow？ it until it has dried？

答：您翻译得对！

问：（10）入通明乳香末二两。

答："通明"指有亮光、透明。这里是形容质量好的乳香。

问：（11）食兔髌多，令人面生髌骨。

答："兔髌"就是兔子的膝盖骨。过去迷信的说法，多吃了"兔髌"，人脸上也会长出与膝盖骨一样的东西。

问：（12）主物簿云：孕环之兔，怀于左腋，毛有文采，至百五十年，环转于脑，能隐形也。王廷相雅述云：兔以潦为鼈，鼈以旱为兔。荧惑不明，则雉生兔。

答："环"是中央有孔的圆形佩玉。《主物簿》说：兔子体内可以孕育"环"，其怀孕的位置在兔子的左腋下。这种兔子的毛有漂亮的色彩。经过150年，孕育在兔子腋下的环就能转移到兔子的脑袋里。这时它就能隐形（人无法看到它）。"荧惑"就是火星。如果"荧惑不明"，就会出现雉生兔的现象。

问：（1）鼠印合欢注云。

答："合欢"有"房事"、"求爱"、"求欢"的意思。《鼠印 合欢》是一个小故事的标题，意思是：鼠印（有助于）求欢。

鼠印。即外肾也。【主治】令人媚悦。【时珍曰】按南宫从峋嵝神书 鼠印合欢注云：雄鼠外肾之上，有文似印，两肾相对，有符篆朱文九遍者尤佳。以十一二月，或五月五日、七月七日、正月朔旦子时，面北向子位，刮取阴干，如篆刻下，佩于青囊中，男左女右，系臂上。人见之无不欢悦，所求如心也。

问：（2）以十一二月 11th and 12t month, Or 11th and 2nd month？

答：11th and 2nd month 是对的。

问：（3）如篆刻下。

答：这几个字的意思还不清楚。已查原书，未见此文。我认为是"模仿鼠印上原来的篆文，刻在一块符板上（然后把符板与刮下的鼠印末，放入青囊中）"。

问：（4）鼠母同鶪古役反 or 鼠母同、鶪古役反？

答：意思是"鼠母"这个别名同样是《纲目》首先记载。"鶪"的发音是"古役反"。不过按照《尔雅·释兽》郭璞注，其发音应该是jú。

问：（5）刺骨而入，牢不可脱。

答：这段话在《齐东野语》卷20"山獭治箭毒"中是这样说的："獭性淫，或闻妇人气，必跃升其身，刺骨而入，牢不可脱，因扼杀而藏之。"意思是：獭本性好淫，如果他闻到了妇人的气息，一定会跳起来抱住妇人的身体，（他坚硬的阴茎）可以刺进妇人的骨头里，无法让（阴茎与妇人身体）分开。因而可以（趁此机会把獭）扼杀，（然后）收藏（獭的阴茎）。

问：（6）主物簿云：孕环之兔，怀于左腋，毛有文采，至百五十年，环转于脑，能隐形也。

The *Zhu wu bu* states: Hares/rabbits breed a jade ring in their armpit and their fur is of beautiful color. When they reach an age of 150 years, this ring moves to their brain and (the hares/rabbits) are able to hide their physical appearance.

Is this correct？

答：翻译得非常准确！

问：（7）用新鼠一枚 new mouse？ fresh mouse？

答：这个方剂首见于《外台秘要》卷三十四"八瘕方一十二首"。其原文是"取新死鼠一枚"，所以"新鼠"应该翻译成"刚死的老鼠"。

问：（1）入人鼻必为虫颡。

答：我前面已经解释了"驴马虫颡"。人的"虫颡"也是一样，"虫颡"指鼻腔深部脓肿，鼻出脓沫、鼻梁肿起。古人认为由虫蚀引起。

问：（2）道家许听为补，过其余，虽鸡、犬、牛、羊补益，于亡魂有愆责，并不足食。

答："补"字错误，应该改作"脯"。这句话在《证类》卷十七"鹿茸"是这样说的"陶隐居云：野肉之中，麋鹿可食。生则不膻腥。又非辰属，八卦无主而兼能温补，于人即生死无尤，故道家许听为脯，过其余肉。虽牛、羊、鸡、犬补益，充肌肤，于亡魂皆为愆责，并不足啖。"意思是野兽的肉里，只有麇、鹿，道家可以允许把它做成"脯"（干肉），（味道）超过其他动物的肉。虽然牛、羊、鸡、犬肉也能补益，能让人肌肤充盈，但对死去动物的亡魂来说，都是有罪孽的，并不能吃。"许听"，就是允许的意思。

问：（3）其香倍于肉麝。

答："肉麝"是相对于"水麝"而言的。水麝香囊里盛的是液体，但其他麝的香囊里是固体，所以把其他麝统称为"肉麝"。

问：（4）换三三次，Change two or three times？

答：是的，是二三次。我们没有校对出来。谢谢！

问：（5）治鹰食病，Not in our dictionary.

答："鹰食病"属于动物的疾病。咱们的病名辞典没有收录这些动物疾病名。也没有症状，只知道是由食物引起"鹰"的疾病。其余不详。

问：（1）取势截断，量把镑得。

答："势"：走势、样子。"量"：估量、估计。"把"：把握。"镑得"：适合用镑刀。"镑"：一种专门刨削坚硬角质的刀具。这句话的意思是：根据（角的）走势情况截断（鹿角），（使角）估量着能握住、可适合使用镑刀。

问：（2）蜀图经所谓虎鼠即鼮鼠，亦猬中一种也。孙愐云：鼮，鼠，能飞。

答：前一个"鼮鼠"，是一种"猬"的名称。"猬"即刺猬（Erinaceus europaeus）、短刺猬（Hemichianus dauricus）之类。后面"鼮，鼠"，原文是："《重修广韵》卷4"去声·三十六"：鼮鼠属，能飞，食虎豹。又音酌。"其中"鼮"是"鼮鼠"的简称。后面的这个"鼠"是"鼠类"的意思。不矛盾。

问：（3）南人治小儿疳蚘 Gan-illness and tapeworms Or: gan-illness with tapeworms.

答："疳蚘"又作"疳蛔"，不能译为"Gan-illness and tapeworms"。"疳蛔"这个词，张老师已经解释了："指蛔虫所致的疳病证。"我想病名辞典已经翻译了。您再查一下病名辞典是如何翻译的吧。

问：（4）加以附蝉。

答："附蝉"，是汉代侍中帽子上的一种装饰品。金质，蝉形。即金子做的似蝉形的一种装饰品。《汉书·燕剌王刘旦传》："郎中侍从者著貂羽，黄金附蝉，皆号侍中。"颜师古注："附蝉，为金蝉以附冠前也……而貂羽附蝉，又天子侍中之饰。"

问：（5）食人死肤，To eat the dead skin of a person, Or: To eat the skin of a dead person？

答：根据时珍所引陈藏器云："食人及牛、马等皮肤成疮，至死不觉。"可知这种微小的鼠是喜欢吃活人的"皮屑"或者"老皮"（这样的皮肤都可以叫"死肤"），如果咬了好皮肤，就会引起疮疡。

问：（6）正月食鼠残。

答："鼠残"，就是鼠吃剩下或被鼠吃过的东西。正月不能吃"鼠残"。

问：（7）面北向子位。

答："子位"就是北方的位置。面向北方的属于"子"的位置。

问：（8）即取雄狐胆，温水研灌。胆，gallbladder organ or bile liquid？

答："狐胆"本来是指"gallbladder organ"。这样的"狐胆"，一般都是胆汁凝固干燥了、但还装在胆囊（外有皮）里的狐狸胆囊。用药时，从狐胆囊里取出胆汁干燥后的固体，用温水去研磨后再服用。所以这里使用的还是凝固的胆汁，不是liquid液态。

问：（9）或云狐知虚实，以虚击实，实即孤也。

答：《埤雅》原文是"狐狼知虚实，虎豹识冲破。""虚实"、"冲破"，都是指捕捉猎物的方式。"冲破"是指勇猛地冲击，打破猎物的群体，虎豹常用这样的方法。"虚实"在这里与中医术语"虚实"的意义完全不一样。"虚"，指虚隙、空挡，也可以引申为机会。本句的"实"字，《埤雅》解释是"实即孤也"，也就是单个的。因此，这里的"虚实"，意思是聪明的狐、狼，它们在捕食时，会寻找最好的空隙或机会，发现单个的猎物，就乘机捕捉。这就叫"以虚击实"，或曰"乘虚击孤"。因此遇到单个的猎物（实），就是出猎的好机会（空）。

"狐狼知虚实"，意思就是狐、狼不靠猛力，而是靠计谋，去抓住机会，寻找落单的猎物。《埤雅》卷4"释兽·狐"：《说文》曰：狐，从孤省。狐性疑，疑则不可以合类，故从孤省也。……又曰：狐狼知虚实，虎豹识冲破。盖实即孤也。狐狼拷物，皆以虚击孤，狐从孤省。又或以此故也。音胡，疑词也。

问：（10）人多糟食。

答："糟食"，就是指用酒糟（酿米酒后的渣滓）拌和或者腌藏之后再实用。在没有冰箱的古代，利用酒糟来腌制肉食，是最常用的方法。《本草纲目》中很多"糟藏"、"糟食"的词汇。

问：（11）支腿者。

答：《永类钤方》原文是"腰脚撑腿痛极"。这是方言，意思是腰和脚如果把腿伸直，就会非常痛。李时珍大概觉得不好理解，就改成了："腰脚锥痛，支腿者。"意思是腰、脚像锥子扎了一样痛，尤其是伸直腿的时候（更痛）。

问：（12）能画地卜食。

答：这是一种迷信的说法。说猫会在地上画图占卜，预测哪里可以捕捉到老鼠作食物。

问：（13）刳其水道连囊。

答："水道"本指整个泌尿系统。这里是指将灵猫的整个生殖系统，连同它的阴囊都割下来。

问：（14）又云虎知**冲破**，能画地**观奇偶**以卜食。

答：《埤雅》云："虎豹识冲破。"是指虎、豹知道怎样冲突，冲破兽群去捕食。"画地观奇偶"也是一种传说。该传说认为，老虎能用爪子在地方画，再观察画出来的线条是奇数还是偶数，来决定是否捕猎。

问：（15）令人有威，带之临官佳。无官则为人所憎。

答：这是一种迷信习俗。据说如果命里逢"临官"，意味着有禄、富贵，可能做官，这时佩戴虎骨，就显得更威风。但不做官的人带了就会招人讨厌。

问：（16）**鸭血等，以合种之**，初生草似胡麻子，取其实合用，可以移形易貌。

答：《抱朴子》的原文是：《抱朴子内篇》卷19"遐览"："……又有白虎七变法，取三月三日所杀白虎头皮，生驰血、虎血、紫绶、履组、流萍，以三月三日合种之。初生草似胡麻，有实，即取此实种之。一生辄一异。凡七种之，则用其实合之，亦可以移形易貌，飞沈在意。……"因此，"合种之"，就是把这些动物血，以及"紫绶、履组、流萍"（不知来源的东西）埋在一起，据说就会长出像胡麻一样的植物。

问：（17）六十年骨方足 after 6 to 10 years, their bones have reached maturity？

答：60年，不是"6 to 10 years"。这是说象的生长期很长，很慢，要60 years它的骨头才能骨髓充足。

问：（18）**挛子犀**、无润犀。Does xi 犀 mean horn or the Rhinoceros animal？

答：这些都是指Rhinoceros animal，但在"无润犀"后，省略了"之角"两个字。就是说"奴犀、牸犀、病水犀、挛子犀、无润犀"的角不能用。

问：（19）**薄纸裹于怀中蒸燥**。Wrapped in thin paper and held in one's bosom to have it steamed to become dry？

答：这是古代一种传说。据说犀角非常坚硬，不容易粉碎，所以需要用人气温暖它。将犀角用薄纸包裹，放进人的怀里，用人身的热气让它变得干燥。这样再粉碎就方便了。所以古代有"人气粉犀"的说法。但不是说真有那么高的温度可以如水蒸气一样去"蒸"。

2017年11月

问：（1）目如**擘椒**。

答：这个问题曾经回复过。"擘"就是掰开，"椒"是花椒。花椒的种子又黑又亮。这是形容麻雀的眼睛像果壳已经张开的花椒种子一样（又黑又亮）。

问：（2）好食**苇蠹**。

答："苇"指芦苇。"蠹"指蠹虫。全句的意思是：喜欢吃芦苇上的蠹虫。

问：（3）令妇人**巧蚕**。

答："巧"有精巧、技艺高超的意思。"巧蚕"，指善于养蚕。

问：（4）**伏气蛰于窟穴之中**。

答："伏"是潜藏意思。"伏气"，这里是指收敛自己气息。"蛰"原意是指动物冬眠，潜伏洞穴，不动不食。此句是说燕子离开之后，就在窟穴中自我收敛气息，潜藏起来。

问：（5）**五朝酒**。

答：原文是"以五朝酒醅调下"。"五朝"就是5天。"酒醅"就是酿制米酒时浮在酒面上的酒糟。整个意思是：以酿过5天的酒糟调下（药物）。

问：（6）**浆水**。

答：浆水，就是经过轻微发酵后的米饮。味道微酸，不含酒精。《居家必用》"浆水法：熟炊粟饭，乘热倾在冷水中，以缸浸五七日，酸便好吃。如夏月，逐日看，才酸便用。如过酸即不中使。"《本草蒙筌》：浆，酢也。炊粟米热，投冷水中，浸五六日，味酢，生白花，色类浆，故名。

问：（1）**九扈为九农正，所以止民无淫也**。

答："九扈"又作"九扈"，本是鸟的名字，后用来作主管农业的官名。"九农正"是各种农事的主管。"扈"有"正"的意思，因此，用"九扈"为名的农事官员，可以教育百姓不要淫荡。

九扈（jiǔ hù），相传为少皞时主管农事的官名。《左传·昭公十七年》："九扈为九农正。"杜预注："扈有九种也……以九扈为九农之号，各随其宜以教民事。"按，《尔雅·释鸟》扈作"扈"，《说文》引作"九雇"，本是农桑候鸟，借以作农事官名。《文选·张衡〈东京赋〉》："嘉田畯之匪懈，勤致赘于九扈。"薛综注："九扈，农正，知田事；扈，正也。"清·钱维城《定远山行即事抒怀》诗："安得九扈官农师，赤坟白壤泽毕陂。"

问：（2）**王氏字说以为其行欲也尾而足勾，故曰鸲鹆**。

答：这句话的意思是：王安石《字说》认为，（鸲鹆）交配，交尾的同时，鸟足勾在一起，所以（此鸟的名字）叫"鸲鹆"。按：王安石的说法是非常牵强的。就因为"欲"时足"勾"，就用带有"谷"、"勾（句）"的偏旁来命名，很没有道理。但这就是王安石的解释，只能照他的意思翻译了。

问：（3）**乌鸟背飞而向啼也**。

答："背飞"，是向相反的方向飞。"向啼"，是面对面啼叫。全句的意思是：乌鸦飞的时候不并排一起飞，但叫起来则面对面。

问：（4）今云**投石**，**恐止是鹊**，余鸟未必尔。

答：这里的"投石"，是针对《别录》有"可烧作灰，以石投中散解者，是雄也"而说的。这句话的意思是：现在说"投石"（辨别雌雄），大概只是适合用于"鹊"，其他的鸟未必都是这样。

问：（5）**至秒始有毛。其形略似凤。音声清越如笙箫，能度小曲合宫商**。

答："至秒"，"秒"就是末梢的意思。也就是说一直到尾巴最末才开始有毛。"度小曲"，就是唱歌曲。"合宫商"，就是说其声音有不同的音阶。全句的意思是：鸟凤的尾巴到末梢才开始有毛。它的形状与凤凰有点像。它的声音清亮悠扬，好像吹笙与箫，能唱出不同音阶的小曲。五声音阶，顾名思义就是按五度的相生顺序，从宫音开始到羽音，依次为：宫—商—角—徵—羽；如按音高顺序排列，即为：1 2 3 5 6 宫 商 角 徵（zhǐ）羽。

问：（6）**指重十字，尾贵合卢**。Its toes heavy like ten *zi* ; its tail precious like he lu.

答：您将"指"翻译成"toes"是对的，但"重"不能翻译成"heavy"，更不能将"十字"翻译成"ten *zi*"。"ten *zi*"非常轻，不是重了。"指重十字，尾贵合卢"，是说怎么判断一只好的鹰。"重"、"贵"都是说"最好"。如果一只鹰，它的爪子张开如"十"字，它的尾巴合拢像个小瓮，这就是强壮的鹰。所以，这句话应该体会成：其指以张开如"十"字为重，其尾以合之为卢（小瓮）为贵。"十"字，是指像中文的"十"字一样。中国人叫"十字架"。《御定佩文韵府》"尾贵合卢（言尾敛也）"。

问：（7）**骨曰鹘，了曰鹞，展曰鹯，夺曰鹞**。

答：据《禽经》："骨曰鹘"，原文此下无解释。按《方言》，"骨"与"鹘"同，是一种小鸠。可以翻译成：如小鸠者叫作"鹘"。"了曰鹞"；《禽经》注："能远视也。了，目明。"可以翻译成：能远视的叫作"鹞"；"展曰鹯"：《禽经》注："晨，风也。向风摇翅，其回迅疾。"可以翻译成：展翅迎风、来回迅疾的就是"鹯"；"夺曰鹞"：《禽经》注："亦去鸟雀如攘夺也。"可以翻译成：捕鸟雀如攘夺的就叫"鹞"。

问：（8）**酥酒**。

答：古代一种酒的名字。宋·窦平《酒谱·异域酒》："天竺国谓酒为酥。"这种酒具体制法不明。古时酒名。晋王羲之《鹰嘴帖》："鹰嘴爪炙入麝香，煎酥酒一盏服之，治痔瘘有验。"宋·苏轼《泗州除夜雪中黄师是送酥酒》诗之一："使君夜半分酥酒，惊起妻孥一笑哗。"

问：（1）**自外类移入此**。

答："外类"，就是指《本草图经》所设置的"本经外草类"、"本经外木蔓类"，共收集《嘉祐本草》所无的植物药100种。简称"外类"。今存于《大观本草》卷三十一，《政和本草》卷三十。

问：（2）云羽画酒杀人，亦是浪证。

答："云"：据说。"羽"：鸩鸟的羽毛。"画酒"，在酒中划过。"浪"：虚妄。"证"：证验、验。全句意思是：那种说鸩鸟的羽毛只要在酒中过一下就能（让酒变得有毒）杀死人的传言，都是经不起验证的胡说。

问：（3）It is said that if a (鸩) feather is used to touch wine, this (wine) will kill a person. Such evidence is futile, though.

答：您的翻译意思基本正确。"touch wine"可以，但"Such evidence is futile, though."似乎还可以再改进。

问：（4）山人谓之越祝之祖。

答："越"是指中国春秋时南方的越国或此前中国南方的越族，在今浙江及其以南地区。"祝"指巫祝。所以"越祝之祖"，就是越国（或越族）巫祝的始祖。

问：（5）春夏之交，稍遇阴晦，则飞鸣而过，声如刀车鸣。 At the transition from spring to summer, when they encounter some darkness, they fly by crying. Their cries sound as if one were sharpening a knife.

答：您最后的一句翻译得不对。"刀车"，重点在"车"，而不是"刀"。古代有"刀车"，是一种守城的武器，但不能发出声响。"刀"不是直接意义的刃具，在这里应该指兵器。在这个意义上，"刀车"或指"兵车"。

但是，经核查此句原文，出《酉阳杂俎》卷十六"鬼车鸟"。此书云："秦中天阴，有时有声，声如力车鸣。或言是水鸡过也。"原文用的是"力车"，其他转引的书也是"力车"。《纲目》刻工错误，掉了"力"字的上面那突出的部分。"力车"，就是人力拉动的车。这种车走起来发出声音断续而嘈杂。《酉阳杂俎》说好像是"水鸡过"，就是青蛙路过的声音，应该就是这种"力车"发出的声音，而不是兵车。兵车用马拉，载重，马、车走起来声音很大。所以还是"力车"的声音比较合适。由此可见，"刀车"实际上是"力车"的错误。我已经把《纲目》的刀车改为了"力车"，请您按"力车"翻译。

问：（6）每颈两翼，飞则霍霍并进。Each of the necks had two wings. When it flew, (the wings) flapped rapidly.

答：您的翻译意思正确。"霍霍"，是形容翅膀飞行时的声音。"并进"，是同时并进，或可体会成两只翅膀飞翔时一同扇起，发出"霍霍"的声音。

问：（1）绝品者有百物之形。

答："绝品"就是最好的、最高级的意思。这句话意思是：最好的犀角，其纹理会像各种东西的形状。

问：（2）西徼诸州贡之。

答："徼"就是边界。"西徼诸州"，就是位于西部边界的各个州。

问：（3）善缘木。

答："缘"就攀爬的意思。就是善于爬树。

问：（4）猎人因以竹筒贯臂诱之，俟其笑时，抽手以锥钉其唇着额，候死而取之。 hunters (proceed as follows). They push one arm through a bamboo tube to attract (a baboon). Once they see it laughing, they withdraw their hand and nail the (animal's) upper lip to its fronthead. This will cause (the animal) to run around wildly. They wait until it has died and then remove it.

答：您翻译的意思差不多，但有些细节还没有体现出来。猎人用"竹筒贯臂"，这个竹筒的"节"都是打通的，狒狒抓住猎人的胳膊，以为抓住人了，非常高兴，就笑起来了。因为狒狒的上嘴唇很厚很大，笑起来会盖住眼睛。因此猎人趁狒狒看不见，从竹筒里抽出手来，用大钉子将狒狒的嘴唇和前额订在一起。钉子钉进了前额，不要多久就会死去，等狒狒死了再把它搬走。因此，竹筒套在手臂上，不一定是一只胳膊，也可能是两只胳膊，这样狒狒才会觉得自己是抓住了一个人。所谓抽手，也就是抽出其中一只手来钉其唇。若两只手都抽出来，狒狒可能就会感觉人已经跑了。所以您使用"one arm"也许不太好。This will cause (the animal) to run around wildly. 在原文里也没有这个意思。实际上钉子进了额头，也就活不了，不一定要想象狒狒run around wildly所以这一句可以删除。

问：（1）小便反利。

答："反"，反而的意思。这句话是说：阳明病，自汗，（本来不应该小便利，但）小便反而增多，使得大便变硬，这是因为（出汗、利尿，使得）身体内的津液枯竭了。

张仲景《伤寒论》云：阳明病，自汗，小便反利，大便硬者，津液内竭也。

问：（2）置重汤中。

答：现在叫"隔水煮"。意思是下面一口大锅里装了水，再把沙蜜放进另一个器皿里，将此器皿放进大锅烧开的水里，加盖再煮。

问：（3）但取削之。

答：这句话的意思是：现在的医家都用"白蜡"。只要将（黄赤的初蜡）取下来削成（一定的形状），在夏天晒100天左右，自然就变成"白蜡"了。【弘景曰】蜂先以此为蜜蹠，煎蜜亦得之。初时极香软。人更煮炼，或少加醋、酒，便黄赤，以作烛色为好。今医家皆用白蜡，但取削之，于夏月暴百日许，自然白也。卒用之，煠内水中十余遍，亦白。

问：（4）蜡乃蜜脾底也。

答："蜜脾"是蜜蜂营造的酿蜜的房。其形如脾，故名。《格物要论》："蜂采百芳酿蜜，其房如脾，故谓之蜜脾。""蜜脾底"，就是这种酿蜜的蜂房最底部，也就是"蜡"，所以说"蜡乃蜜脾底"。

问：（1）食<u>都</u>树皮。

答：这种"都树"是神话传说，不明为何种树。

问：（2）<u>漏肉脯毒</u>。

答：据《肘后备急方》卷七，凡是茅草盖的房子，房顶漏下的水，沾了"脯"（干肉），称之为"漏脯"，也就是"漏肉脯"，这种肉或干肉都有毒，称之为"漏肉脯毒"。

《肘后备急方》卷七"治食中诸毒方第六十六"：食郁肉，谓在蜜器中，经宿者，及漏脯，茅屋汁沾脯，为漏脯，此前并有毒。

问：（3）同入<u>铫子</u>内煮熟。

答："铫子"，是一种有柄、有流水口的小烧水壶，也可以煎药。

问：（4）火炙<u>笼</u>指。

答："笼"，这里是动词，原意用笼子装东西，这里的意思是"套"。全句的意思是：把蜡、松胶混合起来，用火烘烤令变热、变软，然后把这种蜡、松胶混合物套在（或包裹）手指头上。

问：（5）皆一日<u>两衙</u>，<u>应潮</u>上下。

答：据说蚂蚁每天都会按规矩在蚁王前排列成行，就像过去官员在衙门（官署）中举行的仪式一样。所以有成语"群蚁排衙"。在本句里，意思是：众蜂每天都会有两次（在蜂王前排列队伍），像官员在衙门的仪式，（非常有规律）就好像潮水一样按时上下。

2017年12月

问：（1）痰血凝结。<u>紫芝丸</u>：用五灵脂水飞、半夏汤泡，等分为末，姜汁浸蒸饼丸梧子大。每饮下二十丸。百一方。

For phlegm and blood coagulation with knots. The "pills with *zi zhi*."

Grind equal amounts of squirrel droppings, (the dregs) skimmed off with water, and *ban xia*, soaked in hot water, to a powder. This is immersed in ginger juice to prepare steamed cake pills of the size of *wu* seeds. Each time ingest, with a (rice washing water) beverage, twenty pills. *Bai yi fang.*

答：您把"紫芝丸"翻译成"pills with *zi zhi*"，这不对。这个方剂没有"紫芝"。此方见《是斋百一选方》，原方准确无误，不是丢失了"紫芝"。紫芝是《神农本草经》上品药，用它来命名方剂，只是表达此方的神奇疗效，不是方中含有紫芝。您列出的那个方剂，不是《是斋百一选方》的方，与此无关。另外，您把"梧子大"翻译成"the size of *wu* seeds."，我认为这样的话，对读者是很不方便的，难以直接了解其大小。"梧子"就是梧桐科植物梧桐（*Firmiana platanifolia*）的种子。有时也写作

"如梧桐子"大。中医方剂中此类形容丸剂大小的种子,我建议都直接翻译出植物名,不用拼音。

《是斋百一选方》卷五"第六门":紫芝丸,治痰:五灵脂粒粒取全者,去砂石,半夏汤浸七遍,慢慢浸令心透,右二味等分,为末,生姜汁浸,蒸饼为元如桐子大,每服二十元至三十元,生姜或茶汤下,食前空心临卧时服。

紫芝丸是由紫芝1两半,山芋1分半等组成的药物,主治劳短气、胸胁苦伤、唇口干燥等疾病。

问:(2)先以鸦豆枕等同拌蒸。

答:"鸦豆枕",是一种药物,但来源不明。

问:(1)熟汤 just hot water?

答:即开水。

问:(2)滑痢不上 perhaps an error? not ending?

答:是,谢谢!这是一个错误。金陵本作"上",但查江西本,作"止"。今从江西本,将"上"字改为"止"。

问:(3)每米饮服。

答:米饮就是米汤,用米加水煮成的汤。

问:(4)见"百药煎"。

答:原文是"酒痢肠风。下血,见'百药煎'。"

"百药煎"是经过发酵制成的药品。在"五倍子"一药的后面就有此药名。其下有附方:"酒痢下血。百药煎、五倍子、陈槐花等分,焙研末,酒糊丸梧子大。每服五十丸,米饮送下。本事方。"我想,所谓"见百药煎",就是指这个方剂。

问:(5)五倍子煎汤薰洗,或烧烟薰之。First 薰 an error?

答:"熏"不是错字。五倍子煎汤之后,这种热汤会有蒸汽,就是用这种热的蒸汽去"熏"。后面的"熏"是直接将五倍子火烧后再熏。

问:(6)以瓦盛之 Cover the chamber pot with a tile。Or:Fill tiles into the chamber pot?(原文:五倍子为末。先以艾绒卷倍子末成筒,放便桶内,以瓦盛之。令病者坐于桶上,以火点着。)

答:瓦片很小,不可能盖住便桶。瓦不会燃烧,所以用它来垫在桶底,瓦上可放卷有五倍子末的艾筒,点燃艾筒,不会烧着便桶,但烟可以往上熏病人的肛门。如图3。

问:(7)火纸?

答:据明·宋应星《天工开物·造竹纸》:"用竹麻者为竹纸,精者极其洁白……粗者为火纸。"又,"盛唐时,

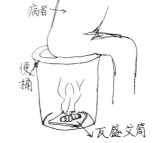

图3 瓦盛艾绒卷熏示意图

鬼神事繁，以纸钱代焚帛，故造此者名曰火纸。"综合上说，火纸，就是粗糙的、用竹、麻制造的纸。这种纸不适合写字等，就是用来做祭祀鬼神的纸钱。

问：（8）文武火灰，ashes of an alternatingly mild and strong fire？

答：这样翻译可以。

问：（9）五倍子、百药煎 (fresh) nut galls and processed nut galls？

答："百药煎"不能翻译成"processed nut galls"，因为它不是单纯加工后的"nut galls"，而是将五倍子、茶叶、发酵后的酒糟放在一起酿造。我建议用拼音翻译"百药煎"。时珍曰：用五倍子为粗末。每一斤，以真茶一两煎浓汁，入酵糟四两，擂烂拌和，器盛置糠缸中之，待发起如发面状即成矣。捏作饼丸，晒干用。

问：（10）I wonder whether 米饮 is the same as 米水. I translate 米饮 as "rice decoction"，and 米水 as "water that has been used to wash rice". Is this correct？

答："米饮"，又叫"米汤"。就是煮饭时含有米的淀粉的水。煮熟的有米粒的液体叫粥（或稀饭），没米粒的叫作饮。中国人过去吃"捞饭"，就是煮饭时放很多水，估计饭要熟了，就把米粒捞起来，剩下的白色的米饮，可以用来浆洗衣服，或用来喂养小孩等。"decoction"有浓缩的意思，不能用于米饮。米饮可以非常稀薄。至于"米水"，中国人没有这个词。但有"淘米水"、"洗米水"的说法。即把米经过淘洗以后的水。这种水虽然也有米的淀粉，但是没有加热煮熟。发酵后的"淘米水"叫"潲水"，可用来喂猪。

问：（11）Another liquid is 浆水, which I have translated as "starch water." I do not know whether this is correct.

答：单纯的"starch water"并不是"浆水"，浆水特指"已煮熟的"、"已发酵的"米饮。没有煮熟、发酵含义，就不叫"浆水"，仅仅是煮熟的"starch water"（一定要用米做原料）就是"米饮"。

问：（1）器盛置糠缸中罯之。

答："糠缸"不是药名，是装了米糠（没有米的空谷壳）的大缸。全句的意思是：用器具装起来，放在有米糠的大缸里。

问：（2）罯七日夜。

答："罯" yan，就是覆盖的意思。

问：（3）每服噙一丸，妙。笔峰杂兴。 In the Dictionary, we do not have "Bifeng za xing". Only "Deng Bifeng za xing". Is perhaps the character "Deng" missing in the text？

答：我们的辞典里有这样一句话："或在邓才、邓笔峰、笔峰之后，缀以书名简称杂兴方[18]、杂兴[14]。"这就已经包括"笔峰杂兴"这个书名。当然，也可以补一个《笔峰杂兴》的书名，但如果这样，要补的书名就太多了。

问：（4）用此揩牙，以津洗目。

答：根据这个方剂的原文，应该是先用这个方的粉末擦牙齿，也可以用水浸渍此药末，然后取其药水洗眼睛。

《普济方》卷七十"揩齿"：千金盐汤：揩齿法。牙药中第一方也，兼点津洗目，及治牙疼极效。川百药煎：雄黄、玄胡索，右等分，为细末，先用烂研生姜揩牙，搜尽涎，漱去，却用此药揩之。咽下亦可。如牙肿牵连头面，用此即瘥。

问：（5）代人谓之夭马 Is you夭 correct, or should this be tian "heaven"？

答：我查了金陵本，这个字在"天""夭"之间。但我想，应该是"天马"比较合适。谢谢您！

问：（6）杨瘌子，因有螫毒也。Can 杨瘌子 be translated？

答："杨瘌子"是黄刺蛾（*Cnidocampa flavescens*）的幼虫，背上有黑色刺毛，蜇人很痛。"瘌"与"勒"音近，"勒"就是刺的意思。"杨"字在这里不知道是什么意思，我们家乡不叫这种虫为"杨瘌子"，叫"毛瘌子"，意思是此虫身上有毛，能刺人。不翻译，用拼音，然后加个注解，说明是因为有刺，所以叫这个名字。

问：（7）入药惟取榴棘上。榴棘，one tree or two different trees？

答：一种树，就是石榴树。"榴棘"，就是石榴树枝上的棘刺。

问：（8）煎麻黄汤调服一字，日三服。

To be boiled 煎 with *ma huang* decoction 汤 and to be ingested, 1 *zi*, three times a day. Or: To be mixed with *ma huang* decoction and to be ingested, 1 *zi*, three times a day.

答：第一种翻译是对的。这种"麻黄汤"只用麻黄一种药煎水，不是《伤寒论》里由四种药组成的"麻黄汤"。

问：（9）每服三五丸。 Each time ingest three to five pills, or：Each time ingest three times five (i.e., 15) pills.

答：第一种翻译是对的。

问：（10）棘刚子五枚，赤足蜈蚣一条，烧存性。 烧存性 refers to centipedes only, or to the 棘刚子 as well？

答：您问的问题很好。如果是原方，一般说来，方剂中的炮制法"烧存性"只是针对它前面的一个药。但此方可能经过李时珍删改，所以必须看看原方是怎么说的。其原方是："右取赤足蜈蚣一枚，雀儿饭瓮子不开口者五个，和烧为灰"。既然是"和烧"，当然是to the 棘刚子 as well。

原方：《太平圣惠方》卷八十二"治小儿撮口诸方"：治小儿撮口及发噤，又方：右取赤足蜈蚣一枚，雀儿饭瓮子不开口者五个，和烧为灰，细研，每服以粥饮调下一字。又方：右取棘科上雀儿饭瓮子未开口者，取瓮子内物和奶汁研，灌之。

问：（11）南粤有三眠、四眠、**两生、七出、八出**者。

答：这句话虽然很短，但涉及蚕的生育过程，比较复杂。所谓"三眠"、"四眠"，是指蚕的生命周期（28天）里，要经过3次或4次"眠"（指蚕在几天之后，就会进入"眠期"。眠中的蚕，外表看似静止不动，体内却进行着脱皮的准备）然后蜕皮，身体长大；过几天又进入第二个"眠"期。一般的蚕，需要经过三眠，或四眠才能成熟，然后吐丝、结茧、变蛹、破茧成蛾、交配产卵。这样的一个过程，叫"生"，或者"出"。

所以，这句话的意思是：南粤（今广东）的蚕，有经过三次"眠"或四次"眠"才能完成一生的，而且一年可以"两生"（即完成两次生命轮回）。也有能一年完成七次、八次生命过程的。

问：（12）今见小白似有**盐度**者为好。

答："度"，通"镀"，即包在表面的意思。这句话的意思是：今所见微微白色，好像表面有盐的（僵蚕）最好。

问：（13）**吴开内翰**云？

答：我们辞典有这个人名，见下：

吴内翰[4]： 吴开。

吴开qian[3] 宋官员。字正仲，滁州（今属安徽）人。北宋绍圣四年（1097）进士，靖康（1126）中官翰林承旨，人称吴内翰。南宋后任地方官。有《备急方》，今佚，佚文存《是斋百一选方》。《纲目》中凡提及吴内翰之方，均可见《是斋百一选方》。

2018年1月

问：（1）**葱茶** Tea prepared with onions？

答："葱茶"就是葱与茶煮成的汤。《严氏济生方》卷八"头痛论治"：芎乌散治男子气厥头疼，妇人气盛头疼，及产后头痛，悉皆治之。川芎、天台乌药，右等分，为细末，每服二钱，腊茶清调服。或用葱茶汤调服，并食后。

问：（2）**叶椿**治头风。

答："叶椿"是个人名。我过去漏写此人，后来补了，也忘记了是否发给您了。

叶椿[1]：南宋官吏。约为绍兴（1131~1162）时人。《是斋百一选方》收载其方二首，或误作"叶春"。《纲目·蚕》转引其方。

问：（3）**蚕退纸**。

答：我前面已经解释了："蚕退纸"是指"蚕连纸"。"蚕连纸"是指盛接蚕蛾下卵的纸，当蚕的幼虫从卵里爬出去以后，留下了卵的空壳。这种有蚕卵空壳的纸，就是"蚕退纸"或"蚕连纸"。

问：（4）**晚蚕沙**，Young silkworm excrements？

答：不是。"晚蚕"，在"释名"里已经解释了。【释名】晚蚕曰华、魏蚕方言、夏蚕广志、热蚕。【弘景曰】原蚕是重养者,俗呼为魏蚕。"也就是指一年里第二次养的蚕。这里可能没解释清楚,原蚕【颂曰】原蚕东南州郡多养之。此是重养者,俗呼为晚蚕。北人不甚养之。

问:(5)周礼硩蔟氏掌覆夭鸟之巢,以方书十日之号,十二支之号,十二辰之号,十二岁之号,二十有八宿之号,悬其巢则去。续博物志云:䳜鹠、鹳、鹊,其抱以坁。

I cannot find this in the Zhou li. My tentative translation:

According to the Zhou li, (so-called) "gentlemen collecting nests" kept records of dates within periods of ten days, within periods calculated on the basis of the twelve (earth) branches, within periods of twelve double hours, within periods of twelve years, and within periods calculated on the bais of the 28 constellations, when they took away the nests (of theses birds) and this way caused them to leave. The Xu bo wu zhi states: The xiu liu 䳜鹠, the guan 鹳 and the que 鹊, when they embrace each other, they are noisy.

答:这一段的翻译很难在这里完全写清楚。我的英文不好,没办法试着翻译,但我用白话翻译一下吧:《周礼》记载,硩蔟氏负责掌管颠覆坏鸟的巢。其办法是:用一块板,写上十天的名号、十二支的名号,十二辰的名号,十二岁的名号,二十八宿的名号,(将写好这些名号的版)挂在坏鸟的巢上,(坏鸟)就会离开。《续博物志》说:䳜鹠、鹳、鹊,它们用喧闹的鸣叫声来孵化(鸟卵)。

至于这些名号,我就不一一全部写下来。如十天的名号就是"甲乙丙丁戊己庚辛壬癸"等。

问:(6)每边炙三遍半,What does 半 mean here? "Roast three and a half times" makes no sense to me.

答:这个"半"字确实不好理解。原文本来还有"每边三刀半",更不好理解了。所以李时珍把它删了。但"三遍半"多少还好理解。"遍"在这里就是"次",炙烤一次肯定需要一定的时间。那半遍,就是只用原来烤一次所需时间的一半。

《纲目》:酒积面黄,腹胀不消。猪腰子一个,批开七刀,葛根粉一钱,掺上合定,每边炙三遍半,手扯作六块,空心喫之,米汤送下。《圣济总录》。

原文:《普济方》卷一百七十五"酒癖":治酒积面黄目青,或面目俱黄:用猪腰子一个,切开连着,每边三刀半,总计七刀,用葛根一钱,为末,掺在腰子内,合笼一处,每边火炙三遍半,共七遍,用手扯做六块,空心做六块吃下,用米汤三大口咽下。

问:(1)蚕沙二硕。

答:"硕"通"石"。根据该方原出处,也应该是"石"。一石等于120斤(60千克)。《备急千金要方》卷八"偏风第四":治大风半身不遂方:蚕沙两石,熟蒸,作直袋三枚,各受七斗,热盛一袋著患处。如冷,即取余袋一依前法,数数换,百不禁,瘥止。

须羊肚、酿、粳米、葱白、姜、椒、豉等混煮，热吃，日食一枚，十日止。千金不传。

问：（2）<mark>灰淋汁</mark>。

答："淋汁"是一个动作。即把蚕沙烧成灰，将这种灰用布袋装起来，再向袋子里淋水，水会渗过布再流出来，用器皿接着这些水。这个过程，就叫"淋汁"。此词多见将草木灰淋汁。这样淋出来的汁带有碱性。

问：（3）先用蚕退纸剪碎，<mark>安于瓷中，以碟盖之，滚汤沃之</mark>，封固良久，乘热服。

First cut silkworm slough paper into pieces and place them into a porcelain (bowl) that is to be covered with a small plate.Place this into a water bath and boil this. Keep (the seams between plate and bowl) firmly sealed for an extended period of time. Eventually (have the patient) ingest this while it is still hot, and (have him) lie down covered warmly to let him sweat.

答：此段话原出《世医得效方》及《仁存孙氏治病活法秘方》。李时珍引用的"瓷"字错了，请删除"porcelain"，改成"碗"字。由于李时珍引用的时候过于简略，所以"滚汤沃之"的意思不清楚。根据这个方原文，它的意思是这样的：First cut silkworm slough paper into pieces and place them into a porcelain (bowl) that is to be covered with a small plate.（然后）用开水浸泡（碗里的蚕退纸，再盖上碟子），密封一段时间，乘（水）还是热的时候服用。

《世医得效方》卷二"大方脉杂医科·沙证"：艾汤试沙证。江南旧无，今所在有之。原其证古方不载，所感如伤寒，头痛呕恶，浑身壮热，手足指末微厥，或腹痛闷乱，须臾能杀人。先浓煎艾汤试之，如吐即是。右用五月蚕退纸碎剪，安椀中，以碟盖之，以百沸汤泡艾椀许，仍以别纸封裹缝良久，乘热饮之就卧，以厚被盖之，汗出愈。

《仁存孙氏治病活法秘方》卷三"沙子类"：沙子病，江南旧无，今所在有之。其证如伤寒，头痛呕恶闷乱，须臾能杀人……又方，以蚕故纸煎碎，以百沸汤泡一盏，仍用椀封闭，勿令透气，良久，乘热饮之，就卧，以衣被盖之，令汗透，亦愈。

问：（4）Ingest what？ The hot paper or the water from the water bath？

答：Ingest开水浸泡过蚕连纸的水。

另外，请注意："蚕退"是指"silkworm slough"，但"蚕退纸"是指"蚕连纸"。"蚕连纸"是指盛接蚕蛾下卵的纸，当蚕的幼虫从卵里爬出去以后，留下了卵的空壳。这种有蚕卵空壳的纸，就是"蚕退纸"或"蚕连纸"。所以您只说"cut silkworm slough paper"是不对的，"silkworm slough"是蚕蜕皮，不是蚕卵的空壳。

问：（5）强阴道 Male or female？

答："阴道"指性能力。无论男女的生殖器都可叫"阴器"，故"强阴道"就是指加强性交的能力。

问：（1）斑蝥三个，**人言**少许。

答："人言"二字合起来就是"信"字。"信"就是"信石"，也就是砒石、砒霜。因为古代 信州产砒石，所以称为 信石。

问：（2）若有人患十年淋，服三枚；八九年以**还**，服二枚。Or perhaps: 若有人患十年淋，服三枚；八九年以**患**？

答："以还"就是"以下"的意思。这句话"还"字是对的。就是得了淋证八九年以下的。

问：（3）生河内山谷，亦生**水石**。　Shui shi: place/region name？　Not in our dictionary.

答："水石"不是地名。意思有水、有石头的地方。这个"水"字,在《吴普本草》和《证类本草》中都是"水"字。但是《纲目》改作"木"。也就是说李时珍认为斑蝥也可以生在有树木、石头的地方。

问：（4）腰间有碧色一**遭**。

答："遭"有"次"、"回"、"圈"等的意思。这里的"一遭"就是一圈。

问：（5）**强阴**，止精。别录。**壮阳**，暖水脏。日华。　Both male and female？Or：强阴 (females sexuality)，止精。别录。壮阳 (male sexuality)？

答："强阴"、"壮阳"这二个词有相同的意义,也有不同的意义。不分男女。"强阴"是因为人的阴气（或阴器、阴精）不足,需要滋补。"壮阳"是因为人的阳气（或阳物,即阴茎）不足，需要强壮。作为功效，无法分男女。而在具体的病人、病证，则可以区分男女。例如阳痿（也可以叫"阴痿"），这壮阳、强阴肯定指男性。但如果是虚喘，属于肺肾阳气不足，则"壮阳"就不分男女了。"强阴"与"壮阳"在药物使用上也是有区别的。"强阴"多用枸杞、地黄、枸杞子、龟板、鳖甲、沙苑子等。"壮阳"则多用肉苁蓉、鹿茸、巴戟天、淫羊藿、附子、海狗肾等。

问：（1）草莱上采之or草莱上采之？

答："草莱"是正确的。"莱"，也是一种草名，又名藜。嫩苗可食，古代贫者常食的野菜。

问：（1）其隔是**叶蕊**也，separated by leaves and buds？

答："叶蕊"是幼小还没有张开的叶芽，大概相当于英语的buds。

问：（2）其盖是**石垢**。

答："盖"是盖住的意思。"石垢"是石头上脏东西。意思是：盖住这种蜂巢的东西是石头上的脏物。

问：（3）螟蛉之子**殪**。

答："殪"（yì），就是"死"的意思。

问：（4）惊风尤不可阙。阙：erroneous character ？

答：不是错字。"阙"就是"缺"，这里的意思是：（这味药是治疗）惊风最不可缺少的药。

问：（1）其效甚捷，盖有见于此钦？ What is meant by 于此？

张仲景治痢有调气饮，千金方治痢有胶蜡汤，其效甚捷，盖有见于此钦？

答："此"就是代表"调气饮"、"胶蜡汤"二方。整句话的意思是："蜡的效果非常快捷，大概是通过这两个药方表现出来的吧？"

问：（1）杂猪蹄作羹于乳母，不能别之。

答：这句话的意思是：（将蛴螬）和猪蹄放在一起做成"羹"，给乳母尝试，她没有办法辨别（里面掺了蛴螬）。

问：（2）张大尹传治破伤风神效方。

答："张"是姓。"大尹"是官名，这个官相当于"太守"。"治破伤风神效方"是姓张的"大尹"传授的。

问：（3）丹毒浸淫。

答："丹毒"是一个病名，"浸淫"意思是spreading。中文用"浸淫"，就是说丹毒像水一样渗入散布，使其他地方也都传染上。

问：（4）野翁方用白水牛虱一岁一枚 one louse or one water buffalo ？

答：这个"一枚"是指"one louse"，但是这个"louse"是"白水牛身上的louse"，不是别的动物身上的虱子。儿童一岁用一枚"白水牛身上的louse"，两岁的儿童用2枚，三岁的儿童用3枚。

问：（1）蚯蚓泥 Earthworm feces Or earthworm pulp ？

答：应该是Earthworm feces。

问：（2）及虫蚁所吹 "blown at" or "bitten" by ants ？

答："虫蚁所吹"，是中国一种古老的病因。古人认为虫蚁不仅可以咬人，而且有的虫蚁朝人吹（blow）气，就可以引起人的疾病。还有一种射工，据说对着人的影子吹沙，就可以引起人的疾病。所以这个"吹"字不要直接翻译成"bitten"，可以还是用"吹"，但加个注解。

问：（3）地牛儿。

答：据"蜗牛"条有"土牛儿"的别名，而且能被蛴螬吃了，故此地牛儿即蜗牛。

问：（1）于北界与**虏**战败绩。

答："虏"是对"敌人enemy"的蔑称，好像今天说"鬼子"一样。

问：（2）葡萄**心**七个。

答：就是不带皮、没有籽的葡萄肉。

问：（3）寿域方用土狗下截焙研，**调服**半钱。

答：这里的"调"，指调和、拌上其他容易服用的东西，如水、米饮等。把"土狗"身体的后半截，焙干，研末，再加（水搅拌后）服用半钱。后面的"生研"，是不用焙干，直接将活的土狗研碎。

调 is usually "mix with a liquid". Here is no liquid.（对一些粉末，说"调服"就是加液体）

问：（4）Ji zhao · **即 炤**，read zhao 照， 即 =part of the name "ji zhao"？Or "This is ..."

答："即炤"就是一个名字（Ji Zhao）。但根据我们追溯萤火虫的别名来源，这个名字并没有出现在《吴氏本草》。但这是李时珍添加的。

问：（5）**背起**摩之。

答：这句话是不好理解。我们在"背起"下加了一个注解，说明有的书引作"皆宜"。但因为《证类本草》也是作"背起"，我们不敢随便改。当然，"背起摩之"也能理解为"从背部开始按摩"。

背起：《证类》卷二十二衣鱼同。《御览》卷九百四十六"白鱼"引《本草经》作"皆宜"。

问：（6）**痫痉** = **痫瘛**？

答：这个问题张志斌老师过去已经写过了，这两者不能等于。

痫瘛[1]：xiánchì，病证名。即痫病与瘛病的合称。《伤寒直格》卷中：益元散"主痫瘛，惊悸，健忘。"

痫痉[12]：xiánjìng，病证名。即痫病与痉病的合称。见"痫病"条；见"痉病"条。《本经》石胆："主明目、目痛，金疮，诸痫痉。"

痉：jing，即"痉"的异体字，均可用"痉"字取代，不另做别解。

痉：jìng，①症状名。指肌肉收缩，项背强直，手足抽搐的表现。《灵枢》23："九日，热而痉者死。"②病证名。即痉病。痉病。《金匮要略》卷上："太阳病，发热，脉沉而细者，名曰痉。"

瘛疭[14]：chìzòng，症状名。也作"瘛疭"。指身体筋脉时缩时伸，手足不自主抽动的表现。搐搦。《名医别录》生消："主风热癫痫，小儿惊邪瘛疭。"张注：瘛乃筋急引缩，疭乃筋缓纵伸。

问：（7）用鼠负虫十四枚，各以糟酿之，**丸十四丸**。correct？

答：correct！第一个"丸"字是名词动化，作动词用。意思做成14个丸子。

问：（1）与灯蛾相牝牡？

答：意思是：蟗虫和"灯蛾"交配（生育后代）。"牝牡"代表男女之事。

问：（2）洗洗音忖 read cun？ not read xian？

答：这个字是应该读"xian"。古人也看出这个字的注音有错误。过去的校点者也注意到这个字，并检查了其他版本：湖北及璘本作"忖"。石本作"旋"。江西本为一墨钉，钱、吴、立、芥等本空缺。我们不敢随便改《纲目》的原字，所以只能加注解，予以说明：字拙类"忖"。"洗洗"形容恶寒貌，多见医药书中。《证类》卷八"当归"注"洗"音为"癣"。录之备参。

问：（1）性不忌而一母百子。

答：这是说"阜螽"的性格不会妒忌。动物都会"妒忌"，所以雄性动物为了争夺交配权经常互相打斗，但"阜螽"不会。因为据说它们的交配是通过风完成的。草虫在上风鸣叫，蚍蜉（负螽）在下风鸣叫，于是负螽就会怀孕生子了。

问：（2）故以养粉，令人有媚也。

答："粉"，是指女人经常涂脸用的铅粉，即Hydrocerussitum,主含碱式碳酸铅($2PbCO_3 \cdot Pb(OH)_2$)。"养粉"，是将这种死了的金龟子和铅粉一起贮藏，据说可以使粉的颜色不变，令人涂脸更加有魅力。

问：（3）可候日晷。

答："日晷"的意思是"太阳的影子"。这段话的原文，是说"国人常以此鸟候时，亦名日候日虫。"意思是这种鸟每天的生活非常规律（就像太阳升起、落下一样有时间性），可以根据它的活动来知道时间，所以别名"候日虫"。

问：（4）又伏山精 Is 山精 here a plant, or "mountain spirit/essence"？

答：这里的"山精"，不是植物，而是山里的精怪。您翻译成"mountain spirit"是比较好的。

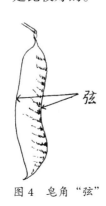

图4 皂角"弦"

问：（5）皂角去皮弦。

答："弦"，指皂角果实两边的纤维。请见图4。

问：（6）用大蛤蟆一个，乱头发一鸡子大，猪油四两，煎枯去滓，待凝如膏。

What does 枯 mean here？ If "dry" then no 去滓, 待凝 is possible？

答："枯"指蛤蟆、头发二味，在猪油里面被煎炸得枯焦了。当然也就有"渣滓"了。去滓剩下来的猪油或蛤蟆、头发里面被煎出来的东西就会凝固。猪油是最容易凝固的。

问：（7）巴蛇鳞。

答："巴蛇"是四川一种很毒的蛇。但这种蚋子会躲在巴蛇的鳞片中做窠。

问：（8）能合玉石。

答：就是能把有裂缝或断裂的玉石再粘合起来。这是形容其治疗金疮的夸张说法。

问：（9）滋胤疮。

答："滋"是滋生的意思，"胤"是延续的意思。合起来，指那种能不断生长、扩大的疮。意思很接近"浸淫疮"。犹滋生。《元典章·杂记一·私役》："捕盗官员多非其人，不为用心，警捕不严，致令盗贼滋胤。"

2018年2月

问：（1）住立处。

答：就是"在它停留的地方"。

问：（2）去劳劣。

答："劣"就是不好、很坏。去劳劣，就是消除劳损与各种不好的状况。

问：（3）雪糕和丸。

答：古代的"雪糕"是用粳米、黄豆做成一种松软白色的点心。

问：（4）颗颗累垂，裂如瞽眼，其中带青，头上各露一舌，毒孔透里者是也。

答：这是形容一种皮肤上的癌症的症状。"颗颗累垂"是如葡萄一样的癌肿。"裂如瞽眼"，是形容这个鼓起来的、累累如葡萄的癌肿还会裂开，好像是瞎了的眼睛一样。从裂开的地方可以看见其中有绿颜色。癌肿上还会露出一个"舌头"一样的东西，这是癌症的毒孔已经穿透到肉里面去了。

问：（5）Can the following two names be translated 活师 lively？ master？ army？ 活东 lively？

答：这两个名字太古老，没有任何人解释其意义，只能用拼音，不能用任何带有意义的字，因为我们没有任何证据。

问：（6）所谓蛤蟆声抱是矣。

答：意思是：这就是所谓的蛤蟆通过声音来孵化它们的卵。

问：（7）蜘蛆甘带。

答："蜘蛆"是蜈蚣，"甘"是喜欢，"带"是一种小蛇。整句话的意思是蜈蚣最喜欢吃小蛇。

问：（1）东方虬赋 Dongfang Qiu 虬 correct？ Or蚪as in our dictionary.

答："蚪"、"虬"二字的发言、意义都一样。按中国现行的用字规则，"蚪"算异体字。如果您想与辞典保持一致的话，也可以改用"虮"字。

问：（2）仲冬蛰结……或云结时能化为百合也结？

答：这个"结"，有"盘屈如结"的意思。《逸周书·时训》："蚯蚓结"，朱佑尊集训校释。所以"结时能化为百合"，意思是据说冬天的时候蚯蚓盘曲成一团的时候，就能变成百合。

问：（3）用平正附子去皮脐。

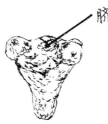

图 5　平正附子

答："平正"是指附子长得很光滑整齐，不是歪斜、支棱的样子。《纲目》卷"附子"形容平正的附子为"以蹲坐、正节、角少者为上"。"皮"是指附子的外皮，"脐"是指根与茎连接的部位。南星、附子的根、茎结合部都会凹下如人的肚脐，所以称这个部位叫"脐"。"脐"部常有残茎痕或残留的杂物，必须清除干净（图5）。

这个图中的附子，如果把它倒立起来，它很符合"蹲坐、正节、角少者"，很容易"坐"下来，这就叫"平正"。

问：（4）以白颈蚯蚓于末内衮之，候定。

答："衮"通"滚"。就是将蚯蚓放到附子粉末中滚动。"候定"，就是等蚯蚓停下来不再滚动。

问：（5）以乌鸡屎，Luo Xiwen "chicken with black bones" Or "black chicken"？

答：乌鸡，又称乌骨鸡，是鸡的一个变种。这种鸡的骨头、舌头都是浅黑色，皮肉也是淡黑色，我们国家的辞典有翻译成black-bone chicken。

问：（6）大者能以气吸蛇及蝎蜥，Large ones are able to... ？

答：对的。意思就是：大蜈蚣能用吸气的办法，在距离三四尺的地方，让蛇和蝎蜥的骨肉自动被消化了。

问：（7）庄子所谓物畏其天，I cannot find this in Zhuang zi. Which chapter？

答：根据我们的溯源，这句话不是庄子说的，是北宋苏辙（号颍滨）解释《庄子》说的话。其文可见于《鹤林玉露》卷8。"畏其天"，就是畏惧它的天敌。

《鹤林玉露》卷8：颍滨释《庄子》曰：鱼不畏网罟而畏鹈鹕，畏其天也。（按：《庄子》无此语，此宋·苏辙解释《庄子》之语。苏号颍滨，《鹤林玉露》转引之。时珍误作《庄子》语。）

问：（8）亦不易止，但贵药病相当耳。

答：这句话全文是："风气暴烈，非蜈蚣能截能擒，亦不易止，但贵药病相当耳。"这句话的意思是：对于非常暴烈的风气，不用蜈蚣去阻挡或降服它，（风气）也不会自己停止。（用蜈蚣止风）最重要的是药量与病情要恰好相当。

原文见：《仁斋小儿方论》卷2"论蜈蚣有毒"：蜈蚣有毒，惟风气暴烈者，可以当之。然其风气暴烈，非蜈蚣能截能擒，亦不自止，但用之贵乎药病相当，弗容固执。或半字，或一字，或桐子半丸，或桐子一丸，尤在酌量而作剂也。设或过焉，当以蚯蚓、桑皮为解。

问：（9）阴阳乳汁。

答：仅出现了一次。目前没有见到有其他解释，我个人认为是生男孩的乳汁与生女孩的乳汁混合在一起。

问：（10）大南星一个，da nan xing or tian nan xing？

答：就是"大的天南星一个"。

问：（1）五羊大帅。

答："五羊大帅"不是人的名字。"五羊"是"五羊城"（广州）的简称。南宋赵汝暨曾主管沿海制置使司公事，人称他为"五羊大帅"。

赵尚书[1]：南宋大臣。名汝暨，新建（今江西南昌）人。宝祐元年（1253）直华文阁知庆元府主管沿海制置使司公事。人称"五羊大帅"。累官至刑部尚书、工部尚书（1266）。《妇人良方大全》提及其母病痔热肿痛，以蛞蝓、京墨调涂获愈事。

问：（2）蜗蠃山海经作俵累、蜓蚰蠃俗名 Punctuation unclear.

【释名】蠡牛（蠡音螺）○《药性》、蚹蠃（《尔雅》，音附螺）、蜗蝓（《尔雅》，音移俞）、山蜗（弘景）、蜗蠃（《山海经》作俵累）、蜓蚰（蠃俗名）、土牛儿。

答：标点很清楚。"蜗蠃"，《山海经》作"俵累"。"蜓蚰蠃"是俗名。

问：（3）以其负蠃壳，蠃？ Wasp？ Or 裸 luo，"naked"？

答：Wasp是黄蜂。"蠃"是snail。这里是说蜗牛背着"蠃"的壳。不是"裸"。

问：（1）赤汁磁石末。

答：这句是"以飞过赤汁磁石末"。意思是：把水飞过、淘去了"赤汁"（红水）的磁石的粉末。磁石是一种矿石，这种矿石会夹杂很多其他东西，要经过水飞，即捣碎后用水研磨，去掉那些没有用的红水，剩下的干净的磁石末，就可以药用了。

问：（2）再入马矢中埋七日，再取试之。What is buried here？ The snails？ And what is used to dye the beard, a liquid？

答：蜓蚰不是snails，snails中国人叫蜗牛。蜓蚰与蜗牛很像，但蜓蚰没有壳，是common house centipede。将蜓蚰（common house centipede）埋进马屎里七天。用于染色的是喝了很多墨汁的蜓蚰。这种蜓蚰身体很软，它身体里面黏稠的汁，用来染胡子，使变黑色。

染须方。用蜓蚰四十条，以京墨水养之三日，埋马矢中一月取出，以白丝头试之，如即黑到尾，再入马矢中埋七日，再取试之，性缓乃以捻须。庶不致黑皮肤也。

《普济方》。

问：（3）**宫气方** BCGM text 宫气方 our dictionary.

答："宫"是中国大陆的标准字。"宫"是中国台湾的繁体字。因为国外都用台湾繁体，所以与大陆字不一样。

问：（4）**紫庭真人**云，Not a text. No underlining required.

答："紫庭真人"这一条是后来补的。应该有下划线。

紫庭真人[1]：传说中的神仙。《太平广记》引《集仙录》，云是大禹治水后赐予其紫庭真人之号。《本草纲目·蛔虫》引紫庭真人之九虫论，尚不知原始文献出处。

问：（5）有人守福清。人守？ Fu Qing not in our Dictionary？

答："福清"是地名，属于今福建一个县。华林甫在"福唐"地名下提到了这个名字。"有人守福清"，意思是有人担任福清这个地方的官员。即"有人为福清守"的意思。

问：（6）**凡以拭物，令人喜好相爱。置家中，损小儿、鸡、犬也。**

Either: They always use them to clean things, and this will let people find pleasure in them. However, it (such things) are placed in one's home, they will harm children, chicken and dogs.

答：我以为下面的翻译是对的：They always use them to clean things, and they let people find pleasure in loving each other. Kept in one's home, (the hui yao) will harm children, chicken and Dogs.

问：（7）**穿山甲尾**，Is this the tail of a pangolin？ Why"甲尾"？

答："穿山甲"是动物名，"尾"就是它的尾巴。当然，不是指整条有肉的尾巴，而是尾巴尖上的甲片。不能理解为"甲尾"，而要理解为"尾巴上的甲片"。

问：（8）外以**油梳**梳乳。

答："油梳"，是指使用很久了的梳子，上面有很多头上的油腻，所以叫"油梳"。

问：（9）倒睫**拳毛**or拳挛？ or拳毛？

答：是"拳毛"，是指睫毛卷起来，伸往眼睛里面。

问：（1）**食灰**吞鹿，Boas eat ashes and swallow deer

Luo Xiwen translates**灰**as "Grey wolves"？

答："食灰吞鹿"，是表现蚺蛇能吃下让人不敢相信的东西。"吞鹿"，是把一头完整的鹿吞下去。"食灰"的"灰"，不能理解为冷却的"ashes"。灰是"火之烬"，应该理解可以吃刚烧完还很烫的灰烬。"灰"在古代也常是"炭"字的错误。"食炭"就是吃烧着的火炭，这是古人觉得最不可能的事。有人为了使自己变成哑巴，就吞食烧着的火炭，结果就成哑巴了。所以这里的"食灰"，也可能是"食炭"。当然，目前我还找不到依据，证明这里的"灰"是"炭"的错误。所以可以先翻译成"吞吃（滚烫）的灰烬"。翻译成"Grey wolves"是不对的。

问：（2）**舐之甜苦，摩以注水，即沉而不散**。

Is this the gall bladder organ, or is it the bile liquid？

How can the organ 散 "disperse"？

答：这句话既不是胆囊（gall bladder organ），也不是胆汁（the bile liquid），而是"胆仁"，即胆汁凝固后形成的黑色固体。陶弘景这句话的意思是：用舌头去舐这胆仁，有点甜，也有点苦。将胆仁刮摩一点点下来，放在水里，这一小点胆仁就会沉入水中，不会溶解消散。当然，陶弘景说的这个检验方法，被《唐本草》批评说"陶未得法"。《唐本草》说：真正的试验方法是剔取像粟米大的胆仁，放在干净的水中。这一小点胆仁会浮在水上，并且会转着圈游动的是真的熊胆；那些直接沉入水中的，是各种动物的胆或血凝固而成。但真熊胆仁也不能多放，多了亦会沉水或溶解分散。陶弘景没有得到真正的试验法啊。

问：（1）如**梨豆子**相。梨豆子: one item？ or 梨 and 豆子？

答：梨豆子是one item。或作"黎豆"，《纲目》卷二十四有此豆，即豆科植物头花黎豆（Stizolobium capitatum）。

问：（2）**茾**以五味。

答："茾"意义很多。这里是"野菜"的意思。全句是：用野菜加上五味（"五味"指各种调料）。

问：（3）每用一**茶脚**。

答："茶脚"有两个含义。一个是"泡茶、喝茶后，茶杯剩下的残渣"；第二个"茶盅、茶杯"，其中"脚"通"爵"或"角"，茶爵、茶角都是茶杯的意思。每用一茶脚，就是"每用一茶杯"。

2018年3月

问：（1）然刘无**绍**言。Or: Liu Yuanshao 刘元绍？ （as in our Dictionary）

答：非常感谢！"刘无绍"是错误的。您帮我们找出了一个错误。我们已经在即将印刷的稿子上改过来了。

2018年5月

问：（1）又有小甲香，状若螺子，**取其蒂修合成也**。

答：我仔细阅读了这味药，它用的不是这种动物的肉，是用外面的硬壳，经过炮制加工。因此"取其蒂修合成也"的"取"，应该是"去"的意思。即把小甲香的"蒂"（盖住螺肉的地方）去掉，也就是要把里面的肉也去掉，然后用其外壳经过炮制后作为甲香。

2018年6月

问：（1）Here are a few questions regarding juan 5 of BCGM.

用蒸糯米时甑蓬四边滴下气水。

答："甑蓬"是竹或木制的蒸笼，蒸糯米时，这种蒸笼的周围会冒出水蒸气，水蒸气遇冷就凝结成水滴下来，这就叫作"滴下气水"。

问：（2）朝朝用梳摩小儿头，久觉有益也。

答：意思是"这样做的时间长久了，就会感觉到有益处"。

问：（3）薄暮啜之，解烦去睡。

答："薄暮"是傍晚，不是深夜。"解烦"是消除烦躁的心情，"去睡"，是消除睡意，意思是令人头脑清醒，而不昏沉欲睡。

问：（4）麻沸汤仲景。intensely boiled water？

答：《本草纲目》卷5"热汤"将"麻沸汤"作为别名。凡是该书的麻沸汤，就是烧开的水。当然，也有说《三国志》里华佗用作麻醉药的"麻沸汤"就是"麻蕡汤"。"麻蕡"即大麻的果壳和苞片，有毒，可作麻醉剂。但《本草纲目》里没有这个意思。

2018年7月

问：（1）瘫肿发背。Character 瘫 correct？

答："瘫"就是"痈"的异体。

问：（2）灶屋尘，dust from a furnace in the house？

答：No."灶屋"就是厨房，"尘"就是厨房里的烟尘。

问：（3）大块资生，鸿钧炉鞴，金石虽若顽物，而造化无穷焉。

答：大自然为生命提供的物质，经过研磨、融炼，将看起来是坚硬顽固的东西，制造和变化（出了）无穷的有用之物。

大块：《庄子·大宗师》："夫大块载我以形，劳我以生，佚我以老，息我以死。"鸿钧：大转盘、磨盘，意指研磨石料。炉鞴（炉鞴），火炉鼓风的皮囊（借指熔炉）。

问：（4）高丽作贴者

答：意思是高丽（将这种锡打成锡箔）用作贴片。

问：（5）似马勃也。色紫重，食之苦涩者是真。今人以大碗石为自然铜。

答：马勃就是马屁勃，也就是马勃，一种菌类植物。大碗石是类似自然铜的矿物，具体是什么矿物，本草没有描述。

问：（6）风炉安火四两，养一七，便扫入水缸内，依旧封养。

答：原文：彼人言造法：每铅百斤，镕化，削成薄片，卷作筒，安木甑内，甑下、甑中各安醋一瓶，外以盐泥固济，纸封甑缝。风炉安火，四两，养一七，便扫入水缸内，依旧封养。次次如此，铅尽为度。

风炉，原是唐代一种专用于煮茶的炉子。形如古鼎，有三足两耳，炉内有厅，可放置炭火，炉身下腹有三孔窗孔，用于通风。上有三个支架(格)，用来承接煎茶的。炉底有一个洞口，用以通风出灰，其下有一只铁质的用于承接炭灰。"安火"，就是在风炉里放上燃料，可供燃烧。"养""封养"，就是微微地、长时间地加热，使药物慢慢地变化。

问：（1）阴阳腹痛。

答：时珍引文：搅肠沙痛。阴阳腹痛，手足冷，但身上有红点，以灯草蘸油点火，焠于点上。《济急方》。

原文：《仙传外科》卷10 "救解诸毒伤寒杂病一切等证" 搅肠沙证，发即腹痛难忍，但阴沙腹痛而手足冷，看其身上红点，以灯草蘸油，点火烧之。

对比原文，就知道所谓"阴阳腹痛"，是指痧证中的阴痧、阳痧。原文是单指阴痧，李时珍改成"阴阳"。

问：（2）香油点灯于烘炉中。

答：这句话要全面地看，是用"纸捻"放进香油里，当作灯芯，点燃后放进"烘炉"，可以出烟，但不会出火。利用烟熏杨梅疮的部位。

杨梅毒疮。《方广心法附余》用铅汞结砂、银朱各二钱，白花蛇一钱，为末，作纸捻七条。初日用三条，自后日用一条，香油点灯于烘炉中，放被内盖卧，勿透风。须食饱，口含椒茶，热则吐去再含。○神灯熏法：用银朱二钱，孩儿茶、龙挂香、皂角子各一钱，为末，以纸卷作灯心大，长三寸，每用一条，安灯盏内，香油浸点，置水桶中，以被围坐，用鼻吸烟嚜之。口含冷茶，热则吐去。日熏二次。三日后口中破皮，以陈酱水漱之。

烘炉：可以指火炉，也可以指烤火的手炉之类的器具（oven, oast, oasthouse, dryoff oven）。宋·司马光《送邵兴宗之丹阳》诗："赤日裂后土，万家如烘炉。"

问：（3）今人鞭春时。

答：鞭牛又称鞭春牛或鞭春，吴越地区的特色传统民俗。立春日或春节开年，造土牛以劝农耕，州县及农民鞭打土牛，象征春耕开始，以示丰兆，策励农耕。

问：（4）屋内墻下。

答：李时珍有解释。【时珍曰】墻音软，平声。河边地及垣下地，皆谓之墻。

问：（5）此灶中对釜月下黄土也。……亦是近月之土。

答："釜月"即朝着灶里的锅底，形状似月。锅底下的黄土，也就是"灶中土"、

"灶心土"。"近月"，就是接近"釜月"的烧烤过的泥土。

2018年8月

问：（1）指第一星，下火于瓦上灸之。

答：这是一种巫术的疗法。

时珍引文：灸牙痛法。取土底年深既古且润三角瓦一块，令三姓童子候星初出时，指第一星，下火于瓦上灸之。《本草拾遗》。

原文：陈藏器云：主汤火伤，当取土底深者，既古且润三角瓦子。灸牙痛法：令三姓童子，候星初出时，指第一星，下火三角瓦上灸之。

问：（2）取牛皮灶岸为末。

答："灶岸"，是指"灶"上面和上部的侧面。"岸"，颜师古注："岸者，有廉棱如崖岸之形"。这样的地方，容易受到烟熏，会沉积下来烟胶。

"烟胶"首载于《本草纲目》，古代运用甚少。其来源包括两部分："熏消牛皮灶上及烧瓦窑上黑土。"旧时熏硝牛皮、烧瓦窑多用柴火，可见烟胶即是常年柴草烟熏火燎，使得灶具与烧瓦窑留下了黑色黏稠的胶状物。《纲目》附方也有用"瓦窑突上黑煤，干似铁屎者"、"灶突后黑土"者，均为木柴烟熏造成的垢腻之物。

问：（3）游肿，游：correct？

答：就是会走动的肿块。或者说肿痛会移动，不固定在一个地方。

问：（4）生方谷川泽，方谷？ place Name？

答：方谷，没有发现古代有这个地方名。但李时珍认为它是一个地名，位置不明。

问：（5）手拳不开，口往上者。mouth directed upward？

答：这个"口"字，《本草纲目》明末、清前中期的版本皆同。到清末张绍棠本改作"目"。当然，改作"目"似乎好懂，但是没有依据，最好不随便修改李时珍的文字。再说，"口往上"，整个人的头也要往后仰，这也是惊风的表现。

问：（6）甘土出安西及东京龙门，土底澄取之。

答："安西"即新疆吐鲁番市东，东京指唐朝的洛阳，龙门在该城市的南二十五里，有龙门石窟。"土底"，指土比较深，不用那种黑色的浮土，用深土，干净。"澄取之"，是把土用水搅动，水上面的脏东西掠去，用泥浆澄清后的甘土。

问：（7）掘土犯神杀，令人生肿毒。Can a "spirit be killed"？

答："神杀"又叫"神煞"。古人认为每个地方都会有"神杀"管理。如果随便挖土，就会冒犯"神杀"，其结果是让人生肿毒。

问：（8）手足发指，毒痛不可忍。

答：这句话是李时珍对《奇效良方》原文的缩写。《奇效良方》卷五十四"疮科通治方"。拔毒散：治毒疮生于手指，赤肿坚硬，俗呼为发指，撒骨疼痛不可忍者。

乳香（少许，研）、泥蜂窠（壁间采之，研），右为末，用酽醋调涂，干则以醋润之，痛立止。

问：（9）傅狂犬伤，出犬毛。"the dog's hair will appear"？

答：这是说用药敷狂犬咬伤的地方，就会在伤口里排出狗的毛。这种狗毛被认为是有毒的。

问：（10）有色如紫瓷者是真，可缩贺。

答：《丹房镜源》羊脂柔银软铜，殺羊角缩贺。贺，锡也。

问：（11）以黄瓜楼傅斝上。

答："黄瓜楼"就是成熟的瓜蒌（古名栝楼）。久下白痢虚寒者，秋月小腹多冷者，并烧热，布裹坐之，令热气入腹，良。又治妇人五色带下，以斝作煎饼七个，安于烧赤黄砖上，以黄瓜楼傅斝上，安布两重，令患者坐之，令药气入腹熏之，当有虫出如蚕子，不过三五度瘥。

2018年10月

问：（1）越隽 not in Dictionary？

答：即"越巂"。"隽"是错字。《地名辞典》有"越巂"。

郡名。西汉元鼎六年（前111）置，治所在今四川西昌市东南五里，辖境当今云南丽江纳西县以东，金沙江以西，祥云、大姚以北和四川木里、石棉、甘洛、雷波以南地区。三国时辖境缩小，不包今云南部分。延熙二年（239）还治邛都县，西晋徙治今四川会理县。南朝宋复置邛都县。南齐废。

问：（2）通日月光。

答："通日月光"是道家养生术语，指久服之后，精神清爽，感觉身体内一片光明，如同照进了日月之光。《吴氏本草》曰：白石英……形如紫石英，白泽，长者二三寸。采无时。久服，通日月光。

问：（3）平氏阳山县，two locations in Henan, or one in Henan and one in Guangdong？

答：我与华林甫教授商量过了，"平氏"、"阳山县"应该作为两个地名来对待。

平氏，县名。西汉置，属南阳郡。治所即今河南桐柏县西北平氏镇。西晋属义阳国。南朝宋废。南齐永明五年（487）复置，属南义阳郡。北宋开宝五年（972）废。

阳山县，县名。西汉置，治所在今广东阳山县东青莲镇东南连江之北。东汉并入阴山县。三国吴复置，治所在今阳山县南连江之南。神龙元年（705）移治今阳山。

问：（1）作五金三黄匮。

答："五金"有多种解释。可以是多种金属的泛称。也可以局限指5种金属。这5种金属，老百姓习惯说的是"金银铜铁锡"。《修真历验钞》按五行指"银铁铅铜金"。

"三黄"是指3种药名有"黄"字的药物。一般指硫黄，雄黄，雌黄。"四黄"也是指4种药名有"黄"字的药物。《神仙文》所指四黄是：硫黄，雄黄，雌黄，砒黄（即砒石）"八石"和"五金"一样，可以作多种石的泛称，也可以指八种矿石。但不同的书，八石的名称不一样：如《四黄制伏品》："八石者：一曰玄精石，二曰云母石，三曰花蕊石，四曰炉冶石，五曰寒水石，六曰阳起石，七曰赤石脂，八曰白石脂。"《抱朴子》：八石者，丹砂、雄黄、雌黄、石留黄、曾青、矾石、磁石、戎盐。

　　"匮"，也可以写作"柜"，其原始意义是藏东西的器具。如《金匮要略》。在炼丹术语中，"匮"就是需要装入炼丹的原料与辅料的盒子、匣子。这种"匮"没有固定的形状，也没有固定的材料，它可以由炼丹所用的辅料经过粉碎、加工后做成盒状，然后放进需要练的丹药，再加以炼制（图6）。

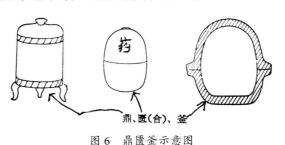

鼎、匮（合）、釜

图6　鼎匮釜示意图

　　因此，"五金三黄匮"，就是炼制五金、三黄的药盒。这药盒里装的辅料就叫作"匮药"。

　　问：（2）匮五金。

　　答：就是可做成药盒，去炼制"五金"。

　　问：（3）丹炉家采作五金匮药。

　　答："丹炉家"就是炼丹的人。"五金匮药"，就是可用于做药盒里的辅料药，去炼制"五金"。

　　问：（4）伏之可柔五金。

　　答："伏之"，就是"伏火"的意思。伏火就是把某些药物适当加热片刻，或作短暂燃烧，起火即停（不可热透、烧透）。然后多数要放在土地上过一夜，这样矿物里的"火"（包括易燃、挥发、毒性等）就可以排出或减弱，其性质变得平淡柔和。这个过程也可以简称为"伏"。能伏火的有矿物药，也有很多植物药。

　　问：（5）且丹石见火，悉成灰烬；丹砂伏火，化为黄银。

　　答："丹石"在《纲目》中不同于"丹砂"。"丹砂"专指朱砂（HgS），但"丹石"有不同含义：①服食用的矿物药的总称。如"一切丹石毒""丹石发动""丹石伤肺""丹石家"……②其他不含朱砂、又有"丹"名的药物方剂或服食用的矿物药。例如"丹石散"（黄丹、滑石）。这里的"丹石"见火，其意义是一般用于服食的矿物药的意思。

问：（1）最能收疮**晕**。

答："晕"的一个意义是"光影色泽模糊的部分"。局部肌肤有疮，疮口周围皮肤颜色就会改变，这些变色的部位就叫"疮晕"。石膏煅过以后，有利于消除"疮晕"。

引文：杨士瀛云：石膏煅过，最能收疮晕，不至烂肌。

原文：杨士瀛：《直指方》卷二十二"痈疽证治"：发颐方……石膏性寒，始亦疑之，然火煅通红，盆覆地上以出火毒，最能收晕，使疮口把就，不至烂肌。

问：（2）**蔡氏经验必用方**，Dictionary not found.

答：是，是后来补的。来不及收进已经出版的辞典。

蔡氏经验必用方[1] 方书。《纲目·石膏》引该书之方。作者、年代不明。

问：（3）**粉甘草**一两，为末。

答："粉甘草"是指粉性足的甘草。甘草根含有很多淀粉，一般认为淀粉多的甘草最好，所以处方用名常写"粉甘草"。

问：（4）**香油浆**。

答："香油"是芝麻压榨后所得的油。"浆"一般指煮米所得的稀薄的、含米粒淀粉的液体。合在一起，就是在米浆水里拌入香油的液体。

问：（5）**一名随**，another name is *sui*？

答：是的。另外一个名字叫作"随"。

问：（6）以**二连水**浸。

答：原文没有错，就是"二连水"。从全方的药物来看，只有一种黄连，没有其他带"连"字的药物。因此只能是指"黄连水"。可能"二"字就是一个错字。

问：（7）用铅粉**二定**。

答："定"就是"锭"，一种圆锥体状的块。这样的铅粉，不是粉末状的，是压缩成"锭"状的。

2018年11月

问：（1）今以**云头雨脚**。

答："云头雨脚"是形容阳起石外形特征的术语。阳起石是呈纤维状的透闪石石棉称作阳起石（Actinolite，主含$Ca_2(Mg,Fe)_5[Si_4O_{11}]_2(OH)_2$）这种矿石经风化后疏松易碎，其上端经碰撞后，其纤维散开，好似绒毛状（类似"云头"），或者有粗糙的短纤维露出矿石外（故称"雨脚"），也有人形容为"箭镞"、"狼牙"、"鹭鸶毛"，都是因为其特殊的外形。

问：（2）乃用细**茶脚**汤。

答："茶脚"有两个含义。一个是"泡茶、喝茶后，茶杯剩下的残渣"；第二个"茶盅、茶杯"，其中"脚"通"爵"或"角"，茶爵、茶角都是茶杯的意思。

《纲目》原文：【修治】【敩曰】凡使研细，以腊水重重飞过，水面上有赤色如薄云者去之。乃用细茶脚汤煮一伏时，取出又研一万匝。以净铁铫烧赤，下白蜜蜡一两，待化，投新汲水冲之，再煮一二十沸，取出晒干用。

所以，这里应该是第二个意思，即用"喝过的细茶叶泡出来的水"。

问：（3）炭火一秤煅之。

答："一秤"是一个计量单位，等于老式市秤30斤（15kg）。一般字典都找不到这个词。但是明代小说《西游记》里记载，一秤为30斤。《本草纲目》里"一秤"出现过10次，比较各处用法，证实这种说法是对的。

问：（4）研乳如粉用。

答："研""乳"两个字的意思都是研磨的意思。"乳"是用"乳钵"研磨。中国古代研磨钟乳石的厚瓷碗叫"乳钵"。因此"乳"也可以作为动词使用。如：①用生绿二两，乳细，水化去石。②刮盏上础末乳细。③用木鳖仁带润者，雌雄各五个，乳细作七丸。④用盐豉一两，以旧青布裹了，烧赤乳细。⑤以巴豆四十粒，作二次烧烟燻之，晒干乳细。⑥同炉甘石末乳细。

问：（5）硇砂一斤，烧造硇砂绿一十五两五钱。

答：这里的"绿"指碳酸盐类孔雀绿族矿物孔雀绿（Malachite），主含碱式碳酸铜〔$CuCO_3 \cdot Cu(OH)_2$〕。硇砂是氯化物类卤砂族矿物卤砂（Sal Ammoniac），主含氯化铵（NH_4Cl）。这两种矿物在一起烧炼得到的东西，就叫"硇砂绿"。

问：（6）在九元子术中。

答：九元子是南北朝以前仙人名。陶弘景《本草经集注》云"铜剑之法，具在九元子术中。"《云笈七签》谓九元子乃黄帝之师。又云"九元子者，炼紫金，合神丹，登仙。其经曰《庚辛经》"。今未见《庚辛经》存世。因此，"九元子术"就是古代以"九元子"命名的一种炼丹术。

问：（7）粒细有廉棱，如钗股米粒。

答："钗股"是女人头上固定头发的器具，用它来与"米粒"连用，是指一种细长的米粒。这是形容胆矾的细长结晶。

问：（1）亦或雪糕丸绿豆大。

答："雪糕"是古代一种白色、稻米或粳米、黄豆做的糕点。用它作为黏合剂将药物做成绿豆大的小丸子。《梦粱录》："天晓诸人出市，有卖烧饼蒸饼糍糕雪糕等点心者。"《曝书亭集》卷二十一《翰林院检讨朱彝尊撰古今诗》二十"曹通政寅自真州寄雪花饼"："旧谷芽揉末，重罗麫屑尘。粉量云母细，糁和雪糕匀。一笑开盘榼，何愁冰齿龈。转思方法秘，夜冷说吴均。"

问：（2）**坩锅内铺头盖底**。

答：头为上，底为下。放在下面为铺，压在上面曰盖。这四个字的意思就将坩埚实实地装满。中文同样意义的俗语还有"铺天盖地"。

问：（3）**漏多勿齐上**。

答：这句话的原文是这样的：《救急易方》卷六"漏疮"：治漏疮……又方：用信石，新瓦上火煅过，为末，以津液润纸探子，蘸少许，捻入疮孔内。如疮多不可齐上，免使害人。据此，"漏多勿齐上"，意思就是：如果患者有多个漏疮，不要一次将所有漏管都用上药。

问：（4）**炼出金花成汁**。

答："金花"在道家炼丹术中有多种意义。但在"砒石用草制，炼出金花成汁"这一句里，"金花"是指用草药来炼制砒石的过程中，其生成的液体中，出现"金花"一样的纹理，这种汁液可以再用来炼制其他的矿物。

问：（5）**而肌粒大数倍**。

答：此句上下文是："形块小于白礜石，而肌粒大数倍，乃如小豆许。"从上下文，意思是特生礜石的矿石形状要小于白礜石，但其中"肌粒"（礜石结晶）比白礜石要大数倍。

《唐本草》见《证类》卷五"特生礜石"《唐本》注云：陶所说特生云：中如齿臼形者是。今出梁州，北马道戎涧中亦有之。形块小于白礜石，而肌粒大数倍，乃如小豆许。白礜石粒细，若粟米尔。

问：（6）**仍以朱砂养之**。

答："养"是道家炼丹术语之一。这里的"养"，未提到加热，则其意思是将朱砂放在胆矾丸（朱砂为衣）的周围，进一步发挥保护作用。《证类》卷三"石胆"：《胜金方》：治一切毒。以胆子矾为末，用糯米糊丸如鸡头实大，以朱砂衣，常以朱砂养之，冷水化一丸，立差。

问：（7）**以篦子勒成骰子大块，勿界断**。

答：这段话的原文是：《妇人良方》卷四"妇人虚风头目眩晕及心眩方论第四"：治女人头旋，即天动地转，名曰心眩，非血风也。心眩方：胆子矾一两，细研，用胡饼剂子一个，拌停，放板子上按平，指厚，以篦子勒成如骰子大块，不须界断，于瓦上焙干。每服一骰子大，为末，煎灯心竹茹汤调下。

因此李时珍这句话应该是："胆子矾一两，细研，用胡饼剂子一个，按平一指厚，以篦子勒成骰子大块，勿界断，于瓦上焙干，每服一骰子，为末。"意思是：将一两胆矾，研磨成细粉，放进一个"胡饼剂子"（烧饼模子）中，按压平整，厚大约一指，再用篦子（横竖）刻压成"骰子"那么大的一块，但不要完全按界切断,（整个药饼）在瓦上焙干,每次服用的时候,掰下一个"骰子"大的小块,研成粉末。

问：(8) 亦有挟石者, 乃削取石胆床, **溜造时投消石中**, 及凝则相着也。

答："溜造"是在本草书用于胆矾制取的一个术语。所谓"溜",要用上水。《梦溪笔谈》记载"信州铅山县有苦泉,流以为涧,挹其水熬之则成胆矾。"这实际上是将含有硫酸铜的苦水收集起来, 放入铁锅熬制。硫酸铜与铁锅所含的铁反应, 就会置换出铜,使铁锅表面铺上一层铜。这就是水法炼铜。这种不是煅烧、要用水造的方法, 称之为"溜造"。

"消石",《图经》原文作"消汁", 即是朴消（Mirabilite）的水溶液。朴消也叫消石, 主要成分为含水硫酸钠（$Na_2SO_4 \cdot 10H_2O$）。石胆（Chalcanthite）主含五水硫酸铜（$CuSO_4 \cdot 5H_2O$）。它与消石水溶液溷合后,就会析出凝固的硫酸铜（$CuSO_4$）。

2018年12月

问：(1) **二七遍愈**。①2×7 times and it will be cured. ②Within 14 days it will be cured (Luo Xiwen).

答："二七遍",意思是14次。汉语这类词要看两个数字是否接近。例如我们说："这事三五天就可以做好"。意思是三天到五天。但如果两个数字相隔很大,如说"二八佳人",那就是16岁的美女。

问：(2) **纳入肠中**,日一易之。①Into the (woman's) intestine ②Into the (woman's) vagine (Luo Xiwen).

答：原文：《金匮·妇人杂病脉证并治》："妇人经水闭不利, 藏坚癖不止, 中有干血, 下白物, 矾石丸主之。矾石丸方：矾石（三分, 烧）、杏仁（一分）,右二味末之,炼蜜和丸枣核大,内藏中。剧者再内之。"其中《纲目》改"藏"为"子脏", 意思是子宫。下面一个"内藏中", 时珍改作"纳入肠中", 这就容易引起误解。实际上原文的"内藏中", 是把枣核大的药物放进阴道里, 通过阴道进入子宫。但古文简略, 因为大家都知道不可能把药直接放进子宫。在古人看来, 子宫、阴道, 都是属于女子的生殖器官, 亦即"藏"。

问：(3) 口舌生疮, 下虚上壅, **须定斋方**。定斋方：用白矾泡汤濯足。

答：没有发现有"须定斋方"。这个方原见于《普济方》卷二百九十九"口舌疮"：定斋濯足法（出《简易方》）：治下虚上壅, 口舌生疮。右用白矾为末, 汤化, 以濯足即愈。由于这个人名是用作方名, 按我们对人名的解释, 已经和方剂组成的方剂名,是不需要解释这个人名的。"定斋"或为南宋或此前某医家之号, 其余不明。

问：（1）桃、柳心。

答：这种"桃、柳心"的单位是"个"，因此不可能是树木的木质心，只能是桃、柳枝最前面的刚长出嫩叶的部分。

问：（2）盐泥，Salt mud？ or Salt and mud？

答：这种盐泥，是普通的黄泥中掺了盐，加水调和。

问：（3）中牛山，Zhong mou？ 中牟山 牛：原作"牟"。今据改同上。

答：不是中牟山。此药是《别录》有名未用的药。原文是"中牛山"。现在没有任何依据证明"中牛山"是"中牟山"的错误，所以不能改作"中牟山"。

问：（4）白雪粉，real white snow powder？

答：根据溯源所得，《普济方》卷七十六"目睛疼痛"一节的"白定眼药"，"白雪粉"是"白锡粉"的错误。"白锡"就是"锡"（Sn）。

周定王《普济方》又方：用可铁刺一钱，阿飞勇一钱，李子树胶四钱，白雪粉八钱，为末，鸡子白调作锭，每以乳女儿汁磨点之。又方：安咱芦，出回回地面，黑丁香即蜡粪，海螵蛸，各为末，日点。所谓朵梯牙、盥糖霜、安咱芦、可铁刺、阿飞勇，皆不知何物也。附录于此以俟。

《普济方》卷七十六"目睛疼痛"：白定眼药：定痛消肿，去翳。可铁刺（如无，以白及粉代之）、阿飞勇（各一钱）、李子树胶（四钱）、白锡粉（炒，水飞，八钱），右为细末，鸡子清为锭，用奶女儿乳汁于光磨石上磨汁，无时点之。（可以参考《饮膳正要》《回回药方》来考证。其中"阿飞勇"，可能就是阿芙蓉——鸦片的音译。）

2019年1月

问：（1）车轴垢，水洗，下麨和丸弹子大，作烧饼。

答："车轴垢"就是古代车辆的车轴与车轮接触部位的润滑油形成的垢腻，也叫车毂脂、轴脂、辖脂、釭膏。李时珍对此物有解释。将这种垢腻用水洗洗，加面粉混合起来，做成丸子，大小如"弹子"（古代用弹弓发射的弹丸，大小如鹌鹑蛋大），然后用它拍扁做成烧饼供食用。这是一个古老的带有巫术色彩的治疗疟疾药方，但古书用车轴垢的药方非常多。

问：（2）点汤服。

答："点"有快速、直冲的意思。点汤，又叫"沸汤点服"，即用刚烧开的水，快速冲入放有药末或药膏的杯子里，然后服用汤液。这种服药法很像泡茶叶。所以古代也常把泡茶叫"点茶"。这种沸水点法多用于点药末、膏剂，可以很快熔化或溶解出药物的成分。沸汤，就是烧开的水，百沸汤就水开了一阵子了。不加任何物质的开水叫白汤，现在叫白开水。除白汤外，有时也在开水里加盐或用沸腾的茶水、酒、牛乳来冲泡药末。总之，这种方法不需要煎煮，就是利用温度最高的水来溶解药物中的成分。这种方法，就叫点服。

问：（3）**牛鼻拳**。《纲目》Niu bi juan, read juan, Gang mu.【释名】【时珍曰】穿牛鼻绳木也。

Luo Xiwen has "Wood to fasten the noose penetrating the nostrils of an ox." I do not understand what that "Wood" could be. Maybe you can help.

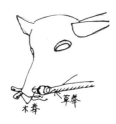

答：关于您问的牛鼻拳，现代年轻人一般不知道这东西是什么样子了。牛的力气很大，要驾驭牛很不容易。民间最常用的办法，就是把牛鼻子的鼻中隔穿出一个洞（图7）（很像现在有的人在鼻子中间穿个洞，放进一个金属环）。然后从这个洞里穿进一根坚硬的小木棍，这个木根可以成Y字形，在穿入的木棍一头绑上绳子，这样整个的牛鼻子就被牵住了。

图7　牛鼻拳示意图

牛如果不听话，就拉绳子，牛鼻子被拉疼了，它就听话了。用木头穿进去，这叫木拳，用草绳穿进牛鼻的叫草拳。所以李时珍解释说"牛鼻拳，穿牛鼻绳木也"。过去在农村，这鼻拳是用木头做的，现在也有用钢铁做的一头带圈的牛鼻拳。

问：（1）**㧖荠苨**。
答：《纲目》原文：卷十二"荠苨"："张鹜《朝野金载》云……猪中药箭，㧖荠苨而食。""㧖"的意思非常独特，本意有撞击的意思，但在这句话里，其意义是"猪用嘴拱土"，全句意思是"猪用嘴从土里挖荠苨根食用。"

问：（2）投水中浸一伏时，滤出，缓火熬令干用。

soak (the pulp with the jie geng slices) in water for one full day, pass (the liquid) through a sieve过滤 and boil烧开 (the liquid) over a slow fire until it has dried and is ready to be used.

Or：soak (the pulp with the jie geng slices) in water for one full day, discard扔掉 (the liquid) through a sieve and boil (the dregs in water) over a slow fire until it has dried and is ready to be used.

答：《纲目》原文："凡用桔梗，须去头上尖硬二三分已来，并两畔附枝。于槐砧上细剉，用生百合捣膏，投水中浸一伏时滤出，缓火熬令干用。"您发来的译文，前一句没有错，关键是后一句"滤出，缓火熬令干用"。"滤"字，现在多理解为"过滤"，但在古代，这个"滤"字的发音与"沥"很接近，其意义是"控干""让水滴沥"的意思。这种"滤"，不需要使用筛子去过滤，只需要把桔梗捞起来，让沾着的水滴完了就行了。"熬"，现在多理解为"煮干"。实际上《本草纲目》中的"熬"经常有"炒"的意思。因此，"滤出，缓火熬令乾用"一句的意思，就是从水里把浸泡的桔梗捞出来，等水滴沥完了以后，将桔梗放在锅里，小火炒，使它干燥，然后供使用。建议修改后一句的译文。

问：（3）<u>下痢禁口</u>。Luo Xiwen: "dysentery while fasting." Or: "dysentery and clenched jaw" ？

答：我对英文的含义不大懂。下痢禁口，痢疾（dysentery）没有问题。关键是"禁口"。这个词也叫"噤口"。所谓"噤口"，就是得痢疾之后，身体虚弱，见了东西不想吃，或吃了东西立即呕吐，完全无法进食的状态。这表明痢疾已经非常严重，多数是由于严重的痢疾，或长久的痢疾引起的一种危症。但"fasting"有斋戒、主动不吃饭的意思。不是这个意思，不是患者不愿意吃饭，而是他完全没有食欲，就是强制吃饭也吃不下去。"clenched jaw"有咬紧牙关的意思。也不是这个意思。因为患者的嘴巴是能打开的，只是吃不下东西而已。"clenched jaw"只用在高烧抽搐，或严寒发抖的情况下。"噤口""禁口"不是具体与"口"的动作有关，而指一种极度虚弱，无法进食的状态，好像他的"口"或"食欲"被封住了一样。请您看看西方有无类似的词。

问：（4）<u>签味</u>。

答："签味"是民间常说的一种特殊的味觉，常读作"jian"。这种味道能刺激人的口腔、咽喉，令人不舒服。它不是辛辣，类似苦而涩。常在咬食新鲜槟榔、青柿子、某些含毒性的植物时出现，让人觉得口腔有点刺激、麻痹、无法下咽的感觉。古代多用"涩"来包括，实际上比"涩"给人的感觉更不好。

问：（5）<u>探吐</u>。(the medication) will reach (into the throat to) cause vomiting. or: Reach (with an object/a finger into the patient's throat) to cause vomiting (this is Luo Xiwen's Version).

答：上面两种翻译法，第一种原则上是对的，但不懂医的人不知道该怎么做。第二种翻译法举了例子，看起来更细致准确，但却更局限，没有包括服用某些液体。"探吐"，是患者没有要呕吐的感觉，借用其他的方法来刺激患者的咽喉引起呕吐的方法。其方法很多，可以用液体药物，如淡盐汤、茶叶水、铜青末、生油、含皂苷的药物（如桔梗、人参芦等），让患者服用。也可以用物理的方法，如用羽毛撩咽喉、筷子压舌，甚至用手指压住舌根，引起呕吐反应。

2019年2月

问：（1）用一小盏，底上穿定，烧烟于疮上熏之。

Place them on a hole pierced through the bottom of a small cup, heat it and let the fumes steam the wound.

答：这句话原文是："……用一小盏子底上穿一孔，合着，火烧药，如香烟从孔中出，熏疮口，累验。"时珍将其改写，意思有点变了。按李时珍改写后的句子，您翻译的意思是完全正确的。药放在一个有洞的小盏里，点燃药，让烟从上面冒出，去熏伤口。这样当然很难熏到伤口上，而且小盏即便不要底下的孔一样能产生烟雾。如图8左盏。如果按照原文，就不一样了，小盏上要加盖（原文指出要"合著"），把药放进小盏内，点燃后，盖上盖，依靠底部的小洞提供燃烧的氧气,燃烧产生的烟也会从小孔中冒出来。这样可以端着杯子在"疮上熏之"。如图8右盏。

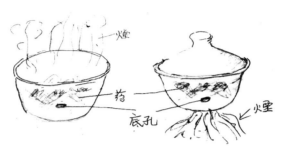

图 8　底孔烧烟熏疮示意图

　　问：（1）水在胃中；四溢饮，水在五脏间；五流饮，水在肠间。

　　中 is: "inside"；间 is: "between"；胃中 is: "inside the stomach"；五脏间，肠间 is: "inside the five zang"，"inside the intestines"

　　Or: "between/in the area of the five zang"，"between/in the area of the intestines"？

　　答：这句话的原文是："三曰痰饮，水在胃中；四曰溢饮，水溢在膈上五脏间；五曰流饮，水在肠间，动摇有声。""中"当然"is: inside"。所以"水在胃中"即"inside the stomach"。但"膈上五脏间"与"肠间"的"间"，则有不同的意思。"膈上五脏间"的水饮，是"溢饮"。"溢"，水满则溢，因此这种"溢饮"，是从"膈上五脏"中渗透出来，流溢在膈上五脏之间，也就是"between/in the area of the five zang"。但水在肠间，动摇有声。就不能说是"between"，因为原文"水在肠间，动摇有声"，这一定是在有空腔的肠道之内，而不是肠外了。翻译法可以参照"inside the intestines"。这是我从中文原文意义提出的意见，仅供参考。

　　五饮酒癖。一留饮，水停心下；二癖饮，水在两胁下；三痰饮，水在胃中；四溢饮，水在五脏间；五流饮，水在肠间。皆由饮食冒寒，或饮茶过多致此。倍术丸：用白术一斤，干姜炮、桂心各半斤，为末，蜜丸梧子大，每温水服二三十丸。《惠民和剂局方》。

　　《局方》卷四"治痰饮"倍术圆：治五饮酒癖：一曰留饮，停水在心下；二曰癖饮，水癖在两胁下；三曰痰饮，水在胃中；四曰溢饮，水溢在膈上五脏间；五曰流饮，水在肠间，动摇有声。皆因饮酒冒寒，或饮水过多所致。并皆治之。

问：（2）**酒药子**。This name appears in the manuscripts. Is it 药子 prepared with wine？Or is it the "yeast used for brewing wine"？

答："酒药子"是民间用词，不能拆分成"酒+药子"。意思就是您翻译的"yeast used for brewing wine"。脱离了"酒"字，"药子"就没有意思了。一般老百姓用来做米酒的酒曲，就叫"酒药子"。

问：（1）可以长生久视，**远而更灵**。is this "It is able to extend one's life and to maintain vision for a long time; and the farther (objects are) away the clearer the are"？Or: It is able to extend one's life and to maintain vision for a long time. The longer (it is ingested 吸收) the clearer its wondrous effects are.

答：这句话的"长生"很好理解，就是"It is able to extend one's life"。但"久视"与"vision"没有任何关系。《吕氏春秋》说："莫不欲长生久视"，高诱注："视，活也。"所以"久视"的意思，也是长久地活着。"长生""久视"是同义词反复。"远而更灵"是指"术"生长时间越长的，其补益效果更好。您提及的两种翻译似乎都没有体现这个意思。

原文：紫微夫人《术序》云：吾察草木之胜速益于己者，并不及术之多验也。可以长生久视，远而更灵。

问：（2）**食减嘈杂**。

答："食减"就是食欲不好，吃饭减少。"嘈杂"，是形容胃里不舒服，好像里面在翻动，似饥非饥，似辣非辣，没有办法说出来的那种乱七八糟的感觉。

问：（3）拌和作汤**点之**，**吞丸尤妙**。

答：原文："别用术末六两，甘草末一两，拌和作汤点之，吞丸尤妙。"这句话主要是"点"字，我上次已经解释了，"点汤"：就是用开水冲泡的意思。"拌和作汤点之"，就是将药的粉末搅拌在一起（拌和），烧开水（作汤），冲泡药末（点之）。"吞丸尤妙"，就是做成丸子，服用，更好。

《本草纲目》研读启示录

——从田野到书案，从书案到田野

赵中振

李时珍用了27年时间，倾尽毕生精力，破疑解惑，编著完成了《本草纲目》（以下简称《纲目》）。李时珍将古代的医药文献与亲身积累的大量第一手的临床经验与野外考察结果记录下来、汇聚成书，传承于世。《纲目》堪称明代以前中国传统医药的集大成者。

《纲目》中给出了很多答案，但仍留下了众多不解之谜。研读《纲目》能从其字里行间引发出无数的联想，这也正是该书的魅力所在。

一、《本草纲目·序》之赏析

《纲目》的序言是李时珍求明代的大文豪王世贞撰写的。王序言简意赅，文采飞扬，为《纲目》锦上添花，是中国医药古籍序言中的上乘之作。学习这篇序言，是一次中国文化的享受；阅读《纲目》不妨从此起步；读罢《纲目》，重温此序，更感回味无穷。

1. 一言九鼎王世贞

王世贞（1526~1590）字符美，号凤洲，又号弇州山人，太仓（今江苏太仓）人，明代文学家、史学家。后世对王世贞的评论为："独领风骚，文坛驰骋二十年"。王世贞才高八斗，作为文坛领袖，在当时有着颇高的社会地位，不少后学之辈对其趋之若鹜。

王序洋洋洒洒551个字，一气呵成，韵味十足，读来抑扬顿挫，朗朗上口。序文内涵丰富，无句不典，仅在高等中医药院校教科书《医古文》中对这篇序言的注释就多达四十余条。王序为《纲目》的成功出版、流传百世奠定了一块关键的基石。

王序大致可分作五个部分。

第一部分：序言开篇，"望龙光知古剑，觇宝气辨明珠。故萍实商羊，非天明莫洞。厥后博物称华，辨字称康，析宝玉称倚顿，亦仅仅辰星耳"。这段文字，究竟是在写谁？是赞扬张华、嵇康、倚顿，还是为李时珍的出场烘托气氛之用？笔者理解，文中尚有深一层的隐喻：是王世贞的自我介绍。能识得世间千里马者谁，王世贞便是这样一位灿若星辰的伯乐。

2002年江苏太仓市在当年海宁寺的原址，以王世贞弇山园之名修建了一座新的园林，并将王世贞当年弇山堂前的两个柱基"移栽"在新弇山堂前（图1）。烟花三月，春光明媚，笔者专程前往太仓考察追思先人。只见园林修葺一新，柳绿花红。500年前大文豪倡导"文必秦汉诗必盛唐"的神韵，已经化作天真烂漫孩子们的欢歌笑语。

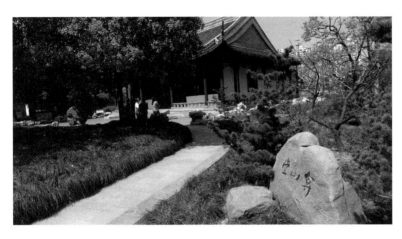

图1　江苏太仓弇山园公园内

2. 斗南一人李时珍

第二部分：有关李时珍的相貌，众说纷纭，但历史上真正与李时珍见过面，并对李时珍形象有所记述的人，迄今已知的只有王世贞一人。"睟然貌也，癯然身也，津津然谭议也"。这14个鲜活的文字，是王世贞对李时珍形神兼备的速写。"睟然"本是孟子用来指"仁义礼智根于心"的贤德之人才能具有的温润祥和的面容。"癯然身也"是形容李时珍瘦削的身材。"津津然谭议也"，则生动地描述了李时珍的言谈魅力，津津有味，充溢着无穷的感染力。

不是吗？"予窥其人：睟然貌也、癯然身也，津津然谭议也。真北斗以南一人！"王世贞仅通过对李时珍的外貌观察，几句言谈，在细玩《纲目》之前已经能够给出这样的断言，更加说明了自己是这样一位称职的伯乐。王世贞的描述准确生动，同时又饱含他对李时珍的敬意。后世对李时珍形象描述多由此衍生。

第三部分：序文中采用引文的方式，以李时珍自身的语气，做了精辟的概述："时珍，荆楚鄙人也！幼多羸疾，质成钝椎……"勾画出了李时珍的生平。

根据这段记述并结合历史考证，本文将李时珍的生平归纳为以下图表。李时珍经历了读万卷书，行万里路，留万世言三个阶段，从中我们可以看出李时珍一步一个脚印，成功登上了事业的顶峰。构成了"立德、立功、立言"完美的人生（图2）。

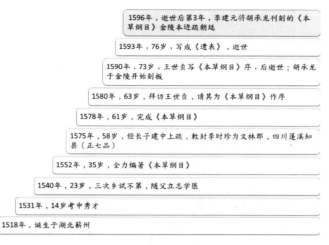

图2　李时珍年表

第一阶段：读万卷书。李时珍经过上下求索，在23岁那一年，决定潜心钻研医学。他曾赋诗明志："愿父全儿志，至死不怕难"。从此李时珍矢志不移，终成中医药大家。读书对李时珍来讲是一种享受。如《纲目》序所述："渔猎群书，长耽典籍，若啖蔗饴"。读书时，他勤于思考，"稍有得处，辄着数言"。熟读古书、博采众家为其后来编纂本草巨著奠定了坚实的学术基础。

第二阶段：行万里路。李时珍修本草，不是闭门造车。除了临床实践之外，李时珍还进行了大量的野外调查，前后用了近三十年进行中药品种的野外调查与考证。李时珍率领四个儿子、四个孙子和几个弟子，如愚公移山一般，锲而不舍。这一阶段，李时珍从书斋、太医院走向田野、山川，虽然历尽艰辛，从继承父业、治病救人的羊肠小道，攀上集百草大成、泽万世黎民的万仞高山。

"旧本一千五百一十八种，今增三百七十四种"，1518是个有趣的数字，不但是李时珍从旧本草中录用的药物种数，也是李时珍出生的公历年份。《纲目》之前，历代本草所载的药物数，远远超出1518种，仅宋代的《证类本草》就载药1746种。李时珍选取1518可能是个偶然，但1518这个数字让我们记住了李时珍的生命与《纲目》相通，预示着一个新时代的到来。

第三阶段：留万世言。修订编撰大型本草本应是政府之事。李时珍凭借一己之力，"奋编摩之志，僭纂述之权，岁历三十稔"，其艰辛非常人所能为。李时珍采药编书，乐此不疲。最后也是最难的一关，是书的印制出版。在当时的社会，医生的地位是低下的，无论李时珍个人的财力还是社会的认可度，都无法支撑190万字的恢宏巨著的刊行。在人生最后的十年，年届古稀的李时珍，四处奔波。正是在心力交瘁的窘境下，李时珍找到了王世贞。"愿乞一言，以托不朽"，便是李时珍对出版《纲目》无奈中的呐喊以及对出版的期盼。

3. 序之鉴赏

第四部分，是王世贞对《纲目》的评价，也是序言之核心部分。"兹岂仅以医书觏哉！实性理之精微，格物之通典，帝王之秘录，臣民之重宝也"。几个排比，层层递进。王序赞《纲目》不仅是一部医学著作，还是一部博物志，是上至帝王、下至百姓的宝物。对《纲目》的出版，这真是极好的定位与广告。"如入金谷之园，种色夺目；如登龙君之宫，宝藏悉陈；如对冰壶玉鉴，毛发可指数也"。王氏对《纲目》内容的介绍，比喻引人入胜，赞赏有加，令读者急盼一窥究竟。

第五部分：抒情。"噫！砥玉莫剖，朱紫相倾，弊也久矣！"文章至此，一个叹词，情动于中而形于外，与李白的《蜀道难》之"噫吁嚱，危乎高哉！蜀道之难，难于上青天！"有异曲同工之妙。王序进一步抒发出对《纲目》的赞赏与认可。"故辩专车之骨，必俟鲁儒；博支机之石，必访卖卜。"

结尾"何幸睹兹集哉，……藏之深山石室无当。盍锲之？"一锤定音，帮助出版商下定了决心。

本序落笔为万历十八年（1590）上元之日。王世贞在将此序交给李时珍半年后的秋天溘然长逝了。在李时珍在世之时看到了《纲目》出版的希望之光，可谓了却了一桩心事。

《纲目》获王序，得以见天日；王序佩《纲目》，广为天下知。无王序，《纲目》难以出版；《纲目》出，王世贞更负博学盛名。书与序实乃珠联璧合、比翼齐飞（图3）。

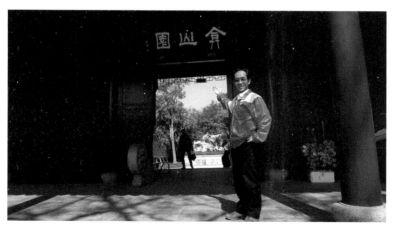

图3 赵中振在弇山园考察

二、莫大时珍像小考

2012年1月，我从台湾著名的木雕之乡苗栗县三义，迎来了一尊李时珍雕像（图4）。该雕像的创作者为台湾木雕界林氏三杰中的林金渊大师。林家原本为台湾普通的农户，父亲早逝，四兄弟中，老大种田持家，老二因左手疾患，干农活有困难，于是开始跟郑姓师傅学雕刻，沿袭师带徒的传承模式。此后老三，老四又跟二哥学艺，天资聪颖加上后天超人的努力，时至今日三兄弟个个出类拔萃，蜚声岛内外。林金

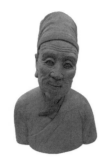

渊先生在家中排行第三，14岁开始学艺，身心浸淫于木雕艺术40年。他因材施艺，作品以把握人物的内心世界并融入中国的传统文化见长。李时珍雕像这件作品，远观，似一尊泥塑；近看，道道年轮凸显了历史的沧桑。所塑造的主人公面容慈祥，目光深邃，坚毅，富有强烈的艺术感染力。

图4　林金渊刻
李时珍木雕像

　　这尊李时珍的木雕像原材是牛樟。牛樟属高大乔木，高可达30米，胸径可达0.65米，分布于中国台湾及福建、广东、广西等省区，目前，野生者已十分罕见。牛樟木材硬度适中、纹理致密；因富含挥发油而免于虫蛀，是塑造历史人物的绝佳选材。牛樟古木缓缓释放的阵阵清香，沁人心脾，传达着生命的气息。李时珍雕像层次丰富，古朴典雅，又洋溢着浓厚的民族风情，是对李时珍传神的展示，堪称李时珍雕塑作品中的上乘佳作。它蕴含着台湾艺术家真挚情感，是一件无可复制的艺术珍品。

　　提到古人的雕像或画像，人们往往会提出这样的问题："像不像？"对于李时珍的艺术肖像也不例外。

　　李时珍经典形象的由来，要追溯到20世纪50年代。

　　苏联莫斯科大学的大楼内，准备镶嵌世界著名科学家的肖像。苏方向中国政府寻求李时珍像原型，但中国历史上无论史书还是李时珍的故乡，都没有留下李时珍的真人实像。关于李时珍形象的描述，有据可考的只有明代大文豪王世贞在《纲目》序言中提到的寥寥数语："睟然貌也，癯然身也，津津然谭议也。"用现代语言讲，就是面容温润祥和，清瘦颀秀，聪颖健谈。时任中国科学院院长的郭沫若委托著名国画家蒋兆和先生创作一幅李时珍的画作。蒋兆和随后以其岳父、北京四大名中医之一萧龙友为模特，创作了李时珍的形象（图5）。画像上的李时珍身着明代风帽朴服，目光炯炯，神采穆然。此画像问世后，为国人所认同，逐渐成了李时珍的"标准肖像"。此后，无论是国家出版的纪念邮票，还是各地所建的塑像、雕像大都以此为蓝本。20世纪50年代末著名电影演员赵丹又成

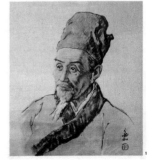

图5　蒋兆和绘李时珍像

功地将历史老人鲜活的形象呈现于银幕之上。此次台湾艺术家创作过程中也再次参照了上述作品。

　　在中国以往有关的书刊中，有的介绍李时珍的大理石雕像端坐在莫斯科大学的

大厅内或屹立于长廊上，也有的描绘李时珍像是雕刻在墙壁上，但作者们似乎并没有亲身实地考察过。2013年我到莫斯科大学瞻仰了李时珍像，才知道事实与这些说法大相径庭。

莫斯科大学坐落于莫斯科河畔，始建于1755年，是俄罗斯规模最大、科系最全、学术水准最高的大学，也是世界名校之一。主楼位于麻雀山（原名列宁山）上，共有39层，高240米，两边副楼拱卫，如同喜马拉雅山上的珠穆朗玛峰，居高临下，俯视全城（图6）。该楼建于1949~1953年，共用了4年的时间建造。一般参观者不能随便进入这栋大楼，一定要有学校的师生介绍，入门时还要进行安检，登记护照或身份证资讯。

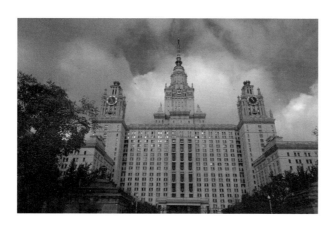

图6　莫斯科大学主楼

莫斯科大学主楼二楼有一个大礼堂。1957年十月革命40周年纪念之际，毛泽东主席在这里接见了中国留学生，发表了著名演讲："你们青年人朝气蓬勃，正在兴旺时期，好像早上八九点钟的太阳，希望寄托在你们身上。"

大礼堂前有两个长方形的大厅，每个大厅的两头都有一尊铜像，分别是化学家门捷列夫、生物学家米丘林、空气动力学家茹科夫斯基和生物学家巴甫洛夫。

这两个大厅平时是不开灯的，光线很暗，加上天花板很高，如果不注意，很容易错过这些艺术品。2013年我第一次去时，作为个人参观，没敢冒昧请人开灯。第二次探访，为了拍摄纪录片，好不容易找来了负责开灯的管理员，没想到因为长期不用，老管理员竟然把电源箱密码忘掉了。经过反复查找，花了半小时才把灯打开。在明亮的灯光照耀下，李时珍和其他科学家们的头像愈发显得轮廓分明。李时珍像在离礼堂稍远的大厅长边正中的位置，对着一盏吊灯。大概为了艺术品的风格一致，所有头像均为侧面造型，但我还是一眼看出，这幅李时珍像与中国画家蒋兆和先生所绘李时珍国画像中人物的五官轮廓、胡须、帽子的样式十分相似，只不过国画像中的李时珍脸是朝向右前方的。举头仰望。我仔细地看了又看，确认头像是用105块深浅不同的石块拼成的马赛克拼画。马赛克拼画这种源自古罗马和古希腊的镶嵌艺术，在俄罗斯甚为流行。无论是东正教教堂的彩色玻璃、地铁的壁画，还是宫廷的地板、家具上，马赛克拼画随处可见，颇具欧洲风格。制作马赛克拼画需要无比的耐心，远观时效果最佳，给人以立体的感觉。同行的俄语专家李民博士念出头像下方那一个个如雷贯耳的名字：哥白尼、伽利略、牛顿、达尔文、居里夫人、李时珍……

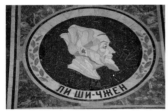

图7　莫斯科大学内李时珍像

天花板下有一圈装饰板，上面是60位世界级的科学家的头像。其中两位是中国人，一位是数学家祖冲之，另一位是医药学家李时珍（图7）。他们是中华民族的骄傲，也得到了俄罗斯人民的敬仰。李时珍是世界科学史上的一座不朽丰碑。

三、从文字到文物

李时珍在《本草纲目》中记载了丰实的文字资料与图谱，但不无遗憾的是未能留下一件标本。中药标本是中药鉴定的凭证，是科学研究的基石，也是考证古代药物最强有力的凭证。

目前已知存世的中药标本有长沙马王堆出土的9种香料中药、日本奈良正仓院保存的我国唐代高僧鉴真东渡带去的60种中药；福建泉州发现的宋代古沉船中的数种香木；内蒙古巴林左旗辽上京博物馆保存的上千年历史的辽墓出土的中药；北京故宫御药房保存的部分清代药材；这些宝贵的药物标本所传达的第一手信息是其他文献资料不可替代的。

1. 英伦探药

伦敦的市中心有一个斯隆爵士广场（Sloane Square）。为什么叫斯隆爵士广场呢？斯隆爵士是三百年前英国的一位医生和一位收藏家。在他去世的时候，将自己毕生所藏的七万多件文物捐赠给了政府，贡献给社会。条件只有一个，需要建一个博物馆。英国政府答应了他的要求，并通过社会发彩券的方式，在市中心建立起了博物馆。这就是大家熟知的大英博物馆。后来因为博物馆的规模迅速发展壮大，最后一分为三，大英博物馆（British Museum）、伦敦自然历史博物馆（Natural History Museum）和大英图书馆（The British Library）。

那里我最关心的是博物馆内收藏的一批300年前收集的中药。2015年，我应邀去帮助鉴定那批古老的中药。那里的中药一共有93种。当日在馆内，除虫蛀无形者外，我鉴定出了85种中药，大部分都是当时中国市场上流通的，也有一些东南亚过去的药物（图8）。

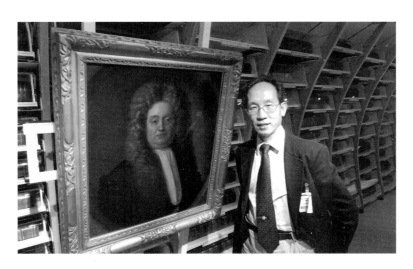

图8　赵中振在伦敦的自然历史博物馆中

其中最引起我注意的，有一种就是中药木通。这批文物客观地记述了300年前中国市场上究竟用的是什么，或者说中国当时流通到英国的"木通"是哪一种。在那里我鉴定的木通来源是木通科的木通*Akebia quinata* (Thunb.) Decne.，也即是中国历史上正宗的木通。我们再看一看欧洲市场上最近用的木通是哪一种呢？经过鉴定，现在欧洲市场上用的木通，并不是我们传统所用的木通科的木通，而是马兜铃科的关木通*Aristolochia manshuriensis* Kom.。关木通里面含有马兜铃酸（AA），早几年因AA导致肾癌，遂出中草药肾病一说闹得沸沸扬扬。而我们传统用的木通，本身不含有马兜铃酸。在我把整个市场上，一共有9种，名称里带有"木通"、"防己"的中药都收集调研之后，发现真正含有马兜铃酸的，其实只有两种。换句话说，另外几种，是蒙受了不白之冤。

这批标本为反映中药品种的历史沿革提供了佐证。近百种的中药标本，客观地记录了300年前中药商品的实际情况。这些宝贵的数据，对于研究中药品种的沿革与变迁、中药炮制与饮片的历史，探索大航海时代东西方的药物交流史都极具参考价值。

考察中还了解到，在大英博物馆与大英图书馆中，尚有众多古代的植物彩绘科学画和古代东西方医药典籍，包括《纲目》石渠阁本。这是一项值得深入整理、探讨、研究、开发的自然科学史的巨大资源。

2. 远在大洋彼岸的"玻璃花"

提到植物标本，不得不提的是另外一批奇珍异宝，那就是珍藏在哈佛大学自然历史博物馆内的玻璃植物标本（图9、图10）。

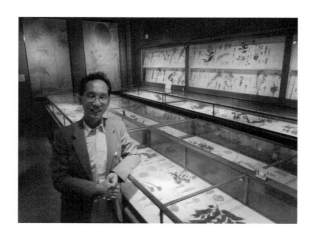

图 9　赵中振在哈佛大学玻璃花展览室

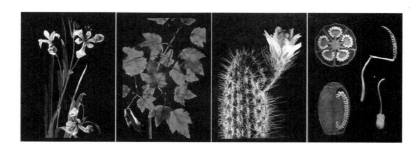

图 10　哈佛大学印制的玻璃花明信片

　　19世纪是经典植物分类学与植物解剖学大发展的时期，1838年施莱登宣布细胞是一切植物结构的基本单位，1859年达尔文发表了物种起源学说，1897年恩格勒植物分类系统诞生，可谓一个个高峰迭起。

　　一般的植物标本干燥后颜色褪去，原本立体的花果经折叠也面目全非，而且需要定期防腐消毒。我自己在工作中深知标本采制的艰辛，保存的不易，更为教学中缺少植物立体标本而苦恼。针对这种情况，哈佛大学植物学博物馆创立人古德尔教授 (George Lincoln Goodale) 希望创造出能展示植物分类特征的标本，以满足植物学教育的需求。于是，便有了这些玻璃植物标本。

　　据博物馆的管理人员介绍，玻璃花的制作，采用的方法是将玻璃加热变软后吹制而成。有些选用彩色玻璃，有些采用上珐琅彩的工艺，将彩色玻璃或金属氧化物的液体涂布在玻璃花上之后，加热融合而成。博物馆内至今保存有当年制作玻璃花的工作台与制作器具。人们很难想象，千姿百态的玻璃花竟出自这些简陋的工具（图11）。

510

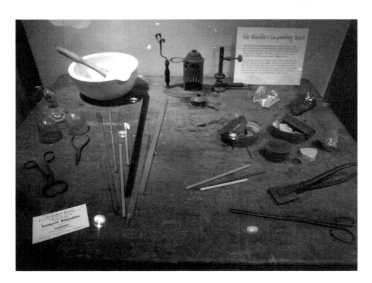

图 11 玻璃花的制作工具

这琳琅满目、四壁生辉的玻璃花全部出自Blaschka父子两人之手，他们是精通玻璃工艺的植物学家Leopold Blaschka和 Rudolph Blaschka。从1886年开始到1936年间，他们前后整整用了50年时间，完成了四千多件作品。

走进展览室如同进入了花的海洋，童话的世界。但见仙人掌刺锋芒毕露，着生于上的霸王鞭花朵黄嫩诱人；红豆杉杯状肉质的红色假种皮色彩逼真；百合花姹紫嫣红，花瓣上的斑点与绒毛细致入微；五角枫叶红中透紫，刚柔有度，似乎刚刚染过秋霜。构造复杂的兰花，花瓣、唇瓣、中萼片、侧萼片、合蕊柱件件都刻画得淋漓尽致。锦葵花那多数雄蕊，花丝下部合成管状的单体雄蕊及内部解剖构造层次分明。德国鸢尾、欧洲乌头、北美凌霄、南洋杜鹃朵朵灿烂夺目，含羞草、猪笼草、丝瓜卷须枝枝充满动感、婀娜多姿，叶脉、绒毛做工之细腻恰若鬼斧神工，达到以假乱真的程度。作品的材料虽为硬质的玻璃，但丝毫没有冷冰冰的感觉，人们似乎可以嗅到幽雅的花香。

看到眼前形态逼真，比例准确的玻璃植物标本，惊羡不已。更为感叹的是，博物馆将这不是植物却胜过植物的玻璃花，按照植物分类系统顺序排列，每张标本上还附有标签，标示了植物的学名、鉴定人，在标准尺寸的台纸上加以固定。

八百多种栩栩如生的模型由表及里，通过局部特写放大与解剖部件，揭示了植物形态、功能与进化，使枯燥的植物解剖学知识得以立体展示，吸引人们来探索大自然的奥秘，领略物竞天择之神奇。

制作作品的玻璃作坊远在德国，几经周折，最终运送并安放在哈佛大学。他们为什么穷毕生之精力创作这样的艺术品？而这些稀世珍品为什么会远渡重洋，来到了美国呢？

有古德尔教授之发想，哈佛校友Ware家人的慷慨捐赠，更有 Blaschka父子以其坚实的专业功力对植物深入观察后巧夺天工的制作，使科学与艺术完美结合，使精美绝伦的玻璃花永远盛开在哈佛大学。

四、辛夷——毫端方欲吐春霞

辛夷在《神农本草经》中，被列为上品，药用历史悠久。迄今发现的最早古医方《五十二病方》中曾两次提及此药。

辛夷不仅可以入药，而且作为名贵花卉亦享有盛誉。无论在屈原的《楚辞》中，抑或在杜甫、白居易的诗文中，均可见到赞美它的文句。"紫粉笔含尖火焰，红胭脂染小莲花。芳情乡思知多少，恼得山僧悔出家。"大诗人白居易诙谐幽默、惟妙惟肖地道出了辛夷的多姿迷人、高雅芳香。辛夷集观赏与药用于一身，赢得了世人的钟爱，自古以来，人们栽培它、研究它。中国宋代的《全芳备祖》被称为世界上最早的植物学辞典，其中已列有辛夷条目。明代绘图类著作代表《三才图绘》中还详细记载了辛夷的嫁接情况。见证北京历史的潭柘寺前两株玉兰老树，为千年古刹增辉；颐和园乐寿堂庭院内的玉兰花更是独享尊贵二百多年。

辛夷又称"鼻家圣药"，说来我自幼也是鼻炎患者。记得上高中的时候，因疾患难熬，我曾经到北京一家医院预约了手术治疗。医生一句"手术后有可能重犯"的忠告，使我临阵脱逃，免遭皮肉之苦。幸运的是，后来我认识了辛夷。试用了蒸气熏鼻法治疗，加上坚持锻炼，我鼻炎已20多年不再犯了。这种方法将物理与化学的治疗方法结合在一起，有些类似美国流行的洗鼻法。操作很简单：取辛夷3~5朵，将外层苞片剥去，放入保温杯中，用开水沏开。将鼻内脓涕擤尽后，深深吸入热蒸汽，使辛夷的挥发性成分得以透过黏膜吸收，同时还能促进局部血液循环。每次治疗10分钟左右，每日数次。使用此法，可同时煎服辛夷、苍耳子、鸭跖草、白芷、野菊花等。若用新鲜药材，疗效更佳。

《纲目》中记载道："夷者黄也。其苞初生如黄而味辛也……其树大连合抱，高数仞。叶似柿叶而狭长。正月、二月花，似有毛小桃，色白而带紫。花落而无子。夏杪复著花，如小笔。又有一种，花、叶皆同，但三月花开，四月花落，子赤似相思子。二种所在山谷皆有……其花未开时，苞上有毛，尖长如笔，故取象而名。花有桃红、紫色二种，入药当用紫者，须未开时收之，已开者不佳。"时珍曰："辛夷花，初出枝头，苞长半寸，而尖锐俨如笔头，重重有青黄茸毛顺铺，长半分许。及开则似莲花而小如盏，紫苞红焰，作莲及兰花香。亦有白色者，人呼为玉兰。又有千叶者。诸家言苞似小桃者，比类欠当。"

综合《纲目》中对辛夷的整体文字描述（图12），我们可以得到以下资讯：辛夷是高数仞（古代一仞为八尺）的大乔木，其树形似杜仲，树叶似柿树叶而狭长。花有白色、红紫色两种，而且有先花后叶与花叶同放之别。生长二十余年后结红色果实。辛夷有野生种和栽培种，野生者主要分布在陕西汉中、魏兴、梁州等地川谷。

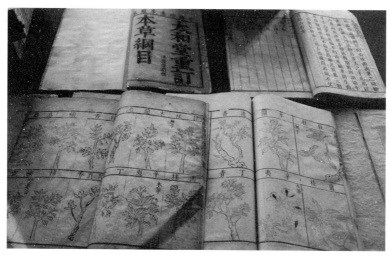

图 12   不同版本《本草纲目》中的辛夷图文记载

读罢上述文字，结合植物分类学的知识，可以判定辛夷为木兰科木兰属植物。

我想到了一系列的问题：木兰属植物在中国约有30种，药用的究竟是哪些种类？辛夷的药材主产地在何处？除了古书记载的辛夷外现今还有无新的资源？《本草衍义》中所说辛夷药材以紫色为好是否合理？日本《头注国译本草纲目》记载的辛夷品种是否正确？

结合实地考证市场调查及现代生药学知识，几经分析后得出了下面的结论。

《本草衍义》记载的紫花者，在不少书籍中被直接命名为"辛夷"，其原植物为紫玉兰（*Magnolia liliflora* Desr.），为供观赏的园艺种，多在庭院栽培，虽然其花蕾也可作辛夷药用，但实际上并未形成商品药材。正如青蒿的原植物为黄花蒿一样，本草书中这种张冠李戴的品种还有不少。

木兰属（*Magnolia*）植物全世界约有90种，分布于亚洲东南部温带及热带地区，印度东北部、马来群岛、日本、北美洲东南部、北美洲中部及小安的列斯群岛也有分布。中国有31种、1亚种。中国该属现已供药用者达24种。

辛夷的品种与生产区在历史上曾几度变迁。金元之前的辛夷，主产于汉水流域和长江两岸，品种以武当玉兰与玉兰为主。而河南望春玉兰（*Magnolia biondii* Pamp.）主产区的形成则是在明清之后。

日本出版的《头注国译本草纲目》首次标注《纲目》所收载药物条目的拉丁学

513

名。从植物分类学角度看，这是一种有益的尝试，但对有些品种，因为客观条件的限制，出现了草率的结论。如辛夷，被冠以*Magnolia liliflora* Desr. 的学名，此说流传甚广，曾为中国的学术期刊及药典引用。《日本药局方》（十七版）收载的辛夷品种还包括同属植物柳叶木兰 *M. salicifolia* Maxim. 和日本辛夷 *M. kobus* DC.，此两种在地域上仅限日本列岛分布。辛夷是日本不多的几个能够自给自足的生药品种之一。

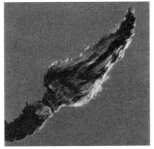

图13　马王堆汉墓中出土的辛夷（长沙马王堆一号）

1972年，湖南长沙马王堆一号汉墓被发掘，出土的文物甚为丰富，包括保存完好的女尸、彩绘帛画、纺织品、漆器、农产品、药物、动物和木质器物等，轰动了世界。出土的药物是迄今发现的年代最久远的药材实物。其中已鉴定出的有9种，辛夷位列其中，其基原为玉兰(*Magnolia denudata* Desr.)。马王堆出土的部分药物标本保存在中国中医科学院，我在那里学习和工作期间有幸对其进行研究（图13）。

1983年春节之际，我曾到河南伏牛山进行为期89天的考察。辛夷药用花蕾，2015版《中国药典》中收录有望春花（*Magnolia biondii* Pamp.）、玉兰（*M. denudata* Desr.）和武当玉兰（*M. sprengeri* Pamp.）三个品种。因花蕾多生于幼枝顶端，采摘下来绝非易事。药农们先攀上较粗的树干，将拇指粗的绳索缠绕于十几米高的树冠上加固，然后再攀缘而上，看上去不禁令人心悬。那穿梭于树梢间的身影，真好似唐代诗人李贺诗赞的"踏天磨刀割紫云"的端州石工，那情景至今历历在目。当地农民告诉我，每年收获辛夷时，都会有人跌伤，许多中老年男子都因此留下残疾（图14）。地上一篮篮的辛夷花蕾，饱含着药农们辛勤的汗水；山间一株株辛夷的幼苗，寄托着南召人对未来的希望。

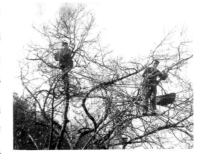

图14　20世纪80年代初伏牛山药农采摘辛夷

当年，为开发辛夷的资源，澄清历史上的混乱，我曾前后用了4个月，走遍大江南北辛夷的产区。辛夷引发了我对中药事业的热爱与科研的灵感。在研究辛夷的同时，我学会了查阅中医药古籍，将在课堂上学习的植物分类学、生药学知识运用于实践，开始进行科研实验的设计。我结识了不少前辈、同行，还有幸在鄂、豫、皖交界的大别山区，发现了药用辛夷的一个新种，用我和恩师谢宗万老师的名字命名，罗田玉兰*Magnolia pilocarpa* Z. Z. Zhao et Z. W. Xie（图15）。此新种已被收入《中国植物志》，扩大了祖国的药用资源。

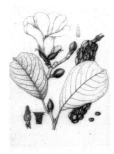

图15　刘素娟绘罗田玉兰墨线图

2002年4月，阔别南召县20年后，我再次回到那里。我欣喜地看到，当年的辛夷幼苗已成材，而且种植面积扩大了许多。现在，南召辛夷的产量占中国总产量的70%以上，并且建成了中药材GAP即中药材生产质量管理规范的生产基地。以辛夷为主开发的系列产品，如辛夷油、辛夷浸膏、抗感冲剂、香水已经上市。"谁信花中原有笔，毫端方欲吐春霞"，正似一树树盛开的玉兰花，芬芳烂漫。

五、沉香——亦药亦香亦雕材

沉香之名，源于其"入水而沉，香气四溢"之特征。沉香之所以珍贵，不仅在于其一木多用，更在于其一木难求。古人有诗曰："供御香方加减频，水沉山麝每回新。内中不许相传出，已被医家写于人。"这里的水沉指的便是沉香，山麝指的是麝香。

香港、香港，运香之港，运的就是中药的沉香。人们还把沉香比喻为木中钻石。在国际上，沙特阿拉伯、日本和中国是沉香最大的消费市场。沉香为何价若黄金？其历史沿革如何？这里让我们一探究竟。

1.沉香之用

沉香的用途之一是入药，有行气止痛，温中止呕，纳气平喘之功效。中医临床用来治寒凝气滞、胸腹胀痛、呕吐、呃逆、气逆喘咳等证候。沉香入药最早见于南北朝时期的《名医别录》，书中将沉香列为上品，谓其"治风水毒肿，去恶气"。此后，历代本草多有收录，如《本草纲目》载沉香于木部香木类。现代研究表明，沉香具有镇静、镇痛和抗菌等药理活性。沉香是常用中药中不可或缺的一员，依其来源分为进口沉香和国产沉香两大类。

沉香的用途之二是用来熏香，同时还是制作高级香料制品的重要原料。中国有悠久的用香历史，人们用沉香等香料在庙宇内燃香礼佛，参禅打坐时以熏香凝神，或直接用香料制作佛珠以示虔诚。据说清慈禧太后爱用沉香，在其皇宫的御香案前，香烟袅袅，日日不绝，以避除瘟疫时气，愉悦身心。

自古以来，民间就有"一两沉香一两金""一寸沉香一寸金"等比喻。李时珍在《本草纲目》中有"海南沉，一片万钱"的记载。"海南沉"指的便是沉香。联想起在日本留学时，有一天，在指导老师下村教授家里，她小心翼翼地将一个绸布包打开，向我展现出一小片沉香说，这片不过火柴盒大小的沉香竟然市值5万日元。下村教授告诉我，存有此物是用作香道与香友们品香鉴赏的。后来我才了解到，香道在日本、韩国、越南都很盛行，人们认为闻香能清除秽浊之气，清净身心，是一种雅趣。

沉香的用途之三是用来做雕材，与入药和熏香相比，用沉香作为雕材的附加值明显更高。沉香因其自然的纹理、缓释的幽香、天然的造型，不加雕饰已成大器，而且不会虫蛀。很多香港药材店铺都将"沉香山子"陈列于橱窗前用作镇店之宝。台北故宫博物院中所藏清朝旧物中不乏沉香制雅玩。沉香对镯、手串等饰品精美典雅，如意等摆件又古朴添香。更有古往今来多少骚客留下的墨宝，增添雅谑。

2. 沉香溯源

沉香来源于瑞香科沉香属（*Aquilaria*）和*Gyrinops*属多种树木，主要分布于缅甸、泰国、越南、老挝、柬埔寨、印度、马来半岛、苏门答腊岛等热带与亚热带地区。中国的沉香属植物有两种：白木香（土沉香，*Aquilaria sinensis* (Lour.) Gilg，产自广东、广西、福建、海南）和云南沉香（*Aquilaria yunnanensis* S. C. Huang，产自云南西双版纳和临沧地区）。

沉香为常绿乔木，可高达10m以上（图16、图17）。中国岭南地区自古盛产沉香树。早在汉代的《异物志》就有记载："木蜜，名曰香树。生千岁，根本甚大。先伐僵之，四五岁乃往看。岁月久，树材恶者腐败，唯中节坚真芬香者独在耳。"因结香的树并非单一树种，故沉香、木蜜、蜜香、多香木均是产沉香的植物的统称。晋代的《南方草木状》解释说："交趾有蜜香树，干似柜柳，其花白而繁，其叶如橘。欲取香，伐之经年，其根干枝节，各有别色也。木心与节坚黑，沉水者为沉香。"文中的交趾，即现在的广西部分地区和越南。

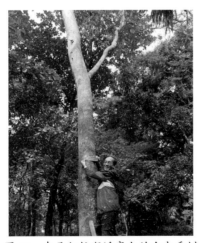

图16　在孟加拉邂逅高大的白木香树

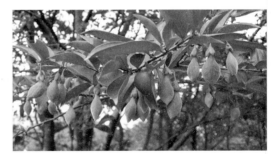

图17　白木香 *Aquilaria sinensis*

宋代的《桂海虞衡志·志香》详细记载了海南香，称："沉水香，上品出海南黎峒。一名土沉香，少大块。"明代的《本草品汇精要》有崖州沉香与广州沉香之彩绘图。清代的《滇海虞衡志·志香》对沉香树的形状、用途以及香的等级也有翔实记载。

通常沉香树的干燥木质部用作中药沉香，以含树脂丰富的心材质佳。宋代寇宗奭《本草衍义》曰："沉香木，岭南诸郡悉有之，旁海诸州尤多，交干连枝，岗岭相接，千里不绝。叶如冬青，大者合数人抱……有香者百无一二。"

为什么说"有香者百无一二"？这实际上与沉香的形成机理有关。从植物学的角度看，木本植物茎形成层以内的部分通称为木材。木材分为边材和心材。其中心材形成较早，位于木质部内方，蓄积了树脂类成分等物质，颜色较深，质地亦比较致密而重。树脂是植物组织的代谢产物或分泌产物，其产生的机理不一。就沉香树而言，健康的树体并不分泌树脂类物质（俗称结香），只有当树体受到物理、化学伤害后，伤口被真菌感染，基于自我防御机制而产生植物组织的代谢产物或分泌产物，从而形成沉香，因此颇为难得。结香的树木通常处于亚健康状态，其枝叶多变枯黄，寻香者也常以此为线索，在因虫蛀、病腐、风倒、风断而枯死的树干或者树根部采到沉香。

古人很早已经发现了沉香形成的原因，同时还发明了用人工方法定向培育沉香的技术。南朝时期沈怀远的《南越志》谓："交州有蜜香树。欲取先断其根。经年后，外皮朽烂。木心与节坚沉水者为沉香。"宋代的《本草衍义》曰："山民入山，见香木之曲干斜枝，必以刀斫成坎，经年得雨水所渍，遂结香。"《本草纲目》也说："沉香入水即沉，其品凡四：曰熟结，乃膏脉凝结自朽出者，曰生结，乃刀斧伐仆，膏脉结聚者，曰脱落，乃因水朽而结者，曰虫漏，乃因蛀隙而结者。"

民国时期的《东莞县志》详细记载了砍伤树干促进沉香形成的方法，称为"开香门"。此种刺激结香的方法一直沿用至今。一般的做法是选择树干直径30cm以上的壮年树，在距离地面1.5~2m处，砍数刀，深3~4cm，达植物的形成层内，伤口附近的木质部就会形成树脂类物质。还有一种做法是于树干部凿数个孔洞，深入3~6cm，直径1~3cm，然后用泥土封住。数年后，伤口处分泌的树脂呈现棕黑色，10~20年后，方割取树脂，作为沉香的代用品。

沉香树一般生长于热带和亚热带地区，国外主要集中在越南、马来西亚、印尼等东南亚国家；国内主要在广东、广西、云南、海南。如今，野生天然沉香在中国已经基本看不到了，而在越南，上等的沉香一年产量也很有限。目前，所有产沉香的野生物种，均受濒危野生动植物种国际贸易公约的保护。

药用的沉香分为进口沉香和国产沉香。进口沉香来源于瑞香科植物沉香 *Aquilaria agallocha* Roxb.含有树脂的木材，主产于印度尼西亚和马来西亚等地。国产沉香来源于同属植物白木香含有树脂的木材，主产于广东、广西、海南和福建等省区。如今，进口沉香越来越少，白木香是2015版《中国药典》收载的中药沉香的唯一法定原植物来源。白木香又称海南沉香、莞香等，其中莞香专指广东省东莞市所产之沉香。未能形成树脂的沉香木称为"女儿香"，不宜入药。由于白木香自然繁殖率低、人为掠夺式砍伐等原因，资源遭到严重的破坏，濒临灭绝。尽管在海南等地已大面积种植沉香，然而要等到结香尚需时日。

我曾到福建泉州参观过20世纪70年代打捞出水的700年前的古沉船。那是宋代香料贸易繁盛的实物见证。古船长24m，宽9m，船体硕大，造型优美。据专家介绍，这艘远洋货船在当时属于中等规模，船中有13个水密隔仓，装载的货物有瓷器、丝绸等，还有胡椒、乳香、降香、檀香与沉香等香料。我专门定做了一具模型，放在香港浸会大学中医药学院的标本中心。历经沧桑的古船及其模型分别静卧在两个博物馆内，默默地向海内外的参观者们诉说着中国古代海上丝绸之路的辉煌，也见证了中华先人曾经传香千年和万里的事实。

3. 沉香鉴别

沉香用途广泛，备受医家、患者、香道行业和收藏者的青睐，市场需求越来越大，以致近年来沉香身价不断飙升。但是，伪品充斥市场，鱼龙混杂，如何才能区别真假呢？经验鉴别法是目前鉴别沉香真伪与优劣最实用的方法。本篇将从望、闻、问、切几个方面探讨一下沉香的鉴别要点。

望：沉香商品规格复杂、名称各异。形状多不规则，大小也不一致。一般入药者，多呈长方形条状或块状，油润光滑。表面凹凸不平，其孔洞和凹窝的表面呈朽木状，有加工的刀痕。表面全黑发亮，不见木质纹理者多为染料着色的伪品。上好的沉香色如墨玉，以指甲划之，油随即溢出。沉香不易折断，若用刀具劈开，可见棕黑色微显光泽的斑块与黄白色不含树脂部分交互形成的纹理。

闻：沉香顾名思义，应入水而沉，其质量的优劣的确与比重有较大的关系，树脂含量越高其比重越大。根据实验测定，沉香的比重可在0.87~1.8之间，这也是传统经验评定沉香质量的标准之一。进口沉香通常可沉于水中，国产的白木香质较轻，一般是不沉于水的，但质量好的国产沉香，也可见沉于水者，不可一概而论。好的沉香香气是若隐若现的，而且香气耐久。如遇到香味刺鼻者，往往是加入了香料或化学香精制品。沉香燃之有强烈的香气，并伴随有褐色的树脂渗出，烟色发白，并且成为一条直线向上。好的沉香在不同的温度、燃烧的不同阶段，会缓释出不同的香气。如同一种好茶，用不同的水温、不同的时间浸泡后味道是不一样的。

问：就是向有经验的老师傅请教，向他们学习鉴别沉香的宝贵经验。了解沉香的品种、产地及采收加工全过程，有助于把握沉香的鉴别要点。

切：好的沉香表面虽有油斑，但用手摸上去却不腻手，即所谓"不走油"。如果摸完手上有油痕，多为伪品。实际摸一摸，体会一下手感，是经验鉴别沉香的重要一环。

除了上述的经验鉴别法，显微鉴别法也是有效的方法，不但可用于鉴定沉香，也可用于鉴定其他贵重木材。我曾对沉香的纤维管胞、韧形纤维、导管、树脂团块、木间韧皮薄壁细胞、草酸钙柱晶等重要显微特征进行研究，其结果已收入我主编的《中药粉末显微鉴别彩色图集》中。

最后还要提醒大家的是，沉香野生资源少，生长周期长，且不是每棵树都能产香，所以不要盲目地以为到产地就能买到真品。我知道不少人就是在产地买到了假药，在沉香的产区之一越南，我也曾见到有的商店充作沉香售卖的实际是用染料涂黑打蜡上油的木块。

沉香是继书画、玉石、瓷器、钱币之后的另一个收藏热点。沉香是宝，如何养宝、护宝，采养结合，确保沉香资源的永续利用，是我们这一代人要认真思考的。

六、茶

俗语有云：一香，二茶，三药。茶行于药之前。李时珍在《本草纲目》中把茶从木部移入果部。从古至今，人们饮茶皆以品谓之。乃因饮茶之时必佐以茶果，或曰果子、点心、饽饽等。饮茶会降低血糖值，若空腹可能会出现不适的情况，应适时地配以果子点心佐餐，即可饱腹、突显茶味清香，又可增加饮茶的乐趣。

茶文化源于中国，西方国家本无饮茶风俗。茶作为自古东西交流的纽带之一，在东西方流行至今。17世纪时茶叶被带到了欧洲，由英国贵族带动了西方饮红茶之风。但是那时的西方国家并无原产的茶树，只得引入经得起长途跋涉风吹日晒的红茶。伦敦的邱园中一直种植着茶树，标本库中也一直保存着茶的标本，既像是中西的交流不曾断绝。在去过的众多植物园里，我最爱邱园，不仅因为邱园是世界上最著名的植物园，而且因为中药事业让我与邱园结下了深厚缘分（图18）。

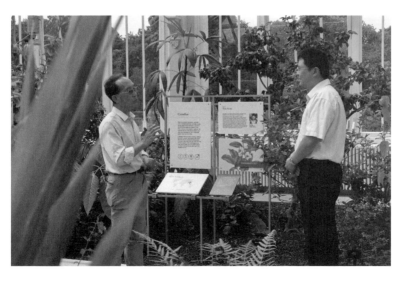

图 18　在邱园内的茶之一角

邱园全称为英国皇家植物园（Royal Botanical Gardens，Kew Gardens）。这座公园坐落在伦敦西南郊外泰晤士河畔，已有250年历史。在18世纪，工业革命后的大英帝国经济急速发展。通过纺织业和贸易，英国获得了巨额财富，一时间财源滚滚。

作为首都的伦敦更是活力四射，独领世界文化、经济的潮流。兴建于这一时期的博物馆、植物园正是其国力和视野的展现。1753年大英博物馆开馆和1759年皇家植物园建园，二者前后仅相差6年。1837年后经过维多利亚女王的鼎盛时期，英国以在殖民地获得的巨大利益为基础，收集了世界各地古往今来的遗产文物、奇花异草，填充到博物馆或移植于植物园中，逐渐造就了大英博物馆和邱园在全世界首屈一指的地位。

邱园在植物研究领域独占鳌头，创造了许多世界第一。这里栽培的植物种类占世界的近10%。这里有750万份干燥压制的植物标本，品种涵盖世界植物种类的90%。现在每天仍有2000~3000份标本向这里汇聚，保存空间也在不断扩展。这里还有世界上最大的植物种子库，并以在2020年收藏世界四分之一的种子为目标。

邱园与74个国家的306家研究所，包括中国科学院、中国医学科学院药用植物研究所均有联系，进行课题合作、人员交流、标本和种子交换等。现已收集了《中国药典》70%常用中药的对照标本。

邱园图书馆馆藏有世界上最丰富的植物学参考资料，包括图书、手稿和期刊等共75万多册，涉及语种九十多种。这里还珍藏有一帧帧精美的植物绘图原作，均由一流的画师创作。这些植物绘图不仅仅是科学画，更是艺术品，目前已超过两万件，绘制工作仍在继续。

再广义地讲，还有凉茶，又称别样茶。凉茶是岭南的一大特色，也是中医一大疗法。2006年5月20日，由广东省文化厅、香港特别行政区民政事务局和澳门特别行政区文化局联合申报的凉茶，作为传统手工技艺，列入了中国政府公布的第一批国家级非物质文化遗产名录（图19）。

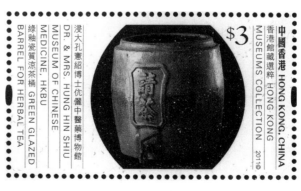

图 19　凉茶罐邮票

中医临床上有众多的治疗方法，清代名医程钟龄将其归纳为"八法：汗、吐、下、和、温、清、消、补"。对于初学者，可先了解两法，一个是补法，一个是泻法。这也体现了"扶正"与"祛邪"两大治疗原则。生活中常见有"凉茶"和"煲汤"，凉茶主要属泻，煲汤则主要属补法。北方人习惯喝粥，粥也属清补与温补的范畴。

星罗棋布的凉茶铺是香港的一道风景。预先煎妥凉茶待客，似乎为粤港所独有，不少市民钟情光顾凉茶铺。在香港的超级市场，凉茶原料与煲汤用的中药补品琳琅满目。凉茶与香港市民的日常生活密不可分，可以说是家喻户晓。香港市民对凉茶之钟爱与凉茶业的兴盛可见一斑。

食疗，孕育于中国传统文化之中，是中华民族预防、治疗、养生、康复的一大特色。在香港，补药的原料多来源于中国内地，凉茶的原料则多就地取材。凉茶之配伍，随四季不同有所变化。简可由一两味祛湿、清热的草药组成，如鸡骨草、鱼腥草、毛冬青、岗梅、金樱子、火炭母、白茅根、淡竹叶等；繁则可多至如五花茶，二十四味等。根据不同的体质，选择不同的食疗方，持之以恒，必见成效。日日煲、天天饮的汤水与凉茶，蕴含着中医补与泻的基本治疗大法，而补虚扶正，泻实祛邪的饮食养生之理也尽在其中。"不治已病治未病"，"不苦口的良药"才是人们所真正期盼的。

七、青黛

李时珍在《本草纲目》中也有类似的描述："波斯青黛，亦是外国蓝靛花，既不可得，则中国靛花亦可用。"说来有趣的是，民间用药，手边上如果没有青黛时怎么办？李时珍有云："或不得已，用青布浸汁代之。"青出于蓝而胜于蓝，出自《荀子·劝学篇》中的那句名言："青，取之于蓝，而青于蓝"。这句话讲的是从蓝草中提取出靛青染料的故事。

谈到经济作物，香料与染料为其重要组成部分，而在染料当中，蓝则是重中之重，说到染料靛蓝又不能不从印度与孟加拉讲起。古代的印度与孟加拉原本就是一个整体，有似中国古代东周列国一般，各个联邦之间，各自独立治理，但在经济发展、风土民情方面则交流紧密，彼此不分，尤其在科技方面更是难分彼此。第18届世界传统药物学大会便是由两个国家共同主办的。当然印度一直处于强势与主导地位。我在达卡的博物馆中，看到有这样的记录：早在古罗马时代，印度就是欧洲靛蓝的主要供应国。如同中国China是瓷器的代称一样，罗马人把印度（indikón）这个术语拉丁化为indicum，最终成为英语靛蓝这个词。

印度是最早的靛青原料种植与加工主要中心之一。在整个中世纪，罗马人使用靛蓝作为绘画、医药和美容用途。青黛在中国古代化妆时常用于描眉。李时珍曰：黛，眉色也。早在东汉刘熙的训诂专著《释名》中有：灭去眉毛，以此代之，故谓之黛。当时靛蓝仍然是欧洲稀有的商品，有"蓝金"之称。谁拥有靛蓝染色的衣服，则是富有的象征。靛蓝也是阿拉伯商人从印度进口到地中海谋利的一种奢侈品。

在15世纪末，葡萄牙探险家达伽马发现了一条通往印度的海路。避开了波斯，缩短了距离，降低了成本，减少了麻烦，因此欧洲靛蓝的进口和使用量大幅增加。在达卡博物馆，我还见到了一口当年熬制染料的大锅，我初以为是铁制的，经询问才知道是铜制的，当地人叫"Tamba"，有两百年的历史。这里另有一段孟加拉的农民反抗东印度公司不公平待遇，在1859年发起了被称为"靛蓝起义"的故事，这一事件也说明了孟加拉与染料的密不可分。

染料最初起于何处，似已无从可考，但起于亚洲大概是确信无疑的。在大航海时代，传到了欧洲。

靛青的提取过程大致是这样的：将茎叶浸泡——加入石灰水——捞起液面泡沫——烈日下晒干为青黛，其水下沉者为青靛。这一过程用现代科学研究解释其原理为：菘蓝、马蓝、蓼蓝、木蓝的植物叶子中，主要含有松蓝苷（indican）的酯类物质，在碱（石灰）的作用下可水解，生成青黛。青黛中主要含有靛蓝与靛玉红，二者为同分异构体，在制备过程中因不溶于水，经搅拌与泡沫一起上浮于水面。也是通常认为比较纯净、质量较好可用于药用的部分被称为青黛。因含有石灰和其他杂质沉淀在下面的被称为靛青，一般用于染料而不作药用。

这里就要谈谈青黛的药用价值了。最早记录青黛使用的是宋代的《开宝本草》。其中写道，"青黛从波斯国来。今以太原并庐陵、南康等处，染瓮上池沫紫碧色者用之。"

我国贵州的蜡染，日本夏季和服浴衣，除去其古朴、自然的感觉外，其天然的杀菌、爽身功效为其重要原因之一吧。

2018年初我走访孟加拉国，探寻那里的天然植物资源丰富，特别是草本与灌木种类繁多，尤其盛产染料与香料植物原料。那么孟加拉国都主要出产或盛产哪些染料？带着疑问，我来到郊外的达卡植物园寻求答案。

孟加拉国的达卡是一个五彩缤纷的都市。在这里，我们了解到，孟加拉国全国的经济作物有甘蔗、茶叶、棉花、烟草、棕榈、椰枣、槟榔、杧果、香蕉、菠萝等。其中以黄麻最为著称，其原料与制品在国际上畅销，故有"黄麻之国"的称号。达卡国家植物园，覆盖面积205英亩，收集植物超过五万种，既有水生又有旱生。

粉红色的染料有草莓、覆盆子、玫瑰、薰衣草、茜草根；红色有玫瑰、芙蓉花、槟榔、紫草、红花；蓝色有紫甘蓝、菘蓝、桑椹、矢车菊、黑莓、木蓝；橙色有洋葱、胡萝卜、丁香、姜黄；棕色有咖啡、茶叶、蒲公英根；绿色有菠菜叶、芭蕉根；黄色有藏红花柱头、鲜红花、万寿菊、姜黄、大丽花、向日葵。这里还有一说名字就知用途的红木科红木属胭脂木 *Bixa orellana* L。

植物界丰富多彩，种类繁多，靛青的原料，便有"凡蓝五种、皆可为靛"之说（明·宋应星《天工开物》）。即包括十字花科菘蓝、爵床科的马蓝与蓼科的蓼蓝，一说有五种：除以上三种外，还包括豆科木蓝与野青树。而在孟加拉国使用的以后面一种为多。

那么青黛是什么做的呢？是爵床科植物马蓝*Baphicacanthus cusia* (Nees) Bremek.、蓼科植物蓼蓝*Polygonum tinctorium* Ait或十字花科植物菘蓝*Isatis indigotica* Fort.的叶或茎叶经加工制得的干燥粉末或团块（图20）。

需要经过长时间浸泡、沉淀、去除碎渣、晒干。才能形成质轻，易飞扬，可粘手粘纸的蓝色粉末。极细灰蓝色或深蓝色的粉末，具草腥气，味微酸；成了所谓青出于蓝而胜于蓝的青黛。以蓝色均匀、能浮于水面、火烧产生紫红色烟雾时间较长者为佳（图21）。

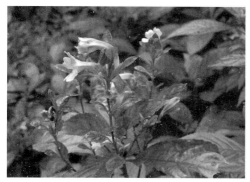

图20　青黛原植物马蓝

0.5 cm

图21　青黛药材

青黛味咸，性寒。具有可清热，凉血消斑，解毒，清肝泻火，定惊的功效。主治温病热盛，斑疹，吐血咯血，小儿惊痫，疮肿，丹毒，蛇虫咬伤。

青黛的制造工艺已经有了很大的进步，从北魏时期贾思勰的《齐民要术》到明代宋应星的《天工开物》，制造技术不断改进，明代《本草品汇精要》中更有彩色的绘图。到了19世纪，人们开始寻找合成靛蓝，以满足服装行业的大量需求。但是人们似乎还是更喜欢天然的染料制品。

除去染料外，蓝之家族更是一物多用。一物出三药：板蓝根、大青叶、青黛源自同一植物。亦可谓是同根生的三兄弟，一身是宝。在清热解毒，抗"非典"与防治流感方面屡建奇功。板蓝根、大青叶、靛蓝和后来研究出来的靛玉红，同时也道出了一个问题，中药并非都是来自天然，也有加工品。在时常出现的抗流感行动中，板蓝根更是名声大噪。老树发奇葩，随着现代科技的进步，青黛中发现了靛玉红（indirubin），现代研究发现了其新的活性，可用于治疗慢性粒细胞白血病，令人耳目一新。

自古中药有外来，东西方文化的传统医药是相互渗透与相互促进的。一部靛蓝的历史，看到了染料与医药的融合，看到了先民的智慧，看到东西方交流，看到了古今沿革，也看到了继承与创新。

八、藤黄

藤黄，顾名思义，大概是指植物的茎藤中有黄色的树脂。说到森林中比毒蛇猛兽更需要提防的是更微小的生物。2018年在马来西亚砂拉越原始森林的考察，最大的收获是我们意外地发现了藤黄的原植物。因李时珍没有到过岭南地区，根据其名称误以为是藤本，故在《本草纲目》中将藤黄收录于草部。同一卷中还有紫金藤、南藤、清风藤等藤本植物。

人们常将树胶与树脂混为一谈，但从专业的角度看，二者是不同的。树胶是亲水的，是高等植物受到外来刺激后的渗出物，出自植物抵御外界不良因素的一种本能的反应，所以说是一种病理产物，如阿拉伯胶等。树脂则不然，既然是脂，就不溶于水，油是油、水是水。树脂是植物的分泌物，有的是正常的代谢产物，也有受外来刺激产生异常的次生代谢产物如：阿魏、乳香、没药、安息香、苏合香、藤黄、血竭等。

记得当年我在海南的热带雨林中行走，用柴刀开路，看到刀口上鲜血淋淋之状，原以为是伤到了哪里，细想来来是砍到了豆科植物鸡血藤，淌出的树脂。

藤黄为外科用药，用于痈疽、肿毒、蛀齿、溃疡、顽癣等，近年研究报道其有抗肿瘤等功效，并有众多论文发表。《香港中药材标准》也记载过藤黄的研究，但材料多为进口，没有人实地进行过采集，甚至没有一张原植物的照片。

藤黄（gamboge）主产于柬埔寨、越南、马来西亚等地。其拉丁文名称gambo-gium，即源于柬埔寨Gambogia一词。原植物为藤黄科藤黄属植物藤黄 *Garcinia hanburyi* Hook.f.的树脂。早在唐代《海药本草》中作为外来药收录。李时珍将其从木部移入《本草纲目》草部第十八卷，记述有："今画家所用藤黄，皆经煎炼成者，舐之麻人"。并引用："周达观《真腊记》云：国有画黄，乃树脂。番人以刀斫树枝滴下，次年收之。"《真腊风土记》由元代人周达观所著。是一部介绍位于柬埔寨地区的古国真腊历史、文化的中国古籍。前次我们在柬埔寨吴哥考察龙脑香时也从此书中得到了重要的启示。有趣的是，在《本草纲目》的金陵本与江西本中，均缺失藤黄一图，也成为目前考据版本的佐证之一了（图22）。

藤黄除药用外，也可用作染料，这次在东马来西亚

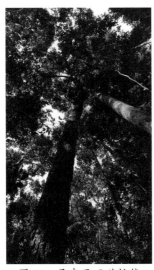

图22 马来西亚砂拉越原始森林中的藤黄大树

古晋民俗文化村的一个画摊上，我们见到众多色彩鲜艳的动植物画，老画师手中的染料，其中便有藤黄。经询问，他介绍当地的采集藤黄如同割橡胶一样，将茎干的皮部作螺旋状的割伤，伤口内插一竹筒，盛流出的树脂，然后加热蒸干，即可（图23、图24）。

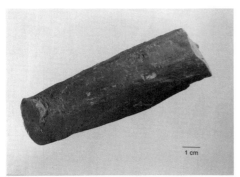

图23　藤黄药材（源自赵中振
《香港中药材图鉴》2003年）

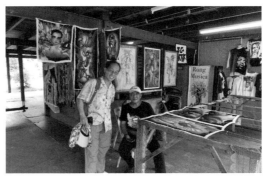

图24　笔者在马来西亚考察以藤黄作颜料的
画作与画家

因为时间所限，没能实地去追寻藤黄的加工作坊，只能留待下次考察了。

九、阿胶——昔日贡品今良药

阿胶是以驴皮为主要原料熬炼制成的补益佳品。提到阿胶，就不能不先说说驴。唐代大文豪柳宗元那篇精彩的《黔之驴》千百年来脍炙人口。其实在汉代之前，不仅贵州无驴，整个中原大地也是没有驴的。人们喜说：五谷丰登，六畜兴旺。六畜指马、牛、羊、鸡、狗、猪，并没有驴的位置，十二生肖中自然也不见驴的踪影。

驴（*Equus asinus* L.）原产自非洲及西亚，在西汉时期，张骞出使西域时传入中原。因其粗生易养可供劳役，遂繁衍日盛。

1. 阿胶溯源

阿胶入药的记载，可以追溯到《神农本草经》。古代的阿胶用的主原料最初是牛皮，南北朝《名医别录》中明确指出："阿胶，生东平郡，牛皮作之，出东阿。"唐代《千金方·食治》记载，牛皮、马皮、驴皮均被用来制阿胶，说明阿胶的原料逐渐多元化。到了五代与宋代，牛皮主要用于军备，如甲胄、弓弩等，不敷他用，政府于是颁布了"牛皮之禁"，不准民间私藏牛皮。这种做法似中国历史上有过的盐铁官营令、人参禁采令一样。资源所限，牛皮逐渐退出市场，驴皮成为制做阿胶的代用品。

古代的毛驴，不能像骏马一样在战场上冲锋陷阵，亦不能如黄牛一样在农田中驾辕。正如汉代《盐铁论》中评价的：羸驴不中牛马之力。小毛驴往往是在结束了拉套、拉磨的使命后，被卸下来。而为了发挥余热，驴皮又在制作阿胶上派上了用场。

究竟驴皮的功效可否与牛皮相比？争论一直持续到明代，直到李时珍在《本草纲目》中将驴皮阿胶列为"圣药"才告一段落。此后，以牛皮为原料所制造的阿胶被称为黄明胶，而以驴皮为原料制造者则特称为阿胶了。现今驴皮已经成为阿胶原料的主流，《中国药典》也确定了驴皮作为阿胶原料的法定地位。

在中国饲养驴的漫长历史过程中，主产于鲁北、冀东平原沿渤海各县的一个品系——乌驴成为阿胶的原料来源，形成阿胶道地性的重要一环。在《本草品汇精要》中有一幅乌驴图，说明以乌驴的皮制阿胶由来已久。《名医别录》文中东阿即为今山东省东阿县。明清代以来文献均记载以乌驴皮和东阿的井水制成者才可称为阿胶。

2. 为阿胶正名

阿胶在临床上应用十分广泛，疗效显著。在日本从中国进口的中成药当中，以阿胶为主药的"妇宝当归膏"销售额一直名列前茅。

1995年的一个夏日，日本海关突然发出通告，禁止阿胶与相关制品的进口，原因是此产品违反了国际自然保护条例。这一决定不但影响到中药的国际贸易，也会限制日本消费者对阿胶制品的需要，政府部门一下着了慌。当日我以中医药专家身份，受邀来到海关接受咨询。

此事非同小可，不可等闲视之。我仔细查阅了相关资料。在华盛顿国际自然保护条例中，驴之学名赫然纸上，阿胶用的驴皮来自人工饲养的乌驴，但因学名与其野生种一样而引起日本人的误解。为了化解这个学术与实际脱节的问题，我找到了另外一个日本人生活中熟悉的例子，即北京烤鸭用的鸭子同野生的非洲绿头鸭拥有同一学名。因为两种情况的性质完全一样，我将这个案例分析给海关的执法人员听："如果照此处理，横滨中华街上备受日本消费者钟爱的北京烤鸭也要从餐桌上撤下来了吧。"经过讨论，我们达成了共识：野生动物和养殖动物是两个不同的概念，阿胶与相关制品可以继续进口日本，但在所有进口资料中，驴的学名后，要加注人工饲养（domestic）字样。

阿胶的炼制不是把驴皮简单地煮一煮，而是颇为讲究的，甚至有要用"银锅金铲"一说。几年前，我在为筹建香港浸会大学中医药博物馆收集藏品四处奔走之时，成都中医药大学的王家葵教授，将家中珍藏的一张道光年间的阿胶仿单（说明书，图25），连同道光年间的阿胶存样（图26）慷慨捐献出。仿单不但记述了从阿胶用水，到毛驴的喂养、选皮以及制胶的一套严格的程式，而且连银锅金铲的使用都有具体的要求与说明。仿单中还有针对不同妇科疾病的治疗配方，并提到服用阿胶伪品危害健康。

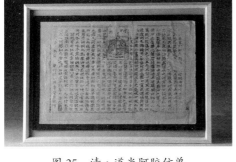

图 25　清·道光阿胶仿单

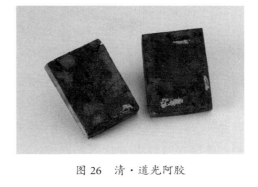

图 26　清·道光阿胶

阿胶首载于中国最早的药学专著《神农本草经》，在《伤寒论》中出现4次，入3方；在《金匮要略》中出现9次，入8方。从汉代至今历朝历代303部医药典籍中均有阿胶应用记载，医方达3200余方次，其中以阿胶为君药处方328个。

阿胶在临床上应用十分广泛，疗效显著。在2018年4月国家中医药管理局发布的《古代经典名方目录（第一批）》中，含阿胶经典名方方剂共五个，分别为猪苓汤、三甲复脉汤、清肝止淋汤、两地汤和清燥救肺汤。《中国药典》（2015版）、《中华人民共和国卫生部药品标准》（中药成方制剂1~20册）中收录含阿胶的药品有149种，含有阿胶的中成药占所有中成药的2.67%。

在日本，阿胶已列入《日本药局方》外生药目录（日本药局方相当于中国药典）。根据日本厚生劳动省医药食品局2011年4月15日颁布的《一般用汉方制剂承认基准》及2012年8月30日颁布《一般用汉方制剂承认基准的修改通知》，厚生劳动省医药食品局官方认可的含有阿胶的汉方制剂有：温经汤、黄连阿胶汤、杏苏散、芎归胶艾汤、炙甘草汤、猪苓汤。另外，温经汤、炙甘草汤、猪苓汤为日本国家医保收录药品。在日本从中国进口的中成药当中，以阿胶为主药的"妇宝当归膏"销售额一直名列前茅。

2007年，我曾到中国内地实地考察了解到，阿胶原料是驴皮，随着农业机械化的普及，驴的传统役用价值减退，导致毛驴存栏量锐减。国家畜牧统计年鉴显示，30年前（即20世纪90年代）中国的毛驴存栏量还有1100万头，当时还是世界第一养驴大国。目前中国驴的数量降到不足600万头。从联合国粮农组织（FAO）官方数据分析，法国、意大利、西班牙、印度等国家都呈现出"随着工业化的发展，驴数量急剧下降"的规律。而在工业不发达的国家或地区，则有驴数量不降反升的情况。

目前，乌驴的饲养技术已经成熟，从长远看，要保障阿胶的供应和可持续利用，必须大力发展人工养殖业。

阿胶这一中药精华从南北朝的贡品开始，经千百年历练，至清代赢得"九朝贡胶"的美誉。因疗效好，加之已经形成规模化的生产，原本为达官显贵享用的补血圣药，现已进入了寻常百姓之家。

十、马钱子

马钱子之名是依药材外观性状而来。马钱子古称番木鳖，李时珍在《纲目》中记载：番木鳖生回回国，今西土邛州诸处皆有之。蔓生，夏开黄花。七八月结实如栝蒌，生青熟赤，亦如木鳖。其核小于木鳖而色白。且气味苦，寒，无毒。这段描述虽是马钱子的首载，但其中传达的信息却有误。

一次我给香港的西药药剂师讲马钱子，问大家知道吗？他们说不知道。那反过来，我问"士的宁"知道吗？大家都知道。"士的宁"（strychnine）这个生物碱，在西药里也是非常常用的。好多中药和西药都是源自相同的药用植物（图27、图28）。

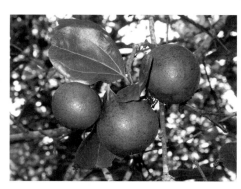

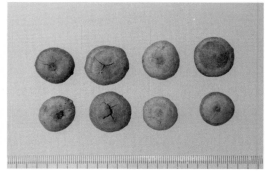

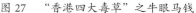

图 27　"香港四大毒草"之牛眼马钱　　　　　图 28　马钱子药材

中药一物多名现象很容易导致张冠李戴现象的发生。

"木鳖子"、"番木鳖"这两个是不是一个东西呢？ "番木鳖"是马钱子——马钱科马钱*Strychnos nux-vomica* Linn.，而木鳖子是葫芦科的植物木鳖*Momordicacochin chinensis* (Lour.) Spreng.，很多人将两种误用了。而木鳖子无毒，在泰国，甚至有木鳖子所制的饮料，味道别致。

明代《纲目》序例中专门设有"药名同异"一节，并列举了很多实例，可见"同名异物"与"同物异名"的问题自古有之。有时候命名也会引起很大的争议，比如"牛膝"、"狗脊"。日本人也用汉字，当他们看到"牛膝"、"狗脊"的时候，很多动物保护组织的人出来抗议，说你们把牛的膝盖、狗的脊椎都拿来做中药，有点太残酷了。而我们熟悉中药的人都知道并不是真的牛膝盖和狗脊椎。

冰冻三尺，非一日之寒。中药材品种混乱现象是千年遗留的历史难题。"药无重名惠万家"，澄清混乱是一项艰巨的工程，非一蹴而就，需要学界、业界与政府的通力合作。

十一、西红花

西红花，又称为番红花或者藏红花。它享有三个世界之最：一是世界上最贵的药用植物；二是世界上最好的染料；三是世界上最昂贵的香料。

西红花是鸢尾科植物番红花*Crocus sativus* L.的干燥柱头。性味甘、平。归心、肝经。具有活血化瘀，凉血解毒，解郁安神的功效。红花来源于菊科植物红花 *Carthamus tinctorius* L.的干燥花，在古代亦称红蓝花。

李时珍的《本草纲目》中首次收载："藏红花即番红花，译名泊夫兰或撒法郎，产于天方国。番红花出西番回回地面及天方国，即彼地红蓝花也。""天方国"即指波斯等西域国家。番意指出西番之地，以中国为坐标，西、番都是指西方来的、外来的。"西红花"这个名字也是它在传播的过程中不断变迁的结果。这种红花原产欧洲南部，在西班牙、法国、希腊、意大利、印度等地都有栽培。明朝时经西藏传入中国，所以又称"藏红花"，而不是因为它是西藏出产。而且，并非是天方国的红蓝花，而是更远的地中海地区的番红花（图29）。

西红花呈线形，三分枝，长约3cm。暗红色，上部较宽而略扁平，顶端边缘显不整齐的齿状，内侧有一短裂隙，下端有时残留一小段黄色花柱。体轻，质松软，无油润光泽，干燥后质脆易断。气特异，微有刺激性，味微苦（图30）。

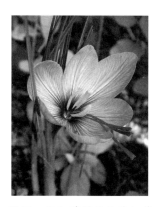

图 29　西红花原植物番红花

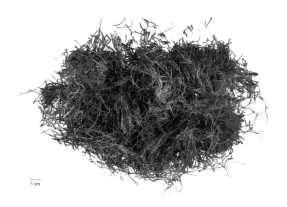

图 30　西红花药材

西红花自古以来就是非常名贵的香料和滋补品，是专供皇室享用的贵重贡品。俗话说："物以稀为贵"。西红花的"低产量"成就了它的"高身价"。西红花并不是全花入药，仅用雌花蕊，就是花朵中间的三个柱头（花蕊），从花中采摘三个柱头，摊放于托盘用火烤干。西红花有一个特性，就是花开时间特别短，往往只有几个小时，之后就会枯萎，枯萎后花柱也就失去药用价值了。农民每到西红花收获的季节经常全家出动，通宵达旦地工作。尽管如此，80朵花也只能加工得到1克西红花，1

亩地约16万朵花才能出1千克药材，故其价格非常昂贵。

十二、海狗肾

《药性赋》温热药里边提到的腽肭脐，"腽肭脐补肝肾更壮元阳"。腽肭脐又名海狗肾，实际上就是海狗的生殖器。海狗是一个比较笼统的概念，它牵涉到海狮、海狗、海豹等北极圈里的一些动物的生殖器。

李时珍在《本草纲目·腽肭兽》中记载：按《唐书》云：骨貀兽出辽西营州及结骨国。《一统志》云：腽肭脐出女直及三佛齐国。兽似狐，脚高如犬，走如飞。取其肾渍油名腽肭脐。观此，则似狐之说非无也。盖似狐似鹿者，其毛色尔；似狗者，其足形也；似鱼者，其尾形也。入药用外肾而曰脐者，连脐取之也。

当这个药传到中国来后，原动物谁也没见过，画师就凭想象去画。海狗长什么样？古人想海狗和黄狗差不多吧，海狗在水里边游应有尾巴，就画出了这样一只海狗，有点像新加坡的鱼尾狮似的（图31）。现在我们能见到的"至宝三鞭丸"里边就用它。当然用药之前还要进行炮制，不然又腥又臭（图32）。

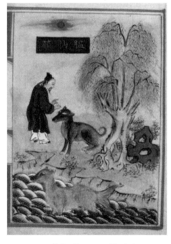

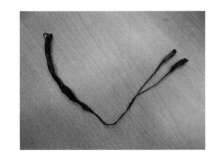

图 31　明《本草品汇精要》腽肭脐　　　图 32　海狗肾药材

翻看地图，无论大汉还是盛唐，我们使用的药物远远超出了自己的疆域，换言之，我们的国门向来是开放的，中药也是兼容并蓄的。有何为证？明代官修的《本草品汇精要》里出现的苏合香、龙脑香、天竺香都是外来的，这张图里除了清晰的描绘了这些植物的形态以外，人物也不是中原人的形象，无论从容貌还是服饰都是西域人的。当然还有一些贵重的、描述不太确切的药。番泻叶的名称更形象一点，这三个字既代表它的来源，也代表它的功效，番是外来的，来自于埃及的亚历山大港，泻表示功效泻下，叶表示药用部位。

十三、从象胆到猴枣

1. 象胆为何物

在《本草纲目》木部第一卷内芦荟的别名下，有一"象胆"之称引起了我的注意。而李时珍并无对芦荟此名的由来做出解释。芦荟为进口药，黑黑的、大大的、尝起来苦苦的，人们自然想到了动物的胆。蛇胆、鸡胆、猪胆，如此之大，只有大象与之相配。因基原不清，主观臆想，故有此别号（图33、图34）。

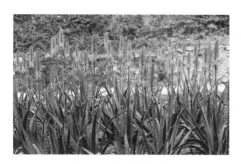

图 33　芦荟原植物

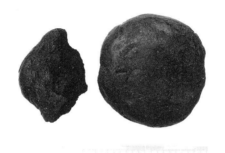

图 34　芦荟药材

2. 猴枣

猴枣为一味小儿化痰的进口名贵中药。在1964年的《全国中药成药处方集》中，收录有上海、南京、杭州的"猴枣散"的不同中成药组方。"猴枣散"1997年被列入全国中医医院急诊必备中成药目录，临床主要用于高热、支气管炎、肺炎、哮喘等有里热症状者。目前中国内地，有11家厂商注册有生产猴枣相关制品，香港注册中成药中含有猴枣组分的产品超过百余种，其中有两家的制品在中国内地有销售。

牛黄为牛的结石、马宝为马的结石，那么猴枣呢？人们自然联想到猴子，真的是猴的结石吗？未必，我们俗话中说"这人吃猫食呢"，并非指喂猫的食品，而是指饭量小。还里是否也因为小而用猴子来形容呢。纸上得来终觉浅，当年李时珍为了辨明穿山甲食蚁之谜，亲手解剖过穿山甲。为判明猴枣来源，我们也应实地考察，一探究竟。我们的考察是从市场调查开始的。

对于贵重中药猴枣，很多专业人士怀疑不止来源于一种动物的结石。另一方面，业界也大都知道商品印度猴枣是出自羊而不是猴，但不明白为何国内的山羊体内没有产生出这种结石，有人推测可能有人工培植的山羊胃肠结石作为猴枣使用。因没有中药专业人士到印度实地考察印度猴枣的产生与收取，去过的也只是听当地商人口头介绍而已。迄今公开的资料中，无一人介绍其目睹从猴子或羊体内取出猴枣。因此，以上怀疑或推测并没有得出明确的结论。

市场销售的猴枣主流品种究竟为何物？出自于哪种动物？哪个部位？如何形

成？生长习性如何？如何收取？为解开这些谜团，2018年1月中旬，我们的研究组专程到印度中南部进行了一次猴枣正本清源之旅。

3. 实地考察

（1）生长环境

考察组到达了印度中南部的泰伦加纳邦（Telangana），此地为一个农牧交错带，出产棉花、玉米、水稻，水果有香蕉等，一年之中有旱季与雨季之别。

在当地专门从事猴枣贸易的Aijaz Mahboob Khan（A. M. KHAN）先生带领下，从海得拉巴（Hyderabad）驱车4个多小时，到达了泰伦加纳邦（Telangana），走访了两个村镇卡因纳加尔县（Karimnagar）和尼扎马巴德县（Nizamabad）的两户牧羊人家，并现场对公、母山羊各一只进行解剖，考察全过程，由浣一平、柴林摄像记录。采集的植物标本保存于香港浸会大学中医药学院中国银行中药标本中心。

（2）结石的形成

当地饲养有大量的印度山羊，即家山羊*Capra aegagrus hircus* Linnaeus，这种山羊身上棕褐偏黑色，头上有角。体重10~20千克。一只山羊的繁殖规律一般为，六个月成年，一年可两次受孕，每胎2~4只。印度山羊为群居动物，觅食力强，食性杂，对各种牧草、树木枝叶等均可采食。每年4月，当地称作"Tumma chettu"（Babul tree）的树木的果实成熟之后，牧民用木棒敲打树枝，让果实开裂，然后将散落在地上的种子收集起。种子因味道较苦，用盐水浸泡处理后喂给羊吃。此种子不易被羊排出，易在肠道内形成结石。

有经验的牧民，触摸羊的腹部，便可知哪些羊已有结石、已经"怀上了"，随后分而治之。没有怀上的，直接用作肉羊饲养。那些怀上的，加以特别的饲养，即用货车将大批量的山羊运载到5~8公里外的山林中放牧，让其食用各种树叶，吸收不同的营养，以利结石长大成熟。从6月草木繁盛的雨季开始喂养，到11月旱季开始宰杀，一般在羊体内120天可以形成商品羊肠枣所需要的体积。

以往文献所说只有母山羊可以产出结石，是不准确的。公羊与母羊同样可以产生结石。

（3）山羊的进食习惯

此生态环境下的进食习惯与羊肠枣的形成密不可分。我们在当地牧民的陪同下找到了一种当地称作Babul 的树，经鉴定为植物为豆科金合欢属植物阿拉伯金合欢*Acacia nilotica* (L.) Delile。

阿拉伯金合欢的荚果一般在4月成熟，而我们到达当地时正值1月中旬，果实还是嫩果，有些类似槐角一样，表面发黏，掰开后，荚果内的种子味道略苦。最终，种子成熟时会变为褐色。阿拉伯金合欢木材坚硬，红棕色，耐水湿，抗白蚁，可作家具、农具等用材。树皮及荚果富含单宁，当地制皮业用它来鞣革。枝及嫩叶可喂牛、羊。树胶亦为商品阿拉伯胶来源之一，用于印染业。

同一环境中，还生长与豆科阿拉伯金合欢近缘种植物。此外，还有很多山羊喜欢食用的植物，包括使君子科，大戟科，芸香科等，以上植物从6月上旬或中旬的雨季开始生长，到10月底或11月，一直茂盛。良好的牧场环境，为羊群提供了足够的食物与营养；特殊的植物，保证了羊肠枣的形成。

（4）羊肠枣的获取过程

山羊是草食动物，其消化系统构造详见图35。

研究组和当地养殖人员一起现场解剖了两只人工饲养的山羊，一为公羊，另一为母羊，发现结石形成的准确部位是在盲肠的部位（图36）。盲肠（caecum），当地人统称"cirdan"——肠胃里，类似中文说的"肚子里"。

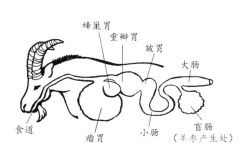

图35 山羊消化系统示意图（林燕靖绘制）

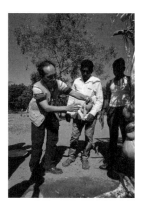

图36 现场解剖了人工饲养的山羊并取出羊肠枣

阿拉伯金合欢的种子若落进了盲肠囊袋里，则无法排泄出体外。因阿拉伯金合欢种子这种"引物"的刺激，动物体内分泌出抗炎物质，又因种子富含单宁，与蛋白质结合后，在豆子表面形成一种天然的保护层，如珍珠的形成一样，层层加厚，体现了动物的自我保护功能。

我们用清水一遍遍地清洗盲肠中黄绿色糜粥样流体，直到水落石出，看到了一粒粒黑褐色发亮的结石。在一只羊的腹中，共找到了17颗品相完好的结石（图37）。

除去结石外面一层灰色的外膜后，金合欢的种子便裸露出来。剥离种皮，可见豆科植物的两个豆瓣状子叶。在同一个盲肠囊袋中，同时存在几粒小石子与黑色小豆，但其表面并没有覆盖膜状物，这说明羊肠枣的形成似乎仅与金合欢种子带来的刺激有关。

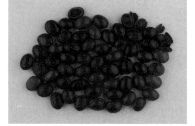

图37 猴枣药材

533

（5）采收

十胜节（Dussehra）源自印度的古老史诗"罗摩衍那Ramayana"的传说。罗摩王子被国王放逐森林14年，历经磨难，最终将他的妻子悉多（Sita）从魔王岛中救出来，重归故里，全国欢迎他们归来。如今每年在这一传统节日里，当地要大宴宾朋，摆上丰盛的千羊宴。依照传统的印度日历，通常是在每年的10月至12月。此时，大量的山羊被宰杀，当季也是收获大量羊肠枣的时节。

十四、胡椒

李时珍在《纲目》中记载道：胡椒大辛热，纯阳之物，肠胃寒湿者宜之。热病患食之，动火伤气，阴受其害。时珍自少嗜之，岁岁病目，而不疑及也。后渐知其弊，遂痛绝之，目病亦止。才食一二粒，即便昏涩。此乃昔人所未试者。盖辛走气，热助火，此物气味俱浓故也。病咽喉口齿者，亦宜忌之。李时珍笔下胡椒的药性是很辛热的，他从小喜欢吃胡椒，每年闹火眼，就是眼部生疮。起初不知道是什么原因，后来把胡椒戒了就好了。

胡椒究竟是什么东西？过去产自印尼，其实无论白胡椒还是黑胡椒，原植物都是一个。整个的果实成熟以后揉搓去掉外果皮就是白色的白胡椒，黑胡椒就是胡椒近成熟的时候干燥出来的（图38、图39）。我们现在只要到西餐馆，桌上一定有胡椒和盐，说明这是必不可少的。英语salary，词根就是salt盐。盐在当时多重要啊！

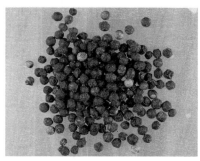 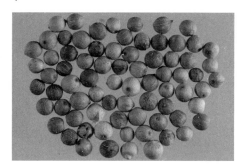

图 38　黑胡椒药材　　　　　图 39　白胡椒药材

胡椒在中国唐代就非常盛行了。我查到一个历史文献，唐代宗的时期，有一个丞相叫元载，位居一人之下万人之上，一开始他对国家也做过一些贡献，是很有能力的一个人，后来因贪污被唐代宗下令抄家了。抄家的时候，他家里被抄出很多金银财宝，名录里还有八百石胡椒。用现在的计量单位换算了一下，大概是两吨半。存那么多胡椒做什么？说明胡椒很值钱，比金银财宝都值钱。

为什么要去寻找新大陆？应该说是一个偶然的机会。古代欧洲很需要香料，阿拉伯人控制了海上的航线，东方的香料运不过来，西班牙女王聘请哥伦布，去探险看看能不能从西方的新航路绕过去，结果为了寻找当时的香料之王、为了寻找胡椒，哥伦布发现了新大陆，改写了世界历史。

十五、青蒿

中药的历史虽然是古老的，但不是说古老的东西就是落后的。古老的东西我们可以发掘，可以发现一些新的成分、新的应用。例如青蒿素。

2015年诺贝尔生理学或医学奖授予中国科学家——中国中医科学院屠呦呦研究员，肯定和表彰了屠呦呦研究员在青蒿素（artemisinin）的发现及应用于疟疾治疗方面所做出的杰出贡献。几年前的2011年拉斯克-狄贝基临床医学研究奖（Lasker-DeBakey Clinical Medical Research Award）已经授予过屠教授了。这一重大成就，挽救了全世界，尤其是发展中国家数以百万计疟疾患者的生命。青蒿素是做什么的？是治疗疟疾的。因为中国人的这项发明，每年拯救了上百万人的性命，是中国人的骄傲，这是中国人对全人类的贡献。

屠呦呦教授之所以能够发现青蒿素，从哪得到的启示呢？屠呦呦研究员在研究中，首先考虑并系统查阅古代医籍、历代本草和民间方药。她在获奖感言中特别提到了《神农本草经》《肘后备急方》和《纲目》，而青蒿素的发现是受到古人之用药经验——公元340年东晋葛洪的《肘后备急方》记载的治寒热诸疟方的启迪。葛洪写道："青蒿一握，以水二升渍，绞取汁，尽服之。"

含有青蒿素的只是黄花蒿一种。因此，很多人疑惑：青蒿素不是出自青蒿，为什么叫青蒿素呢？其实这与中药名称的复杂历史有关。中国古人对自然界的分类认识与现代的分类学不同，没有一物一名的"学名"，中药的异物同名、同物异名现象很普遍。如仓术与白术曾经统称为"术"一样，许多古代文献中的"蒿"包括了青蒿和黄花蒿。人们对植物的异同有一个从朦胧到清晰的认识过程，对这两种蒿类植物的区分也是这样的（图40、图41）。

 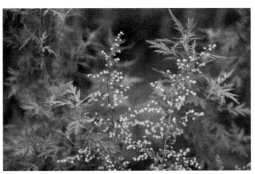

图 40　植物青蒿　　　　　　　　图 41　植物黄花蒿

民间有俗语："三月茵陈四月蒿，五月当柴烧。"李时珍格物致知，刨根问底，不但观察了青蒿的幼苗，还耐心等到了青蒿开花结果。李时珍首次将青蒿与黄花蒿从原植物名称方面分列条目。在《纲目》中区别开了青蒿和黄花蒿。称黄花蒿："香蒿臭蒿通可名草蒿。此蒿与青蒿相似，但此蒿色绿带淡黄。"分类学的角度跃进了一大步。但不无遗憾的是，李时珍没有将截疟作用从原有草蒿文献中分出纳入黄花蒿项下。但科学是发展的，真理是在不断判明的。

屠呦呦教授在前人工作的基础上，应用现代实验室技术，最终发现了抗疟新药青蒿素。抗疟新药青蒿素问世所引发了很多议论，聚焦在青蒿素是中药还是西药的归属上。这使我想起了历史上有关诸葛亮是河南南阳人还是湖北襄阳人的一场旷日持久的争论。我很欣赏清人顾嘉衡写下的那幅名联：心在朝廷原无论先主后主，名高天下何必辩襄阳南阳。

屠呦呦教授是学习西药出身的，但并未将中药排除于她的研究兴趣之外，更没有拒绝对《肘后备急方》这样中医古老文献的钻研，从而成就了如今的辉煌。许多中国古代医药大家对其他学说持有兼容并蓄的态度。《伤寒论》中博采众家、《纲目》集医药大成，因而站在了那个时代的最前沿，并成为人们至今取用不竭的医药知识宝库。

在香港有不少记者来找我，开头便说："你曾经在中药所工作过，认识屠教授吧。"的确，我早就认识屠教授。我是1982年到中国中医研究院（现称中国中医科学院）攻读生药学硕士研究生的。那一年中药所只有两个硕士生，而资深人才济济，如生药学家谢宗万、炮制学家王孝涛、药理学家章荣烈、药物化学家屠呦呦、中药分析化学家章育中等。在上大学时他们的名字如雷贯耳，如今有幸与这些专家近距离接触，得到教导与呵护，真是感到何其幸之。

我到中药所时，屠教授已经是世界知名学者，但在我的印象中，她毫无大专家的架子。虽然我们不在一个研究室，但都在一个楼里，时常碰面。每次见到我，她都会亲切地打招呼，她叫我小赵，我称呼她屠老师。从她简朴的衣着、直率的谈吐，感觉她是一位非常可敬的、没有世俗之气的纯粹的科学家。

20世纪80年代的中国，科研条件还很差，中医研究院中药所虽被誉为中医药研究的国家队，拥有北京不多的苏联建筑风格的八层大白楼作为科研重镇，但里面的情形却令人尴尬。我走进那座大楼，闭着眼睛都能说出自己所在的位置。中药味和樟脑味最浓的地方是生药室；有酒精氯仿气的地方是化学室；有屎尿腥臊味是药理室与动物房，有厨房与油烟味道的则是拥挤不堪的宿舍。

关于青蒿素的世界级的科研成果，就是在这样的环境中诞生的。这一成就的取得靠的是以屠老师为代表的中国科学家的顽强毅力与拼搏精神。屠老师对科研的执着和奉献，如仅用刻苦工作、加班加点来形容就太一般了。为了从中草药中发现抗虐药物，屠老师他们所经历的困难、所付出的努力是常人难以想象的。与历史上居里夫人为了发现镭，不顾被放射线辐射的壮举相仿，当年屠老师整天泡在实验室里，患上了中毒性肝炎。为了加快搞出新药，她不顾危险在自己的身上做实验。屠老师是中国科学界的精英与楷模。

青蒿素得到世界卫生组织与科学界的肯定，挽救了亿万人的生命，有关的佳话无数，这里我想说一件发生在我身边的故事。

我的研究生指导老师谢宗万教授，是著名的本草学家、生药学家。谢老师志随神农踏遍青山寻百草。年届七旬时，他为了调查药用血竭的资源，深入老挝的热带雨林中，不幸被蚊子叮咬染上了疟疾。回到北京后住进医院，寒热往来，在生命堪忧时，是屠老师和她课题组送来了新研制的青蒿素栓剂，使得谢老师转危为安，青蒿素就这样救了我老师的性命。

发现青蒿素的关键线索来自中华民族祖先留下的中医药学典籍，这也让世人的目光再次投向了祖先给我们留下的这些宝贵财富。

十六、艾叶

艾叶在名称与品种上自古就出现了混淆，这点与青蒿有相似的历史状况。艾叶之名在本草书中的正式出现，是在南北朝问世的《名医别录》中，位列中品。此后，中国历代本草中多有收录。可是，为何这样常用的中药，在著名的《神农本草经》中没有提及呢？根据梅全喜教授的考证，在《神农本草经》中艾是以"白蒿"之名入药的。

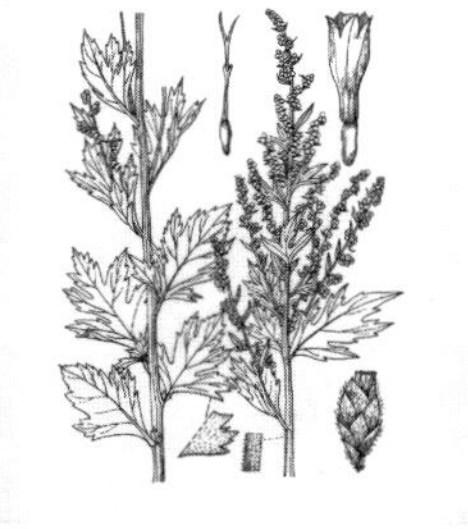

2015版《中国药典》收载菊科植物艾*Artemisia argyi* Lévl. et Vant作为中药艾叶的法定原植物来源种。林有润研究员经过植物分类学研究认为，蕲艾为艾的栽培品种 *Artemisia argyi* Lévl. et Vant. cv. qiai. 其主要鉴别特征为：植株高大，高1.5~2.5m，有浓烈香气。叶厚纸质，被毛密而厚，中部叶羽状浅裂，上部叶通常不分裂（图42）。

图 42　刘素娟绘艾的墨线图

历史上，东西方几大文明并起。在经历了一次次战争和瘟疫的炼狱之后，一些文明古国和民族渐渐消亡了，而中华民族并没有被毁灭，且越来越繁盛。可以说，在中华民族抵御疾病逐渐成长为世界上第一人口大国的漫长岁月中，中医药功不可没。

中医传统强调"治未病"。每到清明时节，客家人习惯采集鲜嫩的艾草做成"艾糍"，服之以避邪，据说可长年百病不侵。艾之原植物从不生虫，这也使古人赋予艾神圣不可侵犯，甚至能"除毒气辟邪"的威名。用现代话讲，就是预防瘟疫。根据蕲春艾叶的研究专家梅全喜教授介绍，史载每逢瘟疫之年，都是艾叶丰产之季，这是大自然赐予人类抵御病邪的武器，可谓天赐良药。

中国自古民间就有五月初五，挂艾叶、悬菖蒲、洒雄黄的习俗，有些地区新生儿还要用艾叶洗澡，这些习俗一直流传至今。在湖北蕲春，家家户户挂着艾叶，洗艾浴就像吃饭一样平常。另外，端午时节，正值春夏之交，容易发生流行病。洗艾浴不但可以洁净身体，而且艾叶通过加热，挥发油成分挥发到空气中，以杀菌消毒，洁净空气，达到预防疾病的作用。

中华民族这些强身健体的方式简便易行，其代代相传，从而在中国形成了一种独特的习俗、文化。

艾，也称医草、黄草、艾蒿，是菊科植物蒿属艾及其近缘种的统称。8~10月开花，10~11月结果。艾入药的部分，是它的叶片，因此，药材名为艾叶。

艾叶在中国民间的应用极为广泛。中国人对艾并不陌生，《诗经》里面就提到艾。艾叶是中国劳动人民使用较早的植物，《诗经》中"王风·采葛"条载："彼采艾兮，一日不见，如三岁兮。"

自古以来，艾叶就是一种常用的中药，它用于治病，已有三千多年历史。在长沙马王堆汉墓发现的《五十二病方》中，就记载着艾叶的疗效与用法。东汉张仲景的《金匮要略》中也有两个用到艾叶的处方：胶艾汤与柏叶汤，前者用于养血调经，后者用于吐血不止。

艾叶在李时珍的《纲目》中是载入复方较多的药物，有50条，而甘草有37条、黄芪为14条、柴胡仅6条，可见艾叶在古代就是一种极其常用的中药。

李时珍把艾叶的附方按照应用分类，分别治疗妇科疾病、出血性疾病、消化系统疾病、中风癫痫类疾病、伤寒类疾病、皮外科疾病这七大类。由此可见，艾叶的应用范围是相当广泛的。

在现代中医临床，艾叶用于虚寒性出血，尤宜于崩漏；下焦虚寒或寒客胞宫所致的月经不调、痛经、宫冷不孕、胎漏下血、胎动不安；寒性咳喘。现代临床还用于肝炎、肝硬化、慢性气管炎等病的治疗。目前还研制出各种剂型，如胶囊剂、片剂、油剂、环糊精包合物、浴剂、酊剂、滴丸剂等，还有微型灸，广泛用于临床，并向保健、美容等方面扩展。而适应现代人需求的无味、无烟型艾绒也在研制中（图43）。

在临床研究方面，有大量的资料证明，艾叶对于治疗皮肤病、妇科病等有效。现代化学研究表明，艾主要含挥发油类、黄酮类和萜类成分。药理研究表明，艾具有凝血止血，平喘止咳，抗菌等作用。

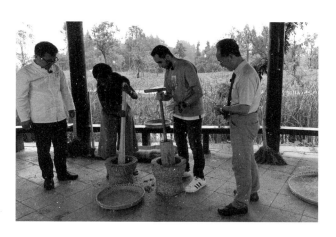

图 43　赵中振在蕲春和外国年轻人一同体验艾绒的制作过程

谈到艾叶，不能不提到针灸，因艾叶最早用途是灸。艾，曾是一种引火工具，因艾绒的燃点相对较低，很容易引起火苗。在以火灸病的早期，人们自然而然就会想到用艾火来治病。

针灸一词，实际上指两种治疗方法。一个是针法，英文是Acupuncture；另一个是灸法，英文是Moxibustion。如果从1972年尼克松总统访华，针灸传到美国主流社会算起，这两个英文词被国际社会所认知已有四十余年。在互联网搜索网站google上搜索Acupuncture，有好几千万词条出现，但如果把Moxibustion输进去的话，搜索到的词条只有前者的十分之一，显示人们对于针法的了解，远远多于灸法。

孙思邈曰："只针不药、只药不针、只针不灸、只灸不针皆非良医。"他倡导"蒸脐"疗法，在神阙穴温灸，治久病沉疴，内病外治，简便实用。中医认为，气是人体功能运行的根本，艾灸能通十二经气血，能回垂绝之元阳，治百病，灸法还能通过热量刺激穴位，舒筋活络。如果用现代科学对化学成分的认知解释，艾叶当中的挥发油等有效成分，在加热的情况下，能更好地被皮肤吸收，治病健身。中国南方的一些地区，如香港，湿度较大，民众习以各种方法排除体内湿毒。经过先人们的长期生活实践证明，用艾进行灸疗，并辅以针刺穴位，对于祛毒除湿颇有一定疗效。

针灸这样一个合成词说明了针与灸二者密不可分。但是灸法的使用即便在中国也有减少的趋势。究其原因，多在于艾叶燃烧会产生烟雾和气味。

蒿属植物有三百五十多种，是一个在全球范围内广泛分布的庞大家族。安徽、湖北、河北、河南、山东等地都是艾的产区。但公认药用价值最高、药效最好、可享道地药材之誉的唯有产于湖北蕲春地区的艾叶，称为蕲艾（图44、图45）。

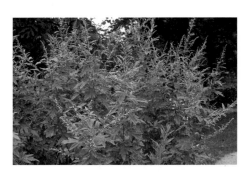
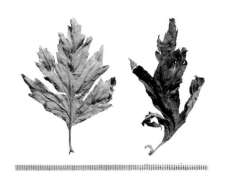

图44 艾原植物　　　　　　　图45 艾叶药材

使蕲州艾叶扬名，并将其命名为蕲艾的，是李言闻、李时珍父子。李氏两父子世居蕲州行医。相传他们多次上麒麟山采集艾叶进行研究。李言闻曾著有《蕲艾传》，它在书中称赞蕲艾"产于山阳，采以端午，治病灸疾，功非小补"。李时珍在《纲目》中称："自成化（明宪宗年号1465~1487年）以来，则以蕲州者为胜。"于是，蕲州作为艾叶道地药材的定位，正式得到了确定。明代成化年间，正是李时珍父亲生活的年代。湖北蕲春地区土壤肥沃，北倚大别山，南临长江，阳光充足，雨量充沛，四季分明，还有着丰富的湖区资源。骄阳和温湿的环境让艾茁壮成长。500年来，蕲艾一直运用于临床，至今长盛不衰。蕲艾除气味芳香之外，还具有易燃，不起火焰，不落灰，不易引起烫伤的优点。

艾，在春风中焕发生机。古时寻"三年之艾"之不易，至今日家家皆可寻达的艾叶艾灸产品，是艾叶产业的蓬勃。农历五月，嫩绿的艾叶为人们沐浴防疫后，便褪下了绿色的衣裳。艾，用她仅仅几个月的年轻生命，迎接数年的沉寂，积蓄力量。艾，用她的芬芳，浸润着人们的肌体，最终燃烧化烟、零落尘泥。艾，千百年伴随着中国人的生活，中国人对艾的热爱绵长久远；中国人对艾的研究，方兴未艾。

十七、蛤蚧和经验鉴别

李时珍编纂《纲目》的初衷是为了澄清历来中药品种的混乱。在《纲目》中，李时珍总结了大量的中药经验鉴别术语与方法，为后世广为应用。

（一）蛤蚧

李时珍在《纲目》第43卷中记载蛤蚧："按：段公路《北户录》云：其首如蟾蜍，背浅绿色，上有土黄斑点，如古锦纹"。

壁虎科动物蛤蚧*Gekko gecko* Linnaegus的干燥体。全年均可捕捉，除去内脏，拭净，用竹片撑开，使全体扁平顺直，低温干燥。主产于广东、广西、云南等地（图46）。

蛤蚧呈扁片状，头颈部及躯干部长9~18cm，头颈部约占三分之一，头略呈扁三角状，两眼多凹陷成窟窿，口内有细齿，腹背部呈椭圆形，腹薄。背部有"珍珠鳞"，四足均具5趾；趾间仅具蹼迹，足趾底有吸盘。气腥，味微咸（图47）。

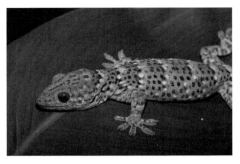

图 46　壁虎科动物蛤蚧

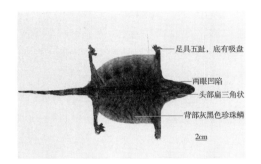

足具五趾，底有吸盘
两眼凹陷
头部扁三角状
背部灰黑色珍珠鳞
2cm

图 47　蛤蚧药材鉴别特征

（二）什么是经验鉴别

通过眼看、手摸、鼻闻、口尝、水试、火试等简便易行的方法来鉴别中药材的外观性状，进而判别药材真、伪、优、劣，称为性状鉴别法。因该法为历代医药学家经验累积所得，又称为经验鉴别法。

中药的经验鉴别几乎无须检验成本，最为简便实用，还不会造成环境污染。在实际工作中，尤其在基层中药店、医院药房、药材仓库、中药市场等处，经验鉴别的应用很广泛。一个有丰富经验的中药师，不但可以通过对外观性状的观察，判别多数药材的真伪优劣，还可以对部分药材的产地、是野生或家种，以及生长年限做出一个大致的评估。

但令人忧虑的是，目前一些中药研究与检定机构，过度依赖仪器分析，增加了检验成本不说，还导致笑话频出。我为某国际杂志审稿时，见到一篇来自法国学者的显微鉴别研究论文，因作者不认识中药材，分不清白芍、赤芍与牡丹皮，错用了实验材料，接下来的显微鉴别结果自然面目全非，白白浪费了金钱与宝贵的时间。

1. 观形

许多容易混淆的中药可以通过对外形的比较而得到区分。不少经验术语形象生动、言简意赅、一语中的。例如，"芦长、碗密、枣核艼，紧皮细纹、珍珠须"，仅14个字，就清晰地道出了野山参的主要鉴别点。"珍珠鳞"逼真地描述了蛤蚧体表灰色圆形如珍珠状微凸的小鳞片。"罗盘纹"则形象地表述了商陆横断面的同心环纹。

此外，古人也常以外形特征为标准评价中药的质量，如古代本草中记载："肉苁蓉肥大柔软者佳，干枯瘦小者劣。"

2. 察色

药材的颜色也是一个重要特征。正如古代本草所言，龙胆，"凡用根，肥长色黄白者佳"。木香，"形如枯骨者佳，肉色青者优，黄白次之，色黑油者下"。黄连，"选粗大黄色鲜明，多节坚重，相击有声者为胜"等。

药材的颜色与其质量密切相关。如麻黄的"玫瑰心"就是指麻黄的近红色髓部。实验证明"玫瑰心"正是麻黄类生物碱的主要分布部位。

3. 闻气、尝味

气指鼻闻后的感觉，如香、臭等，包括直接嗅闻完整的药材，或于剥碎、搓揉、折断药材时闻到的气味。每种药材，都不同程度地具有特别的气味，尤其是一些含挥发油的药材，香气尤为明显，如川芎、当归、辛夷、薄荷等。传统经验认为，此类药材，以香气浓者为佳。

味指口尝后所感觉到的真实味道，如酸、苦、甘、辛、咸、涩等。中药的味与其内含化学成分的种类以及含量密切相关。如黄连的苦味与所含的生物碱类成分有关，一般来说味越苦，生物碱含量越高。甘草的甜味与其含甘草甜素有关。

应当指出的是，中药经验鉴别所指的气味，与中药临床应用时所指的气、味是不同的概念。前者指的是感觉器官的直接感受，后者却用来概括中药药性和临床功效特点。

4. 水试

有些中药材入水后会产生特殊的变化，可资鉴别。例如，荆三棱坚实体重，泡三棱则体轻，两者入水即可相辨别。红花用水浸泡后，水变成金黄色，花不褪色，番红花浸泡后先呈现一条黄色线状带，直接下垂，柱头膨胀呈长喇叭状，水渐渐变成黄色，不显红色。秦皮浸入水中，呈现碧蓝色，浸出液在日光下可见蓝色荧光者为真。古人亦有记载，称："梣木……剥取其皮，以水浸之，正青。"

5. 火试

该法是利用中药火烧或烘焙后产生的气味、颜色、烟雾、声响、膨胀、熔融及燃烧程度等现象进行鉴别。如海金沙，火烧后产生爆鸣声及明亮的火焰，无灰渣残留。

千百年来，中药经验鉴别的方法解决了不少中药生产与临床应用时的质量把控问题。随着社会的发展和环境的改变，市场流通的药材性状有所改变，但相应的性状鉴定描述尚未及时更新，也未建立标准化的描述规范。中药经验鉴别正面临众多新出现的课题，应不断充实创新，与时俱进。

神农尝百草的传说道出了中华民族祖先寻找中药的最初途径。一个"尝"字，生动地描述了经验鉴别在中药材鉴定中的重要作用。经验鉴别凝聚了千百年来中医药界前辈的宝贵经验，这些经验有的以父子相传、师徒相授的方式在民间加以承继，有的记录在典籍中得以保存。近现代，一些代表性的中医药著作，对以往老药工口传心授的宝贵经验也进行了系统的总结。

古人在鉴别药材时，曾使用不少形象的术语，而这些经验鉴别术语与其解剖构造具有密切联系。"菊花心"是指药材横断面的放射状纹理，形如开放的菊花，其实质反映出木质部射线与韧皮部射线的交错构造。"车轮纹"指药材断面木质部射线呈均匀放射状排列的纹理。"筋脉点"指药材折断后，其纤维束或维管束呈参差不齐的丝状，犹如人体的筋脉。切断后，在整齐的药材切面上则为点状的痕迹。"云锦花纹"指何首乌横切面皮部中由多个异型维管束组成的云朵状花纹。"金井玉栏"指药材的断面，中心木部呈淡黄色（金井），皮部为白色（玉栏）。

翻开《中国药典》和《香港中药材标准》，中药的性状描述列于各种鉴别方法之首，可以说经验鉴别至今仍是中药鉴定学的重要内容之一。《日本药局方》《美国药典·国家处方集》《欧洲药典》《英国药典》《印度药典》《越南药典》《菲律宾药典》《韩国药典》等均详细记述了所收载天然药物（主要是植物药）的外观性状。

恩师谢宗万教授积累60年本草学与药材鉴定的宝贵经验，提出了"辨状论质"的观点。如同中医临床"辨证论治"诊病一样，"辨状论质"是中药经验鉴别的精髓，应当认真整理继承，发扬光大。

《难经》云："望而知之谓之神，闻而知之谓之圣，问而知之谓之工，切而知之谓之巧。"无论过去、现在与将来，中国内地还是海外，望而知之的经验鉴别都是中药鉴定的基本方法之一。当世同仁、后辈学子须不懈努力，传承推广。

十八、洋金花

1. 曼陀罗

《本草纲目·曼陀罗》中有这样一段描述："相传此花笑采酿酒饮，令人笑；舞采酿酒饮，令人舞。予尝试之，饮须半酣，更令一人或笑或舞引之，乃验也。"也是李时珍第一次对洋金花进行记载，并有图收载（图48）。

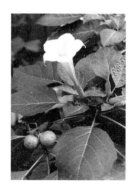

图48　原植物白花曼陀罗

李时珍和一般的著书编书人不一样，他在编书、著书的时候会亲身实践，以曼陀罗为例。曼陀罗，它的正式中药名叫洋金花。那曼陀罗是个什么样的药呢？华佗的麻沸散方子里就有它，《水浒传》中的蒙汗药也有它。李时珍为了验证这个药的药效，他还亲自尝了，服后真有那种神魂颠倒的感觉。他在《纲目》中记录下了自己的经历："看着旁边的人笑我就想笑，别人舞我就想舞"。

2. 洋金花事件

1999年，荃湾一间中药房误将凌霄花与洋金花混合，出售给一名妇人煲成凉茶，八人饮用后中毒出现不适症状。2003年，有市民饮用五花茶不适，残留的药渣中亦检出洋金花。究其原因，两种花类药材外形相近，配药员缺乏专业知识，以致混淆（图49）。

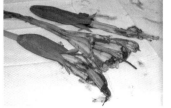

图49　药渣中有洋金花

这两个药从远处看颜色差不多，一个是凌霄花、一个是洋金花。洋金花就是让李时珍尝了以后，翻肠倒胃、神志恍惚的曼陀罗。来到香港以后，让我印象特别深的第一个事件，当时香港浸会大学中医药学院的奠基教授，他说：赵博士，你来看一看，我这个处方有什么问题。我一看处方中君、臣、佐、使开得条目清晰，一点问题都没有。那是个治抑郁的处方，里边有一味凌霄花。我又问老先生，病人用的药还有没有。幸好那个病人抓的药还保留着，我拿着那个药一对处方，不禁倒吸一口凉气，里边没有凌霄花，出现的竟是洋金花。虽然二者外形看着差不多，但实际上完全是两种不同的药，用错了药可是会出人命的（图50）。

药材	来　源	鉴别要点	功　效
洋金花 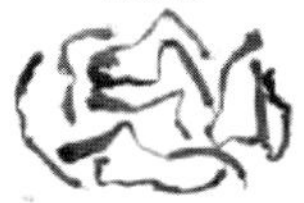	茄科植物白花曼陀罗 *Datura metel* L. 的干燥花	花大、喇叭状，花筒较长，花完整者长 9～15 cm；花萼常见，花萼呈筒状	平喘止咳，镇痛止痉
闹羊花 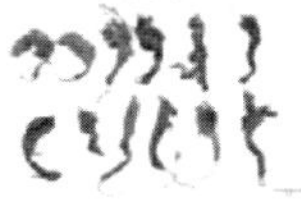	杜鹃花科植物羊踯躅 *Rhododendron molle* G. Don 的干燥花	数朵花簇生于一总柄上；花筒较短，花完整者长 2.5～4 cm；花萼少见	驱风除湿，散瘀定痛
泡桐花 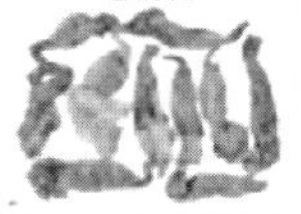	玄参科植物毛泡桐 *Paulownia tomentosa* (Thunb.) Steud. 的干燥花	萼筒少见，花冠具毛，花冠内有紫色斑点	清肺利咽，解毒消肿
凌霄花 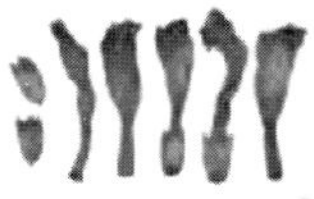	紫葳科植物美洲凌霄花 *Campsis radicans* (L.) Seem. 的干燥花	萼筒多存在，硬革质，先端 5 齿裂，裂片长约为萼筒的 1/3；花冠内表面具明显的深棕色脉纹	清热凉血，化瘀散结，祛风止痒

图50　与洋金花混淆的药材鉴别特征

3. 五花茶

谈到"五花茶"，我在不同的场合问过很多人，也曾得到过不同的答案，甚至有人告诉我"用什么花都可以"。那我们看看这是什么？洋金花。我这里不是凭空杜撰，2003年的时候，有一天香港医院管理局的中毒咨询中心打电话给我："赵博士你赶快来一下，我们这里发生了中毒事件，有些人喝了五花茶，喝了以后出现翻肠倒肚、瞳孔放大的情况。"我赶过去后把五花茶的处方都看了一下，没有一个药会发生这种情况。后来我问他"五花茶"存样还有没有呢？结果他们把剩下的五花茶给我，我看后大吃一惊。这是什么呢？是香港中药的四大毒草之一——洋金花。这个例子告诉我们五花茶，不是什么花都可以用的。

十九、从老官山药酒发想

2008年发掘的成都的老官山汉墓，断代推测约在西汉景帝至武帝时期。酒剂是成都老官山医简《六十病方》中的一个重要剂型，据2018年北京举办的跨界研讨会上上海中医药大学的学者发表的研究，老官山医简中明确以酒入药的方剂大约有34首。酒剂医简在论及方药具体制作方法与步骤的同时，实际上涉及西汉初中期的酿酒方法。通过探讨治风痹汗出方、治寒热欼醪方、治肠已身之不用方三例涉酒方剂，可窥药酒方的组方用药特色与思路，可细致地了解西汉酒剂的制作方法与具体程序，并可体悟《素问·汤液醪醴论》的篇名奥旨，更好地理解"酒为百药之长"的含义。

古人见面打招呼会问：别来无恙否——意思是问阁下身体如何，没被小虫子咬吧。类似的英文俗语也有：Sleep tight，don't let the bed bugs bite. 而在茶成为待客之道以前的时期招待亲朋好友用的是酒，既是卫生健康的饮品，又体现好客的涵养。

酒是人类饮食历史上的最重要发明之一，它以极其广博、极活跃的亲附力渗透到人类生活的各个层面。几千年来，从宫廷到民间，从帝王将相到平头百姓，从高山雅士到贩夫走卒，芸芸众生各色人等，无不徜徉在酒的氛围中。酒仙、酒狂、酒徒等更是酒文化魅力的真实写照。

中华民族以独特的超人的智慧，酿造了无可计数的色香味俱全的各色酒类。它们融入了礼仪、道德、风俗、伦理、文学、音乐、歌舞、绘画、书法等方面，衣食住行中随时可见。这是中华古文化遗产中极其珍贵的宝藏之一，也是中华民族对全人类饮食文化的特殊奉献。

而酒文化里包括了酒的种类、风俗、礼仪、常识、养生、名人名句等方方面面。从先秦、从甲骨文开始，以酒为文、以酒为体的文章词句就出现了，贯穿了中华文字艺术的始终。

不管是文人墨客，还是凡夫俗子，喝酒行令都是古人的爱好。或精巧如文人玩的射覆，或快哉如划拳，或灵动如投壶，或热闹如击鼓传花；更有精致淘气的联句等。红楼梦中的"菊花诗配螃蟹黄酒"，摸骨牌的时候更可以即情对句，等等皆是酒文之趣。

酒又作"酉"，从医字，下即为酉，也可以看出酒与医药的关系之密切。根据殷墟书契前论考证甲骨文里有"鬯其酒"的记载。班固的白虎通义考黜曾释：鬯以百草之香，郁金合而酿之成为鬯。而带有"酉"部的字多与酿造发酵类物什相关，如醋、酱、酢等。

《齐民要术》中首次提出了热浸制备药酒的新方法。《本草经集注》中指出"酒可行药势"。酒文化在中国源远流长，在中华民族几千年的历史长河中，一直占据着重要地位。而将酒与医药结合运用是我国传统文化的重要特色之一。

《黄帝内经》中有汤液醪醴论篇，即药酒。亦是中药炮制过程中重要的辅料之一。大量常用药都需要用酒炮制。比如酒大黄、酒黄连、酒川芎等。而药酒用于治病、保健，在我国由来已久，西周时，已经成立专门管理酿酒的部门及官员，并有食医负责饮食养生，酒已被列入医疗保健的范畴。

孙思邈《千金翼方·诸酒》是我国现存医学著作中最早的药酒专题综述，并对药酒的服用方法提出了明确的要求，"凡服药酒，饮得使酒气相接，无德断绝"。

跌打药酒主要由酒和一些药材制成，具有药性，当药效渗入皮肤后，可起舒筋活络的作用，属一种辅助治疗。跌打酒属于酒剂，酒剂又称"药酒"。是药材用黄酒或白酒为溶媒浸提制成的澄清液体制剂，酒剂服用量少，吸收迅速，见效快，多用于治疗风寒湿痹及跌打损伤等，亦可用于补虚养体。

《纲目》第二十五卷谷部中载录了药酒方200多首：五加皮酒、仙灵脾酒、蝮蛇酒等，功能上包括内服饮用、外用和祭祀。药酒同前人用黄酒作基酒有了明显区别，多以烧酒为基酒，同时在这一时期最大的特点是养生保健药酒极为盛行。民间也形成了自酿药酒的风俗。例如，正月的椒柏酒、端午的雄黄酒、中秋的桂花酒、重阳的菊花酒等都是传统节令的药酒。

二十、冰片

《中国药典》中一部、二部均收载冰片，冰片既是中药，也是西药，是唯一一个收入《中国药典》中西两部的药物。目前市场上畅销的"丹参滴丸"的主要组分之一便是冰片。既有天然的、也有人工合成的。与龙脑香树相会，让我们重温了冰片发现与应用的历史。冰片Borneolum synthcticum是松节油、樟脑等为原料的加工合成品，属于其他类药材，可来自天然，也可来自人工。《纲目》中记载：龙脑香，因其状加贵重之称也。以白莹如冰，及作梅花片者为良，故俗呼为冰片脑，或云梅花脑。中药冰片自唐代《新修本草》起就有记载，为开窍醒神、清热解毒之常用中药。明代出版的《本草品汇精要》一书中所绘冰片彩绘基原植物图正是龙脑香树。因冰片临床的应用广，天然的龙脑冰片早已供不应求，龙脑香树现已被列为世界濒危植物。

后来人们又从樟树的枝、叶和树皮中的提取到樟脑，亦可以用来制作冰片。在李时珍的《纲目》第三十四卷中，首次将樟脑收入，并记载了樟脑的制造方法，即"樟木切块，煎煮、挥发、结晶"。但天然的樟树资源也是有限的，在中国药都之一的江西樟树镇已很少能见到大的樟树。在台湾，因日本占领时期过度采伐樟树提炼樟脑，现在当地樟树的资源也很少了。科研工作者后来发现，菊科草本的艾纳香（*Blumea balsamifera* DC.）也可作为冰片的来源，海南岛所产的艾纳香质量上乘。除了天然提取的冰片，人工合成也已成功。

冰片为常用中药，顾名思义是像冰一样的片状物，教科书上描述为无色透明或白色半透明的片状松脆结晶。冰片最早是从龙脑香的树脂和挥发油中取得的结晶，故此来源的冰片特称为龙脑冰片，因其结晶状似梅花又称梅花冰片。冰片的化学结构是一种萜类，有光学异构体，龙脑冰片含近乎纯粹的右旋物，易于透皮吸收，治疗眼疾效果甚佳，而其他冰片则没有这等药效。

探访冰片之源的道路并不易行。柬埔寨的面积有18万平方公里，地处低纬度，热带气候，境内三面环山，北部是老挝、东部是越南、西部是泰国、南部是大海，图形宛如一只玉兔。境内有湄公河与巴萨两条河流穿过，还有东南亚最大的淡水湖洞里萨湖。无台风、无地震等天灾；土地肥沃、物产丰富，珍稀物种保存甚多。学中药出身的我们四十年前就听说过冰片，这次终于有幸在这片土地上一睹冰片之"祖母"——最初来源的植物龙脑香树的真容（图51）。

这次我们在柬埔寨吴哥所见的是龙脑香科植物杨那树（音译自泰国树名Yang Na，学名*Dipterocarpus alatus*）与同属植物*Dipterocarpus turbinatus* Gaertn. f. 均为龙脑冰片的基原树种。据当地人介绍，我们面前的这几棵大树，是于1899年种植的，算起来将近120岁了。因树木体内含有树脂，故当地有黑橡胶树之称（图52）。

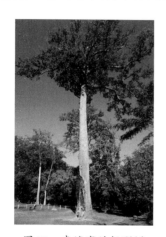

图 51　柬埔寨的杨那树

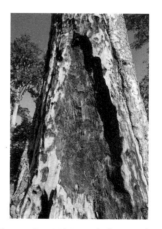

图 52　杨那树上被采集过的痕迹

冰片性辛、味苦，微寒，具有开窍醒神，清热止痛的作用。商品冰片可分为梅花冰片、艾片及机制冰片（合成冰片）三种。丹参滴丸中，主要组成就是冰片。2015年9月，我们标本中心喜获中国热带农业科学院热带作物质量资源研究所捐赠一块重达902克的艾片，此标本晶莹剔透，长度24.65 cm，阔度17.33 cm，厚度3cm，是由菊科植物艾纳香的鲜叶中提取加工制成的完整结晶，属世上罕见珍品（图53、图54）。

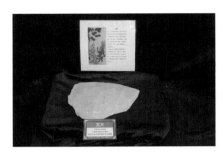 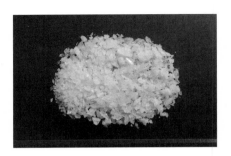

图 53　香港浸会大学中医药学院标本中心所藏的艾片　　　　　图 54　合成冰片

现阶段有中西医之分、中西药物之分。这些都是相对而言，未来医学发展，好的医学应当不分中西、好的药物同样也不分中西。可能需要时间，但这一愿望能够实现。

二十一、木乃伊探奇

木乃伊通俗的一种叫法为干尸，源自古埃及。古代埃及人相信来世，为了获得永生与超度、让灵魂不死而将尸体保存起来。

木乃伊是实实在在的古代埃及文明的见证，映像了当时人们的信仰、理念，以及保存技术。木乃伊的石棺，外部装饰与石雕，都反映出当时的工艺水平与艺术成就，形成了一种文化。中文木乃伊是mummy的译音，此词出自古代闪族语mear，即"myrrar"，因为在木乃伊的制作过程中要在人体内填入没药等芳香的树脂。

中世纪的欧洲人，误信木乃伊是一种"灵丹妙药"，有关木乃伊可以治疗各种疾病的消息一度盛传，引发了坟墓被挖掘、木乃伊被盗的耸人听闻事件。那时人们将木乃伊加工制成干燥粉末，在欧洲的药店里售卖，此举为后世诟病已久。而西方世界盛行此风之际，遥远的东方世界有无其闻呢？

木乃伊，世界各大博物馆竞相收集。大英博物馆、法国罗浮宫、美国大都市博物馆，无一例外。在开罗博物馆，木乃伊更是展品中重中之重。木乃伊的石棺，各种石材、不同颜色，好似一个雕刻艺术的博物馆。按照博物馆新的规定，花费50埃镑，可以持一台相机在博物馆内自由拍照（图55）。但是，在法老的特别展厅是不允许拍照的。

在特展室内，一共有11具木乃伊。都是历代法老与后妃们的木乃伊。其中最引人注目的是拉美西斯二世（公元前1317~公元前1251）的遗体。须发完好，脚趾清晰可见。有的木乃伊旁边，胸前，还放有花环，外形保持完整的玫瑰花还清晰可见。

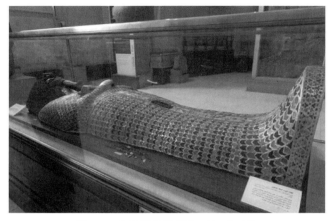

图 55　开罗博物馆藏木乃伊的石棺

如何制作的呢？开罗博物馆有详尽的解说。人死后，制作成为木乃伊的过程大致要经过70天之久。首先要去除内脏，但心脏是不能离开躯体的，因为这是灵魂之所。这一点与中医"心主神明"的认识大致是相同的。摘出的肺、胃、肝、肠四个脏器，分别被放入不同的罐子里面，因为古代埃及人相信未来超度之后，还会放回躯体。尸体经过脱水，再用香料、椰子酒，清理尸体，用香料和树脂来封藏，再用亚麻制成的绷带包裹尸体，显得丰满。

古代的埃及人，对来世深信不疑。人生是短暂的，来世是长久的。平日自己的生活十分简朴，居住也很平常。因为这只是临时的住宅，而未来的，才是久居之地。他们将全部精力与寄托，花费到了建造金字塔与神庙上。在古埃及神庙、陵墓，是何等的宏伟与坚不可摧，而人们生前的居住地，甚至王宫，都没有保存下来，也许就是这样的缘故吧。

从法老到王室人员，再到富贵人家，死后能够被制成木乃伊大概是最大心愿。千百年来，木乃伊数以万计，但是真正完好保存下来的并不多。

古埃及，不仅人被做成木乃伊，就连蛇、猫、狗、马、羊、狒狒、驴等动物也有被制成木乃伊的。鳄鱼在埃及被奉为崇拜之神，因为在它们身上可以发现超人的力量与旺盛的生命力。在神殿旁，我参观了一座"鳄鱼木乃伊"博物馆，里面保存有20具完整的鳄鱼木乃伊。

作为医药博物学著作的《纲目》，包罗万象。李时珍对木乃伊入药也客观予以收录，说明风靡欧洲的木乃伊神药之事也传到了中国。

我查阅了中国的古代医书，有关木乃伊的记载仅有一条，那就是出自明代李时珍《纲目》第52卷人部下的记载。书中先引用了元末明初文史学家陶宗仪《辍耕录》的一段文字："天方国有人年七八十岁，愿舍身济众者，绝不饮食，为澡身啖蜜，经月便溺皆蜜，既死，国人殓以石棺，仍满以蜜浸之，镌年月于棺，瘗之（笔者注：为埋葬之意）。俟百年后启封，则成蜜剂。遇人折伤肢体，服食少许立愈。虽彼中亦不多得，亦谓之蜜人。"接着，李时珍曾明了自己的观点："陶氏所载如此，不知果有否？姑附卷末，以俟博识。"

二十二、燕窝

燕窝被华人社会所钟爱，是香港地区和内地很多高档餐厅里上等名贵的滋补汤料。其实，燕窝的药用历史并不是很长。燕窝进入中国缘自郑和下西洋，为永乐皇帝进献贡品。本草文献中始载于清代张璐于1695年写的《本经逢原》。其味甘、性平，无毒，可养阴清肺，益气补中，化痰止咳。

关于燕窝的由来，在互联网上盛传为：在明代李时珍所撰《纲目》中即已记录为金丝燕唾液筑成的巢。遍查《纲目》，并无燕窝的记载。而这段燕窝的记载实源于清《本草纲目拾遗》。李时珍是一个符号，人们习惯将所有的本草著作都归功于他，反之，所有的错误也来源于他。这好似我在大英图书馆看到其他署名李时珍的本草书籍，居然有李时珍在宋代写的本草书，也有在清代写的本草书。为了辨明其历史沿革，我们进行了实地考察。

但我对燕窝的认识，却是始自新加坡燕窝博物馆。新加坡是燕窝的主要消费市场之一，新加坡是不出产燕窝的，同时也是观察马来西亚燕窝市场的窗口。在1965年新加坡独立之前，原本是马来西亚的一部分，从古到今两者之间的关系千丝万缕。

在燕窝博物馆里，模型制作得十分逼真，加之声光电的配合，如同身临其境。看市场，也要看产地。看过产地，再来看市场会有更透彻的了解。以致后来我到马来西亚实地考察，有机会去马来西亚的燕窝产地，得以深入了解燕窝的情况，特别是近些年来当地筑屋引燕、发展燕窝生产的现状。

燕窝来自金丝燕*Collocalia esculenta* L.的巢窝，由金丝燕的唾液与绒羽等混合物凝结所筑成。这种金丝燕多见于印尼、泰国、马来西亚等热带沿海地区，飞翔能力很强，一般在岛屿险峻的岩洞深暗处筑巢聚居。金丝燕喉部的唾液腺在产卵前非常发达，所筑巢若是色白洁净，称为"白燕"，但往往会夹杂一些绒羽，色泽也稍暗，称作"毛燕"。

野生的金丝燕因筑巢于山洞内而称为"洞燕"。现今，人们多不再采集洞燕的巢窝，不仅因为危险，还因为有了更好的方式大量"生产"燕窝。

人们搭建了专门的燕屋，并播放录制的金丝燕的叫声，吸引金丝燕飞来筑巢，但并不喂养。主人说，不知道金丝燕飞到哪里觅食，不过，它们具有特异的能力，无论飞出去多远，都会记住这个遮风挡雨之所。在燕屋筑巢的金丝燕被称为"屋燕"。

这种类比野生环境下的筑巢方式，既为燕子营造了繁衍后代的良好环境，又满足了人类对燕窝的需求。燕屋最早是由印尼华人修建的，如今在印尼、马来西亚和泰国都有大量的燕屋，已经形成了燕窝的产业链，完全可以满足市场的需求。应当说这是开发天然资源，保障资源永续利用的成功例子。

在马来西亚，燕屋的修建大都是一家一户自己进行的，设计上各有奥妙。觅食的燕子早出晚归，漆黑的屋内只有孵蛋的母燕和雏燕，通常不会让外人进入打扰。在当地中医药界人士的特别安排下，我们得以进入了一户人家的燕屋。友善的主人还特意打开照明灯，并让我们登上梯子近距离观察拍摄（图56）。

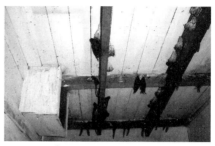

图56　马来西亚的燕屋内屋燕在房顶筑巢

只见屋顶下是一个个长方形的格子状的木制棚架，金丝燕就在高高的棚架上做窝。据主人介绍，屋燕一年可以做窝三次，母燕孵小燕子的时间一般为两周，屋燕的寿命约有十年。现在，人们已经摒弃了过去那种摘取燕窝时不管雏燕是否离巢的残忍做法，只摘取金丝燕已经使用过的巢穴。

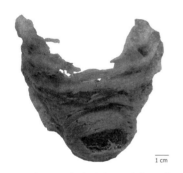

图57　香港浸会大学中医药学标本中心的燕窝展品（百成堂提供）

燕窝一般为5~6g重，在浸会大学中医药学院的中药标本中心，保存着香港中药业协会理事长李应生先生捐献的一个大燕窝，超过60g重，那是几代金丝燕居住的"老房子"（图57）。

燕窝采摘后，还要经过浸泡清洗、挑毛除杂、分别定型、烘干等加工步骤，最终制成燕窝成品。我们隔窗参观了一个封闭式的燕窝加工车间，主人介绍说，所有工序有着严格的质量管理，以确保加工出的产品符合卫生检验标准。我们看到，车间确实窗明几净，工人们也衣帽整齐。但是，燕窝原品（毛燕）呈灰黄色，看上去细密结实，何以变得洁白晶莹？询问才知道，他们以过氧化氢清洗浸泡毛燕。听后，我们不由得对该产品的安全性暗生疑虑。

还有一种燕窝商品叫作"血燕"，也称"红燕"。曾经有过不少关于血燕的传说，有些学术书刊也以讹传讹。《中药大辞典》中写道：金丝燕在每年4月间产卵，产卵前必营筑新巢，此时其喉部黏液腺非常发达，所筑之巢，纯为黏液凝固而成，色白洁净，称为"白燕"；这时如被采去，金丝燕立即第二次筑巢，往往带有一些绒羽，颜色较暗，称为"毛燕"；有时亦可见有血迹，称为"血燕"。

商人抓住了消费者的心理，将血燕作为噱头大肆渲染，如说燕子妈妈辛苦建造了燕窝，却被人采走，几经反复，使燕子妈妈耗尽津液，最后只有喋血筑巢……故事凄惨动人。我早知此说，也没有怀疑，直到第一次到新加坡参观燕窝博物馆，才了解到血燕形成的真相。原来血燕的形成与金丝燕的生活环境有关，只有洞燕的巢被含铁元素的岩壁矿物质渗入时，才会呈现晕染状的铁锈色，成为血燕。在马来西亚的这个燕窝加工厂，有一个完整的血燕样品，可看到最先形成的两端所呈红色深于中部，证实以上说法比较真实。天然血燕出产的概率非常之低，根本无法形成批量产品。

2011年下半年，香港报刊披露有不法商人为牟取暴利，用鸟粪熏制，制造人工血燕。消费者一时群情鼎沸，但有关商会声明清白，并向政府监管机构提出抗议，使得血燕成为媒体的热点话题。

有对血燕生成不明的代理商找到我，让我出面说句"公道话"，帮助"摆平"这件事，即以科学的方法证明血燕是自然的产物，完全无害。代理商愿意资助完成相关的研究，因为手中积压了数以吨计的血燕，如无法售出，将损失惨重。虽然我对血燕有了一定的了解，心中知道大概，但为了慎重起见，我还是请药商们将他们的白燕与血燕样品拿到我的实验室，在控制温度和湿度的条件下进行加速稳定性试验。一个星期过去了，白色的燕窝并没有如药商们所期盼的那样变成血燕。

同时，我们还把这些所谓"血燕"与来自印尼、泰国、越南的洞燕和屋燕产的天然白燕及血燕进行比较。测试结果表明，天然血燕中所含硝酸盐、亚硝酸钠含量最低的仅为42mg/kg，而人工制造的血燕亚硝酸盐含量最高的竟达到了68750mg/kg，令人震惊。看到实验报告，代理商心服口服，撤回了原来的诉求。

我们还用性状鉴别与显微鉴别相结合的方法，鉴定了六种市售的燕窝伪品。结果发现，有的加有琼脂，有的是用猪皮膨化后制成燕窝状。真正的燕窝主要含有蛋白与唾液酸，其疗效和特殊的营养价值还有待进一步研究。

通过这件事，让我们更真切地认识到，中药深奥复杂，进行品种研究一定要以实际调查为基础，要持续积极地发掘，要科学地评价中药产品的效用和质量，对中药的神化与夸大无利于中药事业的发展。

二十三、槟榔

1. 槟榔与风俗画

李时珍在《纲目》果部第3卷中记载："宾与郎皆贵客之称。嵇含《南方草木状》言：交广人凡贵胜族客，必先呈此果。"（图58）

《北京民俗百图》（下简称《百图》）原题为"北京民间生活彩图"，系清代民间艺人绘画稿本，1983年由文物出版社整理出版。

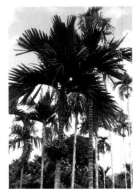

图 58　原植物槟榔
高耸参天

中国风俗画的制作历史久远，四川成都发现的东汉的画像砖中有渔猎、收货、盐井、百戏之图。嘉峪关出土的三国时代的画像砖上有屯垦、牛耕、农桑之景。至宋代，风俗画制作蔚然成风，杰出者如北宋张择端的《清明上河图》、南宋李嵩的《货郎图》等。这些市井民俗画对考证画中年代的建筑样式、行业特点、风俗人情、衣冠服饰均有很高的史学价值。《百图》反映的大约是清同治、光绪年间的世象，全部彩绘，画工精细，并附有别致的配画文字，画文相得益彰。从其技法观之，乃出自民间艺人之笔。

2. 卖槟榔图考

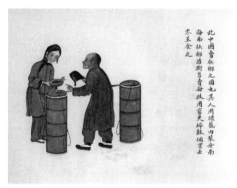

《百图》涉及老北京社会生活的各个方面。据统计，图中绘制人物141个，男女老少皆有。有的衣着华贵，有的衣衫褴褛。从行业上看，既有民间卖艺人，也有街头小贩，更有今天已难见到的各种服务业。不同衣着、不同发式、不同技能以及不同的阶层，生动、真实地再现了晚清时期北京的民间生活。其中的医道图（中医诊脉图）、剃头图、剃头放睡图、修脚图、批欨榜图、驾双拐图、瞧香图、舍冰水图、串铃卖药图、卖槟榔图等，对我们了解当时北京医药史况提供了宝贵的参考资料（图59）。

图59　《百图》中卖槟榔图

《百图》中有一幅卖槟榔图，图注为："柜笼内装安南（今越南境内）、海南槟榔，沿街售卖，每枝用剪夹碎数个，买去零星用之。"

槟榔是棕榈科植物槟榔的种子，海南岛为中国主产区，岛上又以琼中、屯昌、陵水、崖县等地栽培较多。槟榔为常绿乔木，树高十余米，生长5~7年后便开花结果，花期3~8月，果期12月至翌年2月。每树可结果数百颗，一般产果20年后便萎谢。

中医用槟榔消积、杀虫、下气，主治虫积、食滞、脘腹胀痛等症。中国宋代文学家苏轼在被贬海南时，曾作一首槟榔诗。

海南岛的傣、黎等族及湖南长沙、湘潭一带，自古就有咀嚼槟榔的习俗，民歌《采槟榔》即源于湖南。过年时有客来，以放爆竹迎接，入座后，送上槟榔两枚，谓之元宝，取发财之意。家中来客，主人请吃槟榔，表示尊敬与盛情。据李时珍的考证，"宾"与"郎"都是古代对宾客的尊称，后来人们将待客之物称作"槟榔"，有民谚云："客人到我家，一口槟榔一口茶。"

丘浚赠五羊太守诗云："阶下腥臊堆蚬子，口中脓血吐槟榔。"中国台湾和南方有些地方至今仍有嚼槟榔的习惯。我第一次在海南岛街上看到这样的情景时，其中以妇女居多，确实感到错愕。

清代阮葵生在《茶余客话》中记有："槟榔……粤人、闽人熟而后食，台湾人则生时即取食之。云可治瘴气，消饱胀……京师小人和苏子豆蔻贮荷包中，竟日口中咀嚼，唇齿摇转面目可憎，岁糜数十千。近士大夫亦有嗜者。"

北京的旗人及老住户曾以食槟榔为嗜好，当时槟榔、豆蔻、砂仁除见于药铺外，在食杂烟酒店也有售卖。居民若以饭后消遣之用，多向烟铺购买。盐水炒过的槟榔外观花纹不太明显，入口亦不太涩，但不如生槟榔克食力强。将冬季采下的未成熟的槟榔幼果放入木甑内，隔水蒸透，用半干湿柴烧烟熏干就成为枣子槟榔，因药材外形呈压扁状似干瘪的红枣而得名。其细小且含后不像槟榔那样流红口水，最受少女的欢迎。

清代也有不少下街卖槟榔的货郎。《百图》中所绘即为一货郎正向一妇女出售槟榔的情景。货郎挑两个大元宝筐，筐内用木板截成若干格，格内装各种整、碎的槟榔及小包豆蔻、砂仁。卖槟榔多以枚计，货郎还备有手夹剪。顾客买妥后，货郎以手夹剪，将槟榔夹成4块、8块、12块。若售夹碎者则以包计价。

在老北京，卖槟榔的货郎很少吆喝，多数手摇拨浪鼓。这些货郎都讲究穿半截蓝大褂或烟色大褂。另有卖槟榔膏的货郎。所售者只是以糖炒槟榔制成的黑色含糖片，稍有焦煳味，据说可消食利水。

民俗是指在一个国家或民族中，由广大民众创造、享用和传承的生活文化。千百年来，中医药与中华民族的民俗相互影响、相互交融。中医药对于健康繁衍、防病治病的理念已经融入我们的日常生活中，体现在衣食住行的方方面面。研究探索中医药民俗，可以更加深入地体会中医药文化，发掘传承祖国的传统医药文化。

《纲目》是一部百科全书，其中讲了中国人的一天、中国人的一年、中国人的一生，上下五千年的故事。中医药所涉及的话题是超越时空、跨越国界的。研究中国古代民俗，《纲目》是不可或缺的珍贵参考资料。

二十四、乳香——荒漠千年乳香浓

李时珍在《纲目》第三十四卷木之一中有熏陆香的记载："佛书谓之天泽香，言其润泽也。又谓之多伽罗香，又曰杜噜香。李珣言熏陆是树皮，乳是树脂。陈藏器言乳是熏陆之类。寇宗奭言是一物。陈承言熏陆是总名，乳是熏陆之乳头也……西出天竺，南出波斯等国。"熏陆香即乳香。

1990年，应阿曼苏丹国卫生部的邀请，中国医药学术专家组到阿曼进行了为期一周的学术考察。考察组共三人，其中年龄最大的是中国中医科学院针灸研究所的薛崇成教授。薛老1919年出生，时已年逾七旬。早在1935年，他便拜四川名医蒲辅周为师，1948年获华西医学院和美国纽约州大学医学博士学位，是一位汇通中西医学的老前辈。前两年我回北京见到他，老人家已90多岁，仍精神矍铄。考察组另一位成员是卫生部的阿拉伯语翻译邢汉平先生。邢先生年富力强，精通阿拉伯语，多年来往于中国与阿拉伯各国之间，堪称中国医药卫生领域对阿拉伯国家交流的民间大使。考察组第三位成员是我，我那时30岁出头，硕士毕业不久，这次任务侧重对当地草药资源进行初步考察。临行前我认真学习了一番阿曼及阿拉伯的有关知识，期待能够实地增长见识。

1. 风土民情

阿曼古称马干，位于阿拉伯半岛的东南端，地处海湾的咽喉要道，面积30.95万平方公里。阿曼西部与沙乌地阿拉伯和阿拉伯联合酋长国相邻，南部与也门共和国接壤，东北与东南部濒临阿曼湾和阿拉伯海。阿曼境内除东北部山地外，皆为热带沙漠气候。

阿曼首都马斯喀特（Muscat）据守印度洋通往波斯湾的门户，东南濒阿拉伯海，东北临阿曼湾。老城区依山傍海，山势峭拔多姿，与海水相映，蔚为壮观。这里虽地处荒漠，但可以感受到习习海风，太阳落山后倒也凉爽。市内重建的卡布斯国王皇宫是典型的阿拉伯式宫殿，庄严气派，夜晚灯光明亮，光彩夺目。那时，在这座城市中很少见到绿色。两座古老城门和一段土墙，加上许多传统的阿拉伯小屋，使我联想到童话《一千零一夜》中描述的情景（图60）。

阿曼北部5~9月处于热季，日间气温约为39℃。邢先生告诉我，拿一个生鸡蛋，放在沙滩上就能晒熟。他还特别叮嘱我，不戴手套千万不要随便拉阳光下停放的汽车车门把手，否则会被烫伤。

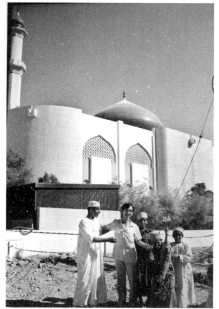

图60　笔者与阿曼儿童在城堡前

阿曼有发达的传统金银器制造业，所产腰刀、咖啡壶和各种金银饰品在国际上享有盛誉。阿曼男子喜欢佩腰刀，引起我注意的是他们所佩腰刀的刀柄，是用犀牛角制成的。现在犀牛已经被列为濒危保护动物，这些存世的犀角刀柄就显得更珍贵了。阿曼男子在正式外交场合，一般穿无领长袍、缠头巾，并必须佩带饰刀，就像穿西装时佩戴领带一样。经邢先生的提示我才留意到，阿曼男装与其他阿拉伯地区服饰的显著区别是：阿曼人长袍的领口处垂下一条缨穗，看上去似装饰物，其实是专门用来蘸香料的。

2. 古船扬帆

阿曼卫生大臣阿里.穆罕默德在接见专家组时，首先回顾了中阿两国的友好交往，并提到1981年6月举行过的从阿曼至中国的航海活动。那次活动的目的是探索发现古代东西方贸易交流的古航线，以重现古代中国、阿曼两国海上友好交往的动人情景。大臣所提的古时情景就是世界名著《一千零一夜》中所描写的阿拉伯航海家辛巴达七次历险航海的故事。阿曼人认为，这个辛巴达就是阿曼著名的航海家阿布.奥贝德。据史料记载，他曾于11世纪从阿曼首都马斯喀特出发，乘风破浪，穿洋过海，远航中国。我们在阿曼首都的公路旁，见到了这艘古船的巨型模型。早在公元前2000年，阿曼已经广泛进行海上和陆路贸易活动，并成为阿拉伯半岛的造船中心。《后汉书》中有自

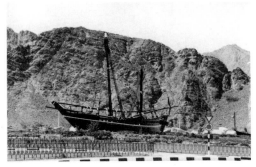

图61　阿曼的古船模型

安息（今伊朗）西行三千四百里至阿蛮（今阿曼）的记载（图61）。

从7世纪起，阿拉伯帝国（中国古称大食）在西方兴起，这是一个横跨亚、非、欧的世界性帝国，其疆域东至帕米尔高原，与唐代中国的边境相邻。阿曼便是阿拉伯帝国的一部分。这一帝国的文明达到很高的水准，阿拉伯文化与中国文化也相互影响，阿拉伯向中国输入了大量的药材，尤其以香料居多。

中国古代对外经济贸易交流大致有三条通路：一是位于北方的丝绸之路，二是四川云南的茶马古道，再一条就是南方的海上丝绸之路。古代阿曼素以擅航海与造船闻名于世，为开辟中国唐朝和阿拉伯帝国之间的海上贸易和沟通海上丝绸之路做出了积极贡献。

唐宋时期，特别是宋代以后，中国的上层阶级盛行熏香之风，常从阿拉伯半岛盛产香料的地区大量进口香料，故由阿拉伯到中国南方的海路被称为香料之路。

据《明史》记载，郑和下西洋到达阿曼时，其国王曾晓喻国人，要大家拿出乳香、没药、苏合香油、安息香等香料同中国客人进行贸易。国王还派使臣携带乳香、鸵鸟等当地特产到中国来回赠。现今阿曼历史博物馆中仍珍藏有中国宋代的瓷碗和当年的乳香，这些是两国历史上友好交往的实证。

3. 阿拉伯医学

提到阿拉伯医学，我便想到了中国历史上的两部医药古书——《海药本草》与《回回药方》。

香料传入中国除经过西域陆路之外，更多的是通过海运从广州等港口输入，故被称为"海药"。《海药本草》是唐末五代时由经营香药的波斯人后裔、文学家、药

物学家李珣所著。李珣，字德润，生于蜀中，祖籍波斯，因此也称李波斯。该书收药物124种，以阿拉伯药物居多，其中对香药的记载多达五十余种，包括丁香、乳香、安息香、红豆蔻、没药等。

《回回药方》的内容多来自元代阿拉伯医书，是阿拉伯医药方剂的汇编。原文为阿拉伯文，明初经翻译木刻印刷成书，著、译者均未署名。现存的《回回药方》为残本四卷，约二十万字，共载方剂四百五十余个，兼以病理治疗分析。有研究者推断，《回回药方》全书的方剂约有七千余个。《回回药方》的传入，极大地丰富了中医的本草学。

阿拉伯国家与中国很早就有药物交流。晋人张华所著《博物志》载："张骞使西域还，乃得胡桃种。"汉代张骞及其随员出使西域，带回的植物种子除胡桃外，还有葡萄、安石榴、胡瓜、胡豆、苜蓿、蒜葫、胡荽、西瓜、无花果等药用植物。在明代《本草品汇精要》中可以看到，香料进口商人有阿拉伯人的面容与服饰。

波斯及中亚诸国向中国进献或与中国交易的药物有琥珀、珍珠、朱砂、水银、熏陆香、郁金、苏合香、青木香、胡椒、香附、雌黄等多种。唐代段成式(803~863)撰写的博物学专著《酉阳杂俎》中，记录了数十种阿拉伯动物和植物药的名称，对其性状描述得非常具体。

阿拉伯医学在传统中医学的经典著作中也有反映。明初朱橚的《普济方》和李时珍的《纲目》均录有阿拉伯医方。这些医书中有的药名使用的是阿拉伯药名的译音，如诃黎勒（诃子）、庵摩勒（余甘子）、朵梯牙（天然硫酸锌）、安咱芦（波斯树胶）、可铁刺（西黄芪胶）、阿飞勇（鸦片）、咱甫兰（番红花）等。

阿拉伯帝国时期的医学成就在人类社会的发展过程中，留下了不可磨灭的印记，在人类文明史上书写了重要的篇章。

阿拉伯医学的黄金时代有两位代表性人物——拉齐与伊本.西那，他们在阿拉伯国家乃至西方的医学历史中都有着崇高的地位。

在药物学方面，阿拉伯帝国的医学家与药物学家做出了大量有益的尝试与创新。他们率先将樟脑、氯化铵与番泻叶等作为药物加以使用，今天西方医学界使用的Syrup（糖浆）、Soda（苏打水）等词汇，都是从阿拉伯语音译来的。

4. 乳香之邦

乳香于《圣经》中已有记载。《圣经》上说，耶稣诞生时，有3名东方智者献给他黄金、乳香和没药。在古法文中，乳香名为franc encens，意为无拘束的香料，形容它的气味在空气中能够持久挥发。在阿拉伯文里，乳香被称为al-lubán，意为奶，因树脂从乳香木滴出时状似乳液而得名。

乳香来自于橄榄科（Burseraceae）植物卡氏乳香树 *Boswellia carterii* Birdw.，以其皮部渗出的油胶树脂入药。乳香属（*Boswellia*）植物全世界有24种，分布于非洲热带干旱地区的索马里、埃塞俄比亚及阿拉伯半岛南部。这种树低矮多刺，枝丫扭曲，上面挂着小而皱的叶子，真是其貌不扬。采集乳香的方法有些似采橡胶，只要刮去乳香树外层的灰色树皮，切口处便会渗出一滴滴白色的树脂。

世界上最优质的乳香——银香产于阿曼南部佐法尔山脉北端的内格德高原。历史上乳香的价值曾等同于黄金，是统治者权力和财富的象征。在漫长的4000年里，乳香贸易一直是阿曼的经济支柱。北宋初年，中国与大食（阿拉伯）商人的海上贸易再度兴起。当时，一次输入的阿拉伯乳香就达数十万斤。

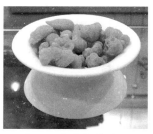

图62　来自阿曼的
乳香药材

同时，乳香还是送给来宾的国礼，我们在阿曼访问期间也收到这样一份国礼。只见乳香白色半透明，状似乳头，香气四溢。据说放在水中研磨后，水会变得如牛奶一般；如果用火点燃，清香会绕梁三日不绝（图62）。

乳香作药材使用最广泛的是在中医学和印度阿育吠陀（Ayurvedic）医学中。在中国，乳香的药名始载于《名医别录》。中医认为其主要功效是活血止痛。阿育吠陀医学则主要将其用于关节炎的治疗。近年研究发现，乳香在抗肿瘤方面具有一定的作用。

卡氏乳香树的油胶树脂主要含三萜类成分，其中乳香酸类成分为特征性成分，含有挥发油。药理研究表明，卡氏乳香树的油胶树脂具有降低血小板黏附，镇痛，抗溃疡，抗肿瘤，抗炎，抗菌，调节免疫等作用。

乳香在西方的宗教活动中也很常用，通常作为祭拜神灵的香熏料。古人相信乳香的烟雾会把他们的祈祷带入天堂，因此乳香被广泛应用于宗教祭祀和丧葬仪式等活动中。旧时阿拉伯医生出诊时，都要把衣服熏上浓烈的乳香气味，认为这样可以消毒防疫。人们亦常用乳香燃烧产生的烟去熏衣物，以防虫蛀。与阿曼人擦肩而过时，往往有一股神秘的浓香扑鼻而来，原来他们的衣服用乳香熏过。阿曼当地人还喜欢把乳香当口香糖放在嘴里咀嚼，使口气清新。

据说，1603~1666年英国暴发黑死病，夺去无数人的生命，而香料商却不受瘟疫的侵扰，原因就是他们时常接触乳香香精。千百年来，乳香还有许多其他功用，如古埃及人用乳香做防腐剂，阿拉伯人用乳香入药，用来帮助消化，治疗心脏和肾脏疾病等。如今，乳香的芬芳仍飘荡在阿曼城乡的家家户户，使阿曼享有"乳香之邦"的美称。

阿曼的短暂学术考察之旅过去近三十年了，乳香的气味依稀缥缈，椰枣的香甜犹在舌尖。中医药在阿曼的发展情况仍挂在我的心间。

二十五、话说龙涎香

中央电视台2019年3月热播的一部电视连续剧《老中医》第九集中，主人公翁泉海根据患者久咳的症状，开具了一服中药，其中有一味中药名叫龙涎香。

龙涎香在《纲目》收录于鳞部第四十三卷。时珍曰："龙涎，方药鲜用，惟入诸香，云能收脑、麝数十年不散。又言焚之则翠烟浮空。出西南海洋中。云是春间群龙所吐涎沫浮出。番人采得货之，每两千钱。亦有大鱼腹中剖得者。其状初若脂胶，黄白色；干则成块，黄黑色，如百药煎而腻理；久则紫黑，如五灵脂而光泽。其体轻飘，似浮石而腥臊。"

龙涎香为何物？现今很多人可能会感到比较陌生，我也是在从事中药工作30多年后，在香港一个中药老前辈李震熊先生的店铺里才见到龙涎香的（图63）。

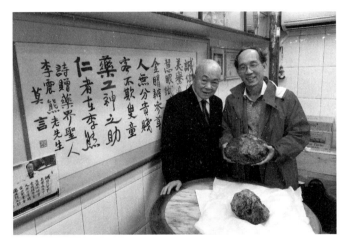

图 63　赵中振（右）在李震熊先生（左）的店铺见到的龙涎香

龙涎香、麝香、沉香、檀香为中国古代四大香，龙涎香位于首位，最为稀有、珍贵。

龙涎香是外来药，多发现于沿海地区，主要有阿拉伯海及非洲海岸，英文名称为（Ambergris），古称俺八儿香（译音）。唐代段成式的《酉阳杂俎》中有阿末香之名。传说是龙的涎沫凝结而成，其实龙涎香是抹香鲸为主的鲸鱼吞下一些海洋生物等异物后，刺激肠道形成的分泌物，后排出体外，或可在海上漂浮了几十甚至上百年形成的固态物。新者多为黑色，稍久则灰，甚久则白。抹香鲸我在印度尼西亚的一座博物馆内见过其骨架标本，有二三十米长。

龙涎香主要功效为化痰平喘，行气散结，利水通淋，的确市场上比较罕见。在20世纪50年代出版的《全国中药成药处方集》中，还保留有"鹭鸶咳丸"一味，那是一种金箔为衣的蜜丸，组方中有龙涎香。

古代香料有的可食、有的可做化妆品或药用。龙涎香主要特点有聚香的功能，结而不散。能够收敛聚气，虽经数十年，香味犹在。"浮于水则鱼聚，熏衣则香不竭"。

现在药店里面已经很少能见到其身影了。那它是做什么的呢？做香水，高级香水最好的定香剂。与黄金等价，现在人们想了很多方法合成替代天然龙涎香来应用在香水里。

龙涎香呈不规则块状，大小不一，棕褐色或黑褐色，里面还可以见到鲸鱼消化不了的白色的小块墨鱼的牙齿点状或片状痕迹等。质轻，闻起来并不香，有些腥臭之气。放到舌尖上品，还有些酸涩。有一句成语叫物极必反，这龙涎香是香过了头，离得太近了可能感觉不到它的香气。大家知道糖是甜的，那糖精呢，是非常苦的，稀释很多倍后才能尝到甜味。

龙涎香还叫灰琥珀，电视剧中翁大夫介绍鉴别龙涎香与琥珀真伪的方法是对的，前者是将其点燃，冒白烟，有香气。而后者琥珀则是冒黑烟，有松脂的香气。正可谓：上古味极今何在？散作龙涎几阵香。

正仓院"厚朴"

赵中振

公元6~7世纪，奈良是日本的国都，正仓院（图1）就位于日本奈良市东大寺内，其中收藏有日本圣武天皇和光明皇后使用过的服饰、家具、乐器、兵器等，总数约达9000件之多，算得上日本的皇家博物馆。

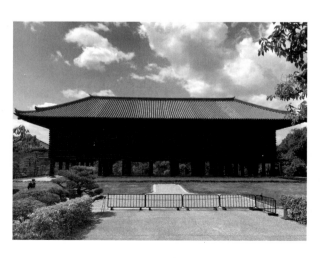

图1　正仓院

这批稀世珍品早已被日本政府定为国宝，归天皇所有，属于特定的保护对象，二战后每年仅在10月底到11月初挑选一些代表性的文物举办公开展览。2018年11月，我曾来此参观了第70届展览，此次展出共有58物件珍品，其中与药物相关的有沉香宝盒、犀角如意、螺钿八角盒等。

正仓院藏品中我最有兴趣的是当年鉴真和尚东渡日本，时经1250年至今保存完好的唐代药物，账目上标示有中药60种，至今仍旧可以辨识的近40种，如五色龙齿、人参（仅存芦头）、桂心（中国古代不用桂枝）、厚朴（此处为混淆品种）、沉香等，这些珍贵的标本可为后人研究中药的历史沿革提供第一手的数据。

20世纪50年代开始，日本曾两次组织了全国药物研究顶级专家，对这些药材进行了本草文献考证、原植物及外观鉴定、显微镜及化学鉴定，并在1955年（朝比奈泰彦，1955，正仓院药物，植物文献刊行会，大阪）和2000年（柴田承二，2000，图说正仓院药物，中央公论新社，东京）有专著出版，至今是中药古代品种考证的重要实物证据。这一研究也为古代中药材的研究提供了宝贵经验。但在厚朴来源上，经过著名的生药学家藤田路一、中尾万三先后做过鉴定，提出疑问，一直没有最后定论。

说来是缘分，1987年，我到东京药科大学药用植物研究室学习。我所在的药用植物研究室的前任教授正是藤田路一先生，研究室里仍保留着他当年鉴定后留下的少量标本。判清"厚朴"的基原，是藤田先生离去时的遗愿。

一、树皮年轮

谈到厚朴的研究，我还想介绍一个故事。1987年，我在日本留学时，域外旁支有趣的发现，那就是"树皮年轮"。

我在中国攻读硕士期间的研究课题是辛夷，厚朴与辛夷均为木兰属不同群组的植物，药用部位前者是树皮，后者是花蕾。厚朴研究是辛夷研究的拓展。我与东京药科大学的缘分，也是与*Magnolia*相关的。

东京药科大学内的植物园建在一座小山丘上，这里有十几种木兰科植物，其中有栽培的，也有野生的。大学的学生食堂也因此由我的前任导师下村教授命名为*Magnolia*。我所在研究室当时的副教授指田丰先生，因发现了木兰科植物中的和厚朴酚（honokiol）而获得博士学位。

谈起年轮，人们很自然地会联想到树干横断面上那一圈圈纹理。可您是否知道树皮中也可以见到年轮呢？我在做厚朴枝条动态解剖学研究时观察到，厚朴树皮中纤维束环带的层数有规律地逐年增加。我想，这是不是与其生长年限相对应呢？我在研究室报告会上提出假设后，立即引起了日方教授的兴趣。

指田教授告诉我："学校内的树皮标本，随便任你采；校外需何标本，我开车带你去采。需要实验用品，尽管作计划，经费问题不用考虑。"有了指导老师的支援、便利的实验条件以及管理和辅助人员的尽职帮助，我的关于日本厚朴的植物形态研究和后来树皮年轮的研究进行得很快，64个样品的采集、上千个切片的制作，全由我一个人在短时间内独立完成。

有一日，指田教授与我一同来到了学校的植物园，请园长将一棵厚朴树截断。教授取走树干，我留下了树皮，我们开始进行双盲实验。几天之后，我把利用显微镜从树皮中得到的年轮数目，与教授从树干中得到的年轮数相比较，二者完全相符，证实了树皮中有年轮样构造的假设（图2）。

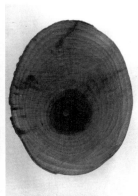

图 2 木兰属中树皮年轮样构造
（左图：偏光显微镜下观察树皮年轮；右图：树桩断面对照观察木质部年轮）

从植物解剖学的角度看，树皮年轮是树皮中由形成层产生的纤维束环带。在某些植物物种中，环带的数目与相应部位木质部的年轮数相关，即与树龄相关。因此，树皮年轮可作为鉴定树龄的参考。

为了进一步证实树皮年轮的存在，此后我又对木兰属17种植物、141个样品进行了观察，得到了类似的结果。此项研究成为我博士学位论文的一部分。

在探索树皮年轮存在的普遍性的过程中，我和国内的同事们共对67科200种植物进行研究，还发现了树皮年轮的多样性。应用计数树皮年轮的方法，我还对部分古树的树龄进行了鉴定。这一快速简便、不损害树木生长的鉴定树龄法，1990年获得了国家专利。此后"树皮年轮的研究及其在中药方面的应用"还获得1991年国家科技进步奖二等奖。

树皮年轮的发现，是厚朴生药学研究的意外之果，从中我也获得有益的提示。中医药研究是一门涉及众多学科领域的学问，跨学科的研究对中医药和相关学科的发展大有裨益。

二、千年古药正名

我在对厚朴的树皮年轮研究取得初步进展，得到了日方教授的认可后，指田教授曾经向我展示了珍藏的藤田先生当年鉴定后留下的少量厚朴标本。"赵先生对此有兴趣吗？"这并非原定研究课题，在对这1200余年前的药材不甚了解的情况下，我不能贸然作答。但在我的工作日记中留下了一个重重的问号。

时光飞逝，10个月过去了，一年进修即将结束，我已经熟练掌握了超薄冰冻切片的技术。此时，我正式向指田教授提出对此课题做一尝试的想法。日方教授在对手中的"国宝"反复掂量之后，终于同意让我一试。

我采用显微切片技术对正仓院厚朴进行了初步鉴别，结果证明，这些材料虽历经1000多年，仍旧可以采用切片观察，并初步断定，正仓院所藏"厚朴"不是木兰属植物。但究竟是哪一种呢？（图3）

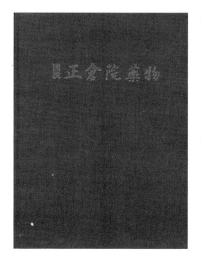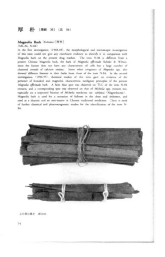

图3　2000年版《图说正仓院药物》中收录的厚朴的记述，悬而未决

《本草纲目》三十四卷木部提到了木兰与辛夷，三十五卷中提到了厚朴。也就是说共涉及木兰属植物有三个条目，分别为木兰、辛夷与厚朴。现在《中国药典》仅收录有厚朴、辛夷两个，木兰一种哪里去了？经初步考察，"木兰"也应当是木兰科植物，但牵涉到木兰属、木莲属的多种植物。这说明，其来源自古以来存在着市场上的混乱。

1988年4月我回国后，我继续进行木兰属植物的研究，并与助手唐晓军先生，深入厚朴产区，继续进行资源考察，整理完成了市场厚朴资源的考察报告，总计10科近40种植物的树皮都在市场上作为"厚朴"出现过。此结果在1991年《基层中药杂志》发表（赵中振、唐晓军，厚朴生药学研究概述），其中提到了一种厚朴伪品是来自于胡桃科的黄杞（*Engelhardtia roxburghiana*）。

1992年初，我在东京药科大学完成木兰属*Magnolia*植物生药学研究，并获得博士学位后，到日本星火产业汉方研究中心工作，没能再参与正仓院厚朴鉴定的后续研究。但我一直和指田教授保持联系，2006年，我已来香港工作，又协助指田教授研究组采集提供了于四川与香港的对照原植物标本，支持他们继续进行正仓院厚朴的深入研究。

2009年，指田教授研究组终于发表了研究论文，判定正仓院厚朴的伪品为胡桃科的黄杞（*Engelhardtia roxburghiana*）。论文发表时在论文中对于我的前期考察有所引用，并在论文中予以鸣谢（指田丰等，正仓院药物厚朴，植物研究杂志）。

30年前我留学日本时，曾有幸接触并参与了正仓院厚朴的显微鉴别研究，接触并协助鉴定其中的厚朴标本，这是一次难得的机会，实乃人生一大幸事。正仓院伪品厚朴引发了我对古今混淆中药研究课题的关注与兴趣。也引发了此后我与美国留学生Eric Brand博士一同到大英博物馆（Nature History Museum）进行300年前古代木通的研究，和后来到美国金华昌百年前中药店的研究。

三、结语

2019年樱花盛开的时节，我再次回到母校东京药科大学，与年逾八旬的指田教授，重新来到阔别多年的药用植物园，找到了当年共同研究树皮年轮的日本"和厚朴"，一同交流对正仓院古代药物研究的心得。（图4）

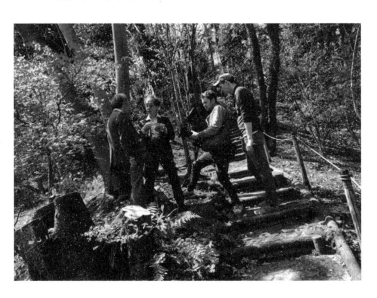

图4　2019年4月与指田教授（左一）重游东京药科大学药用植物园，Discovery摄制组随同采访

中药鉴定是千年遗留的历史难题，也是生药学研究的前沿课题。古代文献、市场调查、原植物考察、实验室验证几者的结合是一种非常有效的方法，循此思路，受益良多。继承与创新是中医药发展之路。中日两国各有所长，加强合作，相得益彰。

Discovery 剧组关于《本草纲目》
与李时珍采访前的备忘文稿

张志斌

Dear Prof Zhang : I am really glad you have made time for us for the interview. Thank you so much. So, I have made a few more questions based on your notes to us last year.

*Note: some are basic questions, but we'd like you to introduce the subject to an audience who may not know about TCM, Li or the Bencao Gangmu.

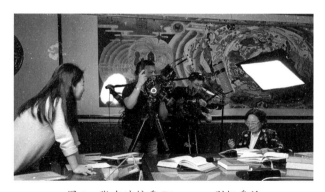

图 1　张志斌接受 Discovery 剧组采访

一、关于《本草纲目》

1. What is the Bencao Gangmu？ Describe the structure and contents？

这是一部本草书，一部医药书，也是一部百科全书。

王世贞的序言里，用了一系列美好的辞藻来称赞《本草纲目》：

如入金谷之园，种色夺目；如登龙君之宫，宝藏悉陈；如对冰壶玉鉴，毛发可指数也。博而不繁，详而有要，综核究竟，直窥渊海。兹岂禁以医书觏哉？实性理之精微，格物之通典，帝王之秘录，臣民之重宝也。

赞美《纲目》是"金谷园""龙君宫"，内容极其丰富。但放在一起，又如"冰壶玉鉴，毛发可指数"，达到"博而不繁，详而有要，综核究竟，直窥渊海"的境界。王世贞认为这样的一部书，怎么能仅仅当成普通医书来看待？它就是探究事物精微的完美典籍。这样好的书籍，堪为帝王的珍秘，也是臣民的重宝。

那么我们来看看，李时珍是怎样使金谷园、龙君宫中众多宝物能够做到"如对玉壶冰鉴，毛发可指数"的。李时珍的《本草纲目》收集的药种类达到1892种。这么多药物，怎样排列才方便查找？李时珍解决这一问题的办法，就是"振纲分目"。请看这张"纲目"结构示意图，展示了《本草纲目》从分类到解说的三级"纲"与"目"。

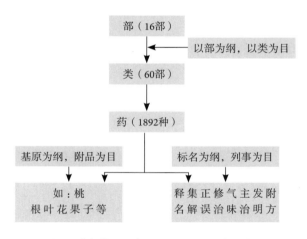

图 2 　《本草纲目》的"纲目"体系示意图

三大纲领指该书"纲目"体系可分成三个层次。

"以部为纲，分类为目"——解决众多药物分类问题；

"基原为纲，附品为目"——解决一种基原多部位入药的问题；

"标名为纲，列事为目"——解决药物内容分类解说的问题。

以下分别解说这三个类型的"纲目"内容。

第一：以部为纲，以类为目。

其内容是把1892种药物先分成16个部，每个部之下又分若干个细目，总计有60个类目。16部依次是：火、水、土、金石（以上无机物）、草、谷、菜、果、木（以上是植物），虫、鳞、介、禽、兽、人（以上是动物）。

李时珍解释说，这样的分部排列顺序，是"从微至巨"、"从贱至贵"，即从简单微小到复杂高大，从低等到高等。这种分类法已经体现了生物进化的萌芽。当然，若仅有16部，还是太粗略，各部下的药物还是很多，特别是草部有611种药。于是李时珍在各部之下，又再设立60类作为目。例如草部，药物最多，于是按草类植物生长环境、形态、性质等分成9个类别。虽然《纲目》二级分类的依据与西方的动植物分类体系不大一样，并没有以形态作为统一的标准，而是以药物的形态、习性、生态、用途、内含物性质等作为分类标准。也就是说它的分类法有多个基点，而非单一基点。这种分类法与古代西方植物学纯从形态分类还存在差距。但在400多年前，李时珍能创用部、类二级分类法归类药物，已属先进。

第二：基原为纲，附品为目。

"基原"是指物种的来源。"附品"是指附着在同一物种下可作药用的品类。举例来说吧："牛"属于一个物种，但附属于"牛"的许多部位或产物可以做药。像牛肉、牛肝、牛胆、牛皮等都可以作为一味药，单"牛"身上能入药的部位就有三四十处，如果将这些药味平行对待，势必会令药物数量增加数十倍。这样的话就更不方便读者寻找了。为了避免"或一物再出三出，或二物三物混注"的现象，李时珍决定"但标其纲，而附列其目。如标龙为纲，而齿、骨、脑、胎、涎皆列为目；标粱为纲，而赤、黄粱米皆列为目矣！"用现代术语归纳这一类的"纲目"，就是"基原为纲，附品为目"。这一"纲目"体例解决了一物多部位入药的问题。

第三：标名为纲，列事为目。

这组"纲目"旨在有条理地解说每一种药物。其"纲"是药物的正名，"目"是药名下常见的八项内容，简言之即分项说药。

这八项是：释名、集解、正误、修治、气味、主治、发明、附方。用这八项归纳每一药的内容，从而打破了《证类本草》每一药层层包裹式的资料汇聚旧体例。但为了不破坏主流本草知识源流清晰的传统，李时珍又在切割后的每一条资料之后，注明资料出处。

"正误"一项，虽然也有前人纠正错误的言论，但多数都是李时珍个人的考察意见，是反映李时珍学术观点的重要内容。例如古代在"凝水石"一药的来源问题上，始终争论不休。李时珍指出陶弘景注中提到的属于盐精的凝水石，才是正品。"唐宋诸医不识此石，而以石膏、方解石为注，误矣！"他对自己的考证非常满意，兴奋地说："凝水（石）之误，非时珍深察，恐终于绝响矣。"也就是说，如果不是他的深入考察，恐怕是要失传了！

2. Why was this Bencao different from others？ In your notes to us, you mentioned that the Bencao Gangmu has great compelling thoughts. Can you tell us what you mean？

古代本草书中，《本草纲目》是毫无争议的最高峰。《本草纲目》之外，大概就要首推宋代唐慎微的《证类本草》。李时珍就是用《证类本草》作为蓝本的。那我们就把这两本书作个比较。

第一，高在《本草纲目》编纂思路。

这是我必须提到的重要方面。在《本草纲目》中，记载了李时珍的《本草纲目》

编纂思路：第一是取材"不厌详悉"，第二是敢于"立言破惑"。

先谈谈取材"不厌详悉"。一般医家撰写药书，都是选自己认为有用的东西写进去，没用的东西就放弃了。李时珍反对这样做！他举香附子一药为例，梁代著名药学家陶弘景竟然不认识它，但唐、宋以后，该药大行于世，以至于成为"气病之总司，女科之主帅"。从香附子的兴衰史，李时珍得出一个结论："乃知古今药物兴废不同。如此则《本草》诸药，亦不可以今之不识，便废弃不收，安知异时不为要药如香附者乎？"李时珍从药物兴废的历史高度，认为"天地品物无穷，古今隐显亦异，用舍有时，名称或变"，因此"本草之书，所以不厌详悉也！"

再谈什么叫"立言破惑"？就是遇到疑惑谬误，必须挺身而出，解惑辨误，敢于纠错。谈到"惑"，古本草书确实不少。例如中国古代有"割股疗亲"的习俗。孝子为表孝心，当双亲有病时，有割股的，也有割肝的，总之是割肉疗亲。人肉能治病吗？唐朝陈藏器《本草拾遗》确实记载了"人肉治疗瘵疾"。所以有人把割股疗亲这一古代恶俗的产生归罪于陈藏器。李时珍的看法比较公允，他认为在陈藏器之前，就有割股割肝习俗，因此不能全怪陈藏器。但陈氏也有责任，"罪其笔之于书，而不立言以破惑也。"就是说陈氏记载了人肉疗瘵，就该"立言破惑"，指出它的谬误，否则就会贻误后人。

李时珍在《本草纲目》中"立言破惑"的例子太多了。他生活在明嘉靖、万历年间。此期，兴起了一股"以人补人"的歪风。所谓"以人补人"，就是用人的某些排出物来补养人体。这些排出物包括胎盘、人尿、乳汁、经血等。邪术家们特别热衷的是"红铅"，也就是女孩子的初潮月经，制成药剂服用。或者"以童女矫揉取乳"，谓之仙人酒、蟠桃酒、白朱砂。李时珍极力抨击这些邪术家杜撰出来的补药，说童女取乳是"妖人所为，王法所诛，君子当斥之可也"。又斥责服食红铅是"方士邪术，鼓弄愚人"，"殊可叹恶"！并宣称在《本草纲目》里，"凡红铅方，今并不录"。

李时珍的"立言破惑"具有不畏权威，直抒胸臆的特点。比如在"水银"条："【时珍曰】……阴毒之物无似之者。而大明言其无毒，《本经》言其久服神仙，甄权言其还丹元母，《抱朴子》以为长生之药。六朝以下贪生者服食，致成废笃而丧厥躯，不知若干人矣。方士固不足道，本草其可妄言哉！"

在"不厌详悉"这一编纂思想指导下，李时珍才能放手收集，做到"书考八百余家"，《本草纲目》才能汇集古今的药物资料，新增药物347种，使全书的总药数达到1892种，收载附方11000多个。《本草纲目》的字数达到了宋代唐慎微《证类本草》（60万字）的三倍！又正是因为敢于"立言破惑"，从而使它的学术价值大大提升。《本草纲目》资料广博，又有许多新的见解，这就是该书能超越前人的两大支柱。其实，唐慎微在收集资料方面也做得非常好，一部《证类本草》几乎囊括了宋以前的本草精华。但唐慎微没有在书中添加任何自己的见解，只是堆砌资料，所以他还是比不过李时珍。

第二，高在全书的结构系统。

我们可以先看一下《证类本草》的分部，它分为九部（玉石、草、木、人、兽、禽、虫鱼、果、米谷），不能说唐氏不高明，他第一次提出按动物、植物等药物的自然属性来分类，比中国传统本草自《神农本草经》以来的上、中、下三品分类，这已经是难能可贵的一大进步。但是分类粗糙而排列也没有规律可言，完全体现不了各部药物之间的等级发展关系。并且，没有放弃三品分类，每部之后还是按上、中、下三品来分类，故其二级分类其实没有什么意义。但是李时珍分16部，按"从微至巨""从贱至贵"（即从小到大，从低级到高级）的规律来排列（有人认为这显示了进化论的萌芽），部下按药物的形态、习性、生态、用途、内含物性质等为标准，进行二级分类。如"水部"分为"天水""地水"，药物比较多的草部则分为山草、水草、芳草、毒草等9个类。这显然超过了《证类本草》的水平，清晰而便于叙事与查询，显示了物质分类的思维高度及科学内涵。

第三，高在药物的叙述例体。

我们又要回顾一下《证类本草》的体例。《证类本草》每一药的资料排列是按出现先后层层包裹而成的。也就是说，哪家的言论先出来，就把哪家放在前面。考察资料出现年代的先后，这样家谱式的编排自然极好，可以反映出本草学的发展概况。但本草是医家实用之书，如果想寻找药物的某一方面的内容（如药用部位、炮制法，等），就必须将此药的内容从头看到尾才能摘出来。在药物及可收入的内容越来越丰富复杂的情况下，那可太麻烦了。而且，药名标注方面，也没有注意到同类合并，如牛角与牛乳，作为两种药，收于不同的卷次中。李时珍采用"基原为纲，附品为目"与"标名为纲，列事为目"，首先是同类药物并入一条，好查好用；其次是每个药下分列8项内容，分别叙述，清晰明了。

英国著名的中国科技史学家李约瑟就非常赞赏《本草纲目》，他说：

"毫无疑问，明代最伟大的科学成就，是李时珍那部在本草书中登峰造极的著作《本草纲目》。……李时珍作为科学家，达到了同伽利略、维萨里的科学活动隔绝的任何人所不能达到的最高水平。"

二、关于李时珍（基于你从《本草纲目》中所读到内容）

1. What do we know about Li's early life, things he observed, illnesses?

李时珍（1518~1593）是他父亲的次子，从小体弱多病，但聪慧过人。在"万般皆下品，惟有读书高"的封建社会，学而优则仕乃是寻常人家培养子弟的首选之路。李时珍也不例外，他在父亲的期望下，从小攻读儒家经典，以博取功名。14岁那年，李时珍在科举路上顺利地过了第一关，考得个秀才。但此后在每三年一次的乡试中，他接连失败。十年寒窗、不出户庭的苦读，并没有帮助李时珍实现他父亲的科举之梦。在"三试于乡不售"之后，他父亲终于同意李时珍放弃科举仕途，转向继承家业，从事医药。

李时珍青年时的儒学功底，虽然没有帮助他获得一官半职，但却大大提高了他的文化素养。可以说，李时珍是出身医学世家的一名儒医。儒家"格物致知"的理念，已经渗透到李时珍从事医药研究的实践之中。他把从事医药研究、探讨事物的本原视为儒者不可或缺的品格。

关于李时珍的早期生活，他的成长经历，在《本草纲目》中记载极少。我想那对于全部兴趣都在于医药学，却被迫专心于科举；对外部世界充满好奇，却被迫足不出户的少年李时珍来说，可能并不是什么愉快的记忆。只有很少的记录，可以说明他小时候的确身体很弱。

《本草纲目·胡椒》发明："【时珍曰】胡椒大辛热，纯阳之物，肠胃寒湿者宜之。热病人食之，动火伤气，阴受其害。时珍自少嗜之，岁岁病目而不疑及也。后渐知其弊，遂痛绝之，目病亦止。才食一二粒，即便昏涩。此乃昔人所未试者。"

他说：胡椒这味药性质大辛大热，对于体质偏于热性的人来说，非常不利，可能产生损害。他回忆自己从小喜欢吃胡椒，却年年患眼病，不知是什么原因，也不曾怀疑是胡椒引起的。等到后来医药知识丰富了，他才觉察到，辛热的胡椒可能不适合他阴虚内热的体质。于是，他把吃胡椒的嗜好戒除了。眼疾果然好起来了。如果偶尔再吃胡椒，马上就会觉得眼目不舒服。

李时珍对于事物的观察可以说保持着孩童一样的好奇心，这在中国著名医药学家中是很少的见到的。比如曼陀罗花，这是一味传统的麻醉药，对神经有麻痹作用。他听人传说这种花，笑着去采，酿成酒喝下去，就会使人笑；一边跳舞一边采，酿成酒喝下去，就会使人跳舞。他就自己去试了。后来发现，不是这样的。而是用此花酿成酒，饮至半醉，再让一个人在前面或笑或舞来引领他，他就会跟着又笑又舞了。

再如鲮鲤，又称穿山甲。梁代陶弘景说它像鳄鱼而小一点，样子有点像鲤鱼而有四只脚，黑色，能在陆地上走，也能在水里游。说它常在中午游出水面，张开鳞甲好像死了一样，诱惑蚂蚁爬进它的鳞甲，就闭合鳞甲，进入水里，再打开鳞甲，让蚂蚁浮出来，然后就把蚂蚁吃掉了。李时珍亲自对这种动物进行观察，发现它的形状的确比鳄鱼而小一些，只是它的背与鲤鱼相比要阔一些，头像老鼠，肚子上无鳞而有毛，舌头很长，嘴很尖，尾巴与身体相等。尾巴上的鳞甲又尖又厚，呈三角形。肚子里五脏俱全，但是胃特别大。它的确以蚂蚁为食，李时珍曾经解剖过它的胃，里面有一升左右的蚂蚁。只是进食方式并不像陶弘景说的那样，而是吐出又长又黏的舌头来诱惑或卷食蚂蚁。

还有一种古老的传说，一种叫作果蠃（蠮螉）的昆虫，自己不能生子，只好把螟蛉子（螟蛾的幼虫）背到自己的窝里养育，并不断对着螟蛉子祝曰："类我类我""似我似我"。久而久之，螟蛉子就真的像果蠃了。这种说法起自于《诗经·小雅·小宛》："螟蛉有子，果蠃负之"一句。经某些名家诠释，显得煞有介事。以至于古人把义子称作为螟蛉子。梁·陶弘景第一次提出反对，指出果蠃是将螟蛉子捕捉来喂养自己的幼虫，并非作为孩子。宋代寇宗奭也同意陶弘景的意见。但是后世总有学者对《诗经》尊崇不疑。比如唐代的李含光（《本草音义》），宋代的苏颂（《本草图经》）对陶弘景的说法将信将疑。李时珍通过自己的反复观察，得出结论："当以陶氏、寇氏之说为正，李氏、苏氏之说为误。"这种观察太多，很难一一举例。

下面是《本草纲目》上述例子的原文。

《本草纲目·曼陀罗花》【发明】：【时珍曰】相传此花笑采酿酒饮，令人笑；舞采酿酒饮，令人舞。予常试之，饮须半酣，更令一人或笑或舞引之，乃验也。八月采此花，七月采火麻子花，阴干，等分为末。热酒调服三钱，少顷昏昏如醉。割疮灸火，宜先服此，则不觉苦也。

《本草纲目·鲮鲤》【集解】：【弘景曰】形似鼍而短小，又似鲤而有四足，黑色，能陆能水。日中出岸，张开鳞甲如死状，诱蚁入甲，即闭而入水，开甲蚁皆浮出，因接而食之。【时珍曰】鲮鲤状如鼍而小，背如鲤而阔，首如鼠而无牙，腹无鳞而有毛，长舌尖喙，尾与身等。尾鳞尖厚，有三角，腹内脏腑俱全，而胃独大，常吐舌诱蚁食之。曾剖其胃，约蚁升许也。

《本草纲目·蠮螉》【集解】：【弘景曰】今一种蜂，黑色，腰甚细，衔泥于人屋及器物边作房，如并竹管者是也。其生子如粟米大，置中，乃捕取草上青蜘蛛十余枚，满中，仍塞口，以待其子大为粮也。其一种入芦管中者，亦取草上青虫。《诗》云：螟蛉之子，果蠃负之。言细腰之物无雌，皆取青虫教祝，便变成己子，斯为谬矣。造《诗》者未审，而夫子何为因其僻耶？岂圣人有缺，多皆类此。……【正误】【颂曰】《诗》言：螟蛉之子，果蠃负之。杨雄《法言》亦云：螟蛉之子殪，而逢果蠃。祝之曰：类我类我。久之变为蜂。陶氏、蜀本皆以为生子如粟，捕诸虫为粮。段成式亦云：书斋多蠮螉窠，祝声可听，开而视之，悉是小蜘蛛，以泥隔之，乃知不独负桑虫也。数说不同。然物类变化，固不可度。……○【宗奭曰】诸家之说，终不敢舍《诗》之义。尝拆窠视之，果有子如粟米大，色白而微黄。所负青菜虫，却在子下，不与虫相着。陶说近之。【时珍曰】蠮螉之说各异。今通考诸说，并视验其卵，及蜂之双双往来，必是雌雄。当以陶氏、寇氏之说为正，李氏、苏氏之说为误。

《本草纲目》记载了李时珍的十余个医案，但作为一部药书，大多描述相对简单。

对于疾病的观察描述应该写在他的另一本叫作《濒湖医案》的书中，可惜那本书已经失传了。但是在《本草纲目》中为了说药物的作用，也可以见到少量描述相对详尽的疾病，比如，在"升麻"条中。他描述自己曾经治疗过的一个病人。他说，这个人素来好酒，因为大冬天哭母悲伤，又受了风寒，因此病"寒中"（指受寒而肠胃虚弱致肠鸣腹痛泻利之病证），如果没有姜蒜这种温热的佐料就吃不下饭。到了夏天，又多喝水，加上心情不好。因此病加重了，表现为右侧腰部有一处胀痛。牵引到右侧胁部，上至胸口，然后，就必须要到床上躺下。病一发就经常感到便意急迫，上了厕所又排解困难。症状表现很复杂，或吞酸，或吐水，或腹泻，或阳痿。喝一点酒，或者是温热的东西能稍微缓解一下。但是，很多原因都可以诱导再次发作，比如劳累、性生活、发怒、饥饿等，都可以使病证马上发作。缓解之后，又好像平常人一样。严重的时候，一天可以发好几次。曾经多次治疗，服用了温暖肠胃的药、去除湿邪的药、滋补身体的药、治疗消化不良的药，等等多种方药，都只能稍微缓解一下，又随时发作了。李时珍想，这种病看起来很复杂，实际上就是因为寒邪损伤，精神抑郁，使体内阳气受到阻碍，不能上升引起的。因此，要用升麻葛根汤合四君子汤，加上柴胡、苍术、黄芪，合在一起，有补助阳气，帮助升提的作用。服药后，再加一二小杯淡酒以助药气。病人吃了这个药之后，各种症状都消失了，觉得很爽快。

还有明代荆穆王妃子胡氏，因为吃荞麦面（一般认为荞麦面不易消化）时，发怒生气，导致胃脘当心口部位疼痛剧烈，不可忍受。经过其他医生用吐药、下药、行气、化解食物积滞等多种药方治疗都不能奏效，大便不通已经三天了。李时珍想到《雷公炮炙论》中说："心痛欲死，速觅玄胡"。就用玄胡索末三钱，温酒调下。服药后过了不久，这位王妃，很快就解出大便而疼痛停止了。

下面是《本草纲目》上述例子的原文。

《本草纲目·升麻》【发明】：【时珍曰】升麻引阳明清气上行，柴胡引少阳清气上行。此乃禀赋素弱，元气虚馁，及劳役饥饱生冷内伤，脾胃引经最要药也。升麻葛根汤乃发散阳明风寒药也。时珍用治阳气郁遏，及元气下陷诸病，时行赤眼，每有殊效。神而明之，方可执泥乎？一人素饮酒，因寒月哭母受冷，遂病寒中，食无姜蒜，不能一啜。至夏酷暑，又多饮水，兼怀怫郁。因病右腰一点胀痛，牵引右胁，上至胸口，则必欲卧。发则大便里急后重，频欲登圊，小便长而数，或吞酸，或吐水，或作泻，或阳痿，或厥逆，或得酒少止，或得热稍止。但受寒食寒，或劳役，或入房，或怒，或饥，实时举发。一止则诸证泯然，如无病人，甚则日发数次。服温脾、胜湿、滋补、消导诸药，皆微止随发。时珍思之，此乃饥饱劳逸，内伤元气，清阳陷遏，不能上升所致也。遂用升麻葛根汤合四君子汤，加柴胡、苍术、黄耆煎服，服后仍饮酒一二杯助之。其药入腹，则觉清气上行，胸膈爽快，手足和暖，头目精明，神采迅发，诸证如扫。

每发一服即止，神验无比。若减升麻、葛根，或不饮酒，则效便迟。大抵人年五十以后，其气消者多，长者少；降者多，升者少；秋冬之令多，而春夏之令少。若禀受弱而有前诸证者，并宜此药活法治之。

《本草纲目·延胡索》【发明】：【时珍曰】玄胡索味苦微辛，气温，入手足太阴厥阴四经，能行血中气滞，气中血滞，故专治一身上下诸痛，用之中的，妙不可言。荆穆王妃胡氏，因食荞麦面着怒，遂病胃脘当心痛，不可忍。医用吐下行气化滞诸药，皆入口即吐，不能奏功。大便三日不通。因思《雷公炮炙论》云：心痛欲死，速觅延胡。乃以玄胡索末三钱，温酒调下，即纳入。少顷，大便行而痛遂止。又华老年五十余，病下痢腹痛垂死，已备棺木。予用此药三钱，米饮服之，痛即减十之五，调理而安。

2. Describe what we know about his apprenticeship to his father, his father's influence?

家学渊源，使李时珍从小对医药耳濡目染。其父李言闻的医疗经验与著述，培养了李时珍对医药研究的浓厚兴趣。李时珍《本草纲目》中有多处引用了他父亲的医药学作品，如"蕲艾传""人参传"等。还有两处提到他父亲临证治疗的神奇案例，包括其父用一味黄芩汤将患"骨蒸发热"的李时珍本人从濒死状态挽救过来的详细经过，另一则是其父用具有毒性的藜芦一药抢救荆和王妃刘氏中风危症的惊险过程。

《本草纲目·黄芩》【发明】：【时珍曰】洁古张氏言黄芩泻肺火，治脾湿；东垣李氏言片芩治肺火，条芩治大肠火；丹溪朱氏言黄芩治上中二焦火。予年二十时，因感冒咳嗽既久，且犯戒，遂病骨蒸发热，肤如火燎，每日吐痰碗许。暑月烦渴，寝食几废，六脉浮洪。遍服柴胡、麦门冬、荆沥诸药，月余益剧，皆以为必死矣。先君偶思李东垣治肺热如火燎，烦躁引饮而昼盛者，气分热也。宜一味黄芩汤，以泻肺经气分之火。遂按方用片芩一两，水二钟，煎一钟，顿服。次日身热尽退，而痰嗽皆愈。药中肯綮，如鼓应桴。医中之妙，有如此哉。

《本草纲目·藜芦》【发明】：【时珍曰】……藜芦则吐风痰者也。……我朝荆和王妃刘氏，年七十，病中风不省人事，牙关紧闭，群医束手。先考太医吏目月池翁诊视，药不能入，自午至子，不获已，打去一齿，浓煎藜芦汤灌之。少顷，噫气一声，遂吐痰而苏，调理而安。药弗瞑眩，厥疾弗瘳，诚然。

3. Describe what we know about his time at Imperial Court? Do you think he was dissatisfied at the Court? Does he write anything about the obsession of the Court with 'Immortality' pills or elixirs? Can you explain if and how Li Shizhen was a Confucian?

这个问题是最不好谈的，因为可信的记载实在太少。首先要说明的是，李时珍的声名完全出于他的科学成就，与他是否当过什么官，没有任何关系。在这样的基础上，我们才可以来进行这一问题的探讨。

继承家学经验，加上李时珍个人的努力和悟性，使之很快成为当地一位颇有美誉的名医。他在《本草纲目》中，就记载了亲自治愈的十数例疑难杂症。其中有一些为王府贵人治病的记载。如曾使用牵牛子为主药治好过一位王室贵妇30年经治未愈的"肠结病"。另有一位荆穆王妃胡氏，患胃痛不可忍，李时珍则用一味延胡索立见其功。在《李时珍》的电影中表现过一个李时珍治病的情节，就是在《本草纲目》有记载的。约1542年，富顺王朱厚焜嫡子得了怪病，酷爱吃灯花（即烛心余烬结成的颗粒状物），以至于一闻到蜡烛的气味，就哭着闹着要吃灯花。很多医生都觉得这么怪的病，没见过，束手无策。而李时珍稍经观察，就得了出了"虫癖"的诊断，也就是说，这是由于肠道寄生虫引起的"异嗜癖"。于是采用杀虫药，一剂见效。李时珍的名气，使得楚愍王朱显榕（约1543年）慕名聘请李时珍为楚府奉祠，兼掌良医所事（即楚王府最高医药总管）。所谓"楚府奉祠"是个虚衔，其目的是要精通本草，医术高明的李时珍为其家族掌管医事。李时珍没有辜负他的期望，在楚愍王世子朱英耀得了"暴厥"（可能是突然休克昏迷）时，成功地把他抢救回来了。也许是为了报答此恩，楚王把李时珍推荐到太医院（约1544年）。

大约在嘉靖年间，李时珍被举荐到北京太医院供职，一年后离职返回湖北。由于史料语焉不详，虽然也有一些晚期的书籍（如清初人顾景星的《白茅堂集》《蕲州志》）有过李时珍曾任太医院判的记载，但在他子孙的记载中，却未有只言片语类似的记载。李氏家族很自豪地记录李月池（时珍之父）曾任太医院吏目（从九品的小官），但为什么对"太医院判"这么显赫的品位却讳莫如深？至今研究者们仍在争论：李时珍究竟是否担任过太医院判？是什么原因促使李时珍在北京只待了一年就返回故里？在李时珍子孙所有记载中，只见到过其父担任过最高职位就是"楚府奉祠"。好在李时珍的声名是因为他的医药学成就，与是否为官无关。但可以肯定的历史事实是，李时珍确实从南方北上京城，并且在北京停留居住过，所以他在《本草纲目》中记载了许多亲见的北京独特的医药、饮食习俗和某些植物种类。

例如"莱菔"（萝卜）与"蔓菁"（大头菜），因为叶子比较相似，古代一度对这两种菜说法不同。有人说在南方叫"莱菔"，在北方叫"蔓菁"；也有人说叶是"蔓菁"，根是"萝卜"。李时珍到北京后，就把这两种菜彻底区分清楚了。他指出："二物根、叶、花、子都别，非一类也……今燕京人以瓶腌藏（蔓菁），谓之闭瓮菜。"李时珍印象深刻的还有北京的大白菜（菘），他说："燕、赵、辽阳、扬州所种者，最肥大而厚，一本有重十余斤者。南方之菘畦内过冬，北方者多入窖内。燕京圃人又以马粪入窖壅培，不见风日，长出苗叶皆嫩黄色，脆美无滓，谓之黄芽菜，豪贵以为嘉品，盖亦仿韭黄之法也。"他强调所谓"黄芽菜""韭黄"都是京城权贵们才能享用的东西，不是百姓的寻常蔬菜。

除此之外，还有很多关于京城的记载，其中很重要的一条是"阿芙蓉"，这是李时珍首次将鸦片记录入医药书。他说："罂粟结青苞时，午后以大针刺其外面青皮，勿损里面硬皮，或三五处，次早津出，以竹刀刮，收入瓷器，阴干用之。"鸦片有什么医药效用呢，除了用于止泻固精之外，李时珍说："俗人房中术用之。京师售一粒金丹，云通治百病，皆方伎家之术耳。"这是京城的侈迷风气。

如果一定要追究李时珍是否当过"太医院判"的话，可能有一个旁佐资料，给出否定意见。即明王朝唯一的一部官修本草书《本草品汇精要》，配有精美的彩色药图，成于弘治年间。珍藏于皇室，一直未予出版，除了当时个别朝廷命官偷借出去复制之外，民间根本见不到。李时珍《本草纲目》中只字未提此书，说明他没有见过。如若当年他真担任过太医院判的话，应该是有机会见到此书的。

至于他既然肯定在北京工作过的经历（无论何职，总应该高于其父之从九品的吏目），为什么子孙后代只字不提。学者们也有一个不中听的推测。说是明嘉靖年间，曾经围绕太医院出了一桩公案。当时的礼部尚书徐阶向皇上参了一本，状告当时在太医院任职的吴梦龙等未经礼部考试选举，而是凭各种关系推荐上来的，他们不守规矩，朝廷应予以追查。太医院关系到皇族的健康，皇上当然非常恼火，于是不仅将吴梦龙等相关人员削官为民，后续还追查了其他的24位未经考试进入太医院的医士，均问罪清退。此事发生于1549年。李时珍是于1544年由楚王推荐进入太医院的，也没有经过考试选拔。说是受到牵连，时间上不太符合。但所谓推荐入朝声名已臭，子孙不愿再提，倒是有可能的。

4. Describe his later life and the writing of the Bencao?

关于李时珍写《本草纲目》的事，最清楚的莫过于他自己向王世贞描述他编写《本草纲目》的过程，他说：

> 渔猎群书，搜罗百氏。凡子史经传，声韵农圃，医卜星相，乐府诸家，稍有得处，辄著数言……岁历三十稔，书考八百余家，稿凡三易。

后面这三个数字，不是普通的数字。30年的时间，参考了800多种书，190万字的书稿竟三次修改重写，这是多么大的工作量！以至于书成之后的李时珍，"晬然貌也，癯然身也"，形貌消瘦。真正是"为伊消得人憔悴"！我们可以想一想，李时珍父子两代都是名行乡里的明医，父子二人的病人都不乏达官贵人。他的子孙又个个都很有出息，儿子、孙子都有考中了举人。他的确应该是衣食无忧。那么他为什么要默默地消耗半生年华，动员子孙三代共同参与，去撰写一部临终方才得知其问世的《本草纲目》，去做一件如此辛劳又绝无近利的事情？

他的目的只有18个字。

> 伏念本草一书，关系颇重。注解群氏，谬误亦多。

就是出于一位医生治病救人的良知，一位学者治学救世的使命感。书未成之时，他呕心沥血地考查著书；书既成之后至书得以刊行的十年，他又要为了刊行而四处奔波。可以说，他的毕生心血全部都倾注在《本草纲目》中了。

5. What are your other favorite stories related to Li that we find in the texts?

《本草纲目》"发明"（或"集解"、"正误"）下，确实记录了很多临床医案及相关的历史故事。我本人比较喜欢的是那种他讲完故事之后，又加上了自己的评价。

《杏》条下，李时珍记载了一个故事。说"《野人闲话》云：翰林学士辛壬逊在青城山道院中，梦皇姑谓曰：可服杏仁，令汝聪明，老而健壮，心力不倦。求其方，则用杏仁一味，每盥漱毕，以七枚纳口中，良久脱去皮，细嚼和津液顿咽。日日食之，一年必换血，令人轻健。"讲完这个故事，李时珍加了按语："杏仁性热降气，亦非久服之药。此特其咀嚼吞纳津液，以消积秽则可耳。古有服杏丹法，云是左慈之方。唐慎微收入本草，云久服寿至千万。其说妄诞可鄙，今删其粃谬之辞，存之于下，使读者毋信其诳也。"

《蛴螬》条下，李时珍又说了另外一个故事。"按陈氏《经验方》云：《晋书》吴中书郎盛彦母王氏失明。婢取蛴螬蒸熟与食，王以为美。彦还知之，抱母恸哭，母目即开。与《本草》治目中青翳白膜、《药性论》汁滴目中去翳障之说相合。予尝以此治人得验，因录以传人。"

6. Can you tell us these stories and if possible, explain why they are significant from the perspective of modern science?   Are there any specific plants that Li Shizhen played an important role in correcting information?

在"不厌详悉"这一编纂思想指导下，《本草纲目》收载的药物多达1892种药。当然，其中确有一些在今天看来是迷信、污秽、没什么疗效的东西。但它们都是我国本草史上出现过的药物，反映了不同时代的用药习俗、风尚，其有关资料可能对研究药学史、民俗、宗教、博物学等方面有一定的用处。李时珍要编的《本草纲目》，不是临床用药手册，而是集明以前本草之大成的巨著。因此取材广博是成功的首要条件，不能以个人知识水平去随意取舍。

这一思想指导获得的成功例证是"三七"，也叫"田三七"。此药是明代万历间南方军中流传的一种金疮药。从《本草纲目》金陵本附图来看，李时珍似乎没见过三七原植物。因此这个图画得并不是真的五加科的三七，而是一种土三七。但李时珍并没有因自己知之不详就舍弃该药，他根据传闻，不失时机地将三七记载于《本草纲目》。此后，"三七"的运用越来越广泛，它良好的活血化瘀功能使之成为中医广泛运用于内外各科的良药。这味药的推广使用，实得益于李时珍首次记载。现代有人以《本草纲目》里载有迷信污秽药物来贬低此书。这些人根本意识不到《本草纲目》集古代本草之大成的学术高度，他们以临床用药手册的选材标准去评论，甚至攻击《本草纲目》，这是不对的。李时珍编的是一部集大成的本草书，需要完整地反映我国本草史的发展源流，曾经出现的而无论当时是否使用的各种药物。他编的是一部有关社会科学文化的"百科全书"，他所收的某些内容也许对某一时期的医药学来说意义不大，但有可能成为历史学、民族学、博物学、社会文化等其他学科的研究材料。李时珍在编书，声明取材时"不可以今之不识，便废弃不收"，这说明他认为自己的知识有限，故不敢随意废弃前人资料，先收进来再说。至于甄别运用，可留待后人。实际上，这也是我们现在进行古籍整理的原则。《本草纲目》取材"不厌详悉"，因此得以保留了许许多多极为珍贵的古代人文、自然科学的史料，使之成为我国古代的百科全书。

7. Will you tell us the examples of Li's testing the value of medicial materia: Datura, pepper and the experiment of zootomy?

如果把"动物保护"这样的问题，放到李时珍的面前，实在过于超前了。明代的中国，也包括那个时代的世界，没有任何人会想到有些动物将要濒临灭绝的问题。李时珍是个有着极好儒学基础，且受了程朱理学很大影响的古代医生，以治病救人为己任，认为人才是世界上最可宝贵的。《本草纲目》的确有不少的动物药，但我们不可能要求明代的李时珍有保护动物的观点。

说到动物药与动物保护的问题，我倒有一个自己的观点。我认为，把目前某些动物濒临灭绝的责任，归结到中医使用某些动物药物，这是西方人的一种误会。人群中病人是少数，病人中服用中药的是少数（即使在今日中国也这样），服用的中药者使用动物药又是少数，而所用的动物药中相关到濒临灭绝的动物者就少之又少了。因此，作为中药，对于濒临动物的需要量是不大的。而真正需求量极大的，可能造成某些动物灭绝的，应该是具有暴利的奢侈品、装饰品，或者食品等消费品行业。因为这些消费品人人可以消费，而且需求没有止境，简直可以称之为无底洞。那个才是真正具有危险性。

8. From reading the text so carefully, what kind of man do you think he was?

李时珍是一个严谨睿智的学者，又是一个生动有趣的凡人。他学识渊博，又充满好奇；他谦逊儒雅，又自信率真；他胸怀慈悲，又疾恶如仇。

《本草纲目》的文字大多舒缓平和，主基调是娓娓道来。但是见到方士庸医们那些欺世敛财的无良行为，他也会怒发冲冠，咒骂他们"不仁甚矣，其无后乎！"他评价古人古书，从来对错分明，直抒胸臆，不假掩饰。他充分尊重每一位前贤的新见解，从不掠美。说到精彩之处，他会拍案称奇。他赞叹李东垣用附子等药治疗冯翰林侄阴盛格阳伤寒"可谓活机之士"，杨介用夏冰煎大理中丸治愈宋徽宗食冰太过而致的脾疾"此则神圣之妙也。"但是，如发现本草记载中有谬误之处则从不姑息，即便是名家名著也不放过。如关于"水银"一药，他认为"阴毒之物无似之者"，但是《本经》言其久服神仙"，"《抱朴子》以为长生之药"。他尖锐指出"方士固不足道，本草岂可妄言哉？"有时候甚至敢于指名道姓。比如说到把白蝙蝠误作长生药的不良结果时，他说，"其说始载于《抱朴子》书，葛洪误世之罪，通乎天下。"每遇不懂的问题，他会谦虚地承认自己的寡闻，说："姑附于此，以俟博识"（木乃伊）。然而当他解决了某个千古疑难问题，他也会洋洋自得，毫不客气地宣称"非时珍深察，恐终于绝响矣"（凝水石）。

《本草纲目》中充满了如此挥洒自如，淋漓尽致的表达，他为一部严肃的科学著作，赋予了真实而饱满的情感，把读者带进一个丰富而有趣的世界，使阅读成为一种极其吸引人的快乐。我曾无数次阅读李时珍那时而平实亲切，时而昂扬激越的文字，都会与之产生强烈的共鸣。中国医学史上的医药大家中，还很少有如此生动的性情中人。

以下是我上述结论的原文依据。

《本草纲目·人血》【主治】：羸病人皮肉干枯，身上麸片起，又狂犬咬，寒热欲发者，并刺血热饮之。藏器。【发明】【时珍曰】肉干麸起，燥病也，不可卒润也。饮人血以润之，人之血可胜刺乎？夫润燥、治狂犬之药亦伙矣，奚俟于此耶？始作方者，不仁甚矣，其无后乎？虐兵、残贼，亦有以酒饮人血者，此乃天戮之民，必有其报，不必责也。诸方用血，惟不悖于理者，收附于下。

《本草纲目·附子》【发明】："【时珍曰】……盖阴寒在下，虚阳上浮。治之以寒，则阴气益甚而病增；治之以热，则拒格而不纳。热药冷饮，下嗌之后，冷体既消，热性便发，而病气随愈。不违其情而致大益，此反治之妙也。昔张仲景治寒疝内结，用蜜煎乌头。《近效方》治喉痹，用蜜炙附子，含之咽汁。朱丹溪治疝气，用乌头、厄子。并热因寒用也。李东垣治冯翰林侄阴盛格阳伤寒，面赤目赤，烦渴引饮，脉来七八至，但按之则散。用姜附汤加人参，投半斤服之，得汗而愈。此则神圣之妙也。"

《本草纲目·夏冰》【发明】："【时珍曰】宋徽宗食冰太过，病脾疾，国医不效，召杨介诊之。介用大理中丸。上曰：服之屡矣。介曰：疾因食冰，臣因以冰煎此药，是治受病之原也。服之果愈。若此，可谓活机之士矣。"

《本草纲目·伏翼》【集解】："【时珍曰】伏翼形似鼠，灰黑色。有薄肉翅，连合四足及尾如一。夏出冬蛰，日伏夜飞，食蚊蚋。自能生育，或云鸓鼠化蝠，鼠亦化蝠，蝠又化魁蛤，恐不尽然。生乳穴者甚大。或云燕避戊己，蝠伏庚申，此理之不可晓者也。若夫白色者，自有此种尔。仙经以为千百岁，服之令人不死者，乃方士诳言也。陶氏、苏氏从而信之，迂矣。按李石《续博物志》云：唐陈子真得（白）蝙蝠大如鸦，服之，一夕大泄而死。又宋刘亮得白蝙蝠、白蟾（蛤）〔蜍合〕仙丹，服之立死。呜呼！书此足以破惑矣。其说始载于《抱朴子》书，葛洪误世之罪，通乎天下。又《唐书》云：吐番有天鼠，状如雀，大如猫，皮可为裘。此则别是一种鼠，非此天鼠也。"

《本草纲目·木乃伊》：【集解】："【时珍曰】按陶九成《辍耕录》云：天方国有人年七八十岁，愿捨身济众者，绝不饮食，惟澡身啖蜜，经月便溺皆蜜。既死，国人殓以石棺，仍满用蜜浸之，镌年月于棺，瘞之。俟百年后起封，则成蜜剂。遇人折伤肢体，服少许立愈。虽彼中亦不多得，亦谓之蜜人。陶氏所载如此，不知果有否。姑附卷末，以俟博识。"

《本草纲目·凝水石》【发明】："【时珍曰】寒水石有二：一是软石膏，一是凝水石。惟陶弘景所注，是凝水之寒水石，与本文相合。苏恭、苏颂、寇宗奭、阎孝忠四家所说，皆是软石膏之寒水石。王隐君所说，则是方解石。诸家不详本文盐精之说，不得其说，遂以石膏、方解石指为寒水石。唐、宋以来相承其误，通以二石为用，而盐精之寒水绝不知用，此千载之误也。石膏之误近千载，朱震亨氏始明。凝水之误，非时珍深察，恐终于绝响矣。"

三、语言

1. You participated in the translation of the Bencao Gangmu: Can you tell us about that experience?

我与郑金生教授是在2008年赴德国柏林Charitè医科大学，参与德国著名汉学家文树德（Prof. Paul U. Unschuld）先生领导的《本草纲目》研究国际合作小组，共做了4年的《本草纲目》翻译的前期研究工作。这个小组包括德、中、美、印度、西班牙等国家的学者共同参与。之所以说我们的工作只是"前期研究"，因为我们做的并不是原文翻译，而是先做《本草纲目辞典》。

那么，为什么要先做《本草纲目辞典》呢？这是因为翻译是一件需要先做好前期准备的工作。在《本草纲目》中的很多问题（如引书、地名、病名、药物来源等）没有研究清楚之前，可以说《本草纲目》的中文意义尚不完全清晰，希望出现高水平的外文译本，确实有些勉为其难。

我举个例子，比如：

时行火眼，主要症状为赤热肿痛，并具有传染性，没有明显的影响视力的描述。

根据这样的特点，有人提出将之译成"传染性结膜炎"。可以吗？当然不行。这是一个西医的概念，意味着是这种眼病是细菌引起的。那么就可能引起一种误会，中国明代就已经有了细菌的概念。

又如：

霍乱，指以呕吐，腹泻，剧烈腹痛，病情急迫为主要表现的病证；或表现为腹满绞痛，短气烦乱而不吐利者。并没有任何表达说此病有传染性。

由于"霍乱"这一名称正好与"cholera（霍乱弧菌引起的烈性传染病）"的中文译名相同，有人就直接将之译成了"cholera"，这显然是行不通的。《本草纲目》是1578年完成的著作，而cholera则是19世纪才传入我国的烈性传染病。不过是因为当时引进西医学借用了中医学中现有的名词。

当然，其他名词也是一样的。比如地名，要是不清楚中国古今地名的演变，译出来的地点恐怕就有很大的问题。又如书名。《本草纲目》的书名引用很不规范，我们中国中医科学院《本草纲目研究集成》课题组于2018年出版《本草纲目影校对照》之前，连中文校点本中都没敢打上书名号，又如何能在译文中反映清楚？类似的问题还有很多。在这里就不一一举例了。顺便说，我们的英文版《本草纲目辞典》已经由美国加州大学出版了前三卷（病证名、地名、人名书名），第四卷（药名）尚在编辑过程中。

2. Describe the challenges interpreting the Chinese language and meaning into English.

这种挑战与困惑是显而易见的。首先，《本草纲目》是一部明代的著作，存在古今汉语及语言环境之间的不同，接下来是中医学与西医学两种医学之间的不同（现代读者习惯于用头脑已有的现代医学概念去看待一部古代的中医药书），再加上中文与西文之间又有很大的不同，三个弯转下来，可能已经看不见原来的起点。所以，翻译《本草纲目》真不是一件容易的事。中国人来翻译，可能对原文的理解到位一些，但翻译出来的西文可能带有"中国味"，不一定符合西方人的阅读习惯。如果西方人来翻译，那可能就在原文的理解上有些困难了。在我们的课组中，组长文树德（Prof. Paul U. Unschuld）先生的理念是各成员均做母语相关的工作。即我们中国人负责中文解释，翻译由西方学者来做。他们弄不懂的中文意思，由我们来解决。

所以，我说不了英文应该怎么翻译，但是，我可以举几个我们在工作遇到的需要特别沟通的问题来说明一下翻译中存在的困难。

（1）有些问题对于中国人来说，可能根本就不是问题，但西方人则很难理解。比如：

《本草纲目》三十八卷有一味药叫"牛鼻拳"。李时珍在"释名"中说：穿牛鼻绳木也。中国作为一个农耕国家，大多数的中国人，尤其是中年以上的中国人都见过这种东西，所以一听就知道那是什么。但是，德国人不知道，美国人也不知道。我们需要又画图，又比画地说半天，才能使他们明白，这是个什么物件。

（2）有的词关系到中国人的生活饮食习惯。如：

《纲目·乳香》附方："漏疮脓血。白乳香二钱，牡蛎粉一钱，为末，雪糕丸麻子大。每姜汤服三十九。《直指方》。"

说"雪糕丸麻子大","丸麻子大"没有问题,很容易沟通,这就是说把药做成麻子一样大的小丸子。那么"雪糕"是什么?是ice cream吗?这种常温就化的东西能把药粘到一起吗?而明代中国有类似的冷冻设备吗?实际上,"雪糕"是古代一种用糯米做的,黏性很大的糕点。因为颜色很白,故称为"雪糕"。用它作为黏合剂将药物做成绿豆大的小丸子。

（3）有的词关系到中国人的传统文化习俗。如:

《纲目·天子耤田三推犁下土》:春牛土。【时珍曰】宋时,立春日进春牛,御药院取牛睛以充眼药。今人鞭春时,庶民争取牛土,云宜蚕。取土撒檐下,云辟蚰蜒。

其中有两个词,四个字,"牛土""鞭春"?牛、土、鞭、春,四个单字的意思非常清晰,但组成的两个词之后是什么意思,就很难理解了?原来这是宋代吴越地区的特色传统民俗。立春日或春节开年,用田中的土造成牛的形状,以劝农耕。州县官员及农民鞭打土牛,象征春耕开始,以示丰兆,策励农耕。鞭打土牛,又称鞭春牛,或简称"鞭春"。土牛粉碎了之后,就是"春牛土",简称"牛土"。

（4）有的词关系到中国古人的语言习惯。如:

《纲目·蝼蛄》附方:"颈项瘰疬。用带壳蝼蛄七枚,生取肉,入丁香七粒于壳内,烧过,与肉同研,用纸花贴之。《救急方》。"

最后一句,"用纸花贴之",是用"paper flowers"贴上去吗?当然不是,贴药显然不能用纸剪成花再贴上去。这里"花"不是名词,而是被活用成形容词,或者说副词,作为状语,来修饰动词"贴"。"花贴"与"平贴"相对,或叫"花搭着贴"。例如几张纸叠加着贴,这不叫"花贴"。如果横贴一张、竖贴一张、斜着又贴一张,这叫"花贴"。这样可以使每张纸的一端都和皮肤接触,增加纸的附着力,把药贴得更紧,不容易漏出来。

3. Can you give us examples of where translation was particularly difficult?

这个问题,也许我举一个例子就够了吧。因为这个例子可能有点长。比如:

消息。百度一下"消息"。它会告诉我们:消息这个词应用比较广泛,新鲜事就叫消息,还指报道事情的概貌而不讲述详细的经过和细节,以简明的文字迅速及时地报道最新事实的短篇新闻宣传文书,也是最常见、最经常采用的新闻体裁。那说的意思就是news,或者是massages,对吗?

很遗憾,《本草纲目》中有8处提到"消息",没有一处是这个意思。如果这样翻译,那肯定就会错远去了。下面我们可以来看一看。

《纲目·神农本经名例》:【弘景曰】惟张仲景一部,最为众方之祖,又悉依《本草》。但其善诊脉,明气候,以意消息之尔。

意思说:只有张仲景的这一部书,特别可以作为各种方剂仿效的榜样。药物的功效均按照《神农本草经》的记载,但是张仲景善于诊脉辨病,明了四时气候变化对人体的影响，懂得结合起来思考调和罢了。

——调整、调和。

《纲目·山岩泉水》：【主治】霍乱，烦闷呕吐，腹空转筋，恐入腹，宜多服之，名曰洗肠。勿令腹空，空则更服。人皆惧此，然尝试有效。但身冷力弱者，防致脏寒，当以意消息之。藏器。

意思说：得了霍乱病，表现为烦闷呕吐，腹中空了就会抽筋。这个时候，就怕病情加深了。要多服山岩泉水，这种治法叫作"洗肠"。目的是不能让肚子空了，一空就要再服。一般都怕用这种方法，实际上试用过是有效的。只是素来体质寒冷虚弱的人，要防止产生内脏虚寒。必须根据情况进行平衡调和。

——平衡、调和。

《纲目·陈藏器诸虚用药凡例》：今之为医，不自采药，且不委节气早晚，又不知冷热消息、分两多少，徒有疗病之名，永无必愈之效，此实浮惑。

意思说：今天的医生，不自己去采药，不知道节气早晚，又不知道冷热药物的配合、用药分量的多少，空有治病之名，永远没有一定治愈的效果，这实在是浮浅不懂之人。

——消长、变化。

《纲目·火针》：凡用火针，太深则伤经络，太浅则不能去病，要在消息得中。

意思说：凡是使用火针，太深则会损伤经络，太浅又不能去除疾病，重要的是权衡选择适中的深度。

——权衡、选择（深浅程度）。

《纲目·猪·肚》：温养胎气。胎至九月，消息用猪肚一枚，如常着五味，煮食至尽。《千金髓》。

意思说：猪肚能够温暖养胎，用于怀孕九个月时的调养。用猪肚一个，像平常饮食那样加入调味剂，煮熟后吃完。

——调养。

《纲目·百病主治药·咽喉》：射干、喉痹咽痛，不得消息，利肺热，捣汁服，取利。

意思说：咳嗽气喘，咽喉梗塞疼痛，得不到平息。治疗用清利肺热。用射干捣汁服，使病人下利（即轻微腹泻）。

——平息、缓解。

《纲目·射干》：【主治】咳逆上气，喉痹咽痛，不得消息，散结气，腹中邪逆，食饮大热。《本经》。

意思与上条一样。

《纲目·人傀》：贾谊赋所谓：天地为炉兮造化为工，阴阳为炭兮万物为铜。合散消息兮安有常则，千变万化兮未始有极。

　　意思说：贾宜的赋（一种文体）说，天地作为炉啊自然变化的规律就是工，阴阳之气作为炭啊世间万物就是铜。或合或散之消亡生长啊哪有一定的准则，千变万化啊从来没有终止。

　　——消亡生长之变化。

　　"消息"，这些不同解释，中文里称之为一词多义。当然，西文中也有同样现象。实际上《本草纲目》中这样的词并不少见。像这种词义非常灵活的文辞翻译，可能是再权威的辞典也查不出全部的意思，就必须，也只能根据语境来判断决定，首先要把它中文的意思搞清楚，然后才能翻译。

4. How do these challenges of translation & interpretation impact our ability to understand TCM in the West?

　　也许我说了半天，关于翻译都没有说到点子上。我只是根据我自己所参与过的工作，想到这样一个问题：如果一个翻译者连中文的正确意思都没有准确领会到的话，势必会造成翻译上的错误，这种影响是不言而喻的。它在于译文不能达意，翻译出来的东西已经不是原作者的本意。这是翻译中存在的普遍问题，只是中医古籍的中文理解存在更大的难度。这也就是，为什么在德国文先生的课题组里，需要不同母语、不同专业的学者共同合作的原因。

　　最后，我想说，我们的毛泽东主席曾经说过："中医药是一个伟大的宝库，应该努力发掘，加以提高。"《本草纲目》就是这个宝库中的金谷园，可能有很多值得挖掘的宝贝。我们很愿意与世界人民分享这一份祖先的宝贵遗产。那么，前提就是各国研究者必须能够准确地理解《本草纲目》的原意。李时珍曾经用香附举例，说明为什么要收入当前并不流行的药物，因为也许它在将来成为很重要的药物，他说：安知异时不为要药如香附者乎？那么，我要用广为世界人民知道的青蒿素作为一个例子，《本草纲目》中有那么多的药物，如果西方学者都能够准确理解的话，利用先进设备和研究手段，加之富有创造性的头脑，安知异时没有西方学者会从中发现新药如青蒿素者？

若干药物趣谈

王家葵

一、话说兰亭的"兰"

《离骚》"纫秋兰以为佩"，这种沼生、芳香，可以折取作为衣饰的植物，在《神农本草经》中称为"兰草"，其原植物是菊科佩兰*Eupatorium fortunei*。《本草经》说兰草"生大吴池泽"，也就是今天江南的广大地区。东晋永和九年（353）王羲之等人修禊于"会稽山阴之兰亭"，留下号称"天下第一行书"的《兰亭序》，据《宝庆会稽续志》云："《越绝书》曰：勾践种兰渚山。旧经曰：兰渚山，勾践种兰之地，王谢诸人修禊兰渚亭。"勾践种兰的传说未必可靠，但从地域和时间上推测，王羲之当年雅集的时候，兰亭周围艺植的应该是也这种佩兰，而不是我们想象中的兰花。

不仅"兰"的本意不是兰花，甚至兰花的另一个名称"蕙"，本意所指也是其他物种。《离骚》"余既滋兰之九畹兮，又树蕙之百亩"，《南方草木状》描述说："蕙草一名薰草，叶如麻，两两相对，气如蘼芜，可以止疠。"原植物大致是唇形科的罗勒*Ocimum basilicum*，《齐民要术》称为"兰香"。比如谢灵运《拟魏太子邺中集诗·平原侯植》，开篇说："朝游登凤阁，日暮集华沼。倾柯引弱枝，攀条摘蕙草。"蕙草需要"攀条"而摘取，当然是菊科或者唇形科的直立草本了。

说不清楚兰科的兰花何时进入文人视野，但直到唐代，诗赋中的兰蕙都保留直立草本的特征。比如钱起《晚春严少尹与诸公见过》有句："蕙草出篱外，花枝寄竹幽。"陈陶《种兰》也说："种兰幽谷底，四远闻馨香。春风长养深，枝叶趁人长。"竟没有一篇能确切判断其咏赞对象是"兰花"，而非"兰草"的诗文。顺便一说，《全唐诗》卷四百六十七收有一首牟融的《山寺律僧画兰竹图》，因为兰竹是宋以后文人画的重要题材，从继承性来看，这里的"兰"，当然是兰花。陶敏教授发现《全唐诗》中牟融的全部诗作皆出于明人伪造，此处不符合时代特征的"兰竹题材"正可以作为佐证。

宋代或稍早，兰科兰花忽然冒用了"兰草"的名字。黄庭坚《幽芳亭记》专门辨别《楚辞》中的兰蕙，他说："兰蕙丛出，莳以砂石则茂，沃以汤茗则芳，是所同也。至其发花，一干一花而香有余者兰，一干五七花而香不足者蕙。"黄庭坚的说法影响甚大，寇宗奭称得上宋代本草家之博洽者，在《本草衍义》中也附和说："（兰草）

584

叶如麦门冬而阔且韧，长及一二尺，四时常青，花黄，中间叶上有细紫点。有春芳者，为春兰，色深；秋芳者，为秋兰，色淡。秋兰稍难得，二兰移植小槛中，置座右，花开时，满室尽香，与他花香又别。"

当然也有清醒者，《通志·昆虫草木略》说："近世一种草，如茅叶而嫩，其根谓之土续断，其花馥郁，故得兰名，误为人所赋咏。"似即针对黄庭坚、寇宗奭的错误立言。

兰科植物占用了"兰草"这个名称，朱熹《咏蕙》说"今花得古名，旖旎香更好"，即是此意。宋末方回则用"古兰"来称呼菊科的佩兰，专门作了一篇《订兰说》。这篇文字似乎没有流传下来，但主要观点都融入《秋日古兰花十首》中。诗云："绿叶梢头紫粟攒，离骚经里古秋兰。时人误唤孩儿菊，惟有诗翁解细看。"又云："雪丝忪细紫团栾，今代无人识古兰。本草图经川续断，今人误作古兰看。"又一首云："一干一花山谷语，今兰不是古时兰。重阳菊畔千丝紫，隆准曾孙却解看。"

《本草纲目》兰草条专门在正误项说："二氏（不仅寇宗奭如此，后来朱震亨也犯同样的错误，故称二氏）所说，乃近世所谓兰花，非古之兰草也。兰有数种，兰草、泽兰生水旁，山兰即兰草之生山中者。兰花亦生山中，与山兰迥别。兰花生近处者，叶如麦门冬而春花；生福建者，叶如菅茅而秋花。黄山谷所谓一干一花为兰，一干数花为蕙者，盖因不识兰草、蕙草，遂以兰花强生分别也。"《本草纲目》分别图绘兰草与兰花，显示二者之不同（图1、图2）。

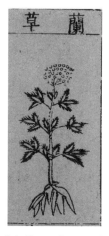

图1　《本草纲目》江西本兰草图

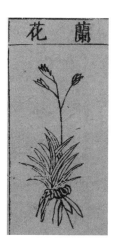

图2　《本草纲目》江西本兰花图

尽管有学者、诗翁、本草家考订纠偏，"兰草"的名字最终也没有保住，医药家不得已，乃取"纫秋兰以为佩"之意，将《本草经》的兰草改称为"佩兰"。目前所见，雍正十年（1732）王子接《绛雪园得宜本草》正式以佩兰立条，后来托名叶桂的《本草再新》也用佩兰之名，晚近则成为通用名矣。

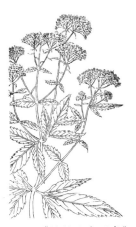

图3 《植物名实图考》
兰草图

至于《本草衍义》说"唐白乐天有种兰不种艾之诗，正谓此兰矣"，意即白居易《问友》诗中所种的兰，也是兰科蕙兰之类，恐怕不对。白居易诗云："种兰不种艾，兰生艾亦生。根荄相交长，茎叶相附荣。香茎与臭叶，日夜俱长大。锄艾恐伤兰，溉兰恐滋艾。兰亦未能溉，艾亦未能除。沉吟意不决，问君合何如。"细绎诗意，这种"兰"与艾，"根荄相交长，茎叶相附荣"，区别只在"香茎与臭叶"，无疑还是菊科的佩兰 *Eupatorium fortunei*（图3）。

二、卷耳与苍耳

《诗经·周南》说："采采卷耳，不盈顷筐，嗟我怀人，寘彼周行。"这是一首怀人诗，刻画劳作中的女子思念远方征夫，忽然出神，心不在焉的样子。

"采采"或说是动词叠用表示采摘行为，或言是形容词表示茂盛；"卷耳"则是一种植物。《尔雅·释草》"菤耳，苓耳"，郭注云：《广雅》云枲耳也，亦云胡枲。江东呼常枲，或曰苓耳。形似鼠耳，丛生如盘。"检《广雅·释草》云："苓耳、葹、常枲、胡枲，枲耳也。"《神农本草经》有枲耳实，"一名胡菜、一名地葵"，《名医别录》补充"一名葹、一名常思"，对照名称来看，与《诗经》的卷耳应该同是一物（图4~图6）。

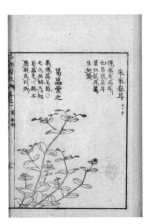
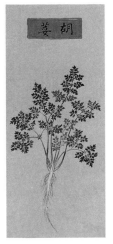
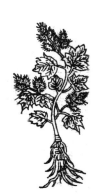

图4 《毛诗品物图考》卷耳图　图5 《本草品汇精要》胡葈图　图6 《证类本草》
滁州菜耳图

陶弘景注释说："此是常思菜，伧人皆食之，以叶覆麦作黄衣者。一名羊负来，昔中国无此，言从外国逐羊毛中来，方用亦甚稀。"羊负来的典故见于《博物志》："洛

586

本草纲目研究札记

中人有驱羊入蜀者，胡葈子著羊毛，蜀人取种，因名羊负来。"菊科苍耳*Xanthium sibiricum*的果实为瘦果，总苞外面疏生钩状的刺，很容易粘在衣服或者头发上，完全符合"羊负来"的特征；所谓"以叶覆麦作黄衣"，黄衣是酿酒、作酱发酵过程中表面所生的黄色霉尘，民间至今仍用苍耳叶、黄花蒿来制作酒曲；所以从《新修本草》开始，就直接将枲耳实称作"苍耳"了。

因为《本草经》谓枲耳实"久服益气，耳目聪明，强志轻身"，再加上"采采卷耳"的暗示，后世乃有采食苍耳的习惯。杜甫《驱竖子摘苍耳》古风有句云："卷耳况疗风，童儿且时摘。侵星驱之去，烂熳任远适。放筐亭午际，洗剥相蒙幂。登床半生熟，下箸还小益。"苏轼也信任此说，文集中有一篇苍耳录，谓"药至贱而为世要用，未有如苍耳者"，称赞苍耳"花叶根实皆可食，食之则如药，治病无毒，生熟丸散，无适不可。愈食愈善，乃使人骨髓满，肌理如玉，长生药也"。

苍耳的食法可以分为雅俗两种。林洪《山家清供》载有苍耳饭："采嫩叶细焯，以姜、盐、苦酒拌为茹，可疗风。"美其名曰"进贤菜"。又说："其子可杂米粉为糗，故古诗有'碧涧水淘苍耳饭'之句云。"如此可算是"雅食"。《救荒本草》也有苍耳，则用于救饥："采嫩苗叶煠熟，换水浸去苦味，淘净，油盐调食。其子炒微黄，捣去皮，磨为面，作烧饼，蒸食亦可。"此则是"俗食"。

无关于雅俗，需要特别说明的是，苍耳植株各部位，尤其是果实与幼芽，含有苍耳毒素等，会引起中毒肝损伤和急性肾功能衰竭。据文献报道，误食生苍耳子10粒以上皆可中毒，儿童中毒量更低，大约只需要5粒左右。中毒症状多在服用后1~3天内出现，轻者乏力、呕吐、腹痛、腹泻、头昏，严重者可因肝肾功能衰竭或呼吸循环衰竭而死亡。

其实，按照陶弘景的说法，苍耳是外来物种，似乎不可能是先秦诗人咏叹的对象，所以古代除了以苍耳为卷耳的主流观点外，也有一些其他说法（图7）。

一种意见是从"耳"附会。《说文》"苓，卷耳也"，徐锴《说文系传》云："《尔雅》苓耳，卷耳也。注：形似鼠耳，丛生如盘。臣锴曰：菌属，生朽润木根。"这是将卷耳视为木耳之类的真菌。牟应震《毛诗物名考》也说："卷耳，腐草所生也。状如木耳而小，淫雨后出，俗名草耳。"因为《本草经》枲耳实使用卷耳的果实或者种子，显然不相符合。

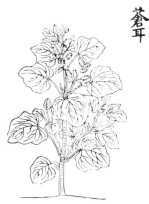

图7 《救荒本草》苍耳图

还有一种说法见于《齐民要术》，卷十五"谷果蓏菜茹非中国产者"有胡荽子，条目下所引，则是《尔雅》《毛诗》《博物志》关于卷耳、羊负来的文字。"荽"同"荾"，按照贾思勰的意见，这种卷耳其实是伞形科的芫荽*Coriandrum sativum*之类。据《博物志》说"张骞使西域，得大蒜、胡荽"，所以也不应该是《诗经》的卷耳。

陆玑《毛诗草木鸟兽虫鱼疏》说："卷耳一名枲耳，一名胡枲，一名苓耳。叶青白色，似胡荽。白华、细茎，蔓生。可鬻为茹，滑而少味。四月中生子，正如妇人耳中珰，今或谓之耳珰草。郑康成谓是白胡荽，幽州人呼爵耳。"这显然不是苍耳，而像是石竹科的狭叶卷耳Cerastium arvense，或婆婆指甲菜Cerastium viscosum之类。日本学者比较认可此说法，冈元凤《毛诗品物图考》所绘卷耳即是此类植物。

《诗经》中的卷耳到底是何物，实在难于究诘，不过从安全性考虑，欲发思古之幽情，用石竹科卷耳炊饭，比采食菊科苍耳要靠谱得多。

三、天棘蔓青丝

杜甫《巳上人茅斋》五律诗的颈联，"江莲摇白羽，天棘蔓青丝"，聚讼已久，前一句解作白莲摇曳，基本能通，后一句"天棘"则有两说。

一种意见认为天棘是柳的别名，《通志·昆虫草木略》云："柳之类亦多，柳曰天棘，南人呼为杨柳。"庾信（一作王褒）《奉和赵王途中五韵诗》有句，"村桃拂红粉，岸柳被青丝"，正好将天棘（柳）与青丝坐实。唐诗以"青丝"咏柳更多，李白"今朝东门柳，夹道垂青丝"（《新林浦阻风寄友人》），白居易"峨峨白雪花，袅袅青丝枝"（《有木名弱柳》），不一而足。因此惠洪的《冷斋夜话》说："王仲正言：老杜诗'江莲摇白羽，天棘梦青丝'，天棘非烟非雨，自是一种物，曾见于一小说，今忘之。高秀实曰：天棘，天门冬也，一名颠棘，非天棘也。王元之诗曰，'水芝卧玉腕，天棘舞金丝'，则天棘盖柳也。"

但柳树枝条并非蔓延生长，所以此诗在传写中，"蔓"或被写作"弄"，或被考订为"舞"，通行的《全唐诗》则写作"梦"。可是推敲诗意，"天棘梦青丝"实在欠通，于是又有各种奇谈怪论。如罗大经《鹤林玉露》引友人的说法："终南长老入定，梦天帝赐以青棘之香。盖言江莲之香，如所梦天棘之香耳。"此无根之言，简直不值一驳（图8、图9）。

另一种观点则认为天棘是天门冬，王观国《学林》说："'江莲摇白羽，天棘蔓青丝'，今改蔓为梦，盖天门冬亦名天棘，其苗蔓生，好缠竹木上，叶细如青丝，寺院亭槛中多植之，可观。后人既改蔓为梦，又释天棘以为柳，皆非也。"杨慎的《丹铅余录》说得更加详细："杜诗'江莲摇白羽，天棘蔓青丝'。郑樵云'天棘，柳也'，此无所据，杜撰欺人耳。且柳可言丝，只在初春，若茶瓜留客之日，江莲白羽之辰，必是深夏，柳已老叶浓阴，不可言丝矣。若夫蔓云者，可言兔丝、王瓜，不可言柳，此俗所易知，天棘非柳明矣。按本草索隐云：天门冬在东岳名淫羊藿，在南岳名百部，在西岳名管松，在北岳名颠棘。颠与天声相近而互名也。此解近之。"

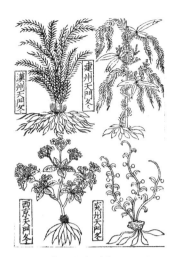

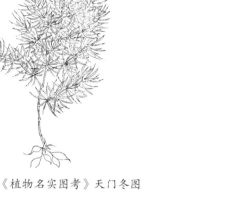

图 8 《证类本草》天门冬图   图 9 《植物名实图考》天门冬图

按，天门冬一名颠棘，《尔雅》"髦，颠蕀"，郭注云："细叶有刺，蔓生，一名商蕀。《广雅》云女木也。"据《说文》云："髦，髮也。"故《尔雅》以"髦"称颠棘，乃是形容天门冬纤弱的叶状枝婆娑的样子，杜甫诗中"蔓青丝"三字，从谢朓"绿草蔓如丝"（《王孙游》）化出，同时暗用《尔雅》与《说文》。至于"天棘"一名，确实不见于唐以前文献，此所以宋人为之聚讼，但究竟是杜甫为了和上句"江莲"对仗工整，生造出来的词汇，还是偶然误记，不得而知。《本草纲目》据此为天门冬增加别名"天棘"，李时珍的解释殊近情理："或曰天棘，《尔雅》云：髦，颠棘也。因其细叶如髦，有细棘也。颠、天，音相近也。"

天门冬种类甚多，《本草图经》说："今处处有之。春生藤蔓，大如钗股，高至丈余，叶如茴香，尖细而疏滑，有逆刺，亦有涩而无刺者。其叶如丝杉而细散，皆名天门冬。"百合科天门冬属植物的叶多退化为鳞片状，枝条变为绿色的叶状枝，叶状枝极细小，如攀援天门冬*Asparagus brachyphyllus*，其叶状枝4~10枚成簇，长4~12~20毫米，粗仅0.5毫米，"天棘蔓青丝"，真是一点也不夸张。另外，朱熹诗："高萝引蔓长，插楥垂碧丝。西窗夜来雨，无人领幽姿。"也是描写这类蔓生的天门冬。

四、马肝禁忌

白马茎载于《神农本草经》，"茎"在医书中特指阴茎，如《素问·骨空论》说："其男子循茎下至篡，与女子等。"《灵枢·经脉》云："其别者，循胫上睾，结于茎。"白马茎就是白马的阴茎，但同样是《本草经》《名医别录》，如牡狗阴茎、狸阴茎、狐阴茎等则呼"阴茎"而不是称为"茎"，此或者是一种"拟人化"的称呼。《本草经考注》云："马之性与人之性颇相似，故御者能得马之情。惊、骇、骄、骚等之字从马，转注而为人用字，亦可以证矣。"

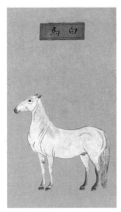

图10　《本草品汇
精要》白马图

本条下陶弘景专门注释说："马肝及鞍下肉，旧言杀人；
食骏马肉，不饮酒亦杀人。"（图10）

食骏马肉若不同时饮酒，可能有害健康，这是春秋秦穆公
时的故事，出自《史记·秦本纪》。大约是说一帮穷苦百姓偷
食了穆公的御马，将被处死，穆公说："君子不以畜产害人。"
又说："吾闻食善马肉不饮酒伤人。"于是赐酒放归。后来秦晋
交战，这些人果然成为秦穆公得力的帮手。

讲不清这一段赐酒的情节，究竟是秦穆公自己加的戏，还
是后人粉饰；另一项"马肝禁忌"，则与汉武帝有关，演变过
程尚依稀可考。

据《史记·封禅书》，方士李少翁让死去的王夫人在帷幕
中现形，解汉武帝思念之苦，受封为文成将军，后来因为玩把戏穿帮伏诛。李少翁
死后，汉武帝又宠信栾大，乃讳言李少翁的死因，赌咒发誓地对栾大说："文成食
马肝死耳。"从此，马肝便成为一项重要的饮食禁忌流传下来。如韦庄的《又玄集序》
直接用为取譬："但恣其食马留肝，徒云染指；岂虑其烹鱼去乙，或致伤鳞。"杨亿
的诗说得更加直白："力通青海求龙种，死讳文成食马肝。"

马肝有害也非汉武帝发明，汉景帝时辕固与黄生争论商汤、周武革命是否属于
"弑君篡位"，因为涉及汉家政权的合法性，被景帝及时叫停，指示说："食肉不食
马肝，不为不知味；言学者无言汤武受命，不为愚。"语见《史记》《汉书》的儒林传，
颜师古注："马肝有毒，食之意杀人，幸得无食。"

但此前似乎没有这样的禁忌。《太平御览》卷四百七十五引《燕丹子》谓太子
丹交好荆轲，二人共乘千里马，荆轲忽然赞叹千里马的肝滋味鲜美，"太子即杀马
进肝"。甚至略早于景帝，也有食马肝的事例。《史记·仓公列传》仓公对汉文帝陈
述医案，其中一例为齐淳于司马病"迥风"，此人"之王家食马肝，食饱甚，见酒来，
即走去，驱疾至舍"，因此患病。据仓公说迥风之病，"得之饱食而疾走"，显然与
食用马肝无关，此尤其证明汉初确实不以马肝为毒药。

动物内脏较肌肉组织更容易腐败，古代没有完善的保鲜措施，食用变质食品可
能引致严重中毒，甚至死亡。或许景帝、武帝时代确实发生过食用马肝的严重中毒
事件，因为教训深刻，遂成为当时人的"口头禅"。汉景帝以不食马肝来制止争论，
汉武帝用食肝而死来掩盖真相，传说既久，后人信以为真，遂引为禁忌。所以《论
衡·言毒》说："火困而气热，血毒盛，故食走马之肝杀人。"

马肝不比河豚，稍加尝试就能知道吃不死人。所以宋人《娱书堂诗话》根据《洞
冥记》提到元鼎五年外国进贡马肝石，大约是金丹之一种，"以和九转之丹，服之

弥年不饥渴"；于是认为所谓"文成食马肝死"，事实真相是服食含有马肝石的丹药致死。尽管《娱书堂诗话》被四库馆臣批评为"支离无理"，但作者不以马肝有毒，则是显而易见的。

有关马的禁忌中，还有一项也可能与微生物学有关。陶弘景注："马骨伤人，有毒。人体有疮，马汗、马气、马毛亦并能为害。"《外台秘要》等亦有"马汗及毛入人疮中方"，可能都是剥马皮或处理马肉时，发生的破伤风或其他细菌感染。

研读《本草纲目》的几点感悟

2018年是李时珍的《本草纲目》（以下简称《纲目》）出版发行和李时珍逝世四百二十周年，对于中医药界来说是一个值得纪念的年份。李时珍不仅是一个伟大的药学家，而且也是一个伟大的医学家，他为祖国医药学的发展和人类健康事业做出了杰出的贡献。他的高尚精神和优良品德，值得我们每一个医药工作者尤其是从事中医药教学和研究的学者学习。《纲目》不仅是一部划时代的本草经典，而且是中国医药史上的一座光辉灿烂的丰碑，因此值得我们永远纪念。特将自己多年来研读《纲目》的几点体会加以小结，作为对《纲目》发行和李时珍逝世四百二十周年的纪念。

一、《本草纲目》是中国本草之魂

中国的本草著作，可谓汗牛充栋。从近年编辑出版的《中国本草大全》可以印证。但在本草学中能称得上珍品者，实为数不多。能传诸后世者，亦屈指可数。能够传到世界者，那更是少之又少了。在众多现存的本草书中，《纲目》就是最具代表的一部。

在本草学中，具有划时代意义的本草著作大约有六七种。《神农本草经》是本草之源头，代表汉代以前本草学成就，《名医别录》伴经而行，时代无法确定。《本草经集注》刊订了《神农本草经》与《名医别录》，整理了南北朝以前的本草资料，可作南北朝时代的代表。《新修本草》有最早药典之称，可作唐代的代表。宋代作为一脉相传的本草较多，始有《开宝本草》，继有《嘉祐本草》与《图经本草》，而唐慎微统两书再增经史资料撰成《经史证类备急本草》，堪称集北宋以前本草之大成，两宋多次修订，可以作为宋代本草的代表。明代虽有刘文泰领衔修订的《本草品汇精要》，也为综合性的本草，但就其学术水平和内容方面而言都不及后来李时珍的《纲目》，且其修成就被束之高阁，未能刊行，对当时和后世未有多大影响。

李时珍的《纲目》集明代以前本草学之大成。其体例之完备，全书结构之严谨，内容之丰富翔实；理论总结之全面，药物考察之精确；其学术成就之高，对后世影响之深远；编写态度之认真，文笔之生动流畅，都是前所未有的。不仅作为明代本草学的代表，当之无愧，而且明清以来众多本草均无有超过者。就是在整个古代本草史上而言也是绝无仅有的，所以我把它称之为中国本草学之魂。它不仅是从事中药教学、从事本草学术研究必须研读的本草经典，也是对中药临床应用具有指导作用的本草要籍。

二、《纲目》的几个特点

我们把《纲目》作为中国本草学之代表。是它具有本草学多个方面的特点，在多个方面都到达了本草学的高峰，归纳起来主要有以下几点。

1. 中华传统文化与传统医药相结合

中国的中医药是根植和建立在中国传统文化的基础之上，处处打下了中国文化的烙印。早在北宋的唐慎微，即在本草中广引了经史材料，而有《经史证类本草》之作，但结合得比较紧密者，当数李时珍的《纲目》。李时珍自幼接受儒家传统教育，对于儒家经典有非常坚实的底蕴，尤其对诗、书、礼、易等国学经典，有着深厚的根基，他的老师著名学者顾日岩称他为"濒湖世儒，兼以医鸣"，而当地明清志书亦把他列于"儒林"，可见他在儒家学术界有着很大影响。在《纲目》的编辑之中，到处引用儒家经典的论述，如在十六部的概说和药物的[释名]中，广引《诗经》《易经》《礼记》《尔雅》等儒家经典的观点和论述。他在本书中引用古今经史百家，凡591家。这在一般医药著作中是很少见的。在《纲目》的许多论述中，不仅观点鲜明，而且叙述生动。如十六部的概说，不仅是各类药物性理的高度概括，更是一篇篇文学作品，在各药的[集解]和[发明]项下也不乏此类短文，读来朗朗上口。他将国学经典的资料与本草文献有机结合，交相辉映。这里除了他刻苦勤奋、知识的渊博之外，还在于他那严谨的治学精神。当然，在其他方面也与他的严谨治学精神有关。故明代大儒王世贞对他评价为"北斗以南第一人"，称《纲目》"兹岂仅以医书觐哉，实性理之精微，格物之通典，帝王之秘录，臣民之重宝也"。所以《纲目》是儒医结合的典型，也进一步体现了中国本草学的民族性。

2. 传统医学与药学相结合

李时珍出身于医学世家，对于传统医学自幼耳濡目染。由于他在科举道路上的坎坷遭遇，于是他放弃儒学，专攻医学，"读书十年，不出户庭。"自谓"耽嗜典籍，若啖蔗饴。"以至"博学无所弗窥"。由于他奋力钻研，医学造诣精湛，很快就成为一名出类拔萃的名医。他著有《濒湖脉诀》《奇经八脉考》《濒湖医案》《濒湖集锦方》等多种医书，有很高的医学成就。故郭沫若称他为"医中之圣"。虽然历代本草大多出自医家，但像李时珍这样造诣精湛的医家无有出其右者。《纲目》作为一部药学著作，引据古今医药家之书籍达三百家之多，且大多为医学书籍，尤以医方之书为多。他在《纲目》的[发明]与[附方]两项内容中大量引用了历代医家的论述和实用资料，他还撰写了"脏腑虚实标本用药式"和"百病主治"，使它成为一部有"体"有"用"，医药并重的本草著作。这与他的医学背景和医学造诣密不可分。所以《纲目》是一部医药结合完美的本草著作，更进一步显示了本草学的医药不可分性。他作为一个杰出的医家，每天诊务繁忙，而他还要拨冗翻阅众多的文献，以及到药物产地去考察访问，来完成医药著作的编写。他把一生的精力都无私地奉献给保障人民健康和他所钟爱的医药事业。

3. 理论与实践相结合

《纲目》的另一大特点，就是重视药性理论的建设。药性理论初步形成体系，当推《神农本草经》。在它的"序录"部分，总结了汉代以前的药性理论，奠定了本草学的理论基础。陶氏《本草经集注》，继有阐述和发展。唐宋诸家本草，对药性理论略有演绎，未有突破。金元以来，临床医家远探《灵枢》《素问》之奥，并结合临床实践，对药性理论有较大发展。在《纲目》中，他注释阐述总结前代药性基础理论，无论其深度和广度都是无人可比拟的。前人所总结的药性理论，经过他的精心归纳，内容更加充实，条理更加清晰，理论的系统性更加严密，对于后世药性理论的发展起了很大的推进作用。而且他还进一步综述了金元各医家的用药经验，整理他们的用药法式，发展辨证用药理论。他重视实践，他不仅亲自到实地去考察和采集药物，采访民众；还坚持临床实践，并总结编写了"脏腑虚实标本用药式"，在"百病主治"和各卷药物的[主治]、[附方]中，也总结了他自己的用药经验。所以《纲目》是一部基础理论最坚实完备和实践经验最丰富的本草著作。他这种求实的精神，也是值得后人敬仰学习的。

4. 继承与创新结合

没有继承就没有创新的基础，没有创新不可能取得新的成就。《纲目》作为我国明代以前本草学之大成，在继承明代以前的本草学成就方面，无论是基本理论方面或药物的实践经验方面都做得非常全面。如在本草理论方面，他不仅把《神农本草经》以下历代综合性本草所总结的药性理论进行了综合整理，而且把金元医家在《内经》理论的基础上发展起来的药性理论进行了全面总结。在理论总结的同时，还有不少新的概括，如在临床应用方面总结了不少法式和心法，"脏腑虚实标本用药式"就是其中之一，对用药理论有较大的发展；对古代的"诸病通用药"，更是作了全新的改编，他用两卷的篇幅编成"百病主治"，不仅在内容上加设了病因病机和辨证论治的概括；而且在药物数量上也有大量的增加，还新增了简单的用法。在药物的品种和功效应用方面，除了新增药物三百七十四种外，原有的药物功效应用也作了大量的补充；还新增了方剂达八千一百六十首。这些新增的内容，都是李时珍创新的成果。李时珍创新的最大也是最成功之处，应该是药物的分类体系和"纲目"的编写体例。《纲目》的药物分类，虽然也有继承，但更大的是创新。有理论纲领，有科学体系。先分五行，后分三界；再分部类，析族区种。形成了界、纲、目、族、种的自然科学体系。尤其是他在十六部中创立了水、火两部，更有其深刻的含意。有关"纲目"的编写体例，我将在下面详说。总之，李时珍的创新精神是贯通在《纲目》的全书的。

以上分四个方面谈到了四种精神，但他的这些精神并不局限在某一方面，如他在知识上的求实精神、在学科上的创新精神都与他那严谨的治学精神、事业上的奉献精神是相互联系的。我们应该学习他的这些高尚精神，尤其是他的严谨治学精神和无私奉献精神。

三、《纲目》的成功关键在于"纲目"体例

《纲目》是一部结构严谨而层次分明，内容详备而重点突出的本草巨著。李时珍之所以能取得这样的成功，除了所处的时代背景、家庭身世以及丰厚的国学底蕴、精湛的医学造诣之外，主要是创建了"纲目"的编写体例。

李氏本草，取名《纲目》，有其深广之用意。何谓"纲目"，在《纲目》书中有九处说明。细探其"纲目"含义，归纳起来，有以下五方面内容：

①大书为纲，分注为目：这是就全书所有内容而言。

②大部为纲，小类为目：这是就药物的分类体系而言。

③正名为纲，释名为目：这是就一般药物的名称而言。

④总名为纲，附品为目：这是就一物多部位入药而言。

⑤标名为纲，列事为目：是每药内容和有关目录的编写体例。

上面虽然分五个方面进行了归纳，其中①和⑤两项为全书所有内容的体例；而②、③、④三项，主要说明纲、目、种之间三个层次中不同内容的体例。这样在层次上，大则部类有纲目，小则每药有纲目，尤其在药物的纲目体例上更细，多数是以"标名为纲，列事为目"来编写的，但在"列事"之目中，还有更细的"纲目"，如[附方]为各药下之"目"，但其下又有"方名"或"症名"为"目"下之"小纲"，而其药物组成、剂量、适应病证和方剂来源等为"目"下之"小目"。此外，还根据各种药物的不同情况还有"正名为纲，释名为目"和"总名为纲，附品为目"的不同体例。在内容上"大书"与"分注"有纲目。由于层次上的"纲目"和内容上

的"纲目"两者相互交织,使得大纲之中有小纲,大目之中有小目;纲中有目,目中亦有纲。纲目交织,全书处处有纲目(图1)。正是李时珍严密地应用"纲目"体例,将这种"以纲挈目"的方法,将《本经》以下,历代本草和医籍中的各种药物资料,加以芟繁补遗,剖析整理,把近两百万字的本草巨著,编辑得结构严谨,层次分明,内容翔实,重点突出,成为一部流芳百世的不朽名著。

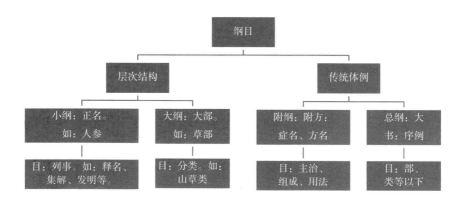

图1 《本草纲目》体例结构示意图

四、如何研读《纲目》

《纲目》是一部学术水平很高、学术成就很大,对本草学有杰出贡献的重要典籍。现在很多人把《纲目》当成一部资料备查的工具书或参考书,对于一般人来说无可厚非;但对从事中药教学和本草研究的学者来说,则应是必须精读研究的重要经典。如何学习《纲目》,确是一个值得探讨的问题。只有掌握了正确的学习方法,才能循序渐进学习好《纲目》。根据我多年研读的经验,首先应该明确"纲目"体例;其次应掌握"纲目"的纲领和核心。书中"纲"的内容特别重要,因此研读《纲目》,应该从读"纲"入手,读好了"纲",才能"以纲挈目""纲举目张"。

《纲目》之"纲",主要从以下四个方面来把握。

1. 部类的"纲"

读懂十六部的概说和序例中的分类纲领。他用阴阳、五行以及"道生一,一生二,二生三,三生万物"的东方哲学思想,根据从无到有、从微至巨、从贱至贵的原则,制定了一个反映自然规律的进化分类体系,折射出了东方哲学思想的光辉。

2. 大书之"纲"

除了十六部的概说全是大书外,序例两卷也是以大书为主,因此,序例两卷也是必须通读的。读懂了凡例才能明白"纲目"的内涵;读懂了王世贞的序,才能了解《纲目》的价值；通读了序例，才会发现我们现行教材的总论有哪些不足。

3. 药名之"纲"

李时珍把药名列为"纲"，而且有"正名为纲，释名为目"、"总名为纲，附品为目"加以区别，"标名为纲，列事为目"的名，也主要是指药名而言的。可见"名"的重要性。在历代本草中，名实混淆的情况特别严重，因此他特别重视药名的考证。

4. 列事之"纲"

"标名为纲，列事为目"对药物而言，药名以下所设各项都是"列事"。但其中的[气味]与[主治]，又是列事中的"小纲"。[气味]即药性，[主治]即功效，药物的根本就在于具有药性与功效。因此，在每个药物中它又是最重要和必须了解的内容。

《纲目》是本草学中的一个丰富宝库，所以除了"纲"之外，在"目"中也有许多宝藏，如各药的[集解]和[发明]，虽为列事之目，但也有许许多多的精华内容和精辟论述，值得我们去学习和挖掘；所附[附方]更是临床应用的重要参考资料。上面仅对"纲"的学习谈了几点浅见，希望对有志深研《纲目》者有所裨益。

附

苏图研究

著者简介 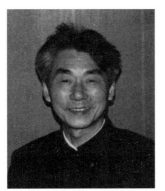 孙启明（1929年1月～2004年5月）男，江苏省启东市人。曾供职江苏省启东市吕四镇卫生院，为该院中医师。中华中医药学会会员。祖籍镇江，世代为医。其高祖孙润芝、曾祖孙子卿、父孙叔诚均有医名。孙氏于行医之余，酷好研究医药历史，尤热衷研究中医外科学与本草学，曾多次出席全国药史学术会议。自1957年以来，在医药刊物上发表论文200余篇。孙氏主张振兴中医外科学，鉴于现代中医外科临床治法基本上仍沿袭陈实功《外科正宗》的方法，因此，从20世纪50年代起，即从事中医外科的革新与发展。临床上以中医外科理论为主，吸收和借鉴现代医学原理和技术，丰富、充实和发展中医外科学。身体力行外科研究50余年，颇多成效。在20世纪50、60年代发表多篇中医外科论文，获得学界好评，其中多篇被《中医杂志》编辑部收入《疮疡》一、二集及《皮肤病》集。此外，孙氏主张振兴中药，本着"良医良药"一体观，自20世纪70年代着意研究中药剂型改革的配伍关系，试图揭开中药复方注射剂合理组方及配伍奥秘。20世纪80年代开始，从事本草史的研究，致力于发掘我国本草学的宝藏。孙氏退休后20多年来，施诊送药，免费服务，每年达数千人次。遗著有《苏图研究》，对北宋·苏颂《本草图经》中的药物来源进行探讨。

《苏图研究》序

鲁迅先生说："一个人如果还有友情，那么，收存亡友的遗文真如捏着一团火，常要觉得寝食不安，给它企图流布的。"我以为这样的事离我很远，没想到2004年7月底，"一团火"送到了我手上。

这团"火"来自江苏省启东市吕四镇小桥巷，是孙启明先生的侄子孙雪峰、孙雪军寄来的信与孙先生的遗著。信里告诉我，孙先生已于2004年5月22日病故，临终留下遗愿，将其书稿《苏图研究》托侄辈转交给我，希望我能为此书作序。从此，我手里就捏着"一团火"，虽不至于寝食不安，却也一直在寻找机会，"给它企图流布"。

我与孙先生定交，始于1982年，其时我作为助手，负责协助筹办1983年在蕲春县召开的中国药学会药史专业委员会成立大会。孙先生对药史学会特别关注与支持，为此我们书信往来不断，且在药史学术会议上见过数面。此后孙先生在国内多种杂志上发表了许多医史文献方面的文章，令我钦羡不已。

1996年，孙先生大概见我发表了"《天宝单方药图》考"（《中华医史杂志》1993年，此文事关苏颂《图经》），遂将我引为同好，给我来信谈到他意在考察苏颂《图经》（孙先生简称为"苏图"）。自然，我是全力支持的，这一过程详见孙先生的"自序"。让我感到罪过的是，我只顾支持孙先生冲关，却没有顾及先生已经垂垂老矣。更没想到孙先生竟然拿出命来做最后一搏。经过数年的努力，先生在2003年10月完成了《苏图研究》。数月之后，孙先生驾鹤西去，这部《苏图研究》稿就托付给我了，令我唏嘘不已。

我们平时信件往来虽多，但学术之外的事从不涉及。从其侄的来信，我才知道孙先生的简要生平："老伯出身中医世家。早年去南通学徒，因聪颖过人而崭露头角。1952年遇大病，返吕四重涉岐黄。其间疾患不断，故一生未娶。幸得父母悉心照顾，寿延七十古稀，已属不易。老伯在世时视侄如子，生活无忧，全家和睦相处，在吕四乡里传为美谈。"先生自撰的"简历"中提到他原是江苏省启东市吕四镇卫生院的一名中医，从1957年至其逝世，共在国内医药刊物发表文章200余篇。退休20年间，他施诊送药，免费服务，每年达数千人次。这些过去我不知道的先生经历，让我更珍重手里的《苏图研究》。

收到先生的遗稿时，我正在国外调查回归中医古籍。十几年间，奔波海外，研究并复制回归收藏在国外的珍稀中医古籍，故而无暇、也没有机会把先生的遗稿尽快出版。在没有出版先生遗著之前，我将收到的先生遗著及录有全文的光盘封存，从未打开看过。这十几年也从未再写与苏颂《图经》研究的有关文章，以防自己于无意之间袭取先生的研究所得。然先生的嘱托，时时存在心中，书稿也珍藏起来，不敢疏忽。

2014年，我也年近70，不愿长期在国外开展学术交流了。归国后与张志斌教授筹划开展《本草纲目研究集成》。次年该课题获得"国家出版基金项目"资助。该项目含子书10种，其中有《本草纲目药物古今图鉴》一书。宋·苏颂《本草图经》的研究已不可回避。孙先生的《苏图研究》也到了应该发挥作用的时候了。但不将此书全文出版，世人何以能知其原貌？我又如何能引用该书？我将此情商之于张志斌总主编，得到她的大力支持，允予将《苏图研究》作为附录，收入《本草纲目研究札记》中。

有了这个机会，我才第一次开封阅览《苏图研究》，知道该书的结构与详细内容。《苏图研究》原稿只有不足4万字，还没能插入相应的《图经》药图。这样的书稿，若想单行，恐怕没有任何出版社能答应出版。此书甚有助于研究《本草纲目》药物来源，因此进入《本草纲目研究札记》也是顺理成章的。为此，张志斌总主编亲自代为配入诸药插图，进行文章形式规范的整理工作，才使得《苏图研究》以现在的面貌问世。在以上补图与调整之外，对于文章的实际内容，张主编只更改其中少数错字，其余均保持原稿旧貌，不作任何删改，以示对孙先生的尊重。

由于苏颂《图经》的药图并无详细文字描述，图形亦系各地进献，精粗不一，故而考察其基原非常困难。先生能详考的药图一般都会尽力展示依据，但多数情况则仅仅指出可能是何种植物，并未逐图详考。尽管如此，孙先生还是仔细体察揣摩，甚至凭其直觉，大胆对各图基原提出自己的意见。例如"坐拏草"，孙先生认为是为茄科植物曼陀茄（茄参，向阳花根）*Mandragora caulescens* Clarke.，并在2002年《医古文杂志》发表"试论坐拏草即曼陀茄"一文。先生据药图形态，指出坐拏草是茄科植物，这是可信的。但先生没有注意本品药图名为"吉州坐拏草"，《图经》有"生江西及滁州……江西此甚易得，后因人用之有效，今颇贵重"的记载。而曼陀茄分布于四川、云南、西藏，古代吉州（今江西吉安）、滁州（今属安徽）不产。又，曼陀茄尚缺乏《图经》所载的古代民间用药经验为佐证，因此云"坐拏草"即"曼陀茄"尚不无疑问。尽管如此，该书还是有不少新的见解，可供研究者参考与评鉴。

先生今逝去已经14年，我手里捏着的这团"火"也终于可以散发出先生遗留下来的能量，继续为古代中药基原研究服务。先生在天之灵，当含笑矣！

郑金生

2018年12月8日

自　序

在中国本草图谱史上，苏图是最为人称道，最为人关注，最具有学术价值的古本草图谱。"苏图"易令人联想到唐苏敬《药图》和宋苏颂《本草图经》两个方面。唐·苏敬《药图》在宋初已经亡佚。宋·苏颂《本草图经》系借唐永徽故事，由宋朝政府颁布天下重新征集所得。

由苏颂主持的《本草图经》原书今亦不存，但其文其图幸尚存于《证类本草》中。据资料《证类本草》中有《本草图经》药图933幅。其中植物图745幅（545个品种），矿物图88幅（106个品种），动物图100幅（126个品种）。这是一座中国药图史乃至世界药图史的巨大宝库，是全人类一份极其珍贵的共同财富。应当予以发掘，予以研究，予以弘扬。

古人中数李时珍为研究苏图之一人，余者不见。今人中也仅郑金生等寥寥数人。全方位研究的尚无其人。启明不敏，愿涉猎考察。

1996年10月，我给郑金生研究员去了一信，告知我意在苏图。得到支持。他回信说："先生对苏颂药图进行考察，真是有眼力。我以为苏颂药图定有宝藏。"下月，他又给我来信说："我支持您搞《图经》药图的植物研究。难度不可谓不大。"又说："研究图经药图是一个可用武之地，但难度甚大。我留心《图经》日久，也参考了多种日本人的考证，苦于无时间下手。先生今有意，我当然十分高兴，盼多切磋，共同努力。搞学问这事，一要有闲，二要有钱。有闲才有精力顾及，有钱才无后顾之忧，才有条件买书，复印，实地采访。"

下一年，1997年11月下旬。又接到他的回信。信上说："看了您的初步考证，我很同意您的意见。有些药图，能定到科、属就不错了。在'种'上争议，不免钻牛角尖。您认为苏图有不少新兴品种，此见极是。越是不见诸前代本草文献者，越有可能来源于民间实践的新兴品种。我坚决支持您把这一块硬骨头（有骨髓也）啃下来。"

1998年6月间，我又给郑先生写信。8月初才得到他7月22日的回信。原来他从5月份至今，一直在德国慕尼黑工作。回来后见到我的信很高兴，也很吃惊。他说："听说您要放弃苏图，很吃惊，不知是什么原因；是精力不足？看先生文章思维之活跃，不像是精力不足。这是十分可惜的事情。先生不干，不知还有谁能继之。再说先生思维敏捷，见解超群，也无人能比得。要是先生实在不愿毕其全功，可否将苏图（每一图）的基原名称写下来呢？不管是考证得来，或猜测得来都可以。数学有歌德巴赫猜想，为什么苏图不可以有启明直觉？即便先生为每一图注上一个现代名称，我也会使之传世。不知先生愿不愿做到这一点。"多谢故人的相知、爱护和鼓励。我终于调整心态，振奋精神，重新拾起这一工作。因为，我毕竟已为这一工作花掉了许多时间、精力和金钱。何况就在8月份，我还花了2000元买了一台扫描仪，用来将药图直接插入文章中。金生得知，急函让我别买，他说："别花这冤枉钱。"要图，他那儿可以提供。无奈，信到时，已买回家了。后来，我的一些有插图的文章，就是用这台扫描仪扫上去的，倒也增加了不少文采。

在随后的日子里，尽管酷暑炙人，气温高达37℃以上，我还是驱蚊挥汗，把已完成的初稿，誊了出来，分三次邮给郑先生。8月19日他给我复了一信。信上说："书稿已拜悉，粗浏览了一遍，内容很丰富，尤其是敢于大胆提出自己的观点，此足可启迪后人。当然，要完善这一工作，还有许多资料需要补充。但骨架已立，其余就好办了。这是您的心血，您的著作权。不管什么时候，我都会绝对尊重您的劳动，并想办法使您的心血不至于束之高阁。"

此后，还是由于经济问题，版面费让我无法应付，苏图研究又搁浅了。大包的苏图文稿丢在阁楼上，任其尘封。

2000年12月21日，郑先生来信说："一直在等待先生关于苏图的研究大作，不想先生已挥师漫漶字研究。其实，我还是以为先生在古本草图研究上容易见成果。"经济没有起色，版面费无法支付，文稿无法问世，只能胎死腹中。

2002年4月1日，这天是愚人节，又接到郑先生的来信。信上说："我同意您的意见，有新的考证结果，就先发表吧！《中药材》是一个好阵地，不妨多投一些稿去！"好吧！让我再去碰碰运气吧。

我给《中药材》编辑部写了一封"陈情表"式的长信，这封信感动了他们，他们决定全部费用优惠。先后为我发了三篇文章在2002年10期，2003年3期，2003年5期。

文章刊出后，受到谢宗万大师的青睐。他在7月27日写给我的信中说："您老是医药专家，退休之后仍孜孜于学术，又有很多新作。特别是《中药材》发表的'苏颂外类药图辨认简释'和'三幅唐《天宝单方药图》考订'有很高的学术价值。这说明您老在药用植物分类学方面有极高的造诣，非一般分类学专家所能及。因为这已将植物分类学，中医学与中药学糅为一体了。这样全面的学术专家实在难得，衷心敬佩。我一定要很好地向您老学习。"

这位资深的权威前辈老教授，是国际上著名生药学家，为人和蔼可亲，是受学术界最为尊重的老师。他这样评价和称颂我，实际上是对后学的鼓励。我一定要加倍努力，在药图研究方面做出好成绩。

任重道远，启明好自为之！

孙启明
2003年10月6日

总　　论

　　《证类本草》中载有药图933幅，这些药图全部来自苏颂的《本草图经》一书。而苏颂之图则得自当时宋朝政府向天下所征集。在苏颂所得之众多药图中，有前朝本草的遗图，如《天宝单方药图》；有本朝所征集的新图，如冠有所出州府名者。这部药图专著是我国迄今仅存的最早的药物图集。这些药图反映了我国北宋及前代药物兴衰演变的状况，具有超过文字本草的史学和文献价值，是中国乃至世界药学宝库的瑰宝。

　　在《证类本草》的药图中，植物药图为745幅，经重新反复清点植物药图实际为744幅，分属于以下各部：

草部	218种	431图
木部	91种	138图
果部	27种	29图
米谷	13种	13图
菜部	27种	33图
外草	75种	75图
外木	25种	25图
合计	476种	744图

　　这744幅药图涉及476个正名条目，其中1药1图者为325幅，占325个正名条目。1药2~10图者为419幅，151个正名条目。平均2.77幅。

　　在744幅图中，无州府所出的为154幅；有州府所出的为590幅。这个数字是我反复多次核实的。为了745和744的一图之差，给我添了不少的麻烦。

　　在无州府所出的154幅图中，绝大部分为古今同名同形同实的药图，表明这些药图所反映的品种采取延续的形式。而有州府所出的药图为590幅。按1药1名1图的原则，则744幅图实际代表744个品种的药物。但实际品种条目仅476个。这就无异于增加了268个新品种。

　　苏颂药图是北宋政府明令征集的，地方当局当然不敢懈怠，必令名师高手据实画制。故绝大多数图，画技精良，线条清晰，形态逼真，可以鉴定到科、属、种。其画面布局，有画整体的，有画局部的，还有突出药用部位的。

　　有的图抓住植物的特征，如泽州连翘图，画出了木犀科连翘的"开裂的老翘果实"。均州栝楼图，画出了"流苏状花瓣"。沂州漏芦图，画出了"花瓣样花萼片"。越州虎杖图，画出了"断茎豁口"，以显示其茎之中空。

有许多图，可以入画。其画面高雅优美，颇具欣赏性。如络石图，络石背倚假山，苍劲的藤木穿过玲珑石洞，在山石前舒枝展叶，叶如鸟羽，十分雅致。经辨认，所绘络石实是豆科植物紫藤。紫藤配置山石，本为园林一景。此画面长宽比例与立轴相符，可置书斋壁上。又如旋花图，全株蜿蜒展开，如婆娑起舞，叶腋之喇叭花亭亭挺立，宛然一幅工笔花卉画。

在苏图中，还隐藏着一些唐代遗图。如《天宝单方药图》中的6幅图，藏在《证类本草》的正文和外类中被各挖出3幅。为正文之"水香棱（莎草），白菊，积雪草（连钱草）"，外类之"水英（茳草），丽春草（山茶），紫堇（九头狮子草）"。可能还存在其他唐图。日本人中尾万三认为："收有唐代珍宝的正仓院御物目录《东大寺献物账》记有：'古样本草画屏风一具，两叠十二扇，一高五尺二寸，一高五尺三寸。'可以反映唐本草药图的风貌。此屏风现已无存。（见《本草概说》64页）。"此种屏风画式的药图之痕迹，在《证类本草》中还可见到。其中玉石部多见。如"永州石燕图"等有多幅。草木部除"络石图"之外，还有"乾州柏实图"等多幅。这些都属于屏风画式药图。此一信息作为契机可以深挖唐图。

苏颂药图的一大特色，是反映了北宋时代承先启后的药物品种演变。药图既表现了品种的延续，也表现了品种的变易。而在变易中又存在品种的混淆，和新兴品种的出现。特别在"同名异实"的药图中，涌现出为数不少的新药。

苏颂药图的积极意义还在于，这是北宋政府对民间药物的一次大规模的普查和发掘。普查涉及全国大多数的州府。这次普查和发掘的成果，特别以图形肯定下来，并载之史册。在药图的图名前还标有州府所出名，这是突出"道地药材"的主题，也显露各地方的药材习用品种，是研究药材主产地很重要的文字史料。药图中蕴含的"道地药材"和"地方习用品种"的概念，至今在我国药材市场仍发挥着一定的作用。谢宗万对此作过全面的调查和精深的研究。

在许多名实不符的图中，有不少图是后来的新品种，如"江宁府谷精草"图，竟然是报春花科植物点地梅（喉咙草）。与李时珍《本草纲目》的谷精草风马牛不相关。

在"总论"中，我提出许多新的思路，这些新思路将在"各论"中涉及具体问题时予以阐述，以深入苏图的研究。

各　　论

一、单图

凡从事本草史研究的人都知道,《神农本草经》中的植物药是没有形态记载的。如果没有后来的本草文字的形态记载和普查得来的药图, 及世世代代药材市场所提供的"道地药材", 我们就很难确定《神农本草经》植物药当时用的是什么科、属品种。显然, 苏颂《本草图经》中的植物药图为我们提供了确定《神农本草经》植物药的基原面貌的可能性。因此, 单图的学术意义很大, 具有为《神农本草经》植物药的基原作鉴定的价值, 是考订我国传统植物药基原的形象性的图形文献。这种图形文献具有样板和标准的作用。

我国传统药物在发展中有两种趋向和转归。一是延续, 一是变迁。而延续是其主流。单图所反映的就是传统药物采取了以延续为主流, 表明我国传统药物基原品种的相对稳定性。所以, 研究苏图时, 其单图部分尤其不容忽视。

单图一共325幅。其中见于正文的为225幅, 见于外类的100幅, 从中分离出外类图见后文。此处要讨论的仅此225幅图。计：草部108幅, 木部57幅, 果部25幅, 米谷部13幅, 菜部22幅。

在此225幅图中, 无州府所出的为104幅, 有州府所出的为121幅。

（一）单图225幅的图名、品种、卷位如下

（1）单州菟丝子（图单-001）。为旋花科植物菟丝子的种子。此图形态为大菟丝子。

（2）茺蔚子（图单-002）。为唇形科植物益母草的果实。

（3）襄州防葵（图单-003）。图形为伞形科植物, 今无此品种。

（4）滁州车前子（图单-004）。为今车前科植物车前。

（5）薏苡仁（图单-005）。为今禾本科植物薏苡。

（6）菥蓂子（图单-006）。本为十字花科植物菥蓂。但此图错画成荠菜。

以上图单-001~图单-006凡6幅图, 载卷六。

（7）络石（图单-007）。今络石为夹竹桃科植物络石的藤茎。此图所画实是豆科植物紫藤。

（8）宪州黄芪（图单-008）。为豆科植物黄芪。

（9）肉苁蓉（图单-009）。与今列当科植物肉苁蓉符合。

（10）蒲黄（图单-010）。即今香蒲科植物宽叶香蒲。

（11）泰州香蒲（图单-011）。即宽叶香蒲。

（12）随州丹参（图单-012）。与今唇形科植物丹参相符，但叶对生被错画为互生。

（13）茜根（图单-013）。为茜草科植物茜草，此图所画为中华茜草。

（14）南京蛇床子（图单-014）。为伞形科植物蛇床。

（15）兖州千岁藟（图单-015）。今葡萄科植物葛藟。

（16）景天（图单-016）。今景天科植物景天。

（17）杜若（图单-017）。图似姜科植物，今无杜若药材。

（18）瀛州云实（图单-018）。今豆科植物云实。

（19）戎州地不容（图单-019）。今薯蓣科植物黄独（黄药子）。

以上图单-007~图单-019凡13幅，载卷七。

（20）干姜（图单-020）。为姜科植物姜的干燥根茎。此图所绘为干姜的切片图形。

（21）滁州苍耳（图单-021）。为菊科植物苍耳。

（22）泽州芍药（图单-022）。今毛茛科植物芍药。

（23）冀州蠡实（图单-023）。今鸢尾科植物马蔺。

（24）绛州瞿麦（图单-024）。今石竹科植物瞿麦。

（25）泽州白芷（图单-025）。今伞形科植物兴安白芷。泽州与今山西晋城产地符合。

（26）兖州石龙芮（图单-026）。今毛茛科植物石龙芮。

（27）酸浆（图单-027）。今茄科植物酸浆。

（28）江宁府败酱（图单-028）。形态与今败酱科黄花败酱和白花败酱迥然不同。科属不详。

（29）海州石韦（图单-029）。今水龙骨科植物石韦。

（30）杜蘅（图单-030）。今马兜铃科植物杜蘅。

（31）滁州白薇（图单-031）。今萝摩科植物直立白薇。

（32）信州大青（图单-032）。今大青叶涉及马鞭草科、蓼科、十字花科、爵床科等多种植物。此图叶形与蓼科植物相似。

（33）女萎（图单-033）。为毛茛科植物女萎。与此图不类，此图之女萎即葳蕤。亦即百合科植物玉竹。

（34）石香菜（图单-034）。与《证类》卷九之淄州茅香图相同。即禾本科植物茅香。今之石香菜为唇形科植物石香薷，又名华荠苧。

以上图单020~图单-034凡15幅，载卷八。

（35）明州艾叶（图单-035）。即菊科植物艾。

（36）蜀州恶实（图单-036）。即菊科植物牛蒡。

（37）水萍（图单-037）。今名浮萍，即今浮萍科植物紫萍，青萍。

（38）均州王瓜（图单-038）。与今葫芦科植物王瓜不符。而与赤雹相似。

（39）冀州小蓟根（图单-039）。今菊科植物小蓟。

（40）海藻（图单-040）。今马尾藻科植物海蒿子。

（41）邵州天麻（图单-041）。即今兰科植物天麻。

（42）广州阿魏（图单-042）。今阿魏为伞形科草本植物。此图误画为大树。

（43）红蓝花（图单-043）。今菊科植物红花。

（44）滁州牡丹（图单-044）。今毛茛科植物牡丹。

（45）端州荜拨（图单-045）。今胡椒科植物荜拨。

（46）蒟酱（图单-046）。今胡椒科植物蒟酱。

（47）潮州郁金（图单-047）。此图根茎象唇形科植物甘露子。不是姜科植物郁金。

（48）广州芦荟（图单-048）。为百合科植物，草本。此图误画为大木。

（49）广州肉豆蔻（图单-049）。今肉豆蔻科植物肉豆蔻。

（50）梧州补骨脂（图单-050）。今豆科植物补骨脂。

（51）新州缩沙蜜（图单-051）。今姜科植物缩沙。

（52）积雪草（图单-052）。此图为唇形科植物连钱草。非伞形科植物积雪草。

（53）荭草（图单-053）。今蓼科植物红蓼。

（54）广州荜澄茄（图单-054）。今胡椒科植物荜澄茄。

（55）广州胡黄连（图单-055）。此图叶片呈芦竹状，品种不详。今胡黄连属玄参科植物，叶近根生，叶片匙状。

（56）广州莳萝（图单-056）。今伞形科植物莳萝。

（57）文州甘松香（图单-057）。今败酱科植物甘松香。

（58）凫葵（图单-058）。今龙胆科植物荇菜。

（59）眉州使君子（图单-059）。今使君子科使君子。

（60）广州白豆蔻（图单-060）。今姜科植物白豆蔻。

（61）润州剪草（图单-061）。今金粟兰科植物丝穗金粟兰（水晶花）

以上图单-035~图单-061凡27幅图，载卷九。

（62）天雄（图单-062）。原植物为毛茛科乌头。

（63）峡州侧子（图单-063）。原植物为毛茛科乌头。

（64）齐州半夏（图单-064）。今天南星科植物半夏。

（65）大黄（图单-065）。此图叶形掌状浅裂，属蓼科植物药用大黄。

（66）秦州莨菪（图单-066）。为茄科植物莨菪。

（67）随州旋覆花（图单-067）。为菊科植物旋覆花。

（68）滁州射干（图单-068）。为鸢尾科植物射干。

607

（69）兴州蛇含（图单-069）。为蔷薇科植物蛇含。

（70）江宁府甘遂（图单-070）。此图所画为百合科植物知母。非大戟科之甘遂。

（71）滁州白蔹（图单-071）。为葡萄科植物白蔹。

（72）滁州青葙子（图单-072）。为苋科植物青葙。

（73）兴州白及（图单-073）。为兰科植物白及。

（74）冀州泽漆（图单-074）。此图形状与大戟科植物甘遂相似。非大戟科之泽漆。

（75）绛州茵芋（图单-075）。为芸香科植物茵芋。

（76）淄州贯众（图单-076）。为鳞毛蕨科植物粗茎鳞毛蕨。

（77）江宁府牙子（图单-077）。为蔷薇科植物龙牙草。

（78）狼杷草（图单-078）。为牻牛儿苗科植物牻牛儿苗等。

以上图单-062~图单-078凡17幅图，载卷十。

（79）西京何首乌（图单-079）。此图藤本，三出复叶，互生，很难判定是哪一种（谢宗万）。显然，不是蓼科植物何首乌。

（80）越州牵牛子（图单-080）。今旋花科植物牵牛。

（81）羊蹄根（图单-081）。今蓼科植物羊蹄。

（82）菰根（图单-082）。今禾本科植物菰。

（83）冀州萹蓄（图单-083）。今蓼科植物萹蓄。

（84）石州狼毒（图单-084）。为瑞香科植物瑞香狼毒，非大戟科植物狼毒（谢宗万）。

（85）海州豨莶（图单-085）。今菊科植物豨莶。

（86）衡州马鞭草（图单-086）。今马鞭草科植物马鞭草。

（87）苎根（图单-087）。今荨麻科植物苎麻。

（88）芦根（图单-088）。今禾本科植物芦苇。

（89）黔州鼠尾草（图单-089）。属菊科蒿属植物，今无此药材品种。

（90）滁州刘寄奴（图单-090）。今菊科植物奇蒿。

（91）广州续随子（图单-091）。今大戟科植物续随子。

（92）淄州蔄茹（图单-092）。属大戟科植物，今无此品种。

（93）葎草（图单-093）。今桑科植物葎草。

（94）华州赤地利（图单-094）。今蓼科植物毛脉蓼。

（95）滁州蚤休（图单-095）。今百合科植物七叶一枝花。

（96）蜀州陆英（图单-096）。今忍冬科植物蒴藋。

（97）璧州预知子（图单-097）。今葫芦科植物合子草（陈重明）。

（98）广州葫芦巴（图单-098）。今豆科植物葫芦巴。

（99）秦州木贼（图单-099）。今木贼科植物木贼。

（100）蒲公草（图单-100）。今菊科植物蒲公英。

（101）潞州牛扁（图单-101）。今毛茛科植物牛扁。

（102）酢浆草（图单-102）。今酢浆草科植物酢浆草。

（103）扬州蒟头（图单-103）。今天南星科植物句弱，又名魔芋。

（104）滁州夏枯草（图单-104）。今唇形科植物夏枯草。

（105）苘实（图单-105）。今锦葵科植物苘麻。

（106）滁州地锦草（图单-106）。今大戟科植物地锦草。

（107）黔州海金沙（图单-107）。今海金沙科植物海金沙。

（108）萱草（图单-108）。今百合科植物萱草。

以上图单-079~图单-108凡30幅图，载卷十一。草部（卷六~卷十一）共载单图108幅。

（109）松脂（图单-109）。原植物为松科植物马尾松。

（110）高邮军槐实（图单-110）。原植物为豆科植物槐。

（111）茂州枸杞（图单-111）。今茄科植物枸杞。

（112）秦州榆皮（图单-112）。今榆科植物榆。

（113）酸枣（图单-113）。今鼠李科植物酸枣。

（114）峡州干漆（图单-114）。今漆树科植物干漆。

（115）蜀州牡荆（图单-115）。与今马鞭草科的蔓荆相似。

（116）眉州蔓荆（图单-116）。与今马鞭草科的牡荆相似。

（117）辛夷（图单-117）。今木兰科植物辛夷。

（118）江宁府桑上寄生（图单-118）。图示：叶对生，主脉二出。与今桑寄生科植物槲寄生图之主脉三出符合。

（119）成州杜仲（图单-119）。今杜仲科植物杜仲。

（120）枫香（图单-120）。此图叶片不呈三角形，与今金镂梅科植物枫香不甚相似。

（121）女贞实（图单-121）。今木犀科植物女贞。

（122）并州蕤核（图单-122）。今蔷薇科植物单花扁核木。

（123）广州丁香（图单-123）。此图叶画成"元宝状"，有误。

（124）蒙州藿香（图单-124）。今唇形科植物藿香。

（125）雅州落雁木（图单-125）。今无。

以上图单-109~图单-125凡17幅图，载卷十二。

（126）广州麒麟竭（图单-126）。此图叶也画成"元宝状"，亦误。

（127）广州龙脑（图单-127）。此图原植物图也不确实。

（128）蜀州食茱萸（图单-128）。今芸香科植物樗叶花椒。

（129）芜荑（图单-129）。今榆科植物大果榆。

（130）汝州枳壳（图单-130）。今芸香科植物枸橘。

（131）成州枳实（图单-131）。今芸香科枸橘。

（132）茗苦荼（图单-132）。今山茶科植物茶。

（133）紫葳（图单-133）。今紫葳科植物紫葳，药材名"凌霄花"。

（134）胡桐泪（图单-134）。原植物为杨柳科植物胡杨。

（135）白棘（图单-135）。今鼠李科植物酸枣。

（136）广州没药（图单-136）。此图也画成"元宝状"叶，也误。

（137）戎州菴摩勒（图单-137）。今大戟科植物油柑。又名余甘子。

（138）信州卫矛（图单-138）。今卫矛科植物鬼箭羽。

（139）雷州海桐皮（图单-139）。今豆科植物刺桐。

（140）合欢（图单-140）。今豆科植物合欢。

（141）洋州五倍子（图单-141）。今漆树科植物盐麸子。

（142）益州伏牛花（图单-142）。今茜草科虎刺。

（143）简州密蒙花（图单-143）。今马钱科植物密蒙花。

以上图单-126~图单-143凡18幅图，载卷十三。

（144）戎州巴豆（图单-144）。今大戟科植物巴豆。

（145）广州诃梨勒（图单-145）。今使君子科植物诃子。

（146）槲若（图单-146）。今壳斗科植物槲树。

（147）白杨（图单-147）。今杨柳科植物山杨。

（148）桄榔子（图单-148）。今棕榈科植物桄榔子。

（149）江州南烛（图单-149）。今小檗科植物南天竹。

（150）郓州橡实（图单-150）。今壳斗科植物麻栎。

（151）道州石南（图单-151）。今蔷薇科植物石楠。

（152）信阳军木天蓼（图单-152）。今猕猴桃科植物木天蓼。

（153）雷州益智子（图单-153）。今姜科植物益智仁。

（154）蜀州鼠李（图单-154）。今鼠李科植物鼠李。

（155）椰子（图单-155）。今棕榈科植物椰子。

（156）紫荆（图单-156）。今豆科植物紫荆。

（157）泉州南藤（图单-157）。今胡椒科植物南藤。

（158）接骨木（图单-158）。今忍冬科植物接骨木。

（159）海州栾荆（图单-159）。今无。

（160）宜州木鳖子（图单-160）。今葫芦科植物木鳖。

（161）兴元府钓藤（图单-161）。今茜草科植物钩藤。

（162）渠州卖子木（图单-162）。今无。

（163）水杨叶（图单-163）。此图也画成"元宝状"叶，也误。

（164）棕榈（图单-164）。今棕榈科植物棕榈。

（165）梓白皮（图单-165）。此图也被画成"元宝状"叶，亦误。

以上图单-144~图单-165凡22幅图，载卷十四。木部（卷十二~卷十四）共载单图57幅。

（166）藕实（图单-166）。原植物为睡莲科植物藕。

（167）大枣（图单-167）。原植物为鼠李科植物枣。

（168）葡萄（图单-168）。原植物为葡萄科植物葡萄。

（169）栗子（图单-169）。原植物为壳斗科植物栗。

（170）成州蓬蘽（图单-170）。为蔷薇科植物灰白毛莓。

（171）芰实（图单-171）。今菱科植物菱。

（172）樱桃（图单-172）。为蔷薇科植物樱桃。

（173）鸡头实（图单-173）。今睡莲科植物芡。

（174）郢州梅实（图单-174）。今蔷薇科植物梅。

（175）蜀州木瓜（图单-175）。今蔷薇科植物贴梗海棠。

（176）柿（图单-176）。今柿科植物柿。

（177）芋（图单-177）。今天南星科植物芋。

（178）乌芋（图单-178）。今莎草科植物荸荠。

（179）眉州枇杷叶（图单-179）。今蔷薇科植物枇杷。

（180）荔枝（图单-180）。今无患子科植物荔枝。

（181）甘蔗（图单-181）。为禾本科植物甘蔗。

（182）桃核人（图单-182）。原植物为蔷薇科植物桃。

（183）杏核人（图单-183）。原植物为蔷薇科植物杏。

（184）安石榴（图单-184）。今石榴科植物石榴。

（185）梨（图单-185）。今蔷薇科植物梨。

（186）林檎（图单-186）。今蔷薇科植物林檎。

（187）蜀州李核人（图单-187）。今蔷薇科植物李。

（188）胡桃（图单-188）。今胡桃科植物胡桃。

（189）泉州橄榄（图单-189）。今橄榄科植物橄榄。

（190）榅桲（图单-190）。今蔷薇科植物榅桲。

以上图单-166~图单-190凡25幅图，载卷二十三果部。

（191）晋州胡麻（图单-191）。此图单叶互生，顶生穗状花序，叶腋无四棱蒴果。显然不是今胡麻科胡麻（脂麻）。陈重明认为是"带长穗的藜"，拙见似苋科植物青莤。录此各备一说。

（192）麻蕡麻子（图单-192）。原植物为桑科植物大麻。

（193）（白）油麻（图单-193）。此图所画即今胡麻科植物（白）脂麻，叶腋四棱蒴果之特征显著。

以上图单-191~图单-193凡3幅图，载卷二十四，米谷上品。

（194）大豆（图单-194）。今豆科植物大豆。

（195）赤小豆（图单-195）。今豆科植物赤小豆。

（196）粱米（图单-196）。今禾本科植物粟。

（197）丹黍米（图单-197）。今禾本科植物黍。

（198）小麦（图单-198）。今禾本科植物小麦。

（199）扁豆（图单-199）。今豆科植物扁豆。

以上图单-194~图单-199凡6幅图，载卷二十五，米谷中品。

（200）稻米（图单-200）。今禾本科植物稻。

（201）稷米（图单-201）。今禾本科植物黍之不粘者。

（202）腐婢（图单-202）。此图所画即今马鞭草科植物豆腐木。非白文所说之"即小豆花"。

（203）罂子粟（图单-203）。今罂粟科植物罂粟。

以上图单-200~图单-203凡4幅图，载卷二十六，米谷下品。

（204）冬葵子（图单-204）。今锦葵科植物冬葵。

（205）芜菁（图单-205）。今十字花科植物芜菁。

（206）瓜蒂（图单-206）。今葫芦科植物甜瓜。

（207）白瓜子（图单-207）。原植物今葫芦科植物冬瓜。

（208）蜀州芥（图单-208）。今十字花科植物芥菜。

（209）莱菔（图单-209）。今十字花科植物莱菔。

（210）菘菜（图单-210）。今十字花科植物青菜。

（211）黄蜀葵（图单-211）。今锦葵科植物黄蜀葵。

（212）红蜀葵（图单-212）。今锦葵科植物蜀葵。

（213）龙葵（图单-213）。今茄科植物龙葵。

以上图单-204~图单-213凡10幅图，载卷二十七，菜部上品。

（214）蓼实（图单-214）。原植物今蓼科植物水蓼。

（215）韭（图单-215）。今百合科植物韭。

（216）薤（图单-216）。今百合科植物小根蒜或薤。

（217）白蘘荷（图单-217）。今姜科植物蘘荷。

（218）水苏（图单-218）。今唇形科植物水苏。

（219）香薷（图单-219）。今唇形科植物海州香薷。

以上图单-214~图单-219凡6幅图，载卷二十八，菜部中品。

（220）葫（图单-220）。今百合科植物大蒜。

（221）蒜（图单-221）。今百合科植物小蒜。

（222）马齿苋（图单-222）。今马齿苋科植物马齿苋。

（223）茄子（图单-223）。茄科植物茄。

（224）蘩蒌（图单-224）。今石竹科植物蘩蒌。

（225）扬州蕺菜（图单-225）。今三白草科植物蕺菜（鱼腥草）。

以上图单-220~图单-225凡6幅图，载卷二十九，菜部下品。果、米、菜部（卷二十三~卷二十九）共载单图60幅。

在225幅单图中，古今同名同形品种符合者为198幅。古今同名不同形品种不符合者为27幅。前者占88%，后者占12%。

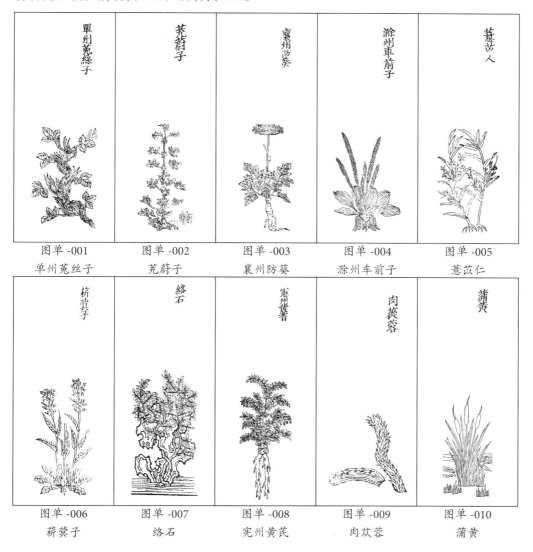

图单 -001	图单 -002	图单 -003	图单 -004	图单 -005
单州菟丝子	茺蔚子	襄州防葵	滁州车前子	薏苡仁
图单 -006	图单 -007	图单 -008	图单 -009	图单 -010
蒺藜子	络石	宪州黄芪	肉苁蓉	蒲黄

泰州香蒲	随州丹参	茜根	南京蛇床子	兖州千岁藟
图单-011	图单-012	图单-013	图单-014	图单-015
泰州香蒲	随州丹参	茜根	南京蛇床子	兖州千岁累

景天	杜若	瀛州云实	戎州地不容	乾薑
图单-016	图单-017	图单-018	图单-019	图单-020
景天	杜若	瀛州云实	戎州地不容	干姜

滁州菜耳	澤州芍藥	冀州蠡實	絳州瞿麥	澤州白芷
图单-021	图单-022	图单-023	图单-024	图单-025
滁州苍耳	泽州芍药	冀州蠡实	绛州瞿麦	泽州白芷

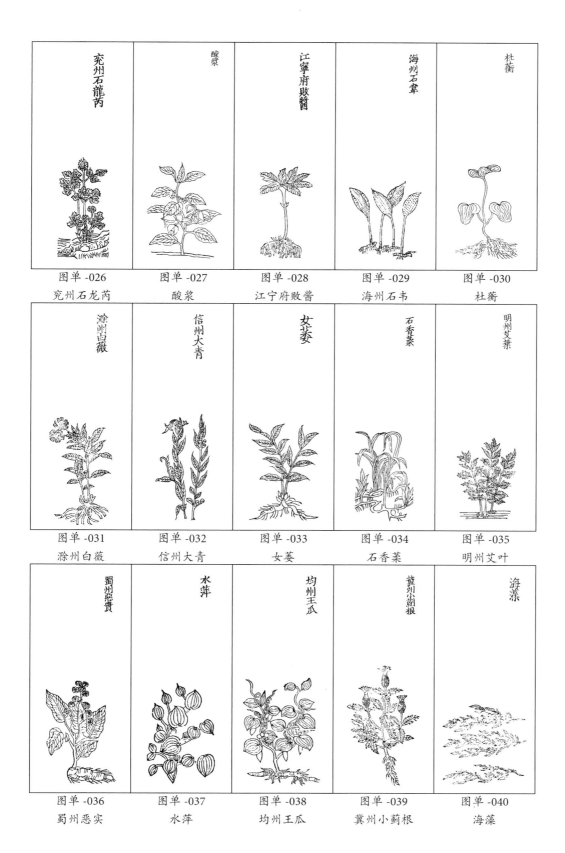

图单 -026	图单 -027	图单 -028	图单 -029	图单 -030
兖州石龙芮	酸浆	江宁府败酱	海州石韦	杜蘅

图单 -031	图单 -032	图单 -033	图单 -034	图单 -035
滁州白薇	信州大青	女萎	石香葇	明州艾叶

图单 -036	图单 -037	图单 -038	图单 -039	图单 -040
蜀州恶实	水萍	均州王瓜	冀州小蓟根	海藻

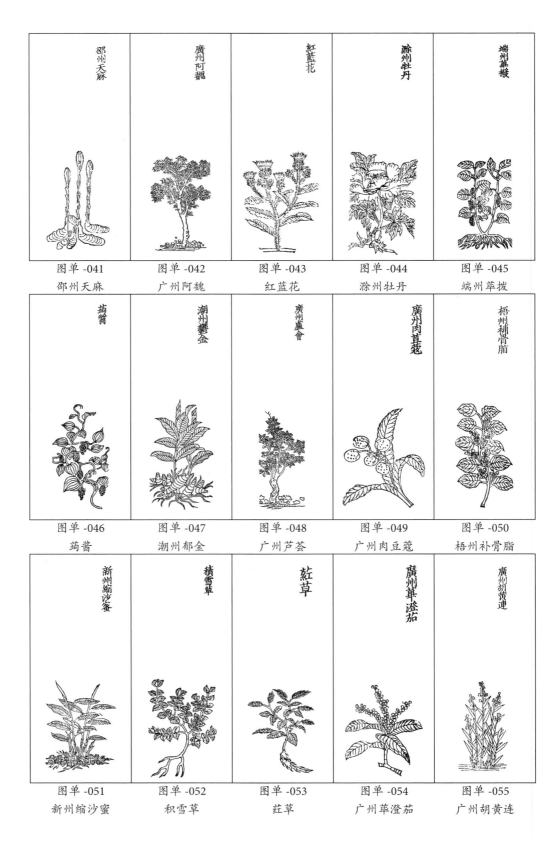

图单 -041　　邵州天麻

图单 -042　　广州阿魏

图单 -043　　红蓝花

图单 -044　　滁州牡丹

图单 -045　　端州荜拔

图单 -046　　蒟酱

图单 -047　　潮州郁金

图单 -048　　广州芦荟

图单 -049　　广州肉豆蔻

图单 -050　　梧州补骨脂

图单 -051　　新州缩沙蜜

图单 -052　　积雪草

图单 -053　　荭草

图单 -054　　广州荜澄茄

图单 -055　　广州胡黄连

图单 -056	图单 -057	图单 -058	图单 -059	图单 -060
广州莳萝	文州甘松香	兔葵	眉州使君子	广州白豆蔻

图单 -061	图单 -062	图单 -063	图单 -064	图单 -065
润州剪草	天雄	峡州侧子	齐州半夏	大黄

图单 -066	图单 -067	图单 -068	图单 -069	图单 -070
秦州茛茖	随州旋覆花	滁州射干	兴州蛇含	江宁府甘遂

滁州白薇	滁州青葙子	兴州白及	冀州泽漆	绛州茵芋
图单 -071	图单 -072	图单 -073	图单 -074	图单 -075
滁州白薇	滁州青葙子	兴州白及	冀州泽漆	绛州茵芋

淄州贯众	江宁府牙子	狼杷草	西京何首乌	越州牵牛子
图单 -076	图单 -077	图单 -078	图单 -079	图单 -080
淄州贯众	江宁府牙子	狼杷草	西京何首乌	越州牵牛子

羊蹄根	菰根	冀州萹蓄	石州狼毒	海州豨莶
图单 -081	图单 -082	图单 -083	图单 -084	图单 -085
羊蹄根	菰根	冀州萹蓄	石州狼毒	海州豨莶

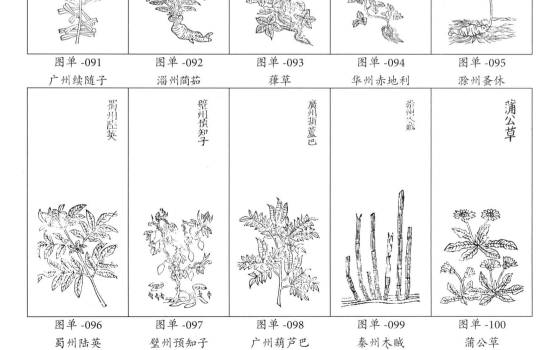

衡州馬鞭草	苧根	蘆根	黔州鼠尾草	滁州劉寄奴
图单 -086	图单 -087	图单 -088	图单 -089	图单 -090
衡州马鞭草	苎根	芦根	黔州鼠尾草	滁州刘寄奴
廣州續隨子	淄州蘭茹	萹草	華州赤地利	滁州蚤休
图单 -091	图单 -092	图单 -093	图单 -094	图单 -095
广州续随子	淄州蔄茹	萹草	华州赤地利	滁州蚤休
蜀州陸英	壁州預知子	廣州葫蘆巴	秦州木賊	蒲公草
图单 -096	图单 -097	图单 -098	图单 -099	图单 -100
蜀州陆英	璧州预知子	广州葫芦巴	秦州木贼	蒲公草

潞州牛扁	酢浆草	楊州藬头	滁州夏枯草	茵實
图单 -101	图单 -102	图单 -103	图单 -104	图单 -105
潞州牛扁	酢浆草	扬州藬头	滁州夏枯草	茵实

滁州地錦草	黔州海金沙	萱草	松脂	高邮重槐實
图单 -106	图单 -107	图单 -108	图单 -109	图单 -110
滁州地锦草	黔州海金沙	萱草	松脂	高邮军槐实

茂州枸杞	秦州榆皮	酸棗	峽州乾漆	蜀州牡荆
图单 -111	图单 -112	图单 -113	图单 -114	图单 -115
茂州枸杞	秦州榆皮	酸枣	峡州干漆	蜀州牡荆

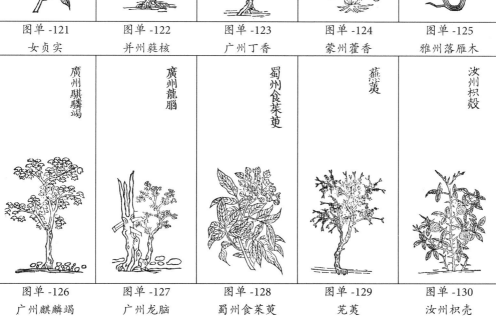

图单 -116	图单 -117	图单 -118	图单 -119	图单 -120
眉州蔓荆	辛夷	江宁府桑上寄生	成州杜仲	枫香

图单 -121	图单 -122	图单 -123	图单 -124	图单 -125
女贞实	并州蕤核	广州丁香	蒙州藿香	雅州落雁木

图单 -126	图单 -127	图单 -128	图单 -129	图单 -130
广州麒麟竭	广州龙脑	蜀州食茱萸	芜荑	汝州枳壳

成州枳實	茗苦檪	紫葳	胡桐淚	白棘
图单-131 成州枳实	图单-132 茗苦茶	图单-133 紫葳	图单-134 胡桐泪	图单-135 白棘
廣州沒藥	戎州菴摩勒	信州衛矛	雷州海桐皮	合歡
图单-136 广州没药	图单-137 戎州菴摩勒	图单-138 信州卫矛	图单-139 雷州海桐皮	图单-140 合欢
洋州五倍子	益州伏牛花	簡州密蒙花	戎州巴豆	廣州訶梨勒
图单-141 洋州五倍子	图单-142 益州伏牛花	图单-143 简州密蒙花	图单-144 戎州巴豆	图单-145 广州诃梨勒

本草纲目研究札记

槲若	白扬	桄榔子	江州南烛	郢州橡实
图单-146	图单-147	图单-148	图单-149	图单-150
槲若	白杨	桄榔子	江州南烛	郢州橡实

道州石南	信阳军木天蓼	雷州益智子	蜀州鼠李	椰子
图单-151	图单-152	图单-153	图单-154	图单-155
道州石南	信阳军木天蓼	雷州益智子	蜀州鼠李	椰子

紫荆	泉州南藤	接骨木	海州栾荆	宜州木鳖子
图单-156	图单-157	图单-158	图单-159	图单-160
紫荆	泉州南藤	接骨木	海州栾荆	宜州木鳖子

興元府鉤藤	渠州賣子木	水楊葉	椶櫚	梓白皮
图单-161	图单-162	图单-163	图单-164	图单-165
兴元府钓藤	渠州卖子木	水杨叶	棕榈	梓白皮
藕實	大棗	葡萄	栗子	成州蓬蘽
图单-166	图单-167	图单-168	图单-169	图单-170
藕实	大枣	葡萄	栗子	成州蓬蘽
芰實	櫻桃	雞頭實	郢州梅實	蜀州木瓜
图单-171	图单-172	图单-173	图单-174	图单-175
芰实	樱桃	鸡头实	郢州梅实	蜀州木瓜

柿	芋	鳧茈	眉州枇杷葉	荔枝
图单 -176	图单 -177	图单 -178	图单 -179	图单 -180
柿	芋	乌芋	眉州枇杷叶	荔枝

甘蔗	桃核人	杏核人	安石榴	梨
图单 -181	图单 -182	图单 -183	图单 -184	图单 -185
甘蔗	桃核人	杏核人	安石榴	梨

林檎	蜀州李核人	胡桃	泉州橄揽	榲桲
图单 -186	图单 -187	图单 -188	图单 -189	图单 -190
林檎	蜀州李核人	胡桃	泉州橄榄	榲桲

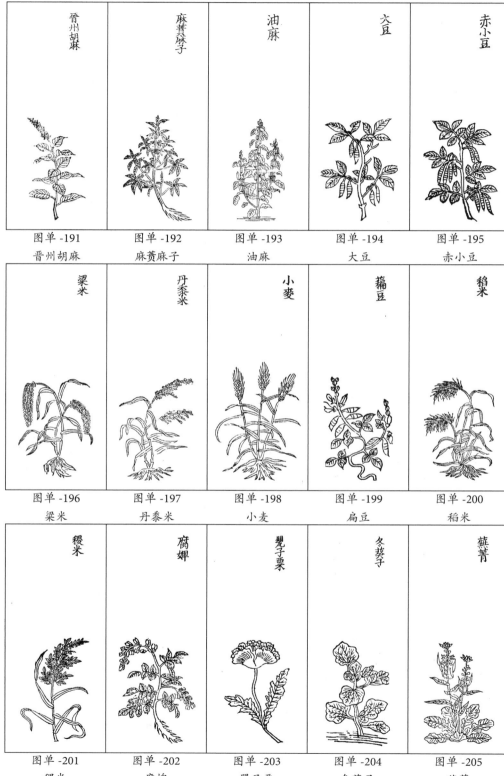

图单 -191	图单 -192	图单 -193	图单 -194	图单 -195
晋州胡麻	麻蕡麻子	油麻	大豆	赤小豆
图单 -196	图单 -197	图单 -198	图单 -199	图单 -200
梁米	丹黍米	小麦	扁豆	稻米
图单 -201	图单 -202	图单 -203	图单 -204	图单 -205
稷米	腐婢	罂子粟	冬葵子	芜菁

本草纲目研究札记

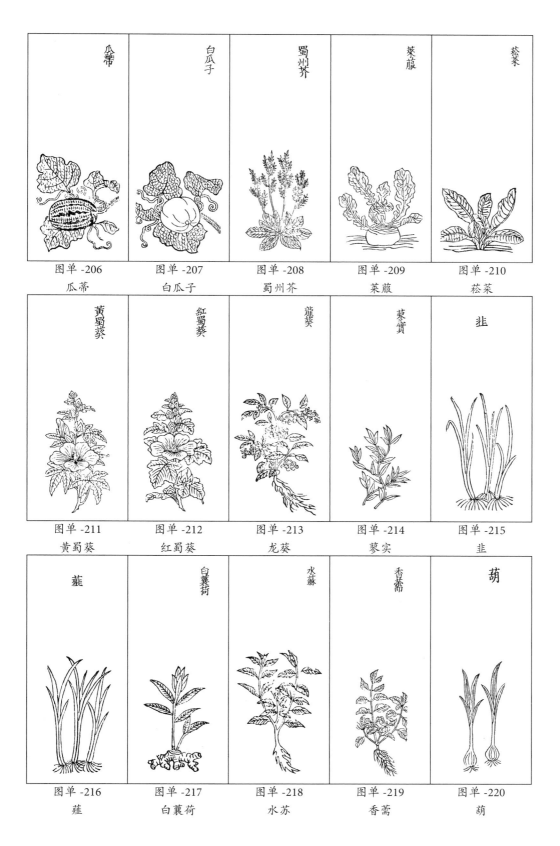

图单 -206　　图单 -207　　图单 -208　　图单 -209　　图单 -210
瓜蒂　　　　白瓜子　　　　蜀州芥　　　　莱菔　　　　菘菜

图单 -211　　图单 -212　　图单 -213　　图单 -214　　图单 -215
黄蜀葵　　　红蜀葵　　　　龙葵　　　　蓼实　　　　韭

图单 -216　　图单 -217　　图单 -218　　图单 -219　　图单 -220
薤　　　　　白蘘荷　　　　水苏　　　　香薷　　　　葫

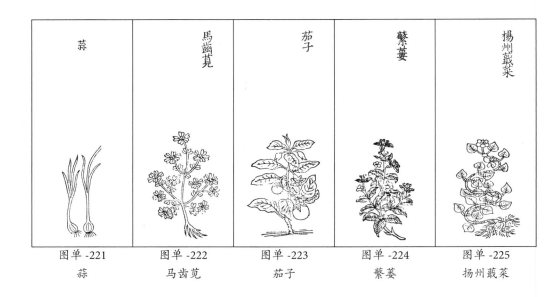

图单 -221	图单 -222	图单 -223	图单 -224	图单 -225
蒜	马齿苋	茄子	蘩蒌	扬州蕺菜

（二）单图中古今原植物不符图的分析

在单图中古今不符合的27幅图中，可以鉴定到种的，有：

（1）菥蓂子。所画为十字花科植物荠菜。

（2）络石。所画为豆科植物紫藤。

（3）戎州地不容。所画为薯蓣科植物黄独（黄药子）。

（4）石香菜。所画为禾本科植物茅香。

（5）均州王瓜。所画为葫芦科植物赤雹。

（6）潮州郁金。所画为唇形科植物甘露子。

（7）积雪草。所画为唇形科植物连钱草。

（8）江宁府甘遂。所画为百合科植物知母。

（9）冀州泽漆。所画为大戟科植物甘遂。

（10）狼杷草。所画为牻牛儿苗科植物牻牛儿苗等。

（11）石州狼毒。所画为瑞香科植物瑞香狼毒。

（12）璧州预知子。所画为葫芦科植物合子草。

（13）蜀州牡荆。所画为马鞭草科植物蔓荆。

（14）眉州蔓荆。所画为马鞭草科植物牡荆。

（15）胡麻。所画为苋科植物青葙。

另有，因未见该原植物形态而杜撰的植物图8幅。如广州阿魏，广州芦荟，本都是草本植物，皆被画成大树。又如广州丁香，广州麒麟竭，广州没药，梓白皮，水杨叶，都千篇一律地画成"元宝"状叶片。广州龙脑图所画植物也与原植物不相似。此外，江宁府败酱，广州胡黄连，西京何首乌，枫香4幅图，不详所画为何品种。

（三）无州府所出图中隐藏唐图

在225幅单图中，无州府所出图为104幅，有州府所出图为121幅。在无州府所出图104幅中，草木部者为53幅，果米谷菜部者为51幅。在有州府所出者之121幅中，草木部者为112幅，果米谷菜部者为9幅。观草木部之无州府所出图与有州府所出图之比例数为53：112。而果米谷菜部之无州府图与有州府图之比例数为51：9。二者比例关系相差悬殊。分析果米谷菜部之图，皆寻常所见之品，且画技娴熟精良，形态准确，可见此等图古已有之，不必等待宋人始画之。其中只有少数为当时地方政府署名新画。可以推测，此类图可能为前朝遗图。推之，草木部之无州府图亦如是。若是，则可为我们搜寻唐图提供许多素材。

二、多图

多图，亦称"一药多图"，系指"在一个药名下附有多幅同名药图"。一药多图的性质，从现象上看是属于"混淆概念"，但从本质上看则属于"新兴品种"。在一药多图范畴内的151个药名下附有419幅药图，此419幅药图形态各异，代表419个品种。而151个药名，就"一药名一品种一药图"的原则而言，充其量只能代表151个品种。则在419幅药图中有268个新品种不在151个药名范畴内。应该隶属于"新品种"范畴内，建立"新品种观念"。

由于，151个药名包含419个品种，则平均每一药名含有2.77个品种，约"一名三药"。在"一名三药"中可能有一个是传统正名正品药材，也可能其中一个传统正名正品药材也没有。如人参的4幅附图中，只有一个"潞州人参"是学术界所公认的五加科人参。余者，一为桔梗科沙参属植物（兖州人参），一为蓼科蓼属拳参组植物（威胜军人参），一为马齿苋科植物栌兰（土人参，滁州人参）。又如，谷精草图2幅，其中"秦州谷精草"图为石竹科植物蚤缀，"江宁府谷精草"图则为报春花科植物点地梅（喉咙草）。都不是今谷精草科的谷精草。诸如此类，不胜枚举。此种性质表明，一药多图具有深刻的内涵，需要去作精深的研究和辨认。辨认，主要靠"以图鉴图"。鉴图必须先学会识图，而识图必须熟悉植物图谱。而有些药图的图形就不在《全国中草药汇编》和《中药大辞典》的数千种药图之内，更需要从别的植物图鉴中去搜寻。如黔州鼠尾草图，谢宗万说："只能认出是菊科蒿属植物，不能确认是何品种。"不知，如到黔州去实地考察，能否解决问题？正如郑金生所言："这是一块难啃的骨头。"现在对我来说，别无选择。就让我的牙齿在"啃硬骨头"时，全部崩掉吧！

以下按黄精第1至扬州戟莱第151的次序顺次去认识，去分析，去有序地进行研究。

1. 黄精10图

《证类本草》卷六黄精条附图10幅：丹州黄精（图多-001-1）、滁州黄精（图多-001-2）、兖州黄精（图多-001-3）、荆门军黄精（图多-001-4）、解州黄精（轮生）（图多-001-5）、相州黄精（图多-001-6）、永康军黄精（图多-001-7）、商州黄精（图多-001-8）、洪州黄精（图多-001-9）、解州黄精（单叶）（图多-001-10）。

丹州黄精，相州黄精的形态：根茎横走，肥大，有茎痕与须根。茎直立，单一。叶无柄，4~5枚轮生；叶片线状披针形，先端渐尖并卷曲。花腋生，下垂，有短梗。与百合科黄精属植物黄精相符。

解州黄精，轮生叶者，与上丹州黄精，相州黄精相似，也是地下茎横走，有茎痕与少数须根，茎直立，单一，叶无柄，4~5枚轮生，叶片卵状披针形，先端渐尖而卷曲。花腋生，下垂，有短梗。与百合科黄精属植物黄精亦符合。

滁州黄精，形态：根茎横生，圆柱形，有节。茎直立，单一。叶轮生，无柄，叶片广椭圆形，先端钝，基部圆形，全缘。边缘卷起，叶脉基出。花腋生，下垂，浆果球形，也是轮生叶黄精。

商州黄精，形态：根茎肥大，呈不规则的结节块状，形似生姜，茎痕明显，呈圆盘状。叶3~4片轮生，线状披针形，先端卷曲。花小，4朵轮生。与百合科黄精属植物卷叶黄精（轮叶黄精）相符。此物药材名老虎姜，也作黄精使用。商州黄精图也与滇黄精相似。滇黄精根茎横走，有节，茎直立，单一。叶4~6片轮生，线形，先端渐尖而卷曲，基部渐狭，无柄。花1~3朵腋生，浆果球形。滇黄精又名西南黄精，金氏黄精。

永康军黄精，形态：根茎横走，肥大，节处较膨大。茎圆柱形，先端钝尖。叶脉5条，花未见。与百合科黄精属植物囊丝黄精相符。也与同属植物毛筒玉竹符合。毛筒玉竹基出脉5条，与永康军黄精叶脉5条相同。

解州黄精（单叶），此图茎形和叶形与永康军黄精相似，或是同一植物。洪州黄精、兖州黄精的形态：根状茎横生，上有许多纤维状物，下生多数粗长须根。叶基生，丛生，线形；未见花。与百合科知母属植物知母相似。

荆门军黄精，形态：地上部分的茎、叶与洪州黄精、兖州黄精相同。地下部分绘成直生圆锥状根茎。而顶生单花呈筒状，不似知母。

2. 菖蒲3图

卷六菖蒲条附图3幅，为戎州菖蒲（图多-002-1）、卫州菖蒲（图多-002-2）和衡州菖蒲（图多-002-3）。此3图形态一致，都是天南星科植物石菖蒲。

3. 菊花3图

卷六菊花条附图3幅，为邓州菊花（图多-003-1）、衡州菊花（图多-003-2）和菊花（图多-003-3）。此3图形态一致，都是菊科植物菊。

4. 人参4图

卷六人参条附图4幅，潞州人参（图多-004-1）、威胜军人参（图多-004-2）、兖州人参（图多-004-3）、滁州人参（图多-004-4）。兖州人参为桔梗科沙参属植物；潞州人参为五加科人参；滁州人参为马齿苋科植物栌兰；威胜军人参为蓼科蓼属拳参组植物。

5. 天门冬6图

卷六天门冬条附图6幅，为建州天门冬（图多-005-1）、兖州天门冬（图多-005-2）、汉州天门冬（图多-005-3）、西京天门冬（图多-005-4）、梓州天门冬（图多-005-5）及温州天门冬（图多-005-6）。建州、汉州、温州、梓州天门冬均为百合科植物天门冬。西京天门冬与大戟科植物泽漆相近，但叶形有异。泽漆叶为倒卵形，西京天门冬叶为先端钝尖。兖州天门冬颇似百部科植物对叶百部。

6. 甘草3图

卷六甘草条附图3幅，为汾州甘草（1）（图多-006-1）、汾州甘草（2）（图多-006-2）及府州甘草（图多-006-3）。前两图都是豆科植物光果甘草，府州甘草即豆科甘草。

7. 地黄2图

卷六地黄条附图2幅，为冀州地黄（图多-007-1）和沂州地黄（图多-007-2）。二者皆玄参科植物地黄。谢宗万认为是"野生地黄这个种"。

8. 术7图

卷六术条附图7幅。为荆门军术（图多-008-1）、齐州术（图多-008-2）、石州术（图多-008-3）、商州术（图多-008-4）、舒州术（图多-008-5）、歙州术（图多-008-6）及越州术（图多-008-7）。全部图中并无菊科植物白术或苍术。但其中之舒州术与商州术都作"头状花序顶生"，应属菊科植物无疑。商州术之阔卵形叶片边缘有刺，兼有头状花序顶生，颇似菊科植物红花。余者，荆门军术"三叶轮生，顶生花，花冠5出"；齐州术与越州术"5~7羽状复叶"；石州术"羽状复叶13~18对，顶生花，花冠5出"；歙州术"单叶对生"，都非菊科植物之特征。

9. 牛膝4图

卷六牛膝条附图4幅，为单州牛膝（图多-009-1）、怀州牛膝（图多-009-2）、归州牛膝（图多-009-3）、滁州牛膝（图多-009-4）。单州牛膝与今苋科植物土牛膝中之柳叶牛膝相符。怀州牛膝与滁州牛膝叶对生，叶片椭圆形与今苋科植物牛膝相符。归州牛膝，蔓生，三小叶，与菊科植物三叶崖爬藤（蛇附子）相似。

10. 萎蕤2图

卷六萎蕤条附图2幅，为滁州萎蕤（图多-010-1）、舒州萎蕤（图多-010-2）。此二图形态均与百合科植物玉竹符合。

11. 柴胡5图

卷六柴胡条附图5幅，为丹州柴胡（图多-011-1）、襄州柴胡（图多-011-2）、寿州柴胡（图多-011-3）、江宁府柴胡（图多-011-4）及淄州柴胡（图多-011-5）。

丹州柴胡，根直生，分歧或不分歧；茎直立，丛生，上部多分歧，并作之字形弯曲；叶互生；广线状披针形，先端渐尖，最终呈短芒状，全缘。复伞形花序顶生，花小。与今伞形科植物柴胡（北柴胡）符合。此图描绘精确，叶间短芒显著画出。

襄州柴胡：根深长，不分歧或分歧。茎单一或数枝，上部多分歧，光滑无毛；叶互生，叶片线状或狭长披针形；复伞形花序，伞梗多数，花小。与今之伞形科植物狭叶柴胡相符。

寿州柴胡：根粗壮而长，外皮有细皱纹，常呈扭曲状。茎直立。单叶互生，无柄；叶片披针形，基部抱茎，全缘。花小，多数，顶生，排成多歧聚伞花序。与今石竹科植物丝石竹相似。此种又名霞草。现代称作山银柴胡，也作银柴胡用。

江宁府柴胡：对照图谱，此种与石竹科两种植物相近：一是蚤缀属植物灯心蚤缀，一是蝇子草属植物旱麦瓶草。

淄州柴胡图与卷8之绛州瞿麦图形态相同，可能也是石竹科植物。

12. 麦门冬2图

卷六麦门冬条附图2幅，为随州麦门冬（图多-012-1）和睦州麦门冬（图多-012-2）。二图图形相似，均为百合科植物沿阶草。

13. 独活5图

卷六独活条附图5幅，为凤翔府独活（图多-013-1）、茂州独活（图多-013-2）、宁化军羌活（图多-013-3）、文州羌活（图多-013-4）及文州独活（图多-013-5）。凤翔府独活似紫茎独活；茂州独活似宽叶独活；宁化军羌活似今羌活；文州独活蔓状，叶与花皆不似伞形科植物；文州羌活与重齿毛当归相似。

14. 升麻4图

卷六升麻条附图4幅，为汉州升麻（图多-014-1），滁州升麻（图多-014-2），茂州升麻（图多-014-3）及秦州升麻（图多-014-4）。

滁州升麻；茎直立，分歧。叶掌状，裂片5~6深裂几达基部。对生。披针形至线状披针形，先端长尖，基部楔形。边缘有粗锯齿。叶有长柄。与今桑科植物大麻相似。

汉州升麻，茎近弯曲呈蔓状。单叶互生广卵状披针形。头状花序顶生如菊。地下根有长须。但非毛茛科植物，何种待查。

　　茂州升麻：根茎呈不规则状。须根多而长。茎直立，二回三出复叶。小叶片广卵形，边缘有锯齿。大型圆锥花序呈穗状。特征与毛茛科植物兴安升麻相符。

　　秦州升麻：地下根茎长须密生如妇人长发，地上部分仅见断枝，花叶不见，无从辨认。

15. 木香3图

　　卷六木香条附图3幅，为广州木香（图多-015-1）、海州青木香（图多-015-2）及滁州青木香（图多-015-3）。广州木香画成树状，宋人陈承早有辨析。今木香为菊科植物云木香、越西木香及川木香。海州青木香和滁州青木香，皆为马兜铃科植物马兜铃。其果实名马兜铃，根名青木香。

16. 薯蓣4图

　　卷六薯蓣条附图，为明州薯蓣（图多-016-1），滁州薯蓣（图多-016-2），永康军薯蓣（图多-016-3）及眉州薯蓣（图多-016-4）。此4图叶片形状多有差异，但都是三角形卵状至三角状广卵形，与今薯蓣科植物薯蓣符合。

17. 泽泻3图

　　卷六泽泻条附图3幅，为齐州泽泻（图多-017-1），邢州泽泻（图多-017-2），泽泻（图多-017-3）。其中泽泻图，叶全部基生，卵状椭圆形，全缘。叶脉5~7条。花葶从叶丛生出，总花梗多枚，集成大型的轮生状圆锥花序，小花梗不等长，呈伞状排列。邢州泽泻图也与此图相同。二者都是泽泻科植物泽泻。齐州泽泻，茎直立，不是今泽泻科泽泻。

18. 远志5条

　　卷六远志条附图5幅，为解州远志（图多-018-1），威胜军远志（图多-018-2），齐州远志（图多-018-3），商州远志（图多-018-4）及泗州远志（图多-018-5）。其中，商州远志，茎直立，叶卵形，总状花序腋生，或顶生，与今远志科卵叶远志符合。泗州远志，茎直立，叶呈瓜子状，花腋生或顶生。花冠部画有流苏状附属物（花冠红色），与今远志科瓜子金符合。解州远志和威胜军远志的叶，都是密集的单数羽状复叶，小叶片多至近20对（似蔷薇科植物）。与今远志科细叶远志的线状或窄线状披针形叶迥异。至于齐州远志，茎叶似石竹，顶生头状花序，此3种都非远志科远志。

19. 龙胆4图

　　卷六龙胆附图4幅，信阳军草龙胆（图多-019-1），襄州草龙胆（图多-019-2）、睦州草龙胆（图多-019-3）、沂州草龙胆（图多-019-4）。信阳军草龙胆即今龙胆科植物龙胆；图示：根茎短，簇生多数细长的根。茎直立，粗壮，不分歧，节间较叶为短。叶对生，无柄，卵状披针形，基部连合抱于节上。花无梗，数朵成束。簇生于茎顶及上部叶腋，花冠钟形。蒴果长圆形。襄州草龙胆，顶生花，呈长卵形，花冠裂片外翻。近似龙胆科湿生扁蕾。沂州草龙胆，茎直立，不分歧，叶片狭披针形，对生。未画花。茎叶与三花龙胆相近。睦州草龙胆，与滇龙胆近似。

20. 细辛3图

卷六细辛条附图3幅，为信州细辛（图多-020-1），华州细辛（图多-020-2），岢岚军细辛（图多-020-3）。华州细辛、岢岚军细辛，与今马兜铃科植物辽细辛或华细辛相似。信州细辛不是马兜铃科植物。图示：直立茎，单叶对生，叶似柳叶，顶生穗状花。其形态与萝摩科牛皮消属植物柳叶白前或徐长卿相似。

21. 石斛2图

卷六石斛条附图2幅，为温州石斛（图多-021-1）与春州石斛（图多-021-2），二者均属兰科植物金钗石斛。

22. 巴戟天2图

卷六巴戟天条附图2幅，为滁州巴戟天（图多-022-1）和归州巴戟天（图多-022-2）。滁州巴戟天；根状茎匍地生长，明显分节，节上生根。叶丛生，在匍匐茎顶端生出，呈条状披针形先端渐尖，中脉明显。花葶从叶腋生出，穗状花序。似今百合科植物吉祥草。归州巴戟天，非藤木，直立茎，羽状复叶，小叶3~5片，非今茜草科植物巴戟天。

23. 白蒿2图

卷六白蒿条附图2幅，无州府名，均作白蒿（图多-023-1，图多-023-2）。两图形态相同，均为茎直立，单叶互生，叶片狭披针形。穗状花序，与菊科植物地肤子相似。且与卷7地肤子条的密州地肤子和蜀州地肤子图也相似。白蒿两图所画为植株上部，蜀州地肤子图所画也是植株上部，仅密州地肤子图画出根部。白蒿图中有一幅画出扁圆形胞果，与地肤子果实相同。今白蒿为菊科植物大籽蒿，与此两图叶片毫不相似。

24. 赤箭2图

卷六赤箭条附图2幅，为赤箭（图多-024-1）和兖州赤箭（图多-024-2）。此两图形态相同，块茎肥厚，肉质长圆形，有不甚明显的环节。茎直立，圆柱形，叶呈鳞片状，花序为穗状的总状花序。与今兰科植物天麻符合。在卷9另有一幅邵州天麻图与赤箭图相同。也是兰科植物天麻。

25. 菴䕡子2图

卷六菴䕡子条附图2幅，为宁州菴䕡子（图多-025-1）和秦州菴䕡子（图多-025-2）。宁州菴䕡子，直立茎，叶互生，叶片宽卵形，边缘有大小不等的缺刻状粗锯齿，小花梗生于茎上部叶腋间。球形头状花序集成总状圆锥花序。与今菊科植物菴䕡相同。秦州菴䕡子，叶与上种相似，但花序不同，此图所画花序为生有芒刺的穗状花序。

26. 菁实2图

卷六菁实条附图2幅，为菁实（图多-026-1）和蔡州菁实（图多-026-2）。蔡州菁实图不似今菊科植物菁。菁实图顶生头状花序，叶为线状披针形，也与今菁实图不相似。今菁实为菁与西南菁草。菁今名一枝蒿，叶互生，长线状披针形，栉齿状羽状深裂。西南菁草今名土一枝蒿，叶互生，长线形，2~3回羽状深裂。大不相同。

27. 卷柏2图

卷六卷柏条附图2幅，为海州卷柏（图多-027-1）和兖州卷柏（图多-027-2）。海州卷柏即今卷柏科植物垫状卷柏，兖州卷柏即今卷柏科植物卷柏。

28. 蓝实4图

卷七蓝实条附图4图，为蜀州蓝叶（图多-028-1）、福州马蓝（图多-028-2）、江陵府吴蓝（图多-028-3）、蓝实（图多-028-4）。蜀州蓝叶，单叶对生，叶片卵形或椭圆形。与马鞭草科植物路边青（叶名大青叶、根名大青根）符合。福州马蓝，叶对生，叶片倒卵状长圆形至卵状长圆形，或椭圆披针形。与爵床科植物马蓝（今板蓝根基原之一）符合。江陵府吴蓝，状似禾本科植物，顶生穗状花，品种不详。蓝实，形状与今蓼科植物蓼蓝相符。

29. 芎劳2图

卷七芎劳条附图2幅，为凤翔府芎劳（图多-029-1），永康军芎劳（图多-029-2）。凤翔府芎劳似菊科植物，图示：单叶互生羽状深裂，裂片顶端渐尖，边缘有不规则锯齿，基部楔形。小头状花排成圆锥花序生于枝顶当为一菊科植物无疑。其形态及团块状根与菊叶三七相似。永康军芎劳即今川芎，所画为川芎幼苗。

30. 黄连2图

卷七黄连条附图2幅，为澧州黄连（图多-030-1），宣州黄连（图多-030-2）。宣州黄连即今毛茛科植物黄连。澧州黄连，其叶形与毛茛科植物不相像。

31. 蒺藜子2图

卷七蒺藜子条附图2幅，为同州白蒺藜（图多-031-1）、秦州蒺藜子（图多-031-2）。同州白蒺藜即今豆科植物扁茎黄芪，即沙苑子，或名潼蒺藜，沙苑蒺藜。秦州蒺藜子即今蒺藜科植物蒺藜。

32. 防风4图

卷七防风条附图4幅，为河中府防风（图多-032-1），齐州防风（图多-032-2），解州防风（图多-032-3），同州防风（图多-032-4）。齐州防风、解州防风、同州防风，叶形相同，都是2~3回羽状分裂。解州防风还画有顶生的复伞形花序。都与伞形科植物防风相似。至于河中府防风，似桔梗科沙参属植物，其图形与人参条之兖州人参图相似。

33. 续断3图

卷七续断条附图3幅，为晋州续断（图多-033-1）、越州续断（图多-033-2）、绛州续断（图多-033-3）。其中，越州续断似今菊科植物大蓟或飞廉。绛州续断日本人石卢谷勉认为是大叶糙苏及短柄野芝麻；小野兰三则以野芝麻为绛州续断。至于晋州续断，至今尚无人认出是何种植物。

34. 漏芦4图

卷七漏芦条附图4幅，为海州漏芦（图多-034-1）、秦州漏芦（图多-034-2）、沂州漏芦（图多-034-3）、单州漏芦（图多-034-4）。其中海州漏芦和沂州漏芦是毛茛科的白头翁；秦州漏芦近似毛茛科的大火草、野棉花及秋牡丹等同属植物。至于单州漏芦与蔷薇科植物委陵菜等相似。

35. 天名精2图

卷七天名精条附图2幅，为天名精（图多-035-1）、明州天名精（图多-035-2）。明州天名精与卷11之滁州鹤虱都是菊科植物天名精。天名精和成州鹤虱图均似苋科植物。其花序顶生与天名精和鹤虱之花序腋生不同。

36. 决明子3图

卷七决明子条附图3幅，为决明子（图多-036-1）、眉州决明子（图多-036-2）、滁州决明子（图多-036-3）。此3幅图所画都是豆科植物，但不是今之豆科植物决明子。今决明子，单叶互生，双数羽状复叶，荚果线形。此3图中，决明子为单数羽状复叶，小叶9~11片；眉州决明子小叶5片；滁州决明子小叶9片。决明子和滁州决明子生有长角果，不是线状。眉州决明子画有顶生4出花冠。这些都与今豆科植物决明子不符。

37. 五味子3图[1]

卷七五味子条附图2幅，为越州五味子（图多-037-1）、虢州五味子（图多-037-2）及秦州五味子（图多-037-3）。前两图所画均为木兰科植物五味子。

38. 旋花2图

卷七旋花条附图2幅，为旋花（图多-038-1）、施州旋花（图多-038-2）。旋花图所画为旋花科植物篱天剑。施州旋花图所画为蓼科植物水蓼。

39. 地肤子2图

卷七地肤子条附图2幅，为密州地肤子（图多-039-1）、蜀州地肤子（图多-039-2）。此两图形态全同，为藜科植物地肤。

40. 茵陈蒿2图

卷七茵陈蒿条附图2幅，为绛州茵陈蒿（图多-040-1）、江宁府茵陈（图多-040-2）。绛州茵陈蒿为菊科植物茵陈蒿；江宁府茵陈为唇形科植物牛至。

1　3图：原作"2图"。孙启明漏列"秦州五味子"，今据《本草图经》（政和本）补图。

41. 沙参3图

卷七沙参条附图3幅，为淄州沙参（图多-041-1）、随州沙参（图多-041-2）、归州沙参（图多-041-3）。淄州沙参和随州沙参，都是桔梗科的轮生叶沙参。归州沙参似伞形科植物珊瑚菜。

42. 徐长卿2图

卷七徐长卿条附图2幅，为淄州徐长卿（图多-042-1）、泗州徐长卿（图多-042-2）。淄州徐长卿似三白草科植物蕺菜（鱼腥草）。泗州徐长卿，单叶对生，卵状披针形，顶生穗状花序似属唇形科植物。今之徐长卿为萝摩科植物徐长卿，虽也是对生叶，但叶片为披针形至线形，花序不是穗状，而是圆锥花序。

43. 王不留行3图

卷七王不留行条附图3幅，为河中府王不留行（图多-043-1）、江宁府王不留行（图多-043-2）、成德军王不留行（图多-043-3）。其中河中府王不留行与石竹科植物女娄菜相似；江宁府王不留行似菊科植物野菊（苦薏）；成德军王不留行似蓼科植物。

44. 生姜2图

卷八生姜条附图2幅，为涪州生姜（图多-044-1）、温州生姜（图多-044-2）。此两图所画均为姜科植物姜。

45. 葛根2图

卷八葛根条附图2幅，为海州葛根（图多-045-1）、成州葛根（图多-045-2）。海州葛根，即今豆科植物葛。成州葛根，藤木，单叶互生，叶大，盾形，边缘有波状浅裂，花蝶形。根茎肥大。并非今之豆科植物葛。

46. 栝楼2图

卷八栝楼条附图2幅，为衡州栝楼（图多-046-1），均州栝楼（图多-046-2）。衡州栝楼与均州栝楼均为今葫芦科植物栝楼。

47. 苦参4图

卷八苦参条附图4幅，为秦州苦参（图多-047-1）、成德军苦参（图多-047-2）、邵州苦参（图多-047-3）、西京苦参（图多-047-4）。此4种苦参均为单数羽状复叶，叶片卵状披针形。秦州苦参小叶7~9片；成德军苦参小叶11~21片；邵州苦参小叶9~13片；西京苦参小叶5片。均与今豆科植物苦参小叶5~21片及卵状披针形符合。

48. 当归2幅

卷八当归条附图2幅，为文州当归（图多-048-1）、滁州当归（图多-048-2）。文州当归即今伞形科植物当归。滁州当归，经谢宗万鉴定为伞形科植物紫花前胡。

49. 麻黄2图

卷八麻黄条附图2幅，为同州麻黄（图多-049-1）、茂州麻黄（图多-049-2）。同州麻黄即今麻黄科植物草麻黄；茂州麻黄即今麻黄科植物中麻黄。

50. 通草4图

卷八通草条附图4幅，为海州通草（图多-050-1）、解州通草（图多-050-2）、兴元府通草（图多-050-3）、通脱木（图多-050-4）。前三种皆为木通科植物木通；通脱木为五加科植物通脱木。今名通草。

51. 玄参3图

卷八玄参条附图3幅，为衡州玄参（图多-051-1）、邢州玄参（图多-051-2）、江州玄参（图多-051-3）。衡州玄参，根纺锤形，茎直立，单叶对生，窄卵状椭圆形，顶生花似穗状。与今玄参科植物北玄参相似。邢州玄参，茎直立，叶互生，2~3回羽状复叶，小叶5片，卵形。江州玄参，茎直立，叶对生，小叶3片，阔卵形。都与今玄参科玄参不相似。

52. 秦艽4图

卷八秦艽条附图4幅，为石州秦艽（图多-052-1）、秦州秦艽（图多-052-2）、齐州秦艽（图多-052-3）、宁化军秦艽（图多-052-4）。石州秦艽与龙胆科植物大叶龙胆（大叶秦艽）相符。秦州秦艽与龙胆科植物粗茎龙胆相似。宁化军秦艽即今大戟科植物甘遂。齐州秦艽为二回三出复叶，顶生圆锥花序。原植物不详。

53. 百合2图

卷八百合条附图2幅，为滁州百合（图多-053-1）、成州百合（图多-053-2）。此两图均为百合科植物百合。

54. 知母5图

卷八知母条附图5幅，为滁州知母（图多-054-1）、隰州知母（图多-054-2）、解州知母（图多-054-3）、威胜军知母（图多-054-4）、卫州知母（图多-054-5）。其中，隰州知母和卫州知母，都是百合科植物知母。滁州知母似蓼科植物。解州知母似莎草科植物。威胜军知母似茅草。

55. 贝母3图

卷八贝母条附图3幅，为峡州贝母（图多-055-1）、越州贝母（图多-055-2）和贝母（图多-055-3）。其中，峡州贝母，鳞茎圆锥形，茎直立，单叶互生，线状披针形。花顶生花被5片。与今百合科贝母属川贝母系列品种符合。贝母，蔓生，鳞茎不规则球形，叶互生，具长柄，叶片心形，小叶5片，掌状深裂。即今葫芦科植物假贝母（药材名土贝母）。越州贝母，鳞茎圆锥形，茎直立，单叶互生，卵状披针形，花腋生。非贝母属植物。

56. 淫羊藿2图

卷八淫羊藿条附图2幅，其中，永康军淫羊藿（图多-056-1），3出复叶，卵状至长卵状，与今小檗科植物淫羊藿相近。沂州淫羊藿（图多-056-2）与今淫羊藿不相似。

57. 黄芩2图

卷八黄芩条附图2幅，为耀州黄芩（图多-057-1），潞州黄芩（图多-057-2）。此两种均为唇形科植物黄芩。

58. 狗脊4图

卷八狗脊条附图4幅，为温州狗脊（图多-058-1）、成德军狗脊（图多-058-2）、淄州狗脊（图多-058-3）、眉州狗脊（图多-058-4）。此4种之叶形与今蚌壳厥科金毛狗脊皆不相似。

59. 茅根2图

卷八茅根条附图2幅，为澶州茅根（图多-059-1）、鼎州茅根（图多-059-2），似禾本科植物。

60. 紫菀3图

卷八紫菀条附图3幅，为成州紫菀（图多-060-1）、泗州紫菀（图多-060-2）、解州紫菀（图多-060-3）。成州紫菀即今紫菀或缘毛紫菀。成州紫菀基生叶丛生，系紫草的幼草状态。而缘毛紫菀成年时仍是基生叶丛生，无主茎，花葶一茎从叶丛伸出，顶生单花一朵，花冠5出。泗州紫菀与今紫菀符合。解州紫菀，单叶对生，小叶3片，叶心形，顶生多毛刺果。品种不详。

61. 紫草3图

卷八紫草条附图3幅，为紫草（图多-061-1）、单州紫草（图多-061-2）、东京紫草（图多-061-3）。紫草似今紫草科植物紫草；单州紫草似今紫草科假紫草；东京紫草似今紫草科新疆假紫草。

62. 前胡5图

卷八前胡条附图5幅，为成州前胡（图多-062-1）、绛州前胡（图多-062-2）、建州前胡（图多-062-3）、江宁府前胡（图多-062-4）、淄州前胡（图多-062-5）。成州前胡似伞形科紫花前胡；绛州前胡似伞形科白花前胡；建州前胡也似白花前胡；江宁府前胡似春柴胡；淄州前胡似菊科的菊叶三七。

63. 白鲜2图

卷八白鲜条附图2幅，为江宁府白鲜（图多-063-1）、滁州白鲜（图多-063-2）。此两图均为芸香科植物白鲜。

64. 紫参4图

卷八紫参条附图4幅，为滁州紫参（图多-064-1）、濠州紫参（图多-064-2）、晋州紫参（图多-064-3）、眉州紫参（图多-064-4）。其中，滁州紫参，木质藤本，单数羽状复叶，对生，小叶5片，顶端小叶较大，卵状至卵状披针形。花成疏大顶生圆锥花序。此图与今紫葳科植物紫葳（凌霄花）相符。濠州紫参，与毛茛科植物芍药（重瓣花）相近。晋州紫参，与蓼科植物拳参相似。眉州紫参，叶形似蔷薇科植物。

65. 藁本3图

卷八藁本条附图3幅，并州藁本（图多-065-1）、宁化军藁本（图多-065-2）、威胜军藁本（图多-065-3）。并州藁本与宁化军藁本，与今伞形科植物藁本或辽藁本相似。成德军藁本似玄参科植物轮叶婆婆纳（斩龙剑）。

66. 萆薢4图

卷八萆薢条附图4幅，为成德军萆薢（图多-066-1）、邛州萆薢（图多-066-2）、兴元府萆薢（图多-066-3）、荆门军萆薢（图多-066-4）。成德军萆薢与邛州萆薢，均为三角状叶，与今薯蓣科植物萆薢相符。兴元府萆薢，茎上有刺，似为百合科植物菝葜。荆门军萆薢，似为百合科植物万年青。

67. 菝葜4图

卷八菝葜条附图4幅，为江宁府菝葜（图多-067-1）、成德军菝葜（图多-067-2）、海州菝葜（图多-067-3）、江州菝葜（图多-067-4）。此4图中，仅江州菝葜一种与今百合科植物菝葜相符。此图攀缘灌木，根茎横生，呈不规则弯曲，茎上有倒生的疏刺，叶互生，圆形至广椭圆形。花序腋生，蒴果球形。

68. 地榆2图

卷九地榆条附图2幅，为江宁府地榆（图多-068-1）、衡州地榆（图多-068-2）。此两图都是蔷薇科植物地榆。

69. 泽兰2图

卷九泽兰条附图2幅，为徐州泽兰（图多-069-1）、梧州泽兰（图多-069-2）。徐州泽兰似灯心草科植物地杨梅。梧州泽兰似菊科植物华泽兰（广东土牛膝）。

70. 防己2图

卷九防己条附图2幅，为兴化军防己（图多-070-1）、黔州防己（图多-070-2）。此两图均非今之防己。今防己为复杂品种：有防己科的粉防己、木防己及马兜铃科的广防己（防己马兜铃）、异叶马兜铃（汉中防己）。兴化军防己叶片似毛茛科植物；黔州防己叶片似菊科植物。

71. 高良姜2图

卷九高良姜附图2幅，为詹州高良姜（图多-071-1）、雷州高良姜（图多-071-2）。詹州高良姜为姜科植物高良姜；雷州高良姜为大高良姜（大良姜、红豆蔻）。

72. 百部3图

卷九百部条附图3幅，为峡州百部（图多-072-1）、衡州百部（图多-072-2）、滁州百部（图多-072-3）。峡州百部为百合科天冬属羊齿天门冬（今名土百部）。衡州百部与百部科百部属细花百部相似。滁州百部与百部科百部属蔓生百部相似。

73. 蘹香子2图

卷九蘹香子条附图2幅，为蘹香子（图多-073-1）、简州蘹香子（图多-073-2）。

本草纲目研究札记

此两图均为伞形科植物茴香。

74. 款冬花4图

卷九款冬花条附图4幅，为秦州款冬花（图多-074-1）、潞州款冬花（图多-074-2）、耀州款冬花（图多-074-3）、晋州款冬花（图多-074-4）。秦州款冬花为菊科植物款冬；潞州款冬花似菊科植物蜂斗菜；耀州款冬花似龙胆科植物蓝花龙胆；晋州款冬花似仙茅科植物大叶仙茅。

75. 京三棱5图

卷九京三棱条附图5幅，为河中府京三棱（图多-075-1）、淄州京三棱（图多-075-2）、邢州京三棱（图多-075-3）、随州京三棱（图多-075-4）、江陵府京三棱（图多-075-5）。河中府京三棱、淄州京三棱、邢州京三棱都是黑三棱科植物黑三棱。随州京三棱，叶线状，顶生芦苇花，似禾本科植物。江宁府京三棱似莎草科植物莎草。

76. 姜黄2图

卷九姜黄条附图2幅，为澧州姜黄（图多-076-1）、宜州姜黄（图多-076-2）。为姜科姜黄属植物。同卷蓬莪茂条有图2幅，为温州蓬莪茂、端州蓬莪茂。此两图也是姜黄属植物。同卷另有潮州郁金图1幅。其块根呈陀螺状，似唇形科的甘露子。据范尚坦等的研究，他们认为："澧州姜黄图无花，难定；宜州姜黄图是桂莪术，不是姜黄。"又认为："温州蓬莪茂是今温郁金；端州蓬莪茂图是今桂莪术。"没有提到"潮州郁金"。按：现代的姜黄、莪术、郁金，都是姜科姜黄属植物。植物姜黄的根茎作姜黄用，姜黄的块根作郁金用。莪术也是姜黄属植物，根茎作莪术用，块根也作郁金用。观澧州姜黄和宜州姜黄图所画地下部分，为横走的根茎；而温州蓬莪术和端州蓬莪术所画都是块根。这些根部状况所反映的药用部位，可供研究我国植物药药用部位的演变史。

77. 零陵香2图

卷九零陵香条附图2幅，为蒙州零陵香（图多-077-1）、濠州零陵香（图多-077-2）。蒙州零陵香与今报春花科植物灵香草之零陵香相似。濠州零陵香，单叶互生，近圆形。穗状花下垂。与今零陵香不相似。

78. 蓬莪茂2图

卷九蓬莪茂附图2幅，为温州蓬莪茂（图多-078-1）、端州蓬莪茂（图多-078-2）。都是姜科姜黄属植物。说见76.姜黄条下。

79. 白前2图

卷九白前条附图2幅，为舒州白前（图多-079-1）、越州白前（图多-079-2）。舒州白前与萝摩科植物芫花叶白前相似。越州白前，据其叶片上有黑色圆形斑点，可知为百合科植物油点草或同属植物黑点草。

80. 荠苨2图

卷九荠苨条附图2幅，为蜀州荠苨（图多-080-1）、润州荠苨（图多-080-2）。蜀州荠苨其叶形与花序似马鞭草科植物垆兰（土人参）；润州荠苨为桔梗科植物荠苨。

81. 白药5图

卷九白药条附图5幅，为施州小赤药（图多-081-1）、洪州白药（图多-081-2）、兴元府白药（图多-081-3）、施州白药（图多-081-4）、临江军白药（图多-081-5）。其中施州小赤药为蓼科毛脉蓼；洪州白药与施州白药均为薯蓣科植物黄独；兴元府白药为葫芦科双边栝楼；临江军白药与防己科千金藤属植物华千金藤或头花千金藤相似。

82. 莎草2图

卷九莎草条附图2幅，为莎草（图多-082-1）、澧州莎草（图多-082-2）。二图都是莎草科植物莎草。

83. 鳢肠2图

卷九鳢肠条附图2幅，为滁州鳢肠（图多-083-1）、鳢肠（图多-083-2）。滁州鳢肠为菊科植物鳢肠（墨旱莲）；鳢肠图为藤黄科植物黄海棠（湖南连翘、红旱莲）。

84. 茅香3图

卷九茅香条附图3幅，为岢岚军茅香（图多-084-1）、丹州茅香（图多-084-2）、淄州茅香（图多-084-3）。其中，岢岚军茅香和淄州茅香都是禾本科植物茅香；丹州茅香似石竹科植物美国石竹。

85. 附子2图

卷十附子条附图2幅，为梓州附子（图多-085-1）、梓州附子花（图多-085-2）。此两图叶形均似毛茛科乌头。

86. 乌头6图

卷十乌头条附图6幅，为梓州草乌头（图多-086-1）、晋州乌头（图多-086-2）、成州乌头（图多-086-3）、邵州乌头（图多-086-4）、龙州乌头（图多-086-5）、江宁府乌头（图多-086-6）。其中，梓州草乌头、晋州乌头叶形均似毛茛科乌头。成州乌头、邵州乌头，叶片掌状5深裂。龙州乌头、江宁府乌头，叶片掌状5~9深裂。均非毛茛科乌头。

87. 虎掌2图

卷十虎掌条附图2幅，为江州虎掌（图多-087-1）、冀州虎掌（图多-087-2）。江州虎掌与今天南星科植物东北天南星相似。冀州虎掌与今天南星科植物天南星属虎掌相似。但黄胜白、陈重明与胡世林认为虎掌的原植物应为天南星科半夏属植物掌叶半夏。

88. 葶苈3图

卷十葶苈条附图3幅，为曹州葶苈（图多-088-1）、丹州葶苈（图多-088-2）、成德军葶苈（图多-088-3）。其中，曹州葶苈与十字花科植物独行菜相似。丹州葶苈与同科植物播娘蒿相似。成德军葶苈，叶形模糊不好辨认。

89. 桔梗3图

卷十桔梗条附图3幅，为和州桔梗（图多-089-1）、解州桔梗（图多-089-2）、成州桔梗（图多-089-3）。其中，和州桔梗即今桔梗科植物桔梗；解州桔梗与今桔梗科植物杏叶沙参近似；成州桔梗，大叶轮生，小叶3裂，花顶生，钟形。待查。

90. 草蒿2图

卷十草蒿条附图2幅，为草蒿（1）（图多-090-1）、草蒿（2）（图多-090-2）。王今觉等认为："《证类》所附草蒿药图，其一近似菊科植物，可推定为青蒿；另一药图绘有穗状花序，近似南牡蒿。"按：草蒿（1）叶形为艾叶状，叶形接近野艾；草蒿（2）叶形似蒿叶状，其穗状花表明非青蒿或黄花蒿。

91. 藜芦2图

卷十藜芦条附图2幅，为解州藜芦（1）（图多-091-1）、解州藜芦（2）（图多-091-2）。谢宗万等认为："解州藜芦图，即百合科藜芦属植物。"

92. 蜀漆3图

卷十蜀漆条附图3幅，为海州蜀漆（1）（图多-092-1）、明州蜀漆（图多-092-2）、海州蜀漆（2）（图多-092-3）。其中，海州蜀漆图（1）与明州蜀漆图皆与虎耳草科植物常山相符。海州蜀漆（2）图即今马鞭草科植物海州常山（臭梧桐）。

93. 大戟4图

卷十大戟条附图4幅，为并州大戟（图多-093-1）、滁州大戟（图多-093-2）、河中府大戟（图多-093-3）、信州大戟（图多-093-4）。其中，并州大戟、滁州大戟都是大戟科的大戟。河中府大戟似豆科植物苦参。信州大戟似紫金牛科植物紫金牛（图与外类的天台山千里急相似）。

94. 羊踯躅2图

卷十羊踯躅条附图2幅，为海州山踯躅（图多-094-1）、润州羊踯躅（图多-094-2）。海州山踯躅似杜鹃花科植物，品种难定。润州羊踯躅是蔷薇科植物月季花。此图特征明显：直立灌木。单数羽状复叶互生，小叶5~7片。花数朵簇生，花冠玫瑰花状，重瓣，花瓣倒卵形。花萼筒和壶状花托明显。确是蔷薇科月季花无疑。

95. 商陆2图

卷十一商陆条附图2幅，为并州商陆（图多-095-1）、凤翔府商陆（图多-095-2）。二图都是今商陆科植物商陆。

96. 威灵仙4幅

卷十一威灵仙条附图4幅，为并州威灵仙（图多-096-1）、晋州威灵仙（图多-096-2）、宁化军威灵仙（图多-096-3）、石州威灵仙（图多-096-4）。其中，前三种都是玄参科植物轮叶婆婆纳。石州威灵仙，单数羽状复叶，小叶19~31片，似蔷薇科植物。

97. 蓖麻2图

卷十一蓖麻条附图2幅，为明州蓖麻（图多-097-1）、儋州蓖麻（图多-097-2）。二者均为大戟科蓖麻。

98. 天南星2图

卷十一天南星条附图2幅，为江宁府天南星（图多-098-1）、滁州天南星（图多-098-2）。前者与同科植物句蒟蒻相似；后者与同科植物虎掌相似。

99. 白头翁2图

卷十一白头翁条附图2幅，为徐州白头翁（图多-099-1）、商州白头翁（图多-099-2）。二者都是毛茛科植物白头翁。

100. 芭蕉2图

卷十一芭蕉条附图2幅，为芭蕉花（图多-100-1）、南恩州甘蕉（图多-100-2）。二者都是芭蕉科植物芭蕉。

101. 鬼臼2图

卷十一鬼臼条附图2幅，为舒州鬼臼（图多-101-1）、齐州鬼臼（图多-101-2）。前者为小檗科植物八角莲；后者叶似射干，品种不详。

102. 马兜铃2图

卷十一马兜铃条附图2幅，为滁州马兜铃（图多-102-1）、信州马兜铃（图多-102-2）。二者均为马兜铃科植物北马兜铃。

103. 仙茅2图

卷十一仙茅条附图2幅，为江宁府仙茅（图多-103-1）、戎州仙茅（图多-103-2）。二者与今百合科仙茅叶片数不符。今仙茅叶为3~6片，此两图叶片都作12片。

104. 骨碎补4图

卷十一骨碎补条附图4幅，为舒州骨碎补（图多-104-1）、戎州骨碎补（图多-104-2）、海州骨碎补（图多-104-3）、秦州骨碎补（图多-104-4）。其中，舒州骨碎补和戎州骨碎补与水龙骨科植物槲蕨相近。海州骨碎补似豆科植物，秦州骨碎补似射干。

105. 连翘5图

卷十一连翘条附图5幅，为兖州连翘（图多-105-1）、河中府连翘（图多-105-2）、鼎州连翘（图多-105-3）、岳州连翘（图多-105-4）、泽州连翘（图多-105-5）。其中，鼎州连翘是藤黄科植物黄海棠（湖南连翘、红旱莲）；泽州连翘是木犀科植物连翘。

106. 山豆根2图

卷十一山豆根条附图2幅，为果州山豆根（图多-106-1）、宜州山豆根（图多-106-2）。果州山豆根即今豆科植物越南槐。宜州山豆根蔓生，3小叶，也是豆科植物。

107. 金星草2图

卷十一金星草条附图2幅,为施州金星草(图多-107-1)、峡州金星草(图多-107-2)。峡州金星草即今水龙骨科植物大果假密网蕨。施州金星草,叶片由单数羽状复叶组成,小叶片上也有孢子囊群。品种不详。

108. 鹤虱2图

卷十一鹤虱条附图2幅,为成州鹤虱(图多-108-1)、滁州鹤虱(图多-108-2)。滁州鹤虱似菊科植物天名精。成州鹤虱似苋科植物。

109. 紫葛2图

卷十一紫葛条附图2幅,为江宁府紫葛(图多-109-1)、台州紫葛(图多-109-2)。紫葛今无此品种。按:紫葛自《唐本草》以下,苏敬、韩保昇及苏颂等人皆言"苗似婴粤"。大明言有二种。傅滋《医学集成》言乌蔹莓即紫葛,时珍非之。观台州紫葛图,为粗大树木,无叶,遍生三角形钉刺,似今豆科植物海桐皮。而江宁府紫葛,为蔓生草本,单叶互生,掌状复叶,小叶3片,与今葡萄科植物乌蔹莓之掌状复叶,小叶5片叶形不合。时珍不从傅说,良是。

110. 谷精草2图

卷十一谷精草条附图2幅,为江宁府谷精草(图多-110-1)、秦州谷精草(图多-110-2)。江宁府谷精草为报春花科植物点地梅;秦州谷精草为石竹科植物蚤缀。

111. 桂4图

卷十二桂条附图4幅,为桂花(图多-111-1)、桂(图多-111-2)、宾州桂(图多-111-3)、宜州桂(图多-111-4)。桂花图,枝叶密生,小叶片长椭圆状披针形。花蔟生于叶腋。似今木犀科植物木犀。桂,单叶互生,叶片长椭圆形,具离基3出脉,与今樟科植物肉桂等相符。宾州桂,单叶互生,小叶5片,叶片长椭圆形,也画有离基3出脉,也应是樟科植物;宜州桂,单叶互生,小叶3片,叶脉平行。应非樟科植物。

112. 柏实2图

卷十二柏实条附图2幅,为密州侧柏(图多-112-1)、乾州柏实(图多-112-2)。前者即今柏科侧柏;后者即今柏科柏实。

113. 茯苓2图

卷十二茯苓条附图2幅,为西京茯苓(图多-113-1)、兖州茯苓(图多-113-2)。二图都画有古松,下有菌核。表明是多孔菌科植物茯苓。

114. 黄檗2图

卷十二黄檗条附图2幅,为黄檗(图多-114-1)、商州黄檗(图多-114-2)。黄檗单数羽状复叶,小叶13~15片;商州黄檗,单数羽状复叶,小叶7~9片,与今芸香科植物黄檗或黄皮树相符。

115. 楮实2图

卷十二楮实条附图2幅，为明州楮实（图多-115-1）、滁州楮实（图多-115-2）。滁州楮实，叶互生，叶片卵状不分裂，聚花果肉质，与今桑科植物构树相符。明州楮实，叶互生，叶片卵形3分裂，聚花果肉质，也与今桑科植物构树符合。

116. 五加皮2图

卷十二五加皮条附图2幅，为无为军五加皮（图多-116-1）、衡州五加皮（图多-116-2）。二者皆叶互生，掌状复叶，小叶5枚，伞形花序生于叶腋或枝梢。都与今五加科植物五加相符。

117. 木兰3图

卷十二木兰条附图3幅，为春州木兰（图多-117-1）、蜀州木兰（图多-117-2）、韶州木兰（图多-117-3）。春州木兰图，所画椭圆形叶片上的叶脉为明显的离基3出脉，此特征与樟科植物相似。蜀州木兰与韶州木兰叶形与木兰科的辛夷和玉兰的叶形均不相似。

118. 沉香2图

卷十二沉香条附图2幅，为崖州沉香（图多-118-1）、广州沉香（图多-118-2）。前者单叶互生，披针形，与今瑞香科植物沉香叶状相符。广州沉香所画元宝形叶片，系臆测之图。

119. 金樱子3图

卷十二金樱子条附图3幅，为泉州金樱子（图多-119-1）、宜州金樱子（图多-119-2）、舒州金樱子（图多-119-3）。此3图，茎上皮刺，叶柄细刺，3出复叶互生，叶片椭圆披针形，花单生于侧枝顶端，花托膨大。均与今蔷薇科金樱子符合。

120. 桑白皮2图

卷十三桑白皮条附图2幅，为桑根白皮（图多-120-1）、信州桑黄（图多-120-2）。前者原植物为桑科植物桑。后者寄主也是桑科植物桑。

121. 竹3图

卷十三竹条附图3幅，为苦竹（图多-121-1）、淡竹（图多-121-2）、箽竹（图多-121-3）。今药用仅禾本科植物淡竹。

122. 吴茱萸2图

卷十三吴茱萸条附图2幅，为临江军吴茱萸（图多-122-1）、越州吴茱萸（图多-122-2）。越州吴茱萸为芸香科植物吴茱萸，临江军吴茱萸为今山茱萸科植物山茱萸。

123. 槟榔2图

卷十三槟榔条附图2幅，为槟榔（图多-123-1）、广州槟榔（图多-123-2）。此二槟榔图叶形与今槟榔叶形不相同。

124. 栀子3图

卷十三栀子条附图3幅，为江陵府栀子（图多-124-1）、建州栀子（图多-124-2）、临江军栀子（图多-124-3）。其中，江陵府栀子和建州栀子图，都是茜草科植物山栀。但临江军栀子所画果实虽与今栀子果实相同，但所画花序与今栀子花不同，今栀子花为单生，临江军栀子为多花丛生，品种待查。

125. 厚朴2图

卷十三厚朴条附图2幅，为商州厚朴（图多-125-1）、归州厚朴（图多-125-2）。此二图叶形均与木兰科植物厚朴相似。

126. 秦皮2图

卷十三秦皮条附图2幅，为河中府秦皮（图多-126-1）、成州秦皮（图多-126-2）。二图均与秦岭白蜡树相符。

127. 秦椒2图

卷十三秦椒条附图2幅，为越州秦椒（图多-127-1）、归州秦椒（图多-127-2）。二者都属于芸香科植物花椒。

128. 山茱萸2图

卷十三山茱萸条附图2幅，为海州山茱萸（图多-128-1）、兖州山茱萸（图多-128-2）。海州山茱萸图即今山茱萸科植物山茱萸，兖州山茱萸图即今芸香科植物吴茱萸。

129. 猪苓2图

卷十三猪苓条附图2幅，为龙州猪苓（图多-129-1）、施州刺猪苓（图多-129-2）。龙州猪苓为多孔菌科植物猪苓；施州刺猪苓蔓生，无叶，花蕊多数下垂。非为猪苓之菌核。

130. 乌药4图

卷十三乌药条附图4幅，为台州乌药（图多-130-1）、衡州乌药（图多-130-2）、信州乌药（图多-130-3）、潮州乌药（图多-130-4）。衡州乌药与信州乌药为樟科植物乌药；台州乌药，叶片不规则，非樟科植物乌药；潮州乌药，叶脉特征为离基3出脉，应属樟科植物。

131. 龙眼2图

卷十三龙眼条附图2幅，为龙眼（1）（图多-131-1）、龙眼（2）（图多-131-2）。二图均为无患子科植物龙眼。

132. 虎杖3图

卷十三虎杖条附图3幅，为越州虎杖（图多-132-1）、滁州虎杖（图多-132-2）、汾州虎杖（图多-132-3）。其中，越州虎杖和滁州虎杖都是蓼科植物虎杖；汾州虎杖叶似蔷薇科植物。

133. 蜀椒2图

卷十四蜀椒条附图2幅，为蜀椒（图多-133-1）、施州崖椒（图多-133-2）。此两种与上之秦椒，同为芸香科植物花椒。

134. 皂荚2图

卷十四皂荚条附图2幅，为猪牙皂荚（图多-134-1）、皂荚（图多-134-2）。二图同为豆科植物皂荚。

135. 柳华2图

卷十四柳华条附图2幅，为赤柽柳（图多-135-1）、柳华（图多-135-2）。赤柽柳即柽柳科植物柽柳；柳华即杨柳科植物垂柳。

136. 楝实3图

卷十四楝实条附图3幅，为梓州楝实（图多-136-1）、梓州楝花（图多-136-2）、简州楝子（图多-136-3）。梓州楝实与简州楝子均为楝科植物川楝子；梓州楝花似豆科植物。

137. 椿木2图

卷十四椿木条附图2幅，为樗木（图多-137-1）、椿木（图多-137-2）。即今楝科植物臭椿与香椿。

138. 郁李仁2图

卷十四郁李仁条附图2幅，为郁李花（图多-138-1）、隰州郁李仁（图多-138-2）。二者都为蔷薇科植物郁李。

139. 莽草2图

卷十四莽草条附图2幅，为福州莽草（图多-139-1）、蜀州莽草（图多-139-2）。福州莽草叶似木兰科植物狭叶茴香的叶。蜀州莽草顶生叶5枚似轮生，与狭叶茴香的假轮生叶相符。

140. 黄药根4图

卷十四黄药根条附图4幅，为秦州红药（图多-140-1）、施州赤药（图多-140-2）、明州黄药（图多-140-3）、兴元府苦药（图多-140-4）。秦州红药为薯蓣科植物黄独；施州赤药为蓼科植物毛脉蓼；明州黄药为蓼科植物翼蓼；兴元府苦药为蓼科植物虎杖。

141. 梧桐2图

卷十四梧桐条附图2幅，为梧桐（图多-141-1）、桐花（图多-141-2）。二图模糊不清，无辨认价值。

142. 杉材2图

卷十四杉材条附图2幅，为杉材（图多-142-1）、宜州杉菌（图多-142-2）。杉材即今杉科植物杉木；宜州杉菌树木似杨柳科植物垂柳。

143. 栾花2图

卷十四栾花条附图2幅，均为栾花（图多-143-1，图多-143-2）。即今无患子科植物栾树。

144. 芫花3图

卷十四芫花条附图3幅，为绵州芫花（图多-144-1）、绛州芫花（图多-144-2）、滁州芫花（图多-144-3）。此3图均为瑞香科植物芫花。其中绛州芫花经谢宗万实地调查，即今新绛药用的黄芫花，原植物为瑞香科植物河朔荛花。

145. 豆蔻2图

卷二十三豆蔻条附图2幅，为宜州豆蔻（图多-145-1）、山姜花（图多-145-2）。宜州豆蔻即今姜科植物草豆蔻；山姜即今姜科植物和山姜。

146. 橘柚2图

卷二十三桔柚条附图2幅，为柚（图多-146-1）、橘（图多-146-2）。二者是芸香科植物柚和橘。

147. 苋实3图

卷二十七苋实条附图3幅，为红苋（图多-147-1）、紫苋（图多-147-2）、苋实（图多-147-3）。此3图均为苋科植物苋。

148. 葱实2图

卷二十八葱实条附图2幅，为葱实（图多-148-1）、楼葱（图多-148-2）。葱实即今百合科植物葱；楼葱疑为今百合科植物山蒜。

149. 假苏2图

卷二十八假苏条附图2幅，为成州假苏（图多-149-1）、岳州假苏（图多-149-2）。成州假苏即今唇形科植物荆芥；岳州假苏即今藜科植物土荆芥。

150. 苏2图

卷二十八苏条附图2幅，为简州苏（图多-150-1）、无为军苏（图多-150-2）。此二图都是唇形科植物皱紫苏。

151. 薄荷2图

卷二十八薄荷条附图2幅，为南京薄荷（图多-151-1）、岳州薄荷（图多-151-2）。此二图均为唇形科植物薄荷。

丹州黄精	滁州黄精	兖州黄精	荆门军黄精	解州黄精
图多-001-1	图多-001-2	图多-001-3	图多-001-4	图多-001-5
丹州黄精	滁州黄精	兖州黄精	荆门军黄精	解州黄精（轮生）
相州黄精	永康军黄精	商州黄精	洪州黄精	解州黄精
图多-001-6	图多-001-7	图多-001-8	图多-001-9	图多-001-10
相州黄精	永康军黄精	商州黄精	洪州黄精	解州黄精（单叶）
戎州菖蒲	卫州菖蒲	衡州昌蒲	邓州菊花	衡州菊花
图多-002-1	图多-002-2	图多-002-3	图多-003-1	图多-003-2
戎州菖蒲	卫州菖蒲	衡州菖蒲	邓州菊花	衡州菊花

菊花	潞州人参	威胜军人参	兖州人参	滁州人参
图多 -003-3	图多 -004-1	图多 -004-2	图多 -004-3	图多 -004-4
菊花	潞州人参	威胜军人参	兖州人参	滁州人参
建州天门冬	兖州天门冬	汉州天门冬	西京天门冬	梓州天门冬
图多 -005-1	图多 -005-2	图多 -005-3	图多 -005-4	图多 -005-5
建州天门冬	兖州天门冬	汉州天门冬	西京天门冬	梓州天门冬
温州天门冬	汾州甘草	汾州甘草	府州甘草	冀州地黄
图多 -005-6	图多 -006-1	图多 -006-2	图多 -006-3	图多 -007-1
温州天门冬	汾州甘草（1）	汾州甘草（2）	府州甘草	冀州地黄

沂州地黄	荆门军术	术州齐	齐州术	商州术
图多 -007-2	图多 -008-1	图多 -008-2	图多 -008-3	图多 -008-4
沂州地黄	荆门军术	齐州术	石州术	商州术

舒州术	歙州术	越州术	单州牛膝	怀州牛膝
图多 -008-5	图多 -008-6	图多 -008-7	图多 -009-1	图多 -009-2
舒州术	歙州术	越州术	单州牛膝	怀州牛膝

归州牛膝	滁州牛膝	滁州荛蓉	舒州荛蓉	胡荛州丹
图多 -009-3	图多 -009-4	图多 -010-1	图多 -010-2	图多 -011-1
归州牛膝	滁州牛膝	滁州荛蓉	舒州荛蓉	丹州柴胡

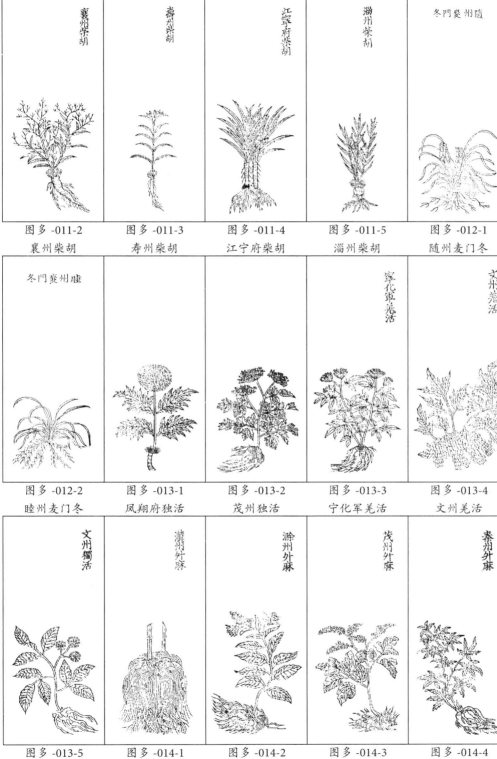

图多 -011-2　　　图多 -011-3　　　图多 -011-4　　　图多 -011-5　　　图多 -012-1
襄州柴胡　　　　寿州柴胡　　　　江宁府柴胡　　　淄州柴胡　　　　随州麦门冬

图多 -012-2　　　图多 -013-1　　　图多 -013-2　　　图多 -013-3　　　图多 -013-4
睦州麦门冬　　　凤翔府独活　　　茂州独活　　　　宁化军羌活　　　文州羌活

图多 -013-5　　　图多 -014-1　　　图多 -014-2　　　图多 -014-3　　　图多 -014-4
文州独活　　　　汉州升麻　　　　滁州升麻　　　　茂州升麻　　　　秦州升麻

图多 -015-1　　图多 -015-2　　图多 -015-3　　图多 -016-1　　图多 -016-2

广州木香　　海州青木香　　滁州青木香　　明州薯蓣　　滁州薯蓣

图多 -016-3　　图多 -016-4　　图多 -017-1　　图多 -017-2　　图多 -017-3

永康军薯蓣　　眉州薯蓣　　齐州泽泻　　邢州泽泻　　泽泻

图多 -018-1　　图多 -018-2　　图多 -018-3　　图多 -018-4　　图多 -018-5

解州远志　　威胜军远志　　齐州远志　　商州远志　　泗州远志

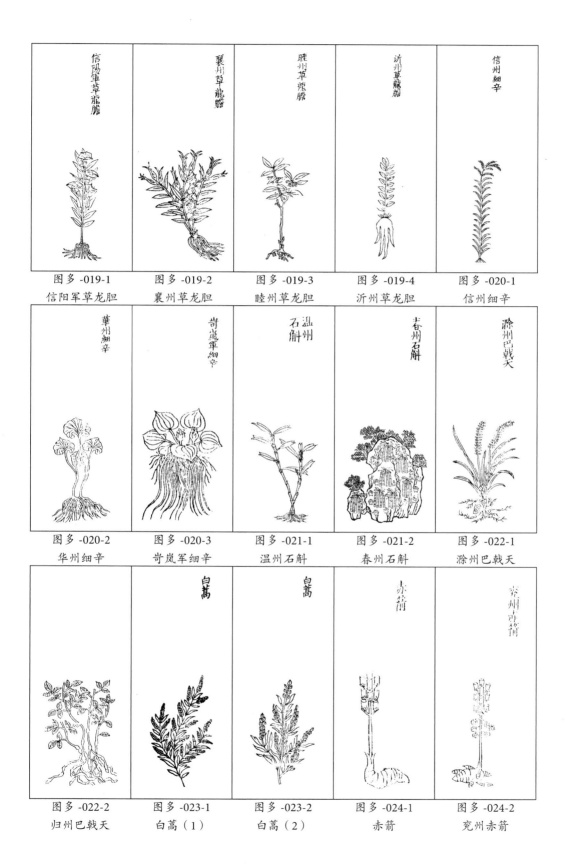

图多 -019-1	图多 -019-2	图多 -019-3	图多 -019-4	图多 -020-1
信阳军草龙胆	襄州草龙胆	睦州草龙胆	沂州草龙胆	信州细辛

图多 -020-2	图多 -020-3	图多 -021-1	图多 -021-2	图多 -022-1
华州细辛	岢岚军细辛	温州石斛	春州石斛	滁州巴戟天

图多 -022-2	图多 -023-1	图多 -023-2	图多 -024-1	图多 -024-2
归州巴戟天	白蒿（1）	白蒿（2）	赤箭	兖州赤箭

子蘭蒿州寧	秦州蒿蒿子	寶 蓍	寶蓍州蔡	柏卷州海
图多 -025-1	图多 -025-2	图多 -026-1	图多 -026-2	图多 -027-1
宁州菴蒿子	秦州菴蒿子	蓍实	蔡州蓍实	海州卷柏

兖州卷柏	蜀州藍葉	福州馬藍	江陵府吳藍	藍實
图多 -027-2	图多 -028-1	图多 -028-2	图多 -028-3	图多 -028-4
兖州卷柏	蜀州蓝叶	福州马蓝	江陵府吴蓝	蓝实

鳳翔府芎藭	永康軍芎藭	澧州黃連	宣州黃連	蒺藜白州同
图多 -029-1	图多 -029-2	图多 -030-1	图多 -030-2	图多 -031-1
凤翔府芎藭	永康军芎藭	澧州黄连	宣州黄连	同州白蒺藜

| 图多 -031-2 | 图多 -032-1 | 图多 -032-2 | 图多 -032-3 | 图多 -032-4 |
| 秦州蒺藜子 | 河中府防风 | 齐州防风 | 解州防风 | 同州防风 |

| 图多 -033-1 | 图多 -033-2 | 图多 -033-3 | 图多 -034-1 | 图多 -034-2 |
| 晋州续断 | 越州续断 | 绛州续断 | 海州漏芦 | 秦州漏芦 |

| 图多 -034-3 | 图多 -034-4 | 图多 -035-1 | 图多 -035-2 | 图多 -036-1 |
| 沂州漏芦 | 单州漏芦 | 天名精 | 明州天名精 | 决明子 |

眉州决明子	滁州决明子	越州五味子	虢州五味子	秦州五味子
图多 -036-2 眉州决明子	图多 -036-3 滁州决明子	图多 -037-1 越州五味子	图多 -037-2 虢州五味子	图多 -037-3 秦州五味子
旋花	施州旋花	密州地肤子	蜀州地肤子	绛州茵陈蒿
图多 -038-1 旋花	图多 -038-2 施州旋花	图多 -039-1 密州地肤子	图多 -039-2 蜀州地肤子	图多 -040-1 绛州茵陈蒿
江宁府茵陈	淄州沙参	随州沙参	归州沙参	徐长卿淄州
图多 -040-2 江宁府茵陈	图多 -041-1 淄州沙参	图多 -041-2 随州沙参	图多 -041-3 归州沙参	图多 -042-1 淄州徐长卿

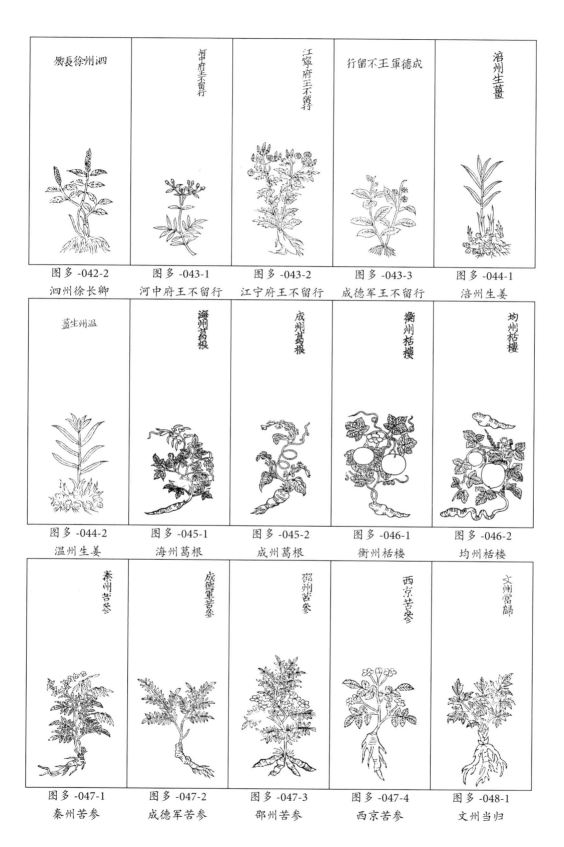

图多-042-2	图多-043-1	图多-043-2	图多-043-3	图多-044-1
泗州徐长卿	河中府王不留行	江宁府王不留行	成德军王不留行	涪州生姜

图多-044-2	图多-045-1	图多-045-2	图多-046-1	图多-046-2
温州生姜	海州葛根	成州葛根	衡州栝楼	均州栝楼

图多-047-1	图多-047-2	图多-047-3	图多-047-4	图多-048-1
秦州苦参	成德军苦参	邵州苦参	西京苦参	文州当归

图多 -048-2	图多 -049-1	图多 -049-2	图多 -050-1	图多 -050-2
滁州当归	同州麻黄	茂州麻黄	海州通草	解州通草

图多 -050-3	图多 -050-4	图多 -051-1	图多 -051-2	图多 -051-3
兴元府通草	通脱木	衡州玄参	邢州玄参	江州玄参

图多 -052-1	图多 -052-2	图多 -052-3	图多 -052-4	图多 -053-1
石州秦艽	秦州秦艽	齐州秦艽	宁化军秦艽	滁州百合

| 图多 -053-2 | 图多 -054-1 | 图多 -054-2 | 图多 -054-3 | 图多 -054-4 |
| 成州百合 | 滁州知母 | 隰州知母 | 解州知母 | 威胜军知母 |

| 图多 -054-5 | 图多 -055-1 | 图多 -055-2 | 图多 -055-3 | 图多 -056-1 |
| 卫州知母 | 峡州贝母 | 越州贝母 | 贝母 | 永康军淫羊藿 |

| 图多 -056-2 | 图多 -057-1 | 图多 -057-2 | 图多 -058-1 | 图多 -058-2 |
| 沂州淫羊藿 | 耀州黄芩 | 潞州黄芩 | 温州狗脊 | 成德军狗脊 |

淄州狗脊	眉州狗脊	澶州茅根	鼎州茅根	成州紫菀
图多-058-3	图多-058-4	图多-059-1	图多-059-2	图多-060-1
淄州狗脊	眉州狗脊	澶州茅根	鼎州茅根	成州紫菀
泗州紫菀	解州紫菀	紫草	單州紫草	東京紫草
图鑫-060-2	图多-060-3	图多-061-1	图多-061-2	图多-061-3
泗州紫菀	解州紫菀	紫草	单州紫草	东京紫草
成州前胡	绛州前胡	建州前胡	江寧府前胡	淄州前胡
图多-062-1	图多-062-2	图多-062-3	图多-062-4	图多-062-5
成州前胡	绛州前胡	建州前胡	江宁府前胡	淄州前胡

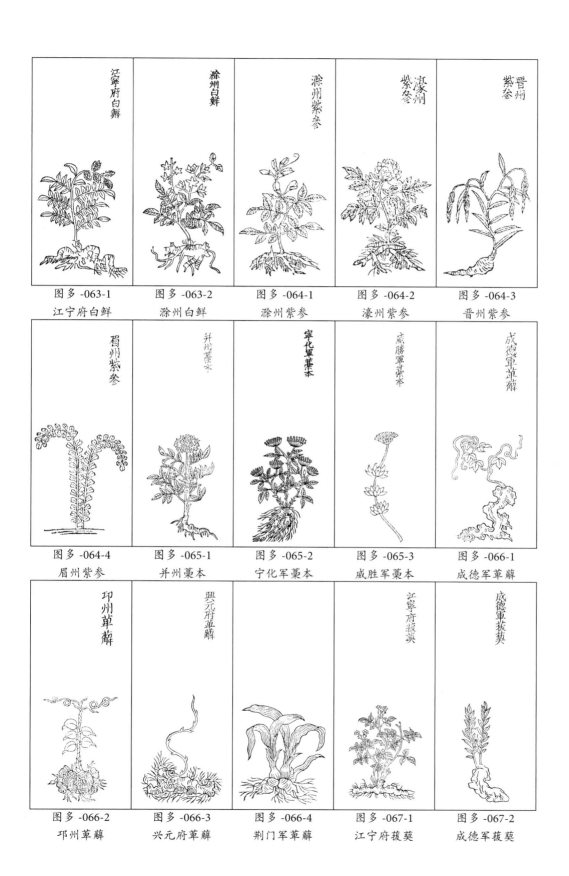

| 图多 -063-1 | 图多 -063-2 | 图多 -064-1 | 图多 -064-2 | 图多 -064-3 |
| 江宁府白鲜 | 滁州白鲜 | 滁州紫参 | 濠州紫参 | 晋州紫参 |

| 图多 -064-4 | 图多 -065-1 | 图多 -065-2 | 图多 -065-3 | 图多 -066-1 |
| 眉州紫参 | 并州藁本 | 宁化军藁本 | 威胜军藁本 | 成德军草薢 |

| 图多 -066-2 | 图多 -066-3 | 图多 -066-4 | 图多 -067-1 | 图多 -067-2 |
| 邛州草薢 | 兴元府草薢 | 荆门军草薢 | 江宁府菝葜 | 成德军菝葜 |

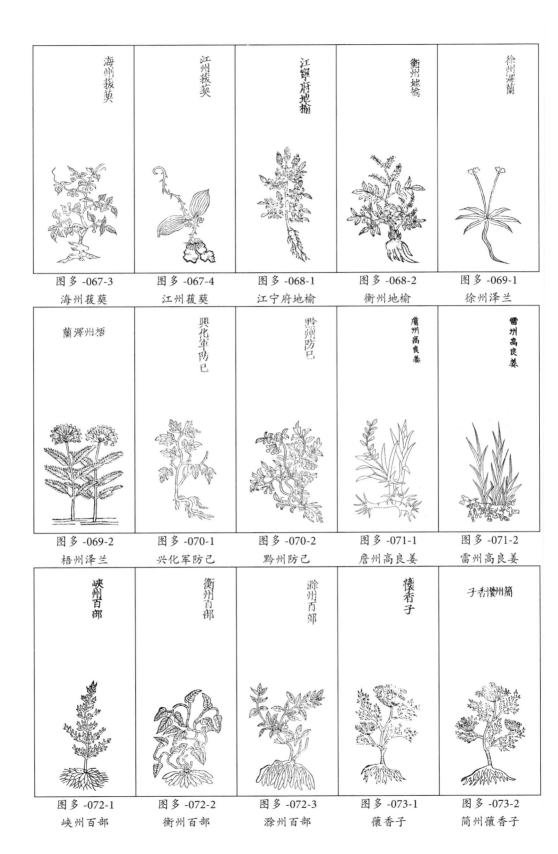

图多 -067-3　　图多 -067-4　　图多 -068-1　　图多 -068-2　　图多 -069-1

海州菝葜　　　江州菝葜　　　江宁府地榆　　　衡州地榆　　　徐州泽兰

图多 -069-2　　图多 -070-1　　图多 -070-2　　图多 -071-1　　图多 -071-2

梧州泽兰　　　兴化军防己　　　黔州防己　　　詹州高良姜　　　雷州高良姜

图多 -072-1　　图多 -072-2　　图多 -072-3　　图多 -073-1　　图多 -073-2

峡州百部　　　衡州百部　　　滁州百部　　　蘹香子　　　简州蘹香子

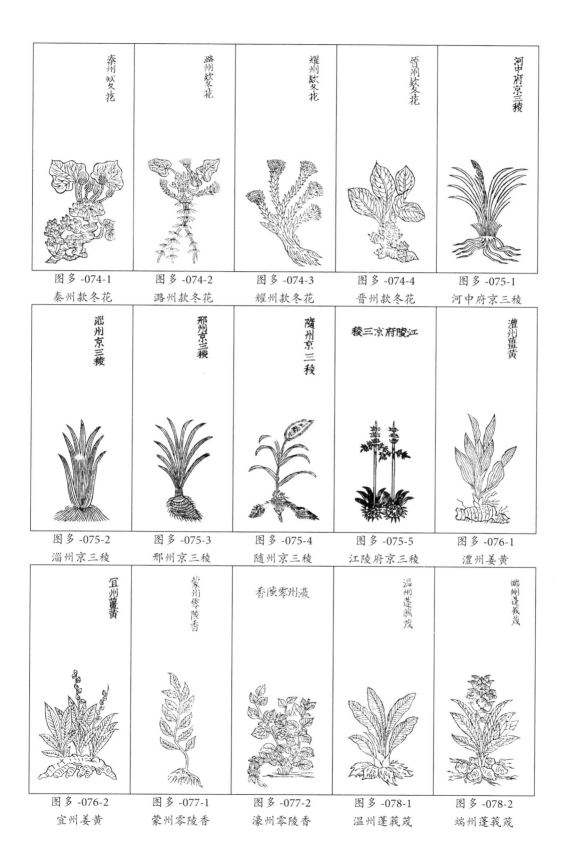

图多 -074-1　　　图多 -074-2　　　图多 -074-3　　　图多 -074-4　　　图多 -075-1

秦州款冬花　　　潞州款冬花　　　耀州款冬花　　　晋州款冬花　　　河中府京三稜

图多 -075-2　　　图多 -075-3　　　图多 -075-4　　　图多 -075-5　　　图多 -076-1

淄州京三稜　　　邢州京三稜　　　随州京三稜　　　江陵府京三稜　　　澧州姜黄

图多 -076-2　　　图多 -077-1　　　图多 -077-2　　　图多 -078-1　　　图多 -078-2

宜州姜黄　　　蒙州零陵香　　　濠州零陵香　　　温州蓬莪茂　　　端州蓬莪茂

舒州白前	越州白前	蜀州荠苨	润州荠苨	施州小赤药
图多-079-1	图多-079-2	图多-080-1	图多-080-2	图多-081-1
舒州白前	越州白前	蜀州荠苨	润州荠苨	施州小赤药
洪州白药	兴元府白药	施州白药	临江军白药	莎草
图多-081-2	图多-081-3	图多-081-4	图多-081-5	图多-082-1
洪州白药	兴元府白药	施州白药	临江军白药	莎草
澧州莎草	滁州鳢肠	鳢肠	岢岚军茅香	丹州茅香
图多-082-2	图多-083-1	图多-083-2	图多-084-1	图多-084-2
澧州莎草	滁州鳢肠	鳢肠	岢岚军茅香	丹州茅香

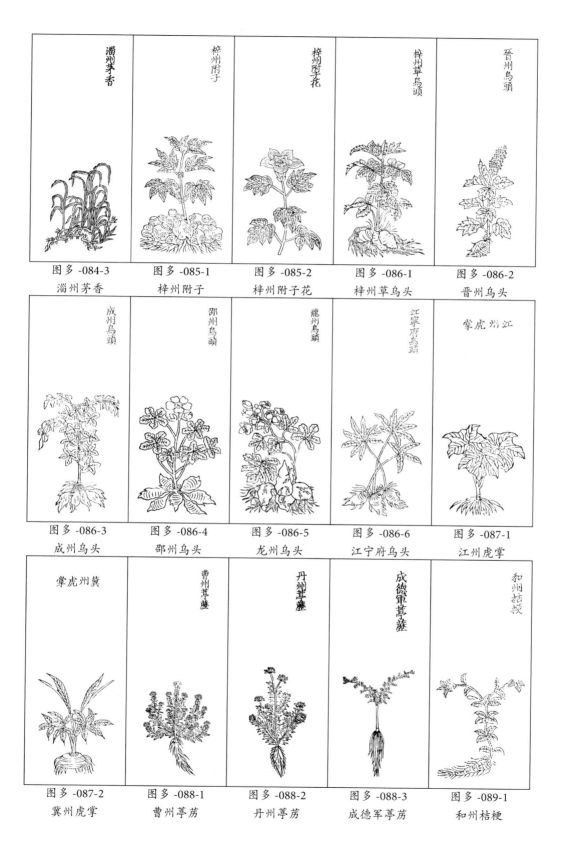

图多 -084-3	图多 -085-1	图多 -085-2	图多 -086-1	图多 -086-2
淄州茅香	梓州附子	梓州附子花	梓州草乌头	晋州乌头

图多 -086-3	图多 -086-4	图多 -086-5	图多 -086-6	图多 -087-1
成州乌头	邵州乌头	龙州乌头	江宁府乌头	江州虎掌

图多 -087-2	图多 -088-1	图多 -088-2	图多 -088-3	图多 -089-1
冀州虎掌	曹州葶苈	丹州葶苈	成德军葶苈	和州桔梗

解州桔梗	成州桔梗	草蒿	草蒿	解州藜芦
图多 -089-2	图多 -089-3	图多 -090-1	图多 -090-2	图多 -091-1
解州桔梗	成州桔梗	草蒿（1）	草蒿（2）	解州藜芦（1）

解州藜芦	海州蜀漆	明州蜀漆	海州蜀漆	并州大戟
图多 -091-2	图多 -092-1	图多 -092-2	图多 -092-3	图多 -093-1
解州藜芦（2）	海州蜀漆（1）	明州蜀漆	海州蜀漆（2）	并州大戟

滁州大戟	河中府大戟	信 大戟	海州山踯躅	润州羊踯躅
图多 -093-2	图多 -093-3	图多 -093-4	图多 -094-1	图多 -094-2
滁州大戟	河中府大戟	信州大戟	海州山踯躅	润州羊踯躅

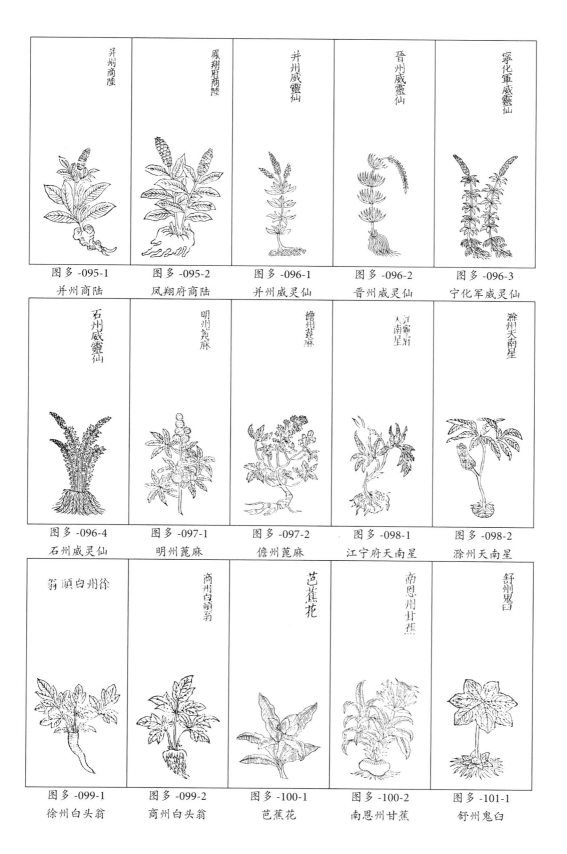

图多 -095-1　　　图多 -095-2　　　图多 -096-1　　　图多 -096-2　　　图多 -096-3
并州商陆　　　凤翔府商陆　　　并州威灵仙　　　晋州威灵仙　　　宁化军威灵仙

图多 -096-4　　　图多 -097-1　　　图多 -097-2　　　图多 -098-1　　　图多 -098-2
石州威灵仙　　　明州蓖麻　　　　儋州蓖麻　　　　江宁府天南星　　滁州天南星

图多 -099-1　　　图多 -099-2　　　图多 -100-1　　　图多 -100-2　　　图多 -101-1
徐州白头翁　　　商州白头翁　　　芭蕉花　　　　　南恩州甘蕉　　　舒州鬼臼

670

图多 -101-2	图多 -102-1	图多 -102-2	图多 -103-1	图多 -103-2
齐州鬼臼	滁州马兜铃	信州马兜铃	江宁府仙茅	戎州仙茅
图多 -104-1	图多 -104-2	图多 -104-3	图多 -104-4	图多 -105-1
舒州骨碎补	戎州骨碎补	海州骨碎补	秦州骨碎补	兖州连翘
图多 -105-2	图多 -105-3	图多 -105-4	图多 -105-5	图多 -106-1
河中府连翘	鼎州连翘	岳州连翘	泽州连翘	果州山豆根

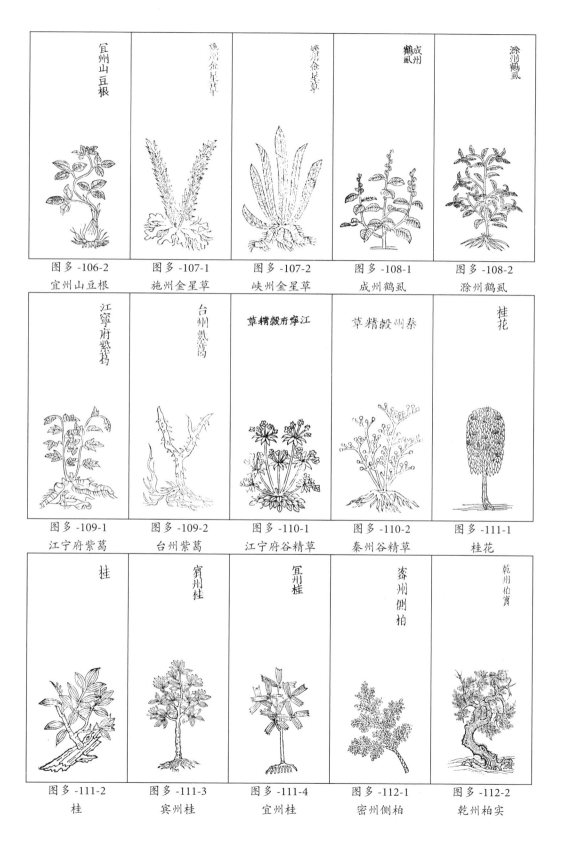

图多 -106-2　　图多 -107-1　　图多 -107-2　　图多 -108-1　　图多 -108-2
宜州山豆根　　施州金星草　　峡州金星草　　成州鹤虱　　滁州鹤虱

图多 -109-1　　图多 -109-2　　图多 -110-1　　图多 -110-2　　图多 -111-1
江宁府紫葛　　台州紫葛　　江宁府谷精草　　秦州谷精草　　桂花

图多 -111-2　　图多 -111-3　　图多 -111-4　　图多 -112-1　　图多 -112-2
桂　　宾州桂　　宜州桂　　密州侧柏　　乾州柏实

		黄檗	商州黄檗	明州楮實
图多 -113-1	图多 -113-2	图多 -114-1	图多 -114-2	图多 -115-1
西京茯苓	宛州茯苓	黄檗	商州黄檗	明州楮实

滁州楮實	無為軍五加皮	衡州五加皮	木 州 蘭 春	木 州 蘭 蜀
图多 -115-2	图多 -116-1	图多 -116-2	图多 -117-1	图多 -117-2
滁州楮实	无为军五加皮	衡州五加皮	春州木兰	蜀州木兰

韶州木蘭	崖州沉香	廣州沉香	子櫻金州泉	子櫻金州宜
图多 -117-3	图多 -118-1	图多 -118-2	图多 -119-1	图多 -119-2
韶州木兰	崖州沉香	广州沉香	泉州金樱子	宜州金樱子

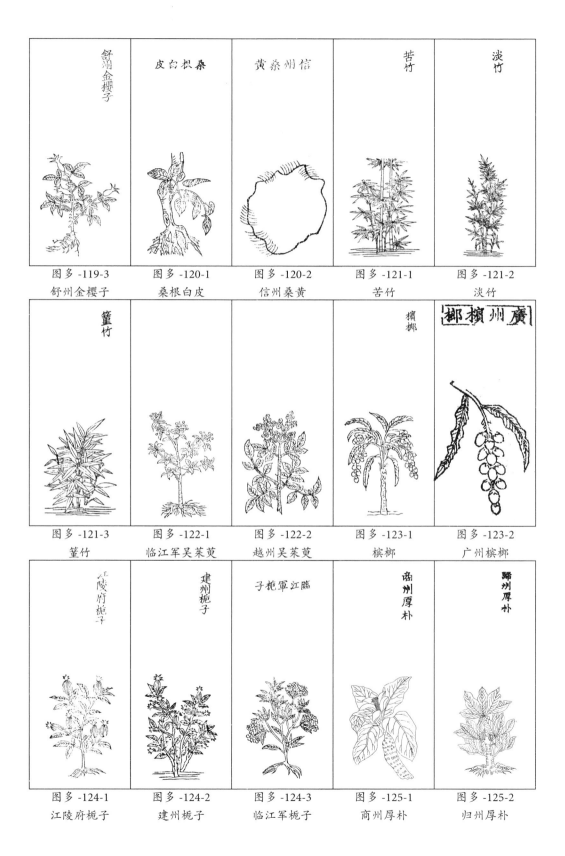

图多 -119-3	图多 -120-1	图多 -120-2	图多 -121-1	图多 -121-2
舒州金樱子	桑根白皮	信州桑黄	苦竹	淡竹

图多 -121-3	图多 -122-1	图多 -122-2	图多 -123-1	图多 -123-2
箽竹	临江军吴茱萸	越州吴茱萸	槟榔	广州槟榔

图多 -124-1	图多 -124-2	图多 -124-3	图多 -125-1	图多 -125-2
江陵府栀子	建州栀子	临江军栀子	商州厚朴	归州厚朴

河中府秦皮	皮秦州成	越州秦椒	归州秦椒	茱萸山州海
图多 -126-1	图多 -126-2	图多 -127-1	图多 -127-2	图多 -128-1
河中府秦皮	成州秦皮	越州秦椒	归州秦椒	海州山茱萸
茱萸山州兖	苓猪州龙	苓猪刺州施	药乌州台	药乌州衡
图多 -128-2	图多 -129-1	图多 -129-2	图多 -130-1	图多 -130-2
兖州山茱萸	龙州猪苓	施州刺猪苓	台州乌药	衡州乌药
信州乌药	药乌州潮	眼龙	眼龙	越州虎杖
图多 -130-3	图多 -130-4	图多 -131-1	图多 -131-2	图多 -132-1
信州乌药	潮州乌药	龙眼（1）	龙眼（2）	越州虎杖

滁州虎杖	汾州虎杖	蜀椒	施州崖椒	猪牙皂荚
图多 -132-2	图多 -132-3	图多 -133-1	图多 -133-2	图多 -134-1
滁州虎杖	汾州虎杖	蜀椒	施州崖椒	猪牙皂荚

皂荚	赤柽柳	柳华	梓州楝实	梓州楝花
图多 -134-2	图多 -135-1	图多 -135-2	图多 -136-1	图多 -136-2
皂荚	赤柽柳	柳华	梓州楝实	梓州楝花

简州楝子	檽木	椿木	郁李花	隰州郁李仁
图多 -136-3	图多 -137-1	图多 -137-2	图多 -138-1	图多 -138-2
简州楝子	檽木	椿木	郁李花	隰州郁李仁

福州荠草	蜀州荠草	秦州红药	施州赤药	明州黄药
图多-139-1	图多-139-2	图多-140-1	图多-140-2	图多-140-3
福州荠草	蜀州荠草	秦州红药	施州赤药	明州黄药

兴元府苦药	梧桐	桐花	杉材	宜州杉菌
图多-140-4	图多-141-1	图多-141-2	图多-142-1	图多-142-2
兴元府苦药	梧桐	桐花	杉材	宜州杉菌

栾花	栾花	绵州芫花	绛州芫花	滁州芫花
图多-143-1	图多-143-2	图多-144-1	图多-144-2	图多-144-3
栾花（1）	栾花（2）	绵州芫花	绛州芫花	滁州芫花

蔻豆州宜	花薑山	柚	橘	苋紅
图多 -145-1	图多 -145-2	图多 -146-1	图多 -146-2	图多 -147-1
宜州豆蔻	山姜花	柚	橘	红苋

苋紫	苋實	葱實	樓葱	成州假蘇
图多 -147-2	图多 -147-3	图多 -148-1	图多 -148-2	图多 -149-1
紫苋	苋实	葱实	楼葱	成州假苏

岳州假蘇	蘇州簡	無為軍蘇	南京薄荷	荷薄州岳
图多 -149-2	图多 -150-1	图多 -150-2	图多 -151-1	图多 -151-2
岳州假苏	简州苏	无为军苏	南京薄荷	岳州薄荷

三、外类图

外类图的品种辨认，分作两部分进行：①外类药图品种简释。②外类药图品种详析。"简释"部分，只以一幅药图配合一个拉丁学名与汉文学名，作简单的解释，不作形态学解说。"详析"部分，系按药图的形态，分析其特点，以确定其品种属性（科、属、种）。"简释"只属于"概论"的范畴；"详析"才是这一辨认学术的核心。这项工作还必须具有植物图谱学的知识，单纯靠传统本草知识是无法辨认其原委的。

（一）外类药图品种简释

宋·苏颂撰《本草图经》序中说："又有今医所用，而旧经不载者，并以类次，系于末卷，曰'本经外类'。"今存于《证类本草》卷三十，计外草类75种，外木蔓类25种，合共100幅药图。细析此100幅药图，属于旧经的"同物异名"者，占极少数。绝大多数为新兴品种。如现代植物分类学之紫金牛科，石蒜科，荨麻科，阴地厥科，清风藤科，亚麻科等，均以外类名命之。此外，以外类名作今植物种名者更多，除以上科名所提及者外，尚有佛甲草，百蕊草，百两金，龙牙草，千里光，紫堇，拳参，铁线，火炭母草，崖棕，杜茎山，石楠藤等。笔者初步估计，除去古人与现代学者曾经诠释过之外，尚有约70%的"外类品种"未与现代本草及植物学理通，在客观上成为"亡佚之药"。然而，"亡名不亡实"。药名之亡佚并非物种之消亡，只是转化为隐名而已。诚如李时珍所说"古显今隐"。若借助现代植物图谱作"古图今鉴"，必定有所分晓。

对外类药图作文字诠释，需要大量篇幅。为节省版面起见，特执简驭繁，用"简释"的办法，即每一幅外类图配上一幅与之对应的现代图作为对照，另接一条经过审定的拉丁学名及中文名庶几读者可一目了然。[2]

（1）水英（图外-001） 为蓼科红蓼（荭草）*Polygonum orientale* L.

（2）丽春草（图外-002） 为山茶科山茶*Camellia japonica* L.

（3）吉州坐拿草（图外-003） 为茄科曼陀茄（茄参，向阳花根）*Mandragora caulescens* Clarke.

（4）紫堇（图外-004） 为爵床科九头狮子草*Peristrophe japonica* (Thunb.) Brem.

（5）常州杏叶草（图外-005） 为萝摩科瓜子金(旧名眼树莲) *Dischidia chinensis* Champ. ex Benth.

（6）筠州水甘草（图外-006） 为报春花科露珠珍珠草（水红袍）*Lysimachia*

2　注：此为孙先生的设想，这一设想目前还没有条件实现，故现代图暂缺如。另外，文中的拉丁文与现今所用或有不同，为尊重逝者，悉按原稿。

circaeoides Hemsl.

（7）河中府地柏（图外-007） 为卷柏科江南卷柏*Selaginella moellendorfii* Hieron.

（8）永康军紫背龙牙（图外-008） 为天南星科千年健*Homalomena occulta* (Lour.) Schott.

（9）宜州攀倒甑（图外-009） 为菊科华泽兰*Eupatorinm chinense* L.

（10）筠州佛甲草（图外-010） 为景天科指甲草*Sedum lineare* Thunb.

（11）秦州百乳草（图外-011） 为百蕊草科百蕊草*Thesinm chinense* Turcz.

（12）眉州撮石合草（图外-012） 不详。

（13）筠州石苋（图外-013） 为萝摩科芫花叶白前*Cynanchun glaucescens* (Decne.) Hand.-Mazz.

（14）戎州百两金（图外-014） 为紫金牛科百两金*Ardisia crispa* (Thunb.) A.DC.

（15）福州小青（图外-015） 为玄参科紫苏草（香石龙尾）*Limnophila aromatica* (Lam.) Merr.

（16）筠州曲节草（图外-016） 为爵床科马蓝*Baphicacanthuscusia* (Nees.)Brem.，或同科九头狮子草*Peristrophe japonica* (Thunb.)

（17）福州独脚仙（图外-017） 为菊科一碗水*Ligularia nelumbifolia* (Bur. et.Franch.) Hand-Mazz.

（18）施州露筋草（图外-018） 为紫金牛科长圆叶酸藤子*Embelia oblongifo* Hemsl.

（19）施州红茂草（图外-019） 为石蕊科石蕊*Cladonia rangiferina* Web.

（20）筠州见肿消（图外-020） 为蓼科戟叶蓼*Polygonum thunbergii* Sieb. et Zuce.

（21）施州半天回（图外-021） 为小檗科八角莲*Dysosma pleiantha* (Hance.) Woods.

（22）密州剪刀草（图外-022） 为泽泻科慈姑*Sagittaria sagittifolia* L.

（23）施州龙牙草（图外-023） 为蔷薇科龙牙草*Agrimonia pilosa* Ledeb.var. japonica (Miq.) Nakai.

（24）秦州苦芥子（图外-024） 为十字花科菥蓂*Thlaspi arvense* L.

（25）施州野兰根（图外-025） 为报春花科重楼排草*Lysimachia chinensis* Franch.，或金粟兰科宽叶金粟兰*Chloranthus henryi* Hemsl.

（26）施州都管草（图外-026） 不详。

（27）施州小儿群（图外-027） 为龙舌兰科虎尾兰*Sansevieria trifasciata* Prain.

（28）常州菩萨草（图外-028） 为石蒜科大叶仙茅*Curculigo capitulata* (Lour.) O.Ktze.

（29）筠州仙人掌草（图外-029） 为景天科伽蓝菜*Kalanchoe laciniata* (L.) DC.

（30）施州紫背金盘草（图外-030） 不详。

（31）常州石逍遥草（图外-031） 不详。

（32）密州胡堇草（图外-032） 为堇菜科蔓茎堇菜 *Viola diffusa* Ging.

（33）秦州无心草（图外-033） 为豆科米口袋（甜地丁）*Guoldenstaedtia multiflora* Bge.

（34）筠州千里光（图外-034） 为菊科美形金纽扣 *Spilanthes callimorpha* A. H. Moore.

（35）筠州九牛草（图外-035） 为菊科奇蒿 *Artemisia anomalas* S.Moore.

（36）睦州刺虎（图外-036） 为茜草科虎刺 *Damnacanthus indicua* Gaertum.

（37）资州生瓜菜（图外-037） 为白花菜科二色补血草 *Limonium bicolor* (Bge.) O.Ktze.

（38）福州建水草（图外-038） 为旋花科丁公藤 *Erycibe obtusiifolia* Benth.

（39）信州紫袍（图外-039） 为菊科奇蒿 *Artemisia anomalas* S.Moore.

（40）高邮军老鸦眼睛草（图外-040） 为茄科龙葵 *Solanum nigrum* L.

（41）明州天花粉（图外-041） 为葫芦科赤雹 *Thladiantha dubia* L.

（42）福州琼田草（图外-042） 为百合科七叶一枝花 *Paris polyphylla* Smith.

（43）福州石垂（图外-043） 为龙胆科三花龙胆 *Gentiana triflora* Pall.

（44）福州紫金牛（图外-044） 为紫金牛科紫金牛 *Ardisia japonica* (Horvs.)BI.

（45）福州鸡项草（图外-045） 为菊科飞廉 *Carduns crispus* L.

（46）淄州拳参（图外-046） 为蓼科拳参 *Polygonum bistorta* L.

（47）威州根子（图外-047） 为露兜树科露兜树 *Pandanus tectorius* Soland.

（48）淄州杏参（图外-048） 为桔梗科杏叶沙参 *Adenophora axilliflora* Borb.

（49）福州赤孙施（图外-049） 为酢浆草科酢浆草 *Oxalis corniculata* L.

（50）临江军田母草（图外-050） 为桔梗科轮叶沙参 *Adenophora tetraphylla* (Thunb.) Fisch.

（51）饶州铁线（图外-051） 为毛茛科铁线莲 *Clematis florida* Thunb.

（52）台州天寿根（图外-052） 为蓼科蚕茧草 *Polygonum japonicum* Meisn.

（53）天台山百药祖（图外-053） 为旋花科丁公藤 *Erycibe obtusiifolas* Benth.

（54）天台山黄寮郎（图外-054） 为芸香科两面针（入地金牛）*Zanthoxylum nitidum* (Roxb.) DC.

（55）天台山催风使（图外-055） 为旋花科丁公藤 *Erycibe obtusifolia* Bentth.

（56）邓州阴地厥（图外-056） 为阴地厥科阴地厥 *Botrychinm ternatam* (Thunb.)SW.

（57）天台山千里急（图外-057） 为紫金牛科紫金牛 *Ardisia japonica* (Horrs.)BI.

（58）鼎州地芙蓉（图外-058） 为锦葵科木芙蓉 *Hibiscus mutabilis* L.

（59）信州黄花了（图外-059） 为毛茛科毛茛 *Ranunculus japonicus* Thunb.

（60）南恩州布里草（图外-060） 不详。

（61）福州香麻（图外-061） 为禾本科茅香 *Hierochloe odorata* (L.) Beauv.

（62）宜州半边山（图外-062）　为芭蕉科芭蕉*Musa basjoo* Sieb. et. Zucc.

（63）南恩州火炭母草（图外-063）　为蓼科火炭母*Polygonum chinense* L.

（64）威胜军亚麻子（图外-064）　为唇形科野芝麻*Lamium barbatum* Sieb et. Zucc.

（65）信州田麻（图外-065）　为豆科木蓝*Indigofera tinctoria* L.

（66）信州鸩鸟威（图外-066）　不详。

（67）信州茚质汗（图外-067）　不详。

（68）江宁府地蜈蚣（图外-068）　为姜科土田七*Stahlianthus thorelii* Gagn.

（69）商州地茄子（图外-069）　为天南星科野芋*Colocasia antiauorum* et Endl.

（70）鼎州水麻（图外-070）　为锦葵科黄蜀葵*Abelmoschus manihot* (L.) medic.

（71）黔州石蒜（图外-071）　为石蒜科石蒜*Lycoris radiata* (Lher.) Herb.

（72）鼎州金灯（图外-072）　为石蒜科文殊兰*Crinum asiaticum* L.var.Sinicum Bak.

（73）卫州山姜（图外-073）　为姜科山姜*Alpinia japonica* Miq.

（74）江宁府荨麻（图外-074）　为荨麻科荨麻*Urtica angustifolia* Fisch et Hornem.

（75）施州大木皮（图外-075）　不详。

（76）秦州马肠根（图外-076）　为木兰科异形南五味子*Kadsura heteroclita* (Roxb.) Craib.

（77）施州崖棕（图外-077）　为莎草科崖棕*Carex siderostieta* Hance.

（78）宜州鹅抱（图外-078）　为葡萄科三叶崖爬藤*Tetrastigma hemsleyanum* Diels et. Gilg.

（79）施州鸡翁藤（图外-079）　为豆科密花豆（鸡血藤）*Spatholobus suberectus* Dunn.

（80）福州紫金藤（图外-080）　不详。

（81）施州独用藤（图外-081）　不详。

（82）施州瓜藤（图外-082）　为百合科短梗菝葜*Smilax scobinicaulia* C.H.Wright.

（83）施州野猪尾（图外-083）　不详。

（84）施州金棱藤（图外-084）　为旋花科丁公藤*Erycibe obtusifolia* Benth.

（85）宜州杜茎山（图外-085）　为紫金牛科杜茎山*Maesa japonica* (Thunb.)A.DC.

（86）荣州烈节（图外-086）　为茜草科钩藤*Uncaria rhynchophylla* (Miq.) Jacks.

（87）信州血藤（图外-087）　为木通科大血藤*Sargentodoxa cuneata* (Oliv.) Rehd.

（88）福州土红山（图外-088）　不详。

（89）天台百棱藤（图外-089）　不详。

（90）台州祁婆藤（图外-090）　不详。

（91）台州含春藤（图外-091）　为防己科青藤*Sinomenium acutum* (Thunb.) Rehd.

et Wils.

（92）台州清风藤（图外-092）　为清风藤科清风藤*Sabia japonica* Maxim.

（93）江州七星草（图外-093）　为水龙骨科抱石莲*Lepidogrammitis drymoglossoides* (Bak.) Ching.

（94）台州石南藤（图外-094）　为防己科青风藤*Cocculus trilobas* (Thunb.) DC.

（95）施州石合草（图外-095）　不详。

（96）施州马节脚（图外-096）　为豆科大叶千斤拔*Moghania macrophylla* (Willd.) O.Kuntze.

（97）滁州棠球子（图外-097）　为蔷薇科野山楂*Crataegus cuneata* Sieb. et. Zucc.

（98）淄州芥心草（图外-098）　为忍冬科忍冬*Lonicera japonica* Thunb.

（99）邛州醋林子（图外-099）　为蔷薇科石楠*Photinia serrulata* Lindl.，或紫金牛科大叶酸藤子*Embelia subcoriacea* (C.B.Clarke.)Mez.

（100）临江军天仙藤（图外-100）　为马兜铃科绵毛马兜铃*Aristolochia mollisima* Hance.

　　在以上100个外类品种中，已为植物学所接纳的有6科18种。明显难解的有15种。余下67种中大多数为笔者所解释，另有少数为学术界所提供。

　　鉴于外观近似的植物有同科异属相似与异科异种相似的问题，本文对某些药图之辨认不作定论，容待学术界审定后修订。

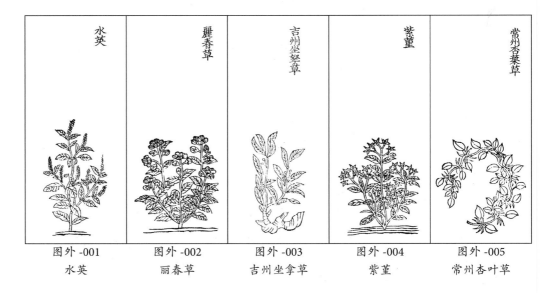

图外-001	图外-002	图外-003	图外-004	图外-005
水英	丽春草	吉州坐拿草	紫堇	常州杏叶草

图外 -006	图外 -007	图外 -008	图外 -009	图外 -010
筠州水甘草	河中府地柏	永康军紫背龙牙	宜州攀倒甑	筠州佛甲草

图外 -011	图外 -012	图外 -013	图外 -014	图外 -015
秦州百乳草	眉州撮石合草	筠州石苋	戎州百两金	福州小青

图外 -016	图外 -017	图外 -018	图外 -019	图外 -020
筠州曲节草	福州独脚仙	施州露筋草	施州红茂草	筠州见肿消

图外 -021	图外 -022	图外 -023	图外 -024	图外 -025
施州半天回	密州剪刀草	施州龙牙草	秦州苦芥子	施州野兰根
图外 -026	图外 -027	图外 -028	图外 -029	图外 -030
施州都管草	施州小儿群	常州菩萨草	筠州仙人掌草	施州紫背金盘草
图外 -031	图外 -032	图外 -033	图外 -034	图外 -035
常州石逍遥草	密州胡堇草	秦州无心草	筠州千里光	筠州九牛草

图外 -036	图外 -037	图外 -038	图外 -039	图外 -040
睦州刺虎	资州生瓜菜	福州建水草	信州紫袍	高邮军老鸦眼睛草

图外 -041	图外 -042	图外 -043	图外 -044	图外 -045
明州天花粉	福州琼田草	福州石垂	福州紫金牛	福州鸡项草

图外 -046	图外 -047	图外 -048	图外 -049	图外 -050
淄州拳参	威州根子	淄州杏参	福州赤孙施	临江军田母草

图外 -051	图外 -052	图外 -053	图外 -054	图外 -055
饶州铁线	台州天寿根	天台山百药祖	天台山黄察郎	天台山催风使
图外 -056	图外 -057	图外 -058	图外 -059	图外 -060
邓州阴地厥	天台山千里急	鼎州地芙蓉	信州黄花了	南恩州布里草
图外 -061	图外 -062	图外 -063	图外 -064	图外 -065
福州香麻	宜州半边山	南恩州火炭母草	威胜军亚麻子	信州田麻

信州鸠鸟威	信州茆质汗	江宁府地蜈蚣	商州地茄子	鼎州水麻
图外 -066	图外 -067	图外 -068	图外 -069	图外 -070
信州鸠鸟威	信州茆质汗	江宁府地蜈蚣	商州地茄子	鼎州水麻
黔州石蒜	鼎州金灯	卫州山姜	江宁府荨麻	施州大木皮
图外 -071	图外 -072	图外 -073	图外 -074	图外 -075
黔州石蒜	鼎州金灯	卫州山姜	江宁府荨麻	施州大木皮
秦州马肠根	施州崖棕	宜州鹅抱	施州鸡翁藤	福州紫金藤
图外 -076	图外 -077	图外 -078	图外 -079	图外 -080
秦州马肠根	施州崖棕	宜州鹅抱	施州鸡翁藤	福州紫金藤

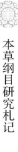

施州獨用藤	施州瓜藤	施州野猪尾	施州金稜藤	宜州柱莖山
图外 -081	图外 -082	图外 -083	图外 -084	图外 -085
施州独用藤	施州瓜藤	施州野猪尾	施州金棱藤	宜州杜茎山

榮州烈節	信州血藤	福州土紅山	天台百稜藤	台州祁婆藤
图外 -086	图外 -087	图外 -088	图外 -089	图外 -090
荣州烈节	信州血藤	福州土红山	天台百棱藤	台州祁婆藤

台州含春藤	台州清風藤	江州七星草	台州石南藤	施州石合草
图外 -091	图外 -092	图外 -093	图外 -094	图外 -095
台州含春藤	台州清风藤	江州七星草	台州石南藤	施州石合草

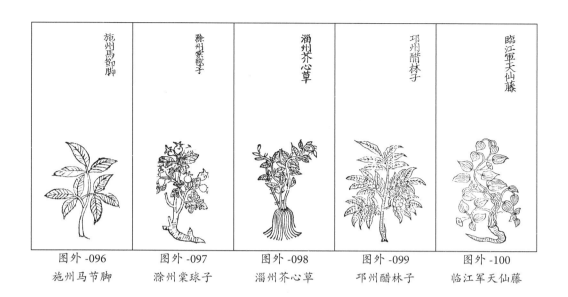

图外 -096	图外 -097	图外 -098	图外 -099	图外 -100
施州马节脚	滁州棠球子	淄州芥心草	邛州醋林子	临江军天仙藤

（二）外类药图品种详析

这一部分的药图已在前面展示，此章对药图进行辨析。根据目前所掌握的资料，只对已认出的图作辨析；尚未认出者，暂时从略，容后增补。已认出之图也分3个部分进行辨析：外类新兴品种辨认、外类传统品种隐名掘隐，以及外类用作植物分类学的科、属、种名展示。

1. 外类新兴品种辨认

属于外类新兴品种者，有以下各种：

（1）丽春草。图示：单叶互生，卵形至卵圆形。花单生于叶腋或顶生。花瓣3~7片。蒴果球形，室背开裂。与山茶科植物山茶相似。

（2）吉州坐拿草。图示：根粗大，长圆锥形，有大分枝，如参状。根状茎直立，地上茎短而粗壮。叶互生，近无柄。菱状倒披针形或窄椭圆形。花单生于基部叶腋，花朵下垂，花冠紫色与茄科植物曼陀茄相似。

（3）紫堇。图示：茎直立，茎上有膨起的节。叶对生，披针形，全缘，先端尖。花开于枝梢，多数聚集成聚伞花序。萼5裂，等大。与爵床科植物九头狮子草相同。

（4）常州杏叶草。图示：藤本。茎纤弱。节上生根，叶对生，卵形，先端急尖，基部楔形，全缘。叶脉明显。具短柄。与萝摩科植物瓜子金（旧名眼树莲）酷肖。

（5）筠州水甘草。图示：地下具根状茎，茎直立，单生或数个丛生。单叶对生，披针形，先端尖，基部渐窄，全缘。与报春花科植物露珠珍珠草相似。

（6）永康军紫背龙牙。图示：根茎肉质细长。叶互生，具长柄。叶片卵状箭形，先端渐尖。基部箭形而圆，开展。全缘。与今天南星科植物千年健符合。

（7）河中府地柏。图示：即今卷柏科植物江南卷柏。

（8）筠州佛甲草。图示：今景天科植物佛甲草。

（9）宜州攀倒甑。图示：杨力人认为，攀倒甑应是菊科泽兰属植物华泽兰（广东土牛膝）或山兰（泽兰）。

（10）秦州百乳草。图示：与今檀香草科植物百蕊草相符。

（11）戎州百两金。图示：即今紫金牛科植物百两金。

（12）筠州石苋。图示：与今萝摩科植物芫花叶白前相似。

（13）福州小青。图示：直立或斜举，基部匍匐状。叶3叶轮生，披针形，先端锐尖，基部半抱茎。此图与玄参科植物紫苏草（香石龙尾）相似。

（14）筠州曲节草。图示：郑金生认为是爵床科植物马蓝；陈修源认为同科植物九头狮子草。

（15）福州独脚仙。图示：基生叶扁圆形，边缘有粗齿，叶柄长三四寸。与菊科植物一碗水相似。

（16）施州露筋草。图示：今紫金牛科植物长圆叶酸藤子。

（17）筠州见肿消。图示：茎直立，叶互生，戟形叶为其特征。

（18）施州红茂草。图示：全体多分枝，枝顶具倾向于一侧的放射状小枝。其顶部之子囊盘呈褐色或红色，与红茂草之红色符合。此图即石蕊科植物石蕊。

（19）施州半天回。图示：根茎横卧，具粗壮的须状根。茎直立，茎生叶2片，在近顶处相接而生。柄长。叶片盾状亚圆形，裂片广三角形，叶缘有细齿。与今小檗科植物八角莲符合。

（20）密州剪刀草。图示：此即泽泻科植物慈姑。

（21）施州野兰根。图示：地下根茎须根发达，多而粗，茎直立，具4~5个节。单叶轮生于茎端，叶片4枚，长卵圆形，先端渐尖。此图即今之"四块瓦"者，涉及金粟兰科植物宽叶金粟兰或报春花科植物重楼排草。

（22）施州小儿群。图示：匍匐状根茎，无茎，叶2片，硬革质。狭长披针形。中部向下渐狭。与龙舌兰科植物虎尾兰相似。

（23）常州菩萨草。图示：今石蒜科植物大叶仙茅。

（24）筠州仙人掌草。图示：肉质，直立草本，叶对生，羽状深裂，裂片披针形，全缘。顶生叶均为披针形。与今景天科植物伽蓝菜相符。

（25）密州胡董草。图示：叶基生，叶柄扁平。叶片宽卵形或卵状披针形，基生叶铺地。为堇菜科植物蔓茎堇菜。

（26）秦州无心草。图示：主根直下，粗壮，茎短，叶丛生，单数羽状复叶，小叶11~17片，小叶片长卵形，顶端具细尖，基部圆形，全缘。伞形花序自叶丛中抽出，花朵多数顶生，花萼钟形，花冠蝶形。为豆科植物米口袋（田地丁）。

（27）筠州千里光。图示：茎圆柱形，匍匐上升，单叶对生。三角状披针形，先端渐尖。基部楔形，边缘具浅粗锯齿。侧脉2对。与菊科植物美形金纽扣（小铜锤）相似。

（28）筠州九牛草。图示：为菊科植物奇蒿（刘寄奴）。

（29）睦州刺虎。图示：羽状复叶，茎枝有刺。与茜草科植物虎刺相似。

（30）资州生瓜菜。图示：与白花丹科植物二色补血草相似。

（31）福州建水草。图示：与旋花科植物丁公藤相似。

（32）信州紫袍。图示：与菊科植物奇蒿（刘寄奴）也相似。

（33）福州石垂。图示：根茎短，簇生多数细长的根，茎直立，不分枝。光滑无毛，叶片线状披针形。先端渐尖。边缘稍反卷。光滑无毛。主脉一条明显。与今龙胆科植物三花龙胆相似。

（34）福州紫金牛。图示：为今紫金牛科植物紫金牛。

（35）淄州拳参。图示：为蓼科植物拳参。

（36）威州根子。图示：叶聚集于顶部，线状披针形，聚合果球状椭圆形，顶生。与今露兜树科植物露兜树（又名露兜勒）相符。

（37）淄州杏参。图示：为桔梗科植物杏叶沙参。

（38）临江军田母草。图示：与桔梗科植物轮叶沙参相似。

（39）饶州铁线。图示：木质藤本，叶对生，为二回三出至羽状复叶，最终小叶片卵形至卵状披针形。与今毛茛科植物铁线莲符合。

（40）台州天寿根。图示：与蓼科植物蚕茧草相似。

（41）天台山百药祖。图示：与旋花科植物丁公藤相似。

（42）天台山黄寮郎。图示：木质藤本，幼枝，叶柄及小叶的中脉上有钩状小刺。单数羽状复叶，小叶3~9片，具短柄。卵状矩圆形，先端短渐尖，基部浑圆，边缘全缘。与芸香科植物两面针（入地金牛）符合。

（43）天台山催风使。图示：与旋花科植物丁公藤相似。

（44）邓州阴地厥。图示：为阴地厥科植物阴地厥。

（45）天台山千里急。图示：为紫金牛科植物紫金牛，此图与今紫金牛图谱相同。地下茎横走，茎单一，圆柱形，叶互生，3~4叶集生于茎稍，呈轮生状；叶片椭圆形，先端短尖，边缘有细齿，基部楔形。花着生于茎梢或顶端叶腋。核果球形。

（46）鼎州地芙蓉。图示：即今锦葵科植物木芙蓉。

（47）信州黄花了。图示：须根多数，肉质，细柱状，茎直立，叶片掌状，作3分裂，花黄色，花期3月。与毛茛科植物毛茛相似。

（48）福州香麻。图示：即今禾本科植物茅香。

（49）宜州半边山。图示：与今芭蕉科植物芭蕉相似。

（50）南恩州火炭母草。图示：为蓼科植物火炭母草。

（51）威胜军亚麻子。图示：为唇形科植物野芝麻。

（52）信州田麻。图示：直立灌木，单数羽状复叶，互生，小叶9~13片，对生。卵状矩圆形，全缘。长荚果。与豆科植物木蓝相符。

（53）江宁府地蜈蚣。图示：与姜科植物土田七相似。

（54）鼎州水麻。图示：即今锦葵科植物黄蜀葵。

（55）黔州石蒜。图示：即今石蒜科植物石蒜。

（56）鼎州金灯。图示：即今石蒜科植物文殊兰。

（57）卫州山姜。图示：与鸢尾科植物鸢尾相似。

（58）江宁府荨麻。图示：叶对生，披针形，边缘有锯齿，先端渐尖，基部圆形。为荨麻科植物狭叶荨麻。

（59）秦州马肠根。图示：与木兰科植物异形南五味子相似。

（60）施州崖棕。图示：即今莎草科植物崖棕。

（61）宜州鹅抱。图示：攀缘藤木，根粗壮，呈团块状，茎细弱，叶互生，掌状复叶，小叶3枚，狭椭圆形至卵状椭圆形，中央1枚较大，先端尖，或短尖，基部渐狭，两侧小叶较小，不对称。与葡萄科植物三叶崖爬藤（蛇附子）相似。

（62）施州鸡翁藤。图示：攀缘灌木，羽状复叶，小叶3片。小叶片呈阔椭圆形，先端锐尖，基部圆形。与今豆科植物密花豆（三叶鸡血藤）相符。

（63）施州瓜藤。图示：与百合科植物短梗菝葜（黑刺菝葜）符合。

（64）宜州杜茎山。图示：为紫金牛科植物杜茎山。

（65）施州金棱藤。图示：为旋花科植物丁公藤。

（66）信州血藤。图示：即今木通科植物大血藤。

（67）台州含春藤。图示：即今防己科植物青藤。

（68）台州清风藤。图示：即今清风藤科植物清风藤。

（69）江州七星草。图示：草本，根状茎细弱，长而横走，叶有二型：营养叶倒卵圆形至矩圆状卵圆形；孢子叶细长如舌形或匙形，与营养叶同形。叶肉质，叶脉不明显，孢子囊群圆形远离，上部常结合，沿中脉两旁成一行分布。与水龙骨科植物抱石莲（鱼鳖金星）符合。

（70）台州石南藤。图示：即今南藤。为胡椒科植物湖北胡椒或绒毛胡椒。

（71）施州马节脚。图示：与豆科植物大叶千斤拔相似。

（72）邛州醋林子。图示：高开平认为是蔷薇科植物石楠；谢志平认为是紫金牛科植物大叶酸藤子。

（73）临江军天仙藤。图示：黄胜白与陈重明认为是马兜铃科植物寻骨风（绵毛马兜铃）。

2. 外类传统品种隐名掘隐

外类传统品种隐名者，有以下品种。

（1）水英。即荭草（《本经》）。图示：茎直立，有分枝，叶互生，卵状披针形，全缘。圆锥花序顶生或腋生，呈穗状。与蓼科植物红蓼（荭草）符合。

（2）施州龙牙草。即牙子（《本经》）。图示：茎直立，单数羽状复叶，互生，有柄，小叶片3~9片。椭圆形，先端锐尖顶端叶较大。今蔷薇科植物龙牙草。

（3）秦州苦芥子。即葶苈（《本经》）。图示：茎直立，圆柱形，有分枝。单叶互生，根生叶着地，茎生叶无柄。叶片披针形（叶如柳）。总状花序顶生（花白色）。短角果（似榆钱，种子黑色）。今十字花科植物葶苈。

（4）高邮军老鸦眼睛草。即龙葵（《唐本草》）。图示：茎直立，叶互生，卵形。伞状聚伞花序侧生，花柄下垂，每花序有4~10朵，花冠5出。浆果球形。今茄科植物龙葵。

（5）明州天花粉。即栝楼根（《本经》）。图示：叶片为卵状心脏形，而非掌状有3~9分裂之栝楼叶形状，此图实为葫芦科植物赤雹。

（6）福州琼田草。即蚤休（《本经》）。图示：一茎独上，茎当叶心，叶片轮生茎顶，计6片。为百合科植物七叶一枝花、金线重楼之类。

（7）福州鸡项草。即飞廉（《本经》）。图示：叶如红花，叶上有刺，与今菊科植物飞廉相似。

（8）福州赤孙施。即酢浆草（《唐本草》）。图示：匍匐茎斜升，多分枝，叶互生，掌状复叶，叶柄长，小叶3枚，倒心形。即今酢浆草科植物酢浆草。

（9）商州地茄子。即野芋（《本草经集注》）。图示：叶基生，有肉质长柄，叶片大而厚，呈卵状广椭圆形。全缘。带波状。与今天南星科植物野芋相符。

（10）荣州烈节。即钩藤（《本草经集注》）。图示：叶腋有对生的双钩，此为茜草科植物钩藤的特征。

（11）滁州棠球子。即赤爪木（《唐本草》）今野山楂。图示：果实上画有宿存的反折萼片，此特征可认定滁州棠球子即蔷薇科植物野山楂。

（12）淄州芥心草。即忍冬（《别录》）。图示：缠绕灌木，单叶对生，窄卵形，全缘。花朵管状。与今忍冬科植物忍冬相似。

外类传统品种隐名者共12种。

3. 外类用作植物分类学的科、属、种名展示

外类用作科名者，有紫金牛科、石蒜科、荨麻科、阴地厥科、清风藤科、亚麻科。6个科名。

外类用作属名者，有紫金牛属、石蒜属、荨麻属、清风藤属、亚麻属、紫堇属、杜茎山属、百蕊草属、千里光属、铁线莲属、龙牙草属、石楠属。12个属名。

外类用作种名者，有紫金牛、石蒜、荨麻、阴地厥、清风藤、亚麻、佛甲草、百蕊草、百两金、龙牙草、千里光、紫堇、拳参、铁线、火炭母草、崖棕、杜茎山、石楠藤。18个种名。

4. 外类疑难品种名称

外类疑难品种名称为：眉州撮石合草、施州都管草、施州紫背金盘草、常州石逍遥草、南恩州布里草、信州鸪鸟威、信州茆质汗、施州大木皮、福州紫金藤、施州独用藤、施州野猪尾、福州土红山、天台百棱藤、台州祁婆藤、施州石合草。以上外类疑难品种共15种。

衍论——唐图遗踪搜寻

一、三幅唐《天宝单方药图》考订

公元七世纪，我国唐朝政府刊行《唐本草》(即《新修本草》公元657年)于天下，并首创以彩色图谱问世，洵世界药学之一瑰宝，全人类保健医学之一福音也。惜因彩图传播不易，迨至十世纪之北宋初年，彩图已亡佚殆尽，后世学者至今对唐图仍"心向往之"，渴求一见。今人谢宗万先生曾言："宋《图经本草》和《证类本草》转引自唐《本草图经》的药图，在药名前常冠以地名。"(载《中药品种新理论的研究》，人民卫生出版社1995年版20页)，据此见解，重新搜寻唐图仍存一线希望。考《证类本草》中载植物药图745幅，其中冠有地名的多至591幅，可见其中绝不至于唐图一图不存。又郑金生先生也在着意搜集唐图，他在"《天宝单方药图》考略"一文中，已考证出3幅来自唐《天宝单方药图》中的遗图，为《证类本草》外草类之"水英、丽春草、紫堇"图(载《中华医史杂志》1993年第3期158页)。郑氏强调说："这一发现可窥见现存最早的唐代药图形貌之一斑。并提示对《本草图经》药图来源有深入研究之必要。"

郑金生的文章未从植物学角度去剖析此3幅药图的植物学属性，即所属科、属、种。笔者试图将这一研究推向深层次而"越俎代庖"，作此3幅图的植物学种名考订，如有错误，容在后来的研究中不断修正。

1. 水英

水英图，就是蓼科植物红蓼(荭草)*Polygonum orientale* L.，荭草为《别录》药物，属于传统药物之一。

水英

对比，古今两图，其形态：茎直立，有分枝，叶互生，卵状披针形或近圆形，全缘，圆锥花序顶生或腋生，呈穗状。水英图与荭草图完全吻合，实属同一物。此外，与红蓼同属的节蓼(大马蓼)*Polygonum nodosum* Pers.(猪蓼子草)亦与水英图相似。

又考之苏颂，曰：水英，临汝人呼为牛荭草，河北信都人称水节。则"牛荭草"与"荭草"，"水节"与"节蓼"有关。

2. 丽春草

此图与山茶科的山茶*Camellia japonica* I. 相似，其植物形态：灌木，单叶互生，卵形至卵圆形，花单生于叶腋或顶生，花瓣5~7片，蒴果球形，室背开裂，花期春天。

山茶花为《本草纲目》新增品种，宋代诸本草皆无载。李时珍记之颇详，曰："山茶产南方，树生，高者丈许，枝干交加。叶颇似茶叶，而厚硬有棱，中阔头尖，面绿背淡，深冬开花，红瓣黄蕊。"外类之丽春草图与盆栽之山茶花很相像。

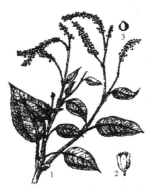
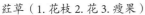

莛草（1. 花枝 2. 花 3. 瘦果）

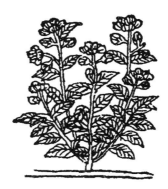

丽春草

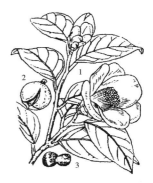

山茶（1. 花枝 2. 果实 3. 种子）

由于丽春草为草，而山茶花为灌木或小乔木，因而，不能认定丽春草即山茶花。鉴于古代对植物基原属草属木常有混淆，丽春草为山茶花可以思考。如《本草图经》外木类之"临江军天仙藤"，实为今马兜铃科植物寻骨风（绵毛马兜铃）*Aristolochia mollissima* Hance.。此为多年生缠绕草本，不当归于木类。又如外木类之"施州崖棕"为莎草科植物崖棕*Carex siderosticta* Hance.，乃多年生草本植物，也不应归于木类。至于外木类之"淄州芥心草"，经考为忍冬科植物细苞忍冬*Lonicera similis* Hemsl.，为多年生缠绕灌木，是木不是草，但名为草，可以反思。

3. 紫堇

外类紫堇图，一眼就能看出是爵床科的九头狮子草*Peristrophe japonica*（Thunb.）Brem。其形态：茎直立，有膨起的节；叶对生，披针形，全缘，先端尖；花开于枝梢，多数聚集成聚伞花序；萼5裂，等大，与九头狮子草形态符合。

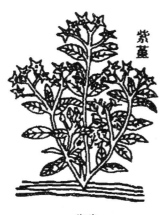

紫堇

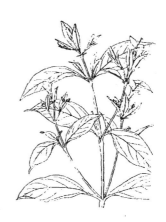

九头狮子草

考《本草图经》中紫堇，文字部分只言及紫堇之生境、产地，异名："元生江南吴兴郡，淮南名楚葵，宜春郡名蜀堇，豫章郡名苔菜，晋陵郡名水卜菜。惟出江淮南。"无只字提及其形态特征，紫堇图是唯一的形态学依据。而此幅紫堇图又是我国迄今为止唯一的一幅最早的紫堇图。最早出于唐代，又为宋代本草所继承，可称之为"唐宋紫堇图"，其原植物可凿定为今爵床科的九头狮子草*Peristrophe japonica*（Thunb.）Brem。

唐宋后，紫堇图屡有改变。明·李时珍《本草纲目》金陵本紫堇图，本据《证类本草》紫堇图改绘，非据实物写生。改绘图较原图失真，将原之"单叶对生"绘成"羽状复叶"，因而面目全非无从辨认。

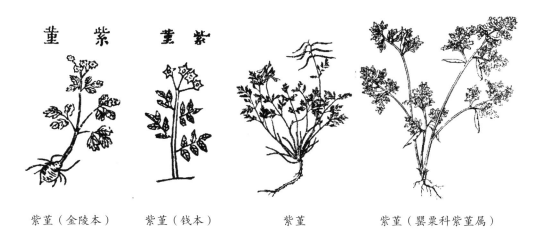

| 紫堇（金陵本） | 紫堇（钱本） | 紫堇 | 紫堇（罂粟科紫堇属） |

尔后，1640年钱蔚起二次改紫堇图，绘成"3小叶"状，与紫堇属*Corydalis*植物相似。至20世纪70年代初，中国科学院植物研究所、中医研究院等合编的《河北中药手册》（科学出版社1970年）一书认定罂粟科紫堇属的地丁草*Corydalis bungeana* Turcz.为紫堇。1977年出版之《中药大辞典》和1978年出版之《全国中草药汇编·下册》重新认定紫堇*Corydalis edulis* Maxim为中文紫堇学名。至于*Corydalis bungeana*先后改为"苦地丁"（《全国中草药汇编》）和"地丁紫堇"（《中药大辞典》）。

在本草史的历史长河中，紫堇原植物几经变迁。唐《天宝单方药图》有图，无文字记载。宋代诸本草沿《本草图经》旧文而无新发现。李时珍虽引《轩辕述宝藏论》之"赤芹即紫芹"及《土宿真君本草》"赤芹"之形态特征，但也非亲眼所见，何况他又说："堇、蕺、芹、蕲，四字一义也"，实为误说。如今，唯一可作为唐宋紫堇原植物认定之依据，仅"紫堇图"一确证而已。

（原载《中药材》2002.25（10）：743~745）

二、唐《天宝单方药图》的再发掘

郑金生先生《〈天宝单方药图〉考略》一文中提到："《天宝单方药图》为唐代图文并茂的实用药物图谱。经考证《本草图经》中至少存有该书六味药的条文及三幅药图"[3]。郑氏所说的六味药为：白菊、连钱草、水香棱、水英、丽春草、紫堇，三幅图为水英图、丽春草图、紫堇图。此三幅唐代遗图所显示之原植物，笔者已考订：水英图为荭草、丽春草为山茶、紫堇为九头狮子草[4]。

郑氏对"白菊、连钱草、水香棱"三味药的文字部分也作了详尽的分析："苏颂文引用了《天宝单方药图》白菊、连钱草、水香棱三药，今可分别见于《证类本草》草部卷六菊花，卷九积雪草和莎草条下。比较这三药的全部文字，可见其行文次序，用词格套及内容特色均相一致，由此可知苏颂几乎是将其药条文字全部照引入《本草图经》的。"

细察苏颂所引《天宝单方药图》之白菊、连钱草、水香棱三药之条文，其行文体例、格式等全部一致，可以确信是唐《天宝单方药图》的原文。

至于，苏颂是否还有未引进此三味药的药图呢？估计应该有。《天宝单方药图》本是图文并茂，文不离图。今既条文文字俱在，相信药图也不至于遗失！据苏颂所言："天宝方书，但存一卷，类例粗见，本末可寻"，则白菊等三味药及水英等三幅图皆存于此一卷中。既然水英等三味药文与图俱在，则白菊等三味药之药图亦未必湮没！

为此，笔者仔细查阅了《证类本草》中的菊花图、积雪草图、莎草图。在该书卷六菊花条下，有三幅菊花图：菊花、衡州菊花、邓州菊花。卷九积雪草条，仅见积雪草图一幅；同卷莎草条，有图二幅：澧州莎草、莎草。此三味药图中，图名前不冠州府字样者有三幅：菊花图，积雪草图和莎草图。考图名前冠有州府名字样者系宋朝政府向民间征集，而由地方政府绘图上报的。不署州府名者，另有其来源与渠道。如前文考证之水英等三幅图，图名前皆未冠州府名。此三幅不冠州府名的药图，由于有条目文字的支持，可确认作唐图，确切地说：此三幅图也应是《天宝单方药图》中的遗存。

如果学术界能接受以上观点，可进而讨论下一个问题，即积雪草图应称"连钱草图"，莎草图不必称"水香棱图"。因为"积雪草"与"连钱草"名之间存在分歧：积雪草为今之伞形科植物，连钱草则为今之唇形科植物。所以，必须正本清源。至于"莎草"与"水香棱"不过是正、异名关系，且莎草原出《别录》在先，当以正

3 郑金生.《天宝单方药图》考略 [J]. 中华医史杂志, 1993, 23（3）: 158.

4 孙启明. 三幅唐《天宝单方药图》考订 [J]. 中药材, 2002, 25（10）: 741.

名为准，故不必改名。

关于积雪草问题，查今存于《证类本草》中之《本草图经》积雪草图，在明代为李时珍《本草纲目》金陵版所复制，复制后之图与原图形态一致，详见下图1，2。

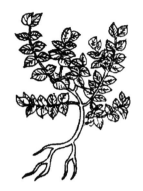

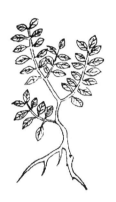

图 1　宋《图经本草》所绘积雪草　　　　　图 2　《本草纲目》所绘积雪草

谢宗万先生早在1983年，就对《本草纲目》金陵版药图作过全面审定，其中也包括积雪草图在内。他说："金陵本积雪草，叶卵形，对生，为唇形科植物。就其释名连钱草来考虑，很可能指的是 *Glechoma longituba*（Nakai.）Kupr"[5]。谢氏的辨认结论，可以直接证实《本草图经》的积雪草图。

在谢文引导下，笔者以为《本草图经》积雪草图所画的形态，是唇形科的连钱草（今名活血丹）的春生态。我家院子里栽种的连钱草已有三十年历史。1970年夏天，笔者在搞中草药"四自"时，从野外河滩上移回家中，忆儿时，祖辈常采回来煎汤治荨麻疹和皮肤瘙痒，谓此物止痒、消肿、祛风、活血功效很好，并称之为"退风草"。稍长学医时知道此草正名叫金钱草。1970年在中草药"四自"时，才知其中药名叫连钱草，以后又知改名为活血丹。

在三十年栽培中，观察到，连钱草在不同生长季节有二种不同的形态，即春生态和秋生态。春生态茎直立，叶较小，呈圆形先端钝尖；秋生态：茎匍匐，叶较大，呈肾圆形先端钝圆。考吴其濬《植物名实图考》中的活血丹，即唇形科植物 *Glechoma longituba*（Nakai.）Kupr的春生态；而同书之马蹄草，即同一植物的秋生态（详见图3，4）。笔者把这一发现写信给谢宗万教授，请求鉴定，得到谢教授的赞许。他在复信中说："《名实图考》活血丹和马蹄草为一物，前人虽有报道，但大作说明活血丹是春生态，马蹄草是秋生态，很有说服力。此诠释是您创新的观点。"遂将此观察和求证结果写成《《本经》积雪草名实的演变与分化》一文[6]。此外在《上海

5　谢宗万.《本草纲目》图版的考察 // 李时珍研究论文集 [M]. 武汉：湖北科学技术出版社，1985：170.

6　孙启明.《本经》积雪草名实的演变与分化 [J]. 中国药学杂志，1993, 28（11）：694.

常用中草药》中[7]，连钱草条也画有两幅图：右边的图，茎直立，叶对生，叶片先端钝尖，花唇形腋生，就是春生态；左边的图，茎匍匐，叶对生，有长柄，叶片肾圆形，先端钝圆，正是秋生态（详见图5）。从而证实了《本草图经》积雪草图即唇形科连钱草，足证苏颂当年并条正确无误。

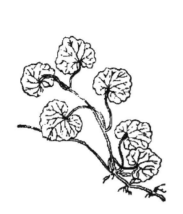 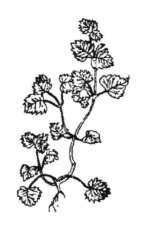 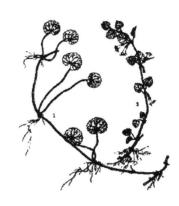

图3　《植物名实图考》　　图4　《植物名实图考》　　图5　《上海常用中草药手册》
　　　马蹄草图　　　　　　　　　活血丹图　　　　　　　　活血丹图

　　研究连钱草名的发展，发现唐《天宝单方药图》的连钱草，是连钱草的始名文献。自宋代苏颂《本草图经》起，连钱草名成了隐名，隐入积雪草名之下。明代李时珍《本草纲目》仍沿用隐名。迨至十九世纪初，1803年日本人小野兰山认定《本草纲目》之积雪草（连钱草）为唇形科植物连钱草*Glechoma longituba*（Nakai.）Kupr。这一结论一直沿用到二十世纪六十年代初，由另一日本人人牧野富太郎1958年修订了小野的结论，认为《本草纲目》的积雪草即连钱草，系伞形科植物，不是唇形科植物。事实上，错的是牧野，不是小野。受其影响，我国植物分类学家用《植物名实图考》的活血丹来取代连钱草作中文名。但1975年出版的《全图中草药汇编》（上册）还是用连钱草为本草条目的正名。到了1977年出版的《中药大辞典》本草条目正名又改为金钱草，而拉丁学名及中文名改为活血丹。这一修改并不妥当，因为学者们没有做回顾性研究，割断了历史。考唐《天宝单方药图》为唐明皇李隆基所撰，成书于天宝年间（公元742~755年），而《植物名实图考》则成书于公元1848年。因此，尊重历史，不如不改，应该重新修订，恢复传统之连钱草古名，看来还是必要的。

　　至于《中药大辞典》用金钱草为条目正名，系根据清赵学敏《本草纲目拾遗》1765年）一书。赵著的金钱草条目内容颇详[8]。

　　金钱草异名有：遍地香、佛耳草、白耳草、乳香藤、九里香、半池莲、千年冷、

7　上海中草药编写组.上海常用中草药[M].上海：上海市出版革命组，1970: 227.

8　清·赵学敏.本草纲目拾遗（卷三）[M].北京：人民卫生出版社，1963: 86.

遍地金钱，唯独无连钱草之名。植物形态为：叶对生，圆如钱，又称儿草，圆叶，二瓣对生，像饶钱，生郊野湿地。十月、二月发苗，蔓生满地，开淡紫花，间一二寸则生二节，节布地生根；叶四围有小缺痕，皱面。

赵学敏认为金钱草即《本草纲目》之积雪草，原文为：“《纲目》有积雪草，即此”，是很正确的，但他没有联系到连钱草。

现代的伞形科植物积雪草图，始见于《植物名实图考》（1848年），后来张绍棠在1885年抽换金陵版药图时，所用的积雪草图即《植物名实图考》的图。这幅积雪草图实是两幅图，其中左下图为伞形科积雪草，右上图为伞形科破铜钱（即天胡荽）。可见，自唐至明之积雪草都是唇形科的连钱草。

（原载《中药材》2002. 26（5）：368~370）

三、唐代屏风式本草图钩沉

对唐代佚失药图的搜寻，笔者已刊出两篇文章[9,10]。文中涉及唐《天宝单方药图》中的6幅佚图，这是在郑金生搜寻唐代佚图的前期工作基础上所做的续貂工作。本文在郑先生等所提供的信息轨道上，再次作搜寻唐图的驱动。

在由郑金生执笔，尚志钧、林乾良、郑金生联合撰著的《历代中药文献精华》[11]一书中，对唐《新修本草》的药图，专门撰写了一篇“附论”。这篇“附论”的下半部分提到日本曾藏有唐代珍宝“本草画屏风图”。该段文字如下。

日·中尾万三认为，收有唐代珍宝的正仓院御物目录《东大寺献物帐》记有：“古样本草画屏风一具，两叠十二扇。一高五尺二寸，一高五尺三寸。”可以反映《唐本草》药图的风貌。此屏风现已无存（转引《本草概说》64页）。

“附论”接着说：“据文字记载，只能了解本草画屏风的尺寸，至于《唐本草》药图是否也同此大小，不可得知。从中国图绘和书籍发展进程来看，唐代还没有出现类似现代的书册式的小幅天然物彩图。《千金翼方》提到的经络图（《明堂人形图》），近似于今之教科挂图。那么，本草图会不会也类似今之挂图呢？如果其原图较大，那么25卷药图虽然从卷数上超过了正文，但药品数及图数并无可能多于正文所载药品。”

中尾万三提供的这一史实，是一条十分重要的信息。这条信息可以反馈出许多幅唐代“屏风式本草画”的佚图的风貌。在今本《证类本草》中，我们依然可以见到许多幅“屏风式本草画”的药图，金石部和草木部都不少见。今从中检出若干幅，以资讨论。

9　孙启明.三幅唐《天宝单方药图》考订 [J]. 中药材, 2002, 25（10）：741.

10　孙启明.唐《天宝单方药图》的再发掘 [J]. 中药材, 2003, 26（5）：368.

11　尚志钧，等.历代中药文献精华 [M].北京：科学技术文献出版社, 1989: 184.

1. 金石部屏风式本草图

见于金石部的"屏风式本草画"药图，卷三有玉泉图，道州石钟乳图。卷四有阶州水窟雄黄图，荣州土硫黄图，饶州银屑图，饶州生银图，德顺军凝水石图。卷五有永州石燕图。由于这些矿物很难画其形态，因此都画了其生境，产地之山水图。唯道州石钟乳图画有从山石高处倒悬下挂之石钟乳为惟妙惟肖。此外，永州石燕图是一幅高大宽阔的立轴式山水画，画面层峦叠嶂，树木葱茏，山涧流水淙淙，蜿蜒流出山谷。诗情画意溢于纸上。悬挂客厅之上，雅致华贵。但画面并无石燕踪迹。

2. 草木部屏风式本草图

见于草木部的屏风图，卷六有春州石斛图，海州卷柏图。卷七有络石图，蒲黄图，秦州香蒲图，越州五味子图，旋花图，兖州千岁藟图。

其中络石图实是一幅假山紫藤图。颇堪欣赏：画面上络石背倚假山，苍劲的藤木在山石前缠绕，交叉挺立。枝条穿过假山的玲珑石洞盘旋至假山顶上，舒枝展叶，叶如鸟羽。十分优美动人。经仔细辨认，所绘"络石"实是豆科植物紫藤。紫藤配置山石，自古至今皆是园林一景。此图长宽比例适宜，符合立轴画的要求，置于书斋之内，颇能悦目怡神。又如旋花图，全株蜿蜒展开，风姿绰约。如婆娑起舞，叶腋之喇叭花亭亭玉立。赫然是一幅工笔花卉图。此外，兖州千岁藟图，千岁藟之藤木缠绕，在一株大树上的树干上，树下有山石堆砌，画面也很雅致。卷八之绛州瞿麦图，也是一幅屏风画，全株亭亭挺立，顶部画有美丽的花朵（石竹花），花冠怒放，花瓣边缘呈花边状，画法十分细腻。卷九之滁州牡丹图，也是屏风图。植株中央画有一朵顶生硕大的牡丹花。卷十一之越州牵牛子图，也是屏风画，牵牛植株攀缘在树木上，枝叶扶疏，花朵艳丽。画面布局优美，符合屏风画的风格。卷十二之乾州柏实图，是一幅纯粹的中国古木图，树根盘根错节，树干苍劲虬曲，枝叶疏朗有致。又同卷之西京茯苓图，在高山巅顶，浮云绕树，地下大块茯苓成球。兖州茯苓画法与之相似，唯少画浮云绕树。

3. 手绘彩图演变为雕版黑白图

考《唐本草》之药图共25卷，目录一卷。《唐会要》介绍《新修本草》时说："征天下郡县所出药物，并书图之。"孔志约序也说："广颁天下，营求药物……丹青绮焕，备庶物之形容。"可知该书是彩色药图，其原始资料来自全国各地所献。这是我国唐以前有记录的卷帙最多，药品来源最丰富的药物图谱。

该书因系彩绘，流传极不易，因致消亡失传。至北宋时已不可得见。苏《本草图经》序中提到该书与《图经》云："图以载其形式，经以释其异同……失传且久，散落殆尽。

虽鸿都秘府,亦无其本。"窃思,尽管散落殆尽,但在后来宋朝政府向民间重新征集时,仍可能杂有唐代遗图？

又思,苏颂当年所征集之地方新献药图,一定也是彩色大幅图谱。据苏颂《本草图经·序》所言:"又诏天下郡县,图上所产药本,用永徽故事,重命编述。"可知,既用唐永徽故事,则必然也是彩图。不然难以表现其"颜色"。又据《补注本草奏敕》所言:"下诸路州县应系产药去处,并令识别人仔细辨认根茎苗叶花实,形色大小……逐件画图……。"奏本强调"形色"的"色",当然,也要在图上表现出来。

宋代新征药图应该是大幅彩图,非后来雕版之"方寸大小"之黑白图片。此后,这些唐代遗图,由手绘转化为木刻,由彩图转化为黑白,由大幅转化为小片。宋代的木刻尚无套色技术,彩图只能就此消失。

当唐图被改绘雕版时,仍按照旧图形态摹刻,保存了原图的风貌。这样,原来的屏风式本草图仍能保持除色彩以外的原样。在《本草图经》中苏颂保存了如此众多的屏风式本草图,绝非偶然。

在《证类本草》卷十一的蒲公草图,也是值得一提的。蒲公草始载于《唐本草》中,可以想见,彼时蒲公草条目是"图文并茂"。根据"图文一致"推断,蒲公草为《唐本草》新增,其同名药图亦应为《唐本草》之图。

此外,细析此图画法特殊,与寻常之单一药图不同。此图画面有3株蒲公草,呈品字状布局,顶上一株稍大,下面二株 略小。每株之叶片皆贴地丛生。形状相似。每株各生花葶两枝。枝顶各出头状花序一朵。顶上一株之花朵仰天开放。下面二株之花朵分别向两侧开放,使画面生动而不单调,颇有艺术性。此布局亦似屏风画式。《本草图经》中尚有许多图符合屏风画的格式,值得细细揣摩。

（R-0034.01）

ISBN 978-7-5088-5570-7

9 787508 855707 >

定　价：268.00元

科学出版社中医药出版分社

联系电话:010—64019031　　010—64037449

E-mail:med-prof@mail.sciencep.com